面向21世纪高等医药院校精品课程

基础医学概论

上 册

主 编 田菊霞

浙江大学出版社

前　　言

　　基础医学的核心内容是生命科学理论,是研究人体生命和疾病现象本质及其规律的学科群,又是医学教育重要的专业基础必修课程。非临床医学专业基础医学教育的目的就是让学生了解生命现象和生命活动过程所必要的医学基础知识整体概貌。本书作者本着尽可能承前启后、实用、够用的原则,根据医学相关专业知识结构的要求,尽量考虑教学实际和学生学习的规律性,精选内容,力求科学性和先进性,加强知识的融通,避免知识的重复,体现各门学科的最新进展,在编写过程中尽量照顾到基础医学领域的各门学科,使其内容在本书中有所反映。

　　本教材由高等医学院校的骨干教师根据多年综合性课程教学改革实践的经验编写而成。全书分上、下两册共 6 篇。上册涵盖传统的基础医学课程《系统解剖学》、《组织学与胚胎学》、《生理学》、《生物化学》;下册涵盖了《医学微生物学》、《人体寄生虫学》、《医学免疫学》、《病理解剖学》、《病理生理学》、《药理学》等基础医学内容,内容涵盖面广,使其成为真正意义上的"基础医学概论"。

　　本教材可供医药院校的非临床医学相关专业的本、专科和专升本及成人教育学生使用,如医学检验学、公共事业管理(卫生事业管理、医药营销、卫生经济和管理、医药卫生、卫生法学、医学信息等)、口腔医学、医学影像学、预防医学、麻醉医学、护理学、生物医学工程、药学、教育心理学等专业的学生,也可供综合性院校和师范院校的心理学、生物学及生物技术等专业的学生使用。

　　随着科学技术的进步,现代医学科学体系既分化又综合,基础医学领域的各门学科发展更快,新知识、新技术不断涌现,现要将这诸多学科的内容综合到一门"基础医学概论"课程之内,无论在结构确定、题材选择、内容取舍以及插图的配置等方面都有许多困难,尤其是目前学校机构设置体制变化待定,尚无适用教材。因此,我们编写这本《基础医学概论》实属一次新的尝试。

　　全体编写人员统一认识,明确要求,认真撰写,本教材凝结着大家劳动的结晶,但由于时间仓促,编者水平有限,加上教学改革在不断深化发展,本教材在内容编排取舍及文字撰写上定存在不妥和错误之处,恳请读者批评指正。

田菊霞

2007 年 1 月于杭州

面向 21 世纪高等医药院校精品课程教材

《基础医学概论》编委会名单

（上　册）

主　编　田菊霞

副主编　王海斌　汝海龙　武有祯

编　者　（以姓氏笔画为序）

马太芬（山西医科大学汾阳医学院）

王海斌（杭州师范学院医学院）

田菊霞（杭州师范学院医学院）

刘传飞（杭州师范学院医学院）

汝海龙（杭州师范学院医学院）

乔海兵（山西医科大学汾阳医学院）

祁文秀（山西医科大学汾阳医学院）

吴双芝（山西医科大学汾阳医学院）

宋跃华（绍兴文理学院医学院）

李湘梅（山西医科大学汾阳医学院）

陈　河（杭州师范学院医学院）

陈斯东（杭州师范学院医学院）

武有祯（山西医科大学汾阳医学院）

罗　艳（杭州师范学院医学院）

俞雅萍（绍兴文理学院医学院）

高云峰（绍兴文理学院医学院）

目　　录

第三篇　生理学

第一篇

人体形态学

1

细胞与基本组织

细胞（cell）是人体形态结构、生理功能和生长发育的基本单位。细胞的大小有很大差别，大多数细胞直径只有几个微米，人体中较小的是红细胞，直径仅有 $7\mu m$，人卵细胞较大，直径约 $120\mu m$。**组织**是由细胞和细胞间质构成的，能够共同完成某种特定的功能。根据组织的结构与功能特点，可把人体组织归纳为四类，也称基本组织：**上皮组织、结缔组织、肌组织和神经组织**。

第一节　细　胞

人体细胞的形态及大小各不相同，但均具有相同的基本结构，在光学显微镜下可分为**细胞膜、细胞质和细胞核**三部分（图 1-1-1）。

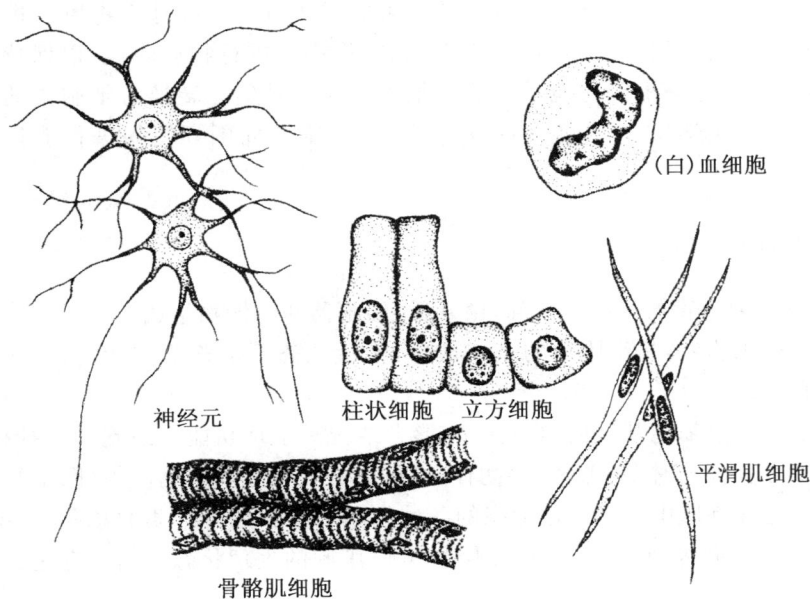

（白）血细胞

神经元　　柱状细胞　立方细胞　　　　平滑肌细胞

骨骼肌细胞

图 1-1-1　细胞形态模式图

一、细胞膜

细胞膜是包裹于细胞外表面的一层薄膜，是细胞的一部分，也称**质膜**。在电子显微镜下观察可见细胞膜由三层结构组成：内、外两层较深，电子密度高；中间层电子密度低，为透明层（图1-1-2）。这三层膜结构是一般生物膜所具有的共同特征，又称**单位膜**。

关于细胞膜的分子结构,目前公认的是"**液态镶嵌模型**"学说,认为细胞膜主要由双层排列的类脂分子和嵌入的球状蛋白质构成,并认为类脂分子呈液态,嵌入的蛋白质可在其中横位移动。类脂分子的亲水极都位于细胞膜的内、外表面,疏水极表面的蛋白质都朝向细胞膜的中央部。蛋白质分子不同程度地嵌入类脂分子之间,称为**嵌入蛋白质**。附在类脂分子层内表面的蛋白质称表在蛋白质。一部分暴露在细胞膜外表面的类脂分子和蛋白质可与多糖分子结合成糖脂或糖蛋白,它们的糖链伸向细胞膜的外侧,称为**细胞衣**。

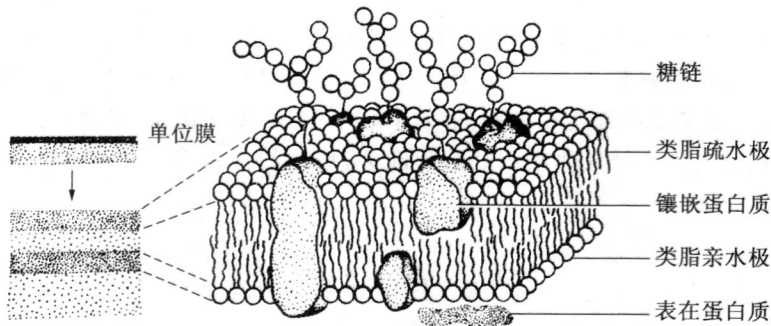

图 1-1-2 生物膜分子结构模式图

细胞膜是细胞的界膜,使细胞具有一个相对稳定的内环境,维持细胞的完整性,并使细胞具有一定构型。细胞膜具有与外界进行物质交换的功能,对于物质的进出具有选择性通透,即通过被动扩散、主动转运和胞吞、胞吐作用等进行物质转运,以保持细胞内物质的稳定。细胞膜的另一重要功能是它能将细胞外的各种信息转换为细胞内的化学或物理信号,启动一系列化学反应,产生生物学效应,在细胞与周围环境间进行能量转换及信息传递。

二、细胞质

细胞质位于细胞膜与细胞核之间,由基质、细胞器和包涵物组成。

基质:又称细胞液,是细胞质的基本成分,生活状态下呈透明胶状物,填充于细胞质的有形结构之间。

细胞器:悬浮于细胞基质内,具有一定形态结构和生理功能。细胞器包括核糖体、内质网、线粒体、高尔基复合体、中心体、溶酶体、微体、微丝、微管和中间丝等(图 1-1-3)。

包涵物:是细胞质中具有一定形态的各种代谢产物和贮存物质的总称,包括分泌颗粒、糖原、色素颗粒、脂滴等,它们不属于细胞器,并随细胞的生理状态不同而变化。

三、细胞核

人类除成熟的红细胞无细胞核外,其余所有种类的细胞都有细胞核。细胞核含有 DNA 遗传信息分子,通过 DNA 的复制和转录,控制细胞的增殖、分化、代谢等功能活动,因此细胞核是细胞遗传和代谢活动的控制中心。细胞核由核膜、核仁、染色质(或染色体)及核基质组成。

核膜(nuclear membrane):是细胞核表面的界膜。核膜由内、外两层单位膜构成,两层

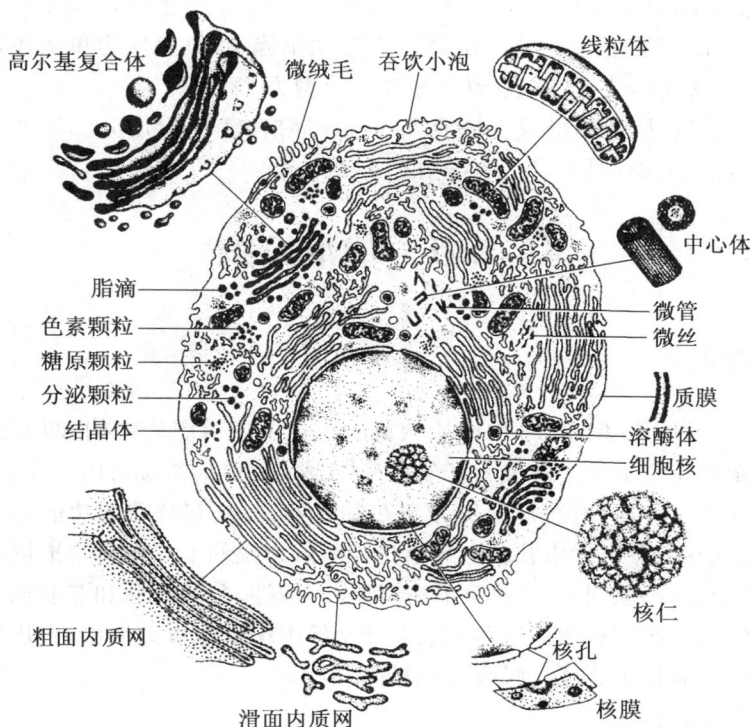

图 1-1-3　细胞超微结构模式图

质膜的厚度相同,两层质膜间的腔隙称**核周隙**(图 1-1-4)。内、外核膜常在某些部位融合形成环状开口,称**核孔**,是胞核与胞质间进行物质交换的通道,并对物质交换具有调控作用。

　　核仁(nucleolus):是细胞核内的细胞器,一般呈圆形小体,无质膜包裹,其中心为纤维状结构,周围是颗粒状结构。核仁的主要功能是合成 rRNA 和组装核糖体亚单位的前体颗粒。

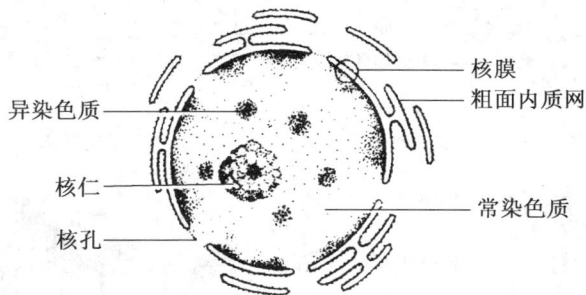

图 1-1-4　细胞核超微结构模式图

　　染色质和染色体:染色质的主要化学成分是 DNA 和蛋白质。染色质是间期细胞遗传物质存在的形式。染色质呈现出两种不同的形态,着色浅淡的部分,称**常染色质**,是核内有功能活性的部分,主要合成 RNA;细胞核内染色很深的部分,呈现强嗜碱性的特点,称**异染色质**。在细胞进行有丝分裂(或减数分裂)过程中染色质螺旋盘曲聚缩成特殊结构的染色体。因此,染色质和染色体实际上是细胞周期中不同功能阶段的同一种物质。

人类体细胞的染色体为双倍体,有 46 条,其中 44 条是常染色体,2 条是性染色体。在男性,体细胞核型是 46,XY,而女性是 46,XX。在生殖细胞中,染色体为单倍体,有 23 条。男性生殖细胞核型为 23,X,或 23,Y,女性生殖细胞核型为 23,X。

核基质:由核液和核骨架组成。核液含水、离子和酶等无形成分。核骨架是由多种蛋白质形成的三维纤维网架结构,对核的结构有支持作用。

第二节　基本组织

一、上皮组织

上皮组织由大量细胞和少量细胞间质构成。根据上皮组织的结构和功能分为三类,即**被覆上皮**、**腺上皮**和**特殊上皮**。被覆上皮分布在体表及囊管状器官的内表面;腺上皮具有分泌功能,构成腺体的主要成分;特殊上皮分布在某些器官,具有特殊的功能(生殖、感觉等)。腺上皮和特殊上皮在胚胎时期由被覆上皮衍生。一般所说的上皮组织是指被覆上皮。

被覆上皮细胞多,细胞间质少,排列紧密;细胞有极性,分游离面和基底面;有基膜;上皮组织内无血管及淋巴管,细胞所需营养由其深部结缔组织中的血管渗出;上皮组织内含丰富的游离神经末梢;具有保护、分泌、吸收、排泄等功能。

(一)被覆上皮的分类

根据构成上皮的细胞层数,分为单层上皮和复层上皮。在单层上皮中,又可根据细胞的形态分为**单层扁平上皮**、**单层立方上皮**、**单层柱状上皮**和**假复层纤毛柱状上皮**四种(图1-1-5);在复层上皮中,又可根据其表层细胞的形态分为**复层扁平上皮**和**变移上皮**两种(图1-1-6)。

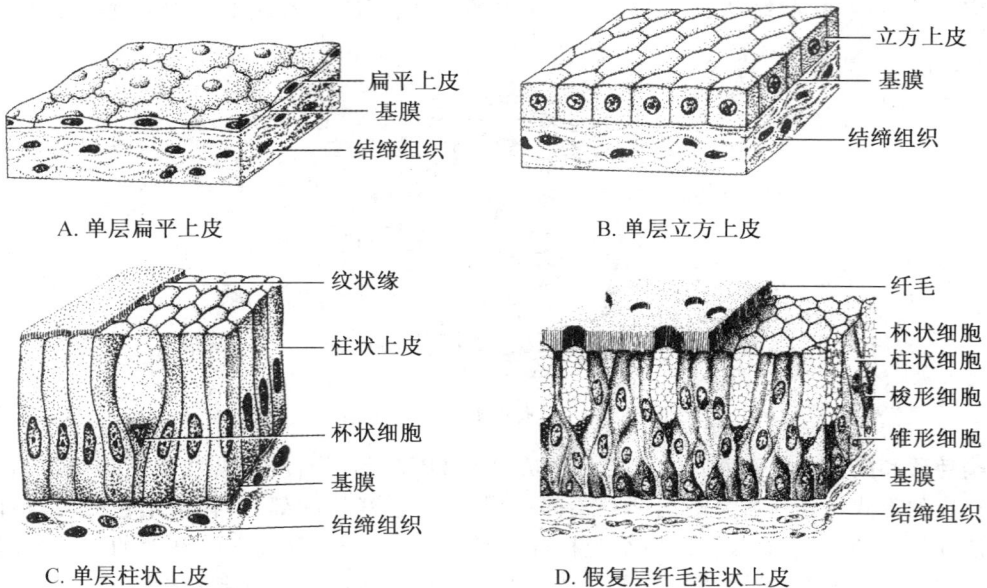

A. 单层扁平上皮

B. 单层立方上皮

C. 单层柱状上皮

D. 假复层纤毛柱状上皮

图 1-1-5　单层上皮

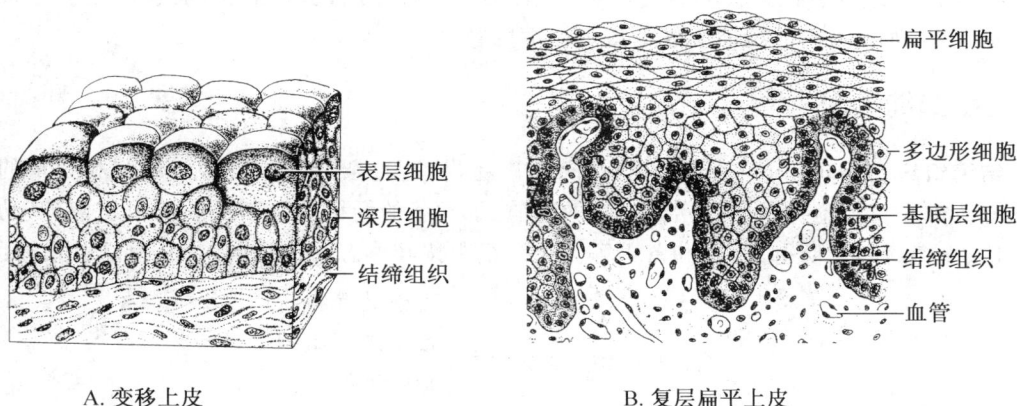

A. 变移上皮　　　　　　　　　　B. 复层扁平上皮

图 1-1-6　复层上皮

（二）上皮组织的特殊结构

在上皮细胞的游离面、侧面和基底面上有若干具有重要生理功能的特殊结构。

1. 上皮细胞的游离面　① **微绒毛**：上皮细胞游离面的细胞膜和细胞质向腔面伸出的细小指状突起（图 1-1-7）；② **纤毛**：也是细胞游离面的细胞膜和细胞质向腔面伸出的细长突起，具有一定方向节律性摆动的能力。

2. 上皮细胞的侧面　① **紧密连接**：多呈斑点状或带状，位于相邻细胞间隙的顶端，呈箍状环绕细胞；② **中间连接**：多位于紧密连接的下方，呈带状环绕上皮细胞，此处相邻细胞间有 15～20nm 间隙，间隙内充满细丝状物质横向连接相邻细胞膜；③ **桥粒**：呈斑块状，大小不一，位于中间连接的深部，是一种最牢固的细胞连接；④ **缝隙连接**：位于柱状上皮侧面深部，呈斑状。此处相邻细胞的间隙仅2～3nm，相邻细胞膜上有穿越细胞膜并相互对应的微小管，相互连通，成为贯通两相邻细胞膜的小管（图 1-1-7）。

3. 上皮细胞的基底面　① **基膜**：由上皮细胞基底面和深部结缔组织共同形成；② **质膜内褶**：由上皮细胞基底面的细胞膜折叠形成的许多内褶；③ **半桥粒**：结构为桥粒的一半。

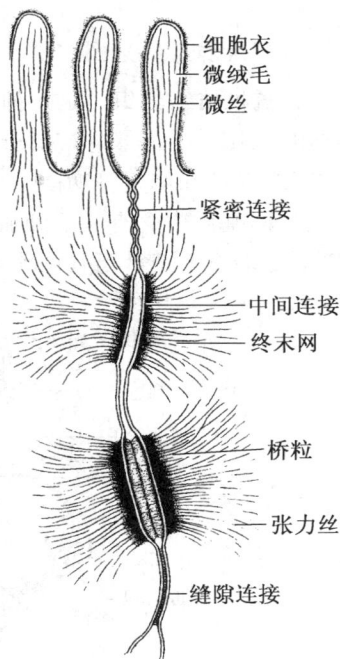

图 1-1-7　微绒毛与细胞连接
超微结构模式图

（三）腺上皮和腺

以分泌功能为主的上皮称为**腺上皮**（glandular epithelium），以腺上皮为主要成分所组成的器官称为**腺**（gland），腺分为两类，即**外分泌腺**（分泌物由导管输出）和**内分泌腺**（分泌物经毛细血管或淋巴管进入血液循环），内分泌腺的分泌物称激素。

（四）特殊上皮

上皮细胞在分化过程中形成具有特殊功能的上皮组织为特殊上皮。特殊上皮包括能够感受特殊刺激的感觉上皮,如味觉、嗅觉、视觉、听觉器官内的感觉上皮;能够产生生殖细胞的生殖上皮,如睾丸内的精曲小管上皮。详细内容分述于有关章节。

二、结缔组织

结缔组织(connective tissue)在体内分布广泛,构造复杂,种类繁多,由细胞和大量的细胞外基质构成。细胞外基质包括无定型的基质、细丝状的纤维及不断更新的组织液,其功能是连接、支持、保护、防御、修复和营养等。结缔组织按其形态结构不同,可分为以下几种:

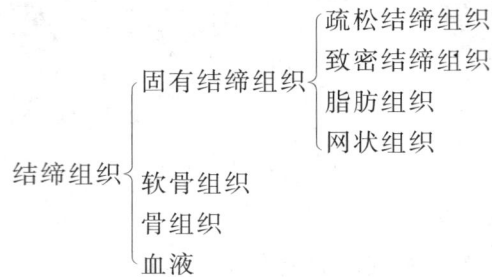

$$
结缔组织
\begin{cases}
固有结缔组织
\begin{cases}
疏松结缔组织 \\
致密结缔组织 \\
脂肪组织 \\
网状组织
\end{cases} \\
软骨组织 \\
骨组织 \\
血液
\end{cases}
$$

（一）固有结缔组织

1. **疏松结缔组织**　是一种细胞种类多,细胞外基质多,纤维含量较少且分布疏松的蜂窝状组织(图 1-1-8)。它广泛分布于器官之间和组织之间以及细胞之间,具有支持、连接、营养、防御、保护和修复等功能。

另外,基质中含有从毛细血管动脉端渗出的一部分液体,称**组织液**(tissue fluid),经毛细血管静脉端或毛细淋巴管回流入血循环。

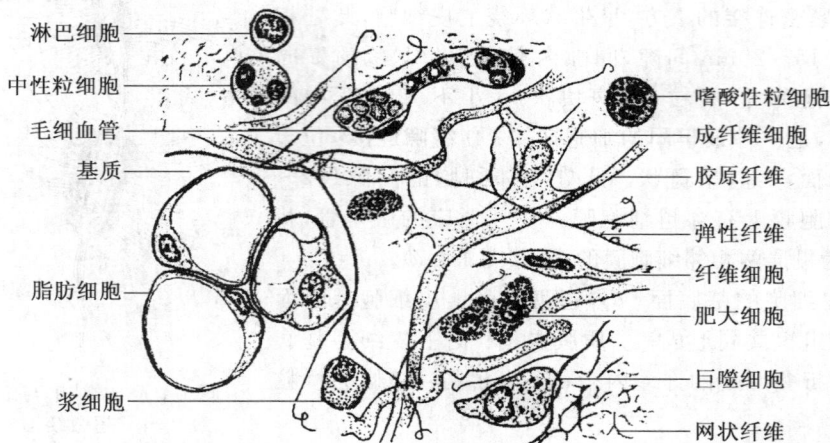

图 1-1-8　疏松结缔组织模式图

（1）**纤维**:包括**胶原纤维**、**弹性纤维**和**网状纤维**三种成分。

（2）**基质**:基质呈均质胶状并具有黏稠性,主要成分为蛋白多糖和水,其中以透明质酸含量最多。

（3）**细胞**:疏松结缔组织具有多种细胞成分,因而其功能亦有多样性。① **成纤维细胞**是结缔组织中最主要的细胞,成纤维细胞胞体较大,为带突起的扁平梭形细胞,其功能是形成纤维和基质;② **脂肪细胞**体积大,呈球形,胞质内含大的脂肪滴,其功能是合成和贮存脂肪;③ **未分化间充质细胞**是一种分化程度较低的细胞,常分布在小血管周围,形态和成纤维细胞相似,在炎症或创伤修复过程中它可增殖分化为成纤维细胞、毛细血管壁内皮细胞和平滑肌细胞;④ **巨噬细胞**又称组织细胞,形态不规则,带有突起,胞质中还含有微管和微丝,参与细胞的变形运动和吞噬活动;⑤ **浆细胞**呈圆形或卵圆形,核圆,常偏于一侧,核染色质呈车轮状排列,其具有合成和分泌免疫球蛋白(即抗体)、参与体液免疫的功能;⑥ **肥大细胞**为圆形或卵圆形,核小,胞质内充满粗大的异染性颗粒(含有组胺、嗜酸性粒细胞趋化因子和肝素等),其具有参与过敏、抗凝血等功能;⑦ **白细胞**:结缔组织中可见各种白细胞,以淋巴细胞和嗜酸性粒细胞为多见,它们来自毛细血管和微静脉的渗出。

2. **致密结缔组织**　特点是以大量密集的胶原纤维为主要成分,纤维较粗大,排列紧密,它的排列方向与所承受的张力方向一致。

3. **脂肪组织**　是由大量脂肪细胞聚集而成,脂肪组织被少量疏松结缔组织分隔成许多小叶。脂肪组织主要分布于皮下、网膜、系膜和肾脂肪囊处,具有贮存脂肪、支持、保护和维持体温等作用。

4. **网状组织**　主要由网状细胞和网状纤维构成,主要分布在造血器官和淋巴组织等处。

(二)软骨组织与软骨

1. **软骨组织**　由软骨细胞和细胞间质构成。软骨细胞的大小、形状和分布有一定的规律。在软骨周边部分为幼稚软骨细胞,较小,呈扁圆形,常单个分布。越靠近软骨中央,细胞越成熟,体积逐渐增大,变成圆形或椭圆形。细胞间质呈均质状,由凝胶状基质和纤维构成,基质主要成分为蛋白多糖和水分,其中水分占90%。软骨间质没有血管、淋巴管和神经,但具有良好的可渗透性。软骨细胞所需的营养由软骨膜血管渗出供给。

2. **软骨**　是一种器官,由软骨组织及其周围的软骨膜构成。根据其基质中所含纤维成分的不同,软骨可分**透明软骨**、**弹性软骨**和**纤维软骨**三种(图1-1-9)。

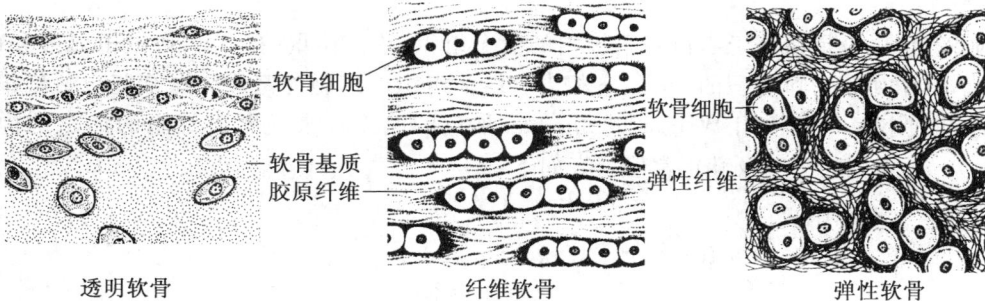

透明软骨　　　　　纤维软骨　　　　　弹性软骨

图1-1-9　三种软骨

(三)骨组织

1. **骨组织**　由细胞和钙化的细胞外基质组成,钙化的细胞外基质称**骨基质**。细胞有**骨祖细胞**、**成骨细胞**、**骨细胞**和**破骨细胞**4种(图1-1-10)。骨基质由有机成分和无机成分组成。有机成分含量少,主要为胶原纤维及少量的黏蛋白。黏蛋白分布在纤维之间,起黏合作用。骨的有机成分使骨组织具有韧性。骨的无机成分多,占成人骨的 65%,称**骨盐**,其化学组成为**羟磷灰石结晶**。

胶原纤维平行排列,借骨黏蛋白黏合在一起,并有钙盐沉积,形成板层状结构,称**骨板**。骨板是骨质的基本结构形式。同一层骨板内的纤维相互平行,相邻两层骨板的纤维相互垂直。在骨板间或骨板内有扁圆形小腔,称**骨陷窝**,与其相连的小管称**骨小管**。邻近的骨陷窝借骨小管相通连。

2. **骨膜** 为覆盖在骨内外表面(除关节面)的一层致密结缔组织。骨膜贴近骨质表面的部分含有骨祖细胞,它是幼稚的梭形干细胞,当成骨活跃时,它可增殖分化为成骨细胞,形成骨质。因此,骨膜对骨的营养、生长和修复起重要作用。

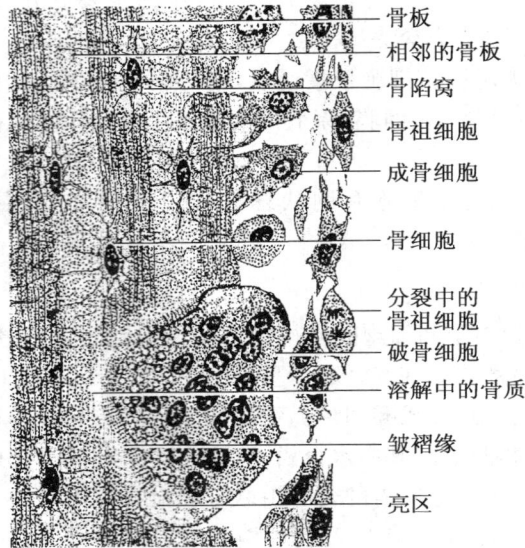

图 1-1-10 成骨细胞、骨细胞、破骨细胞超微结构模式图

(四) 血液

血液(blood)是循环于心血管系统内的液态组织,约占体重的 7%。血液由**血浆**和**血细胞**组成,其中血浆占血容积的 55%,它相当于结缔组织的细胞外基质。血细胞包括**红细胞**、**白细胞**和**血小板**。通常用 Wright 或 Giemas 染色的血涂片来观察血细胞的形态结构(图 1-1-11)。血细胞的种类及其正常值列表如下:

$$
血细胞
\begin{cases}
红细胞 \\
(3.5\sim5.5)\times10^9/L \\
\\
白细胞 \\
(4.10\sim10)\times10^9/L
\begin{cases}
粒细胞
\begin{cases}
中性粒细胞 & 50\%\sim70\% \\
嗜酸性粒细胞 & 0.5\%\sim3\% \\
嗜碱性粒细胞 & 0\sim1\%
\end{cases} \\
无粒细胞
\begin{cases}
淋巴细胞 & 25\%\sim30\% \\
单核细胞 & 3\%\sim8\%
\end{cases}
\end{cases} \\
\\
血小板 \\
(100\sim300)\times10^9/L
\end{cases}
$$

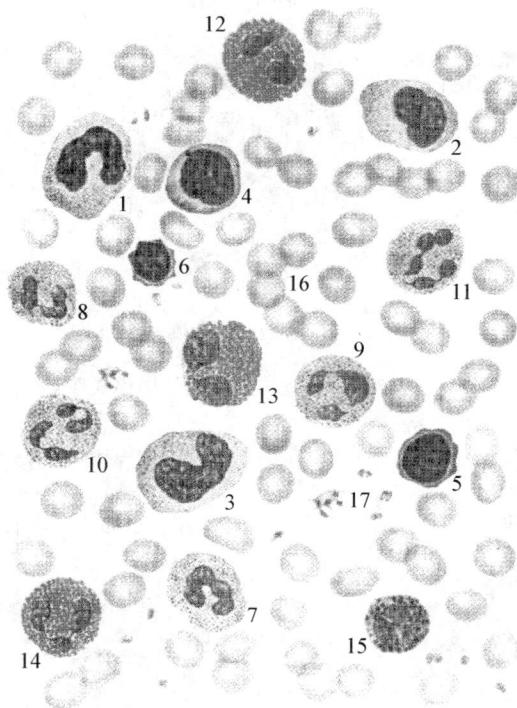

图 1-1-11　各种血细胞

1、2、3. 单核细胞　4、5、6. 淋巴细胞　7、8、9、10、11. 中性粒细胞
12、13、14. 嗜酸性粒细胞　15. 嗜碱性粒细胞　16. 红细胞　17. 血小板

1. 血细胞

(1) **红细胞**(erythrocyte，red blood cell)：成熟的红细胞没有核和细胞器，胞质中充满大量的**血红蛋白**，红细胞呈双凹圆盘形，中央薄，周围厚，直径约 $7.5\mu m$。正常成人血液中血红蛋白的含量，男性为 $120\sim150g/L$，女性为 $110\sim140g/L$。血红蛋白具有携带氧气和部分二氧化碳的功能。

(2) **白细胞**(leukocyte，white blood cell)：为无色有核的球形细胞。根据白细胞胞质内有无特殊颗粒，又将白细胞分为两大类：一类细胞的胞质内含特殊颗粒，称有粒白细胞，又因所含颗粒的着色性质不同，将粒细胞分为**中性粒细胞**、**嗜酸性粒细胞**和**嗜碱性粒细胞**三种(图 1-1-12)；另一类细胞的胞质内无特殊颗粒，称无粒白细胞，它包括**淋巴细胞**和**单核细胞**(图 1-1-13)。

(3) **血小板**(blood platelet)：是由骨髓巨核细胞的胞质脱落的小片，直径 $2\sim4\mu m$，其表面有完整的胞膜，它的形态为双凸盘状。血小板在止血及凝血中起重要作用。

三、肌组织

肌组织(muscle tissue)主要由肌细胞构成。肌细胞呈细长纤维状，又称**肌纤维**，肌细胞膜称**肌膜**，肌细胞质称**肌浆**。根据肌组织分布、形态和功能特点分为**骨骼肌**、**心肌**和**平滑肌**

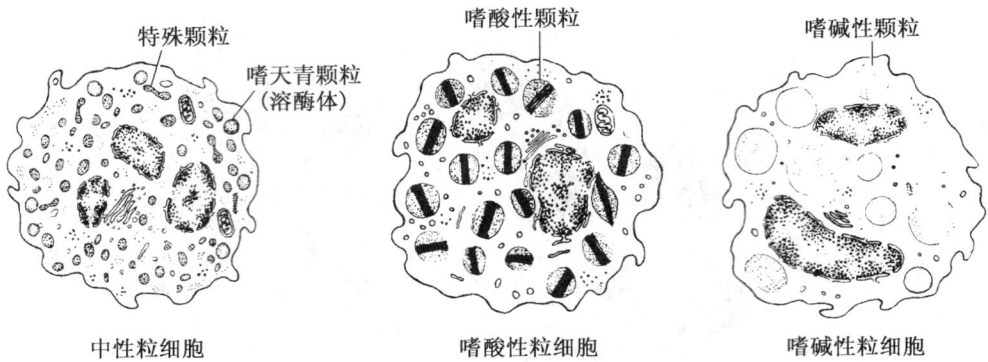

图 1-1-12 三种粒细胞超微结构模式图

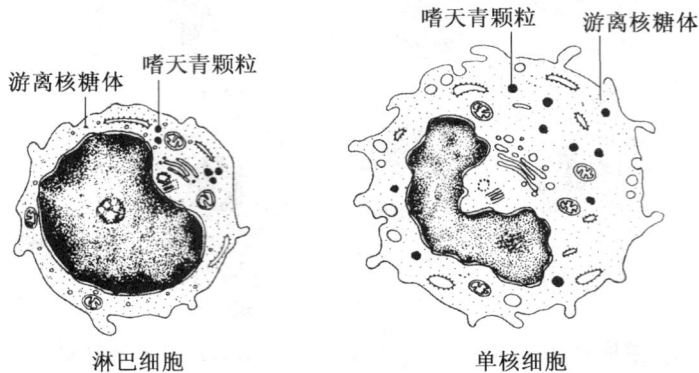

图 1-1-13 淋巴细胞与单核细胞超微结构模式图

三种。骨骼肌、心肌属横纹肌,骨骼肌受躯体神经支配,属**随意肌**;心肌和平滑肌受自主神经支配,为**不随意肌**。

(一)骨骼肌

骨骼肌附着于骨骼,基本成分是骨骼肌纤维。

1. 骨骼肌纤维的光镜结构 **骨骼肌纤维**呈细长圆柱形,一条肌纤维内含有几十个甚至几百个核,呈扁椭圆形,位于细胞周缘。肌浆中含有丰富的**肌原纤维**,呈细丝状,沿肌纤维长轴平行排列。每条肌原纤维上都有明暗相间的带,明、暗带分别排列在同一平面上,故骨骼肌纤维呈现出明暗相间的横纹。明带又称 I 带,中央有一条深色的 Z 线。暗带又称 A 带,暗带中央有一条浅色窄带称 H 带,H 带中央有一条深色的 M 线,相邻两条 Z 线之间的一段肌原纤维称**肌节**,是肌原纤维结构和功能的基本单位(图 1-1-14)。

2. 骨骼肌纤维的超微结构

(1)**肌原纤维**(myofibril):由许多细而密的粗、细两种肌丝沿肌纤维长轴有规律地平行排列组成。粗肌丝由肌球蛋白分子组成,位于暗带中央固定于 M 线,两端游离,其伸向周围的小突起称横桥。细肌丝主要由肌动蛋白构成,位于 Z 线的两侧,其一端固定于 Z 线,另一端伸入暗带内的粗肌丝间,直达 H 带的外侧。当肌纤维收缩时,细肌丝向 M 线方向滑动,此时明带变窄,肌节缩短(图 1-1-15)。

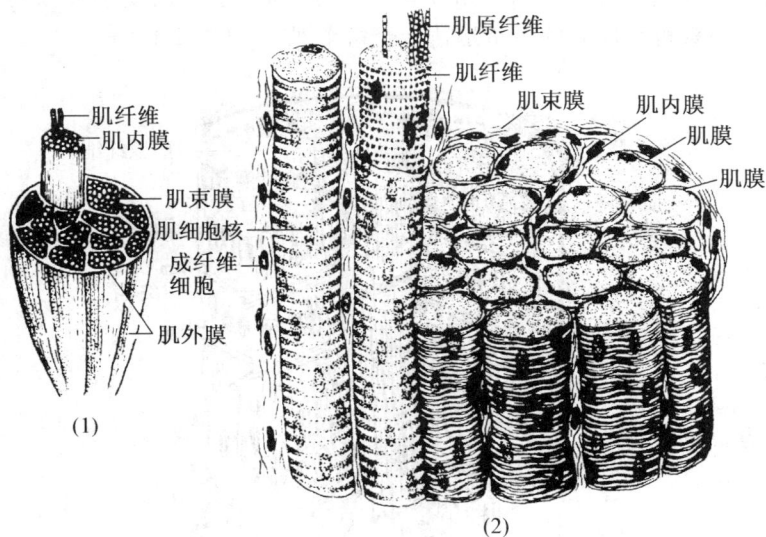

图 1-1-14　骨骼肌与周围结缔组织

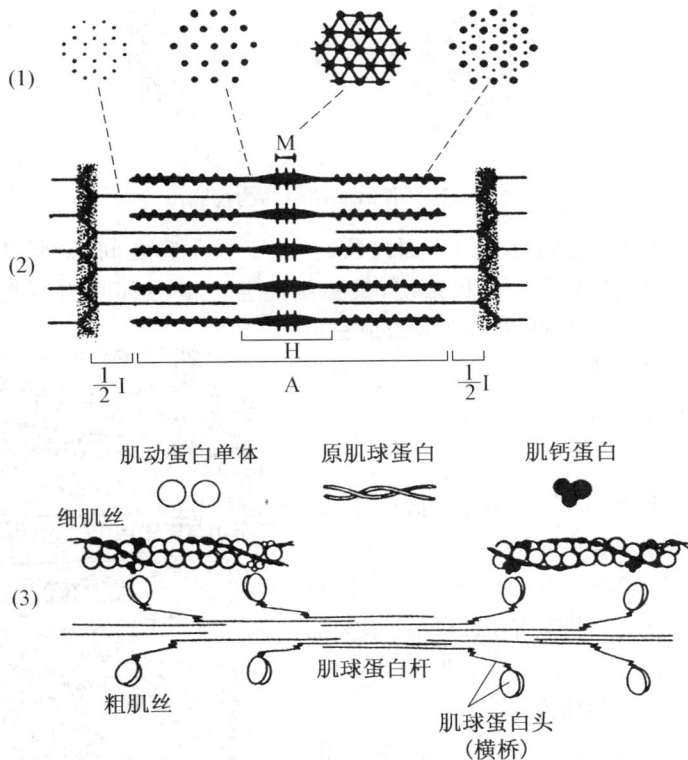

图 1-1-15　骨骼肌肌原纤维超微结构模式图

（2）**横小管**：是肌膜向肌浆内凹陷形成的小管，又称 T 小管，其走向与肌纤维长轴垂直。人和哺乳动物的横小管位于 A 带和 I 带交界处，同一水平的横小管分支吻合并环绕每条肌原纤维。横小管可将肌膜的兴奋迅速传至每个肌节（图 1-1-16）。

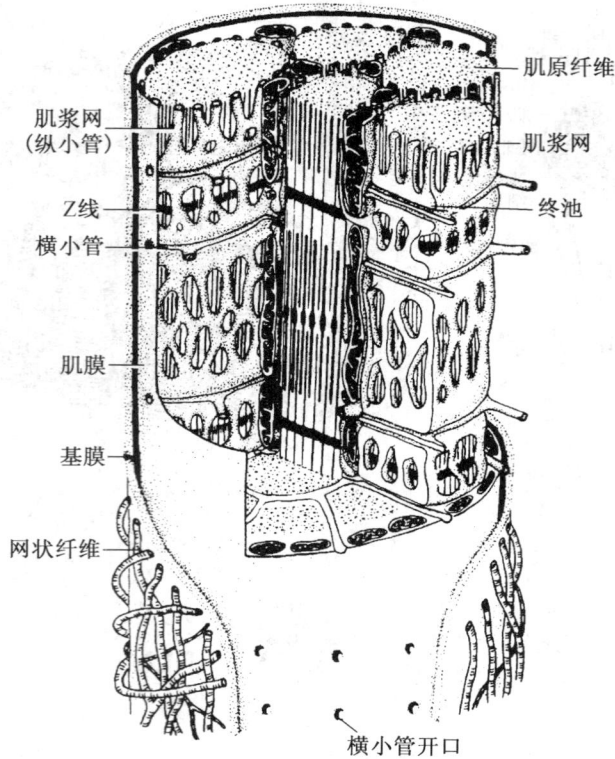

图 1-1-16　骨骼肌超微结构模式图

（3）**肌浆网**：是肌纤维内特化的滑面内质网，位于横小管之间，沿肌纤维长轴纵行排列并包绕每条肌原纤维，形成连续管状系统，故称**纵小管**。横小管两侧的肌浆网扩大呈扁囊状，称终池，每条横小管与其两侧的终池组成**三联体**。肌浆网膜上有钙泵蛋白（一种 ATP 酶），有调节肌浆中钙离子的作用（图 1-1-16）。

（二）心肌

心肌分布于心脏及邻近心脏的大血管根部，主要由心肌纤维构成。

1. 心肌纤维的光镜结构　心肌纤维呈短柱状，常有分支，彼此吻合成网。心肌纤维一般只有一个核，呈卵圆形，位于细胞中央，少数为双核。心肌纤维连接处染色深称**闰盘**（图 1-1-17）。

2. 心肌纤维的超微结构　心肌纤维也有粗、细肌丝，它们在肌节内的排列分布与骨骼肌纤维相同，也含横小管和肌浆网等结构。

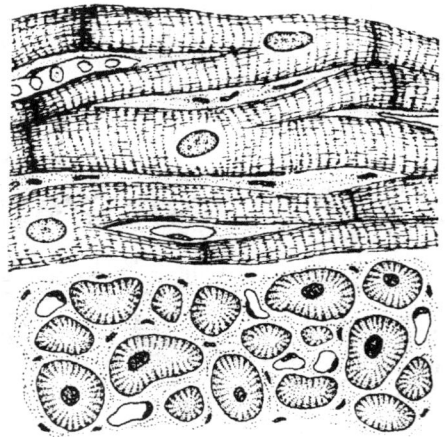

图 1-1-17　心肌纵、横切面

（三）平滑肌

平滑肌主要由平滑肌纤维构成,纤维间有少量的结缔组织、血管及神经等。平滑肌纤维呈长梭形,无横纹,细胞核只有一个,椭圆形或杆状,位于细胞中央。平滑肌多数呈层排列,主要分布于内脏器官和血管等中空性器官的管壁内(图 1-1-18)。

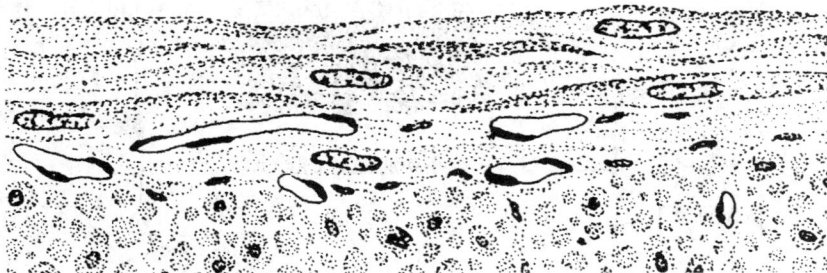

图 1-1-18 平滑肌组织纵切面

四、神经组织

神经组织(nervous tissue)由神经细胞和神经胶质细胞组成。神经细胞又称为**神经元**(neuron),是神经系统的结构和功能单位,它能接受刺激、整合信息和传导冲动。神经胶质细胞通常无传导神经冲动的功能,它在神经组织中起支持、营养、保护、分隔和绝缘等作用。

（一）神经元

1. 神经元的结构 神经元有多种形态,但每一神经元都是由**胞体**和**突起**两部分组成的。突起又分为**树突**和**轴突**两种(图 1-1-19)。神经元之间通过突触相互连接。

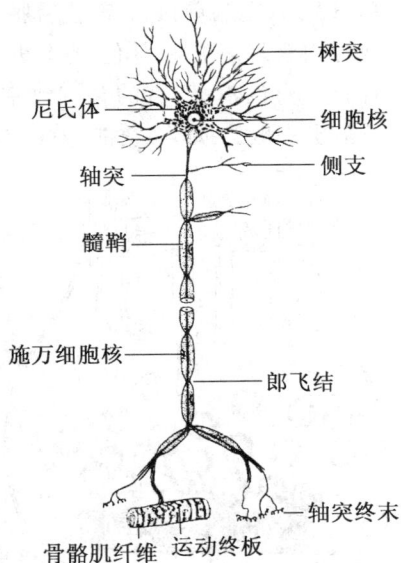

图 1-1-19 躯体运动神经元模式图

2. 神经元的分类 根据神经元的突起数目可分为三类：**假单极神经元**、**双极神经元**和**多极神经元**（图 1-1-20）。神经元也可按释放的神经递质分类，还可分为**胆碱能神经元**、**胺能神经元**、**肽能神经元**、**氨基酸能神经元**等。

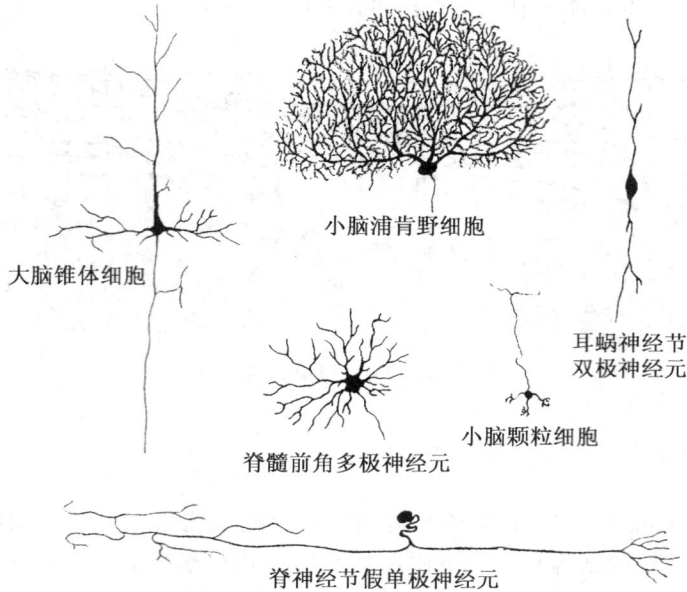

图 1-1-20 几种不同形态的神经元

3. **突触**（symapse） 为神经元传递信息的重要结构，是神经元与神经元之间，或神经元与非神经细胞之间的一种特化的细胞连接。突触分为**电突触**和**化学突触**两大类。电突触就是神经元之间的缝隙连接。化学性突触由**突触前成分**、**突触间隙**和**突触后成分**三部分构成。突触前、后成分彼此相对的胞膜，分别称**突触前膜**和**突触后膜**，两者之间为宽约 $15 \sim 30nm$ 的突触间隙（图 2-32）。突触前成分内含许多突触小泡，还有少量线粒体、微丝与微管等。突触小泡的大小和形状不一，多为圆形，有的清亮，有的含有致密颗粒。突触小泡内含神经递质或神经调质（图 1-1-21）。神经调质一般为肽类，它能增强或减弱神经元对神经递质的反

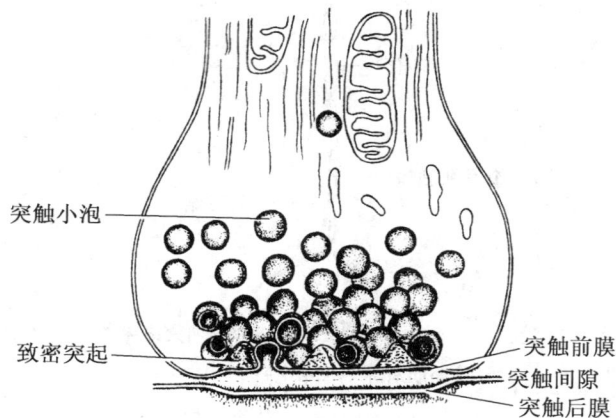

图 1-1-21 化学突触超微结构模式图

应,起调节作用。

（二）神经纤维

神经纤维（nerve fiber）由神经元的长突起与外包的神经胶质细胞所组成。根据神经纤维外有无髓鞘,可将其分为**有髓神经纤维**和**无髓神经纤维**两类。光镜下,周围神经系有髓神经纤维的轴索外包有一层髓鞘,髓鞘外又包有一层具有细胞质与细胞核的**神经膜**。髓鞘和神经膜呈节段地包在轴索的外表面,段与段之间的较窄部位,称**郎飞结**（ranveier node）（图1-1-19）。有髓神经纤维的神经冲动传导为跳跃式传导,因此,节间体越长,跳跃的距离就越远,传导速度也就越快;无髓神经纤维只有神经膜而无髓鞘（图 1-1-22）。电镜下,若干条轴索陷入施万细胞内,被施万细胞包围。无髓神经纤维的神经冲动传导为连续性传导,其传导速度慢。

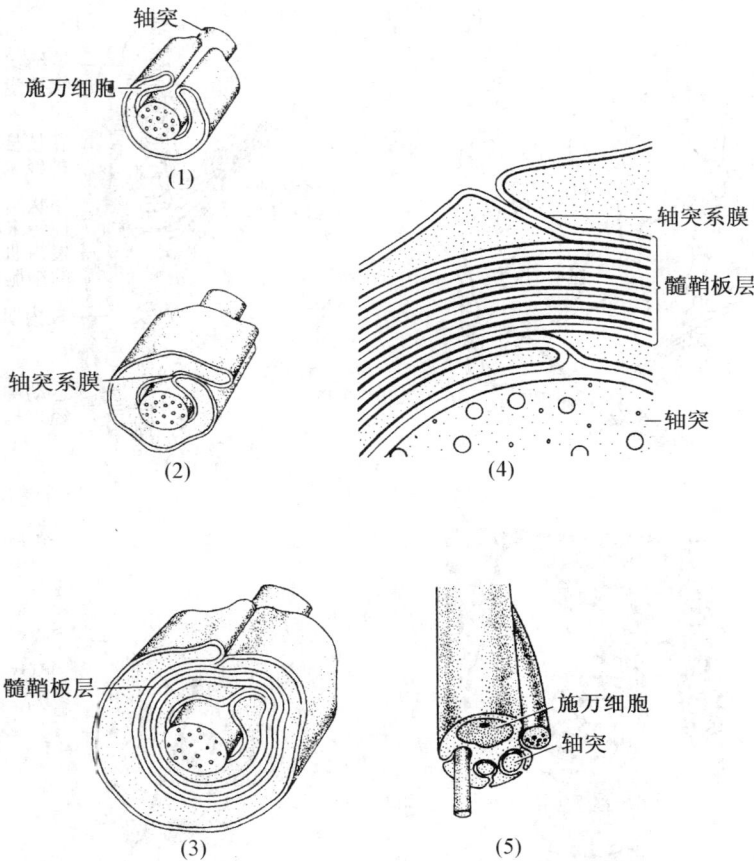

图 1-1-22　有髓和无髓神经纤维的髓鞘形成及有髓神经纤维的超微结构

（三）神经胶质细胞

神经胶质细胞（glial cell）广泛分布于神经组织中,通常无传导神经冲动的功能,主要起支持、营养、保护和绝缘等作用。

1. 中枢神经的胶质细胞　包括**星形胶质细胞**（起绝缘作用）、**少突胶质细胞**（构成脑和脊髓中神经纤维的髓鞘）、**小胶质细胞**（参与吞噬活动）和**室管膜细胞**（衬在脑室与中央管腔面）。

　　血液与神经元之间主要有毛细血管内皮、基膜和神经胶质细胞突起形成的胶质膜三层结构,组成了**血脑屏障**,以能限制血液中某些大分子物质进入脑内。

　　2. 周围神经的胶质细胞　包括**卫星细胞**和**施万细胞**。

　　（四）神经末梢

　　神经末梢是周围神经的终末部分,它终止于其他组织或器官内,形成一定结构。根据其生理功能,可分为**感觉神经末梢**和**运动神经末梢**两大类。

　　1. 感觉神经末梢　指感觉神经元周围突的末梢。按照感觉神经的形态结构可分为**游离神经末梢**和**有被囊的神经末梢**(有结缔组织被囊包裹,如触觉小体、环层小体和肌梭等)两种(图 1-1-23)。

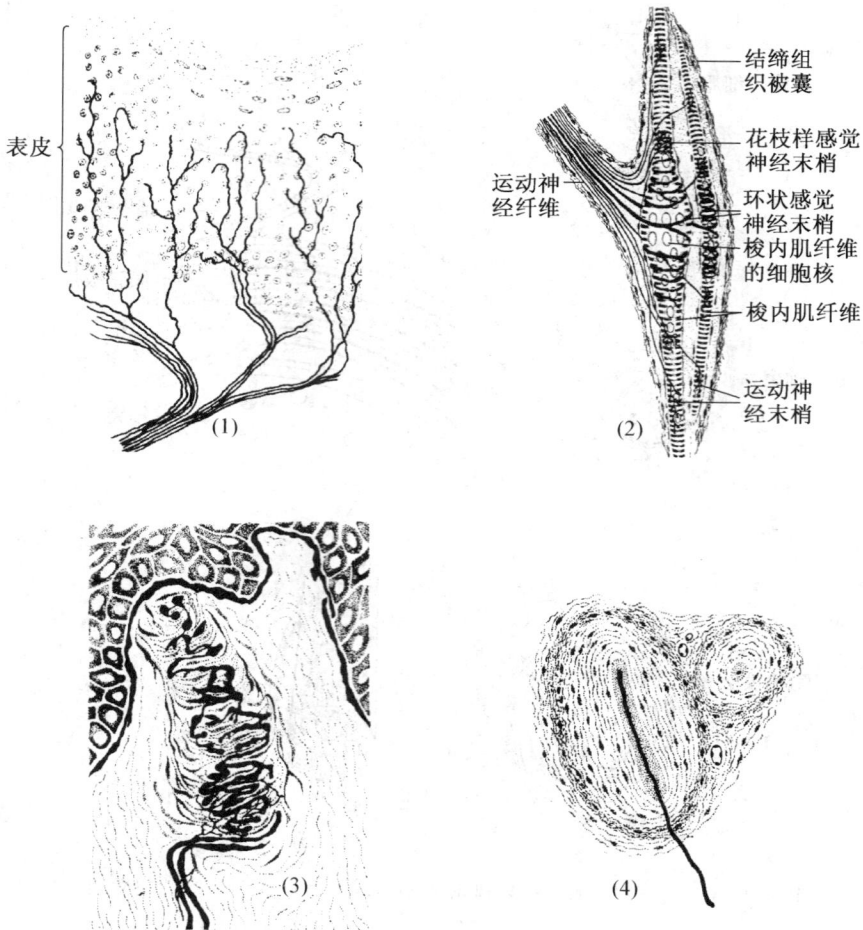

图 1-1-23　各种感觉神经末梢

　　2. 运动神经末梢　是运动神经元的轴突在肌组织和腺体的终末结构。① **躯体运动神经末梢**:是胞体位于脊髓灰质前角或脑干的躯体运动神经元的轴突离开中枢抵达骨骼肌时失去髓鞘,其轴突反复分支;每个分支终末的细胞膜与一条骨骼肌纤维的细胞膜形成一个椭圆形隆起称**运动终板**(图 1-1-24);② **内脏运动神经末梢**:它属植物神经系统的一部分,节后神经元的神经纤维较细,无髓鞘,分支末段呈串珠状,贴附于平滑肌、心肌和腺细胞表面,与效应细胞建立突触。

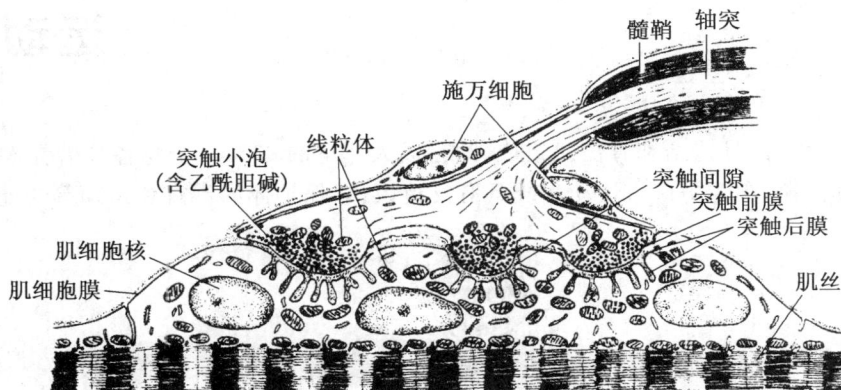

图 1-1-24　运动终板超微结构模式图

（王海斌　马太芬）

第二章

运动系统

运动系统由骨、骨连结和骨骼肌组成,约占成人体重的60%。全身各骨借骨连结连成人体的支架,称骨骼(图1-2-1)。运动系统具有支持人体、保护体内器官和运动等功能。

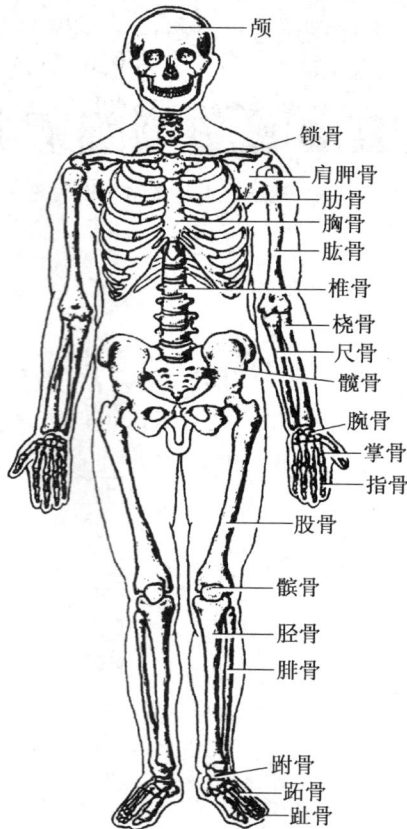

图 1-2-1　人体的骨骼(前面)

第一节　骨及骨连结

一、概述

(一) 骨

骨(bone)是具有一定形态和结构的器官,骨不断进行新陈代谢和生长发育,并具有不断改建自身的结构和修复损伤的能力。

1. 骨的分类和形态 成人约有 206 块骨。根据骨在体内的部位,可分为躯干骨、颅骨和附肢骨;根据骨的外形,又可分为**长骨**、**短骨**、**扁骨**和**不规则骨**等。

2. 骨的构造 骨主要由**骨质**、**骨膜**和**骨髓**等构成(图1-2-2)。骨质分**骨密质**和**骨松质**两类。骨密质致密坚实,耐压性强,布于骨的表层。骨松质位于骨密质的深面,结构疏松。骨膜主要分布在骨的表面(除关节面外)。骨膜由致密结缔组织构成,含有丰富的血管、神经和大量的成骨细胞,对骨的营养、生长和再生有重要作用。骨髓可分**红骨髓**和**黄骨髓**两种,成人充填于髓腔的是黄骨髓,为脂肪组织;填充于骨松质间隙内的是红骨髓,为造血组织。

3. 骨的化学成分和物理特性 骨由无机质和有机质组成。有机质主要是骨胶原纤维,它使骨具有韧性和弹性;无机质主要是钙盐,它使骨坚硬。

有机质与无机质的比例随年龄不同而发生变化,成年人约为3∶7,此种比例使骨既有很大的硬度,又有一定的弹性和韧性,能承受较大的压力而不变形。幼儿的骨,有机质的比例较成人高,骨的弹性和韧性较大,易弯曲变形,故儿童应养成良好的坐、立姿势,以免骨弯曲变形。老年人的骨,无机质的比例增高,骨质出现多孔性,因而较脆,易骨折。

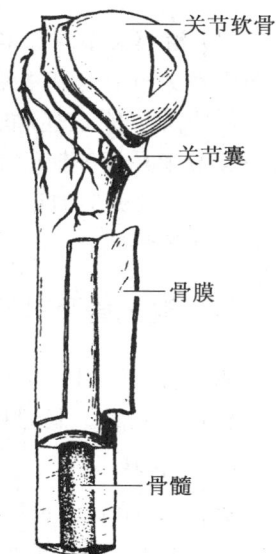

图 1-2-2 长骨的结构

(二)骨连结

骨与骨之间的连结装置称骨连结,其形式可分直接连结和间接连结两类。

1. **直接连结** 骨与骨之间借致密结缔组织、软骨或骨直接相连,其间没有腔隙(图1-2-3),运动性能很小或完全不能运动。

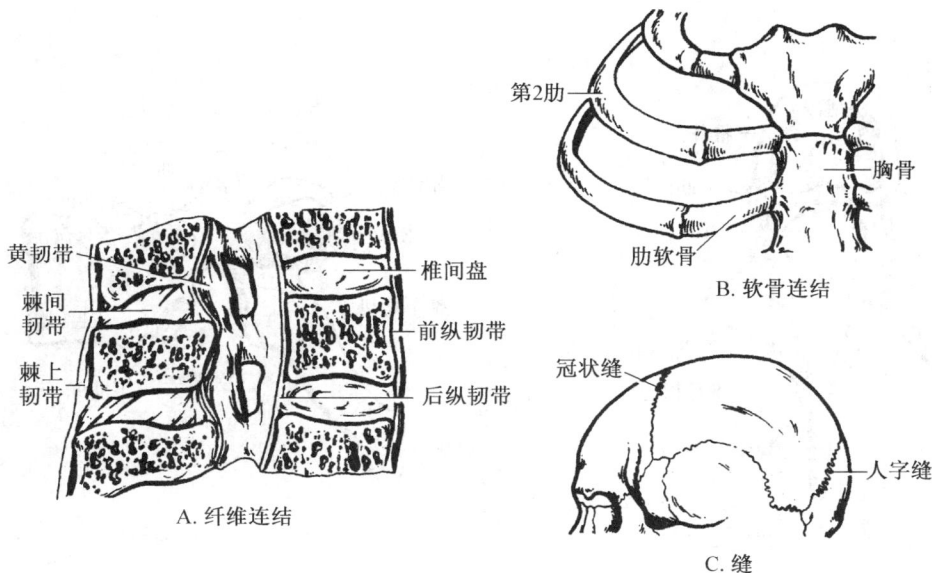

图 1-2-3 直接连结

2. 间接连结 又称滑膜关节或关节,是指骨与骨之间借结缔组织囊相连,在相对的骨面之间有腔隙。滑膜关节具有较大的运动性能,是骨连结的主要形式。

（1）滑膜关节的结构:每个关节都具有**关节面**、**关节囊**和**关节腔**等基本结构(图 1-2-4)。

滑膜关节除上述结构外,有的还具有韧带、关节盘或关节半月板等辅助结构。

（2）滑膜关节的运动:主要有屈和伸、收和展、旋转和环转等形式。

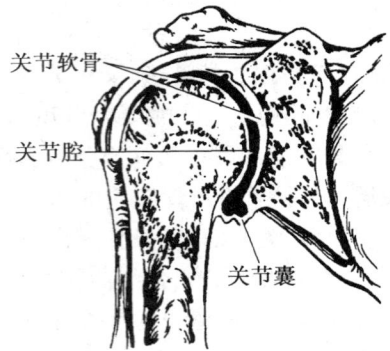

图 1-2-4 滑膜关节的基本结构(模式图)

二、躯干骨及其连结

躯干骨共 51 块,包括 24 块椎骨、1 块骶骨、1 块尾骨以及 1 块胸骨和 12 对肋,分别参与构成脊柱和胸廓。骶骨和尾骨还参与构成骨盆。

（一）脊柱

脊柱(vertebral column)位于躯干后壁的正中,由椎骨、骶骨和尾骨连结而成,具有支持体重、运动和保护内部器官等功能。

1. **椎骨**(vertebrae) 共 24 块,即颈椎 7 块、胸椎 12 块和腰椎 5 块。

（1）椎骨的一般形态:椎骨可分前部的**椎体**和后部的**椎弓**(图 1-2-5,6)。椎体呈短圆柱状;椎弓呈半环状。椎弓与椎体共同围成**椎孔**。全部椎骨的椎孔连成**椎管**,管内容纳脊髓。椎弓的前部较窄厚,与椎体相连,称**椎弓根**。上、下相邻的椎弓根所围成的孔,称**椎间孔**,孔内有脊神经和血管通过。椎弓的后部较宽薄,称**椎弓板**。椎弓发出 7 个突起:向后方伸出一个**棘突**,向两侧伸出一对**横突**,向上方和下方各伸出一对**上关节突**和**下关节突**。

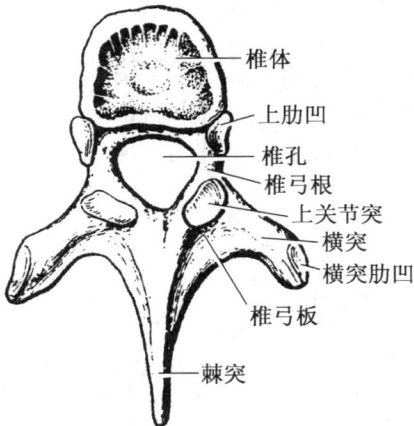

图 1-2-5 胸椎(上面)

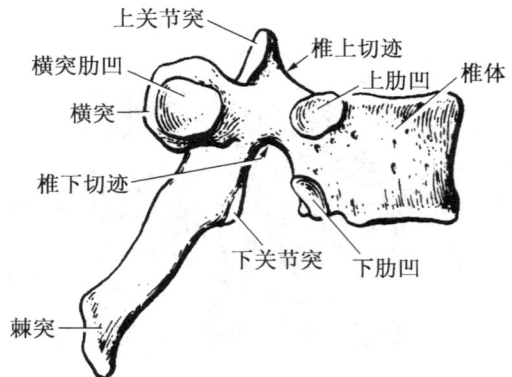

图 1-2-6 胸椎(侧面)

（2）各部椎骨的主要特征

1）**颈椎**（cervical vertebrae）：椎体较小,横突根部有横突孔,棘突末端分叉（图 1-2-7）。

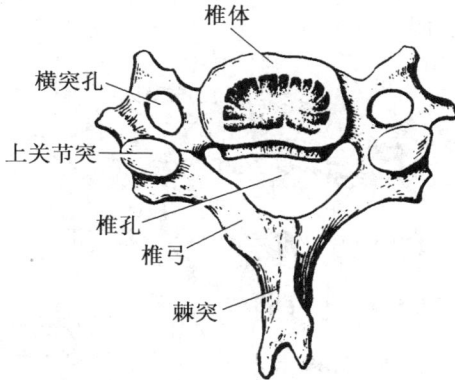

图 1-2-7 颈椎（上面）

2）**胸椎**（thoracic vertebrae）：椎体侧面和横突末端前面均有关节面,与肋骨相连结。棘突较长,伸向后下方,呈叠瓦状排列（图 1-2-5,6）。

3）**腰椎**（lumbar vertebrae）：椎体特别大,棘突短而宽,向后平伸（图 1-2-8,9）。

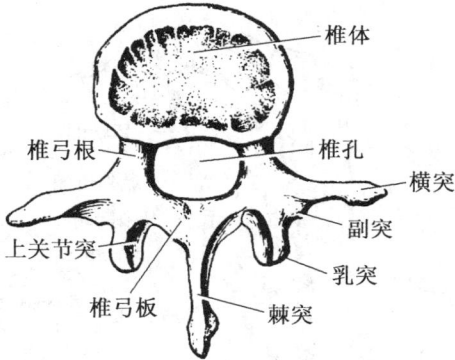

图 1-2-8 腰椎（上面）

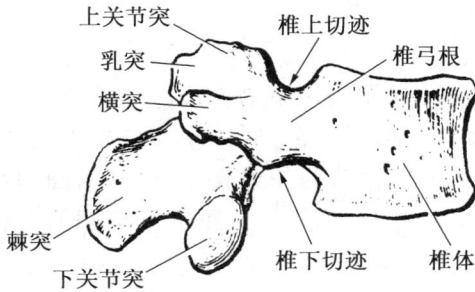

图 1-2-9 腰椎（侧面）

　　4）**骶骨**（sacrum）：由 5 块骶骨融合而成，呈三角形，底朝上，尖朝下。骶骨的盆面（前面）光滑而微凹，上缘中分向前突出，称为岬；此面上有 4 对**骶前孔**。骶骨的背侧面粗糙隆起的外侧有 4 对**骶后孔**。骶骨内的纵行管道称**骶管**，它构成椎管的下部，与骶前、后孔相通。骶管下端的裂孔称**骶管裂孔**（图 1-2-10,11）。

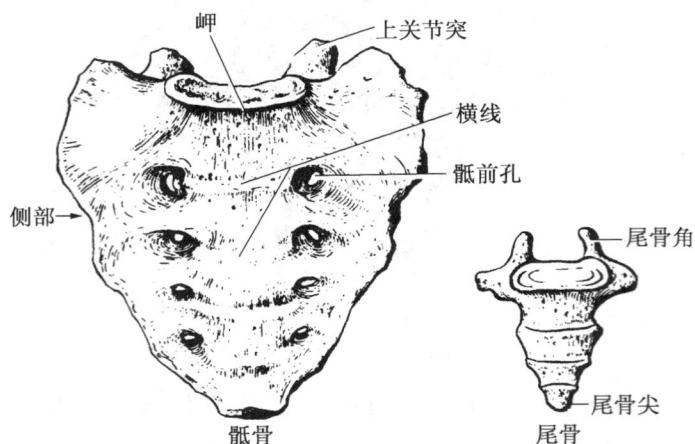

图 1-2-10　骶骨和尾骨（前面）

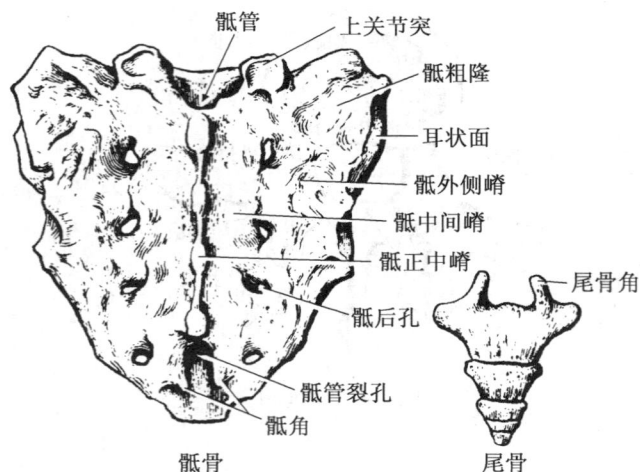

图 1-2-11　骶骨和尾骨（后面）

　　5）**尾骨**（coccyx）：由 4 块退化的尾椎融合而成，上接骶骨，下端游离为尾骨尖。

　　2. **椎骨的连结**　椎骨之间借椎间盘、韧带和滑膜关节相连。

　　(1) **椎间盘**是位于相邻两个椎体的纤维软骨盘，其周围部称**纤维环**；中央部是柔软而富有弹性的胶状物质，称**髓核**（图1-2-12）。椎间盘坚韧而有弹性，它既能牢固地连结椎体，又允许椎体之间有少量的运动。

　　(2) **韧带**：连结椎骨的韧带有长、短两类（图 1-2-12,13）。长韧带连结脊柱全长，共有 3 条，即**前纵韧带**、**后纵韧带**和**棘上韧带**（图 1-2-13）。短韧带连结相邻的两个椎骨，主要有**黄韧带**和**棘间韧带**。

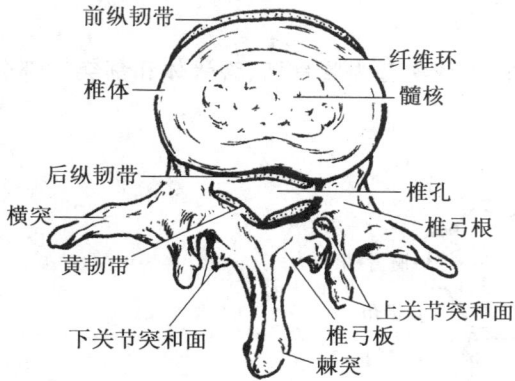

图 1-2-12　椎间盘

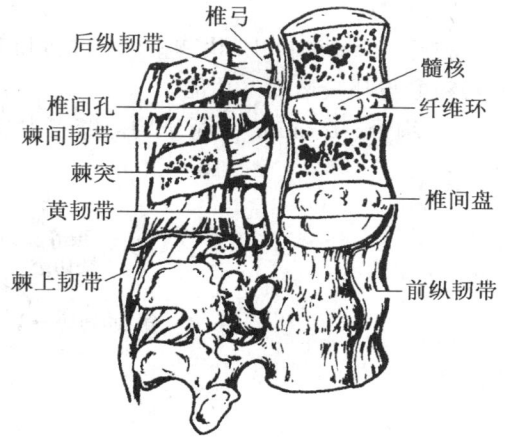

图 1-2-13　椎骨间的连结(侧面)

（3）滑膜关节：椎骨间的关节有**关节突关节**、寰枢关节、寰枕关节

3. 脊柱的整体观　从侧面观察脊柱可见有 4 个生理性弯曲(图 1-2-14)，即**颈曲**、**胸曲**、**腰曲**和**骶曲**。这些弯曲增强了脊柱的弹性，可减轻在行走或跳跃时产生的对脑和其他器官的冲击与震荡。

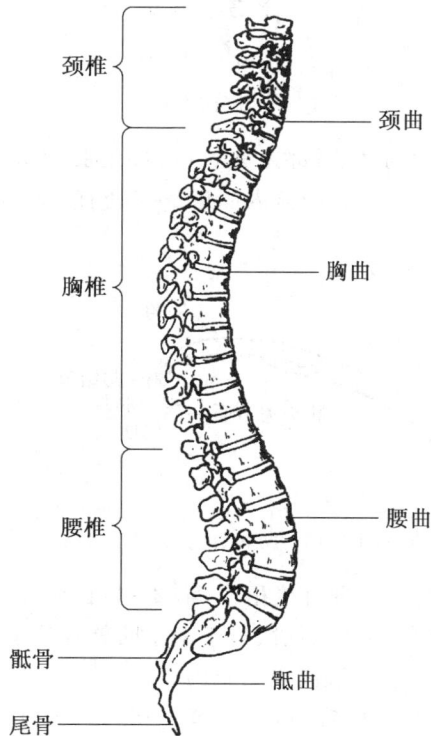

图 1-2-14　脊柱(侧面观)

4. 脊柱的运动　相邻两个椎骨之间的运动幅度很小，但整个脊柱总的运动幅度相当大。脊柱可作前屈、后伸、侧屈、旋转和环转运动。颈部和腰部运动幅度大，损伤也较多见。

（二）胸廓

胸廓（thorax）由 12 块胸椎、12 对肋和 1 块胸骨连结而成，具有支持和保护胸、腹腔内的脏器和参与呼吸运动等功能。

1. **胸骨**（sternum） 位于胸前壁正中，自上而下依次分为**胸骨柄、胸骨体**和**剑突**三部分（图 1-2-15）。

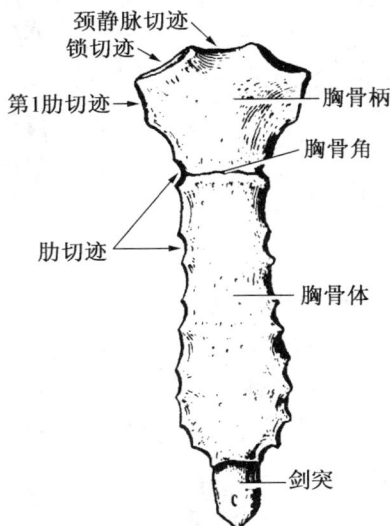

图 1-2-15 胸骨（前面）

2. **肋**（ribs） 呈弓形，分前、后两部，后部是肋骨，前部是**肋软骨**。**肋骨**（costal bone）扁而细长，可分体和前、后两端（图 1-2-16）。肋体内面近下缘处有一浅沟，称肋沟，沟内有肋间神经和血管经过。

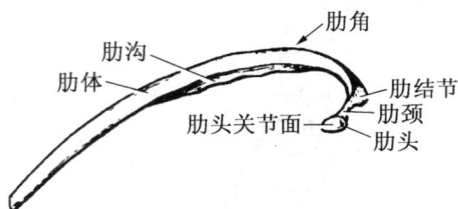

图 1-2-16 肋骨（内面）

肋前端的连结形式：第 1 肋与胸骨柄直接相连；第 2～7 肋软骨分别与胸骨的外侧缘形成微动的胸肋关节；第 8～10 肋软骨的前端依次连于上位肋软骨的下缘，因而形成一条连续的软骨缘，称**肋弓**；第 11 和 12 肋的前端游离于腹肌内。

3. **胸廓** 成人胸廓呈前后略扁的圆锥体形，上窄下宽（图 1-2-17）。胸廓主要参与呼吸运动。在呼吸肌的作用下，吸气时肋的前部上提，肋体向外扩展，使胸廓向两侧和前方扩大，胸腔的容积增大；呼气时胸廓恢复原状，胸腔的容积缩小。

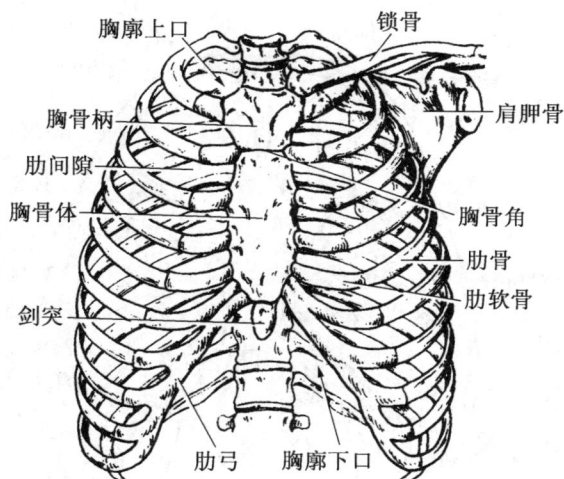

图 1-2-17　胸廓（前面）

三、颅骨及其连结

颅骨共 23 块，由骨连结连成颅。**颅**（skull）位于脊柱的上方，可分位于后上部的脑颅和前下部的面颅。

（一）脑颅骨

脑颅骨共 8 块，包括**额骨、筛骨、蝶骨、枕骨**各 1 块，**顶骨、颞骨**各 2 块。脑颅骨围成**颅腔**，腔内容纳脑。颅腔的顶称**颅盖**（图 1-2-18）。颅腔的底称**颅底**（图 1-2-19）。

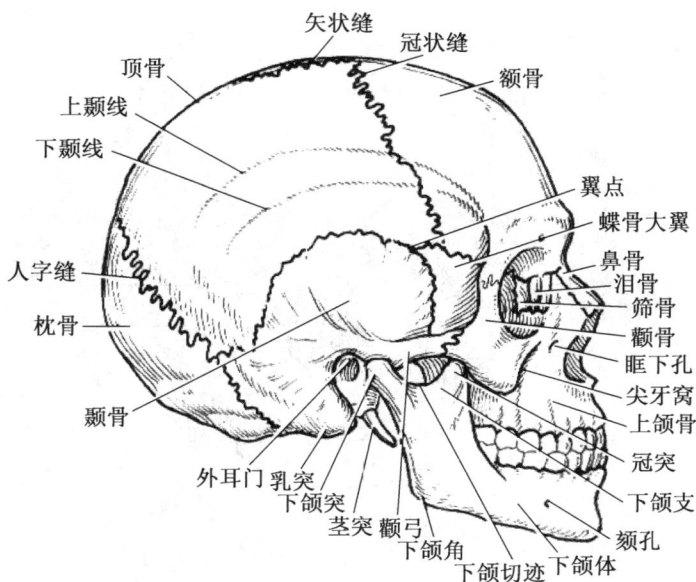

图 1-2-18　颅（侧面）

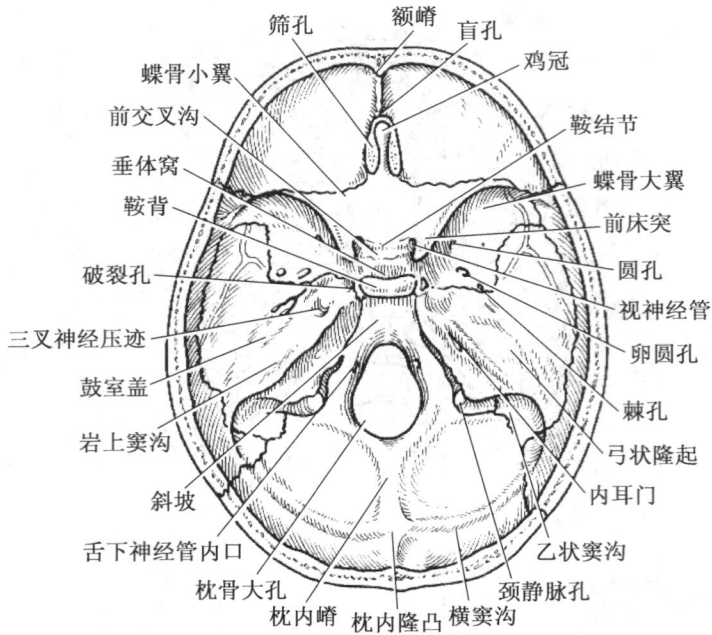

图 1-2-19　颅底(内面)

（二）面颅骨

面颅骨 15 块,包括犁骨、下颌骨、舌骨各 1 块,上颌骨、鼻骨、泪骨、颧骨、腭骨、下鼻甲各 2 块(图 1-2-20)。

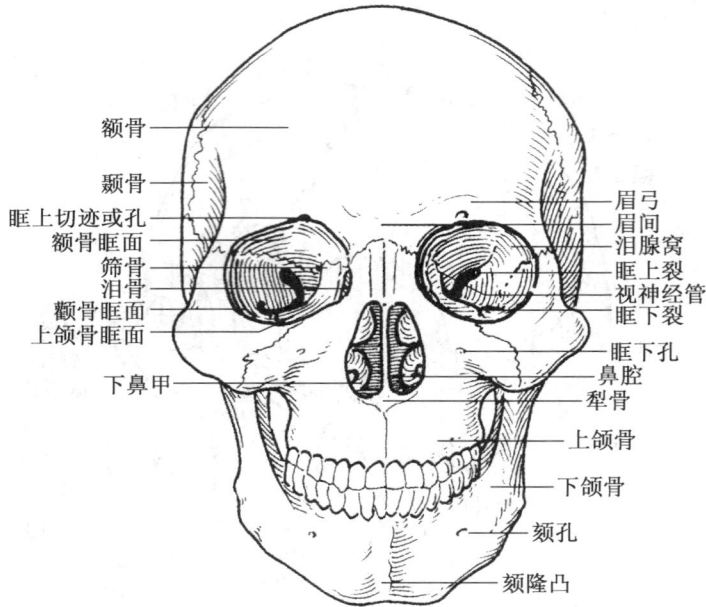

图 1-2-20　颅(前面)

（三）颅的整体观

1. **颅的顶面** 有呈"工"字形的 3 条缝，前方位于额骨与两顶骨之间的称**冠状缝**；正中位于左、右顶骨之间的称**矢状缝**；后方位于两顶骨与枕骨之间的称**人字缝**。

2. **颅的侧面** 中部有**外耳门**，通外耳道。外耳门后方有**乳突**，前方的横行骨梁称**颧弓**。颧弓上方大而浅的窝称**颞窝**，窝内额、顶、颞、蝶四骨的会合处呈"H"形，骨质薄弱，称**翼点**（图 1-2-18）。

3. **颅底内面** 高低不平，呈阶梯状，可分为颅前、中、后窝。颅前窝最浅，颅后窝最深（图 1-2-19）。

（1）**颅前窝**：中部是筛骨的**筛板**，筛板上有许多**筛孔**，向下通骨性鼻腔。

（2）**颅中窝**：中部隆起，由蝶骨体构成。其中部的凹窝称**垂体窝**。垂体窝的前外侧有与眶相通的**视神经管**。在视神经管的外侧，有**眶上裂**通眶。在眶上裂内侧端的下方，自前内向后外依次有**圆孔**、**卵圆孔**和**棘孔**。

（3）**颅后窝**：中部有**枕骨大孔**，它向下通椎管。枕骨大孔后上方有一十字形隆起，其交会处称**枕内隆凸**，在隆凸的两侧各有一条**横窦沟**。横窦沟转向前下改称**乙状窦沟**，其末端终于**颈静脉孔**。颈静脉孔与枕骨大孔之间有**舌下神经管**。在颞骨岩部后面的中分有**内耳门**，通内耳道。

4. **颅底外面** 颅底后部中央有枕骨大孔。枕骨大孔后上方的隆起称**枕外隆凸**。枕骨大孔的前外侧有椭圆形的**枕髁**，枕髁外侧为**颈静脉孔**。颈静脉孔前方有**颈动脉管外口**，颈静脉孔后外侧的细长突起称**茎突**。茎突根部有**茎乳孔**，此孔向上通**面神经管**。茎突后外侧为**乳突**，乳突前方是**外耳门**。外耳门前方的凹陷称**下颌窝**，窝的前缘隆起，称**关节结节**（图1-2-21）。

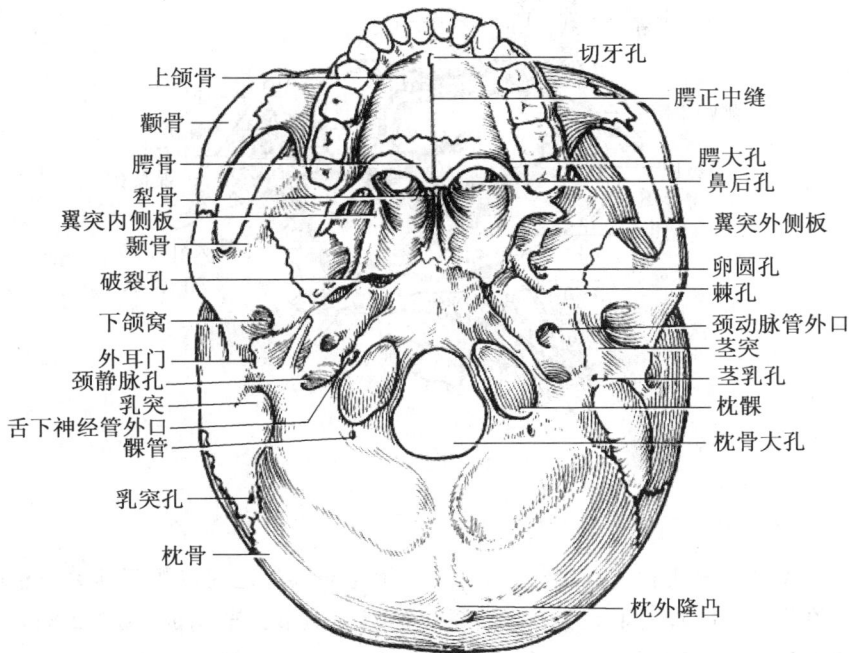

图 1-2-21 颅底（外面）

　　5. 颅的前面

　　（1）眶：呈四棱锥形，容纳视器（图 1-2-20）。

　　（2）**骨性鼻腔**：位于面颅中央，正中有骨鼻中隔将其分为左、右两半。骨性鼻腔的外侧壁自上而下有 3 块向下卷曲的骨片，即上、中、下鼻甲（图 2-20,22,23）。每个鼻甲的下方有相应的鼻道，分别为上、中、下鼻道。上鼻甲后上方与蝶骨体之间的浅窝称**蝶筛隐窝**。

　　（3）**鼻旁窦**：为**额骨、筛骨、蝶骨和上颌骨**内的含气空腔，在鼻腔周围并与其相通（图1-2-22,23）。

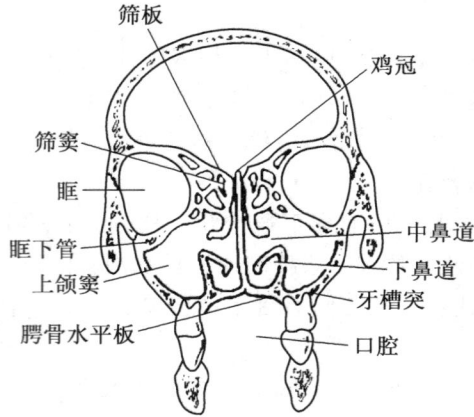

图 1-2-22　颅（冠状面）

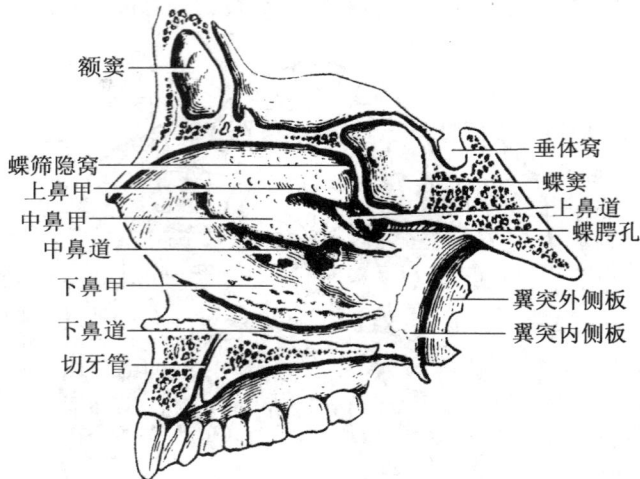

图 1-2-23　骨性鼻腔的外侧壁

（四）颅骨的连结

　　颅骨之间大多以缝或软骨直接相连，只有下颌骨与颞骨之间以颞下颌关节相连。

　　颞下颌关节由下颌骨的**下颌头**与颞骨的**下颌窝**和**关节结节**构成（图 1-2-24）。两侧颞下颌关节必须同时运动，可使下颌骨上提、下降、前移、后退和向侧方移动。

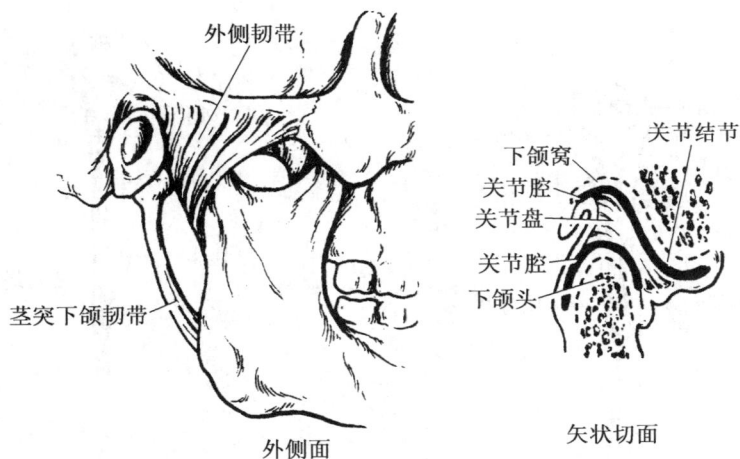

图 1-2-24　颞下颌关节

四、附肢骨及其连结

（一）上肢骨及其连结

1. 上肢骨　每侧共 32 块。

（1）**肩胛骨**：肩胛骨前面微凹，称**肩胛下窝**。后面有一斜向外上的高嵴，称**肩胛冈**。肩胛冈的上、下各有一窝，分别称**冈上窝**和**冈下窝**。其外侧角称**关节盂**（图 1-2-25,26）。

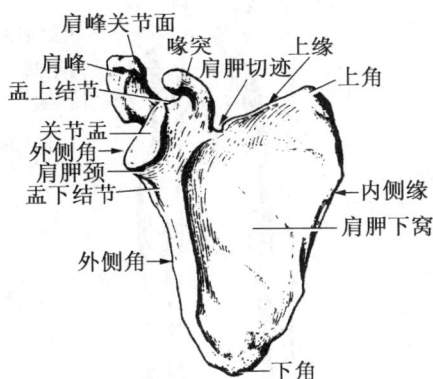

图 1-2-25　肩胛骨（前面）

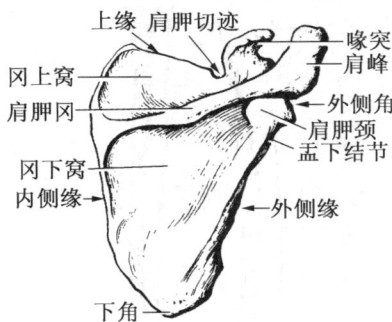

图 1-2-26　肩胛骨（后面）

（2）**锁骨**：锁骨体内侧 2/3 凸向前，外侧 1/3 凸向后（图 1-2-1）。

（3）**肱骨**（humerus）：上端膨大，其内上部呈半球状，称**肱骨头**。肱骨下端较宽扁，外侧部有呈半球形的**肱骨小头**，内侧部有滑车状的**肱骨滑车**（图 1-2-27,28）。

（4）**桡骨**（radius）：位于前臂外侧部。上端有略膨大的**桡骨头**。外侧向下突起，称为**茎突**（图 1-2-29,30）。

（5）**尺骨**（ulna）：位于前臂内侧部。上端膨大，前面有一半月形切迹，称**滑车切迹**，与肱骨滑车相关节。滑车切迹后上方的突起，称**鹰嘴**；尺骨头的后内侧向下突起，称**茎突**（图 1-2-29,30）。

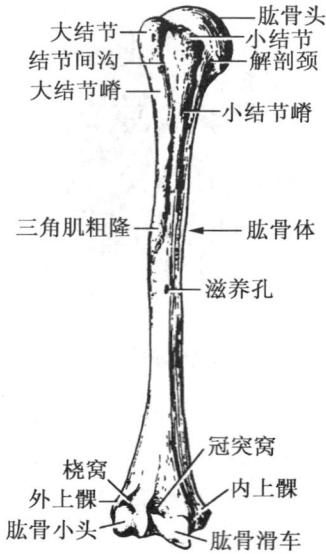

图 1-2-27　肱骨（前面）

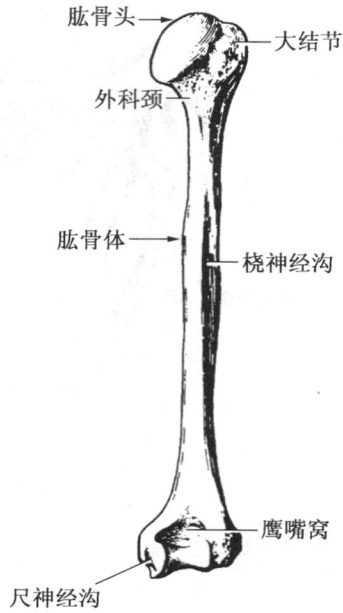

图 1-2-28　肱骨（后面）

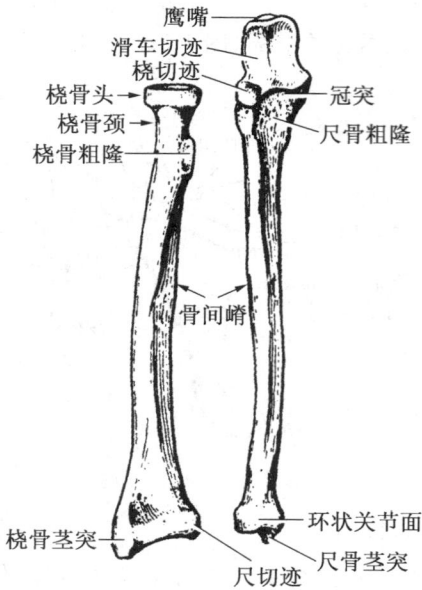

图 1-2-29　桡骨和尺骨（前面）

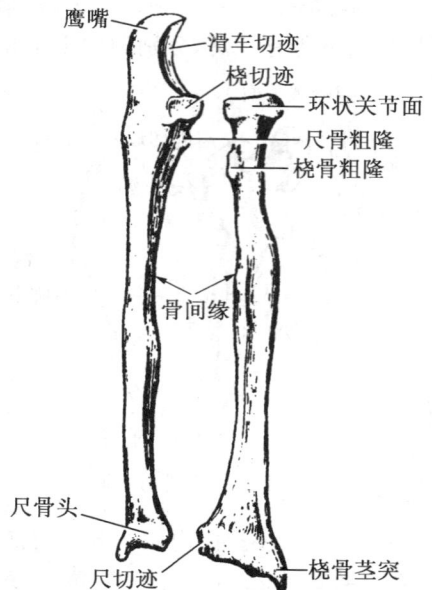

图 1-2-30　桡骨和尺骨（后面）

　　（6）**手骨**：手骨包括**腕骨**、**掌骨**和**指骨**（图 1-2-31）。腕骨共 8 块，即手舟骨、月骨、三角骨、豌豆骨、大多角骨、小多角骨、头状骨和钩骨。掌骨共 5 块，即第 1～5 掌骨。指骨共 14 块，除拇指为 2 块，其余各指均 3 块。

　　2. 上肢骨的连结　主要有肩关节、肘关节、桡腕关节、掌指关节、指关节，以及胸锁关节

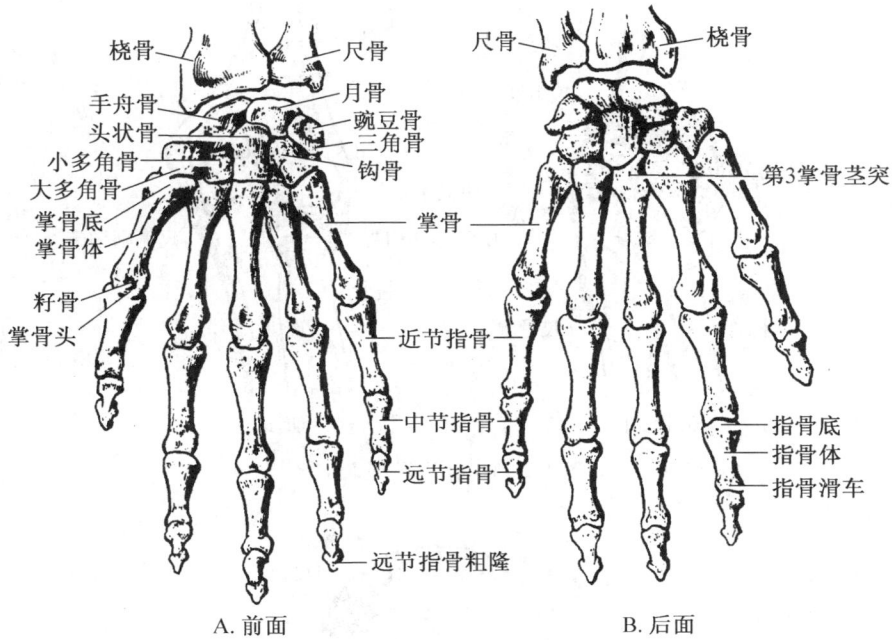

A. 前面　　　　　　　　　　　　　B. 后面

图 1-2-31　手骨（前面）

等。

（1）**肩关节**（shoulder joint）：由肱骨头与肩胛骨关节盂构成，是人体运动幅度最大、最灵活的关节（图 1-2-32）。

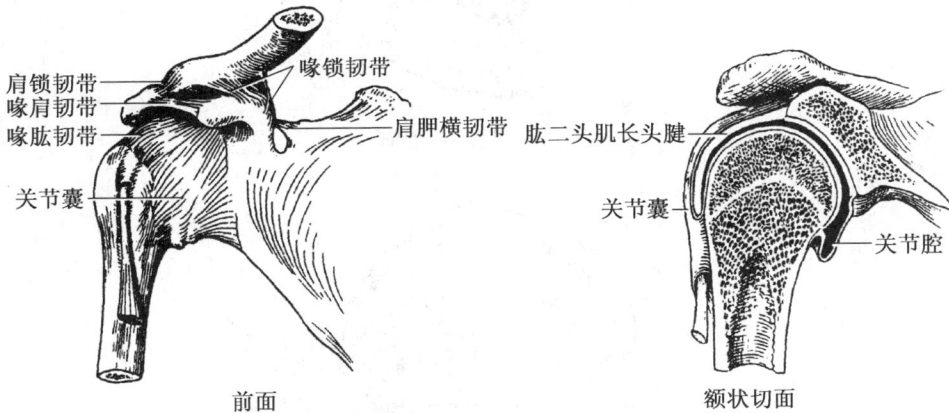

前面　　　　　　　　　　　　　　额状切面

图 1-2-32　肩关节（前面）

（2）**肘关节**（elbow joint）：由肱骨下端与桡、尺骨的上端连结而成（图 1-2-33）。

（二）下肢骨及其连结

1. 下肢骨　每侧共 31 块。

（1）**髋骨**（hip bone）：位于盆部，由**髂骨**、**耻骨**和**坐骨**融合而成。其外侧面有一深窝，称**髋臼**，髋臼前下方的卵圆形大孔，称**闭孔**（图 1-2-34,35）。

肱骨　　　关节腔　　关节囊　　肱骨滑车　　鹰嘴　　桡骨　　尺骨

矢状切面

肱骨　　桡侧副韧带　　桡骨环状韧带　　尺侧副韧带　　桡骨　　尺骨

切面

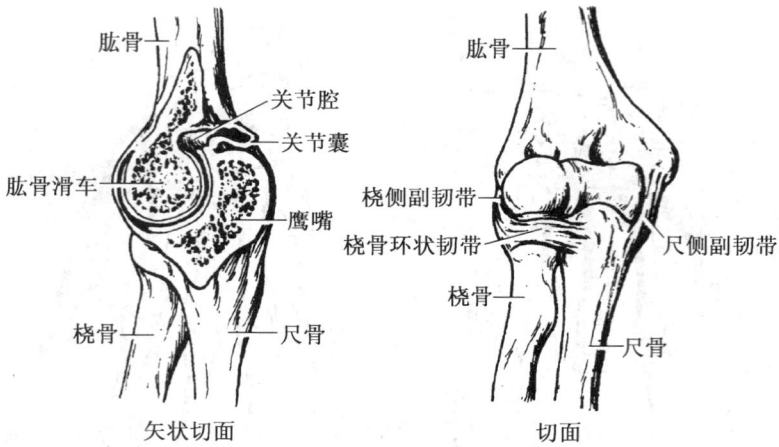

图 1-2-33　肘关节(前面)

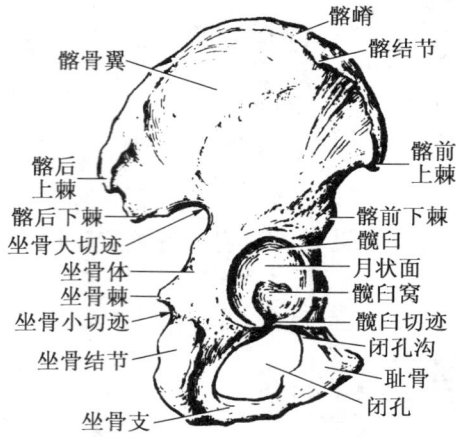

髂嵴　　髂结节　　髂骨翼　　髂后上棘　　髂前上棘　　髂后下棘　　髂前下棘　　坐骨大切迹　　髋臼　　坐骨体　　月状面　　坐骨棘　　髋臼窝　　坐骨小切迹　　髋臼切迹　　坐骨结节　　闭孔沟　　耻骨　　闭孔　　坐骨支

图 1-2-34　髋骨(外面)

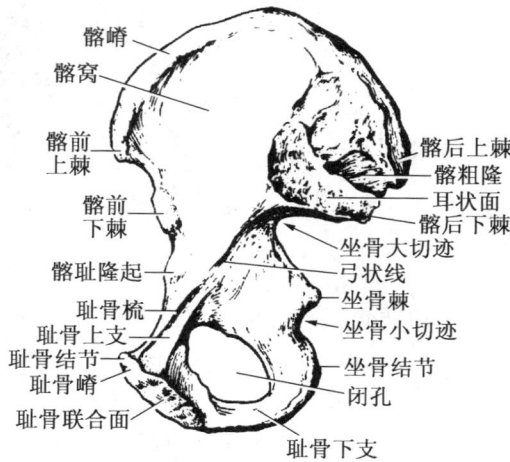

髂嵴　　髂窝　　髂前上棘　　髂后上棘　　髂粗隆　　耳状面　　髂后下棘　　髂前下棘　　坐骨大切迹　　弓状线　　髂耻隆起　　坐骨棘　　耻骨梳　　坐骨小切迹　　耻骨上支　　坐骨结节　　耻骨结节　　闭孔　　耻骨嵴　　耻骨联合面　　耻骨下支

图 1-2-35　髋骨(内面)

髂骨构成髋骨的上部,上缘肥厚,称**髂嵴**。髂骨翼的内面微凹,称**髂窝**;髂窝下界的圆钝骨嵴,称**弓状线**。

坐骨构成髋骨的后下部,分为坐骨体和坐骨支,两者移行处的后部有粗糙的**坐骨结节**。坐骨结节后上方的三角形突起称**坐骨棘**,棘的上、下方各有一切迹,分别称**坐骨大切迹**和**坐骨小切迹**。

耻骨构成髋骨的前下部,分为耻骨体、耻骨上支和耻骨下支。耻骨上、下支连接处的内侧面粗糙,称**耻骨联合面**。耻骨上支上面有一条锐嵴,称**耻骨梳**。

(2)**股骨**(femur):位于股部,是人体最长最粗的长骨,上端有朝向内上方的球形**股骨头**,与髋臼相关节。股骨头外下方缩细的部分称**股骨颈**。股骨下端膨大并向后突出,形成**内侧髁**和**外侧髁**,两髁之间的深窝称**髁间窝**(图 1-2-36,37)。

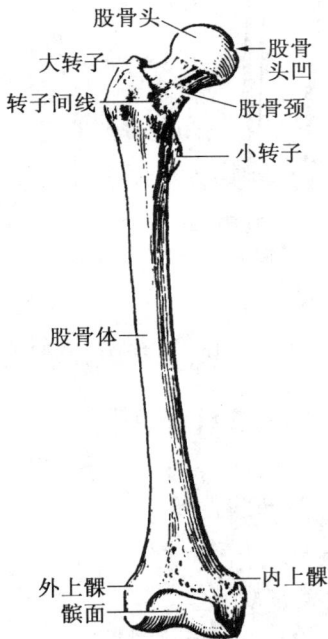

图 1-2-36　股骨(前面)

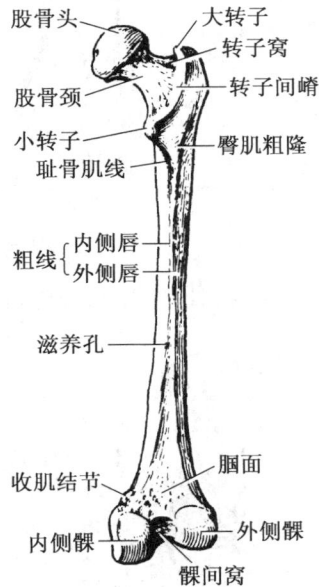

图 1-2-37　股骨(后面)

(3)**髌骨**(patella):位于股骨下端的前方,包于股四头肌腱内(图 1-2-38)。

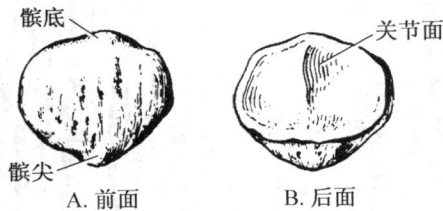

图 1-2-38　髌骨

(4)**胫骨**(tibia):粗壮,位于小腿内侧部。上端膨大,向两侧突出,形成**内侧髁**和**外侧髁**,两髁上面均有微凹的关节面,分别与股骨的内、外侧髁相关节。胫骨下端略膨大,其内侧部向下突起,形成**内踝**(图 1-2-39)。

（5）**腓骨**（fibula）：细长，位于小腿外侧部。上端略膨大称**腓骨头**。下端膨大部称**外踝**（图 1-2-39）。

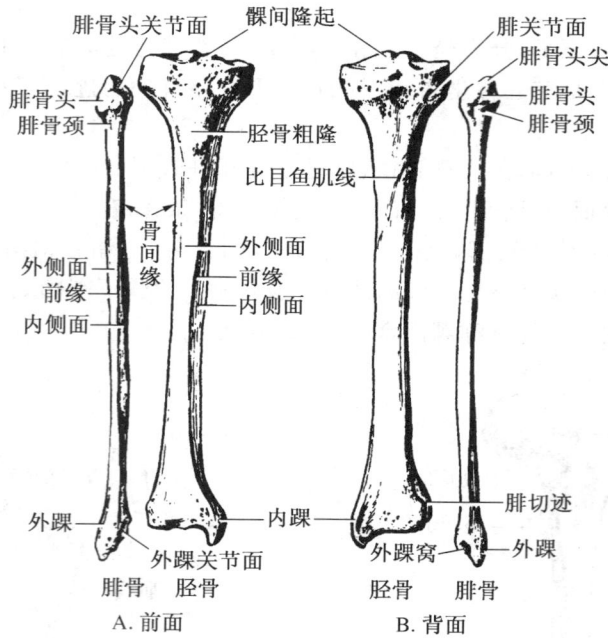

图 1-2-39　胫骨和腓骨

（6）**足骨**：包括跗骨、跖骨和趾骨（图 1-2-40）。跗骨共 7 块，包括距骨、足舟骨、内侧楔

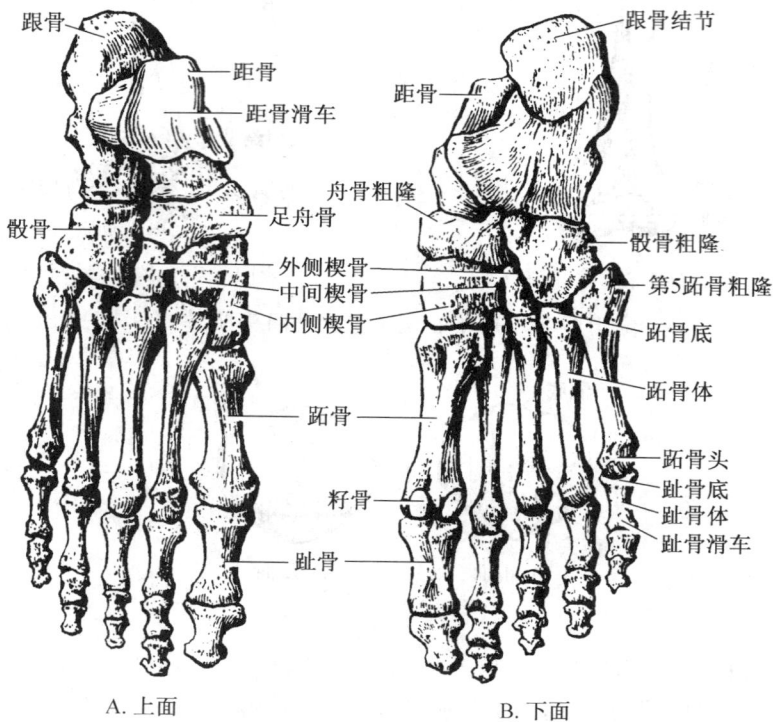

图 1-2-40　足骨

骨、中间楔骨、外侧楔骨、跟骨和骰骨。跖骨共 5 块。趾骨共 14 块。

2. 下肢骨的连结　主要有髋关节、膝关节、距小腿关节以及骨盆、足弓等。

（1）**髋关节**（hip joint）：由髋臼和股骨头构成（图 1-2-41）。

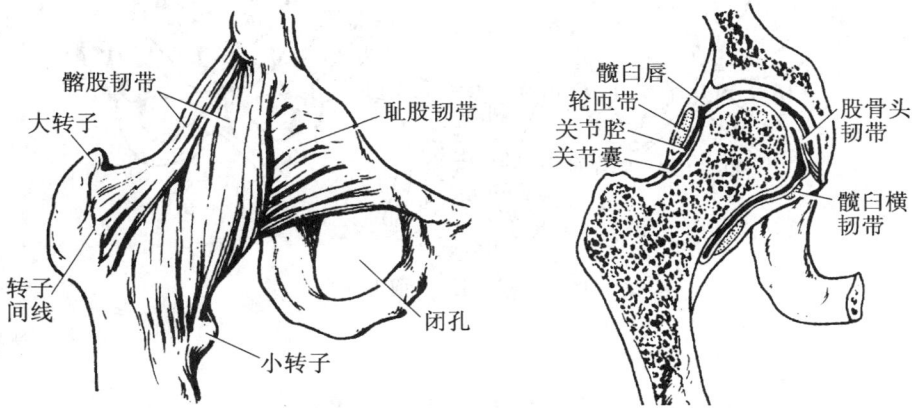

图 1-2-41　髋关节（前面）

（2）**膝关节**（knee joint）：由股骨内、外侧髁和胫骨内、外侧髁以及髌骨组成（图 1-2-42），是人体最大最复杂的关节。

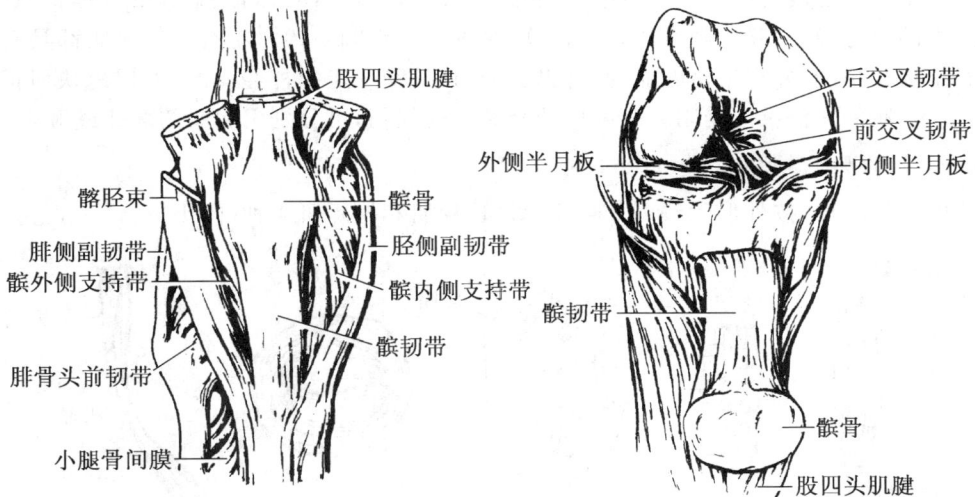

图 1-2-42　膝关节（前面）

（3）**骨盆**（pelvis）：由骶骨、尾骨和左、右髋骨以及其间的骨连结构成（图 1-2-43），具有保护骨盆腔内的脏器和传递重力等功能。

（4）**足弓**：跗骨和跖骨借关节和韧带紧密相连，在纵、横方向上都形成凸向上方的弓形，称足弓。足弓增加了足的弹性，在行走、跑跳和负重时，可缓冲地面对人体的冲击力，以保护体内器官。此外，足弓还能使足底血管、神经免受压迫。

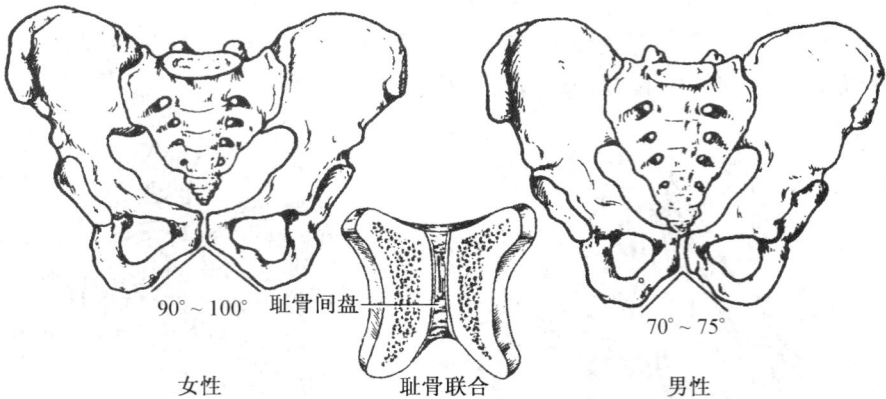

图 1-2-43　骨盆(前上面)

女性　　　90°～100°　　耻骨间盘　　耻骨联合　　70°～75°　　男性

（乔海兵）

第二节　肌　学

一、概述

肌(muscle)是运动系统的动力部分,多数附着于骨骼上,故称**骨骼肌**,受躯体神经支配,可通过人的意志控制,又属随意肌,共有 600 余块,占体重的 40% 左右。每块肌都具有一定的形态结构和功能,并有丰富的血管、淋巴管分布,接受一定的神经支配,所以每块肌都是一个器官。若肌的血液供应受阻或支配肌的神经遭受损伤,可分别引起肌的坏死或瘫痪。

（一）肌的形态和构造

肌的形态多样,按外形大致可分长肌、短肌、扁肌和轮匝肌 4 种(图 1-2-44)。

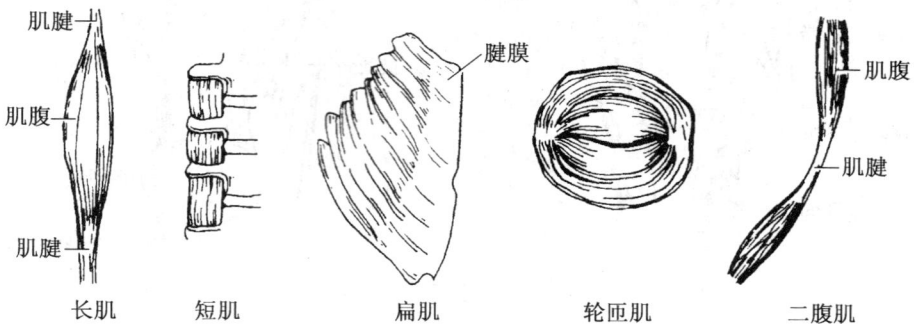

肌腱　　肌腹　　肌腱　　腱膜　　肌腹　　肌腱

长肌　　短肌　　扁肌　　轮匝肌　　二腹肌

图 1-2-44　肌的形态

肌由**肌腹**和**肌腱**构成。肌腹主要由骨骼肌纤维构成,色红而柔软,有收缩和舒张的功能;肌腱由致密结缔组织构成,色白而坚韧,但无收缩能力,主要起附着作用。长肌的腱多呈索状,扁肌的腱呈薄膜状,故称**腱膜**。

（二）肌的配布

肌通常以两端附于两块或两块以上的骨面,中间跨过一个或多个关节(图 1-2-45)。肌的配布与关节的运动轴密切相关(图1-2-45)。

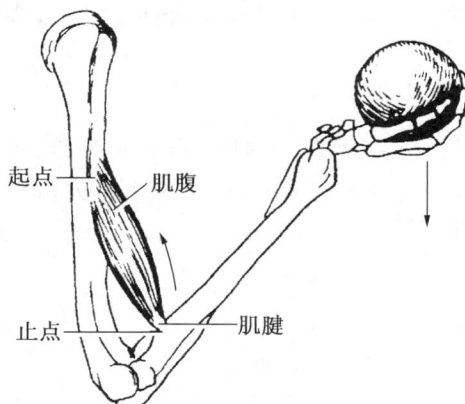

图 1-2-45　肌的附着和作用(示意图)

（三）肌的辅助结构

肌的辅助结构有协助骨骼肌运动的作用，位于肌的周围，包括**筋膜**、**滑膜囊**和**腱鞘**。

二、头肌

头肌分为面肌和咀嚼肌两部分。

（一）面肌

面肌位置浅表，大多起自颅骨，止于面部皮肤，收缩时牵拉面部皮肤，产生喜怒哀乐等各种表情，故又称**表情肌**，如眼轮匝肌、口轮匝肌、枕额肌(图 1-2-46)等。

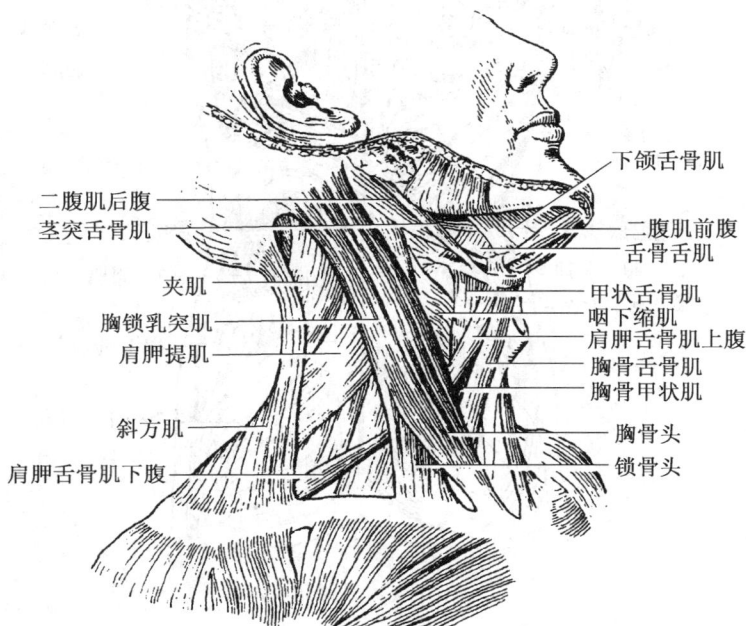

图 1-2-46　头颈肌(右侧面)

（二）咀嚼肌

咀嚼肌位于颞下颌关节的周围,参与咀嚼运动,包括**颞肌**、**咬肌**等,收缩可上提下颌骨。

三、颈肌

颈肌可分浅群和深群。浅群主要有颈阔肌、胸锁乳突肌、舌骨上肌群和舌骨下肌群（图 1-2-46）。深群位于脊柱颈段的两侧和前方,起自颈椎横突,止于第 1～2 肋,两侧肌同时收缩可上提第 1、2 肋,协助深吸气。

四、躯干肌

躯干肌分为背肌、胸肌、膈、腹肌和会阴肌。

（一）背肌

背肌位于躯干的背侧,分浅、深两群。

1. 背浅肌　主要有斜方肌和背阔肌（图 1-2-47）等。

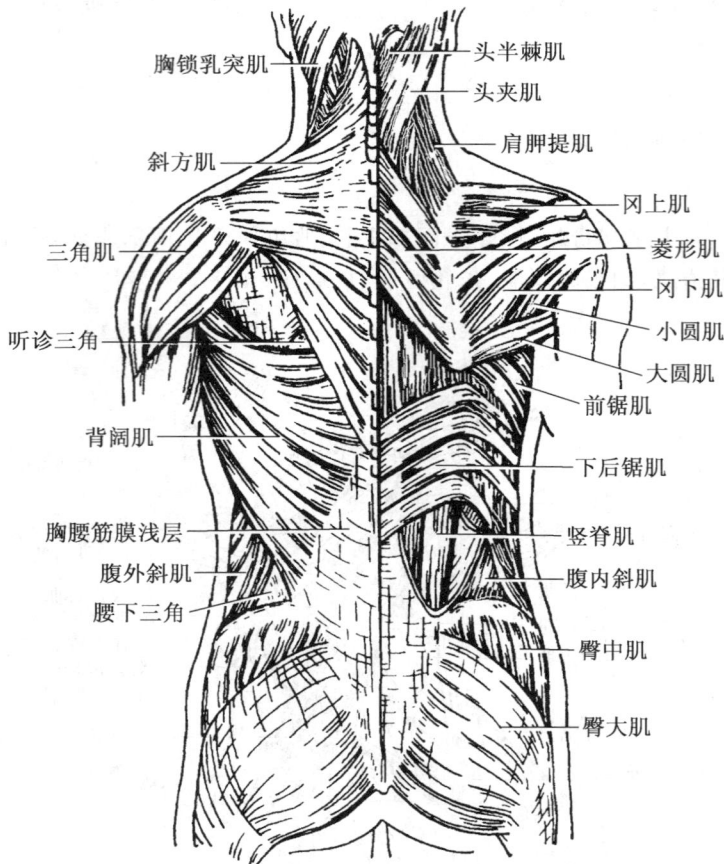

图 1-2-47　背肌

背阔肌（latissimus dorsi）为全身最大的阔肌，位于背下部浅层（图1-2-47），收缩时使臂内收、旋内和后伸（背手姿势）；当上肢上举固定时，可引体向上。

2. 背深肌　位于脊柱两侧，背浅肌深面，最重要的是竖脊肌。

竖脊肌（erector spinae）纵列于脊柱两侧（图1-2-47），对维持人体直立姿势起重要作用，一侧收缩使脊柱侧屈；两侧同时收缩使脊柱后伸并仰头。

（二）胸肌

胸肌包括胸大肌、胸小肌、前锯肌、肋间外肌、肋间内肌等。

1. **胸大肌**（pectoralis major）　位于胸廓前上壁的浅层（图1-2-48A），收缩时，可使肩关节内收、旋内和前屈。若上肢固定时，则可上提躯干，也可提肋助吸气。

2. **肋间外肌和肋间内肌**　位于各肋间隙内，**肋间外肌**收缩时提肋助吸气；**肋间内肌**收缩时降肋助呼气。

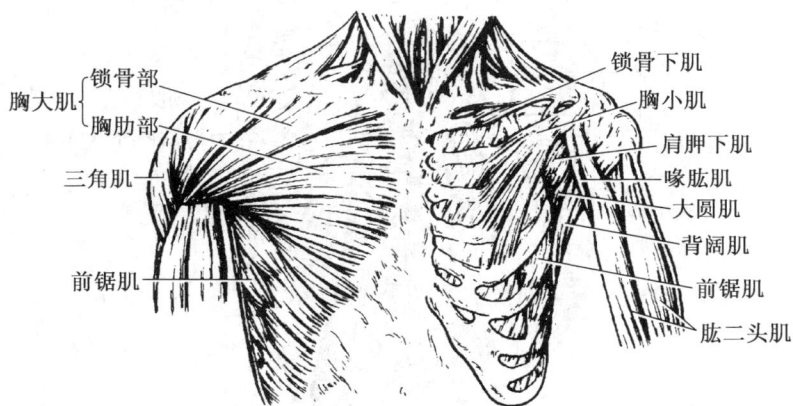

A. 胸壁肌

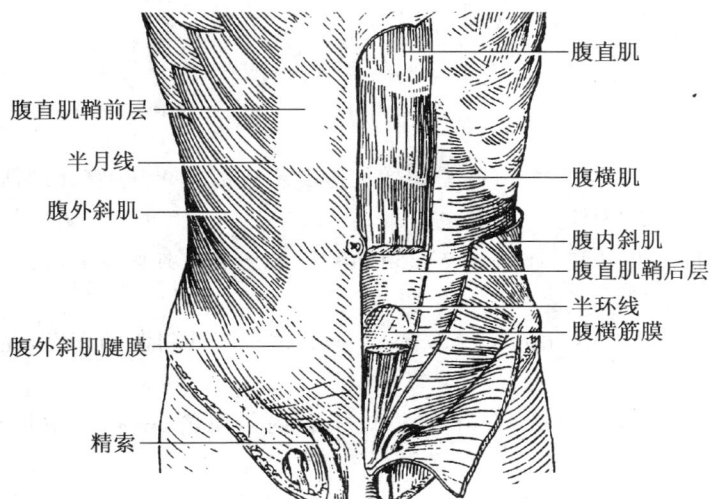

B. 腹壁肌

图1-2-48　胸腹壁肌

（三）膈

膈（diaphragm）为向上呈穹窿状的扁肌，位于胸、腹腔之间（图 1-2-49）。膈的肌束起自胸廓下口的周缘和腰椎前面，然后向中央集中移行为腱膜，其腱膜即称中心腱。膈有 3 个裂孔：在第 12 胸椎前方有主动脉裂孔，内有主动脉和胸导管通过；在主动脉裂孔的左前上方，约平第 10 胸椎水平有食管裂孔，内有食管和迷走神经通过；在主动脉裂孔的右前上方，约平第 8 胸椎水平有腔静脉孔，内有下腔静脉通过。

膈是重要的呼吸肌，收缩时，膈穹窿下降，胸腔容积扩大，助吸气；舒张时，膈穹窿上升，胸腔容积变小，助呼气。

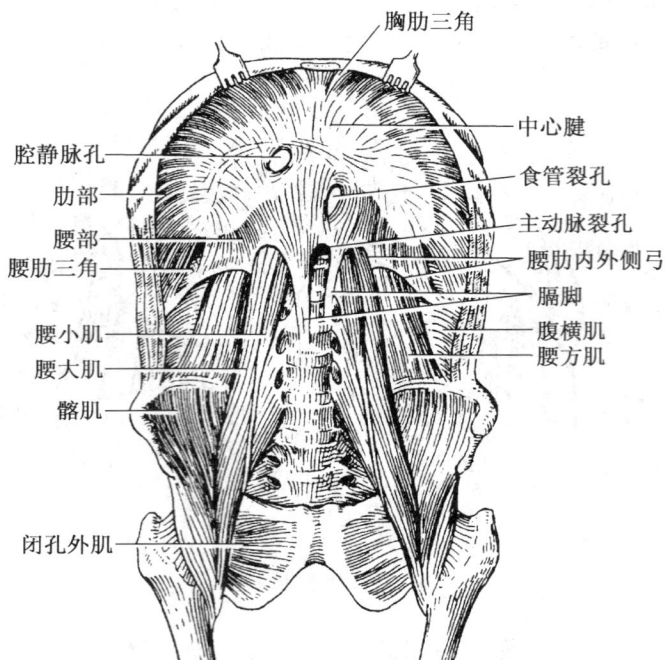

图 1-2-49　膈和腹后壁肌

（四）腹肌

腹肌位于胸廓下部与骨盆之间，是腹壁的主要组成部分，包括**腹外斜肌**、**腹内斜肌**、**腹横肌**和**腹直肌**等（图 1-2-48B）。

1. **腹外斜肌**（obliquus externus abdominis）　位于腹前外侧壁最浅层，其腱膜的下缘卷曲增厚，称**腹股沟韧带**。

2. **腹内斜肌**（obliquus internus abdominis）　位于腹外斜肌的深面，在腹直肌外侧缘移行为腱膜。

3. **腹横肌**（transversus abdominis）　位于腹内斜肌的深面，肌束横行向内侧移行为腱膜。

4. **腹直肌**（rectus abdominis）　纵列于腹前正中线的两侧，外包有由腹前外侧壁三层扁肌腱膜构成的**腹直肌鞘**。肌的全长被 3～4 条横行的**腱划**分成多个肌腹。

腹前外侧肌群具有保护腹腔脏器的作用，腹肌与膈共同收缩时，可增加腹内压，有助于排便、排尿、呕吐和分娩,并能降肋助呼气;腹直肌还可使脊柱前屈、侧屈和旋转。

五、上肢肌

上肢肌按部位分为肩肌、臂肌、前臂肌和手肌。

(一)肩肌

肩肌配布于肩关节的周围,主要有三角肌、冈上肌、冈下肌等。能运动肩关节,并可增加肩关节的稳固性。

三角肌(deltoid)位于肩外侧部(图 1-2-50),呈三角形,肌束覆盖肩关节的前、后、外侧,并逐渐向外下方集中,止于肱骨。该肌收缩时,主要可使肩关节外展。三角肌也是常选的肌注射部位。

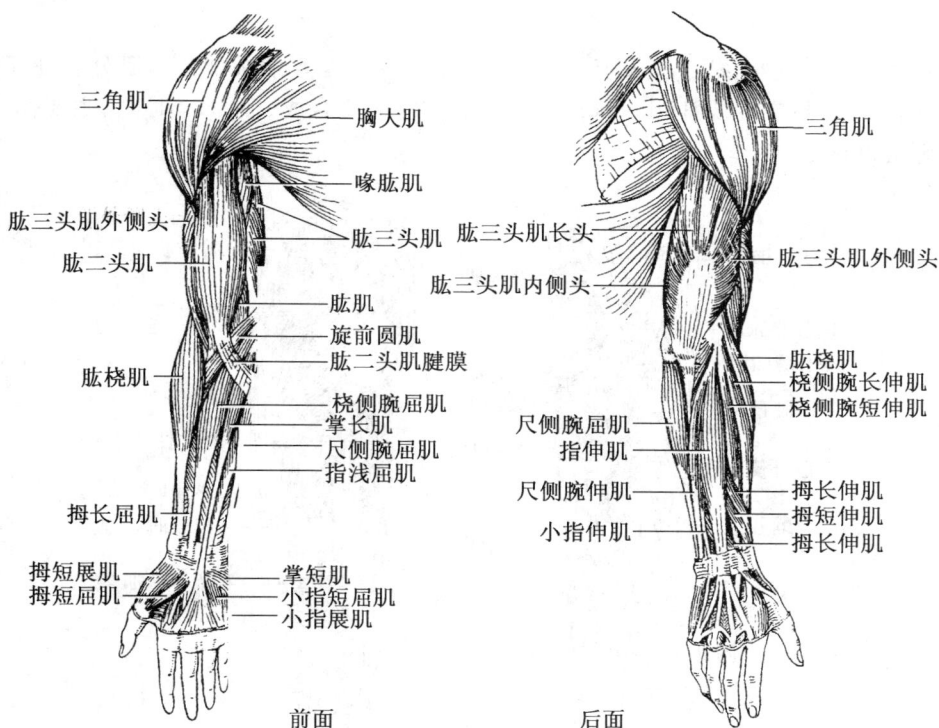

图 1-2-50　上肢肌

(二)臂肌

臂肌配布于肱骨周围,分前、后两群,前群是屈肌,后群是伸肌。

1. **肱二头肌**(biceps brachii)　呈梭形,位于肱骨前面(图 1-2-50),起于肩胛骨,肌腹向下移行为肌腱止于桡骨。该肌收缩时屈肘关节并使前臂旋后,其长头还可协助屈肩关节。

2. **肱三头肌**(triceps brachii)　位于肱骨后面(图 1-2-50),是强有力的伸肘肌,其长头还可使肩关节后伸和内收。

(三)前臂肌

前臂肌位于尺、桡骨的周围,大多数是长肌,远侧端形成肌腱,分前(屈肌)、后(伸肌)两群(图 1-2-50)。

　　1. 前群　位于前臂的前面和内侧,共有 9 块肌。前臂肌前群有屈腕、屈指、使前臂旋前的作用,并协助屈肘。两侧屈腕肌还可使桡腕关节内收或外展。

　　2. 后群　位于前臂的后面和外侧,共有 10 块肌。前臂肌后群主要有伸腕、伸指和使前臂旋后的作用;腕伸肌还可使桡腕关节外展或内收。

　　(四)手肌

　　手肌位于手掌侧,由运动手指的小肌组成,分为外侧、内侧和中间三群(图 1-2-50)。

六、下肢肌

下肢肌按部位分为髋肌、股肌、小腿肌和足肌。

(一)髋肌

髋肌多数起自骨盆,跨过髋关节,止于股骨上部,主要运动髋关节。髋肌分前、后两群。

　　1. 前群　主要有**髂腰肌**(iliopsoas),由髂肌和腰大肌合成(图 1-2-51),其主要作用是使髋关节前屈和旋外。

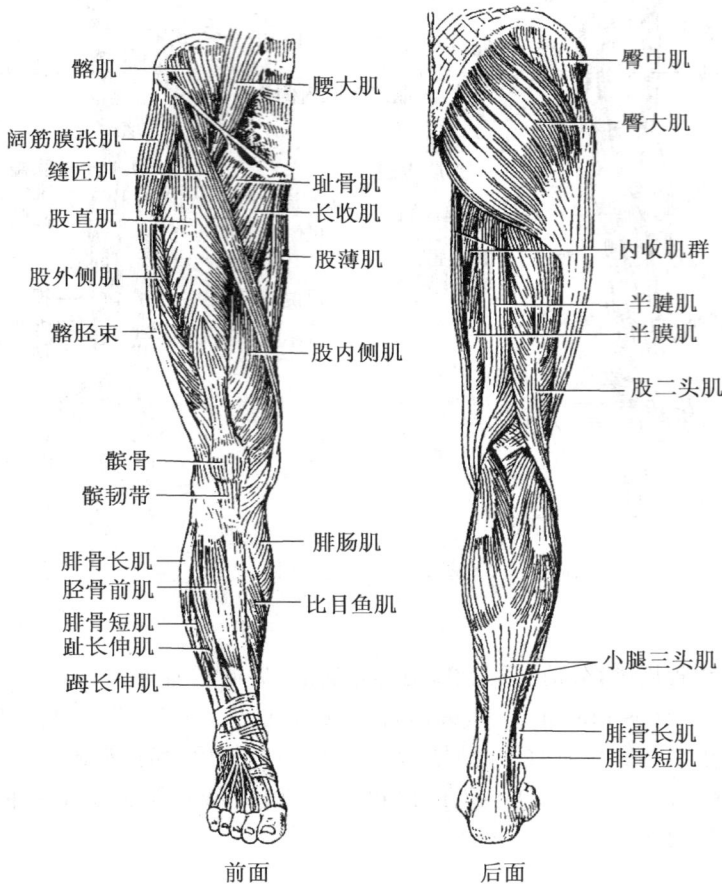

图 1-2-51　下肢肌

2. 后群　主要位于臀部，故又称**臀肌**，主要有臀大、中、小肌和梨状肌等。**臀大肌**（gluteus maximus）位于臀部皮下，形成臀部膨隆，收缩可使髋关节后伸和旋外，是维持人体直立的重要肌。臀大肌是肌注射的常选部位。

（二）股肌

股肌配布于股骨周围，分前群、内侧群和后群。

1. 前群　位于股骨前面，有缝匠肌和股四头肌（图1-2-51）。

股四头肌（quadriceps femoris）是人体最大的肌，共有四个头，分别称为股直肌、股内侧肌、股外侧肌和股中间肌，四个头汇合形成一肌腱，包绕髌骨并向下延续为髌韧带。股四头肌收缩可伸膝关节，股直肌还可屈髋关节。

2. 内侧群　位于股内侧部，共有5块肌，收缩时使髋关节内收。

3. 后群　位于股骨后面，包括股二头肌、半腱肌和半膜肌（图1-2-51），其主要作用是屈膝关节、伸髋关节。

（三）小腿肌

小腿肌配布于胫、腓骨周围，与维持人体的直立姿势和行走、跑跳等动作有关。可分为前群、外侧群和后群。

1. 前群　位于小腿骨的前面，有胫骨前肌等3块（图1-2-51）。胫骨前肌可使足背屈和内翻。

2. 外侧群　位于腓骨外侧，有腓骨长肌和腓骨短肌，二肌收缩可使足外翻和足跖屈，并有维持足弓的作用。

3. 后群　分浅、深两层（图1-2-51）。浅层为小腿三头肌。**小腿三头肌**（triceps surae）由浅面的腓肠肌和深面的**比目鱼肌**合成，对行走、跑、跳和维持站立姿势起重要作用。两肌向下移行为粗大的**跟腱**，止于跟骨，其主要作用是屈距小腿关节（跖屈）和膝关节。深层主要有胫骨后肌等3块。**胫骨后肌**可使足跖屈和内翻。

（四）足肌

足肌分为足背肌和足底肌。足背肌较弱小，足底肌的配布情况和作用与手肌相似。其主要作用是运动足趾或维持足弓。

（宋跃华）

第三章

消化系统

消化系统(alimentary system)由消化管和消化腺两部分组成(图 1-3-1)，主要功能是消化食物，吸收营养，排出食物残渣。咽和口腔还参与呼吸和语言的活动。

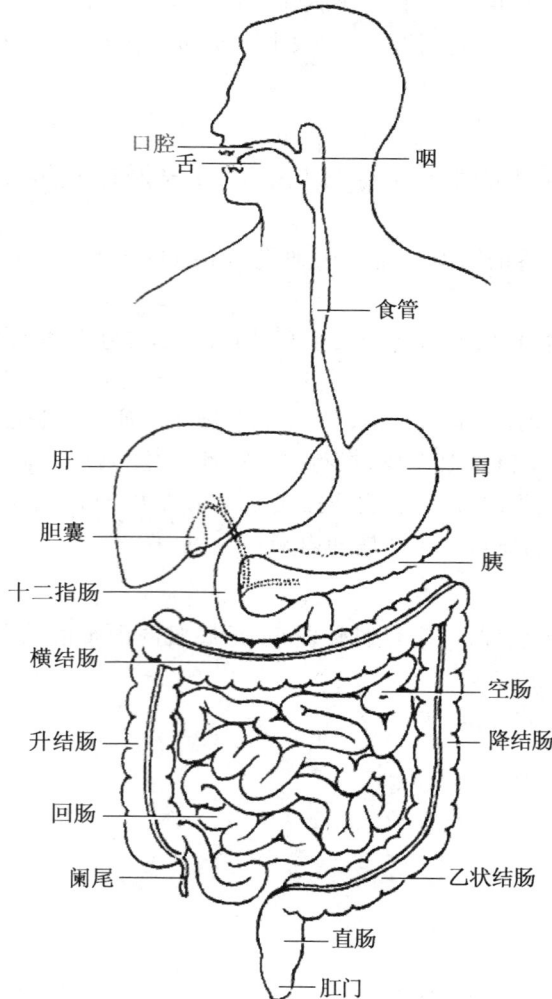

图 1-3-1　消化系统概观

消化管是一条从口腔到肛门、粗细不等的管道，包括口腔、咽、食管、胃、小肠(十二指肠、空肠、回肠)和大肠(盲肠、阑尾、结肠、直肠、肛管)。

消化腺有两种：大消化腺包括大唾液腺、肝和胰；小消化腺是消化管壁内的许多小腺体,如唇腺、胃腺和肠腺等,其分泌的消化液排入消化管腔内,对食物进行化学性消化。

消化系统大部分器官位于胸腔和腹腔内,为了便于描述内脏器官的正常位置和体表投影,常在胸腹部体表确定若干标志线和分区(图 1-3-2)。

（一）胸部的标志线

1. **前正中线**　沿身体前面正中所作的垂直线。

2. **胸骨线**　沿胸骨外侧缘所作的垂直线。

3. **锁骨中线**　通过锁骨中点所作的垂直线,在男性大致与通过乳头所作的乳头线相当。

4. **胸骨旁线**　在胸骨线与锁骨中线之间中点所作的垂直线。

5. **腋前线**　通过腋前襞所作的垂直线。

6. **腋后线**　通过腋后襞所作的垂直线。

7. **腋中线**　通过腋前、后线之间中点所作的垂直线。

8. **肩胛线**　通过肩胛骨下角所作的垂直线。

9. **后正中线**　沿身体后面正中所作的垂直线。

（二）腹部的分区

在腹部前面,用两条横线和两条纵线将腹部分成 9 区。上横线一般采用通过两侧肋弓最低点的连线,下横线多采用通过两侧髂结节的连线,两条纵线为通过两侧腹股沟韧带中点所作的垂直线。上述 4 条线相交将腹部分为 9 区：将上腹部分为中间的**腹上区**和两侧的左、**右季肋区**；中腹部分为中间的**脐区**和两侧的**左、右腹外侧区（腰区）**；下腹部分为中间的**耻区（腹下区）**和两侧的**左、右腹股沟区（髂区）**。而在临床上,通过脐作横线和垂直线,将腹部分为**右上腹、左上腹、右下腹、左下腹** 4 个区(图 1-3-2)。

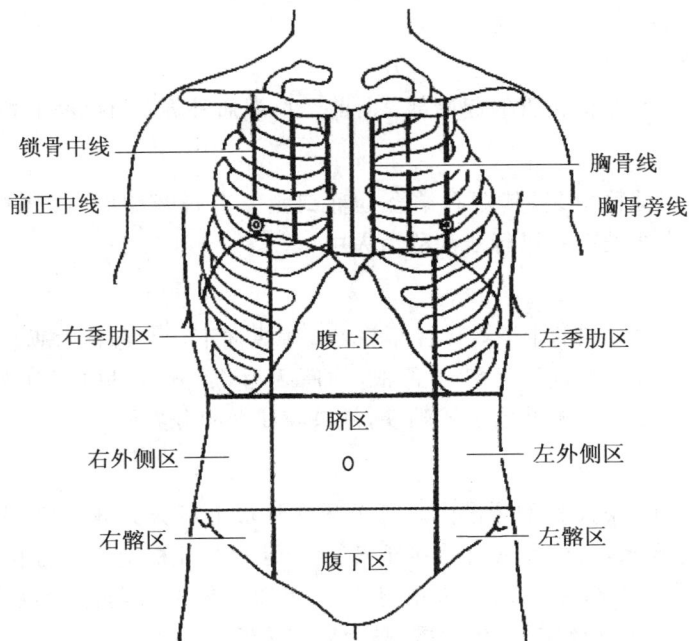

图 1-3-2　腹部的分区

第一节 消化管

一、消化管的一般结构

消化管除口腔与咽外，其管壁结构一般均可分为四层，由内到外为**黏膜**、**黏膜下层**、**肌层**和**外膜**（图 1-3-3）。

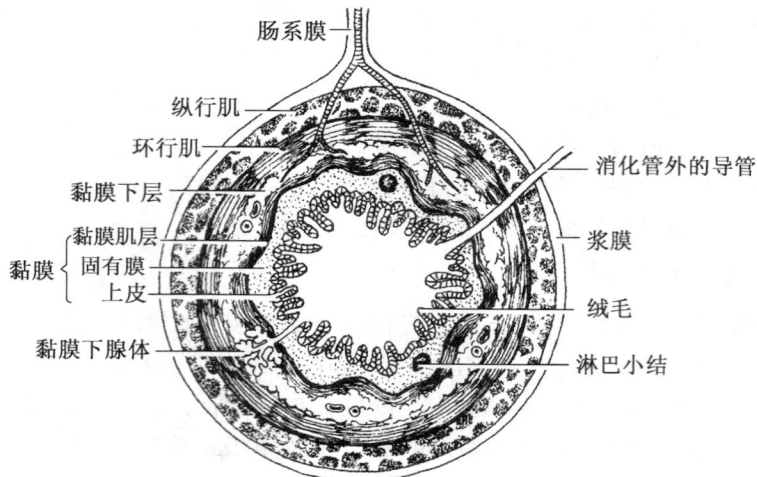

图 1-3-3　消化管的微细结构（模式图）

二、口腔

口腔（oral cavity）是消化管的起始部，向前经口裂通外界，向后经咽峡与咽交通。

（一）唇和颊

上、下唇间的裂隙称口裂，其左右结合处称**口角**。上唇两侧以弧形的**鼻唇沟**与颊部分界，在上唇外面正中线处有一纵行浅沟称为**人中**。

（二）腭

腭（图 1-3-4）构成口腔的上壁，其后部游离缘中央向下一突起称**腭垂**。自腭帆向两侧各有两条弓形皱襞，前方一对向下延续于舌根，称**腭舌弓**，后方一对向下延至咽侧壁，称**腭咽弓**。腭垂、左右腭舌弓及舌根共同围成**咽峡**，是口腔和咽的分界处。

（三）牙

牙（teeth）嵌于上、下颌骨的牙槽内。每个牙在外形上可分为牙冠、牙颈和牙根三部分。暴露在口腔内的称**牙冠**，嵌于牙槽内的称**牙根**，介于牙冠与牙根交界部分称**牙颈**。每个牙根有牙根尖孔通过牙根管与牙冠内较大的牙冠腔相通。牙根管与牙冠腔合称**牙腔**或髓腔（图 1-3-5）。牙的组织包括**牙本质**、**牙釉质**、黏合质和**牙髓**。

人的一生中换一次牙。第一套牙称**乳牙**，一般在出生后 6～7 个月开始萌出，3 岁左右

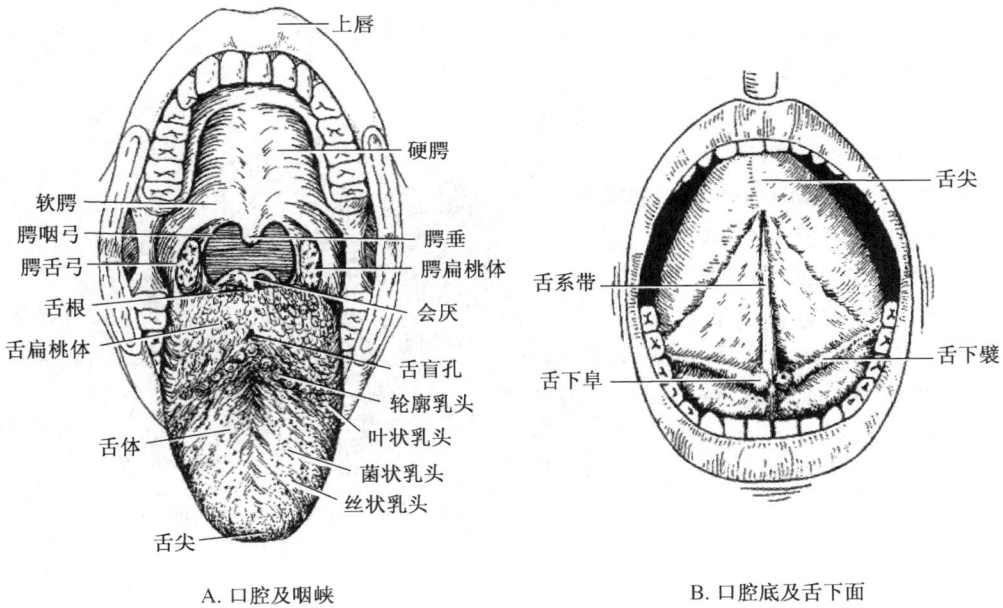

上唇

硬腭

软腭
腭咽弓
腭舌弓
舌根
舌扁桃体

腭垂
腭扁桃体
会厌

舌盲孔
轮廓乳头
叶状乳头
菌状乳头
丝状乳头

舌体

舌尖

A. 口腔及咽峡

舌尖

舌系带

舌下阜

舌下襞

B. 口腔底及舌下面

图 1-3-4　口腔

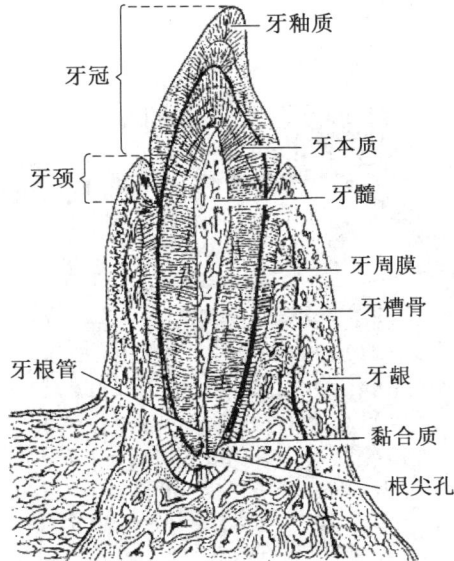

牙釉质

牙冠

牙本质
牙髓

牙颈

牙周膜
牙槽骨

牙根管

牙龈

黏合质

根尖孔

图 1-3-5　牙的构造模式图（纵切）

出全，共 20 个。第二套牙称**恒牙**，6～7 岁时，乳牙开始脱落，恒牙开始萌出，12～14 岁逐步出全并替换全部乳牙。而第三磨牙萌出最迟，称**迟牙**，到成年后才长出，有的甚至终生不出。

（四）舌

舌(tongue)位于口腔底，是肌性器官，表面覆有黏膜。舌具有协助咀嚼、吞咽食物、感受味觉和辅助发音的功能。

舌分**舌尖、舌体**和**舌根**三部分（图 1-3-4）。在舌背黏膜上有许多小突起，称**舌乳头**

（图1-3-4），按形状可分为四种：**丝状乳头**、**菌状乳头**、**轮廓乳头**和**丝状乳头**。丝状乳头为触觉感受器，其他舌乳头均为味觉感受器，亦称味蕾，能感受甜、酸、苦、咸等味觉。舌下面中线处有连于口腔底的黏膜皱襞，称**舌系带**。在舌系带根部的两侧有 1 对小圆形隆起，称**舌下阜**，是下颌下腺管和舌下腺导管的开口处。由舌下阜向后外侧延续成**舌下襞**。舌肌属于骨骼肌，可分为舌内肌和舌外肌。舌内肌的收缩与舒张可使舌缩短、变窄或变薄。舌外肌的收缩与舒张则可改变舌的位置（图 1-3-6）。

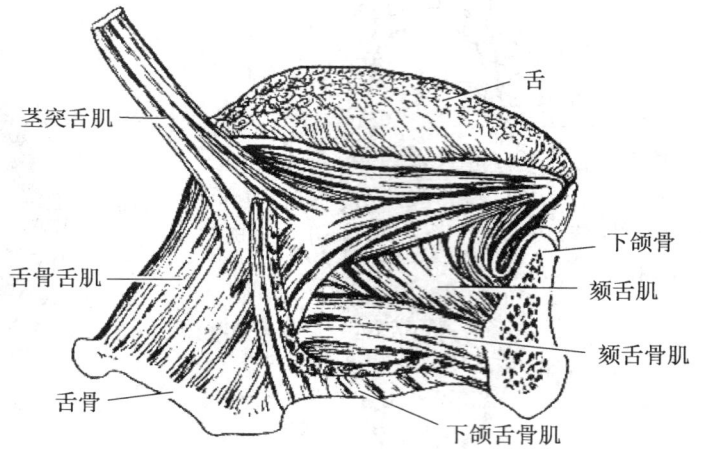

图 1-3-6　舌外肌

三、咽

　　咽（pharynx）是一个前后略扁的漏斗形肌性管道，上起颅底，下缘移于食管，向前分别与鼻腔、口腔和喉腔相通。咽腔是消化道与呼吸道的共同通道，以软腭与会厌上缘为界，分为**鼻咽**、**口咽**和**喉咽**三部（图 1-3-7,8）。

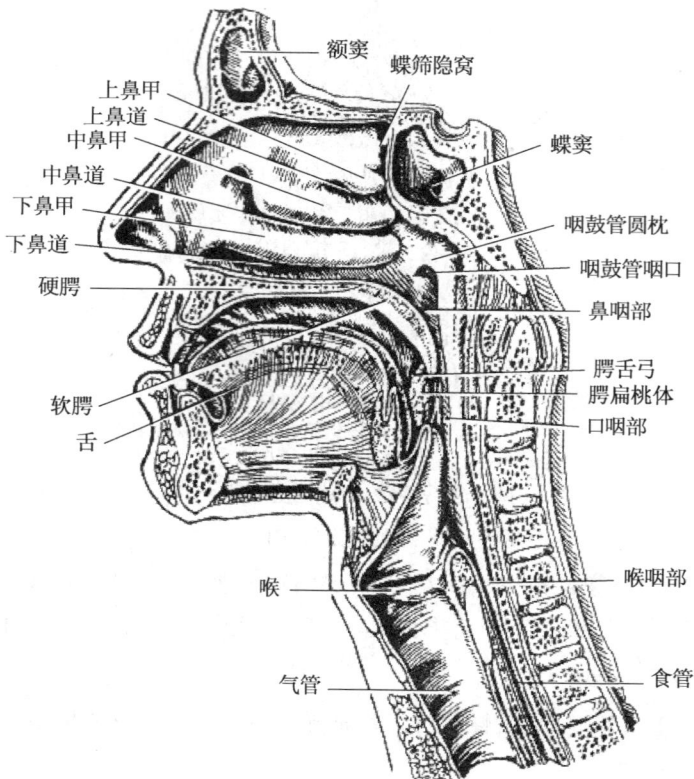

图 1-3-7　头颈部（正中矢状切面）

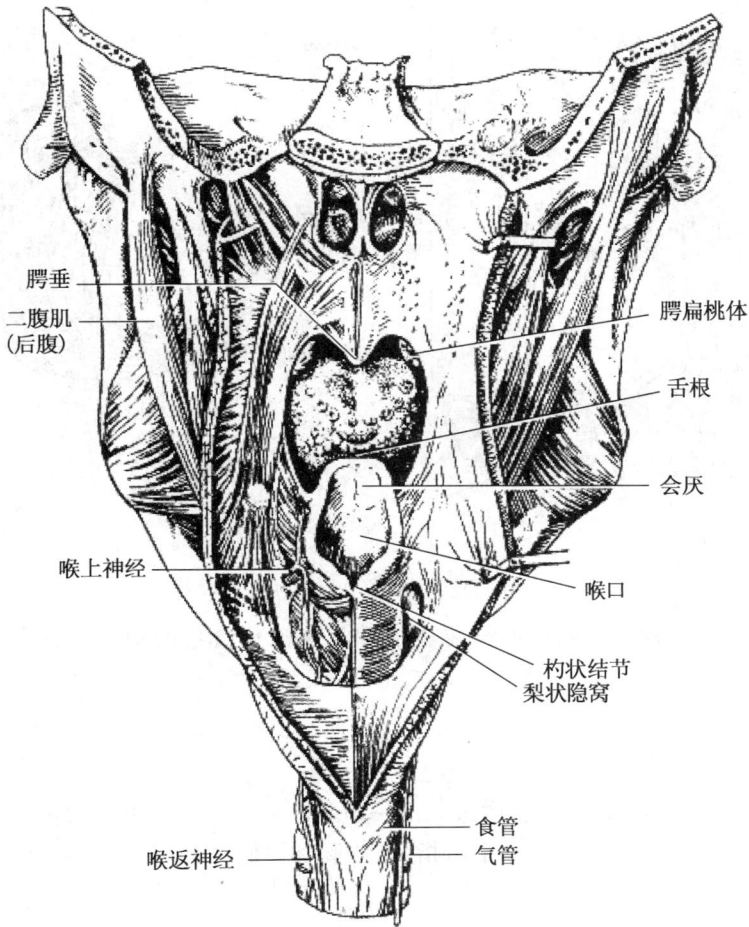

图 1-3-8 咽的后面观

四、食管

(一)食管的位置和分部

食管(esophagus)为前后扁窄的肌性管,上端续咽,下行穿过膈的食管裂孔,下端与胃的贲门相接,全长约 25cm(图 1-3-9A)。食管有三个生理性狭窄:第一个狭窄在食管的起始处,距切牙约 15cm。第二个狭窄在食管与左主支气管交叉处,距切牙约 25cm。第三个狭窄位于食管穿过膈的食管裂孔处,距切牙约 40cm。这些狭窄尤其是第二个狭窄部常为异物滞留和食管癌的好发部位。当进行食管内插管时,要注意这三个狭窄。

五、胃

胃(stomach)是消化管中最膨大的部分,上接食管,下续十二指肠。胃大部分位于左季肋区,小部分位于腹上区。胃的上缘凹而短,朝向右上,称**胃小弯**。下缘凸而长,朝向左下,称**胃大弯**。胃的入口称**贲门**,接食管。胃的出口称**幽门**。胃可分贲门部、幽门部、**胃体**和胃

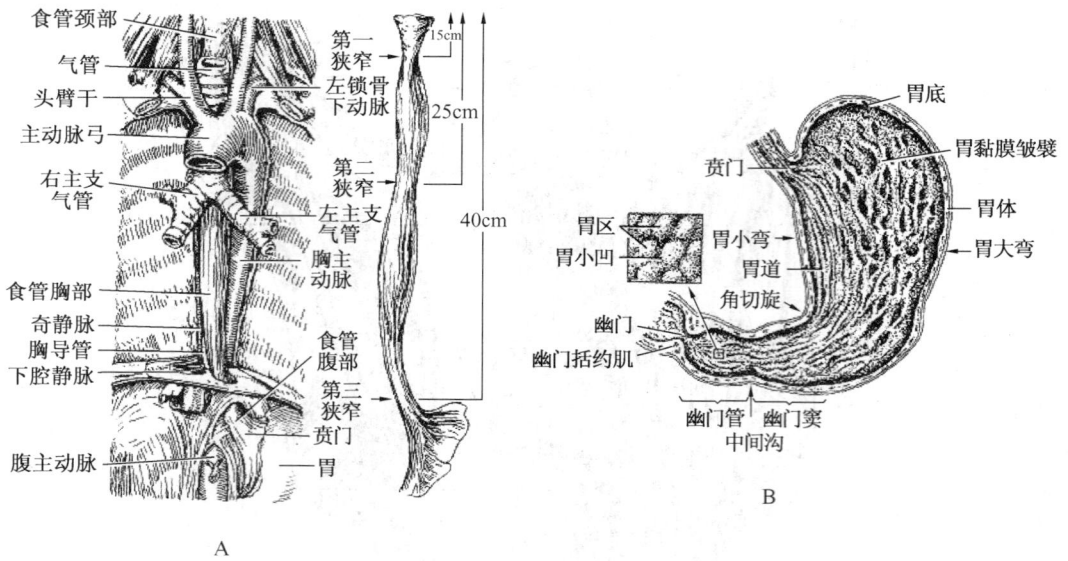

图 1-3-9　食管（A）和胃（B）

底 4 部（图 1-3-9B）。胃有容纳食物、分泌胃液和初步消化食物的功能。成人胃的容量约为 1500ml。

六、小肠

小肠（small intestine）是消化管中最长的一段，也是进行消化吸收的重要部分。上起幽门，下连盲肠，成人全长约 4～6m，分十二指肠、空肠和回肠三部分（图 1-3-1）。

（一）十二指肠

十二指肠介于胃与空肠之间，成人长约 25cm，呈"C"形包绕胰头。按其位置不同可分为**上部**、**降部**、**水平部**和**升部**四部（图 1-3-10）。十二指肠降部的内面后内侧襞上有一突起称**十二指肠大乳头**，是胆总管和胰管的共同开口。

（二）空肠和回肠

空肠（jejunum）和**回肠**（ileum）全部为腹膜包被。空、回肠在腹腔内迂曲盘旋形成肠袢。空肠和回肠均由肠系膜连于腹后壁，其活动度较大。空肠上端起自十二指肠末端，回肠下端接盲肠。空、回肠之间无明显界线，一般空肠占空回肠全长近侧的 2/5，占据腹腔的左上部，而回肠占空回肠全长远侧的 3/5，位于腹腔右下部，部分位于盆腔内。空肠比回肠管径较粗，肠壁较厚，血管较多，颜色较红，肠系膜内血管弓少，直血管长，黏膜环状襞密而高，绒毛较多，有散在的孤立淋巴滤泡，所以空肠是食物吸收的主要场所。

七、大肠

大肠（large intestine）全长约 1.5m，分**盲肠**、**阑尾**、**结肠**、**直肠**和**肛管**。大肠的功能是吸收水分，分泌黏液，使食物残渣形成粪便排出体外。结肠和盲肠具有**结肠带**、**结肠袋**和**肠脂垂**三种特征性结构。

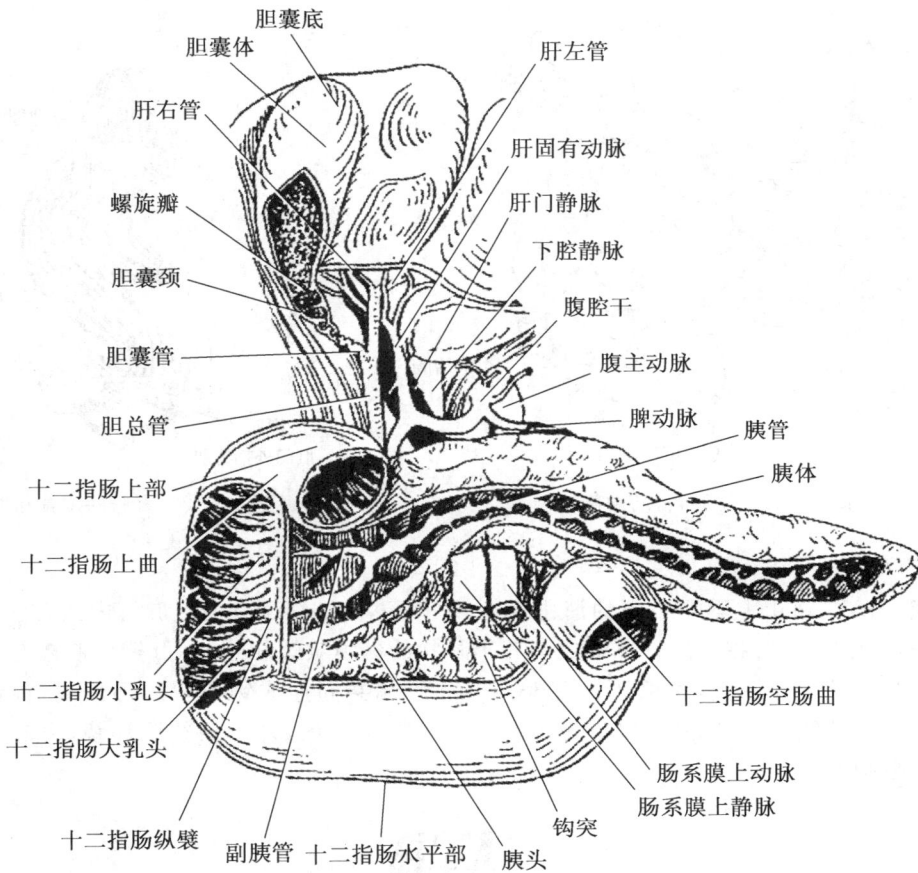

图 1-3-10 十二指肠和胰

（一）盲肠

盲肠（caecum）位于右髂窝内，是大肠的起始部，下端呈盲囊状，左接回肠，向上与升结肠相续。回肠末端开口于盲肠，开口处有上、下两片唇样黏膜皱襞，称**回盲瓣**。此瓣作用既可控制小肠内容物进入盲肠的速度，使食物在小肠内充分消化吸收，又可防止大肠内容物逆流到回肠。在回盲瓣下方约 2cm 处，有阑尾的开口。

（二）阑尾

阑尾（vermiform appendix）为一蚓状突起，根部连于盲肠的后内侧壁（图 1-3-11）。

（三）结肠

结肠（colon）围绕在小肠周围，始于盲肠，终于直肠，可分为**升结肠**、**横结肠**、**降结肠**和**乙状结肠** 4 部（图 1-3-11）。

（四）直肠

直肠（rectum）位于小骨盆腔的后部、骶骨的前方。其上端续乙状结肠，沿骶骨和尾骨前面下行穿过盆膈，移行于肛管。直肠在矢状面上有**骶曲**和**会阴曲**两个弯曲（图 1-3-12）。

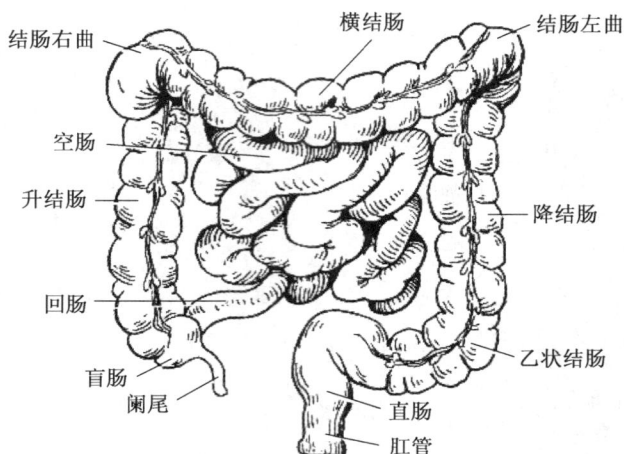

图 1-3-11 结肠、盲肠和阑尾

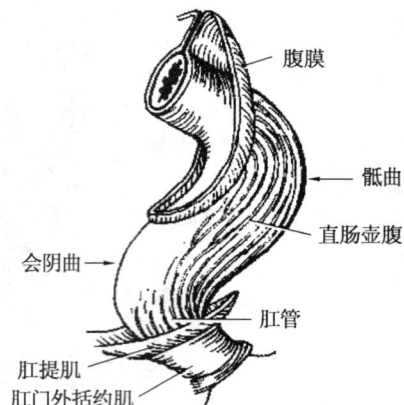

图 1-3-12 直肠的位置和外形

（五）肛管

　　肛管（anal canal）是盆膈以下的消化管，上续直肠，末端终于肛门。肛管内面有 6～10 条纵行的黏膜皱襞，称**肛柱**。肛柱下端之间有半月状的黏膜皱襞相连，称**肛瓣**。肛瓣与相邻肛柱下端共同围成的小隐窝，称**肛窦**。肛瓣与肛柱下端共同连成锯齿状的环形线，称**齿状线**（图 1-3-13）。此线以上为黏膜，以下为皮肤。肛管周围有内、外二括约肌环绕，可随意括约肛门，控制排便。

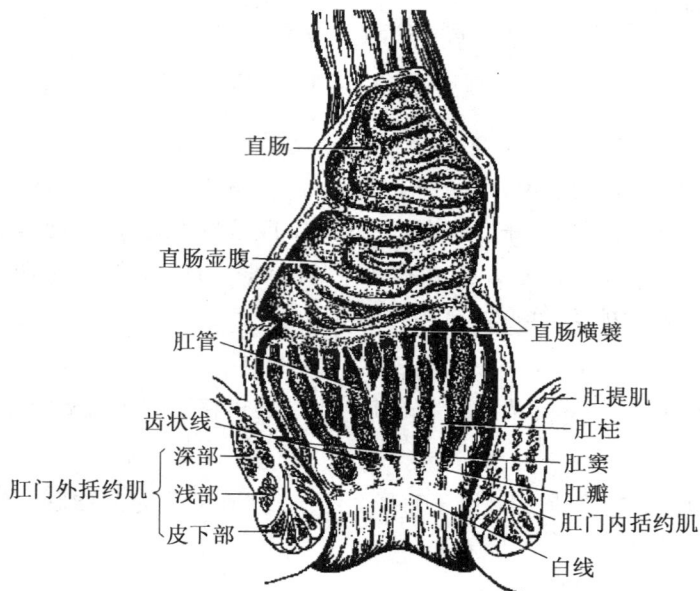

图 1-3-13 直肠和肛管的内面观

第二节　消化腺

一、口腔腺

口腔腺（oral glands）又称**唾液腺**，分泌唾液，可分大、小两种。小唾液腺数目多如唇腺、颊腺、腭腺等。大唾液腺有三对（图 1-3-14）。唾液具有清洁口腔和帮助消化食物的功能。

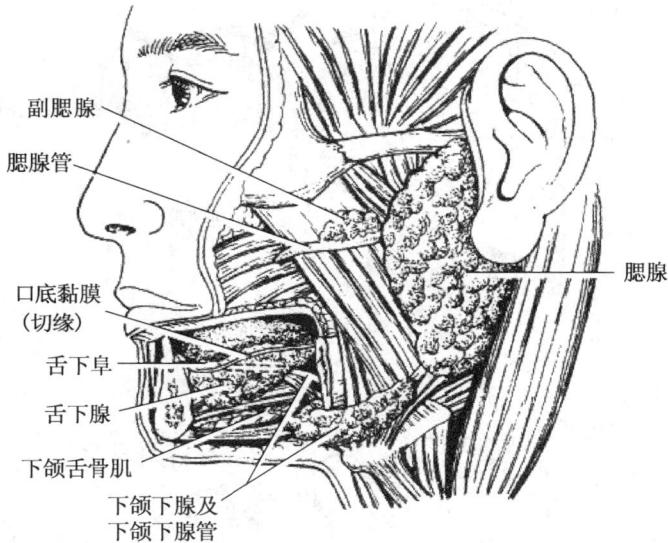

图 1-3-14　大唾液腺

副腮腺
腮腺管
口底黏膜
（切缘）
舌下阜
舌下腺
下颌舌骨肌
下颌下腺及
下颌下腺管
腮腺

（一）腮腺

腮腺是最大的一对，呈不规则的三角形，位于耳廓的前下方。腮腺管自腮腺前缘穿出，在颧弓下方一横指处，横过咬肌表面，穿颊肌，开口于平对上颌第二磨牙的颊黏膜处。

（二）下颌下腺

下颌下腺呈卵圆形，位于下颌骨体内面的下颌下腺凹处，其导管沿腺内侧前行，开口于舌下阜。

（三）舌下腺

舌下腺为最小的一对，位于口底舌下襞深面。舌下腺小管约 10 条，开口于舌下襞；大管 1 条，与下颌下腺管共同开口于舌下阜。

二、肝

肝（liver）是人体最大的腺体，血管极为丰富，呈红褐色，质软而脆。肝接受双重的血液供应，即除接受肝动脉外，还接受肝门静脉的注入。肝的功能极为复杂和重要，具有分泌胆汁、参与代谢、贮存糖原、解毒和吞噬防御等功能，在胚胎时期还有造血功能。

（一）肝的形态

肝呈楔形，可分为**膈面**、**脏面**。膈面隆凸，贴于膈下，其前部被**镰状韧带**分为大而厚的肝右叶和小而薄的肝左叶；脏面朝向下后方，与腹腔器官邻接（图 1-3-15,16）。脏面有一近似"H"形的沟，其横沟称为**肝门**，是肝固有动脉、肝门静脉和肝总管以及神经和淋巴管进出的部位。

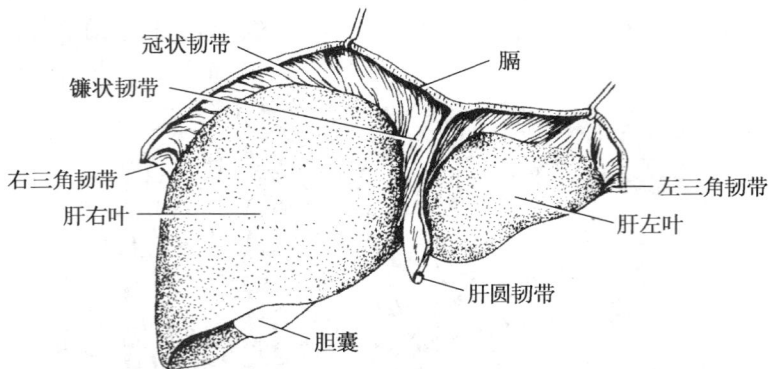

图 1-3-15　肝的膈面

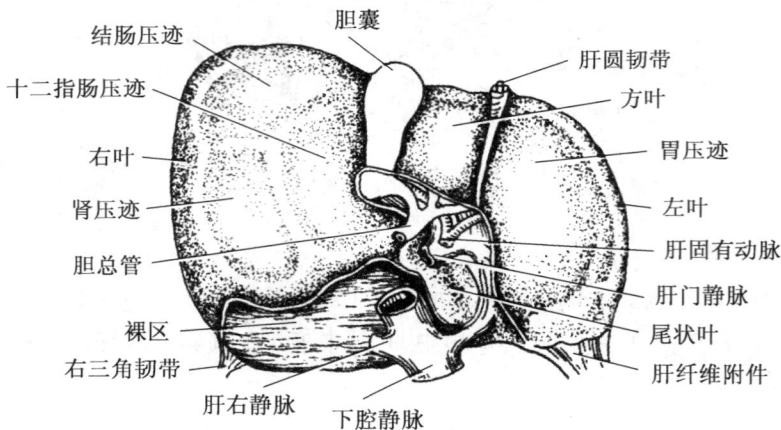

图 1-3-16　肝的脏面

（二）肝的位置

肝大部分位于右季肋区及腹上区，小部分位于左季肋区。

（三）肝外胆道

肝外胆道包括肝左管、肝右管、肝总管、胆囊管、胆囊与胆总管等。

1. **肝总管**　长约 3cm，由肝左管和肝右管汇合而成，肝总管下端与胆囊管汇合成胆总管。

2. **胆囊**　位于肝的脏面的胆囊窝内，似长茄形，为贮存和浓缩胆汁的器官，容量 40～60ml。胆囊上面借结缔组织与肝相连。胆囊分**底**、**体**、**颈**、**管** 4 部分（图 1-3-17）。

3. **胆总管**　由肝总管与胆囊管会合而成（图 1-3-17）。胆总管在肝十二指肠韧带内下降，与胰管汇合形成略膨大的肝胰壶腹，以十二指肠大乳头开口于十二指肠降部的后内侧壁。

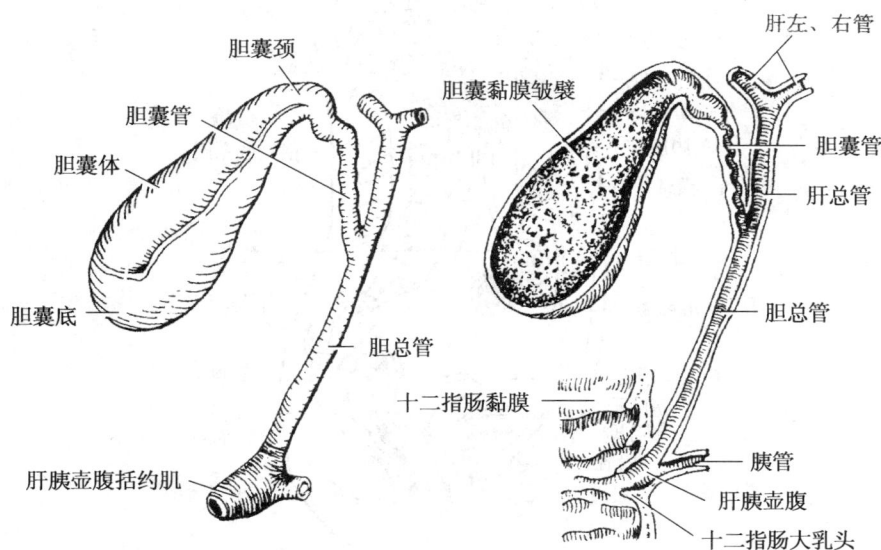

图 1-3-17　输胆管道（模式图）

三、胰

胰（pancreas）是人体第二大腺体，兼有内、外分泌部。内分泌部即**胰岛**，主要分泌胰岛素，参与调节糖代谢；外分泌部分泌胰液，在消化过程中起重要作用。

胰呈长条形，质软，色灰红，位置较深，横贴于腹后壁，分头、**颈**、**体**和尾 4 部（图 1-3-10），各部无明显界限。胰头较膨大，被十二指肠"C"形包绕；胰尾为伸向左上方较细的部分，紧贴脾门。胰管位于胰的实质内，贯穿胰的全长，它与胆总管汇合成肝胰壶腹。

第三节　腹　膜

一、腹膜和腹膜腔

腹膜（peritoneum）是覆盖腹、盆腔内面和腹、盆腔脏器表面的浆膜。其中衬于腹、盆壁内表面的部分称**壁腹膜**；被覆于腹、盆脏器表面的部分称**脏腹膜**。壁腹膜和脏腹膜相互移行，共同围成一个不规则的潜在性的浆膜间隙，称为**腹膜腔**（图 1-3-18）。腹膜具有分泌、吸收、支持固定、修复和防御等功能。

二、腹膜与脏器的关系

根据脏器被腹膜覆盖的多少，将腹、盆腔脏器归为三类（图 1-3-19）。

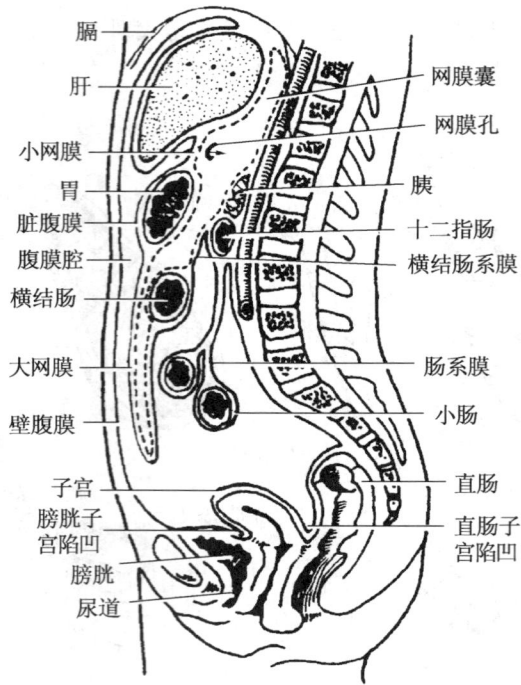

图 1-3-18　女性腹膜腔正中矢状切面模式图

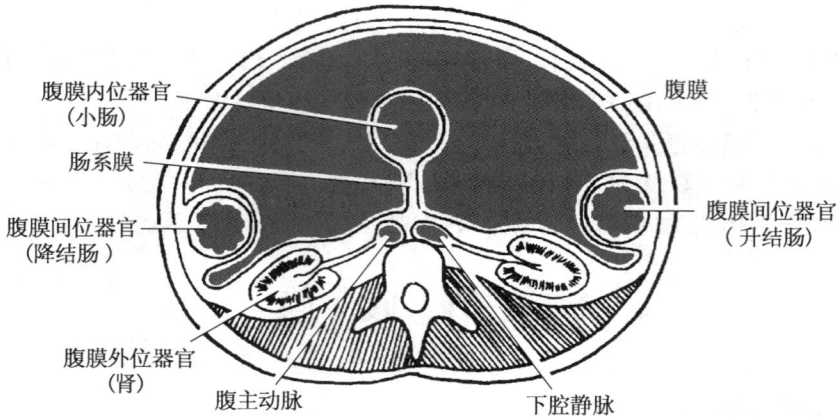

图 1-3-19　腹腔水平切面

（一）腹膜内位器官

脏器各面几乎均被腹膜包被的，称**腹膜内位器官**。这类器官活动性较大，如胃、空肠、回肠、盲肠、阑尾、横结肠、乙状结肠、卵巢、输卵管和脾等。

（二）腹膜间位器官

脏器表面大部分或三面被腹膜包被的，称**腹膜间位器官**，如肝、胆囊、升结肠、降结肠和子宫等。

（三）腹膜外位器官

脏器只有一面被腹膜覆盖的，称**腹膜外位器官**，包括胰、肾、肾上腺和输尿管等。

三、腹膜形成的结构

腹膜在脏器与脏器之间以及脏器与腹、盆壁之间相互移行中，形成了**网膜、系膜、韧带**和**陷凹**等结构。

（一）网膜

由双层腹膜构成，薄而透明，两层腹膜间夹有血管、神经、淋巴管和结缔组织等，包括小网膜、大网膜及网膜囊。

1. **小网膜**　是由肝门向下移行于胃小弯和十二指肠上部的双层腹膜结构。其左侧部从肝门连于胃小弯的部分称肝胃韧带；右侧小部从肝门连于十二指肠上部的部分称**肝十二指肠韧带**。小网膜的右缘游离，其后方为**网膜孔**，经此孔可进入**网膜囊**（图 1-3-20）。

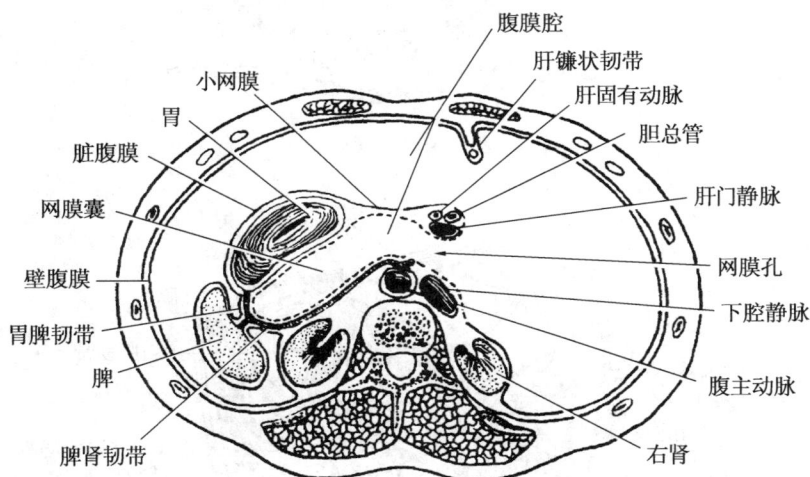

图 1-3-20　腹膜与脏器的关系示意图（水平切面）（示网膜囊和网膜孔）

2. **大网膜**　形似围裙，是胃大弯连至横结肠之间的四层腹膜结构（图 1-3-21）。

（二）系膜

系膜是指把肠管固定于腹后壁的双层腹膜结构，两层之间有血管、神经、淋巴管、淋巴结和脂肪等（图 1-3-22），如**肠系膜、阑尾系膜、结肠系膜**和**乙状结肠系膜**等。

（三）韧带

韧带是连于腹、盆壁与器官之间或连接相邻器官之间的腹膜结构，对器官有固定作用。如**镰状韧带、冠状韧带、胃脾韧带、脾肾韧带**等。

（四）隐窝和陷凹

取仰卧时，腹膜腔最低处位于肝右叶下面与右肾和结肠右曲之间的**肝肾隐窝**。而取直立或半卧位时，男性的腹膜腔最低处位于直肠与膀胱之间的**直肠膀胱陷凹**；女性位于直肠与子宫之间的**直肠子宫陷凹**。

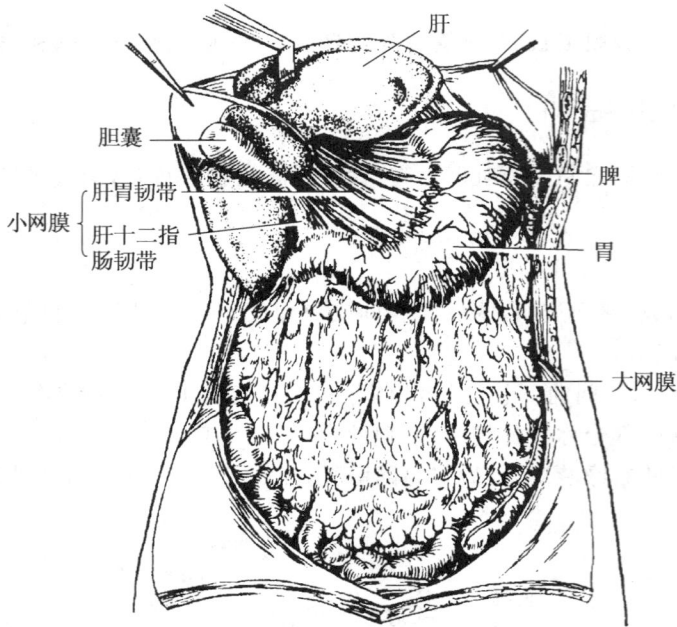

图 1-3-21　网膜

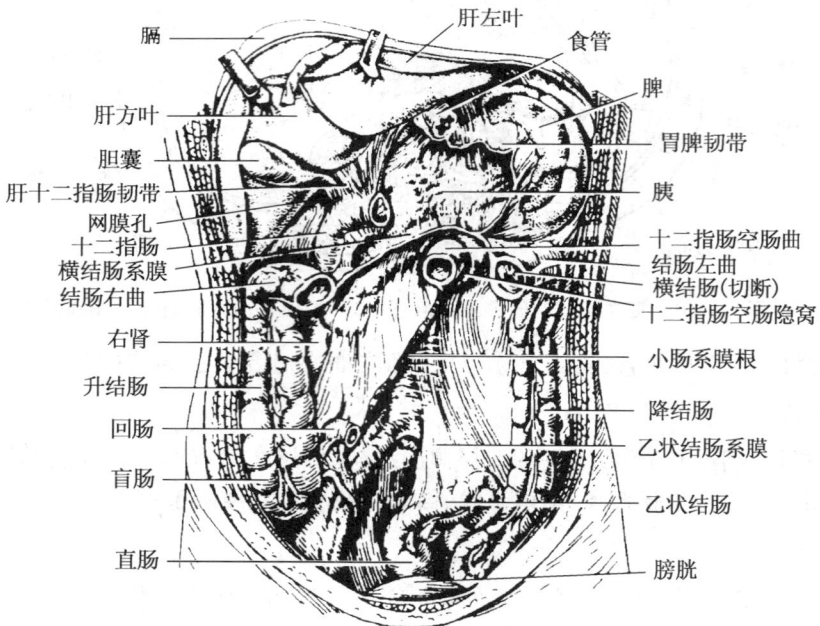

图 1-3-22　腹膜形成的结构

（田菊霞）

第四章

呼 吸 系 统

呼吸系统(respiratory system)由呼吸道和肺组成。呼吸道是传送气体的管道,包括鼻、咽、喉、气管和左右主支气管等,而肺由肺实质即支气管树和肺泡,以及肺间质即血管、淋巴管、淋巴结、神经和结缔组织组成,是进行气体交换的器官(图 1-4-1)。

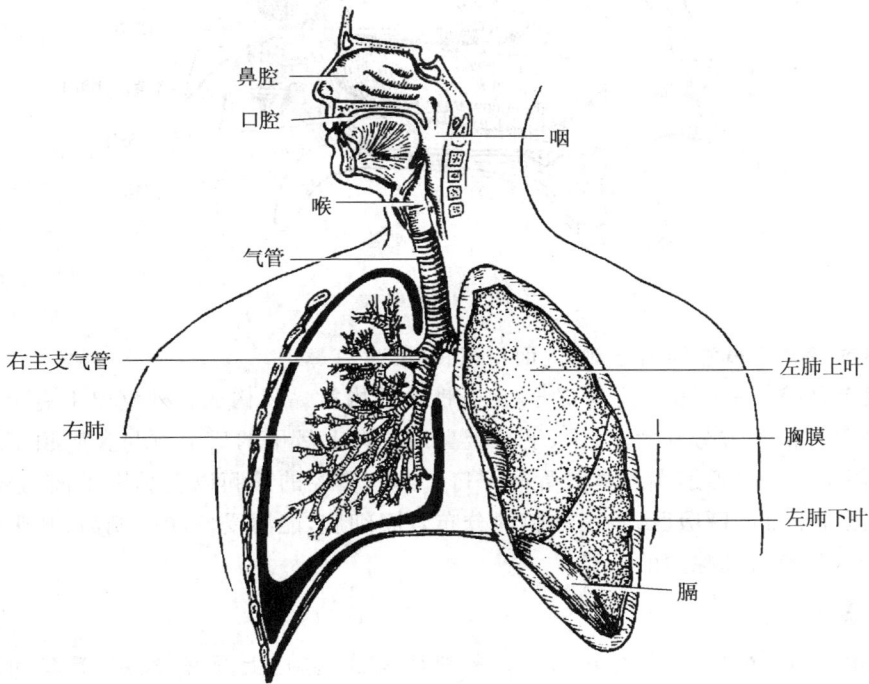

图 1-4-1　呼吸系统(呼吸系统概观)

呼吸系统的主要功能是从外界吸入氧,呼出体内新陈代谢过程中产生的二氧化碳。此外,鼻又是嗅觉器官,喉还有发音功能。

第一节　呼吸道

一、鼻

鼻(nose)是呼吸道的起始部,又是嗅觉器官。鼻可分**外鼻**、**鼻腔**和**鼻旁窦**三部分。

(一)外鼻

外鼻由骨和软骨作支架,外覆皮肤。其上端狭窄的部分称**鼻根**,鼻根向下延伸为**鼻背**。

外鼻下端向前方突出的部分称**鼻尖**,鼻尖两侧膨大的部分称**鼻翼**。外鼻的下方有一对**鼻孔**。

(二)鼻腔

鼻腔由骨和软骨围成,内面衬以黏膜和皮肤。鼻腔被鼻中隔分为左、右两腔,向前经鼻孔通外界,向后经鼻后孔通鼻咽(图1-4-2)。

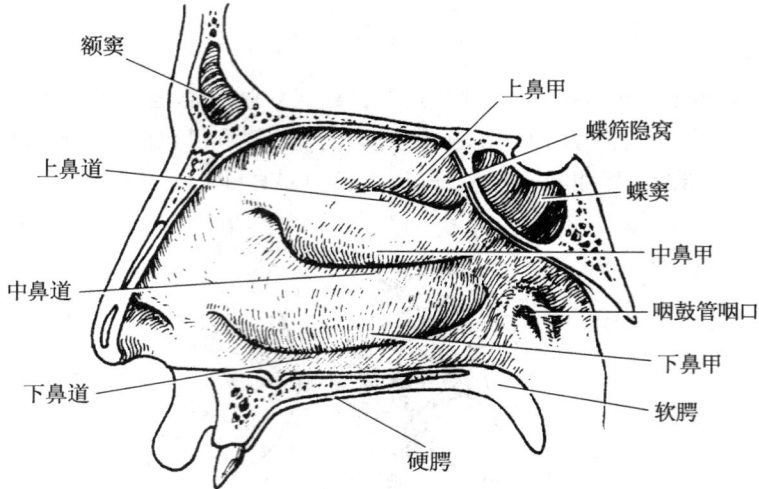

图1-4-2 鼻腔

1. **鼻前庭** 为鼻腔的前下部,内面衬以皮肤,生有鼻毛。

2. **固有鼻腔** 是鼻腔的主要部分,由骨性鼻腔内衬黏膜构成。外侧壁上有上、中、下三个**鼻甲**,各鼻甲的下方分别为上、中、下三个**鼻道**。在上鼻甲的后上方与鼻腔顶壁间有一凹陷称**蝶筛隐窝**。下鼻道前端有鼻泪管的开口。固有鼻腔的黏膜以上鼻甲平面为界,可分为上部的**嗅区**和下部的**呼吸区**,嗅区黏膜内分布着嗅细胞,能感受气味的刺激;呼吸区具有温暖、湿润吸入的空气和除尘的功能。

(三)鼻旁窦

鼻旁窦又称副鼻窦,由骨性鼻旁窦内衬黏膜构成,包括**上颌窦**、**额窦**、**筛窦**和**蝶窦**四对(图1-4-3,4)。鼻旁窦的黏膜与固有鼻腔的黏膜相互延续,

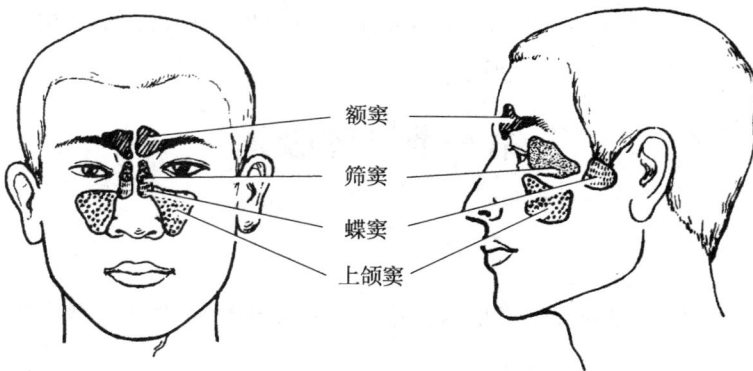

图1-4-3 鼻旁窦

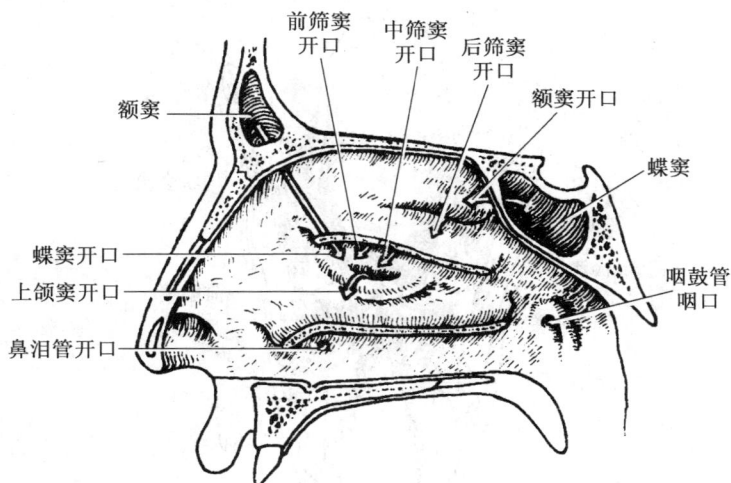

图 1-4-4　鼻旁窦(矢状切面)

二、咽

参见消化系统。

三、喉

喉(larynx)既是气体的通道,又是发音器官。

（一）喉的位置

喉位于颈前部正中,上通咽,下续气管,可随吞咽或发音而上、下移动。喉的两侧与颈部大血管、神经和甲状腺相邻。

（二）喉的结构

喉由数块喉软骨借关节和韧带连成支架,周围附有喉肌,内面衬以喉黏膜而成(图 1-4-5,6)。

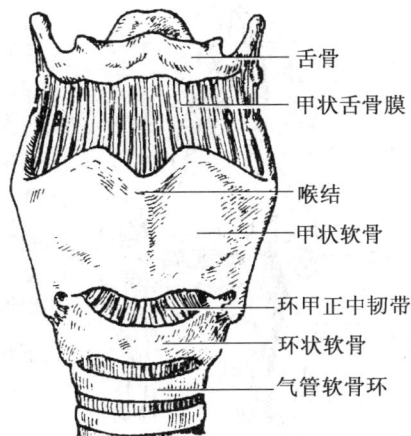

图 1-4-5　喉的前面观

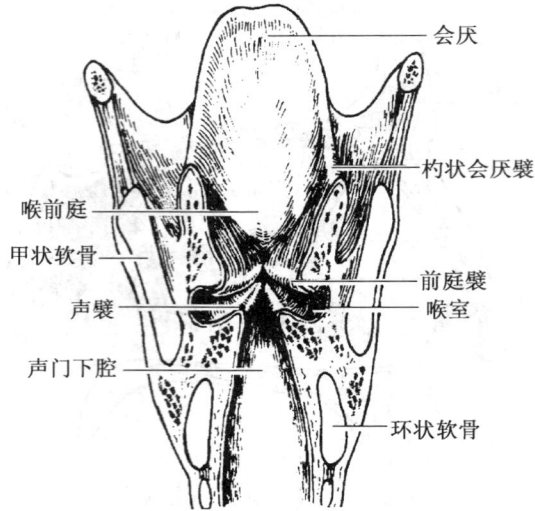

图 1-4-6 喉的背面观

1. 喉软骨及其连结 喉软骨主要有**甲状软骨**、**环状软骨**、**会厌软骨**和**杓状软骨**。

甲状软骨最大,位于舌骨的下方,其前上部向前突出称喉结,成年男性喉结特别明显。甲状软骨上缘借甲状舌骨膜与舌骨相连,甲状软骨下缘两侧与环状软骨构成**环甲关节**。

环状软骨在甲状软骨下方,是呼吸道唯一完整的软骨环。

会厌软骨形似树叶,为弹性软骨,其上端宽而游离,下端缩细附于甲状软骨内面。会厌软骨与覆盖在表面的黏膜合称**会厌**,吞咽时,会厌可盖住喉口,以防止食物误入喉腔。

杓状软骨左、右各一,呈三棱锥体形,位于环状软骨后部的上方,与环状软骨构成**环杓关节**。每侧杓状软骨与甲状软骨间都有一条声韧带相连。

2. 喉腔及喉黏膜 喉腔的上口称喉口。喉腔中部的两侧壁上有上、下两对黏膜皱襞,上方的一对称**前庭襞**。两侧前庭襞之间的裂隙称**前庭裂**。下方的一对称**声襞**。声襞、声韧带和声带肌合称**声带**,是重要的发音装置。两侧声襞之间的裂隙称**声门裂**,是喉腔最狭窄的部位。

喉腔借两对皱襞分为三部分:**喉前庭**、**喉中间腔**和**声门下腔**(图 1-4-6,7)。

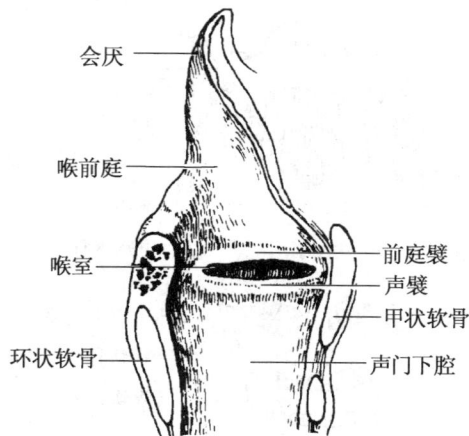

图 1-4-7 喉腔(矢状切面)

3. **喉肌**　为数块细小的骨骼肌,附着于喉软骨。通过喉肌的收缩与舒张带动环甲关节和环杓关节产生运动,以引起声襞紧张或松弛、声门裂开大或缩小,从而调节音调的高低和声音的强弱。

四、气管和主支气管

气管和主支气管是连接于喉与肺之间的通气管道

气管(trachea)是后壁平坦的圆形管道,上接环状软骨,沿食管前面降入胸腔,在胸骨角平面分为左、右主支气管。

左、右主支气管在肺门附近分支进入肺内,入肺后再反复分支呈树状,称**支气管树**。

第二节　肺

一、肺的位置

肺(lungs)位于胸腔内,左、右各一,分居膈的上方和纵隔的两侧。

二、肺的形态

肺呈半圆锥形,左肺分为上、下两叶,右肺分为上、中、下三叶,故左肺稍狭长,右肺略宽短。肺的质地柔软,富有弹性。幼儿的肺呈淡红色,成人的肺由于吸入空气中的灰尘逐渐沉积,而形成深灰色。

肺的上端钝圆,突入颈根部,称**肺尖**。肺的下面凹陷称**肺底**,与膈相贴,又称膈面。肺的外侧面与肋和肋间肌相邻,称**肋面**。肺的内侧面朝向纵隔,称**纵隔面**,其近中央处有一凹陷称**肺门**,是肺血管、支气管血管、淋巴管和神经等出入肺的部位(图 1-4-8,9)。

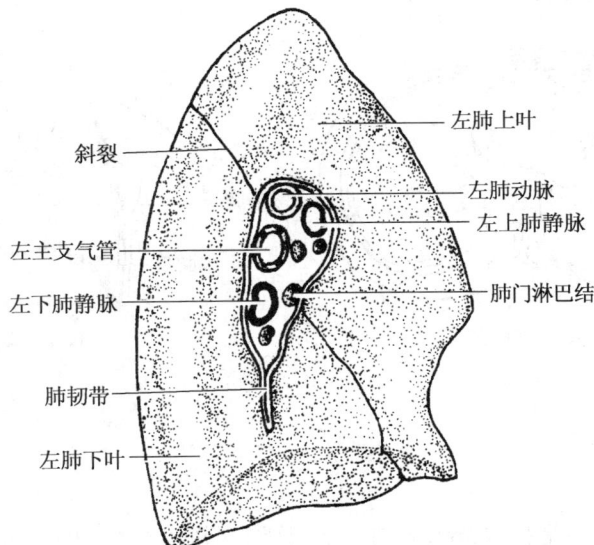

图 1-4-8　左肺(内侧面)

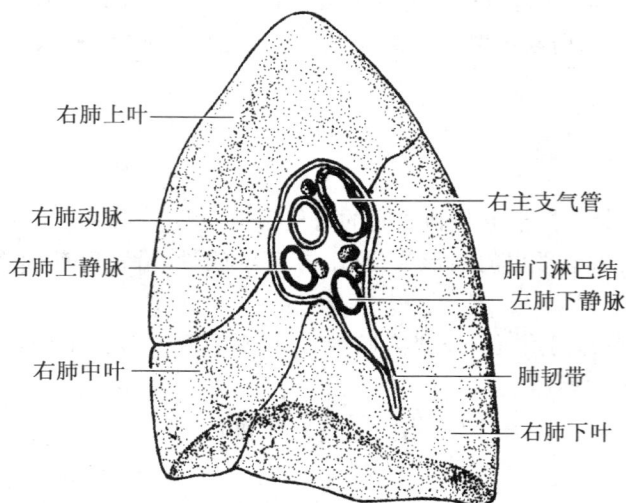

图 1-4-9 右肺（内侧面）

第三节 胸膜与纵隔

一、胸膜

胸膜（pleura）是由间皮和薄层结缔组织构成的浆膜，分为互相移行的脏胸膜和壁胸膜两部分。**脏胸膜**紧贴在肺表面，并伸入斜裂、水平裂内；**壁胸膜**衬贴在胸壁的内面、膈的上面及纵隔的两侧面，按其贴附部位的不同，分别称**肋胸膜、膈胸膜、纵隔胸膜**和**胸膜顶**。脏胸膜与壁胸膜在肺根处互相移行，围成一个潜在性的密闭腔隙，称**胸膜腔**（图 1-4-10）。胸膜腔左、右各一，互不相通，呈负压，内含少量浆液。

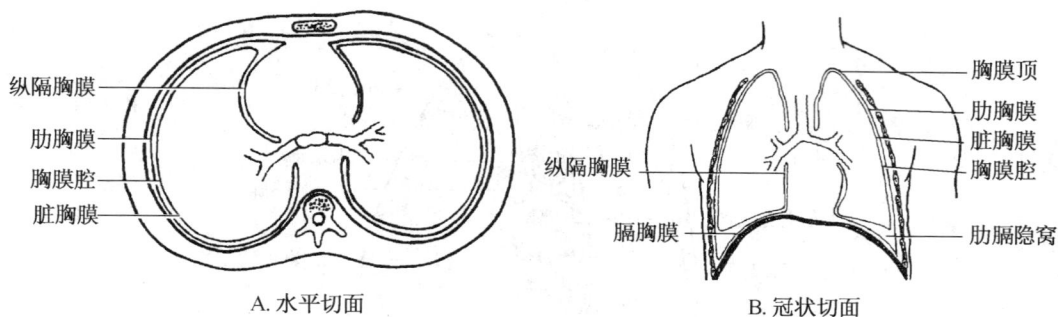

A. 水平切面 　　 B. 冠状切面

图 1-4-10 胸膜

二、纵隔

纵隔（mediastinum）是指两侧纵隔胸膜之间所有器官、组织和结构的总称。纵隔前界为胸骨，后界为脊柱的胸部，两侧界为纵隔胸膜，上达胸廓上口，下至膈。纵隔通常以胸骨角平面为界,分为**上纵隔**和**下纵隔**(图 1-4-11)。纵隔内有心脏、出入心的大血管、胸腺、膈神经、气管和主支气管、迷走神经、食管等重要器官和结构。

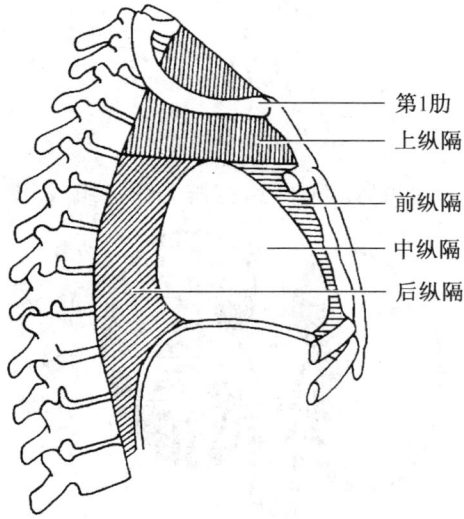

图 1-4-11　纵隔

（王海斌）

第五章

泌尿系统

泌尿系统(urinary system)由肾、输尿管、膀胱和尿道组成(图 1-5-1)。

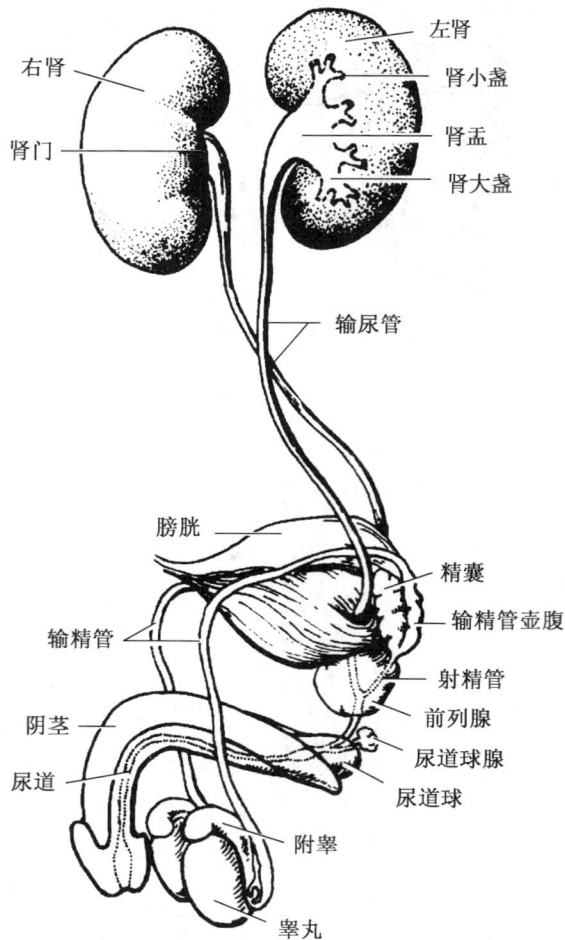

图 1-5-1　男性泌尿、生殖系统概观

第一节　肾

一、肾的形态和位置

肾(kidney)左、右各一,形似蚕豆,呈红褐色。肾的内侧缘中部凹陷,称肾门,是肾盂、肾动脉、肾静脉、淋巴管和神经出入肾的部位。出入肾门的结构总称**肾蒂**。

肾位于腹后壁脊柱的两侧。右肾受肝的影响，较左肾略低半个锥体（图1-5-2）。

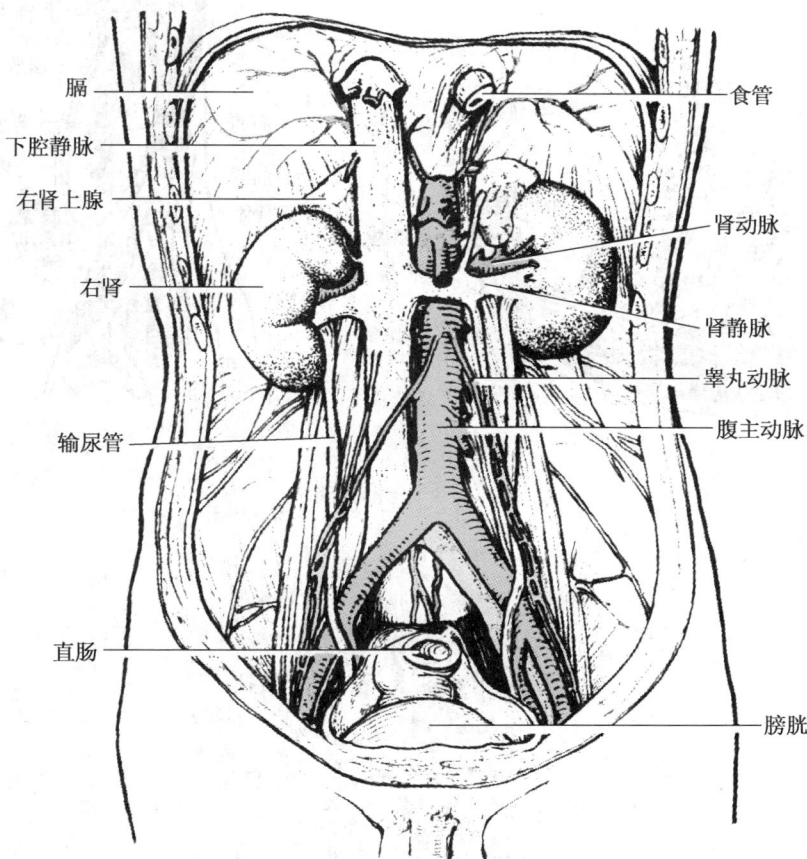

图 1-5-2 肾和输尿管

二、肾的被膜与固定

肾的外面包有三层被膜，由内向外依次为**纤维囊、脂肪囊**和**肾筋膜**（图1-5-3）。肾的正常位置由多种因素来维持，如肾筋膜、脂肪囊、肾血管、腹膜、肾的邻近器官的承托以及腹内压等。

三、肾的结构

（一）肾的剖面结构

在肾的冠状面上，可见肾实质分为肾皮质和肾髓质两部分（图1-5-4）。**肾皮质**在外周，血管丰富，呈暗红色。**肾髓质**位于肾皮质的深部，色较淡，由15～20个**肾锥体**组成。肾锥体底朝肾皮质，2～3个肾锥体的尖合成一个朝向肾门的肾乳头，其顶端有许多乳头管的开口。肾乳头被漏斗状的**肾小盏**包绕，2～3个肾小盏合成一个**肾大盏**，2～3个肾大盏汇合成扁漏斗状的**肾盂**。肾盂出肾门后逐渐变细，移行为输尿管。

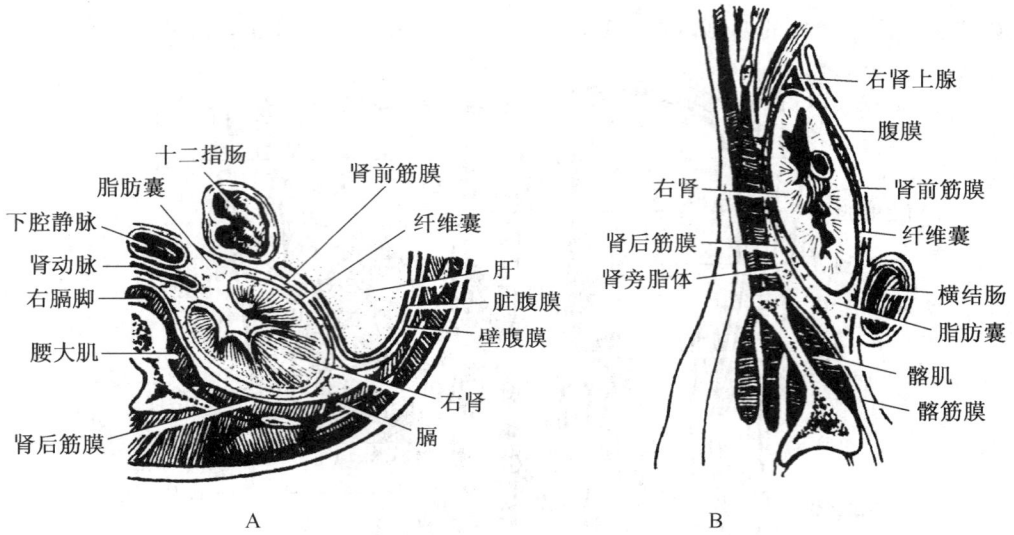

图 1-5-3 肾的被膜

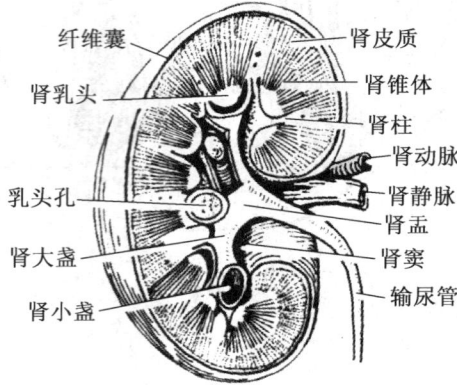

图 1-5-4 肾的剖面结构(冠状面)

第二节 输尿管、膀胱和尿道

一、输尿管

输尿管(ureter)是将尿液输送到膀胱的肌性管道,左、右各一。输尿管起自肾盂,开口于膀胱底内面的输尿管口,全长约 25～30cm。

二、膀胱

膀胱(urinary bladder)是贮存尿的肌性囊状器官,其形状、大小和位置随尿的充盈程度不同而有较大变化。成人膀胱容量约为 350～500ml。

膀胱在空虚时呈三棱锥体形,可分**膀胱尖**、**膀胱底**、**膀胱体**和**膀胱颈**四部。颈的下端有尿道内口,通尿道。

三、尿道

尿道(urethra)是从膀胱向体外排尿的管道。

男性尿道除排尿外,兼有排精功能。

女性尿道起自尿道内口,经阴道前方下降,穿过尿生殖膈,以尿道外口开口于阴道前庭,长约 3～5cm。由于女性尿道短而宽直,故易引起逆行性泌尿系统感染(图 1-5-5)。

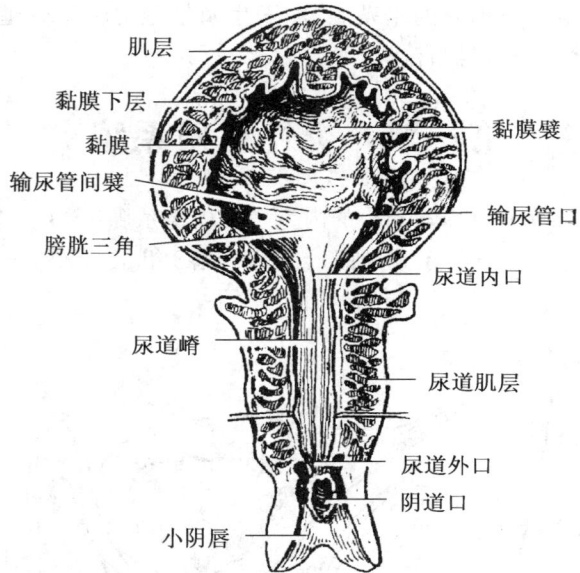

图 1-5-5　女性膀胱和尿道

（武有祯）

第六章

生殖系统

生殖系统(reproductive system)分男性生殖系统和女性生殖系统,其功能是产生生殖细胞、分泌性激素和繁殖新个体。按器官所在的部位不同,分**内生殖器**和**外生殖器**。内生殖器多位于盆腔内,包括产生生殖细胞的生殖腺、输送生殖细胞的输送管道和附属腺;外生殖器则显露于体表,主要为性的交接器官。

第一节 男性生殖系统

男性生殖系统(male genital system)的内生殖器由生殖腺(睾丸)、输精管道(附睾、输精管、射精管和尿道)和附属腺(精囊、前列腺、尿道球腺)组成。外生殖器包括阴囊和阴茎(图 1-6-1)。

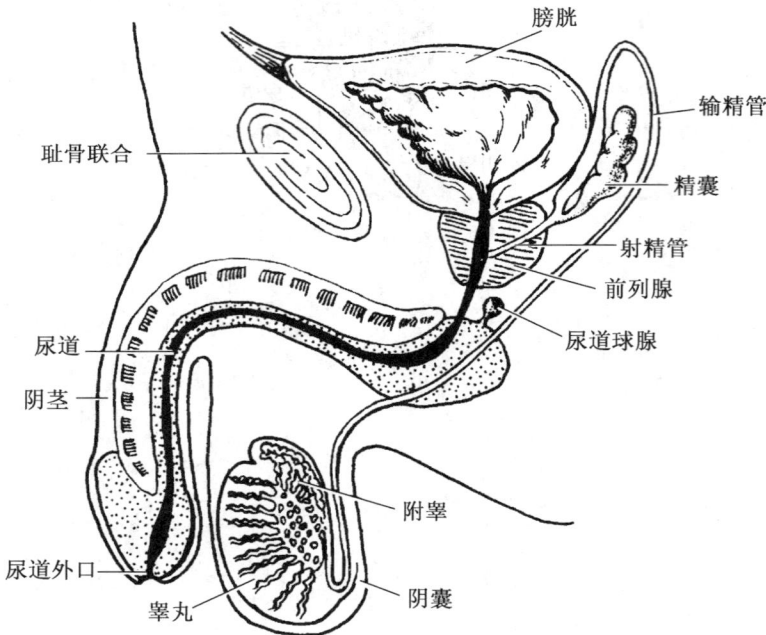

图 1-6-1 男性生殖系统概观

一、睾丸

睾丸(testis)具有产生精子和分泌雄激素的功能。睾丸呈扁椭圆形,位于阴囊内,左右各一(图 1-6-2)。睾丸除后缘外都被覆有鞘膜,它是由浆膜构成,分脏、壁两层,脏层紧贴睾丸表面,壁层贴附于阴囊内面。脏、壁两层在睾丸后缘相互移行,围成密闭的腔隙,称**鞘膜腔**。鞘膜腔内含少量浆液,起润滑作用。

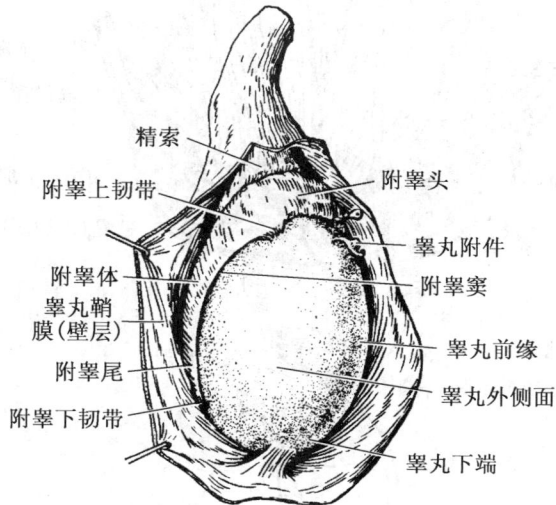

图 1-6-2　睾丸与附睾

二、附睾、输精管、射精管

(一) 附睾

附睾(epididymis)紧贴睾丸的上端和后缘,可分为**头、体、尾**三部(图 1-6-2)。附睾的功能除暂时贮存精子外,其分泌的液体还供精子营养,并促进精子继续发育成熟。

(二) 输精管

输精管(ductus deferens)是附睾管的延续,长约 50cm,管壁较厚,活体触摸时呈细的圆索状(图 1-6-1)。输精管先后经阴囊根部、腹股沟管、盆腔,最后在膀胱底的后面与精囊的排泄管合成射精管。

(三) 射精管

射精管(ejaculatory duct)由输精管末端和精囊的排泄管汇合而成,穿过前列腺实质,开口于尿道前列腺部。

三、精囊、前列腺和尿道球腺

(一) 精囊

精囊(seminal vesicle)为扁椭圆形囊状器官,位于膀胱底之后,输精管壶腹的外侧(图1-6-3),左右各一,其排泄管与输精管末端合成射精管。

(二) 前列腺

前列腺(prostate gland)呈栗子形,为一实质性器官,位于膀胱颈和尿生殖膈之间,包绕

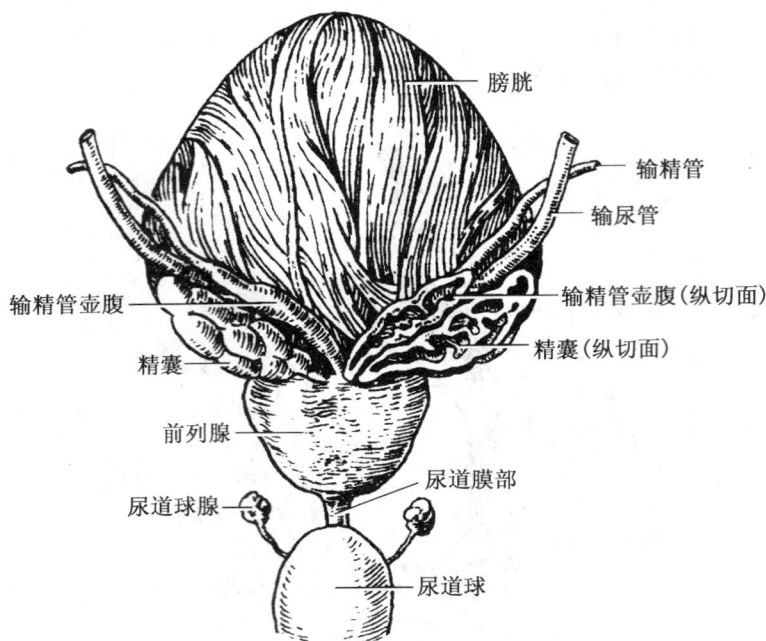

图 1-6-3　精囊、前列腺和尿道球腺

尿道的起始部(图 1-6-3)。

（三）尿道球腺

尿道球腺是一对埋藏在尿生殖膈内的豌豆状腺体(图 1-6-3)，其以细长的排泄管开口于尿道球部。

精液由精子和输精管各部及附属腺分泌物组成。精液呈乳白色，弱碱性。正常成年男性一次射精约 2～5ml，含精子 3 亿～5 亿个。

四、阴囊、阴茎和男尿道

（一）阴囊

阴囊(scrotum)是位于阴茎后下方的皮肤囊袋，主要由皮肤和肉膜等组成。

（二）阴茎

阴茎(penis)悬于耻骨联合的前下方，可分为头、体、根三部分(图 1-6-4)。阴茎由两条阴茎海绵体和一条尿道海绵体、外包筋膜、皮肤而成(图 1-6-4)。**阴茎海绵体**位于阴茎的背侧，左右各一。**尿道海绵体**位于阴茎海绵体的腹侧，有尿道贯穿其全长，前端膨大即阴茎头。海绵体为勃起组织，由许多小梁和腔隙组成，这些腔隙直接与血管沟通。当腔隙充血时，阴茎则变硬勃起。阴茎的皮肤薄而柔软，富有伸展性。皮肤在阴茎头处返折形成双层的皮肤皱襞，包绕阴茎头称**阴茎包皮**。在阴茎头腹侧中线上，包皮与尿道外口下端相连的皮肤皱襞，称**包皮系带**。

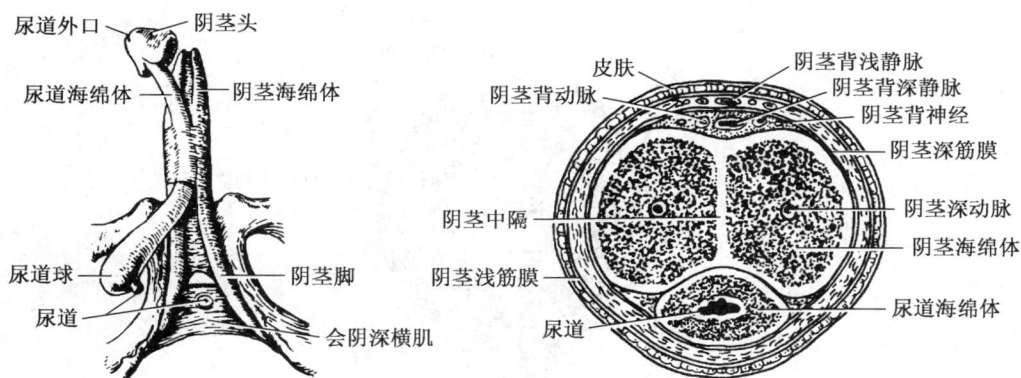

图 1-6-4　阴茎的形态和结构

（三）男尿道

男尿道兼有排尿和排精功能（图 1-6-5,6）。起于膀胱的尿道内口,止于阴茎头的尿道外口,成人长约 16～22cm,管径平均为 5～7mm。全程可分为三部:**前列腺部、膜部**和**海绵体部**。

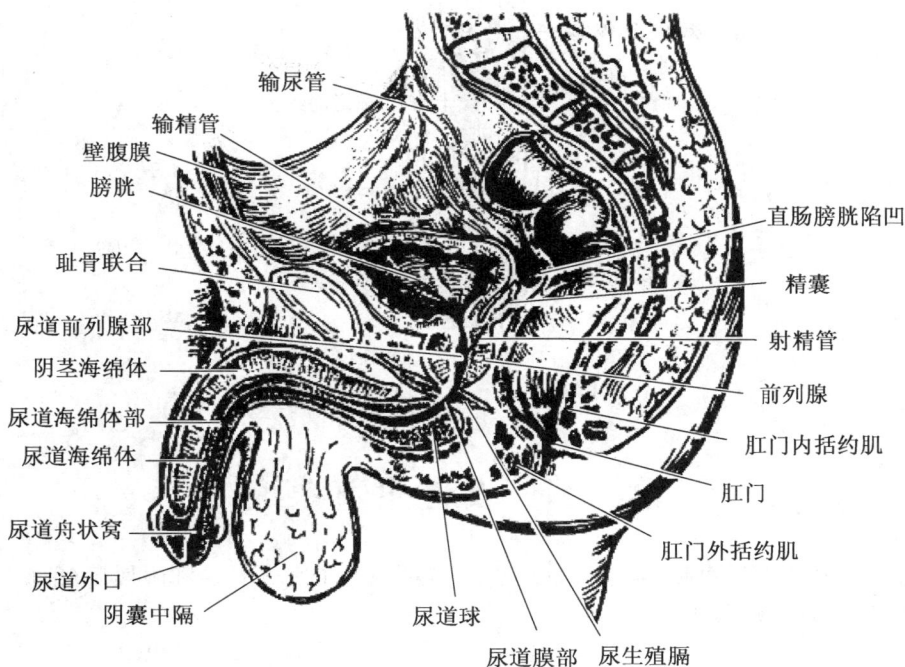

图 1-6-5　男性骨盆腔（正中矢状切面）

男尿道在行程中粗细不一,还有尿道内口、膜部和尿道外口三处狭窄;**耻骨下弯**和**耻骨前弯**两个弯曲。

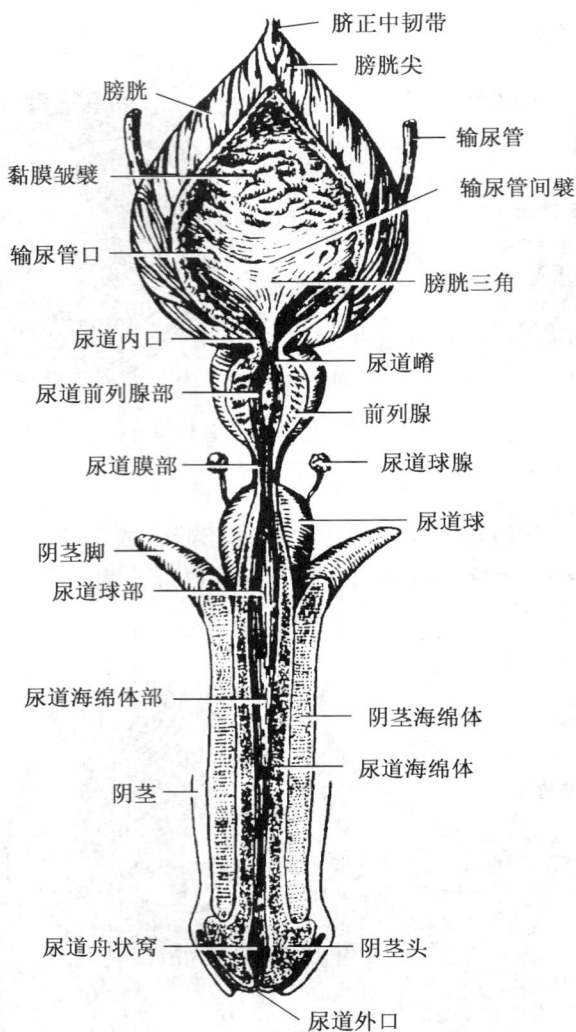

图 1-6-6　男尿道

第二节　女性生殖系统

女性内生殖器由生殖腺(卵巢)、输送管道(输卵管、子宫、阴道)和附属腺(前庭大腺)组成(图 1-6-7)。外生殖器即女阴。

一、卵巢

卵巢(ovary)为女性生殖腺,是产生女性生殖细胞和分泌女性激素的器官。卵巢左、右各一,位于子宫两侧、骨盆侧壁的卵巢窝内。卵巢上端借卵巢悬韧带连于骨盆,下端借卵巢固有韧带连于子宫两侧(图 1-6-8)。卵巢的大小和形态随年龄不同而有变化。幼女的卵巢较小,性成熟期卵巢最大,并由于多次排卵表面形成瘢痕,50 岁以后卵巢开始萎缩。

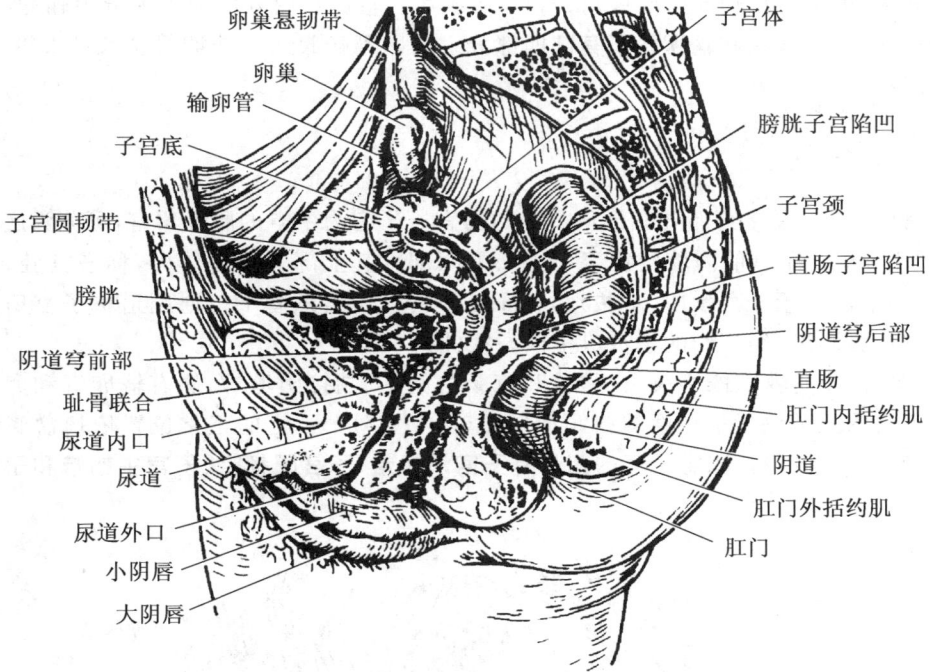

图 1-6-7　女性骨盆腔（正中矢状切面）

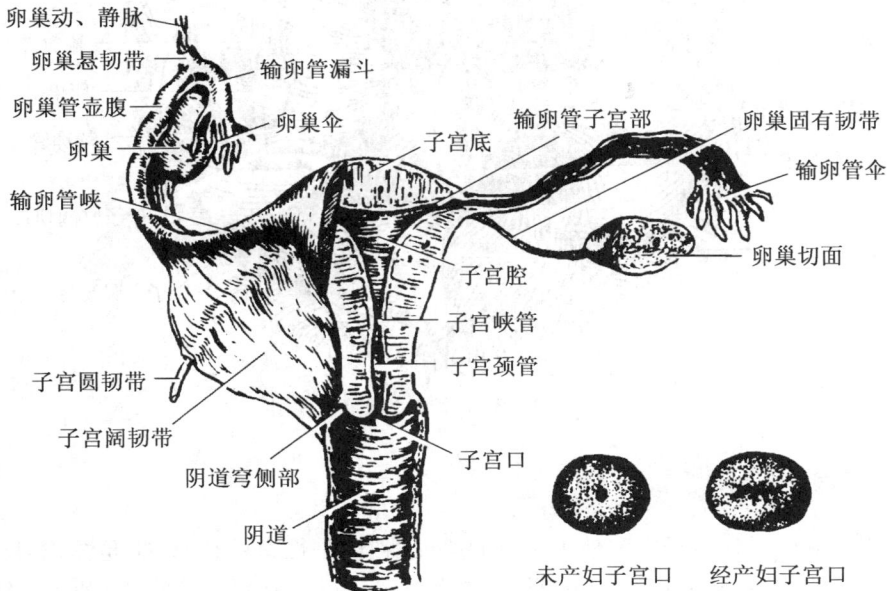

图 1-6-8　女性内生殖器（冠状面）

二、输卵管

输卵管（uterine tube）是一对输送卵细胞的弯曲的肌性管道（图 1-6-8）。输卵管连于子宫底的两侧，包裹在子宫阔韧带上缘内，长约 10～14cm。输卵管内侧端以输卵管子宫口与子宫腔相通,外侧端以输卵管腹腔口开口于腹膜腔。输卵管由外侧向内侧分为**输卵管漏斗**、**输卵管壶腹**、**输卵管峡**和**输卵管子宫部**四部分。输卵管壶腹约占输卵管全长的 2/3,卵通常在此部受精。

三、子宫

子宫(uterus)是孕育胎儿和形成月经的器官。子宫为中空的肌性器官,可分为底、体、颈三部(图 1-6-8)。子宫的内腔较狭窄,分上、下两部。其上部在子宫体内,称**子宫腔**,为倒置的三角形;下部位于子宫颈内,呈梭形,称**子宫颈管**。子宫颈管下口通阴道称**子宫口**。未产妇的子宫口为圆形,经产妇的子宫口呈横裂状(图 1-6-8)。

子宫位于小骨盆腔的中央,在膀胱和直肠之间,下端接阴道,两侧有输卵管和卵巢。成年女子子宫的正常位置呈轻度的前倾前屈位(图 1-6-7)。子宫的正常位置依赖盆底肌的承托和韧带的牵拉固定。固定子宫的韧带有**子宫阔韧带**、**子宫圆韧带**、**子宫主韧带**和**子宫骶韧带**(图 1-6-9)。

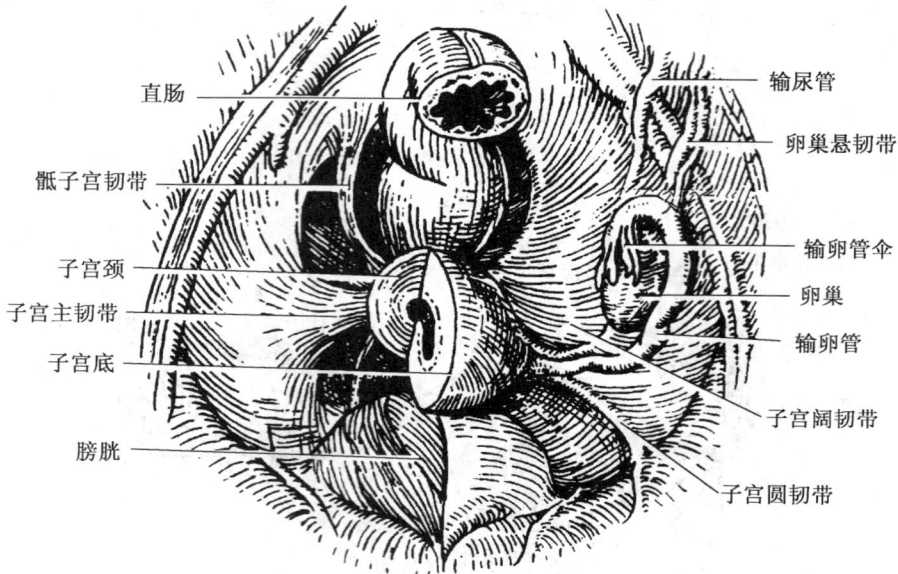

图 1-6-9 女性盆底的韧带模式图

四、阴道

阴道(vagina)是连接子宫和外生殖器的肌性器官,是性交的器官,也是排出月经和娩出胎儿的通道。阴道位于盆腔的中央,前方与膀胱底和尿道相邻,后方贴近直肠(图 1-6-7)。阴道上端较宽阔,连接子宫颈阴道部,两者间形成环状间隙,称**阴道穹**。阴道口开口于阴道前庭。处女的阴道口周围有处女膜附着。

五、外生殖器

女性外生殖器又称**女阴**(图 1-6-10),包括以下各部分:**阴阜**、**大阴唇**、**小阴唇**、**阴道前庭**、阴蒂、前庭球和前庭大腺。

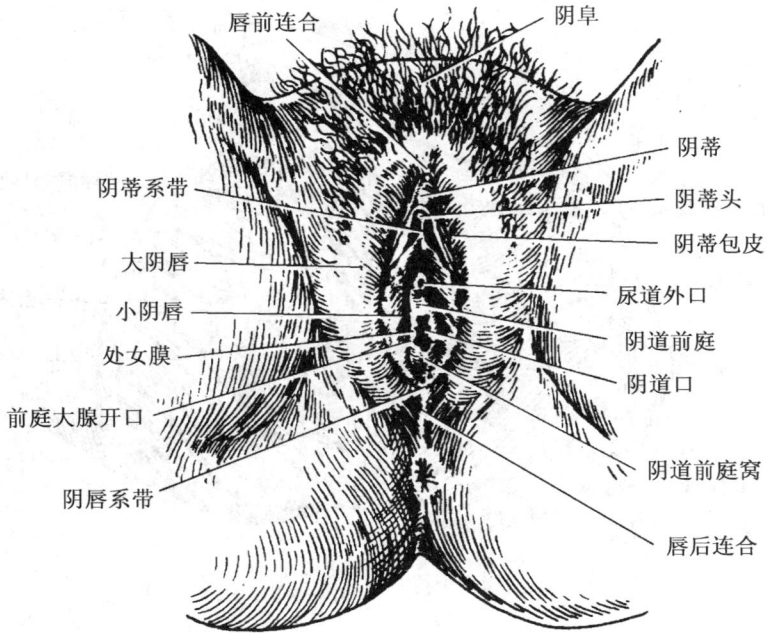

图 1-6-10　女性外生殖器

第三节　会阴和乳房

一、会阴

会阴(perineum)有广义和狭义之分(图 1-6-11)。广义的会阴是指封闭小骨盆下口的所有软组织。狭义的会阴在男性是指阴茎根后端与肛门之间的狭小区域(图 1-6-12);女性即产科会阴,是指阴道后端与肛门之间狭小区域的软组织(图 1-6-13)。

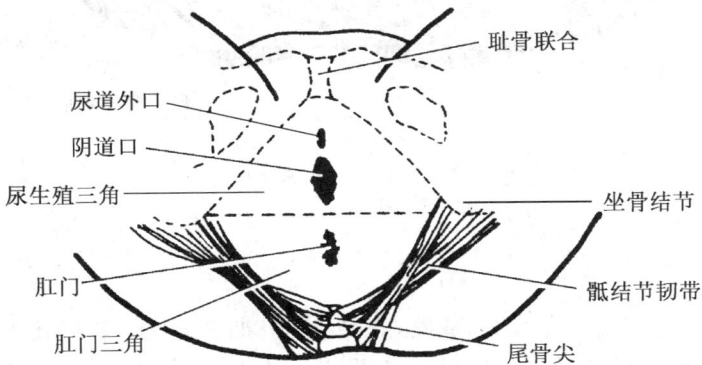

图 1-6-11　会阴的分区(示意图)

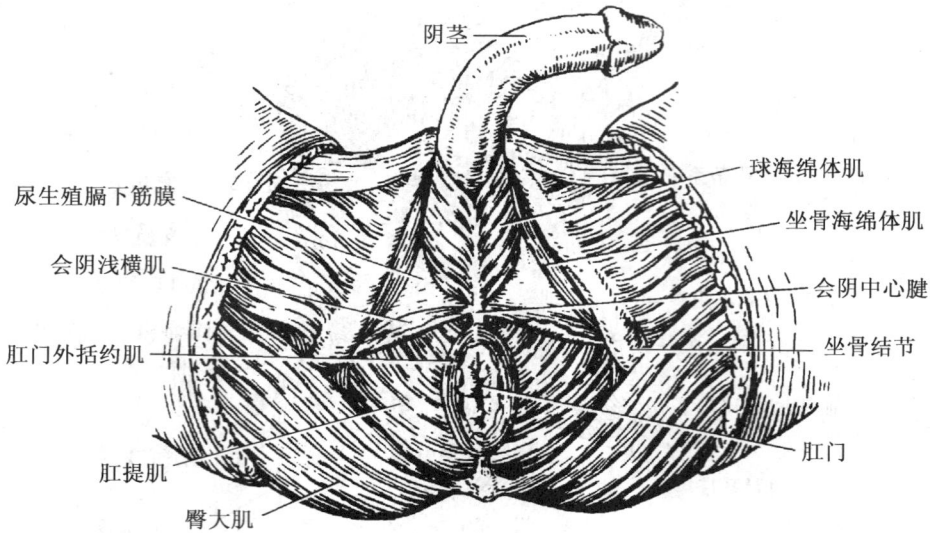

图 1-6-12 男性会阴肌

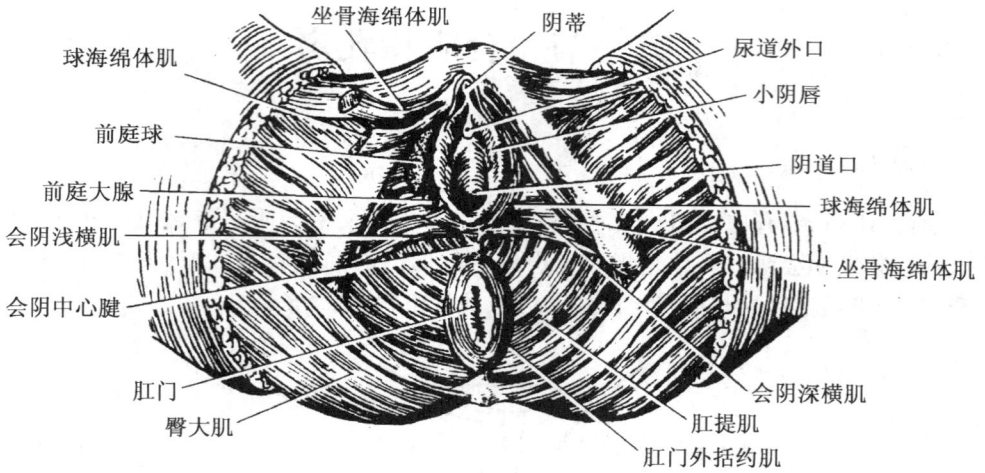

图 1-6-13 女性会阴肌

二、乳房

女性乳房于青春期后开始发育、成熟,妊娠和哺乳期有分泌活动。男性乳房不发达。

乳房位于胸前部,胸大肌和胸筋膜的表面(图1-6-14,15),成年未产妇女的乳房呈半球形,乳房中央为乳头,其顶端有输乳管开口。乳头周围的环形色素沉着区,称乳晕。乳房内部主要由乳腺、致密结缔组织和脂肪组织构成。

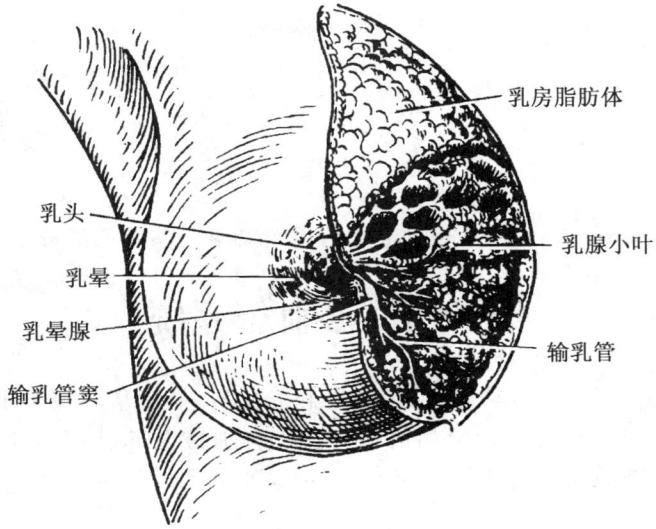

图 1-6-14　成年女性乳房

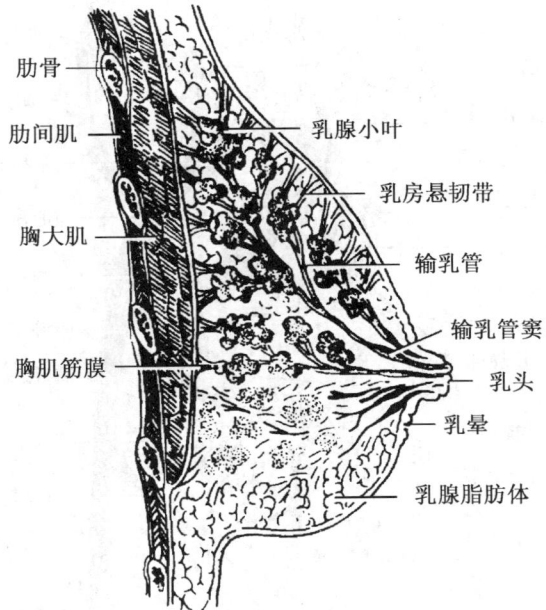

图 1-6-15　成年女性乳房(矢状切面)

（王海斌）

第七章

脉管系统

脉管系统（angiological system）包括心血管系统和淋巴系统两部分。

第一节　心血管系统

心血管系统包括心和血管（动脉、毛细血管和静脉）。血液从心室泵出，经动脉、毛细血管、静脉，最后返回心房，这样周而复始的循环流动称**血液循环**（图 1-7-1）。按循环途径不同，可分为体循环和肺循环，两者间互相连续，循环同时进行。当血液从左心室射入主动脉，

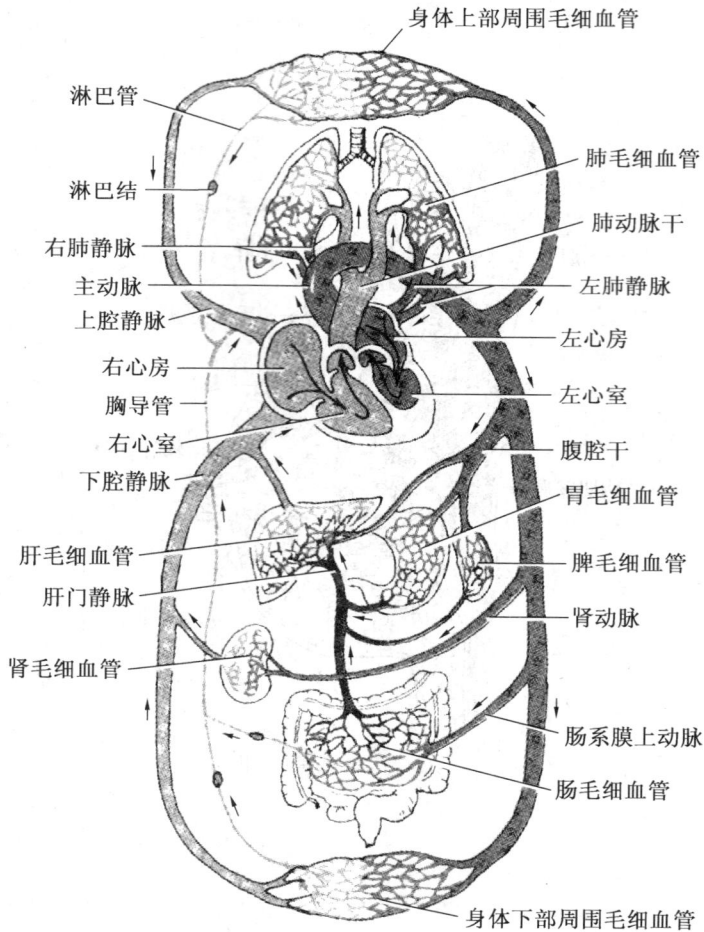

图 1-7-1　血液循环示意图

经主动脉的各级分支到达全身毛细血管,血液在毛细血管与组织和细胞之间进行物质和气体交换,再经过各级静脉回流,最后汇入上、下腔静脉和冠状窦返回右心房,这一途径的血液循环称**体循环(大循环)**。而血液从右心室搏出,经肺动脉干及其各级分支到达肺泡毛细血管,血液在此进行气体交换,即排出二氧化碳,吸入氧气,成为氧饱和的动脉血,然后再经肺静脉返回左心房,这一途径的血液循环称**肺循环(小循环)**。

一、心

(一)心的位置和外形

心位于胸腔的纵隔内,约 2/3 在正中线左侧,1/3 在正中线右侧。心呈圆锥形,有一尖、一底、二面、三缘和三沟(图 1-7-2)。**心尖**朝向左前下方。心底朝向右后上方,与出入心的大血管相连。前面称胸肋面,与胸骨体和肋软骨相邻。下面称膈面,与膈相邻。心的右缘主要由右心房构成,左缘大部分由左心室构成,下缘大部分由右心室构成。心的表面有一条成环形的沟,称为**冠状沟**,是心房与心室在心表面的分界标志。在心的胸肋面和膈面各有一条纵行的浅沟,分别称为**前室间沟**和**后室间沟**。以上三条沟内均有心的血管经过,并有脂肪填充。

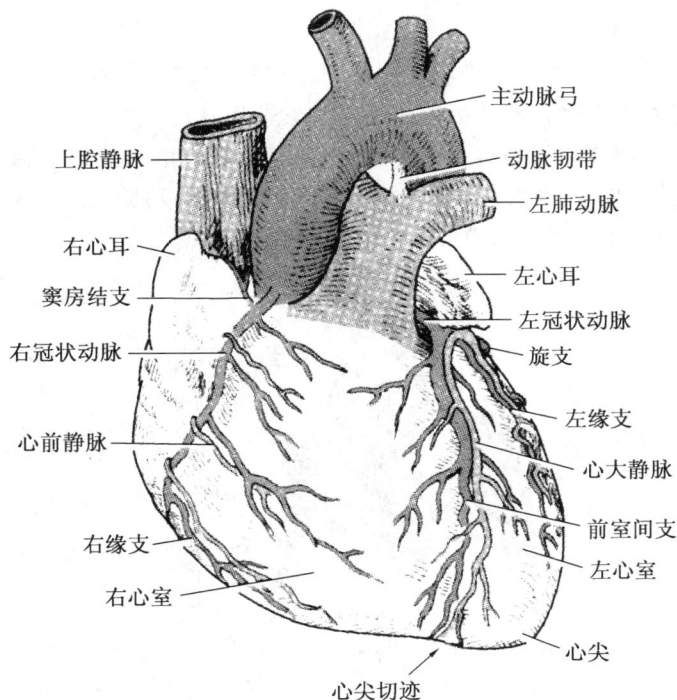

图 1-7-2 心的外形和血管

(二)心腔的形态结构

1. **右心房** 构成心的右上部,其向左前方的突出部分称**右心耳**。右心房有三个入口:上壁有**上腔静脉口**,下壁有**下腔静脉口**,在下腔静脉口与右房室口之间有一较小口,称**冠状窦口**,心壁的静脉血主要经此口回流到右心房。右心房有一个出口,位于右心房的前下部,称**右房室口**。在房间隔的下部有一浅窝,称**卵圆窝**(图 1-7-3)。

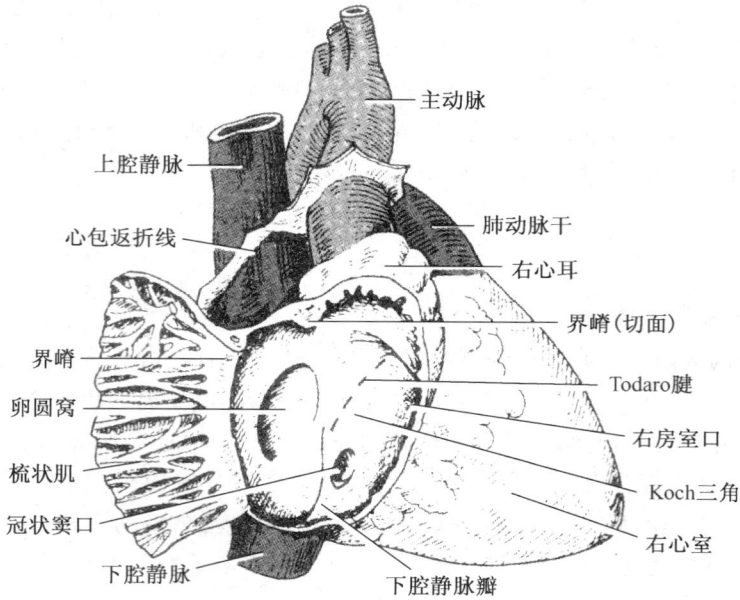

图 1-7-3　右心房

2. **右心室**　位于右心房的左前下方,其入口为**右房室口**,口的周缘有三片近似三角形的瓣膜,称**三尖瓣(右房室瓣)**,瓣膜的游离缘借腱索连于从心室壁上隆起的乳头肌。当心室收缩时,血液推动右房室瓣,使其对合,封闭右房室口。右心室的上端有**肺动脉口**,通向肺动脉干。肺动脉口周缘附有三个袋口向上的半月形瓣膜,称**肺动脉瓣**,当心室舒张时,瓣膜关闭,阻止肺动脉干内的血液逆流入右心室(图 1-7-4)。

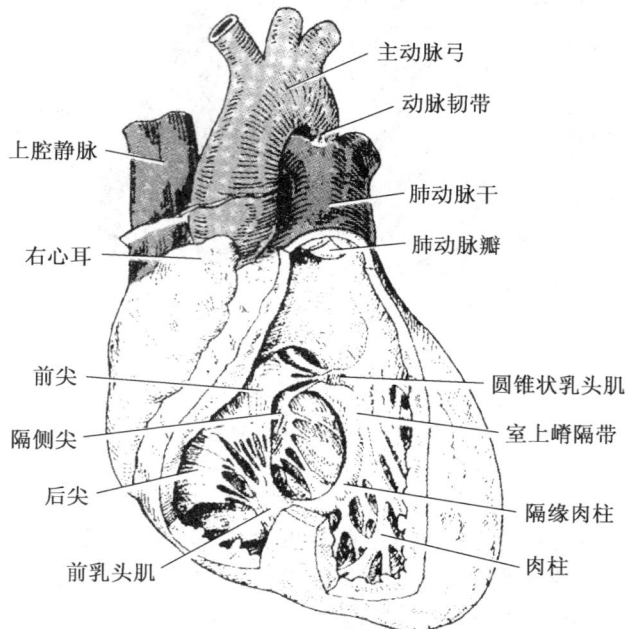

图 1-7-4　右心室

3. **左心房**　是构成心底的大部,前部向左前突出的部分称**左心耳**。后方两侧有左、右肺上、肺下静脉 4 个入口,称**肺静脉口**,在前下方有通向左心室的左房室口(图 1-7-5)。

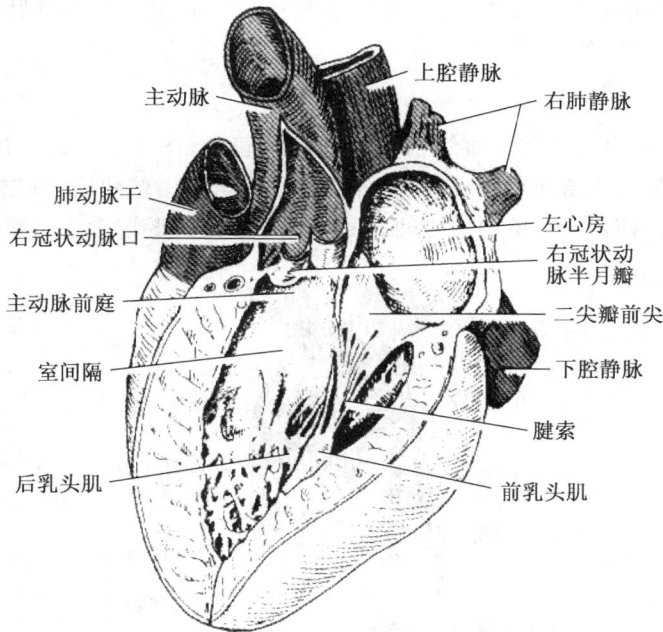

图 1-7-5　左心房和左心室

4. **左心室**　壁厚约为右心室的 3 倍,左房室口为其入口,口周缘有 2 片近似三角形的瓣膜,称**二尖瓣(左房室瓣)**,瓣膜的游离缘借腱索连于乳头肌,其功能与右房室瓣相同。左房室口的前内侧有一出口,称**主动脉口**,口的周围也有三个袋口向上的半月形瓣膜,称**主动脉瓣**,其形态和功能与肺动脉瓣相同(图 1-7-5)。

（三）心传导系统

心的传导系统位于心壁内(图 1-7-6),由特殊分化的心肌细胞组成,具有产生兴奋、传导冲动和维持心正常节律性搏动的功能,包括**窦房结、房室结、房室束、左、右束支**和**浦肯野(Purkinje)纤维网**。窦房结呈长梭形,位于上腔静脉与右心耳交界处的心外膜深面,是心的正常起搏点。

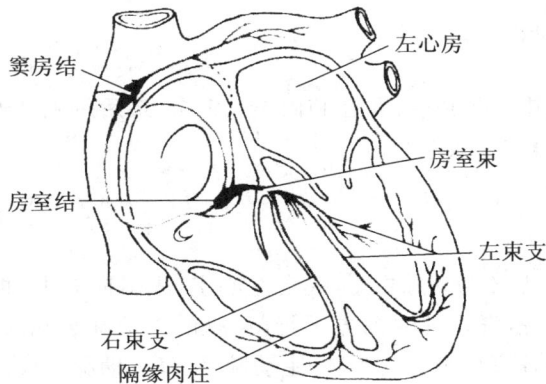

图 1-7-6　心脏传导系统模式图

（四）心的血管

1. 动脉　供应心的动脉是**左、右冠状动脉**（图 1-7-2），均发自升主动脉起始部。

2. 静脉　心的静脉与动脉相伴行，心的静脉血通过心大、中、小静脉汇入**冠状窦**，再经冠状窦口注入右心房（图 1-7-2）。

（五）心包

心包是包裹心和出入心的大血管根部的纤维浆膜囊（图 1-7-7）。心包分内、外两层，外层为纤维心包，是坚韧的结缔组织囊；内层为浆膜心包，分脏、壁两层，脏层位于心的表面，壁层位于纤维心包的内面。脏、壁两层之间的腔隙称**心包腔**。腔内含少量浆液，起润滑作用。

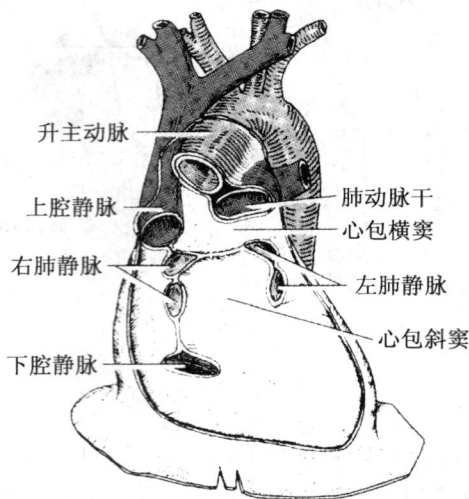

图 1-7-7　心包

二、肺循环的动脉

肺动脉干位于心包内，为一短而粗的动脉干，起自右心室，分为左、右肺动脉，经左、右肺门，将血液送入肺（图 1-7-2）。在肺动脉干分叉处稍左侧与主动脉弓下缘之间，有一结缔组织索，称**动脉韧带**。

三、肺循环的静脉

肺静脉起自肺泡周围毛细血管网，在肺内逐级汇合，最后每侧肺形成两条肺上静脉和肺下静脉，经肺门出肺将血液注入左心房。

四、体循环的动脉

主动脉（aorta）是体循环的动脉主干，起自左心室，先斜向右上，再弯向左后至第 4 胸椎体下缘水平（图 1-7-8）。沿脊柱的左前方下行，穿膈的主动脉裂孔入腹腔，继续下行至第 4 腰椎体下缘。根据其行程可分为升主动脉、主动脉弓、降主动脉三段。

升主动脉起始部有左、右冠状动脉发出。主动脉弓的凸侧自右向左分别发出头臂干、左

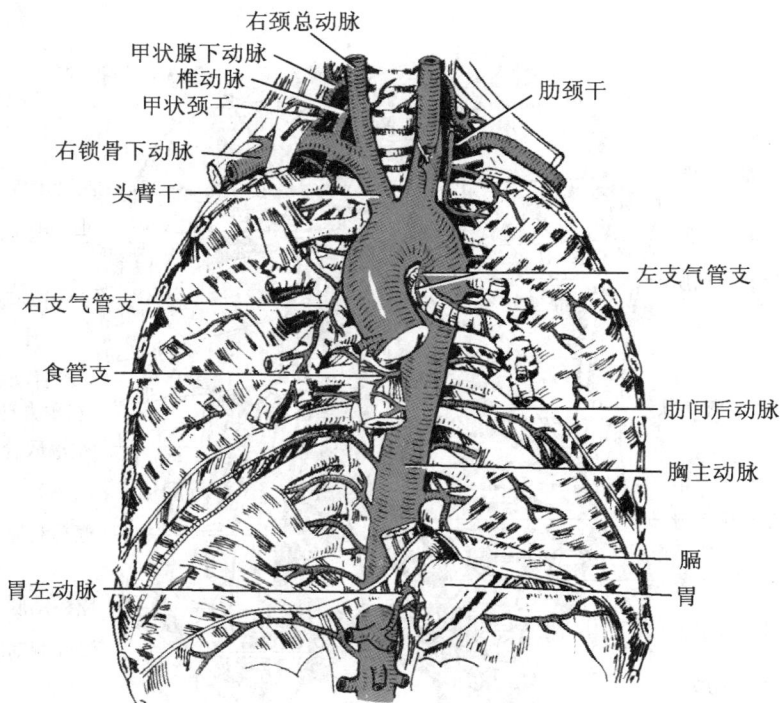

图 1-7-8　主动脉、上腔静脉及其属支

颈总动脉和左锁骨下动脉。头臂干粗而短,在右侧胸锁关节的后方,分为右颈总动脉和右锁骨下动脉。**降主动脉**在第 4 腰椎体下缘分为左、右髂总动脉。而降主动脉又以膈为界分为**胸主动脉**和**腹主动脉**(图 1-7-9)。

（一）颈总动脉

颈总动脉是颈部动脉的主干。右颈总动脉起自头臂干；左颈总动脉直接起自主动脉弓。两侧颈总动脉均经胸锁关节的后方,上行于气管、食管和喉的外侧,至甲状软骨上缘平面分为颈外动脉和颈内动脉。位于颈总动脉末端和颈内动脉起始处膨大的结构,窦壁内有压力感受器,称**颈动脉窦**。当动脉血压升高时,刺激压力感受器,可反射性地引起心跳减慢,末梢血管扩张等,从而引起血压下降。位于颈内、外动脉分叉处后方,呈椭圆形小体,称**颈动脉小球**,是化学感受器,可感受血液中二氧化碳分压、氧分压和氢离子浓度的变化。

1. **颈外动脉**　自颈总动脉分出后,位于颈内动脉的内侧,在胸锁乳突肌深面上行,穿腮腺实质,至下颌颈处分为**颞浅动脉**和**上颌动脉**两个终支(图 1-7-10)。其主要分支还有**甲状腺上动脉、舌动脉**和**面动脉**。

2. **颈内动脉**　自颈总动脉分出后,位于颈外动脉的外侧,向上经颈动脉管入颅腔,分布于脑和视器。

（二）锁骨下动脉

锁骨下动脉左侧起自主动脉弓,右侧起自头臂干。先向外上至颈根部,经胸膜顶前方,穿斜角肌间隙,至第 1 肋外缘移行为腋动脉(图 1-7-11)。其主要分布于脑、颈、肩和胸壁等处,其主要分支包括**椎动脉、胸廓内动脉**和**甲状颈干**。

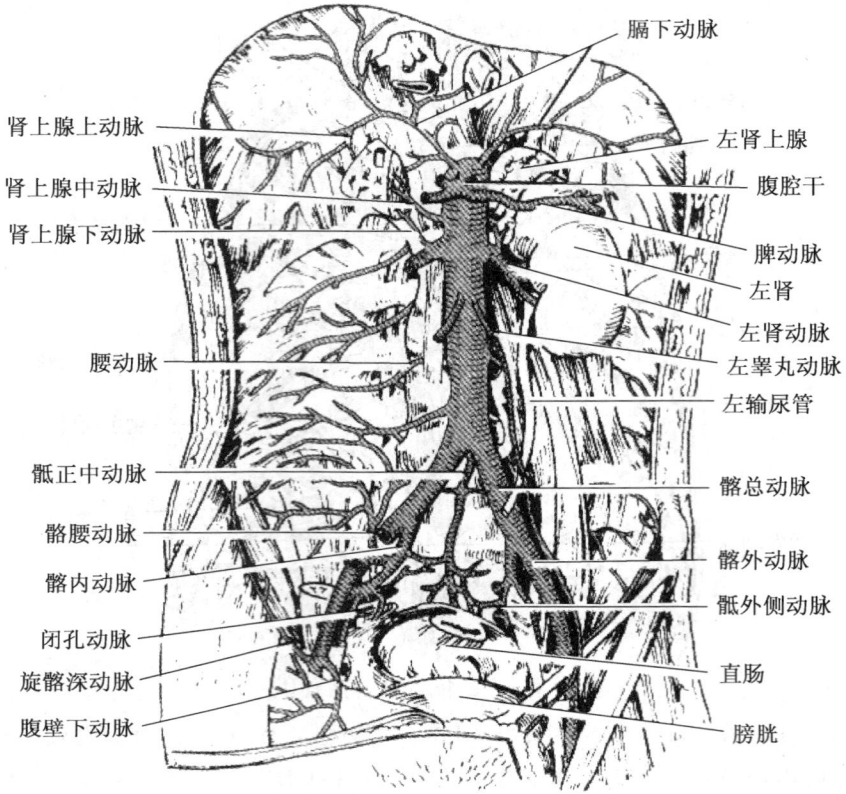

图 1-7-9　腹主动脉及其分支

膈下动脉

肾上腺上动脉　　　　　　　　　　　左肾上腺
肾上腺中动脉　　　　　　　　　　　腹腔干
肾上腺下动脉　　　　　　　　　　　脾动脉
　　　　　　　　　　　　　　　　　左肾
　　　　　　　　　　　　　　　　　左肾动脉
腰动脉　　　　　　　　　　　　　　左睾丸动脉
　　　　　　　　　　　　　　　　　左输尿管
骶正中动脉　　　　　　　　　　　　髂总动脉
髂腰动脉
髂内动脉　　　　　　　　　　　　　髂外动脉
闭孔动脉　　　　　　　　　　　　　骶外侧动脉
旋髂深动脉　　　　　　　　　　　　直肠
腹壁下动脉　　　　　　　　　　　　膀胱

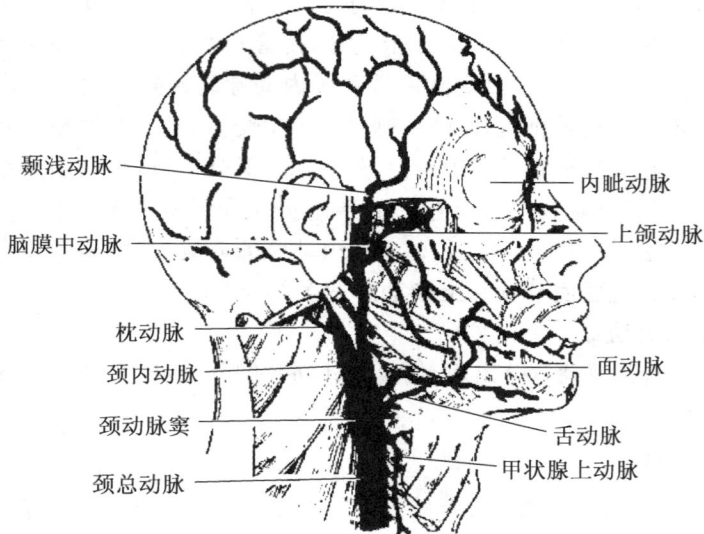

图 1-7-10　颈外动脉及其分支

颞浅动脉　　　　　　　　　　　　　内眦动脉
脑膜中动脉　　　　　　　　　　　　上颌动脉
枕动脉
颈内动脉　　　　　　　　　　　　　面动脉
颈动脉窦　　　　　　　　　　　　　舌动脉
颈总动脉　　　　　　　　　　　　　甲状腺上动脉

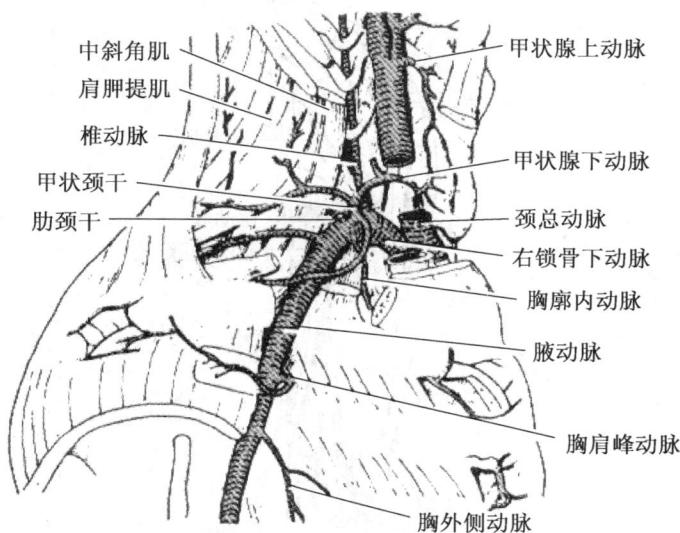

图 1-7-11　锁骨下动脉及其分支

（三）腋动脉

腋动脉是锁骨下动脉在腋窝的延续（图 1-7-12）。

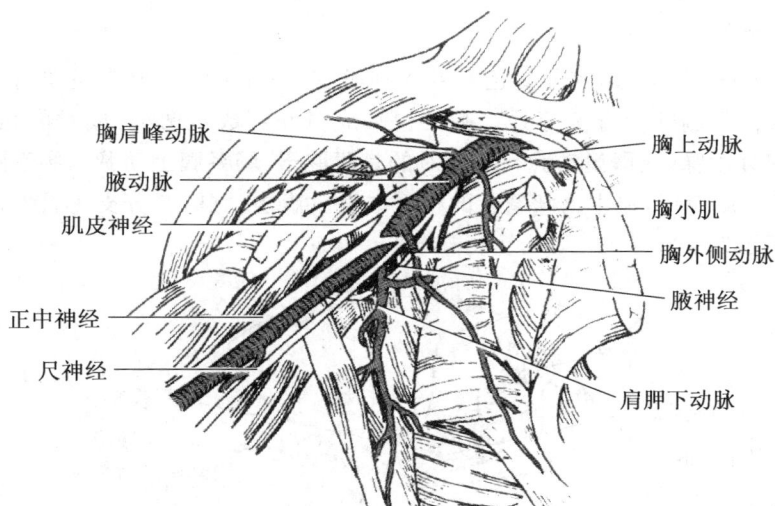

图 1-7-12　腋动脉及其分支

肱动脉是腋动脉在臂部的延续，其沿肱二头肌内侧沟下行至肘窝深面，分为**桡动脉**和**尺动脉**（图 1-7-13）。肱动脉的主要分支为**肱深动脉**。

（四）胸主动脉

胸主动脉位于脊柱左前方，其分支有壁支和脏支。

1. 壁支　主要为**肋间后动脉**，位于肋间隙内，沿肋沟走行。走行在第 12 肋下缘的 1 对称**肋下动脉**。壁支均分布于胸壁、腹壁上部、背部和脊髓等处。

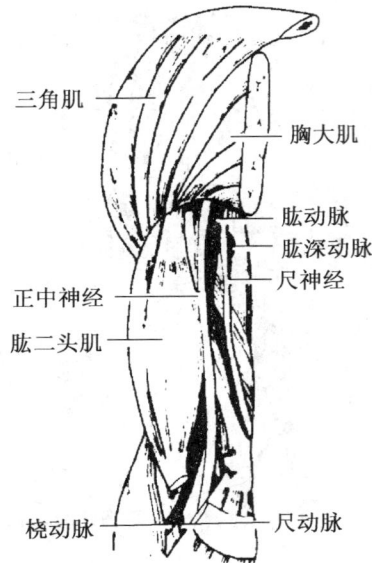

图 1-7-13 肱动脉

2. 脏支 主要有**支气管支**、**食管支**和**心包支**,均较细小,分别分布于各级支气管、食管和心包等处。

（五）腹主动脉

腹主动脉位于脊柱前方,其分支也有壁支和脏支(图 1-7-9)。壁支主要有四对**腰动脉**,分布于腰部、腹前外侧壁和脊髓等处。脏支包括成对和不成对两类,成对的是**肾上腺中动脉**、**肾动脉**和**睾丸动脉**(或**卵巢动脉**);不成对的是**腹腔干**、**肠系膜上动脉**和**肠系膜下动脉**。

1. **腹腔干** 粗而短,在主动脉裂孔的稍下方发自腹主动脉,其分支为胃左动脉、肝总动脉和脾动脉(图 1-7-14)。

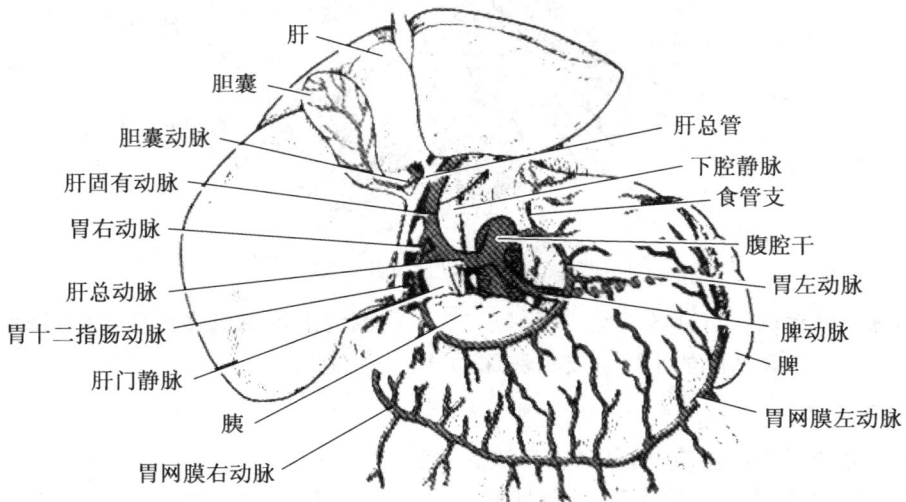

图 1-7-14 腹腔干及其分支

2. **肠系膜上动脉**　发自腹腔干的稍下方,经胰头与十二指肠水平部之间,进入肠系膜根内,斜向右下行至右髂窝(图1-7-15),其主要分支包括**空肠动脉**、**回肠动脉**、**回结肠动脉**、**右结肠动脉**和**中结肠动脉**。

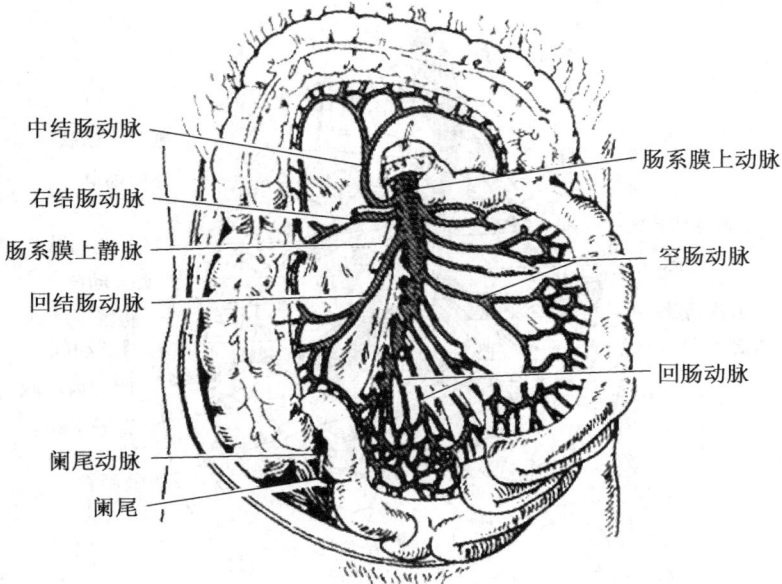

图 1-7-15　肠系膜上动脉及其分支

3. **肠系膜下动脉**　约在第3腰椎平面发出,向左下方进入乙状结肠系膜内(图1-7-16),其分支有**左结肠动脉**、**乙状结肠动脉**和**直肠上动脉**。

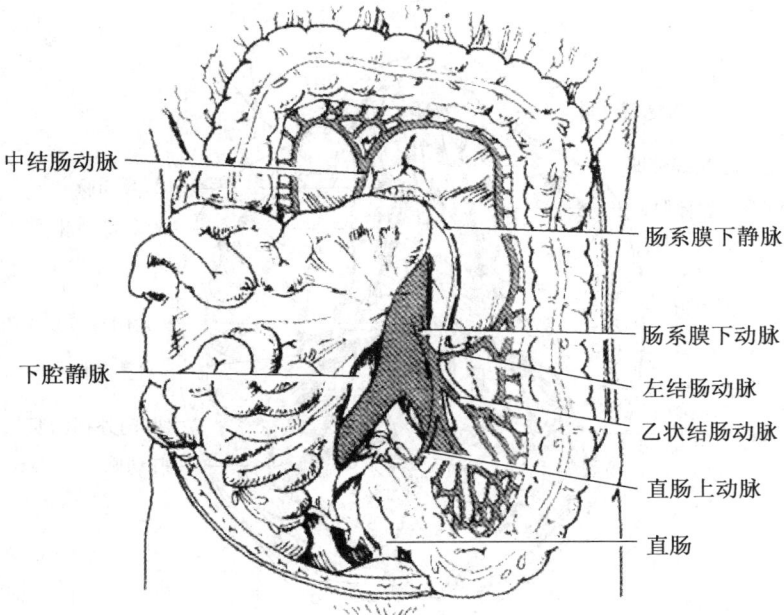

图 1-7-16　肠系膜下动脉及其分支

（六）髂内动脉

髂内动脉为一短干，沿盆腔侧壁下行，发出壁支和脏支（图 1-7-17）。壁支包括**闭孔动脉**、**臀上动脉**和**臀下动脉**；脏支有**子宫动脉**、**直肠下动脉**和**阴部内动脉**（图 1-7-18）。

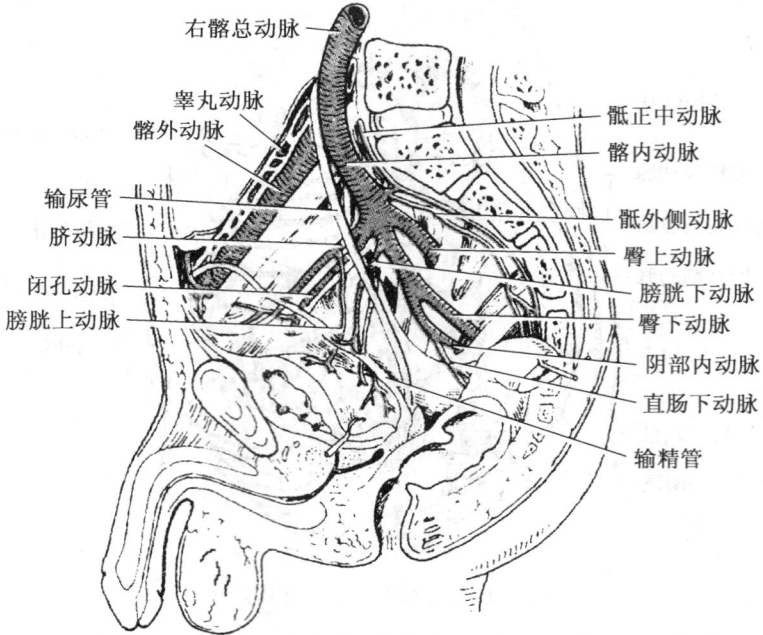

图 1-7-17　髂内动脉及其分支

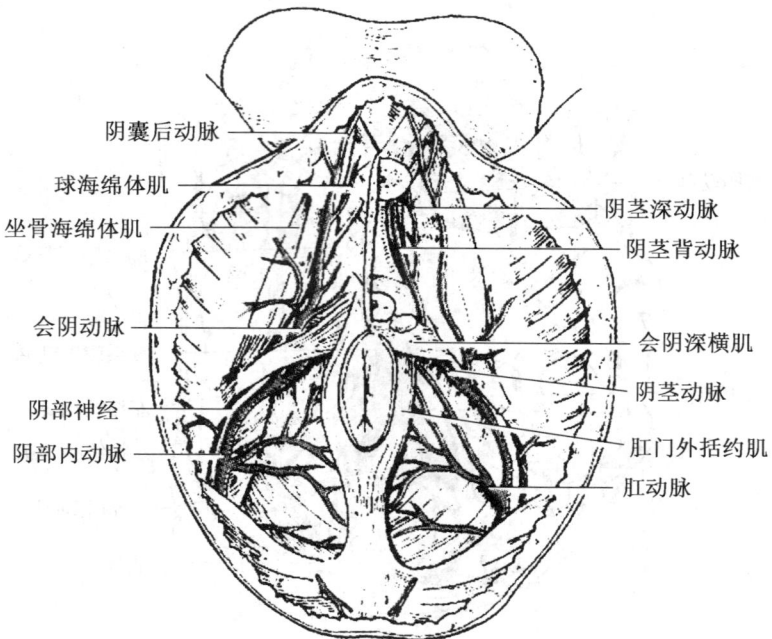

图 1-7-18　阴部内动脉及其分支

（七）髂外动脉

髂外动脉在腹股沟韧带的上方发出腹壁下动脉。

1. **股动脉**　是髂外动脉在股部的延续（图 1-7-19），其分支有**股深动脉**。

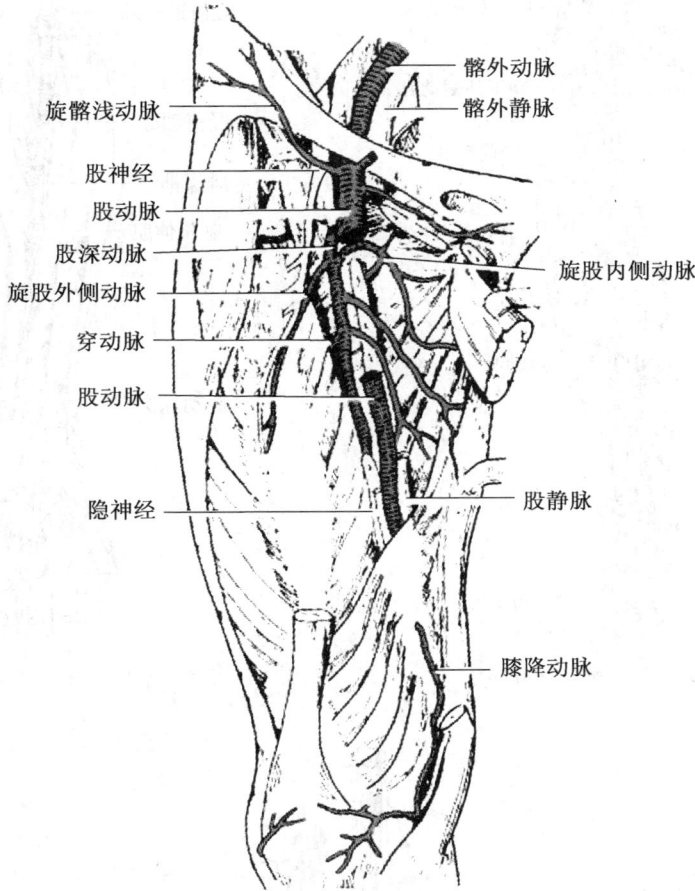

图 1-7-19　股动脉及其分支

2. **腘动脉**　是股动脉在腘窝的延续（图 1-7-20，21），其在腘窝下分出**胫前动脉**和**胫后动脉**两分支。

五、体循环的静脉

静脉（vein）起于毛细血管的静脉端，是引血液流回心房的血管。静脉在向心汇集过程中，不断接受属支，其管径由细变粗，静脉在结构或配布上与伴行动脉之比有以下特点：① 数量较多，管径较粗，管腔较大，管壁较薄，压力较低，弹性较小，血流缓慢；② 分浅、深两类静脉；③ 静脉的吻合比动脉丰富，在浅静脉间，深静脉间，浅、深静脉之间均有广泛的吻合，如手背静脉网、食管静脉丛等；④ **静脉瓣**成对，呈半月形，游离缘朝向心（图 1-7-22），以防止血液逆流，四肢静脉瓣膜较多。

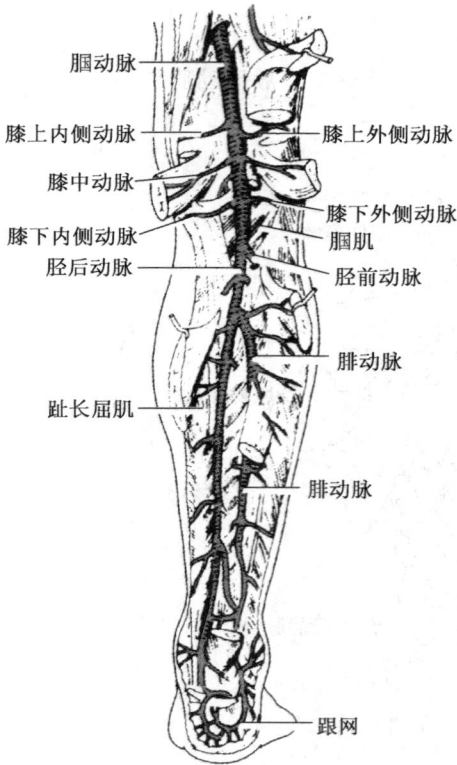

图 1-7-20 腘动脉及其分支

腘动脉
膝上内侧动脉
膝中动脉
膝下内侧动脉
胫后动脉
趾长屈肌

膝上外侧动脉
膝下外侧动脉
腘肌
胫前动脉
腓动脉
腓动脉
跟网

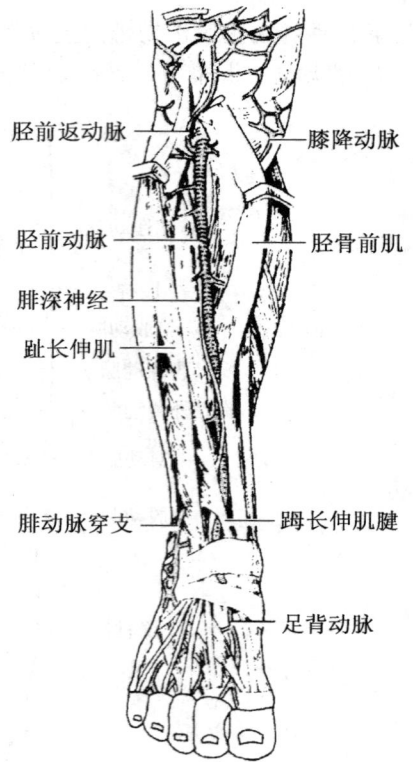

图 1-7-21 胫前动脉

胫前返动脉
胫前动脉
腓深神经
趾长伸肌
腓动脉穿支

膝降动脉
胫骨前肌
拇长伸肌腱
足背动脉

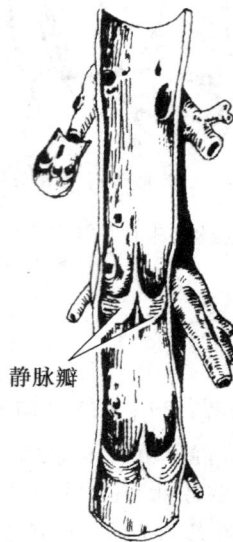

图 1-7-22 静脉瓣

静脉瓣

体循环的静脉可分为上腔静脉系、下腔静脉系和心静脉系。

（一）上腔静脉系

上腔静脉系由上腔静脉及其属支所组成，其收集头颈部、上肢、胸壁和部分胸腔器官以及腹后壁等处的静脉血。

上腔静脉（superior vena cava）：由左、右头臂静脉汇合而成，沿升主动脉右侧下行，注入右心房，在入右心房前有奇静脉注入。**头臂静脉**，左右各一，在胸锁关节后方由同侧的颈内静脉与锁骨下静脉汇合而成，两静脉汇合处称静脉角，是淋巴导管的注入部位。头臂静脉还接受椎静脉、胸廓内静脉、甲状腺下静脉等。

1. 头颈部的静脉　主要有**颈内静脉**和**颈外静脉**等（图 1-7-23）。**颈内静脉**为颈部最大的静脉干，至胸锁关节后方与锁骨下静脉汇合成头臂静脉，其最主要的属支是**面静脉**和**硬脑膜静脉窦**。颈外静脉，是锁骨下静脉的属支。

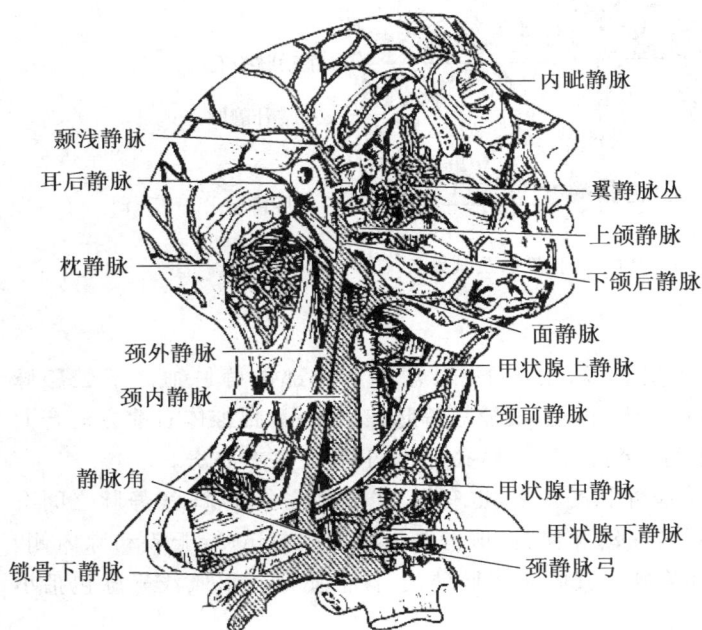

图 1-7-23　头颈部静脉

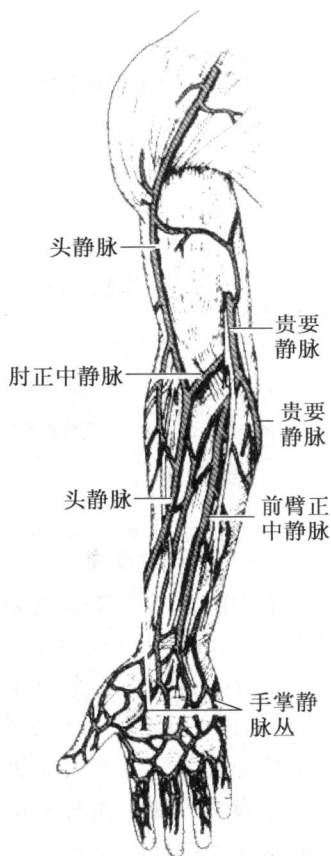

图 1-7-24　上肢浅静脉

2. 锁骨下静脉和上肢的静脉　上肢的静脉有深静脉和浅静脉之分。**锁骨下静脉**自第 1 肋外侧续于**腋静脉**，与同名动脉伴行，与颈内静脉在胸锁关节后方合成头臂静脉。其属支有腋静脉和颈外静脉。上肢深静脉：与同名动脉伴行，且多为两条。两条肱静脉在近腋窝处汇合成腋静脉，收集同名动脉分布区域的静脉血。腋静脉延续为锁骨下静脉。上肢浅静脉：位于皮下，起于丰富的指背浅静脉，并在手背部形成**手背静脉网**。上肢浅静脉比较恒定的有

3 条：**头静脉**、**贵要静脉**和**肘正中静脉**（图 1-7-24）。

3．胸部的静脉 胸部的静脉主干是**奇静脉**（图 1-7-25）。

4．椎静脉丛 分为**椎外静脉丛**和**椎内静脉丛**。

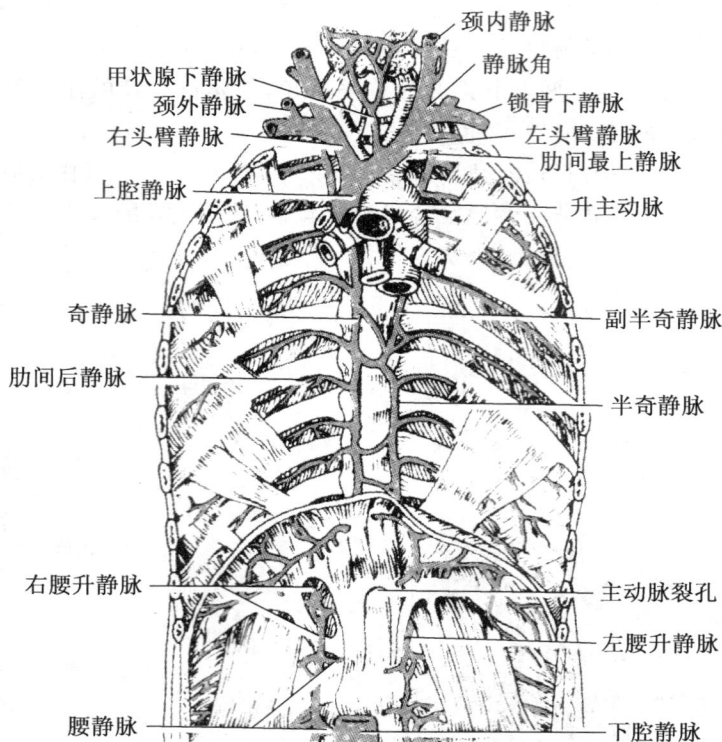

图 1-7-25 上腔静脉及其属支

（二）下腔静脉系

下腔静脉系由**下腔静脉**及其属支组成，收集下肢、盆部和腹部的静脉血。**下腔静脉**（inferior vena cava）是人体最大的静脉干，由**左**、**右髂总静脉**在第 4～5 腰椎体右前方汇合而成，沿脊柱右前方、腹主动脉右侧上行，穿膈的腔静脉孔进入胸腔，注入右心房。

1．下肢的静脉 下肢静脉比上肢静脉瓣膜多，也有深、浅静脉之分。深、浅静脉之间有丰富的交通支。下肢深静脉均与同名深动脉伴行，**股静脉**（femoral vein）行于股动脉内侧，向上至腹股沟韧带深面延续为髂外静脉。其收集下肢的浅、深静脉血。下肢浅静脉包括**小隐静脉**和**大隐静脉**及其属支（图 1-7-26）。

2．盆部的静脉 以髂总静脉及其属支为主干。

（1）**髂总静脉**：由髂内、外静脉在骶髂关节的前方汇合而成。髂总静脉由此斜向内上方，到第 5 腰椎平面，与对侧髂总静脉汇合成下腔静脉。

（2）**髂内静脉**：与同名动脉伴行，收集盆部的静脉血。

直肠静脉丛分布于直肠黏膜下组织及肌层外面，丛的上部、中部、下部分别合成**直肠上静脉**、**直肠下静脉**和**肛静脉**。

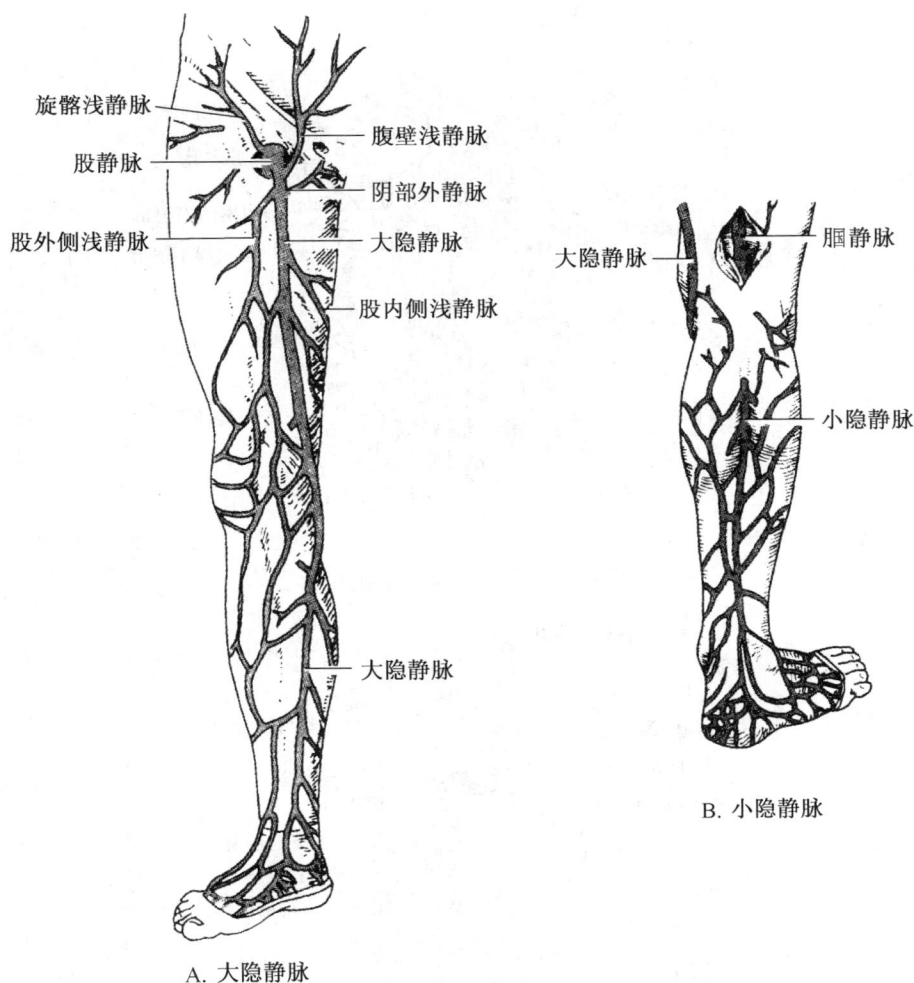

图 1-7-26　大、小隐静脉及其属支

（3）**髂外静脉**：髂外静脉是股静脉的直接延续，与同名动脉伴行，收集下肢及腹前壁的静脉血。

3. 腹部的静脉　腹部静脉分为壁支和脏支。壁支有膈下静脉、腰静脉和骶中静脉，均与同名动脉伴行。各腰静脉之间有纵行的腰升静脉沟通。左、右腰升静脉向上穿过膈分别延续为半奇静脉和奇静脉，向下与髂总静脉和髂腰静脉交通。脏支有：① **肾静脉**；② **睾丸静脉**；③ **肾上腺中静脉**；④ **肝静脉**；⑤ **肝门静脉系**。

肝门静脉系的主干是**肝门静脉**，由肠系膜上静脉和脾静脉会合而成，收集除肝以外的腹、盆腔不成对脏器的静脉血。其主要属支（图 1-7-27）有：**肠系膜上静脉**、**脾静脉**和**肠系膜下静脉**等。肝门静脉系通过**食管静脉丛**、**直肠静脉丛**和**脐周静脉网**三处，与上、下腔静脉系的吻合，即侧支吻合（图 1-7-28）。

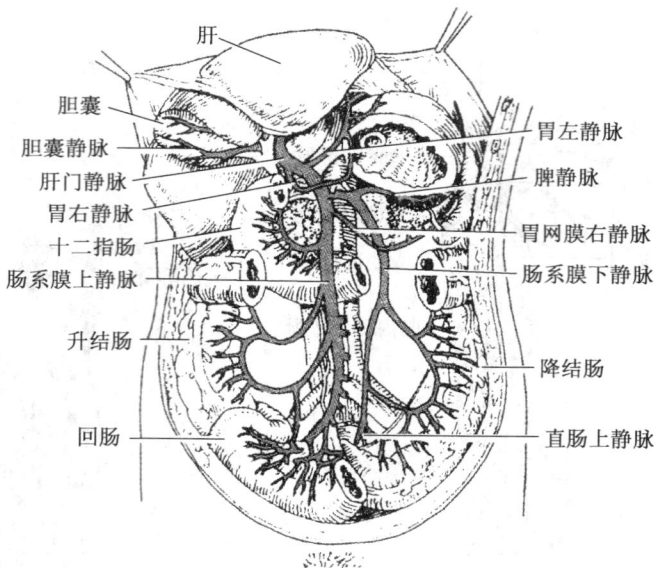

图 1-7-27　肝门静脉及其属支

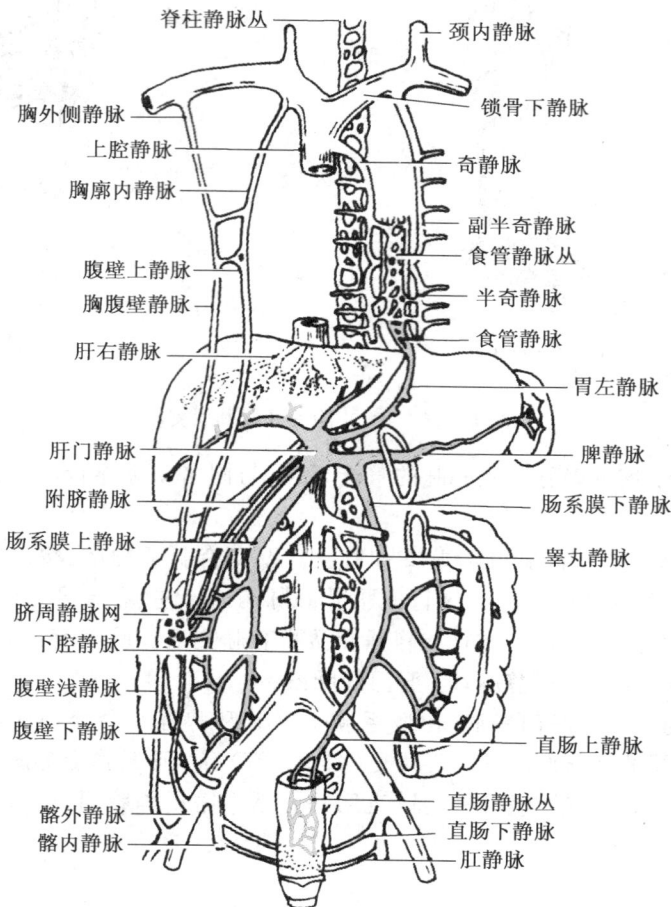

图 1-7-28　肝门静脉系与上、下腔静脉系的吻合模式图

第二节　淋巴系统

淋巴系统(lymphatic system)由淋巴管道、淋巴器官和淋巴组织组成(图 1-7-29)。淋巴系统内流动着的液体是淋巴液,简称**淋巴**。但是,自小肠绒毛内的中央乳糜池至胸导管的淋巴管道中的淋巴因含脂肪微粒呈乳白色,故称**乳糜**。

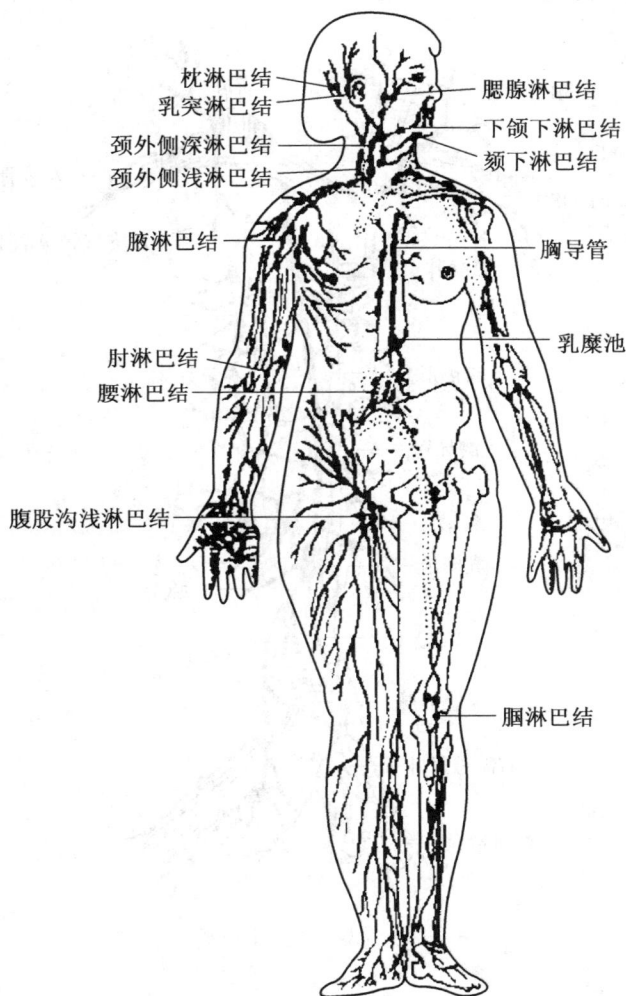

图 1-7-29　全身淋巴管和淋巴结示意图

一、淋巴管道

淋巴管道包括毛细淋巴管、淋巴管、淋巴干和淋巴导管。

(一)毛细淋巴管

毛细淋巴管的通透性大于毛细血管,一些大分子物质如肿瘤细胞、细菌、异物和蛋白质等容易进入毛细淋巴管。

（二）淋巴管

淋巴管由毛细淋巴管汇合而成。管壁结构与静脉相似，但其管径细，管壁薄，瓣膜多，所以其外形呈串珠状。淋巴管分为浅、深两种。淋巴管在向心行程中要经过一个或多个淋巴结。

（三）淋巴干

淋巴管经由一系列淋巴结，最后汇合成 9 条大的**淋巴干**，即左、右腰干，左、右支气管纵隔干，左、右锁骨下干，左、右颈干和 1 条肠干（图 1-7-30）。

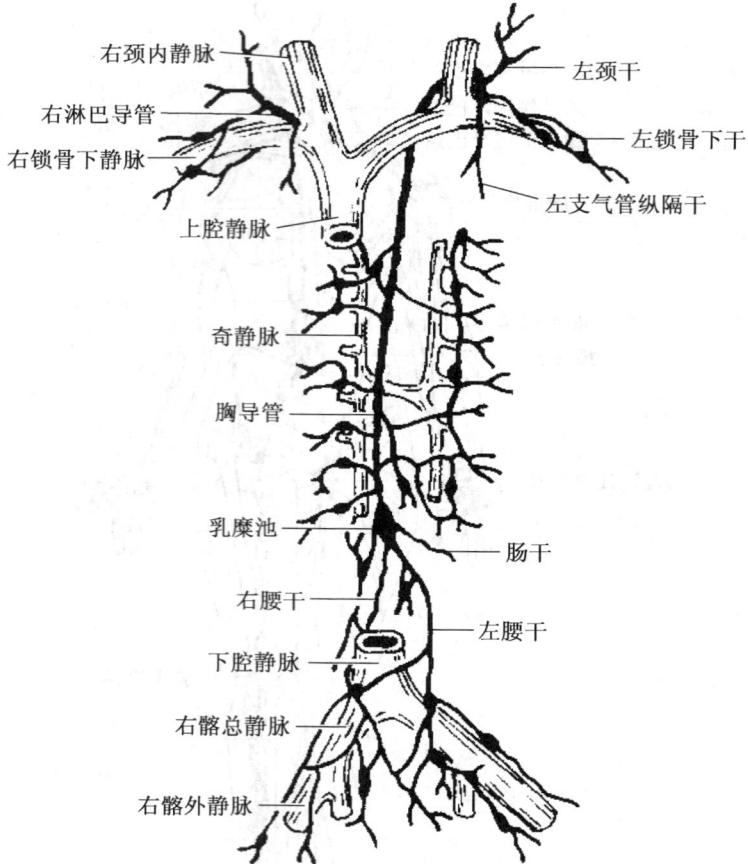

图 1-7-30　淋巴干及淋巴导管

（四）淋巴导管

淋巴导管由淋巴干汇合而成，共 2 条，即胸导管和右淋巴导管（图 1-7-31）。

1. **胸导管**（thoracic duct）　是全身最大的淋巴管道，起于第 1 腰椎体前方的乳糜池（由左、右腰干和肠干汇合而成），穿经膈的主动脉裂孔入胸腔，在食管后方，沿脊柱的前面上行，至颈根部行向左侧，注入左静脉角。沿途收纳左颈干、左锁骨下干和左支气管纵隔干。

2. **右淋巴导管**　很短，由右颈干、右锁骨下干和右支气管纵隔干汇合而成，注入右静脉角。

右淋巴导管 —— 　　　　　　　　　　—— 左静脉角

胸导管

肋间淋巴结 ——

乳糜池
右腰干 ——　　　　　　　　　　—— 肠干
　　　　　　　　　　　　　　　　—— 左腰干
　　　　　　　　　　　　　　　　—— 腰淋巴结

髂总淋巴结 ——

髂内淋巴结 ——
骶淋巴结 ——　　　　　　　　—— 髂外淋巴结
腹股沟深淋巴结 ——
　　　　　　　　　　　　　　—— 腹股沟浅淋巴结

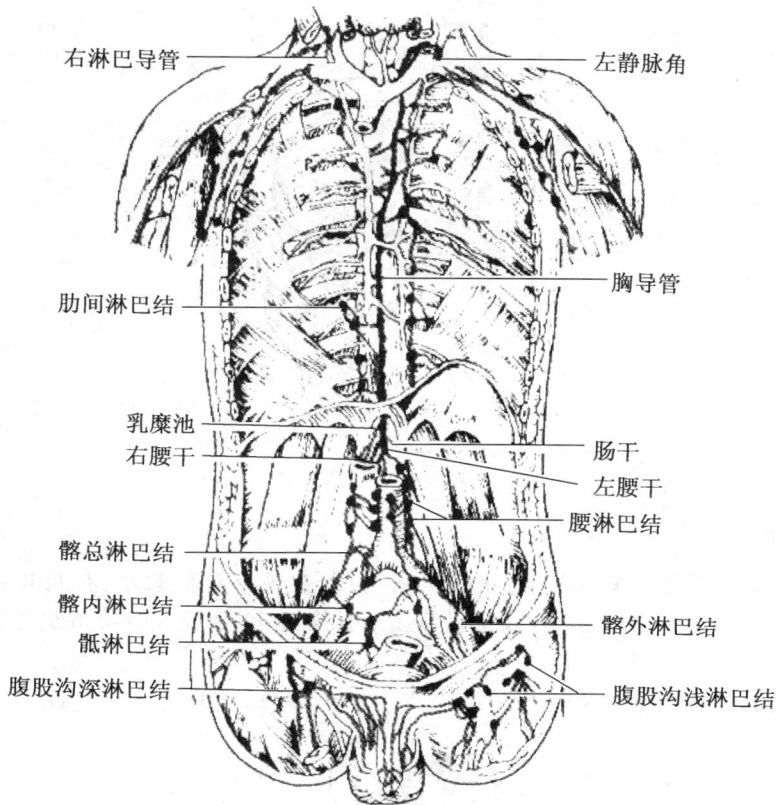

图 1-7-31　胸导管和腹、盆腔淋巴结

二、淋巴器官

淋巴器官包括淋巴结、脾和胸腺。

（一）淋巴结

淋巴结大多呈椭圆形或圆形，灰红色，质较软。淋巴结的一侧凹陷，称**淋巴结门**，有 1～2 条输出淋巴管、血管和神经出入，淋巴结的凸缘，有数条输入淋巴管进入。

人体各部主要的淋巴结位置和引流：淋巴结一般沿血管成群分布于人体较隐蔽的部位，收纳一定范围的淋巴。人体皮下可触及的主要淋巴结有**下颌下淋巴结**、**颈外侧浅淋巴结**、**腋淋巴结群**和**腹股沟浅淋巴结**等。

淋巴结具有滤过淋巴、参与免疫和产生 B 淋巴细胞的功能。

（二）脾

脾（spleen）是人体最大的淋巴器官，位于左季肋区，正常时左肋弓下缘不能触及。脾为暗红色，呈扁椭圆形，质软且脆（图 1-7-32）。脾的膈面隆凸光滑，与膈相贴；脏面凹陷，中央处有**脾门**，是血管、神经和淋巴管出入的部位。

脾具有滤血、参与免疫、产生 B 淋巴细胞和储血的功能。

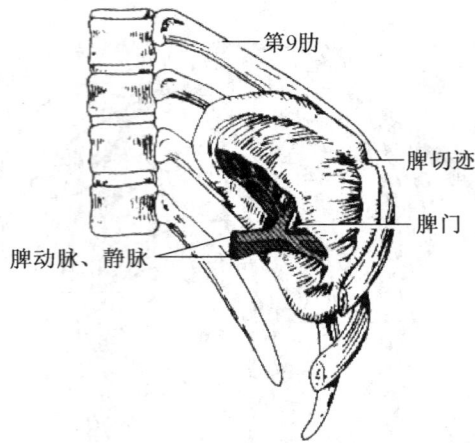

图 1-7-32 脾

（三）胸腺

胸腺（thymus）位于胸骨柄后方，上纵隔的前部，分为不对称的左、右两叶。新生儿和幼儿较大，性成熟后最大，重达 25～40g。以后逐渐萎缩退化，到成人时腺组织常被结缔组织所代替（图 1-7-33）。

胸腺具有培育并向周围淋巴器官（淋巴结、脾和扁桃体）和淋巴组织输送 T 细胞的功能。

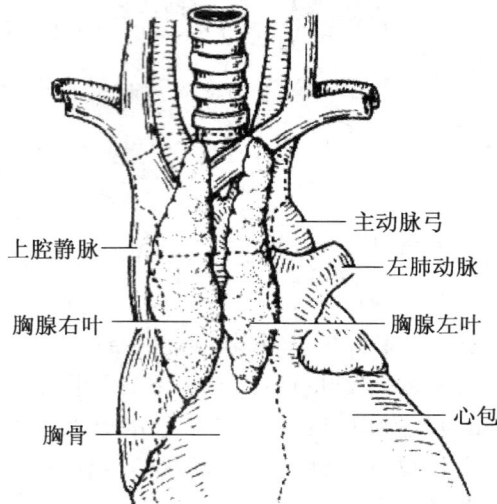

图 1-7-33 胸腺

（田菊霞）

第八章

感 觉 器

眼和耳是专门感受特定刺激的器官,这类由特殊感受器及其附属结构组成,专门感受特定刺激的器官称**感觉器**(sensory organs)。

第一节 视 器

视器(visual organ)又称**眼**,是感受可见光刺激的视觉器官,包括**眼球**和**眼副器**两部分。

一、眼球

眼球(eyeball)位于眶内,略呈球形,其后面借视神经与脑相连,眼球由眼球壁和眼球内容物构成(图 1-8-1)。

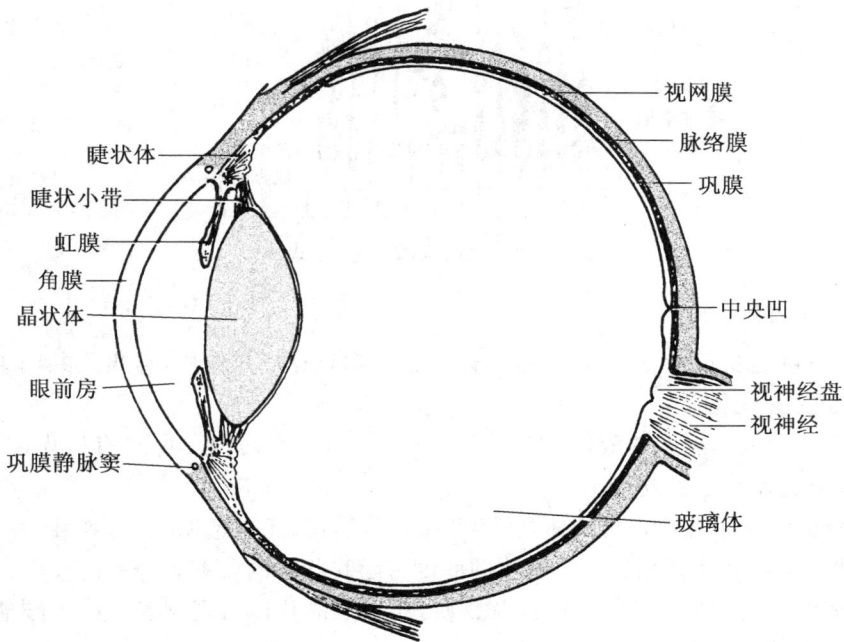

图 1-8-1　眼球(模式图)

（一）眼球壁

眼球壁由外向内依次分为纤维膜、血管膜和视网膜三层。

1. **纤维膜** 为眼球壁的外层,具有维持眼球形态和保护眼球内容物的作用。眼球纤维膜的前 1/6 称**角膜**,无色透明,无血管,但有丰富的神经末梢,具有折光作用;后 5/6 称**巩膜**,呈乳白色。巩膜与角膜交界处的深部有一环行小管,称**巩膜静脉窦**。

2. **血管膜** 为眼球壁的中层,含有丰富的血管和色素细胞,呈棕黑色,它由前向后分为虹膜、睫状体和脉络膜三部分。① **虹膜**,位于角膜的后方,呈圆盘状,中央的圆孔称瞳孔(围绕瞳孔呈环状排列的称瞳孔括约肌;瞳孔周缘向外周呈放射状排列的称瞳孔开大肌);② **睫状体**是位于虹膜后方的增厚部分,其前部有许多呈放射状排列的皱襞,称睫状突,睫状体内含有睫状肌;③ **脉络膜**占血管膜的后 2/3,薄而柔软,其丰富的血管对眼球起营养作用,色素可吸收光线,防止光线反射干扰物像。

3. **视网膜** 位于眼球血管膜的内面,其后部的中央稍偏鼻侧,有一白色圆盘状隆起称**视神经盘(视神经乳头)**,无感光作用,称为盲点。在视神经盘的颞侧,有一黄色小斑,称**黄斑**,其中央的凹陷称中央凹,是感光和辨色最敏锐的部位(图 1-8-2)。

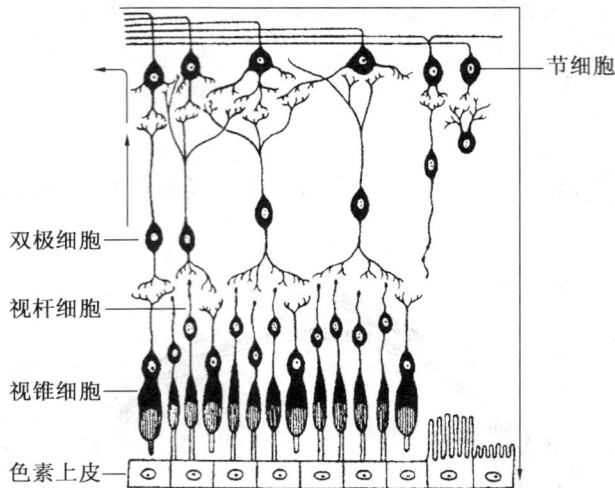

图 1-8-2 视网膜的结构(模式图)

(二)眼球内容物

眼球内容物包括房水、晶状体和玻璃体。它们都具有折光作用,与角膜共同组成眼球的折光系统,也称屈光物质。

1. **房水** 为无色透明的液体,充满于眼球的前房和后房内。房水有折光、营养角膜和晶状体以及维持眼内压的功能。

2. **晶状体** 位于虹膜与玻璃体之间,形如双凸透镜,无色透明,具有弹性。晶状体的周缘部借睫状小带与睫状体相连。晶状体的曲度可随睫状肌的收缩和舒张而改变。

3. **玻璃体** 是一种无色透明的胶状物质,充满于晶状体与视网膜之间。玻璃体除有折光作用外,还有支撑视网膜的作用。

二、眼副器

眼副器包括眼睑、结膜、泪器和眼球外肌等(图 1-8-3)。

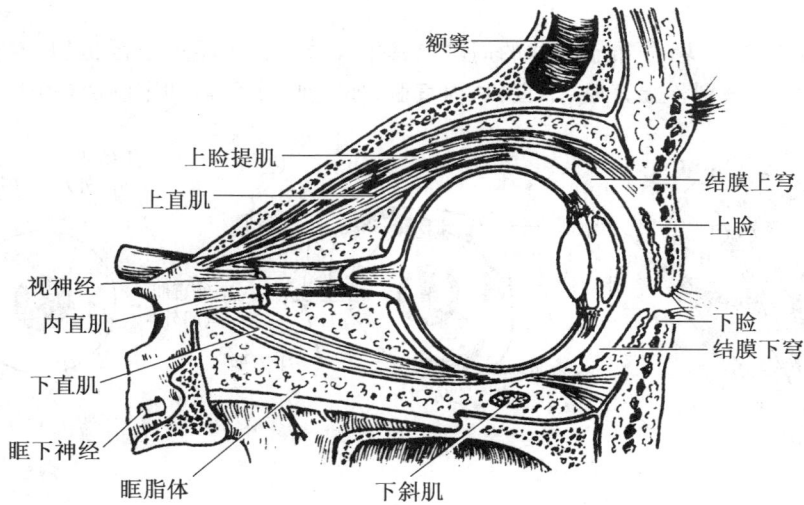

图 1-8-3　眼睑和结膜（矢状面）

（一）眼睑

眼睑位于眼球的前方，分**上睑**和**下睑**。眼睑的游离缘称**睑缘**。睑缘上长有**睫毛**。上、下睑缘之间的裂隙称**睑裂**。睑裂的内、外侧角分别称**内眦**和**外眦**。上、下睑缘在近内眦处各有一小孔，称**泪点**。

（二）结膜

结膜是一层很薄的透明黏膜，衬贴在眼睑内面的部分称**睑结膜**，覆盖于巩膜前部表面的称**球结膜**。上、下睑结膜与球结膜之间的移行部，分别称**结膜上穹**和**结膜下穹**。各部分结膜共同围成的囊状腔隙称**结膜囊**。

（三）泪器

泪器包括泪腺和泪道（图 1-8-4）。泪腺位于眼眶外上方的泪腺窝内，其排泄管开口于结膜上穹的外上部。泪腺分泌的泪液具有湿润角膜和冲洗异物等作用。泪道包括**泪小管**、**泪囊**和**鼻泪管**。

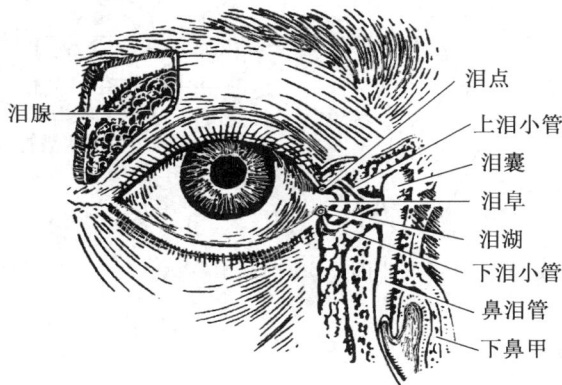

图 1-8-4　泪器

（四）眼球外肌

眼球外肌共有 7 块，分布于眼球的周围。其中 1 块是提上睑的**上睑提肌**，其他 6 块是运动眼球的肌，它们分别称**上直肌**、**下直肌**、**内直肌**、**外直肌**、**上斜肌**和**下斜肌**（图 1-8-5）。

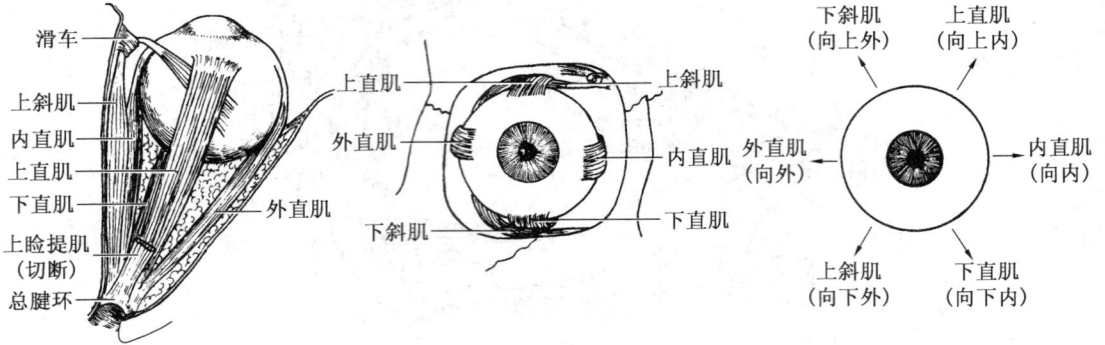

图 1-8-5　眼球外肌

三、眼的血管

眼的动脉血供应来自眼动脉，分布于眼球和眼副器等处。眼静脉收集眼球及眶内其他结构的静脉血，向后注入海绵窦，向前与内眦静脉及面静脉相交通。

第二节　前庭蜗器

前庭蜗器（vestibulocochlear organ）又称**耳**，是位觉和听觉器官，按部位分为**外耳**、**中耳**和**内耳**三部分（图 1-8-6）。外耳和中耳是收集及传导声波的结构，内耳有感受运动速度变化和头部位置觉的感受器以及感受声波刺激的感受器。

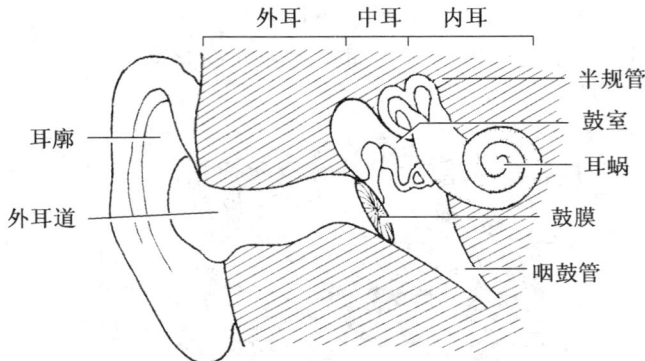

图 1-8-6　前庭蜗器

一、外耳

外耳包括耳廓、外耳道和鼓膜。

（一）耳廓

耳廓（auricle）主要由皮肤和弹性软骨构成。耳廓下部无软骨的部分称**耳垂**,耳廓外侧面有**外耳门**。外耳门前方的突起,称**耳屏**。

（二）外耳道

外耳道（external acoustic meatus）是从外耳门至鼓膜的弯曲管道,长约 2～2.5cm,其外侧 1/3 为软骨性外耳道,内侧 2/3 位于颞骨内。外耳道的皮肤内含有**耵聍腺**,其分泌物称耵聍,起保护作用。

（三）鼓膜

鼓膜（tympanic membrane）是位于外耳道与中耳之间的卵圆形半透明薄膜,其中央部向内凹陷,称**鼓膜脐**。鼓膜的上 1/4 部称**松弛部**,下 3/4 部称**紧张部**（图 1-8-7）。观察活体鼓膜时,可见其前下部有一个三角形的反光区,称**光锥**。

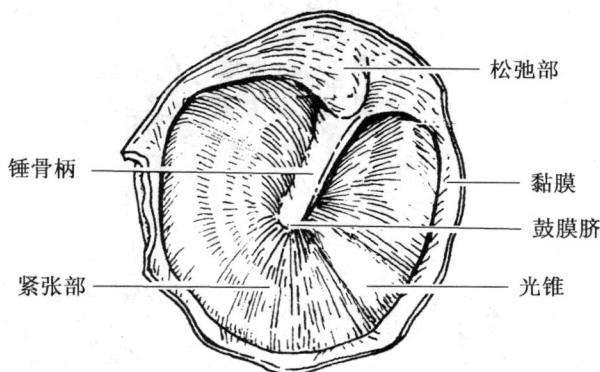

图 1-8-7　鼓膜

二、中耳

中耳（middle ear）包括鼓室、咽鼓管、乳突窦和乳突小房。

（一）鼓室

鼓室（tympanic cavity）位于鼓膜与内耳之间,是颞骨内的不规则小腔,室壁内面衬有黏膜。鼓室的黏膜与乳突小房和咽鼓管的黏膜相延续。鼓室内有听小骨（图 1-8-8）（每侧有 3块,即**锤骨**、**砧骨**和**镫骨**。三骨依次借关节相连,构成一条听骨链,起传导声波的作用）。

（二）咽鼓管

咽鼓管（auditory tube）是连通咽腔与鼓室的管道,管壁衬有黏膜。

三、内耳

内耳（internal ear）因管道弯曲盘旋,结构复杂,所以又称**迷路**（图 1-8-9）。其分**骨迷路**（骨性隧道）和**膜迷路**（骨迷路内的膜性小管、小囊）。骨迷路与膜迷路之间的腔隙内有**外淋巴**,膜迷路内含有**内淋巴**,内、外淋巴不相流通。

骨迷路可分为**骨半规管**、**前庭**和**耳蜗**;膜迷路可分为**膜半规管**、**椭圆囊**与**球囊**和**蜗管**。

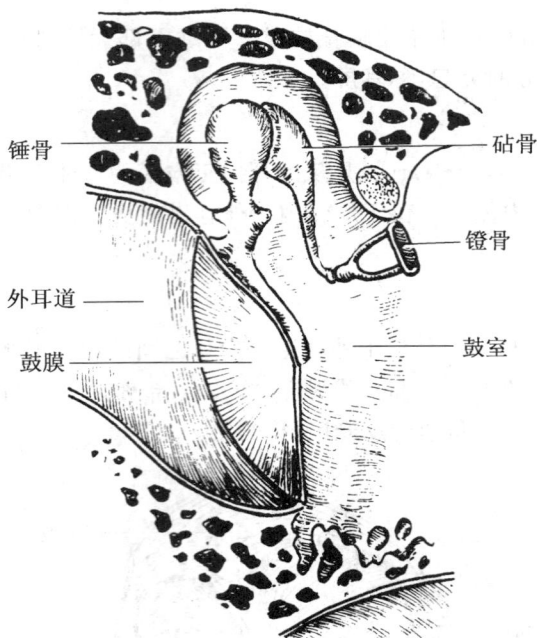

图 1-8-8　听小骨

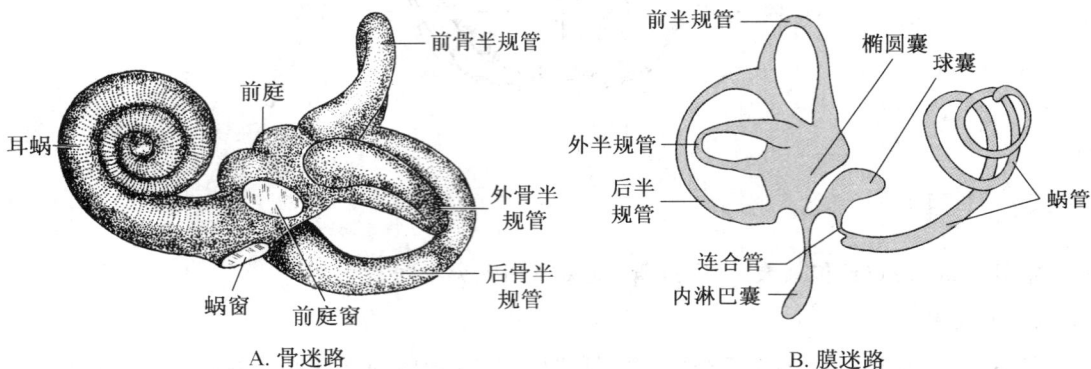

A. 骨迷路　　　　　　　　　　　B. 膜迷路

图 1-8-9　内耳(模式图)

（一）骨半规管和膜半规管

骨半规管是 3 个互相垂直的半环形骨性小管,其中一个骨脚在靠近前庭的部分膨大,称壶腹脚。膜半规管是套在骨半规管内的膜性小管,与骨半规管的形态相似,每个膜壶腹的壁内面均有隆起的**壶腹嵴**能感受头部旋转变速运动的刺激。

（二）前庭和椭圆囊、球囊

前庭是内耳中部略膨大的骨性小腔。其外侧壁上有**前庭窗**和**蜗窗**(被第二鼓膜封闭)两个孔。**椭圆囊和球囊**是位于前庭内的两个相连通的膜性小囊,两囊壁内面分别有突入囊腔的**椭圆囊斑**和**球囊斑**,两囊斑能感受头部位置觉和直线运动的刺激。

（三）耳蜗和蜗管

耳蜗外形似蜗牛壳，由骨性的蜗螺旋管环绕蜗轴旋转而成。**蜗螺旋管**的管腔内套有膜性的蜗管，**蜗管**上方为前庭阶，下方为鼓阶。前庭阶和鼓阶在耳蜗顶部相通，它们的另一端分别与前庭窗、蜗窗相接。蜗管是蜗螺旋管内的一条膜性小管，位于前庭阶与鼓阶之间，横切面呈三角形，下壁为基底膜，其上有螺旋器，是听觉感受器(图 1-8-10)。

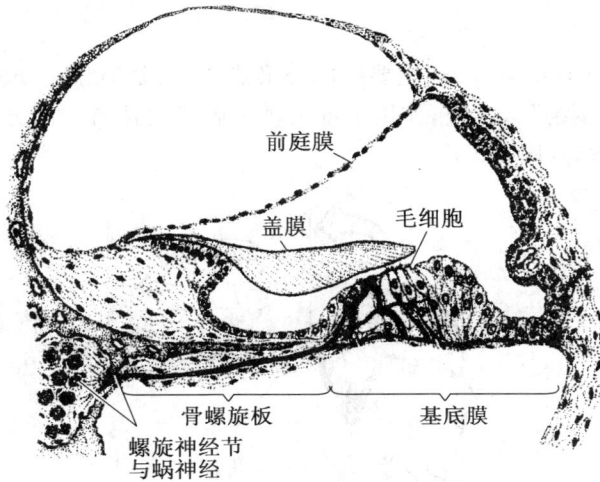

图 1-8-10 耳蜗及螺旋器

（田菊霞）

第九章

内分泌系统

内分泌系统(endocrine system)主要由内分泌器官(内分泌腺)组成,其分泌的物质称**激素**(hormone)。激素直接进入血液,作用于特定靶细胞或靶器官。内分泌腺包括甲状腺、甲状旁腺、肾上腺和垂体等(图 1-9-1)。

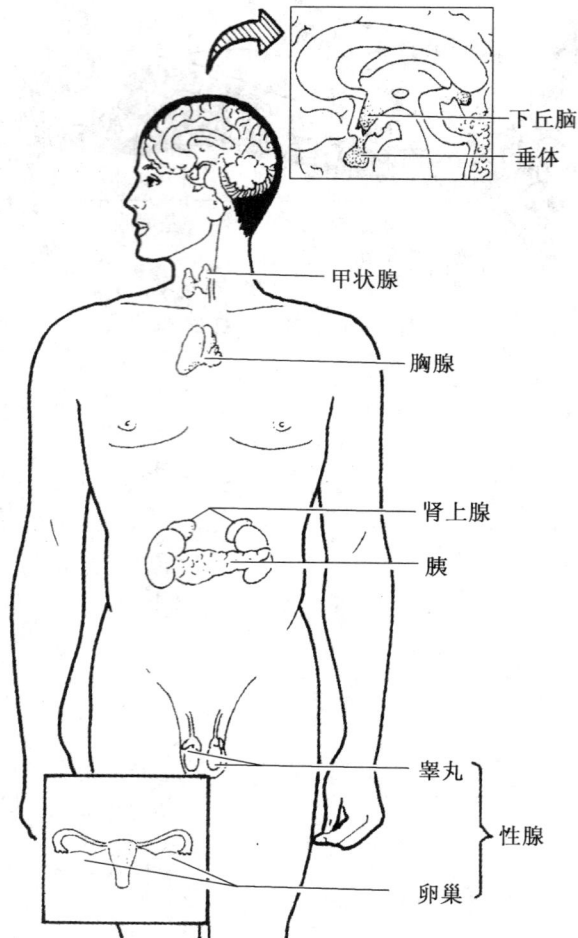

下丘脑
垂体
甲状腺
胸腺
肾上腺
胰
睾丸
性腺
卵巢

图 1-9-1　内分泌器官概况

一、甲状腺

甲状腺(thyroid gland)呈"H"形,位于甲状软骨中部至第 6 气管软骨环,由两个侧叶和连结侧叶的峡部构成(图 1-9-2)。甲状腺合成和分泌的激素是甲状腺素和降钙素。

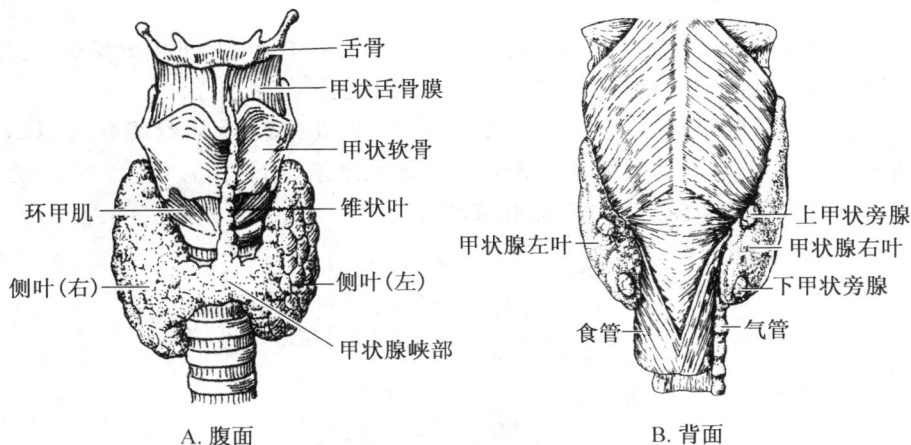

A. 腹面　　　　　　　　　　　　　B. 背面

图 1-9-2　甲状腺与甲状旁腺

二、甲状旁腺

甲状旁腺(parathyroid gland)活体呈棕黄色,形状大小似黄豆,通常是上、下两对,位于甲状腺侧叶后面(图 1-9-2)。甲状旁腺分泌甲状旁腺素。

三、肾上腺

肾上腺(suprarenal gland)左、右各一,位于肾的上端,左侧近似半月形,右侧呈三角形。肾上腺与肾共同包在肾筋膜内(图 1-9-3)。肾上腺实质分为**皮质**和**髓质**两部分,肾上腺皮质分泌**盐皮质激素**、**糖皮质激素**和**性激素**;肾上腺髓质分泌**肾上腺素**和**去甲肾上腺素**。

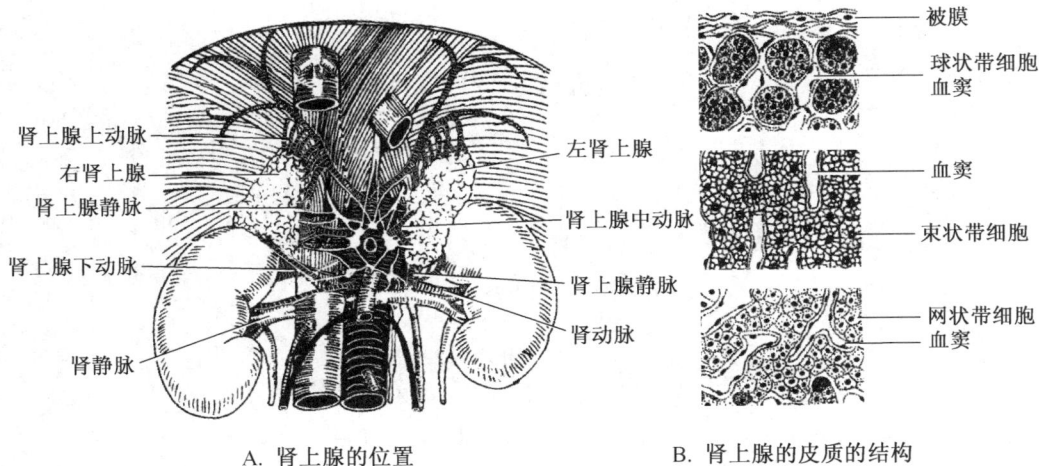

A. 肾上腺的位置　　　　　　　　B. 肾上腺的皮质的结构

图 1-9-3　肾上腺

四、垂体

　　垂体（hypophysis）位于蝶鞍垂体窝内（图 1-9-4），是机体最重要的内分泌腺，它分泌多种激素，调控其他许多内分泌腺，并与下丘脑在结构与功能上紧密相连。

　　垂体分前叶和后叶两部分。前叶分泌**生长激素、催乳激素、促甲状腺激素**（TSH）、**促肾上腺皮质激素**（ACTH）、**卵泡刺激素**（FSH）和**黄体生成素**（LH）。后叶无分泌功能，只能贮存和释放由下丘脑运输来的**抗利尿激素**和**催产素**。

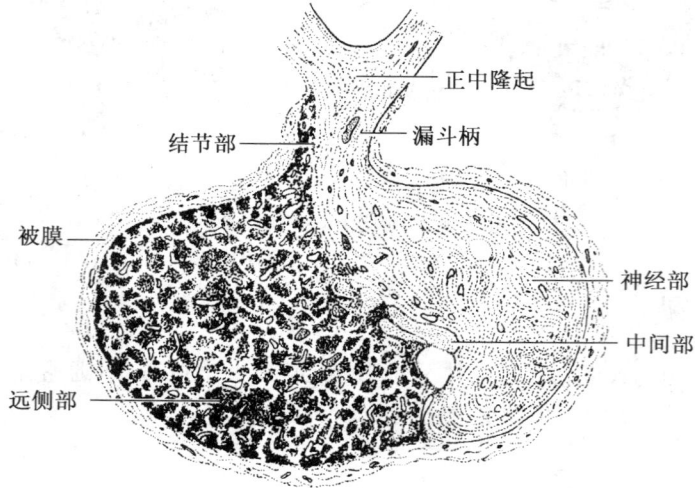

图 1-9-4　垂体

（武有祯）

第十章

神经系统

第一节 概 述

神经系统(nervous system)分为中枢神经系统和周围神经系统。中枢神经系统包括脑和脊髓(图 1-10-1),分别位于颅腔和椎管内。周围神经系统包括与脑相连的脑神经和与脊髓相连的脊神经以及脑神经节和脊神经节;根据分布部位不同,又可分为躯体神经和内脏神经。神经系统一方面通过直接或间接地调节体内各器官、组织和细胞的活动,并使之相互联系、相互制约、相互协调而成为统一的整体,另一方面使人体适应内、外环境的变化,因此,神经系统在人体中起主导作用。

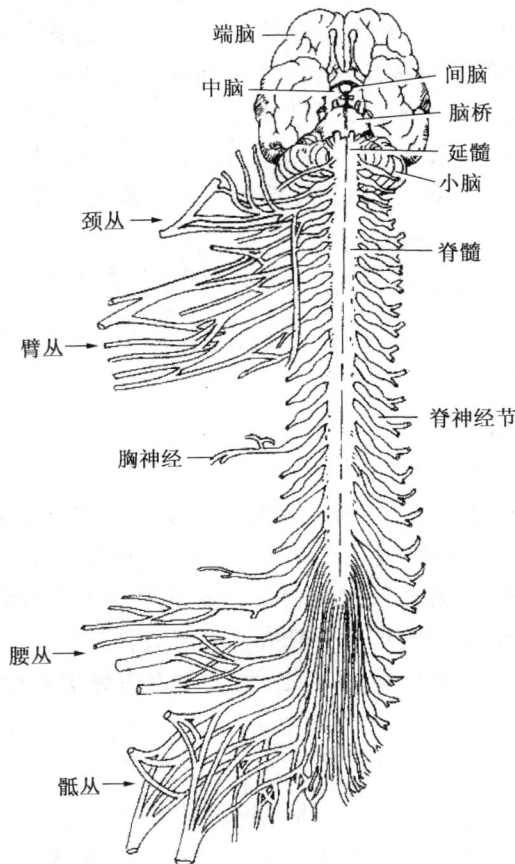

图 1-10-1 神经系统的区分

　　神经系统活动的基本方式称**反射**。反射是指神经系统对内、外环境变化作出的反应。反射的结构基础称**反射弧**,由感受器、传入(感觉)神经、中枢、传出(运动)神经和效应器5部分组成(图1-10-2)。

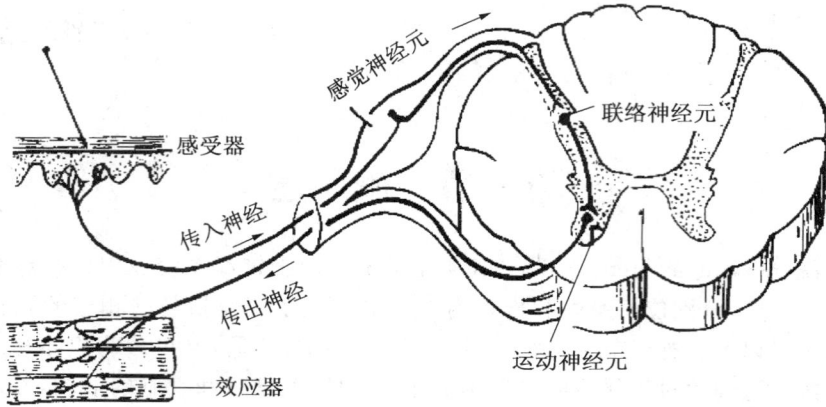

图 1-10-2　反射弧示意图

　　神经系统主要由神经元和神经胶质构成。根据神经元胞体和轴突在神经系统中所处的部位不同常给予不同的名称。在中枢神经内,神经元的胞体和大部分树突聚集的部位,称**灰质**,大脑和小脑表面的灰质称**皮质**;神经纤维聚集的部位称**白质**,大脑和小脑内部的白质称**髓质**;形态和功能相似的神经元胞体聚集成团块状结构,称**神经核**;凡是起止、功能和行程相同的神经纤维聚集成束,称**纤维束**。在周围神经内,神经元胞体聚集成团块,称**神经节**;神经纤维聚集组成**神经束**,由结缔组织包裹聚集成**神经**。

第二节　中枢神经系统

一、脊髓

(一)脊髓的位置和形态

　　脊髓(spinal cord)位于椎管内,上端在枕骨大孔处与延髓相连;下端在成人约平对第1腰椎体下缘。脊椎呈前后略扁圆柱状,并可见两处膨大(图1-10-3),分别为**颈膨大**和**腰骶膨大**。脊髓与每一对脊神经前、后根丝附着相对应的范围称1个**脊髓节段**。脊髓有31个节段,即8个**颈节**、12个**胸节**、5个**腰节**、5个**骶节**和1个**尾节**。

　　脊髓表面有6条纵沟,即**前正中裂**、**后正中沟**、**左右前外侧沟**、**左右后外侧沟**。前、后根在椎间孔处合成**脊神经**。

(二)脊髓的内部结构

　　脊髓由灰质、白质和中央管构成。在脊髓横切面上(图10-1-4),可见灰质围绕中央部,呈"H"形;白质位于灰质的周围。中央管位于灰质的中央,纵贯脊髓的全长,向上连通第四脑室。

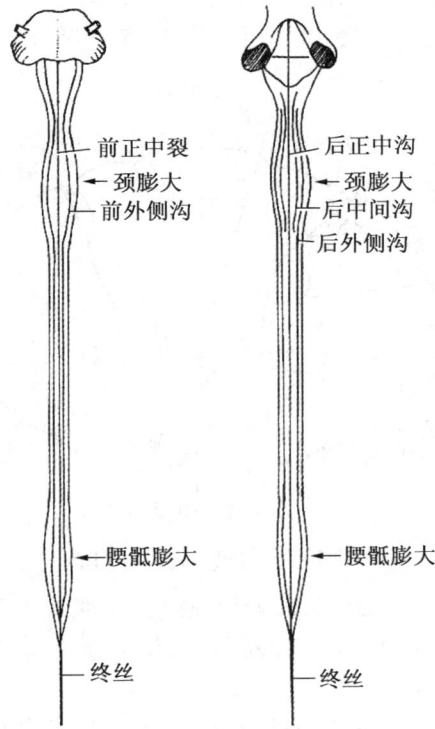

图 1-10-3　脊髓

左图标注：
前正中裂
颈膨大
前外侧沟
腰骶膨大
终丝

右图标注：
后正中沟
颈膨大
后中间沟
后外侧沟
腰骶膨大
终丝

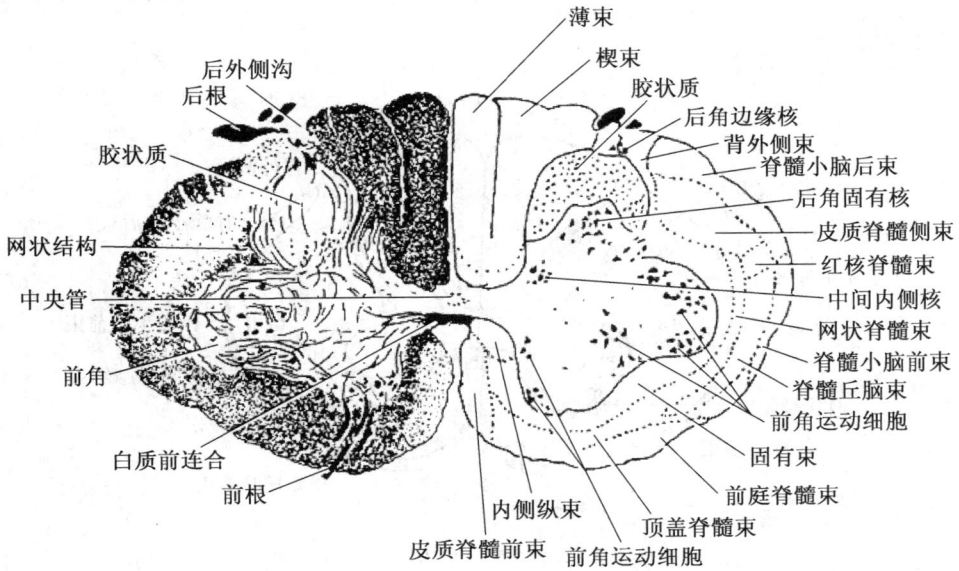

图 1-10-4　新生儿脊髓胸部水平切面

标注：
后外侧沟
后根
胶状质
网状结构
中央管
前角
白质前连合
前根
薄束
楔束
胶状质
后角边缘核
背外侧束
脊髓小脑后束
后角固有核
皮质脊髓侧束
红核脊髓束
中间内侧核
网状脊髓束
脊髓小脑前束
脊髓丘脑束
前角运动细胞
固有束
前庭脊髓束
内侧纵束
顶盖脊髓束
皮质脊髓前束
前角运动细胞

1. **灰质**　主要由神经元胞体组成。每一侧灰质向前伸出**前角**（主要由运动神经元胞体组成）和向后伸出**后角**（主要由联络神经元组成），在胸髓至第 3 腰髓的前角和后角之间还有向外侧突出的**侧角**（仅见于脊髓 T1～L3 节段，是交感神经的低级中枢）（图1-10-5）。

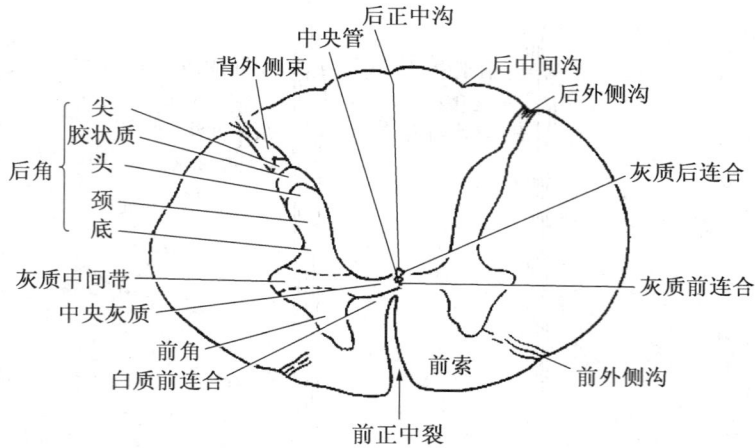

图 1-10-5　脊髓的灰质和白质

2. **白质**　位于灰质周围，主要由长的上行（感觉）纤维束和下行（运动）纤维束及短的固有束组成 。每侧白质以前外侧沟和后外侧沟为界分为 3 个索：**前索、后索、外侧索**（图1-10-5）。

（1）**上行（感觉）纤维束**：① **薄束和楔束**位于后索（图 1-10-6，7），传导意识性本体感觉（深感觉）和精细触觉；② **脊髓丘脑束**位于外侧索和前索，在外侧索上行的纤维束称脊髓丘脑侧束，在前索上行的纤维束称脊髓丘脑前束（图 1-10-8）。

在脊髓的白质内还有一些较小的上行纤维束，如脊髓小脑前束、脊髓小脑后束、脊髓顶盖束和脊髓网状束。

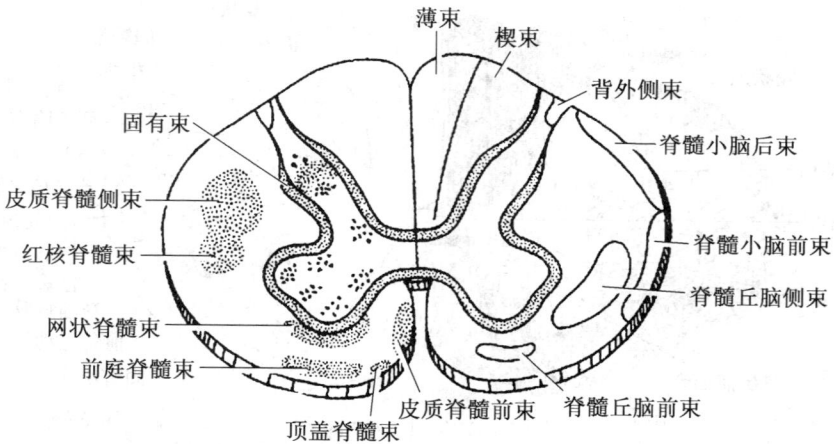

左侧：下行传导束　　右侧：上行传导束

图 1-10-6　脊髓白质内的传导束

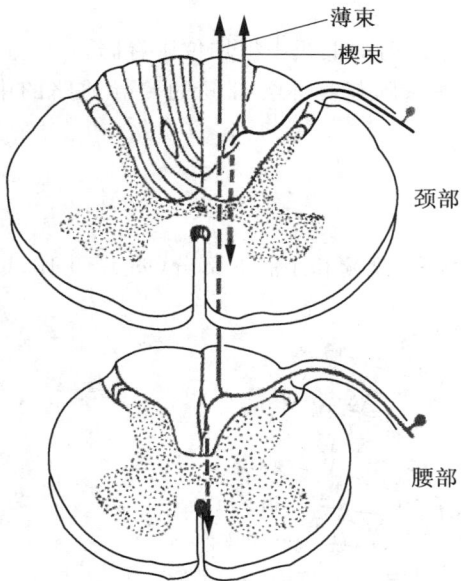

图 1-10-7　薄束和楔束

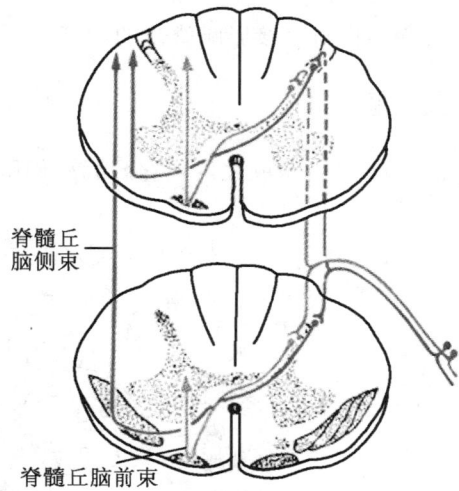

图 1-10-8　脊髓丘脑侧束和前束

（2）**下行(运动)纤维束：皮质脊髓束**是脊髓中最大的下行纤维束。来自大脑皮层的锥体细胞，下行经内囊、脑干，在延髓的锥体交叉处，大部分纤维交叉到对侧，在脊髓外侧索中下行，**称皮质脊髓侧束**。小部分不交叉的纤维于同侧脊髓前索中下行，**称皮质脊髓前束**(图1-10-9)。

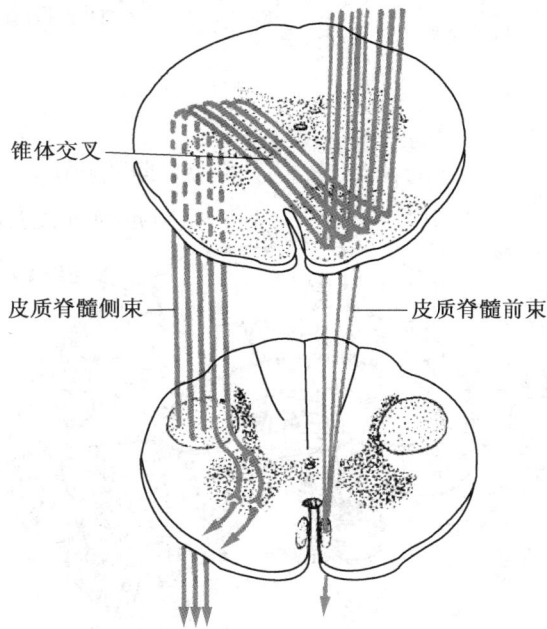

图 1-10-9　皮质脊髓侧束和前束

在脊髓的白质中还有一些下行的纤维束，如红核脊髓束、前庭脊髓束、顶盖脊髓束、网状脊髓束和内侧纵束。

（三）脊髓的功能

1. 低级反射中枢 如骨骼肌牵张反射、排便、排尿反射的低级中枢均位于脊髓。

2. 传导功能 脊髓内的上行、下行纤维束是联系脑与身体各部间的传导通路的中继站。脊髓损伤将直接影响脊髓的功能。

二、脑

脑（brain）位于颅腔内，可分端脑、间脑、中脑、脑桥、延髓和小脑 6 部分（图 1-10-10，11）。

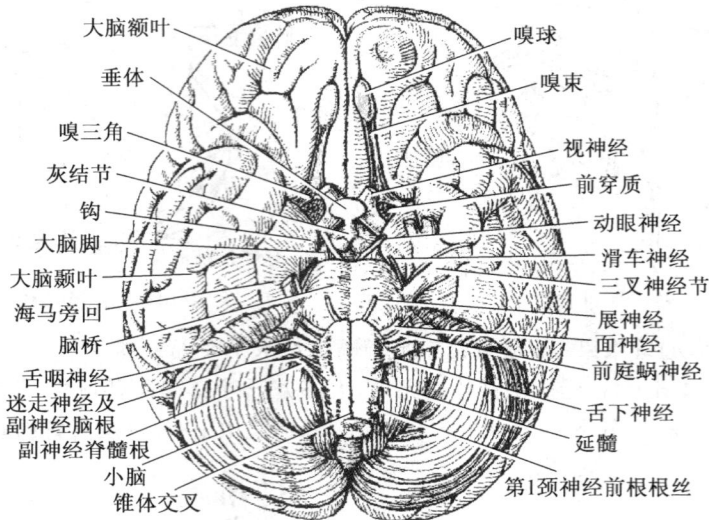

图 1-10-10 脑的底面

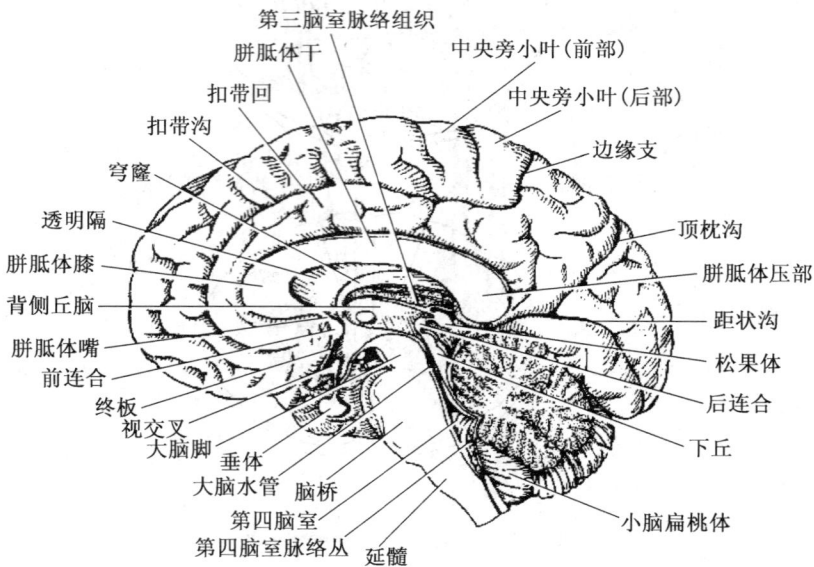

图 1-10-11 脑的正中矢状切面

（一）脑干

脑干自下而上由延髓、脑桥和中脑 3 部分组成。延髓在枕骨大孔处下接脊髓,中脑上连间脑,延髓和脑桥的背面与小脑相连(图 1-10-11,12,13)。

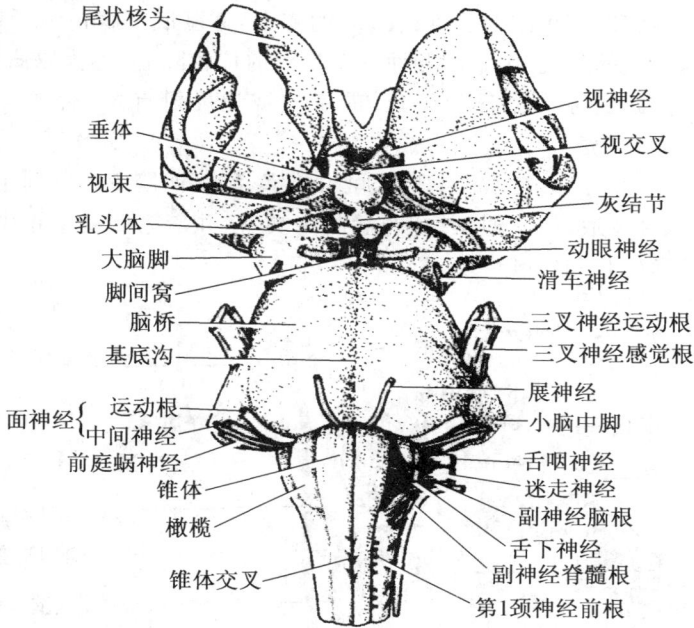

尾状核头　　视神经　视交叉
垂体　　灰结节
视束
乳头体　　动眼神经
大脑脚　　滑车神经
脚间窝
脑桥　　三叉神经运动根
基底沟　　三叉神经感觉根
展神经
面神经{ 运动根　　小脑中脚
　　　中间神经　　舌咽神经
前庭蜗神经　　迷走神经
锥体　　副神经脑根
橄榄　　舌下神经
副神经脊髓根
锥体交叉　　第1颈神经前根

图 1-10-12　脑干(腹面)

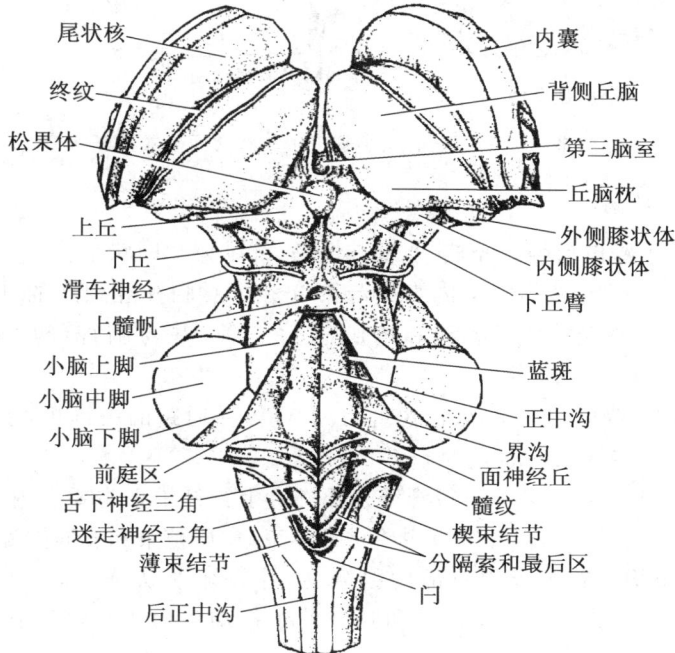

尾状核　　内囊
终纹　　背侧丘脑
松果体　　第三脑室
丘脑枕
上丘　　外侧膝状体
下丘　　内侧膝状体
滑车神经　　下丘臂
上髓帆
小脑上脚　　蓝斑
小脑中脚　　正中沟
小脑下脚　　界沟
前庭区　　面神经丘
舌下神经三角　　髓纹
迷走神经三角　　楔束结节
薄束结节　　分隔索和最后区
后正中沟　　闩

图 1-10-13　脑干(背面)

1. **与脑干相连的脑神经** 与脑干腹侧面相连的脑神经：① 动眼神经；② 三叉神经、展神经根、面神经根和前庭蜗神经；③ 舌咽神经、迷走神经、副神经和舌下神经根。而与脑干背侧面中脑相连为滑车神经(图 1-10-12,13)。

2. **脑干外形的主要结构** 延髓腹侧前正中裂两侧的纵行隆起,称为**锥体**；背侧有与薄束、楔束相连的**薄束结节**、**楔束结节**。脑桥腹侧的膨大,称**基底**。脑桥与延髓背面的菱形浅窝,称**菱形窝**(第四脑室的底)。中脑腹侧面一对粗大的柱状隆起,称**大脑脚底**；背侧面上、下各有 2 个圆形隆起,分别称为**上丘**和**下丘**,前者与视觉反射有关；后者与听觉反射有关。(图 1-10-12,13)

3. **第四脑室** 位于延髓、脑桥和小脑之间的腔室,称第四脑室。其向上经**大脑水管**(位于中脑内)与第三脑室相通,向下通延髓、脊髓的中央管,并借第四脑室正中孔和左、右外侧孔与蛛网膜下隙相通(图 1-10-14)。

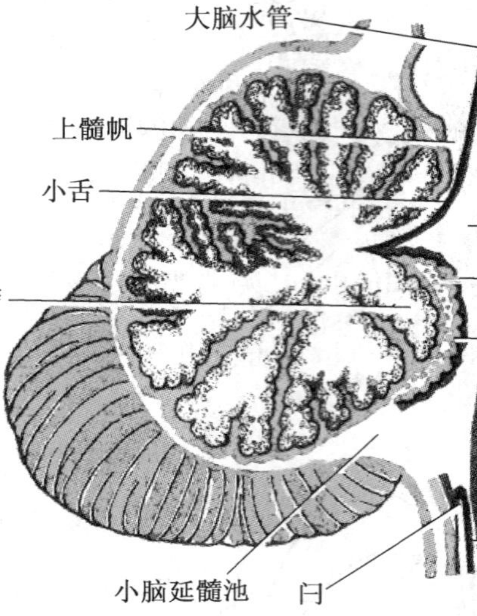

图 1-10-14　脑干、小脑正中矢状切面模式图

（二）脑干内部结构

脑干内部结构主要包括脑神经核、非脑神经核、纤维束和网状结构。

1. **脑神经核** 脑神经核指脑干内直接与第 3～12 对脑神经相连的神经核。脑神经核可分躯体运动、躯体感觉、内脏运动和内脏感觉 4 种,并与脑神经的纤维成分相对应(图1-10-15)。

2. **非脑神经核** 为脑干的低级中枢或上、下行传导通路的中继核,主要有红核、黑质、薄束核和楔束核及一些网状核等。

3. **纤维束** 有上行纤维束和下行纤维束两类。上行纤维束主要有内侧丘系、脊髓丘脑束、三叉丘系和外侧丘系。下行纤维束主要是锥体束(皮质核束和皮质脊髓束)。

4. **脑干网状结构** 在脑干中央部的腹侧内,神经纤维纵横交错,其间散在着大小不等的细胞团,称为**网状结构**。管理心跳和呼吸的中枢即生命中枢就存在于延髓的网状结构中。

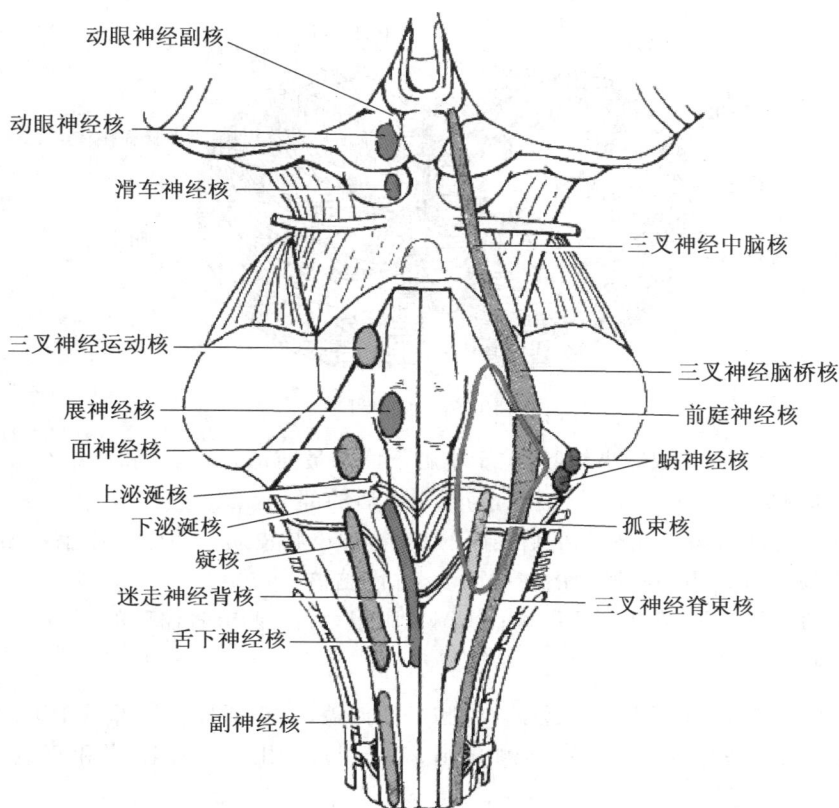

图 1-10-15　脑神经核在脑干背面的投射

（三）小脑

小脑(cerebellum)位于颅后窝,延髓和脑桥的后方,通过小脑下脚、中脚和上脚与脑干相连。

1. 小脑的外形　中间比较狭窄的部位,称**小脑蚓**;两侧膨大部分,称**小脑半球**。在小脑蚓下部两旁,部分靠近延髓背面的小脑半球向下膨隆,称**小脑扁桃体**(图 1-10-16,17)。

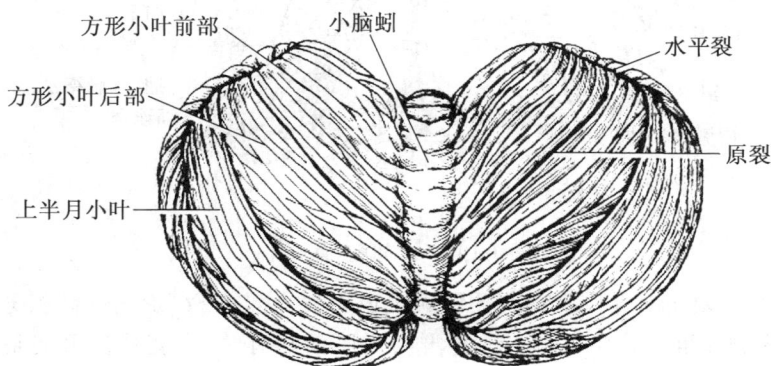

图 1-10-16　小脑(上面)

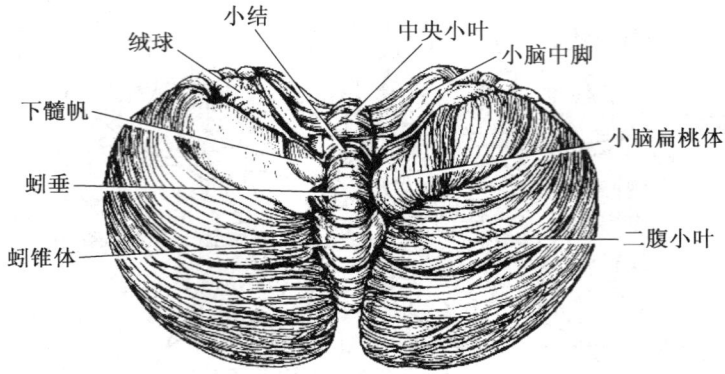

图 1-10-17　小脑（下面）

2．**小脑的分叶**　① **绒球小结叶**，位于小脑下面的最前部，由绒球和小结组成；② **前叶**，位于小脑上部原裂以前的部分；③ **后叶**，为原裂以后的部分。

3．**小脑的内部结构**　分布在小脑表面的灰质，称**小脑皮质**。而位于小脑皮质深面的白质，称**小脑髓质**。埋在小脑髓质内的灰质团块，称**小脑核**。

4．**小脑的功能**　① 维持身体平衡；② 调节肌张力；③ 调节骨骼肌的运动。

（四）间脑

间脑位于中脑与端脑之间，大部分被大脑半球掩盖，仅有部分腹侧部露于脑底。间脑中间的窄腔为**第三脑室**。间脑可分背侧丘脑、后丘脑、上丘脑、底丘脑和下丘脑 5 部分（图1-10-18）。

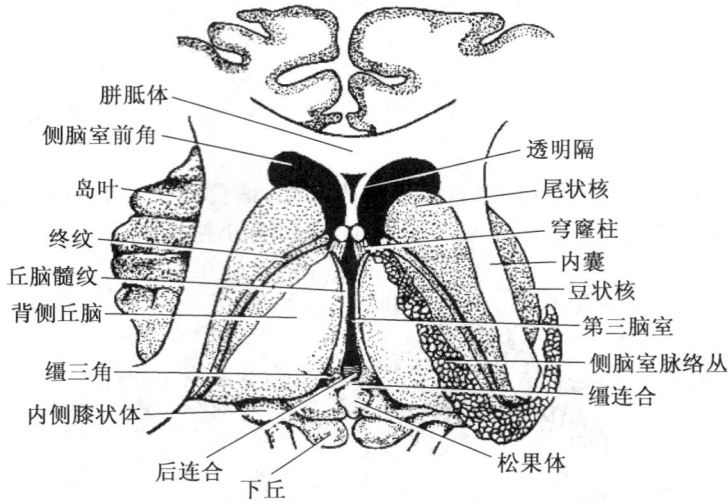

图 1-10-18　间脑（背面）

1．**背侧丘脑**　由 1 对卵圆形的灰质团块组成。其内部被"Y"形的内髓板分隔成 3 个核群，即**前核群**、**内侧核群**和**外侧核群**。前核群与内脏活动有关；内侧核群可能是联合躯体和内脏感觉冲动的整合中枢；外侧核群其腹后核可分腹后内侧核群和腹后外侧核群，前者接受三叉丘系及味觉纤维；后者接受脊髓丘系和内侧丘系的纤维（图 1-10-19）。背侧丘脑的主要功能是感觉传导通路的最后中继核,同时也是复杂的整合中枢。

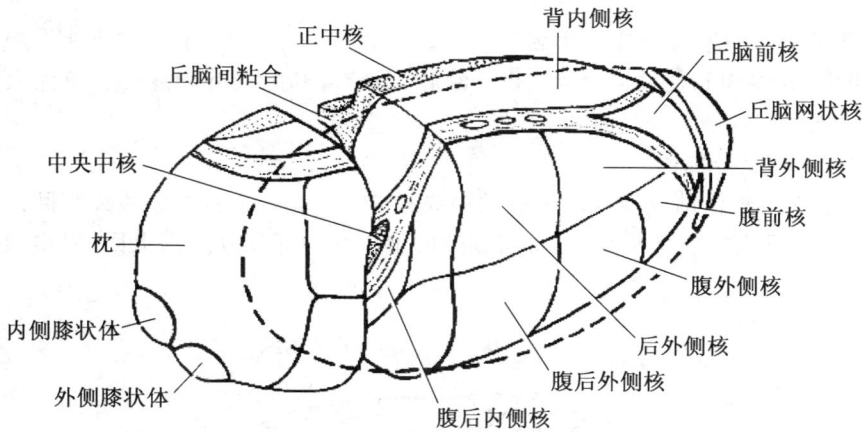

图 1-10-19　背侧丘脑核团模式图

2. **后丘脑**　后丘脑位于脑的后下方,包括**内侧膝状体**和**外侧膝状体**。前者接受来自下丘臂的听觉传导通路的纤维,后者接受视束的传入纤维(图 1-10-13)。

3. **下丘脑**　下丘脑位于背侧丘脑的下方,组成第三脑室侧壁的下部,其主要结构有:**视交叉**、**灰结节**、**乳头体**、**漏斗**和**垂体**(图 1-10-11)。下丘脑内有许多神经核,其中**视上核**和**室旁核**能分泌催产素和加压素(图 1-10-20)。下丘脑的功能:是神经内分泌中心,也是内脏活动的较高级中枢,能对机体的体温、摄食、生殖、水盐平衡等起调节作用。

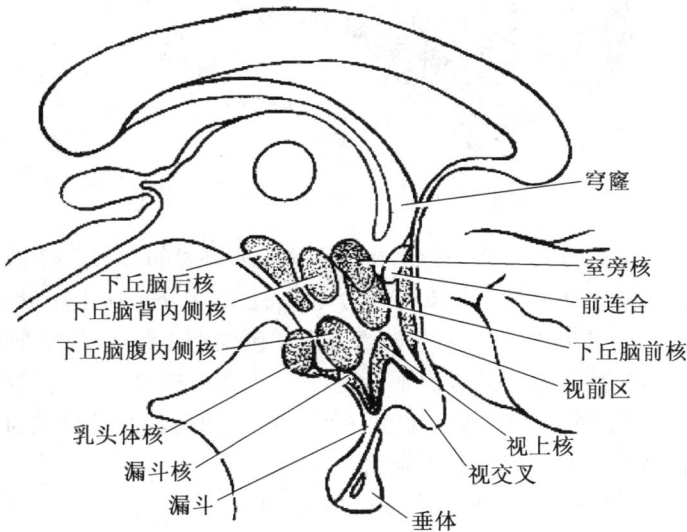

图 1-10-20　下丘脑的主要核团

4. **第三脑室及其沟通**　位于左、右背侧丘脑和下丘脑之间的狭窄腔隙,称第三脑室。其借前方的**左**、**右室间孔**与左、右侧脑室相通,后方借大脑水管与第四脑室相通。

(五)端脑

端脑由两侧大脑半球借**胼胝体**连接而成。大脑半球表面的一层灰质,称**大脑皮层**。

皮质深面是**髓质**。深埋在髓质内的一些灰质核团,称**基底核**。大脑半球内部的腔隙,称**侧脑室**。

1. 大脑半球的外形及分叶　　**大脑半球**表面凹凸不平,凹处为**脑沟**,凸处为**脑回**。大脑半球借**中央沟**、**外侧沟**和**顶枕沟**分为 5 叶:**额叶**、**顶叶**、**颞叶**、**枕叶**和**岛叶**。每侧大脑半球有 3 个面:上外侧面、内侧面和底面。

(1) 大脑半球上外侧面

1) 额叶:在中央沟前方有与之平行的**中央前沟**,两沟间的部分称**中央前回**。自中央前沟有**额上沟**和**额下沟**向前水平走行,且将额叶的中央前沟部分分成**额上回**、**额中回**和**额下回**(图 1-10-21)。

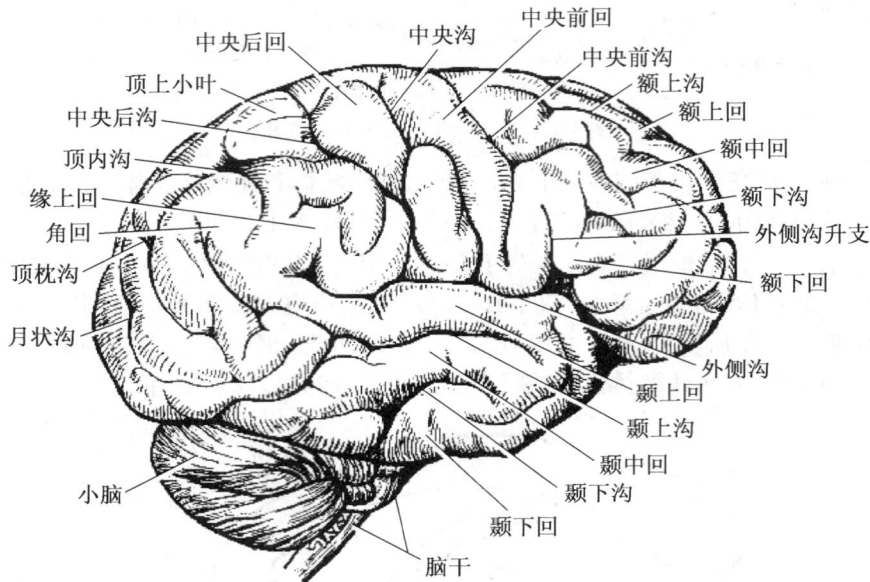

图 1-10-21　　大脑半球(外侧面)

2) 顶叶:在中央沟后方有与之平行的**中央后沟**,两沟间的部分称**中央后回**。在中央后沟的后部有一前后走向的**顶内沟**。以顶内沟为界,以上的部分是**顶上小叶**;以下的部分为**顶下小叶**,顶下小叶又分为围绕外侧沟末端的**缘上回**和围绕颞上沟末端的**角回**(图 1-10-21)。

3) 颞叶:**颞上沟**和**颞下沟**与外侧沟平行走向。外侧沟与颞上沟之间的部分是**颞上回**。颞上沟和颞下沟之间的部分是**颞中回**。自颞上回转向外侧沟的两横行脑回是**颞横回**。

4) 枕叶:在外侧面上有些恒定的沟和回。

5) 岛叶:藏于外侧沟的深部,周围有环状的沟围绕,其表面有长短不等的脑回(图1-10-22)。

(2) 大脑半球内侧面:额、顶、枕、颞 4 叶都有部分扩展到大脑半球内侧面。在胼胝体上方的沟称胼胝体沟。扣带沟位于胼胝体沟的上方,与之平行,两者间的脑回是**扣带回**。中央前、后回延伸至大脑半球内侧面的部分称**中央旁小叶**。**距状沟**位于枕叶(图 1-10-23)。

(3) 大脑半球下面:由额、枕、颞叶组成。下面有**嗅束**、**嗅球**、**嗅三角**(图 10-28)、**海马旁回**等(图 1-10-23,24)。

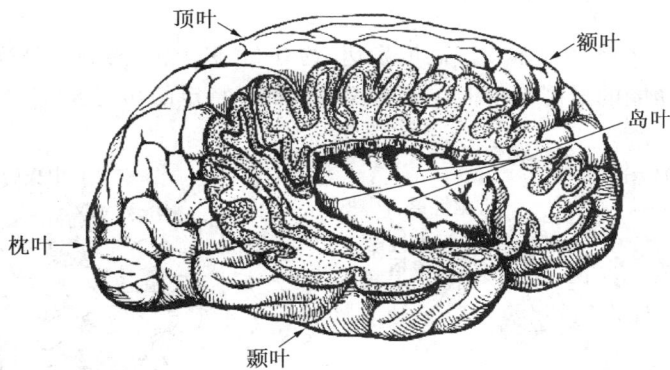

图 1-10-22　岛叶

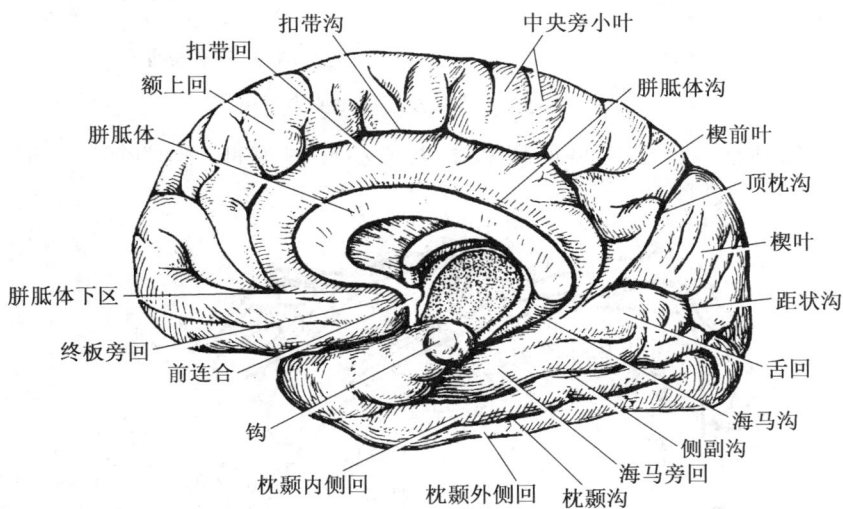

图 1-10-23　大脑半球(内侧面)

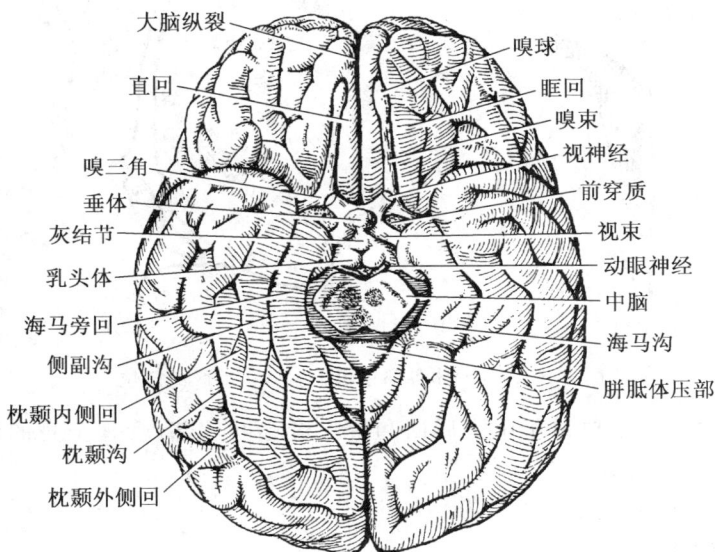

图 1-10-24　端脑(底面)

2. 大脑半球的内部结构

（1）大脑皮层：人类的大脑皮层高度发达，约有 26 亿个神经细胞，是高级神经活动的物质基础，机体各种功能的最高级中枢在大脑皮层上都有特定的功能区（图 1-10-25）。

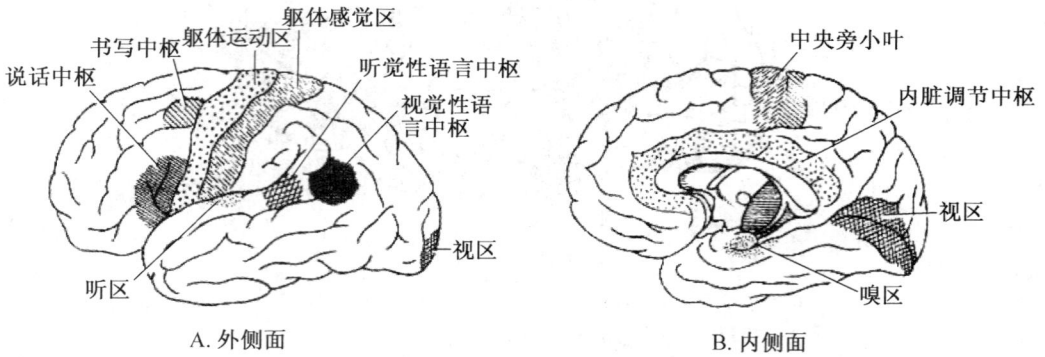

图 1-10-25　大脑皮层的主要中枢

第 Ⅰ 躯体运动区：位于中央前回和中央旁小叶的前部，管理全身骨骼肌的运动（图1-10-26）。

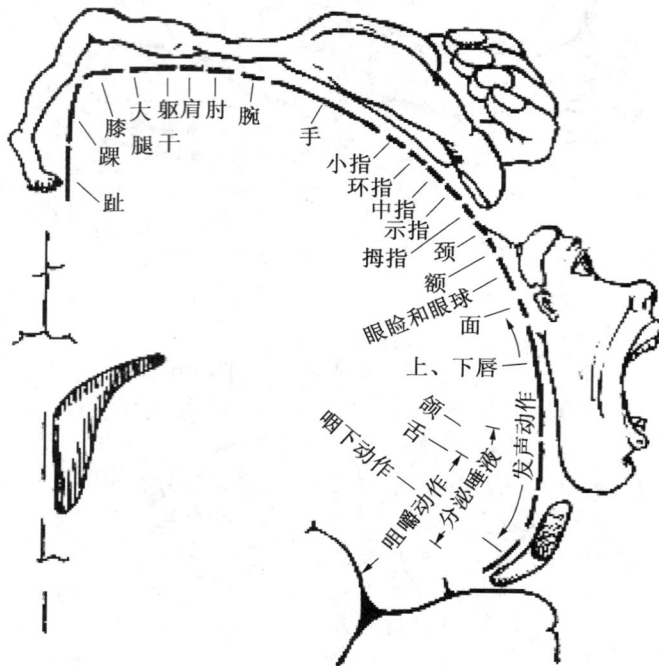

图 1-10-26　人体各部在第 Ⅰ 躯体运动区的定位

第 Ⅰ 躯体感觉区：主要位于中央后回和中央旁小叶后部，管理全身的浅感觉、深感觉（图 1-10-27）。

视区：位于距状沟上、下方。

听区：位于颞横回。

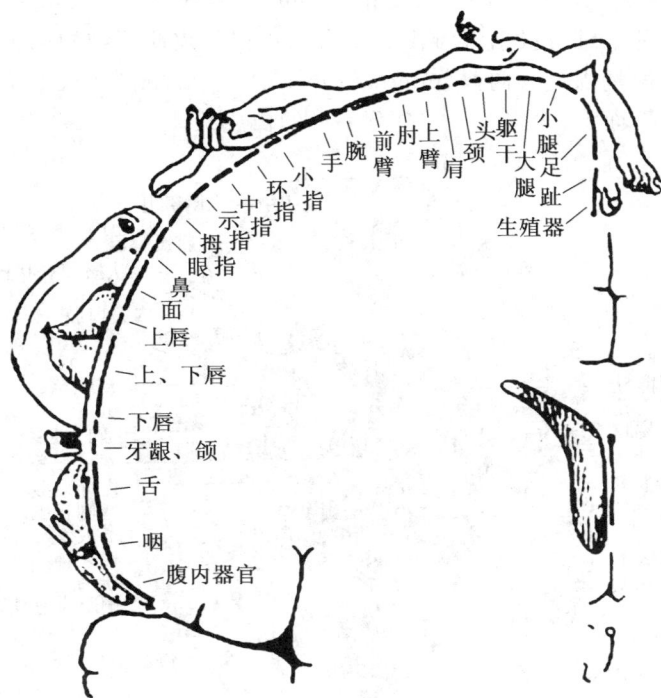

图 1-10-27　人体各部在第Ⅰ躯体感觉区的定位

　　语言区：人类大脑皮层是进行思维和意识的高级中枢,同时大脑皮层上还具有相应的语言中枢(图 1-10-28)。① 运动性语言中枢(说话中枢)：位于额下回的后部；② 书写中枢：位于额中回的后部；③ 听觉性语言中枢(听话中枢)：位于颞上回的后部；④ 视觉性语言中枢(阅读中枢)：位于角回。

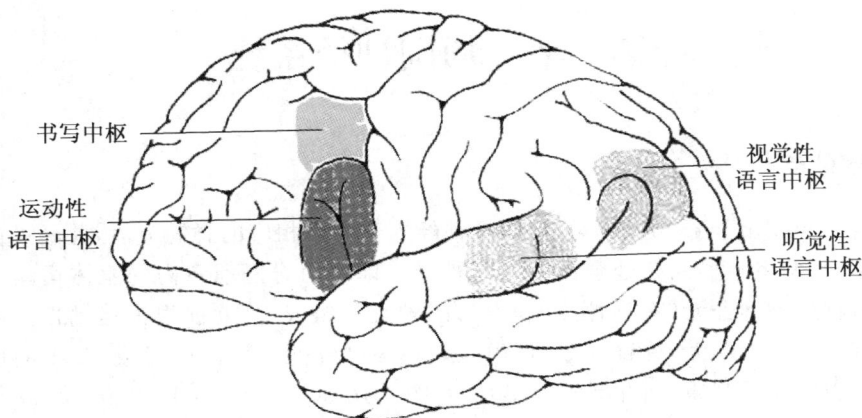

图 1-10-28　左侧大脑半球的语言中枢

　　(2) **基底核**(basal nuclei)：是位于大脑半球白质内的灰质团块,位置靠近脑底,包括尾状核、豆状核、杏仁体和屏状核。

　　尾状核和豆状核合称纹状,具有维持肌张力,协调肌群运动的功能。

（3）**大脑髓质**：大脑半球的髓质主要由大量的神经纤维组成，可分为**连合纤维、联络纤维**和**投射纤维**3种纤维。投射纤维由联系大脑皮层与皮质下结构的上、下行纤维组成。这些纤维绝大部分经过内囊。**内囊**（internal capsule）位于背侧丘脑、尾状核和豆状核之间（图1-10-29）。在水平面上，内囊为一呈"V"字形的白质板。

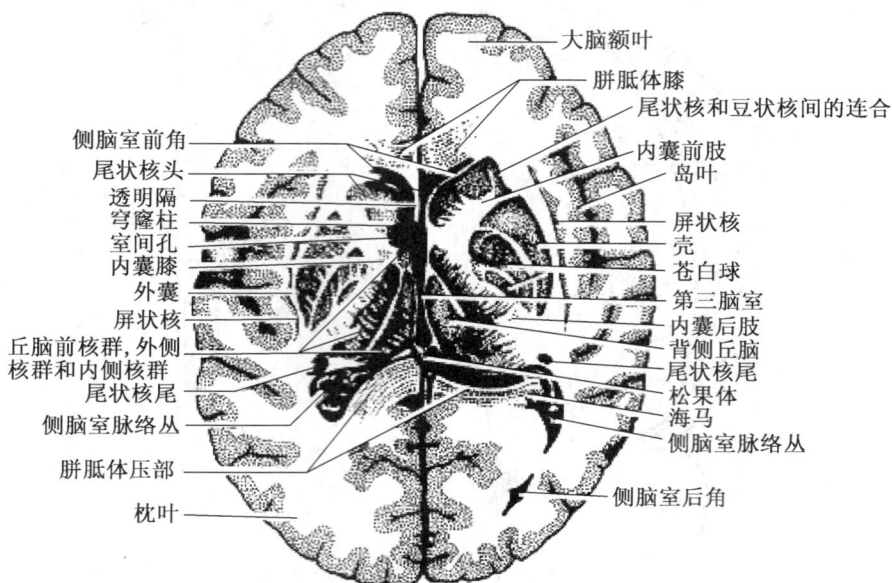

图 1-10-29　大脑水平切面

3. **边缘系统**　在大脑半球的内侧面，由扣带回、海马旁回和钩等形成一环状结构，称**边缘叶**。边缘叶与其相联系的皮质下结构（杏仁体、隔核、下丘脑、背侧丘脑的前核和中脑被盖的一些结构）再组成边缘系统，参与内脏调节、情绪反应等活动。

第三节　周围神经系统

一、脊神经

脊神经（spinal nerves）共31对，每对脊神经连于一个相应的脊髓节段，并经过前根和后根与脊髓相连，两者在椎间孔处合成一条脊神经。前根由脊髓前角内的躯体运动神经元和侧角内的内脏运动神经元（交感神经元）发出的轴突所组成，因此前根为运动性。后根在近椎间孔处有一椭圆形膨大，称脊神经节，内有假单极神经元胞体聚合而成，其中的周围突分布到躯体和内脏接受刺激，因此后根为感觉性（图1-10-30）。

脊神经是由前根和后根在椎间孔处合并而成（混合性神经），共31对，其中8对**颈神经**、12对**胸神经**、5对**腰神经**、5对**骶神经**和1对**尾神经**。其含有躯体感觉纤维、内脏感觉纤维、躯体运动纤维和内脏运动纤维4种。脊神经出椎间孔后立即分为脊膜支、交通支、后支和前支（图1-10-30）。胸神经前支保持节段性走行和分布，其余脊神经前支则交织形成神经丛，即颈丛、臂丛、腰丛和骶丛，再由各神经丛发出分支、分布。

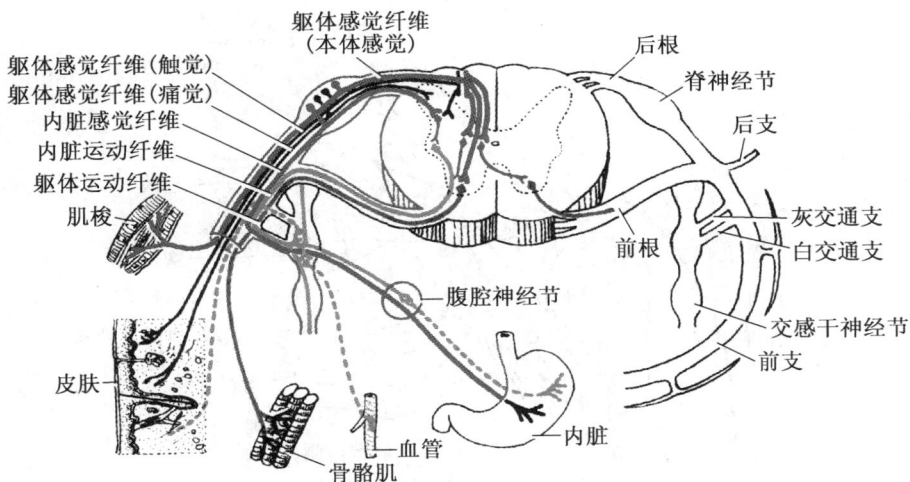

图 1-10-30 脊神经组成分支及分布示意图

（一）颈丛

颈丛由第 1～4 颈神经前支交织而成（图 1-10-31）。主要分支为**膈神经**。

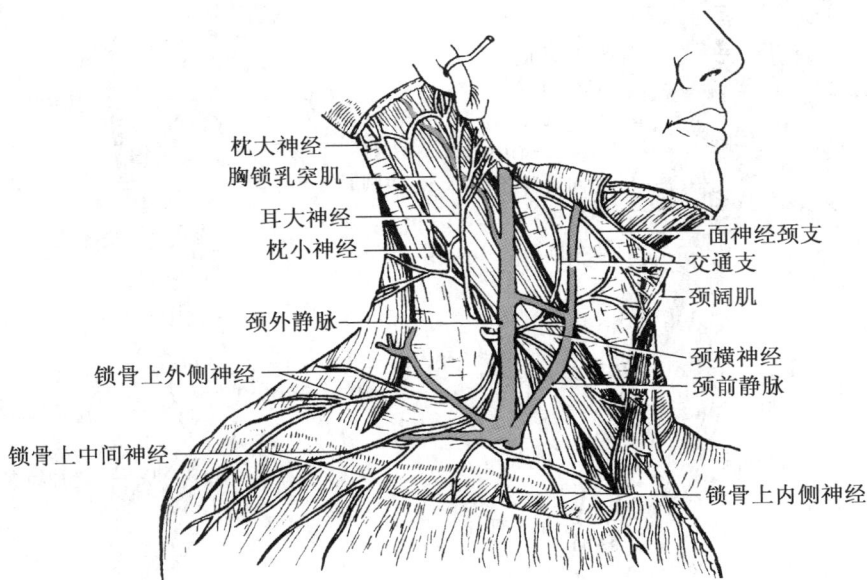

图 1-10-31 颈丛的组成

（二）臂丛

臂丛由第 5～8 颈神经前支和第 1 胸神经前支大部纤维组成。臂丛的 5 大支经过反复分支、组合后，最后围绕腋动脉形成内侧束、外侧束和后束（图 1-10-32）。主要分支：**腋神经、肌皮神经、正中神经、尺神经和桡神经**（图 1-10-33）。

（三）胸神经前支

胸神经前支共 12 对，第 1 胸神经前支大部分加入臂丛，第 12 胸神经前支小部分加入腰

上干
中干
下干
后束
后股
外侧束
腋动脉
胸长神经
腋神经
内侧束
肌皮神经
肩胛下神经
桡神经
胸背神经
臂内侧皮神经
尺神经　前臂内侧皮神经
正中神经

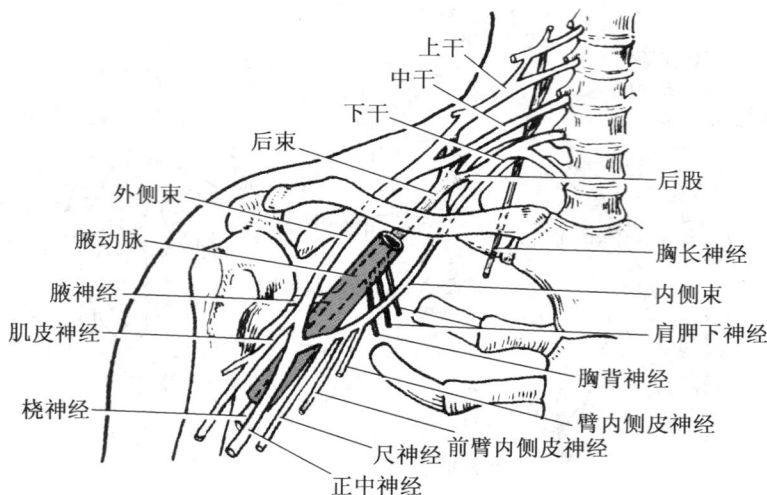

图 1-10-32　臂丛组成模式图

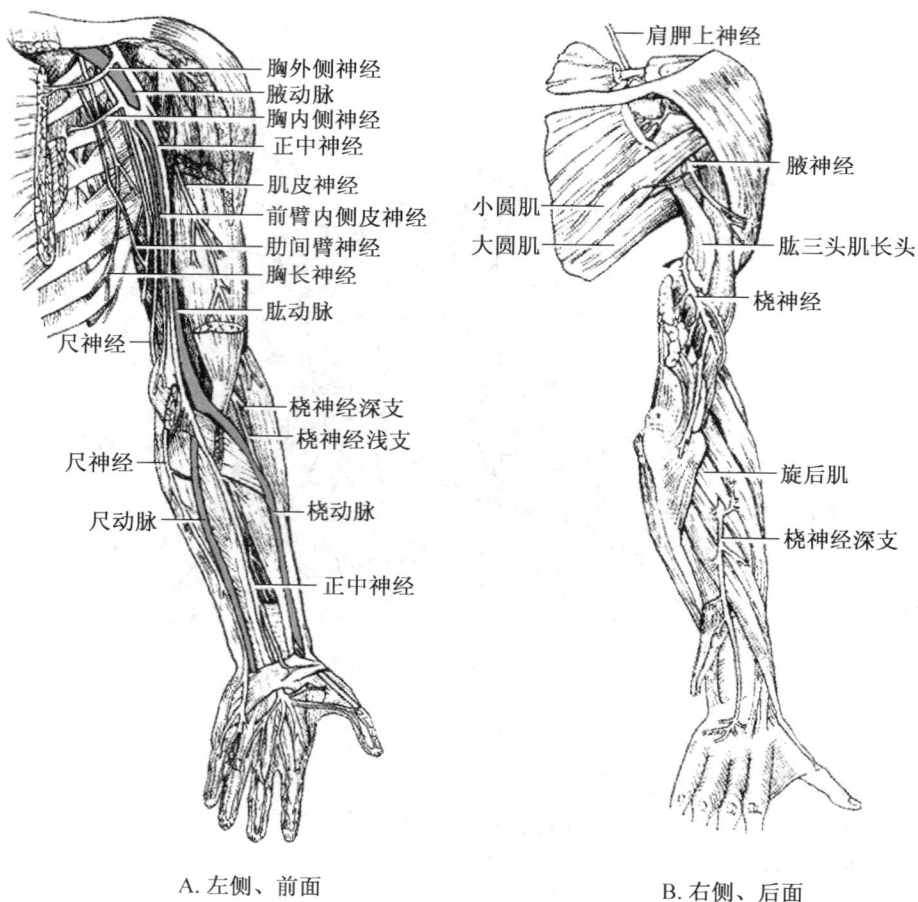

胸外侧神经
腋动脉
胸内侧神经
正中神经
肌皮神经
前臂内侧皮神经
肋间臂神经
胸长神经
肱动脉
尺神经
桡神经深支
桡神经浅支
尺神经
桡动脉
尺动脉
正中神经

肩胛上神经
腋神经
小圆肌
大圆肌
肱三头肌长头
桡神经
旋后肌
桡神经深支

A. 左侧、前面

B. 右侧、后面

图 1-10-33　上肢的神经

丛。其余均不形成丛,第 1～11 对位于相应肋间隙,称**肋间神经**,第 12 对胸神经前支位于第 12 肋下方,称**肋下神经**(图 1-10-34)。

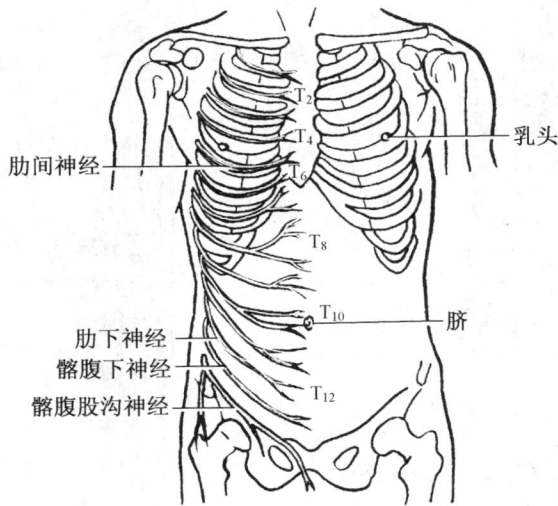

图 1-10-34　肋间神经走行及分布

（四）腰丛

腰丛由第 12 胸神经前支一部分及第 1～3 腰神经前支和第 4 腰神经前支一部分组成 (图 1-10-35)。主要分支为**股神经**(图 1-10-36)。

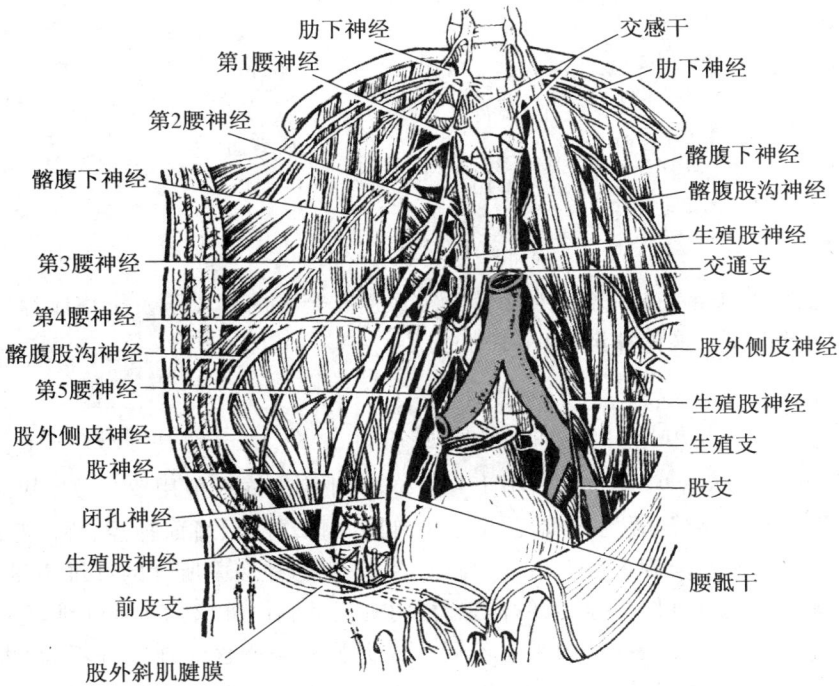

图 1-10-35　腰、骶丛组成模式图

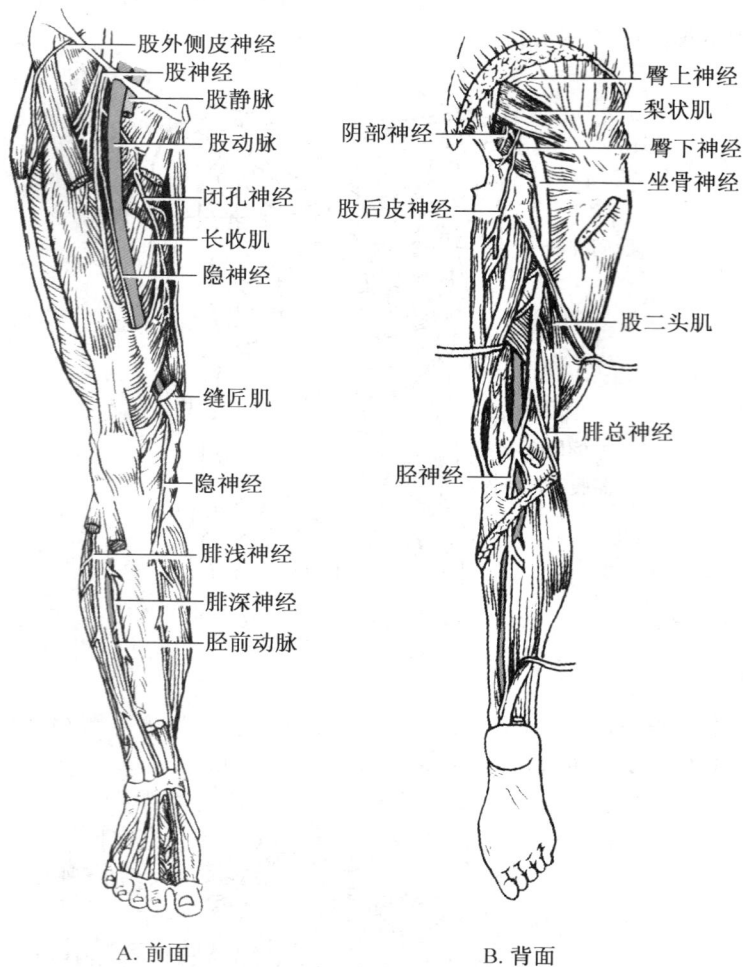

股外侧皮神经
股神经
股静脉
股动脉
闭孔神经
长收肌
隐神经

缝匠肌

隐神经

腓浅神经
腓深神经
胫前动脉

臀上神经
梨状肌
阴部神经
臀下神经
坐骨神经
股后皮神经

股二头肌

腓总神经
胫神经

A. 前面　　　　　　　　　　　　B. 背面

图 1-10-36　下肢的神经

（五）骶丛

骶丛由第 4 腰神经前支一部分和第 5 腰神经前支合成的腰骶干及全部骶神经和尾神经前支组成。主要分支：**坐骨神经**（图 1-10-36）。

二、脑神经

脑神经（cranial nerves）共 12 对（图 1-10-37），其排列顺序一般用罗马数字表示：Ⅰ嗅神经、Ⅱ视神经、Ⅲ动眼神经、Ⅳ滑车神经、Ⅴ三叉神经、Ⅵ展神经、Ⅶ面神经、Ⅷ前庭蜗神经、Ⅸ舌咽神经、Ⅹ迷走神经、Ⅺ副神经、Ⅻ舌下神经。每 1 对脑神经中所含的纤维不尽相同，根据脑神经中的纤维性质可分躯体运动、躯体感觉、内脏运动和内脏感觉 4 种纤维。

每对脑神经内所含神经纤维的种类不同。根据脑神经所含纤维成分不同，将脑神经分为感觉性神经（Ⅰ、Ⅱ、Ⅷ对脑神经）、运动性神经（Ⅲ、Ⅳ、Ⅵ、Ⅺ、Ⅻ对脑神经）、混合性神经（Ⅴ、Ⅶ、Ⅸ、Ⅹ对脑神经）和含副交感纤维的神经（Ⅲ、Ⅶ、Ⅸ、Ⅹ对脑神经）。

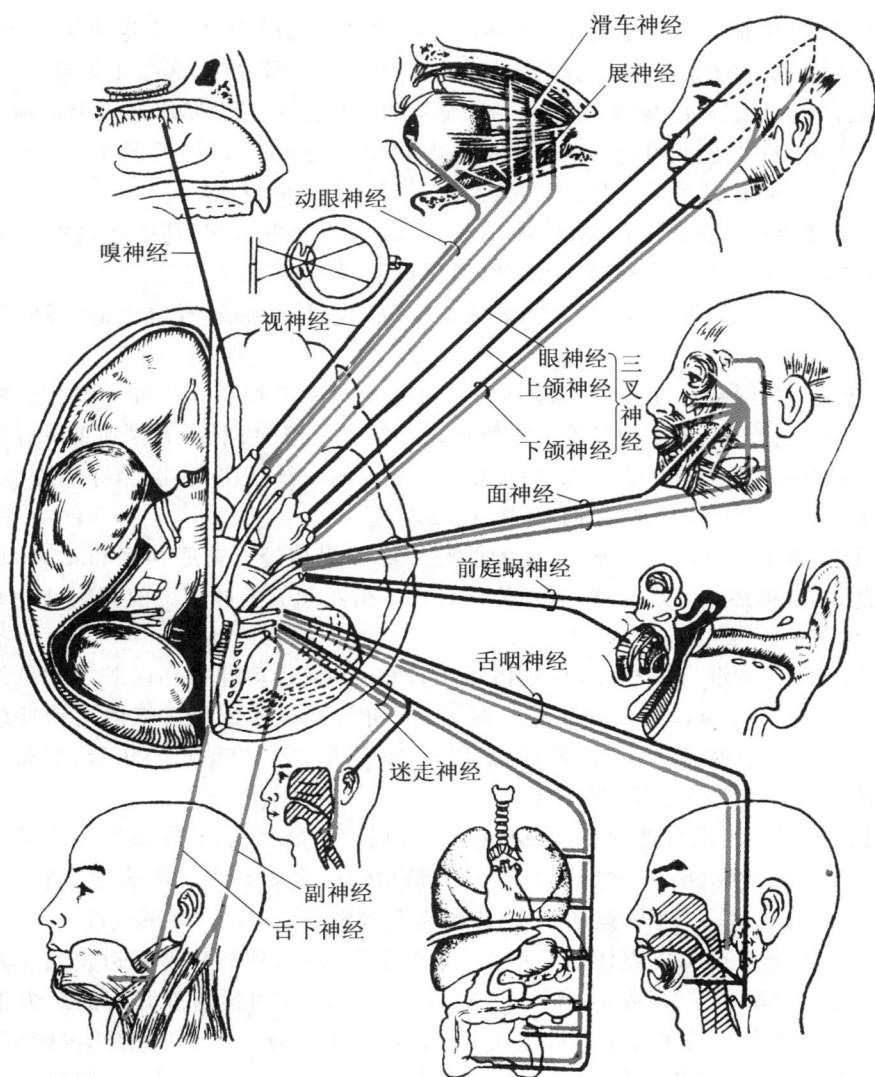

图 1-10-37　脑神经概况

1. **嗅神经**　为感觉性神经，起自鼻腔的嗅区黏膜，向上穿经颅底的筛孔，终于嗅球，将嗅觉冲动传至大脑（图 1-10-37）。

2. **视神经**　为感觉性神经，起自视网膜的神经细胞的轴突，穿经视神经管入颅，通过视交叉、视束与外侧膝状体传导视觉冲动（图 1-10-37）。

3. **动眼神经**　为运动性神经，含两种纤维。躯体运动纤维起自中脑的**动眼神经核**；内脏运动（副交感）纤维起自**动眼神经副核**。动眼神经自中脑前面出脑，经眶上裂入眶。其躯体运动纤维支配除外直肌和上斜肌以外的眼球外肌。内脏运动纤维支配瞳孔括约肌和睫状肌（图 1-10-37）。

4. **滑车神经**　为运动性神经，自中脑背面出脑，绕中脑外侧向前穿过海绵窦，经眶上裂入眶，支配上斜肌（图 1-10-37）。

　　5. **三叉神经**　　为混合性神经,含有躯体感觉和躯体运动两种纤维。三叉神经感觉根连有三叉神经节,其中枢突入脑桥终于三叉神经感觉核群;其周围突分别组成眼神经、上颌神经和下颌神经。起自脑桥内的运动根穿过三叉神经节,参与下颌神经的组成(图 1-10-37)。

　　(1) **眼神经**:为感觉性神经,经眶上裂入眶,分支布于眼、鼻背及眼裂以上额顶部皮肤。

　　(2) **上颌神经**:为感觉性神经,经圆孔出颅,穿眶下裂入眶,延为眶下神经。上颌神经分支布于上颌窦、鼻腔和口腔顶黏膜、上颌牙及眼裂与口裂之间皮肤。

　　(3) **下颌神经**:为混合性神经,经卵圆孔出颅,立即分为数支,其中运动纤维支配咀嚼肌;感觉纤维布于口腔底与舌黏膜,下颌牙,口裂以下、耳前和颞部皮肤。

　　6. **展神经**　　为运动性神经,自延髓脑桥沟出脑,穿过海绵窦,经眶上裂入眶,支配外直肌(图 1-10-37)。

　　7. **面神经**　　为混合性神经,含躯体运动、内脏运动及内脏感觉三种纤维。面神经自延髓脑桥沟出脑,经内耳门入面神经管。内脏运动纤维支配泪腺、下颌下腺和舌下腺等腺体的分泌活动;内脏感觉纤维布于舌前 2/3 的味蕾。躯体运动纤维出茎乳孔,穿入腮腺实质,分为呈放射状走行的 5 组分支,支配面肌(图 1-10-37)。

　　8. **前庭蜗神经**　　为感觉性神经,分为前庭神经和蜗神经。**前庭神经**布于壶腹嵴、椭圆囊斑和球囊斑,**蜗神经**布于螺旋器,分别传导有关平衡觉和听觉冲动。前庭蜗神经经内耳门入颅腔,在延髓脑桥沟入脑(图 1-10-37)。

　　9. **舌咽神经**　　为混合性神经,含躯体运动纤维、内脏运动纤维和内脏感觉纤维。舌咽神经经延髓后外侧沟出脑,经颈静脉孔出颅,向下向前弓行入舌。其躯体运动纤维支配咽肌,内脏运动纤维支配腮腺分泌,内脏感觉纤维布于舌后 1/3 的黏膜的味蕾、咽和中耳黏膜以及颈动脉窦和颈动脉小球等(图 1-10-37)。

　　10. **迷走神经**　　为混合性神经,是脑神经中行程最长最复杂、分布范围最广的神经。迷走神经含有 4 种纤维成分:① 内脏运动(副交感)纤维,主要分布于胸腹腔器官,支配平滑肌、心肌和腺体的活动;② 躯体运动纤维,支配腭肌和咽喉肌;③ 内脏感觉纤维,主要分布于胸腹腔器官,司内脏感觉;④ 躯体感觉纤维,分布于硬脑膜、耳廓和外耳道皮肤。迷走神经在延髓后外侧沟出脑,经颈静脉孔出颅至颈部,于颈总动脉和颈内静脉间的后方下行入胸腔、腹腔,沿途分支布于喉和气管、心、肺、肝、胆、胰、肾及结肠左曲以上消化管(图 1-10-37)。

　　11. **副神经**　　为运动性神经,自延髓后外侧沟出脑,经颈静脉孔出颅,穿过胸锁乳突肌深面,进入斜方肌,支配上述两肌运动(图 1-10-37)。

　　12. **舌下神经**　　为运动性神经,自延髓前外侧沟出脑,经舌下神经管出颅,支配舌外肌运动(图 1-10-37)。

三、内脏神经

　　内脏神经(visceral nervous)主要分布于内脏、平滑肌、心血管和腺体。内脏神经与躯体神经一样,按照纤维的性质可分为内脏运动神经和内脏感觉神经两部分。内脏运动神经对内脏、心血管和腺体所起的调节和控制作用通常是不随意、不受人的意志控制,故又称自主神经或植物神经。内脏感觉神经则分布到内脏、心血管等处的内感受器,把所感受到的刺激传递到各级中枢,直至大脑,通过反射调节内脏、心血管等器官的活动,以维持机体内外环境的动态平衡,并保持机体正常的生命活动。

（一）内脏运动神经

内脏运动神经与躯体运动神经在结构和功能上存在着较大的差别（图 1-10-38），两者在结构和分布上的差异如下：

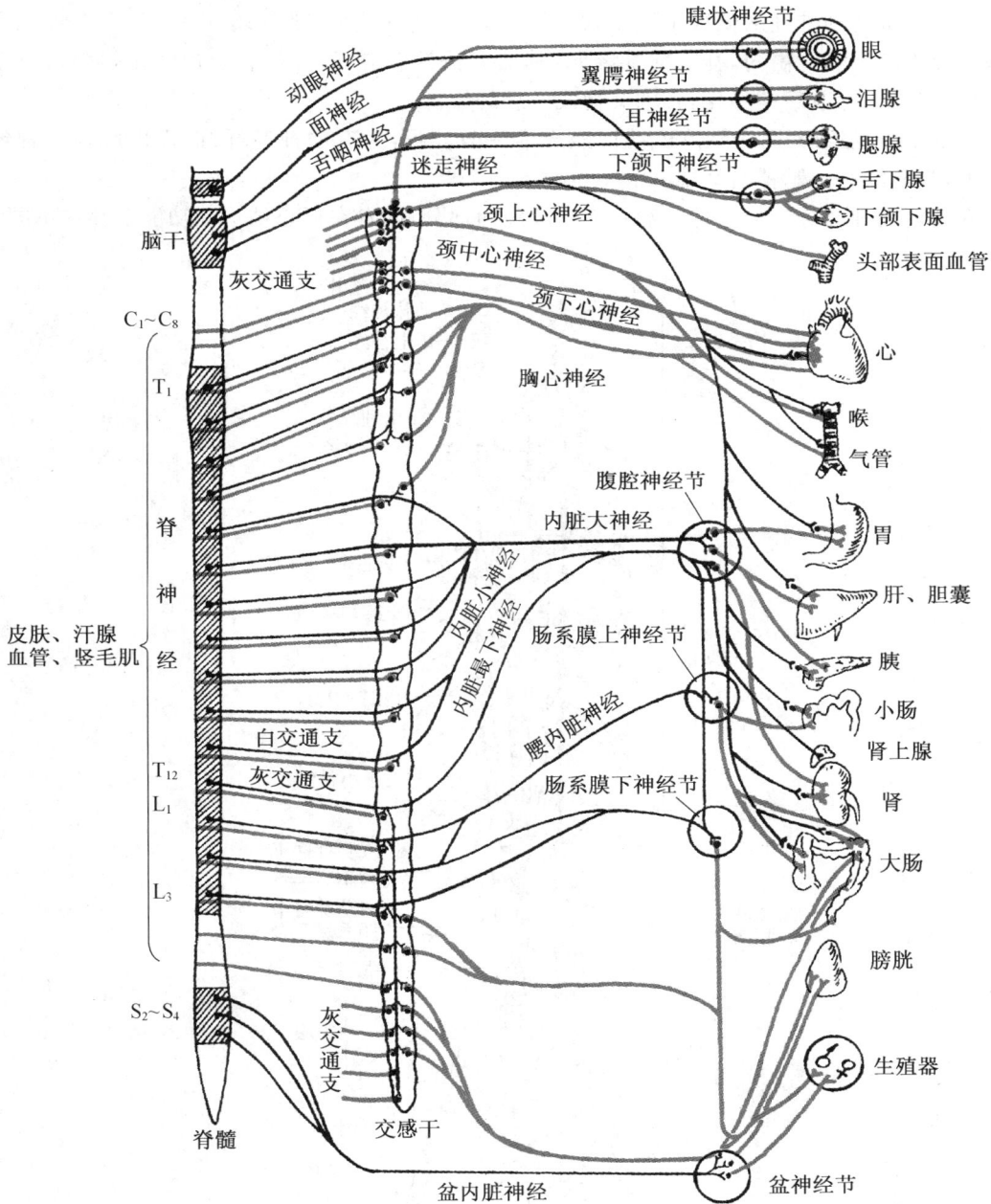

图 1-10-38　内脏运动神经概况示意图

1. **纤维成分不同**　躯体运动神经只有一种纤维成分，而内脏运动神经则有交感神经和副交感神经两种纤维成分，多数器官同时接受交感神经和副交感神经的双重支配。

2. **支配器官不同** 躯体运动神经支配骨骼肌,一般受意志的控制,而内脏运动神经则支配平滑肌、心肌和腺体,一定程度上不受意志的控制。

3. **神经元数目不同** 躯体运动神经自低级中枢至效应器,只有 1 个神经元,而内脏运动神经自低级中枢发出后,先在内脏神经节换神经元,再由节内神经节发出的纤维到达效应器,因此,内脏运动神经从低级中枢至效应器需要 2 个神经元(图 1-10-39)。第 1 个神经元的胞体位于脑干和脊髓内,称**节前神经元**,其轴突构成**节前纤维**;第 2 个神经元的胞体位于**内脏神经节内**,称**节后神经元**,其轴突构成**节后纤维**。

4. **纤维的粗细不同** 躯体运动神经纤维一般较粗,为有髓神经纤维,而内脏运动神经则纤细,为薄髓和无髓神经纤维。

内脏运动神经分为交感神经和副交感神经两部分,两者在形态结构和功能上存在不同。

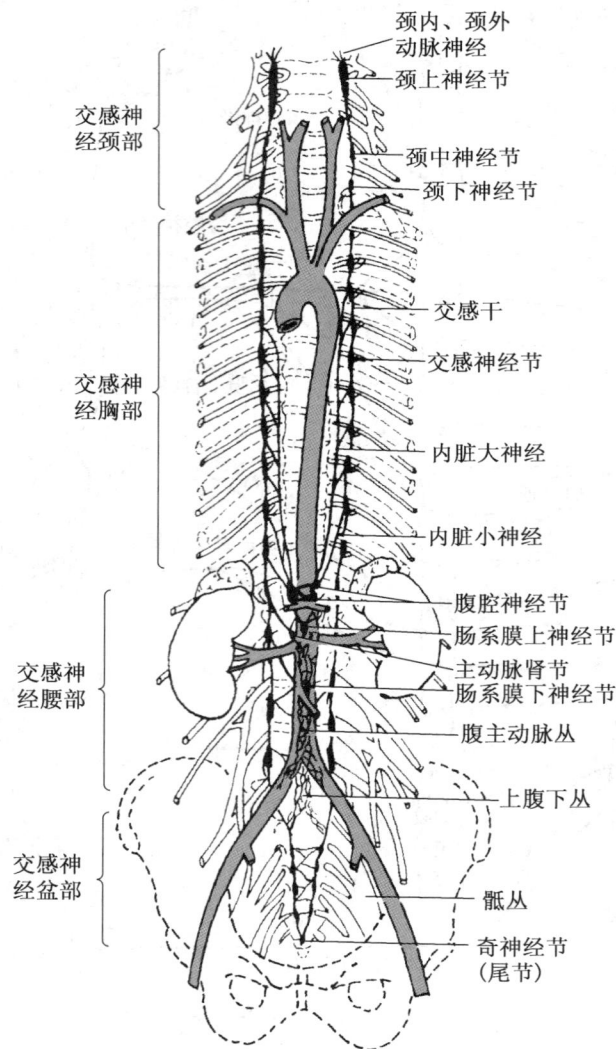

图 1-10-39　交感神经纤维走行示意图

1. 交感神经

（1）**低级中枢**：位于脊髓胸 1～腰 3 节段灰质侧角（图 1-10-39）。

（2）**交感神经节**：交感神经节根据其位置不同，分为椎旁节和椎前节。

椎旁节：位于脊柱的两侧，共有 19～24 对及尾部的一个单节。由椎旁节借节间支连接成的串珠状结构，称**交感干**。

椎前节：位于脊柱的前方，同名动脉的根部，如腹腔神经节、主动脉肾节和肠系膜上、下神经节。

（3）**交感神经的分布**　交感神经通过节后纤维分布于头、颈、胸腔、腹腔、盆腔脏器等实质性器官（包括瞳孔开大肌和肾上腺髓质），以及上、下肢的血管、汗腺和竖毛肌。

2. 副交感神经

（1）**低级中枢**：位于脑干的 4 对副交感核（动眼神经副核、上泌涎核、下泌涎核和迷走神经背核）和脊髓骶 2～4 节段的骶副交感核。

（2）**副交感神经节**　副交感神经节位于器官附近或器官的壁内，分为**器官旁节**和**器官内节**。

（3）**副交感神经的分布**：副交感神经通过节后纤维分布于头、颈、胸腔、腹腔、盆腔脏器（包括瞳孔括约肌）等实质性器官。

3. **内脏神经丛**　交感神经、副交感神经和内脏感觉神经在分布到器官前互相交织形成内脏神经丛，再由丛发出分支至所支配的器官，如**心丛**、**肺丛**、**腹腔丛**等。

（二）内脏感觉神经

内感受器接受来自内脏的刺激，并转化为神经冲动，通过内脏感觉神经把这一冲动传到中枢，中枢则直接通过内脏运动神经或间接通过体液调节各效应器官的活动。

1. **内脏感觉神经的特点**　① 痛阈较高，机体对正常的内脏活动一般感觉不到，但内脏活动强烈时可引起一定的感觉；② 弥散的痛，内脏感觉的传入路径较分散，一个脏器的感觉纤维常与数个脏器的感觉纤维一起经过多个节段的脊神经进入中枢，因此，内脏痛往往是弥散的，而且定位不准确；③ 对牵拉、膨胀和痉挛等刺激敏感，而对切割等刺激不敏感。

2. **牵涉性痛**　当某些脏器发生病变时，常在机体表面的一定区域产生感觉过敏或疼痛感觉，这一现象称**牵涉性痛**。

第四节　神经传导通路

人体在生命活动中，通过感受器接受内、外环境的各种刺激，并将其转化为神经冲动经传入神经传至中枢，最后到达大脑皮层。另一方面，大脑皮层对传入的感觉信息整合后，发出神经冲动，沿传出纤维，经脑干和脊髓的运动神经元到达效应器，作出相应的反应。因此，在神经系统内存在着两类传导通路：感觉传导通路和运动传导通路。

一、感觉传导通路

（一）本体感觉和精细触觉传导通路

本体感觉（又称深感觉）指肌、腱、关节的位置觉、运动觉和振动觉。在**深感觉传导通路**

传导躯干、四肢的本体感觉和精细触觉。传导通路由三级神经元组成（图 1-10-40）。头面部的本体感觉传导通路目前尚不十分清楚。

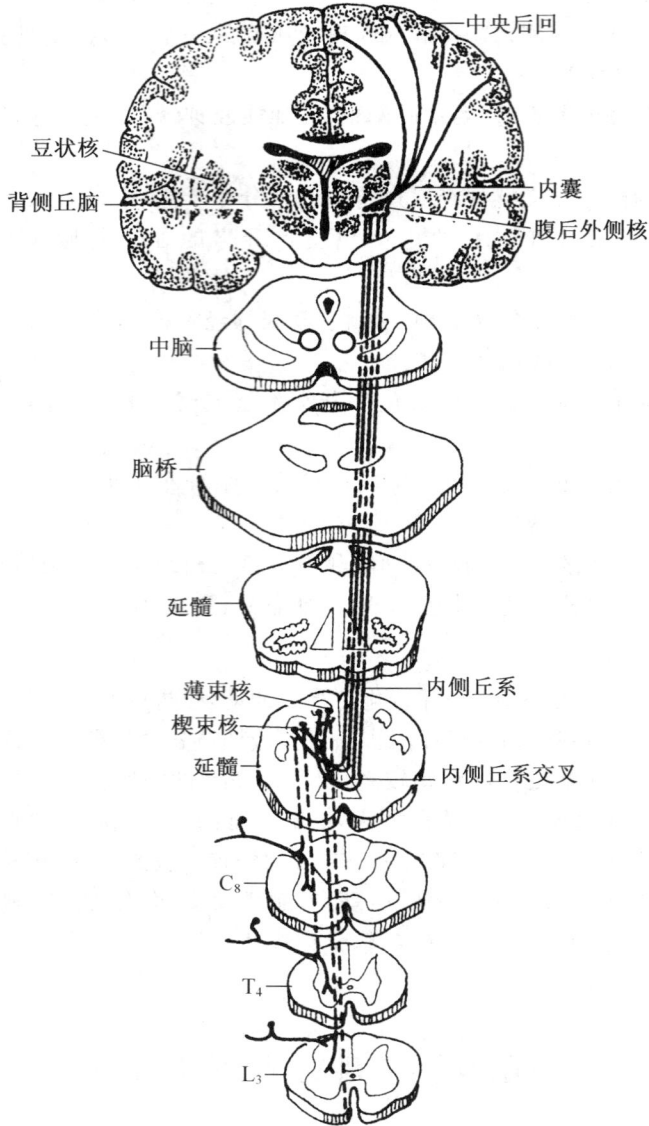

图 1-10-40 躯干、四肢本体感觉和精细触觉传导通路

（二）痛觉、温度觉和粗触觉传导通路

浅感觉传导通路指传导全身皮肤、黏膜的痛觉、温度觉和粗触觉的传导通路，由三级神经元组成（图 1-10-41）。

（三）视觉传导通路

视觉传导通路由三级神经元组成（图 1-10-42）。

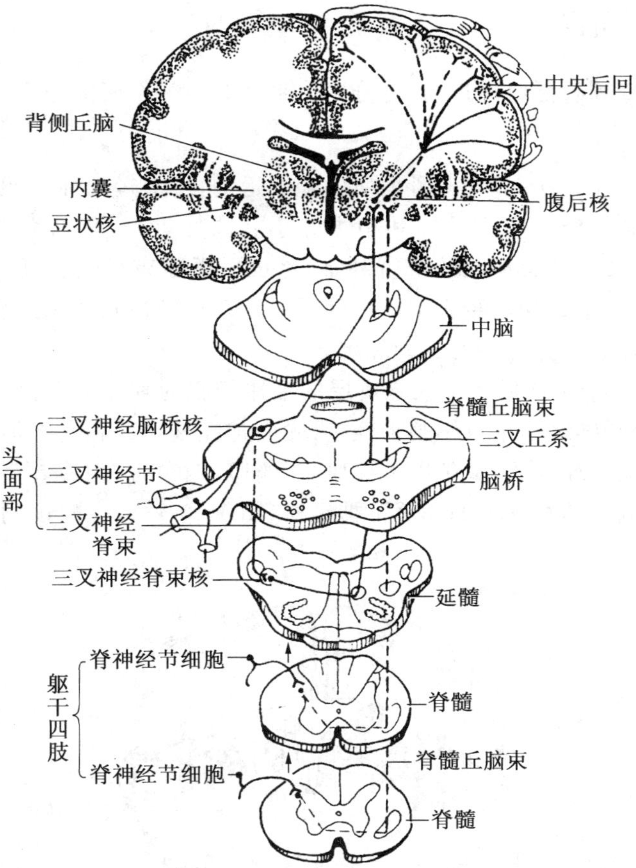

图 1-10-41　痛觉、温度觉和粗触觉传导通路

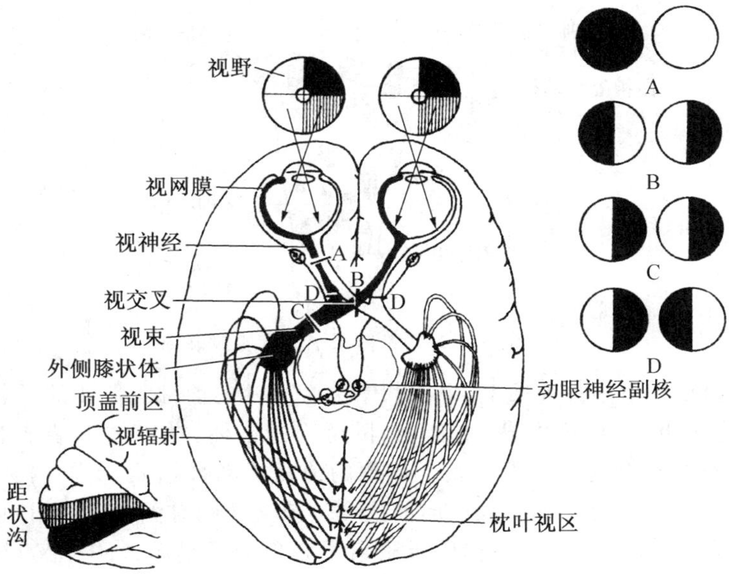

图 1-10-42　视觉传导通路和瞳孔对光反射通路

二、运动传导通路

运动传导通路管理骨骼肌的运动,可分锥体系和锥体外系两部分。

(一)锥体系

锥体系(pyramidal system)管理骨骼肌的随意运动,由上运动神经元和下运动神经元组成。上运动神经元胞体位于中央前回和中央旁小叶前部等处,其轴突组成下行的锥体束。其中,终止于脊髓灰质前角运动元的下行纤维,称**皮质脊髓束**;终止于脑干运动神经核的下行纤维,称**皮质核束**。**下运动神经元**胞体为脑干内运动神经核和脊髓灰质前角运动神经元,其轴突分别构成脑神经和脊神经的运动纤维。

1. **皮质核束** 由中央前回下部大脑皮层的锥体细胞的轴突聚合组成皮质核束,下行经内囊至脑干,大部分纤维终止于双侧脑神经核(除面神经核下部和舌下神经核),再由这些脑神经核发出纤维支配眼球外肌、眼裂以上面肌、咀嚼肌、咽喉肌、胸锁乳突肌和斜方肌等。小部分纤维终止于对侧面**神经核下部和舌下神经核**(图 1-10-43),支配该侧眼裂以下面肌和舌外肌。

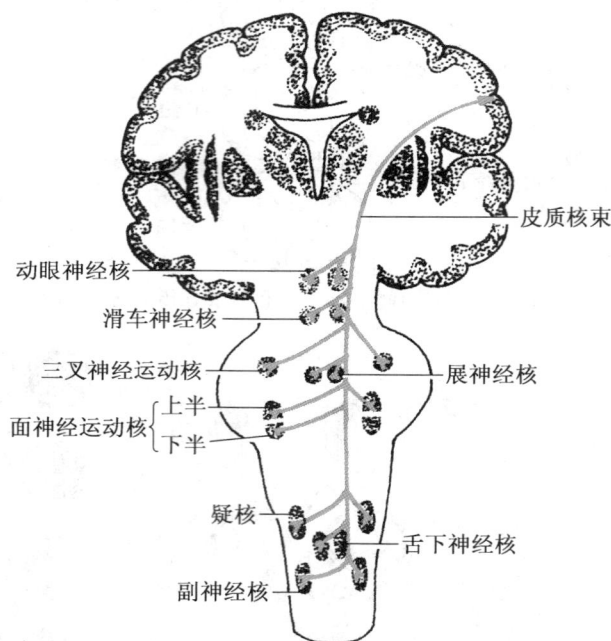

图 1-10-43 锥体系中的皮质核束

2. **皮质脊髓束** 由中央前回上、中部和中央旁小叶的前部大脑皮层的锥体细胞的轴突聚合组成皮质脊髓束,下行经内囊、中脑、脑桥至延髓锥体,在锥体下端绝大部分纤维交叉(**锥体交叉**)到对侧,经脊髓外侧索终止于该侧的前角运动神经元,支配四肢肌;小部分未交叉纤维经脊髓前索,并在脊髓胸节经白质前连合逐节交叉到对侧,终止于该侧的前角运动神经元,支配躯干肌(图 1-10-44)。在皮质脊髓束中有部分纤维始终不交叉,终止于同侧前角运动神经元,支配躯干肌。

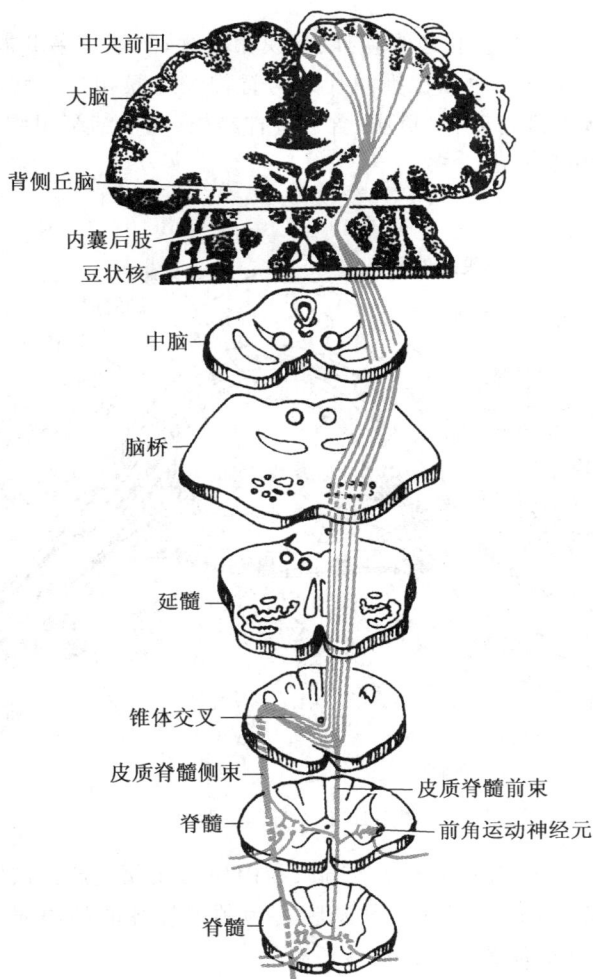

图 1-10-44　锥体系中的皮质脊髓束

（二）锥体外系

锥体外系是指锥体系以外影响和控制躯体运动的传导通路。其主要功能是调节肌张力和协调肌群运动，维持、调整体态姿势和习惯性动作。

第五节　脑和脊髓的被膜、血管及脑脊液循环

一、脑和脊髓的被膜

脑和脊髓的表面，由外向内依次包被有硬膜、蛛网膜和软膜，对脑和脊髓有保护和支持的功能。

（一）硬膜

硬膜（dura mater）是由厚而坚韧的致密结缔组织构成的。包裹着脊髓的为硬脊膜，包裹

在脑表面的是硬脑膜。

1. 硬脊膜 上附着枕骨大孔边缘,与硬脑膜相延续;下端达第 2 骶椎平面逐渐变细,包裹终丝,其末端附着于尾骨。两侧在椎间孔处与脊神经外膜相连。硬脊膜与椎管内面的骨膜之间的窄隙,称**硬膜外隙**,其内呈负压,含有脊神经根、疏松结缔组织、脂肪组织、淋巴管和椎内静脉丛等(图 1-10-45)。

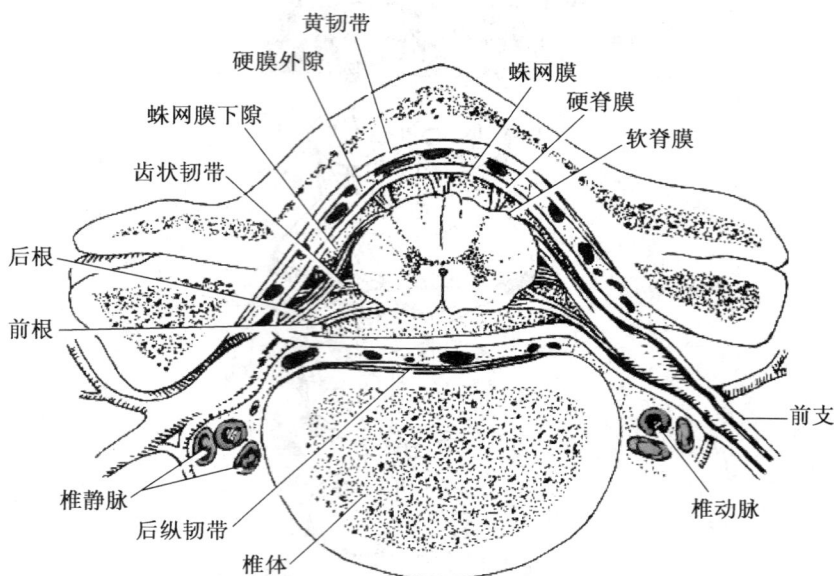

图 1-10-45 脊髓的被膜

2. 硬脑膜 为双层膜,由外层的颅内骨膜和内层的硬膜组成。硬脑膜还形成某些特殊的结构:大脑镰、小脑幕和硬脑膜窦。硬脑膜窦为颈内静脉的颅内属支。硬脑膜窦主要有上矢状窦、横窦、乙状窦和海绵窦等。

(二)蛛网膜

蛛网膜(arachnoid mater)为一层无血管、神经的透明结缔组织薄膜,与其外面的硬膜相贴。蛛网膜与软膜之间的窄隙,称**蛛网膜下隙**,隙内充满脑脊液。蛛网膜在上矢状窦附近形成颗粒状,并突入窦内,称**蛛网膜粒**,脑脊液通过其渗入硬脑膜窦内,回流入颈内静脉(图1-10-46)。

(三)软膜

软膜(pia mater)为一层含有血管的透明结缔组织膜。紧贴脊髓表面的称**软脊膜**;脑表面的称**软脑膜**。在脑室壁的一定部位,由软脑膜、毛细血管和室管膜上皮共同突入脑室,构成**脉络丛**,是产生脑脊液的主要结构。

二、脑和脊髓血管

(一)脑血管

1. 脑的动脉 主要来源于颈内动脉和椎动脉(图 1-10-47)。环绕于视交叉、灰结节和乳

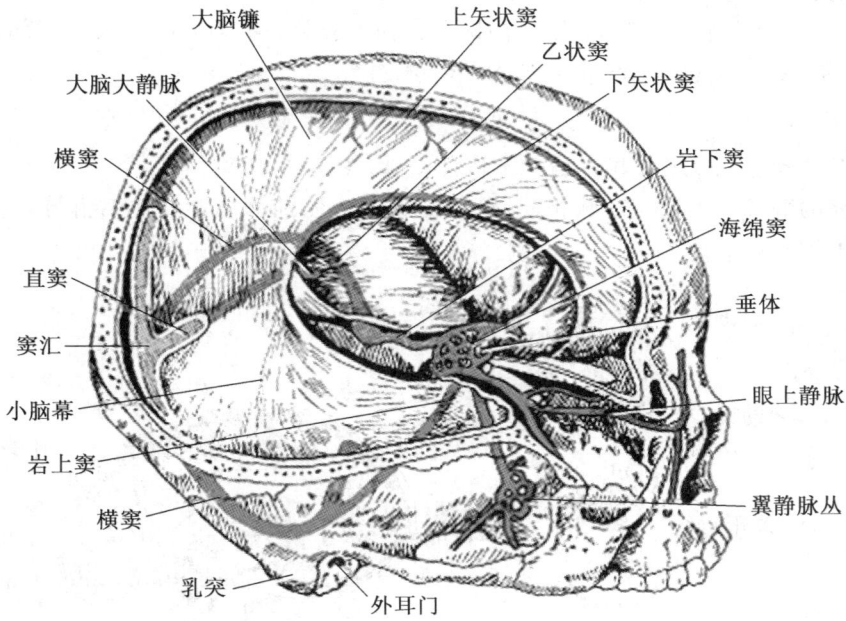

图 1-10-46 蛛网膜粒和硬脑膜窦

头体等周围，由前交通动脉、大脑前动脉、颈内动脉和后交通动脉吻合成**大脑动脉环**（图1-10-47）。通过大脑动脉环将颈内动脉系与椎动脉系、左右大脑半球的动脉联合起来。

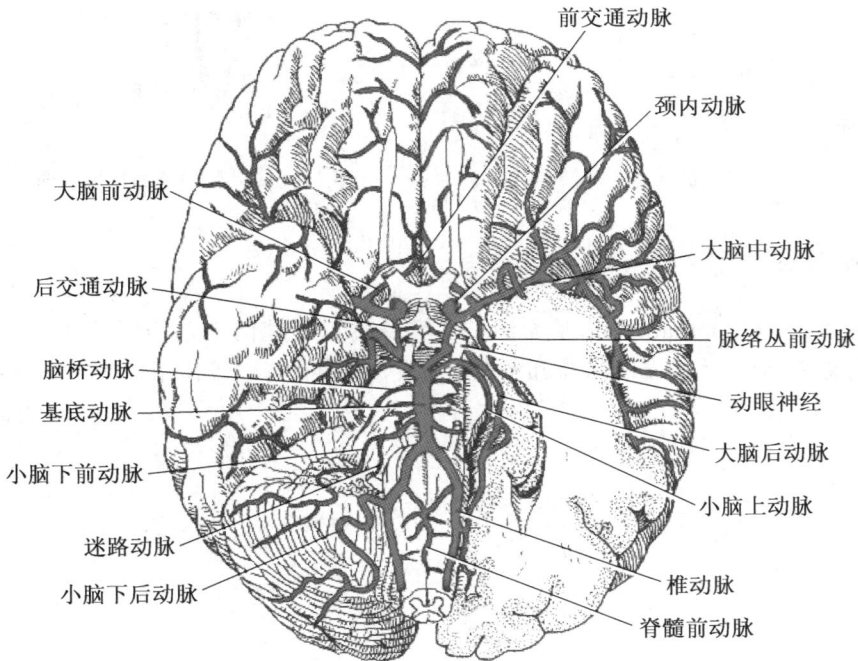

图 1-10-47 大脑底的动脉

2. **脑的静脉**　不与动脉伴行,可分浅、深静脉 2 组,最后均通过硬脑膜窦,注入颈内静脉。浅静脉主要有大脑上静脉、大脑中静脉和大脑下静脉。深静脉收集大脑深部的静脉血,再经大脑大静脉注入硬脑膜窦,最后汇入颈内静脉。

（二）脊髓的血管

1. **脊髓的动脉**　来源于椎动脉和节段性动脉（图 1-10-48）。

2. **脊髓的静脉**　大致与动脉相同,最后汇集成脊髓前静脉和脊髓后静脉,注入硬脑膜窦内的椎内静脉丛。

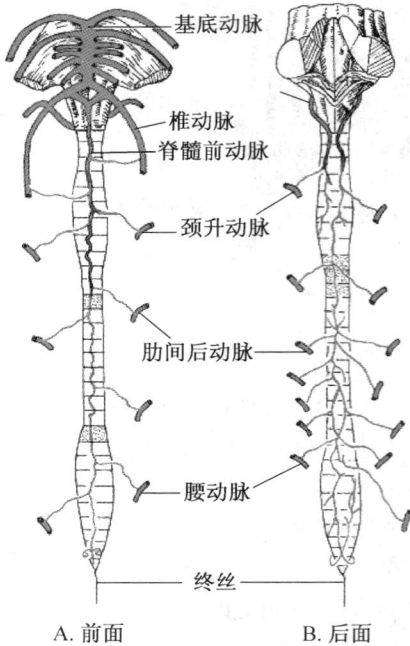

A. 前面　　　　　B. 后面

图 1-10-48　脊髓的动脉

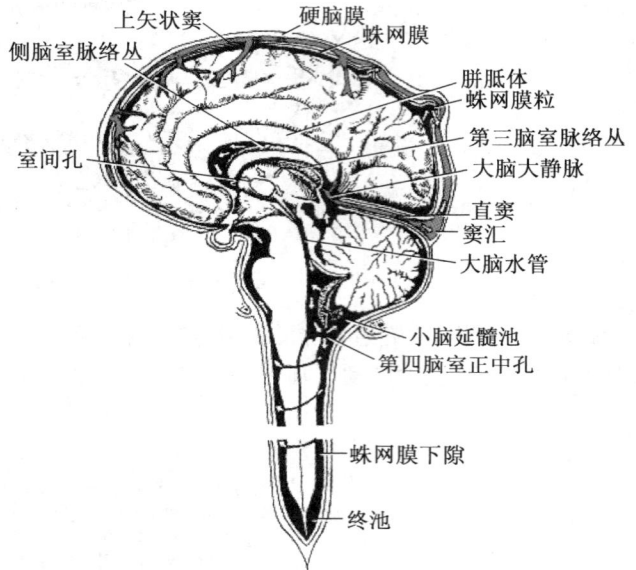

图 1-10-49　脑脊液循环模式图

三、脑脊液

脑脊液(cerebral spinal fluid)是充满脑室和蛛网膜下隙的无色透明液体（图 1-10-49）,成人的脑脊液总量约为 150ml,对脑和脊髓有保护、缓冲和营养等作用。

（王海斌）

第十一章

人体主要器官的微细结构

第一节 淋 巴 结

一、淋巴结的结构

淋巴结表面有薄层致密结缔组织构成的被膜,数条**输入淋巴管**,穿过被膜与被膜下淋巴窦相连。淋巴结的一侧凹陷为门部,此处有较疏松的结缔组织、血管、神经和**输出淋巴管**。被膜和门部的结缔组织伸入淋巴结实质形成相互连接的**小梁**,构成淋巴结的粗支架,其间填充着网状组织。淋巴结的实质分为皮质和髓质两部分。皮质位于被膜下方,由**浅层皮质、副皮质区**及**皮质淋巴窦**构成(图 1-11-1);髓质则由**髓索**及其间的**髓窦**组成。

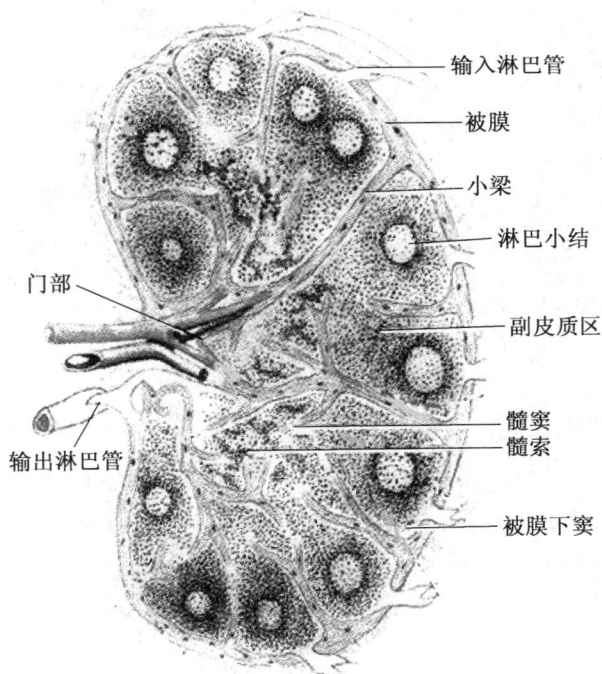

图 1-11-1 淋巴结

二、淋巴结的功能

1. **滤过淋巴** 当带有细菌、病毒、毒素等抗原物质的淋巴缓慢地流过淋巴结时,可被淋巴窦内的巨噬细胞清除,正常淋巴结对细菌的清除率可达99%,但对病毒及癌细胞的清除率常很低。

2. **免疫应答** 抗原进入淋巴结后,副皮质区引发细胞免疫;淋巴小结和髓索产生体液免疫。淋巴结内细胞免疫应答和体液免疫应答常同时发生。

第二节 脾

一、脾的结构

脾外有较厚结缔组织的被膜,由弹性纤维及平滑肌的致密结缔组织构成,表面覆有间皮。被膜可伸入脾实质内形成小梁,构成脾的粗支架,小梁之间的网状组织构成脾的微细支架。被膜和小梁内的平滑肌细胞收缩可调节脾的血量。脾动脉和脾静脉从脾门进入实质。脾的实质由大量淋巴组织构成,分为白髓和红髓,但两者相间。**白髓**(white pulp)由动脉周围淋巴鞘、淋巴小结(又称脾小体)和边缘区组成;**红髓**(red pulp)由脾索和脾血窦组成(图1-11-2)。

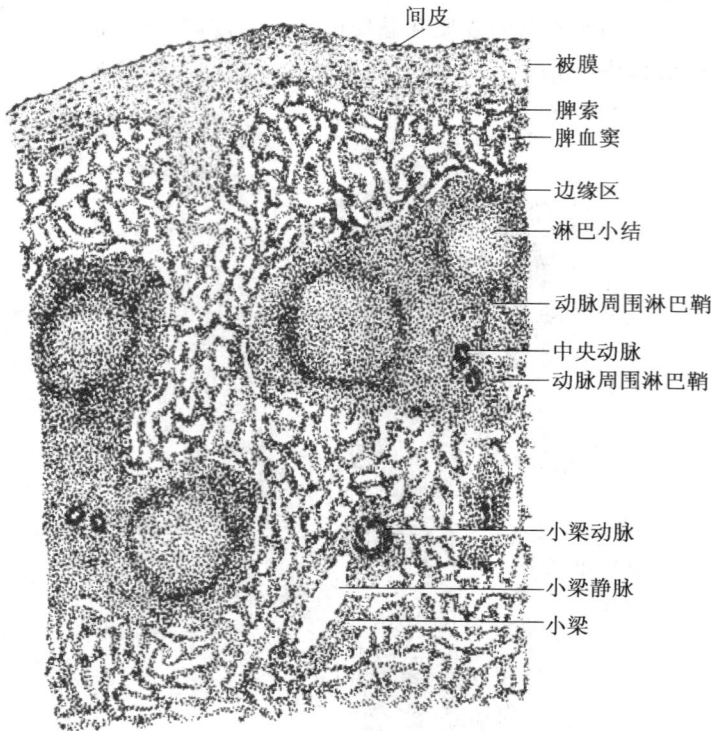

图 1-11-2 脾的微细结构

二、脾的功能

(一)滤过血液

脾内的脾索和边缘区含大量的巨噬细胞,可对血液中的病原体和衰老的血细胞进行吞噬、清除和过滤。

（二）免疫应答

侵入血液的病原体可使脾发生免疫应答,致淋巴小结增多增大,脾索内浆细胞增多;细胞免疫应答时,动脉周围淋巴鞘显著增厚。

（三）造血

胚胎早期的脾有造血功能,成年后,脾内仍含有少量造血干细胞,当机体严重缺血或某些病理状态下,脾可以恢复造血功能。

第三节　心　脏

一、心壁的结构

心壁由心内膜、心肌膜和心外膜三层构成,**心内膜**（endocardium）由内皮和内皮下层组成;**心肌膜**（myocardium）主要由心肌构成,可分为内纵行、中环行和外斜行三层;**心外膜**（epicardium）为浆膜,表面被覆间皮,深面为疏松结缔组织,含有血管、神经,并常有脂肪组织。**心瓣膜**（cardiac valve）是心内膜向腔内凸起形成的薄片状结构,表面为内皮,内部为致密结缔组织,并与心骨骼相连（图 1-11-3）。

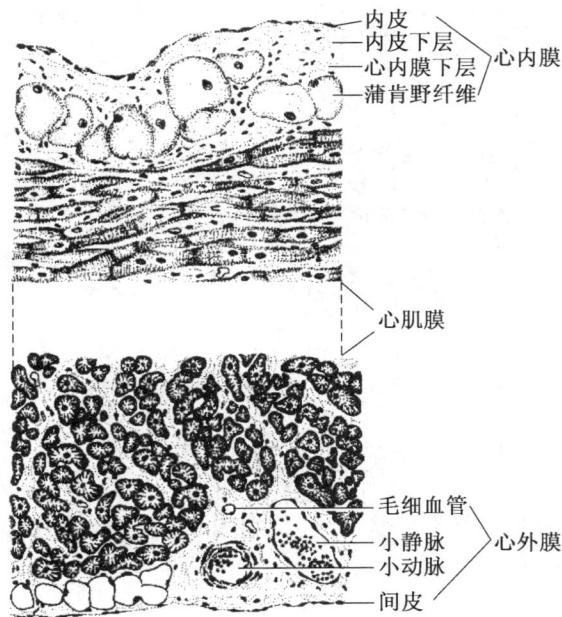

图 1-11-3　心壁的微细结构

二、心脏传导系统

心脏传导系统由特殊分化的心肌细胞构成,包括**窦房结、房室结、房室束**及其**左右分支**。组成心脏传导系统的细胞有**起搏细胞、移行细胞**和**浦肯野纤维**（Purkinje fiber）（**束细胞**）三种。其功能是发生冲动并传导到心脏各部,使心房肌和心室肌按一定的节律收缩。

第四节　肺

肺表面被覆浆膜,其组织分实质和间质两部分。实质由肺内支气管及大量的肺泡组成(图 1-11-4);间质包括结缔组织及血管、淋巴管、神经等。主支气管经肺门进入肺内,按顺序分支为**肺叶支气管、肺段支气管、小支气管、细支气管、终末细支气管、呼吸性细支气管、肺泡管、肺泡囊和肺泡**。自肺叶支气管到终末细支气管为肺的**导气部**,呼吸性细支气管至肺泡为肺的**呼吸部**。每一细支气管连同它的分支和肺泡,组成一个**肺小叶**,是肺的结构单位。

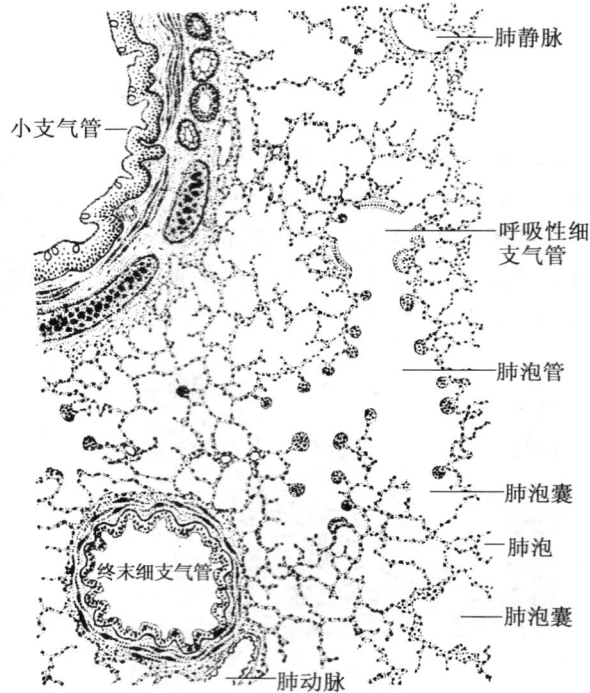

图 1-11-4　肺的微细结构

一、肺叶支气管至小支气管的管壁结构

管壁变薄,上皮为假复层纤毛柱状,但杯状细胞、腺体和软骨片都逐渐减少;平滑肌纤维呈不成层的环行平滑肌束。

二、细支气管和终末细支气管

细支气管的上皮由假复层纤毛柱状渐变成单层纤毛柱状,杯状细胞、腺体和软骨片逐渐减少或消失,环行平滑肌更为明显,黏膜常形成皱襞。终末细支气管的上皮为单层柱状,杯状细胞、腺体和软骨片全部消失,有完整的环行平滑肌。平滑肌可在神经支配下收缩或舒张,调节进入肺小叶的气流量。

三、肺泡的结构

肺泡（pulmonary alveolus）为半球形的小囊，开口于肺泡囊、肺泡管或呼吸性细支气管，成人肺有肺泡 3 亿～4 亿个，是进行气体交换的部位，构成肺的主要结构。肺泡壁由单层肺泡上皮组成。相邻肺泡之间的组织称**肺泡隔**。肺泡上皮由Ⅰ型肺泡细胞和Ⅱ型肺泡细胞组成（图 1-11-5）。Ⅰ型肺泡细胞为单层扁平上皮，覆盖了肺泡约 95％ 的表面积；Ⅱ型肺泡细胞呈立方形或圆形，散在凸起于Ⅰ型肺泡细胞之间，其通过分泌表面活性物质来降低肺泡表面张力，以稳定肺泡大小（呼气时可防止肺泡塌陷，吸气时可防止肺泡过度膨胀）。**肺泡隔**（alveolar septum）为相邻肺泡之间的薄层结缔组织，内有密集的连续毛细血管和丰富的弹性纤维及肺巨噬细胞等。相邻肺泡之间气体通过肺泡孔进行流通，以均衡肺泡间气体的含量。

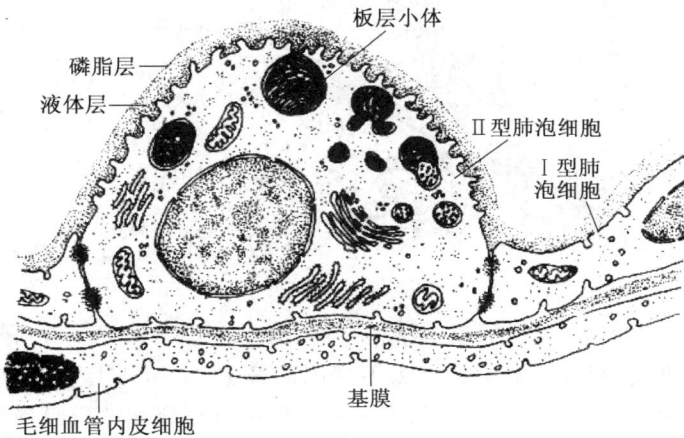

图 1-11-5　肺泡上皮超微结构模式图

肺泡内气体与血液内气体进行交换所通过的结构，称**气-血屏障**（blood-air barrier），厚约 $0.5\mu m$，由肺泡表面液体层、Ⅰ型肺泡细胞与基膜、薄层结缔组织、毛细血管基膜与内皮构成（图 1-11-6）。

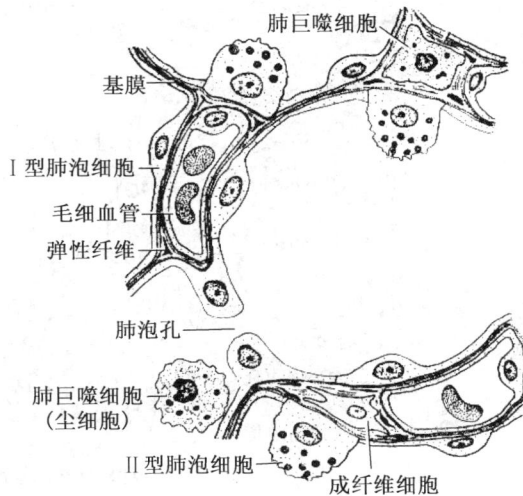

图 1-11-6　肺泡结构模式图

第五节　肝

　　肝表面覆有致密结缔组织被膜。肝实质被结缔组织分成许多肝小叶,肝小叶之间各种管道密集的部位为**门管区**(图 1-11-7)。

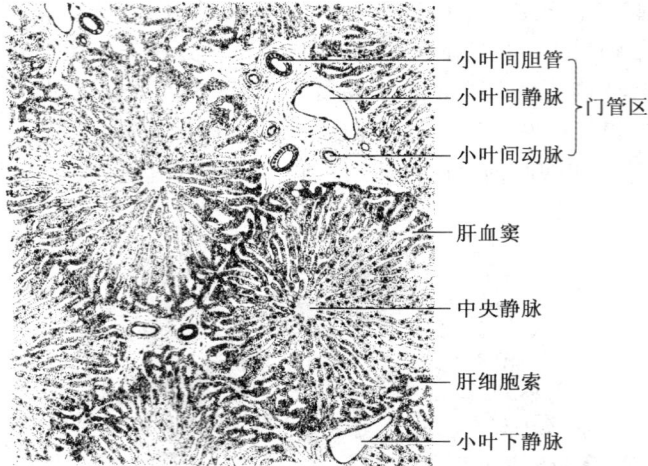

图 1-11-7　肝小叶与肝门管区

　　肝小叶(hepatic lobule)是肝的基本结构单位,有 50 万～100 万个。肝小叶呈多角棱柱体,中央有纵行的**中央静脉**,肝细胞排列为不规则的**肝板**(于切片上呈现为**肝索**),肝板间为**肝血窦**,它们均以中央静脉为中心呈放射状排列。肝细胞相邻面的质膜局部凹陷,形成**胆小管**。肝血窦内皮与肝板之间有狭小的**窦周隙**,是物质交换的场所(图 1-11-8)。

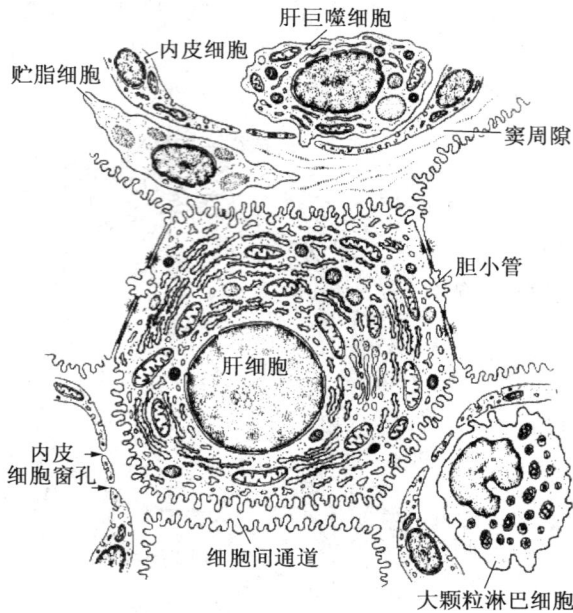

图 1-11-8　肝细胞、肝血窦和窦周隙

第六节　肾

肾表面有致密结缔组织被膜,内部分**皮质**和**髓质**。髓质由十几个**肾锥体**组成,肾锥体尖端称**肾乳头**,突入肾小盏。皮质由**髓放线**和**皮质迷路**构成。肾实质含大量**泌尿小管**(包括肾小管和集合管系两部分)(图 1-11-9),其间有少量结缔组织、血管等构成的肾间质。

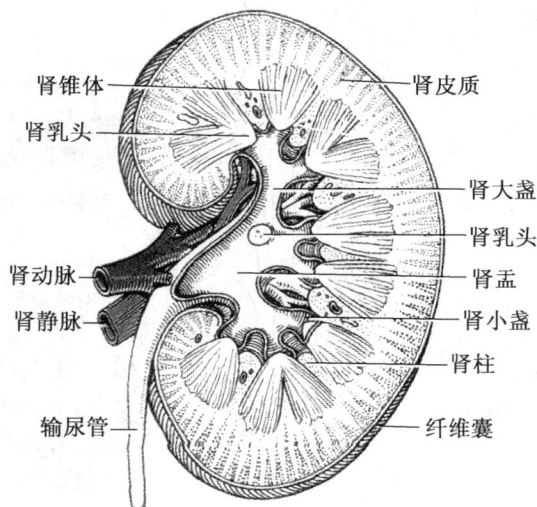

图 1-11-9　右肾冠状切面(后面观)

一、肾单位

肾单位(nephron)由**肾小体**和**肾小管**构成,是形成尿液的结构和功能单位。肾单位可分为**浅表肾单位**(约占肾单位总数的 85%,在尿液形成中起重要作用)和**髓旁肾单位**(约占 15%,对尿液浓缩具有重要作用)。

(一)肾小体

肾小体(renal corpuscle)位于皮质迷路和肾柱内,由肾小囊包裹血管球构成。微动脉出入的一端称血管极,对侧与近曲小管相连的一端称尿极(图 1-11-10)。

1. **血管球**(glomerulus)　是一团蟠曲的毛细血管,由入球微动脉分支形成的网状毛细血管襻构成,毛细血管汇成出球微动脉。入球微动脉管径较出球微动脉粗,使得毛细血管内血压较高。毛细血管为有孔型,多无隔膜,有利于血液中的小分子物质滤出。内皮有基膜。

2. **肾小囊**(renal capsule)　是肾小管起始部膨大凹陷形成的杯状双层囊,两层上皮之间为肾小囊腔,与近曲小管腔相通。外层(壁层)为单层扁平上皮;内层(脏层)细胞称**足细胞**(podocyte)。足细胞突起之间的裂隙称裂孔,上有裂孔膜。

当血液流经血管球时,毛细血管内血压较高,血浆内部分物质经有孔内皮、基膜和足细胞裂孔膜滤入肾小囊腔。这三层结构称**滤过屏障**(filtration barrier)(图 1-11-11)。进入肾小囊腔的滤液称**原尿**,成人一昼夜两肾可形成约 180L 原尿。

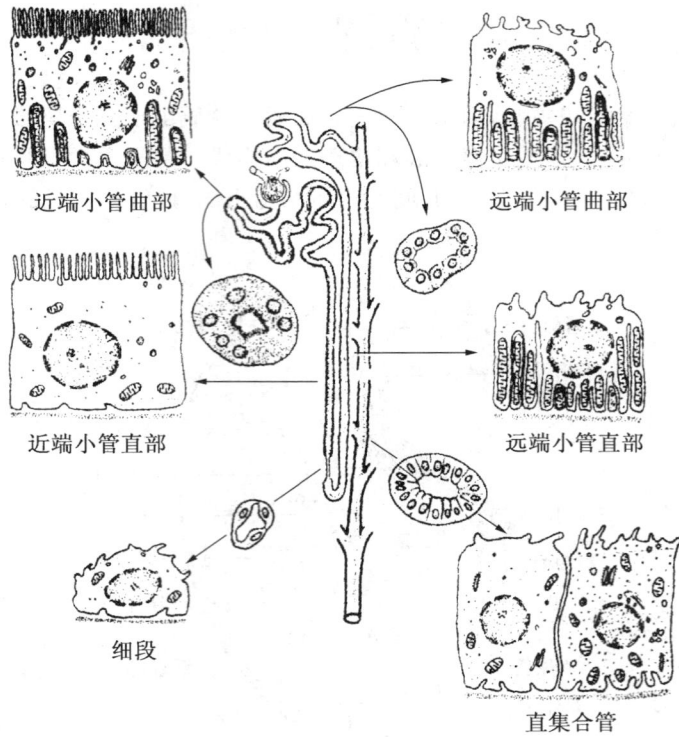

图 1-11-10　肾泌尿小管各段上皮细胞结构模式图

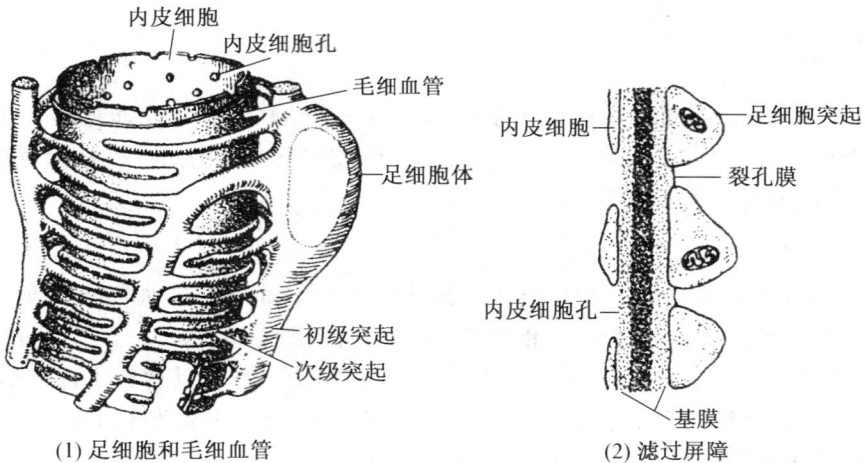

(1) 足细胞和毛细血管　　　　(2) 滤过屏障

图 1-11-11　足细胞和滤过屏障的超微结构

（二）肾小管

肾小管（renal tubule）由**近端小管曲部**（近曲小管）和**直部、细段、远端小管直部**和**曲部**（远曲小管）构成。近、远曲小管均在肾小体附近蟠曲走行；近端小管直部、细段和远端小管直部构成"U"形的**髓袢**，走行于髓放线和髓质中；远曲小管汇入集合管系。

1. 近端小管　是肾小管中最长最粗的一段。近曲小管的上皮细胞为立方形或锥形，细胞分界不清,胞体较大,胞质嗜酸性,核圆,位于近基底部。上皮细胞腔面有刷状缘。刷状缘由大量微绒毛整齐排列而成,构成重吸收物的面积。

2. **细段**　管径细,管壁为单层扁平上皮,胞质着色较浅,无刷状缘。由于细段上皮薄,有利于水和离子通透。

3. **远端小管**　直部和曲部形态相似,管腔较大而规则,管壁上皮细胞呈立方形,体积比近端小管的细胞小,着色浅,细胞分界较清楚,核位于中央,游离面无刷状缘,基底部纵纹较明显。

二、集合管系

集合管系(collecting tubule system)分为**弓形集合小管、直集合管**和**乳头管**三段。集合管能进一步重吸收水和交换离子,使原尿进一步浓缩。

最后形成的浓缩液体称**终尿**,其量为每天 1～2 升,占原尿的 1‰ 左右。因此,肾在泌尿过程中不仅排出了机体的代谢产物,而且对维持机体水盐平衡和内环境的稳定起重要作用。

三、球旁复合体

球旁复合体(juxtaglomerular complex)位于肾小体血管极,由**球旁细胞、致密斑**和**球外系膜细胞**组成(图 1-11-12)。球旁细胞为入球微动脉管壁中的上皮样细胞。细胞体积较大,呈立方形,胞质呈弱嗜碱性,含丰富的分泌颗粒(**肾素和促红细胞生成素**)。致密斑位于远端小管靠近肾小体侧的上皮细胞增高,变窄,形成一个椭圆形的致密斑,细胞呈柱状,胞质色浅,核排列紧密,是 Na^+ 感受器 。球外系膜细胞可能起信息传递作用。

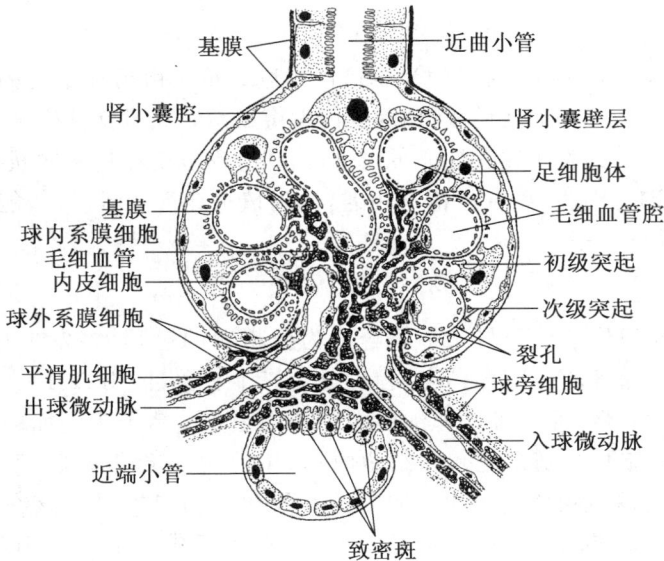

图 1-11-12　肾小体和球旁复合体模式图

（陈　河）

第十二章

人体胚胎学概论

人体发生从卵子和精子结合形成受精卵开始到胎儿娩出,在母体子宫中共需经历 38 周(266 天),其过程复杂而又漫长。因此,胚胎学常将这个发育阶段划分为三个时期:① **胚前期**:从受精卵形成到第 2 周末。② **胚期**:从第 3 周至第 8 周末。在这两个时期中,经历胚的不同发育阶段,各器官组织的原基被逐步建立,至第 8 周末已初步形成人的雏形。③ **胎儿期**:从第 9 周至胎儿出生,此期内胎儿逐步长大,各器官、系统进一步发育,部分器官的功能也逐步建立,胎儿的体积和重量迅速增加。胎儿出生后,许多器官的结构和功能还需进一步完善。

第一节　人胚的早期发育

人胚的早期发育是指胚胎前 8 周的发育,包括胚前期和胚期。此时期胚胎易受各种内、外环境因素的影响,对胎儿以后的正常发育非常重要。

一、生殖细胞和受精

(一) 生殖细胞

生殖细胞包括精子和卵子,两者均为单倍体细胞。精子由男性睾丸的生精细胞经两次减数分裂(成熟分裂)及形态演变而成,到附睾内发育成熟。通过女性生殖管道获能,具备与卵子结合的能力。卵子的发生在女性卵巢内进行,其过程也要经过两次减数分裂。但是,从卵巢排出的是次级卵母细胞,只有与精子相遇,受到精子穿入的激发,才能迅速完成第二次减数分裂,变为成熟的卵子。

(二) 受精

受精(fertilization)是指精子与卵子融合成为受精卵的过程,多发生在排卵后 12 小时内,受精的部位在输卵管的壶腹部,其过程可分为三个步骤(图 1-12-1):① 精子释放顶体酶,溶解放射冠和透明带,形成进入卵细胞的一条通道;② 精子头侧面的细胞膜与卵细胞膜融合,细胞质和细胞核也随即进入卵细胞内;③ 精子进入卵细胞后,激发卵细胞完成第二次减数分裂成为成熟卵细胞。此时,卵子的雌原核和精子的雄原核在细胞中央逐渐靠近并融合,各提供 23 条染色体,同源染色体配对,重新组成二倍体的细胞——受精卵,又称合子。

受精的意义:① 受精卵具有强大的生命力,能激发卵裂形成新生命;② 受精卵形成的新个体具有携带双亲的遗传物质,而又不同于双亲的新个体特征;③ 胎儿的性别在受精的瞬间决定。

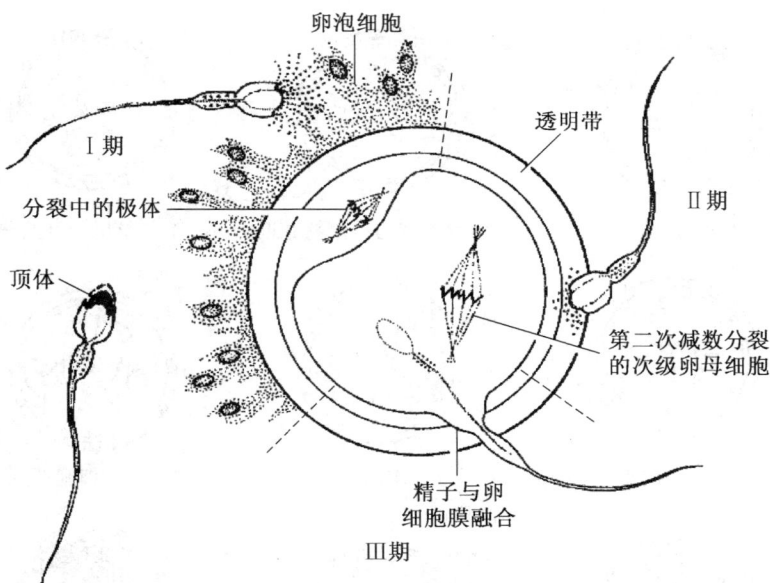

图 1-12-1　受精示意图

二、卵裂和胚泡形成

(一)卵裂

受精卵早期的细胞分裂称**卵裂**(cleavage)。卵裂产生的子细胞称**卵裂球**。受精后 30 小时,形成 2 细胞期的卵裂球,到受精后第 3 天,卵裂球已达到 12～16 个细胞,其形似桑椹,故称**桑椹胚**(morula)。卵裂过程没有间隔生长期,虽然细胞数目增加,但卵裂球体积逐渐变小,并仍然被透明带所包裹。此时的桑椹胚已运行到子宫腔(图 1-12-2,3)。

(二)胚泡形成

受精后第 4 天,桑椹胚的细胞继续分裂达 100 多个细胞时,细胞重新排列形成囊泡状结构,称**胚泡**(blastocyst)。胚泡由三部分组成:① **滋养层**:由一层细胞围成,构成胚泡壁;② **胚泡腔**:由滋养层围成的腔,内充满液体;③ **内细胞群**:位于胚泡腔一侧的一群细胞,以后主要发育成胚体及部分胎膜。胚泡形成后,透明带开始溶解并消失(图1-12-2,3)。

三、植入

胚泡被全部埋入子宫内膜的过程称**植入**(implantation)或称**着床**。胚泡中近内细胞群一端的滋养层,称**极端滋养层**。受精后第 5 天,透明带已完全消失。约于第 6～7 天,极端滋养层细胞迅速分裂增多,并首先接触子宫上皮,分泌蛋白水解酶溶解子宫内膜,形成一个小缺口,胚泡从缺口处逐渐被埋入子宫内膜中。待胚泡全部进入子宫内膜后,缺口迅速修复,至第 11～12 天植入完成(图 1-12-4)。植入时,胚泡的滋养层增厚并分化为外层的合体滋养层和内层的细胞滋养层。

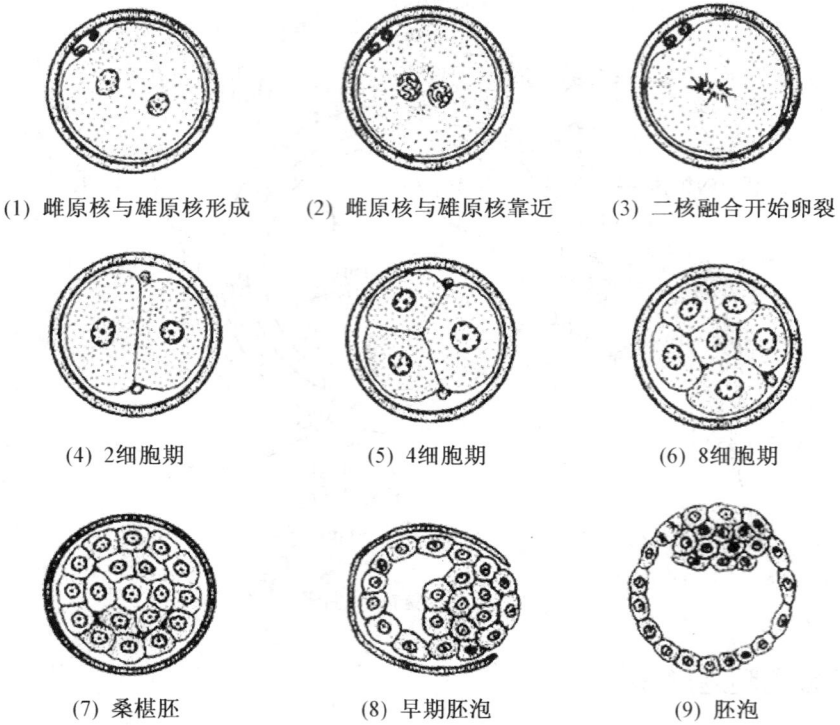

(1) 雌原核与雄原核形成　　(2) 雌原核与雄原核靠近　　(3) 二核融合开始卵裂

(4) 2细胞期　　(5) 4细胞期　　(6) 8细胞期

(7) 桑椹胚　　(8) 早期胚泡　　(9) 胚泡

图 1-12-2　卵裂和胚泡形成

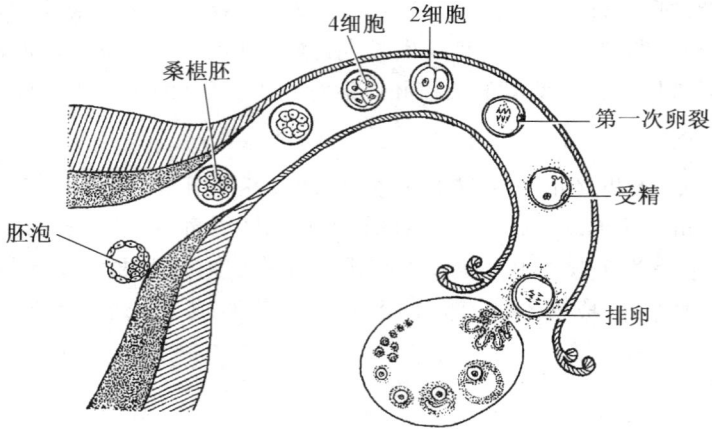

图 1-12-3　排卵、受精与卵裂过程

　　植入的部位通常在子宫体部和底部。如果植入发生在子宫颈处,则形成前置胎盘,分娩时胎盘可阻塞产道,造成难产或大出血。若植入于子宫以外的部位,称宫外孕,最常见是发生在输卵管,也偶见于卵巢表面等处。这些部位多因胚泡营养供应不足而早期死亡或因使植入处组织破裂,引起严重的大出血。

　　胚泡植入后的子宫内膜称**蜕膜**(decidua),蜕膜中功能层暂不进行月经周期变化。根据

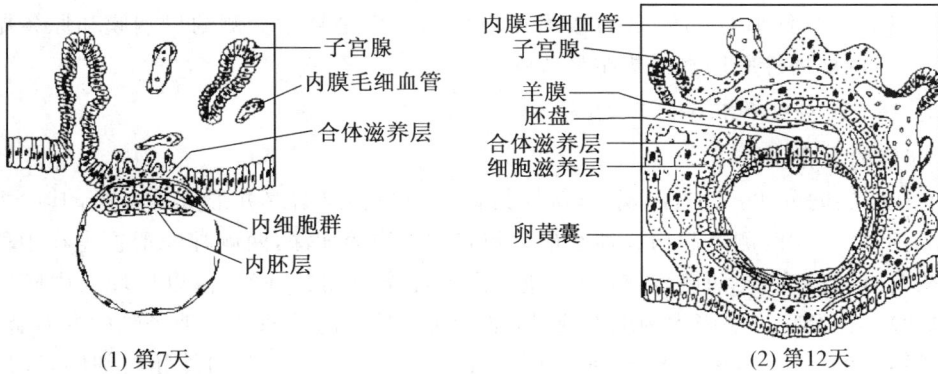

子宫腺
内膜毛细血管
合体滋养层
内细胞群
内胚层

(1) 第7天

内膜毛细血管
子宫腺
羊膜
胚盘
合体滋养层
细胞滋养层
卵黄囊

(2) 第12天

图 1-12-4　植入过程

蜕膜与胚泡的位置关系,可将蜕膜分为:① **基蜕膜**:是胚泡植入处深部的蜕膜;② **包蜕膜**:为覆盖在胚泡近宫腔侧的蜕膜;③ **壁蜕膜**:是胚泡植入处以外其余的蜕膜(图 1-12-5)。

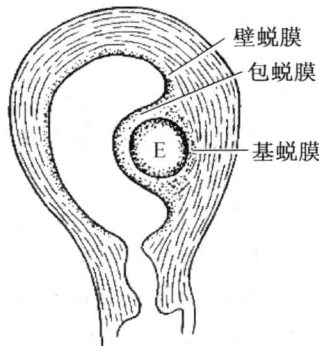

壁蜕膜
包蜕膜
基蜕膜

图 1-12-5　胚胎与子宫蜕膜的关系

四、胚层的形成和分化

(一)二胚层胚盘和相关结构的形成

第 2 周,内细胞群增殖分化形成两层细胞:① **外胚层**(ectoderm):为邻近滋养层的一层柱状细胞;② **内胚层**(endoderm):是外胚层下方的一层立方形细胞。两个胚层的细胞紧贴在一起,呈扁平的圆盘状,故称**二胚层胚盘**,它是胚体发生的原基。此时,由极端滋养层细胞增殖分化形成一层扁平的羊膜细胞,它与外胚层的周边细胞相连续共同形成羊膜囊,中间的腔为羊膜腔;内胚层的周边细胞也增生,向下延伸围成另一个囊,称**卵黄囊**。

(二)三胚层胚盘和相关结构的形成

第 3 周初,部分外胚层细胞迅速增殖,在胚盘尾侧中轴线上形成一条增厚的细胞索,称**原条**。原条作为中轴,使胚盘可区分左右两侧和头尾两端,先出现原条的一端为尾端,而相对另一端为头端。原条的中线出现浅沟,称原沟,沟底的细胞向周边扩展迁移,在内、外胚层之间形成一层细胞,称**中胚层**(mesoderm)。原条头端膨大称原结,原结的细胞向头端增生迁移,在内、外胚层之间的中轴线上形成一条与两侧中胚层不相连的中空细胞索,称**脊索**。此时的胚盘有两个狭小的圆形区域(没有中胚层),分别是脊索头侧的口咽膜和原条尾侧的泄殖腔膜,这两处内外胚层直接相贴呈薄膜状。

(三)胚层的分化和胚体的形成(第4~8周)

1. 胚层的分化

(1)外胚层的分化:脊索出现后,诱导其背侧的外胚层增厚并形成神经板,其中央逐渐凹陷形成神经沟,沟两侧隆起构成神经褶。随着神经沟的加深,两侧神经褶首先在中段开始靠拢并愈合继续向头、尾两侧延伸,最后使神经沟完全封闭为神经管,以后埋入中胚层组织(图1-12-8)。神经管头端膨大为脑的原基,尾部细长是脊髓的原基。神经管的左右背外侧,形成两条纵行的细胞索,称**神经嵴**,是周围神经系统的原基。其余的外胚层细胞,以后分化为皮肤及附属结构等。

(2)中胚层的分化:中胚层细胞由中轴向两侧可依次分化为**轴旁中胚层**(分化为皮肤的真皮、脊柱和骨骼肌等)、**间介中胚层**(分化为泌尿和生殖系统的主要器官)和**侧中胚层**(分化形成心包腔、胸膜腔和腹膜腔;骨骼和肌肉;消化管和呼吸道的平滑肌和结缔组织)三部分。而其余散在分布的间充质细胞,称**间充质**,以后分化为结缔组织、肌组织和心血管等。

(3)内胚层的分化:在神经管和脊索的腹侧,内胚层被卷折形成原始消化管,其头端起始于口咽膜,尾端止于泄殖腔膜,中部则借卵黄管与卵黄囊相连。原始消化管将主要分化为消化和呼吸系统的上皮。

2. 胚体的形成 早期胚盘为扁平鞋底状。第4周初,由于中轴比边缘增殖快,导致了胚盘的头端和尾端向腹侧卷折形成头褶和尾褶,口咽膜和泄殖腔膜也分别转到胚体头和尾的腹侧;又由于外胚层生长快于内胚层,使胚盘向腹侧产生左右侧褶,扁平形胚盘此时被卷折为圆柱形的胚体,外胚层包在胚体的外表,而内胚层被卷入胚体内部,胚体的背侧面隆起,呈拱桥状凸入羊膜腔(图1-12-6)。

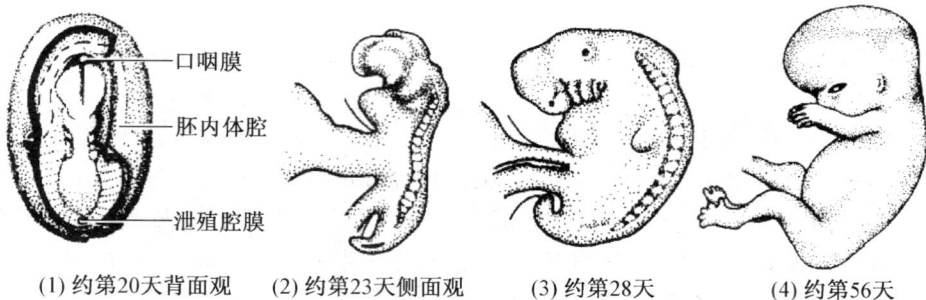

(1)约第20天背面观　(2)约第23天侧面观　(3)约第28天　(4)约第56天

图1-12-6　胚体外形的形成

第二节　胎膜与胎盘

胎膜和胎盘是胚胎发生时形成的附属结构,对胎儿具有保护、营养、分泌激素以及与母体进行物质交换等作用。

一、胎膜

胎膜（fetal membrane）包括绒毛膜、羊膜、卵黄囊、尿囊和脐带。

（一）绒毛膜

绒毛膜（chorion）是由胚外中胚层与滋养层紧密相贴共同构成的。第 2 周，胚泡腔内出现星状细胞使胚泡腔消失，形成胚外中胚层并很快出现胚外体腔。胚外中胚层被分为衬在羊膜和细胞滋养层表面的壁层和卵黄囊外面的脏层。绒毛膜上长有许多绒毛。胚胎早期，绒毛膜上的绒毛分布是均匀的，第 8 周后，位于基蜕膜侧的绒毛因营养丰富而生长茂盛并逐渐演变成丛密绒毛膜；位于包蜕膜侧的绒毛因营养不足而逐渐退化，变成平滑绒毛膜（图1-12-7）。

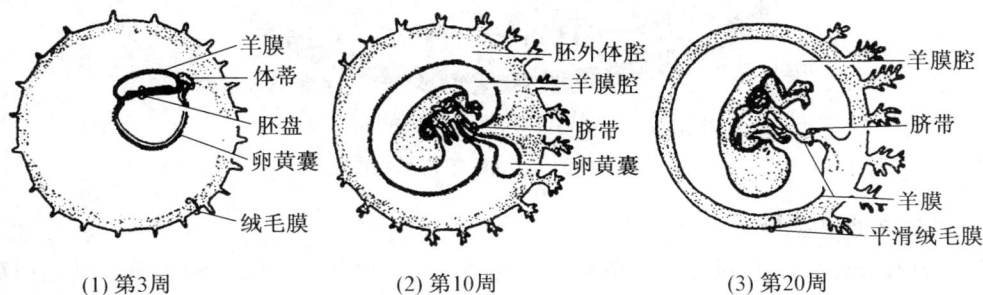

(1) 第3周　　　　　(2) 第10周　　　　　(3) 第20周

图 1-12-7　胎膜形成和变化示意图

（二）羊膜

羊膜（amnion）是半透明无血管的坚韧薄膜，由羊膜上皮和胚外中胚层构成。羊膜腔内充满羊水。羊水若过少或过多，常伴随胎儿发生先天性畸形。

（三）卵黄囊

卵黄囊（yolk sac）形成于第 2 周，随着胚体的发育，卵黄囊逐渐退化成一个小泡，残存于脐带根部与胎盘表面的附着处。

（四）尿囊

尿囊（allantois）是卵黄囊尾侧顶端向体蒂内长出的一条盲管，它参与膀胱和脐尿管的形成。尿囊壁的尿囊动、静脉以后演变成脐带的脐动、静脉。

（五）脐带

脐带（umbilical cord）是连于胎儿脐部与胎盘间的条索状结构。上面的两条脐动脉和一条脐静脉扭曲盘绕，是胎儿与胎盘之间的血流通道（图 1-12-7）。

二、胎盘

（一）胎盘的结构

胎盘（placenta）是由胎儿的丛密绒毛膜与母体的基蜕膜共同组成的圆盘状结构，分两个面：① 胎儿面：有羊膜覆盖而光滑，近中间处有脐带附着，血管从胎盘中央向四周呈放射状走行;② 母体面:因凹凸不平而显粗糙,可见 15~20 个由浅沟分隔的胎盘小叶(图 1-12-8)。丛密绒毛膜共发出约 60 个呈树枝状分支的绒毛干,其间为绒毛间隙。母体的基蜕膜可伸入绒毛间隙而形成胎盘隔,但由于分隔不完全,致使绒毛间隙相互连通。子宫螺旋动脉和子宫静脉均开口于此。因此,绒毛是浸在母血之中。

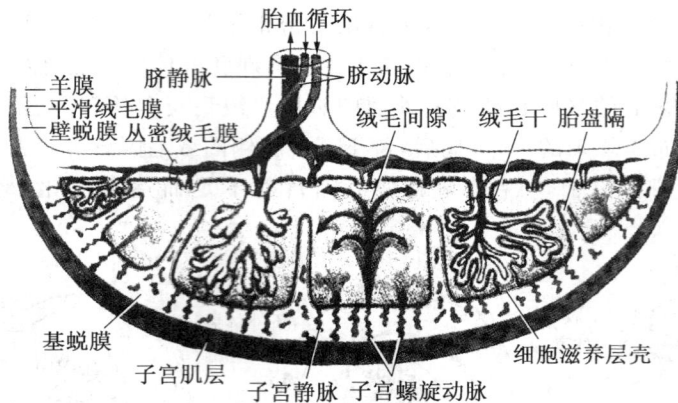

图 1-12-8 胎盘的结构示意图

(二)胎盘的血液循环和胎盘膜

胎盘内有母体和胎儿两套血液循环:① 母体:动脉血从子宫螺旋动脉流入绒毛间隙后变为静脉血,经子宫静脉流回母体;② 胎儿:静脉血从脐动脉流入绒毛中轴的毛细血管后变为动脉血经脐静脉回流到胎儿。母体和胎儿的血液在各自封闭管道内循环互不相混,其间进行物质交换所通过的结构,称胎盘膜,又称**胎盘屏障**(placental barrie)。

(三)胎盘的功能

1. 物质交换 胎儿吸取营养和 O_2,排出代谢产物和 CO_2 均是在胎盘的绒毛和间隙中进行。

2. 屏障作用 胎儿与母体间进行物质交换时隔以胎盘膜,因此胎盘有阻挡细菌等有害物质进入胎儿的作用。

3. 内分泌功能 胎盘能产生多种激素(绒毛膜促性腺激素、胎盘催乳素、孕激素和雌激素)。

(陈 河)

第二篇

生 物 化 学

2

第一章

生物大分子的结构与功能

机体由无数分子量大小不等的分子组成。参与机体构成并发挥重要生理功能的生物大分子通常都有特定的分子结构规律,即由特定的基本结构单位,按一定的排列顺序和连接方式而形成多聚体。蛋白质和核酸是体内主要的生物大分子,核酸具有传递遗传信息等功能,而蛋白质几乎涉及所有的生理过程,诸如生长、繁殖、运动、遗传、物质代谢等生命现象。酶是一类重要的蛋白质分子,是体内的催化剂,体内几乎所有化学反应都由特异蛋白酶来催化。

第一节　蛋白质的结构与功能

一、蛋白质的元素组成

许多蛋白质已获得结晶的纯品。根据蛋白质的元素分析,发现它们的元素组成与糖和脂类不同,除含有碳、氢、氧外,还含有氮和少量的硫。有些蛋白质还含有其他一些元素,主要是磷、铁、铜、碘、锌和钼。蛋白质元素组成的百分比是碳 $50\%\sim55\%$,氢 $6\%\sim8\%$,氧 $20\%\sim30\%$,氮 $15\%\sim18\%$,硫 $0\sim4\%$,其中氮的含量比较恒定,平均为 16%。因此,一般可以通过测定生物样品的含氮量,粗略计算出其蛋白质含量。每克蛋白质含氮约 0.16g,每克氮相当于 6.25g 蛋白质。

二、蛋白质的基本组成单位——氨基酸

蛋白质用酸、碱或酶处理,使其彻底水解,可以得到各种氨基酸。现已证实氨基酸是蛋白质的基本组成单位。组成天然蛋白质的氨基酸主要有 20 种,除脯氨酸为环状亚氨基酸

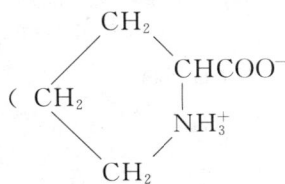

$$\left(\begin{array}{c} CH_2 \\ CH_2 \quad CHCOO^- \\ NH_3^+ \\ CH_2 \end{array}\right)$$

外,其余均为 α-氨基酸,即羧酸分子中 α-碳原子上的一个氢原子被氨基取代而成的化合物。α-氨基酸的共同特点是都有 α-羧基和 α-氨基。除 α-碳原子上连接的为氢原子时的甘氨酸外,所有的 α-氨基酸分子中的 α-碳原子都是不对称碳原子,这样每一种氨基酸都有 D 和 L-型两种立体异构体,这取决于 α-碳原子上氨基的位置,书写时将羧基固定在顶端,氨基定位在左边的为 L-型,氨基定位在右边的即为 D-型。从蛋白质水解得到的 α-氨基酸都属于 L-型,所以习惯上书写氨基酸都不标明构型。

这 20 种氨基酸都具有特异的遗传密码,故称为编码氨基酸,根据 20 种氨基酸侧链的化

学结构可将它们分成四大类。

1. 非极性氨基酸：其侧链为烃基、吲哚环或甲硫基等非极性疏水基团。

2. 极性氨基酸：其侧链上有羟基、巯基或酰胺基等极性基团，这些基团带有亲水性，在中性水溶液中不电离，但酚羟基和巯基在碱性溶液中可以电离出 H^+ 而带负电荷。

3. 酸性氨基酸：侧链上有羧基，在水溶液中能释出 H^+ 而带负电荷，如谷氨酸和天冬氨酸。

4. 碱性氨基酸：侧链上有氨基、胍基或咪唑基，在水溶液中能结合 H^+ 而带正电荷，如赖氨酸、精氨酸、组氨酸。

现将氨基酸的分类列于表 2-1-1 中。

表 2-1-1　编码氨基酸的分类

氨基酸名称	缩写符号		R 基结构
	中文	英文	
非极性侧链氨基酸			
1. 甘氨酸	甘	Gly, G	H—
2. 丙氨酸	丙	Ala, A	$CH_2—$
3. 缬氨酸	缬	Val, V	CH_3〉CH— CH_3
4. 亮氨酸	亮	Leu, L	CH_3〉CH—CH_2— CH_3
5. 异亮氨酸	异	Ile, I	$CH_3—CH_2$〉CH— CH_3
6. 苯丙氨酸	苯	Phe, F	〈苯环〉CH_2—
7. 色氨酸	色	Trp, W	〈吲哚环〉CH_2—
8. 脯氨酸	脯	Pro, P	CH_2、CH_2、CH_2环 CHCOO⁻ NH_3^+
9. 蛋氨酸	蛋	Met, M	$CH_3—S—CH_2—CH_2$—
极性侧链氨基酸			
10. 丝氨酸	丝	Ser, S	$HO—CH_2$—
11. 苏氨酸	苏	Thr, T	$CH_3—CH—$ 〡 OH

氨基酸名称	缩写符号 中文	缩写符号 英文	R 基结构
12. 酪氨酸	酪	Tyr，Y	$HO-\!\!\!\bigcirc\!\!\!-CH_2-$
13. 半胱氨酸	半	Cys，C	$HS-CH_2-$
14. 天冬酰胺	天胺	Asn，N	$\underset{O}{\overset{H_2N}{\diagdown}}C-CH_2-$
15. 谷氨酰胺	谷胺	Gln，Q	$\underset{O}{\overset{H_2N}{\diagdown}}C-CH_2-CH_2-$
酸性侧链氨基酸			
16. 天冬氨酸	天	Asp，D	$HOOC-CH_2-$
17. 谷氨酸	谷	Glu，E	$HOOC-CH_2-CH_2-$
碱性侧链氨基酸			
18. 赖氨酸	赖	Lys，K	$H_2N-(CH_2)_3-CH_2-$
19. 精氨酸	精	Arg，R	$H_2N-\underset{NH}{C}-NH-(CH_2)_2-CH_2-$
20. 组氨酸	组	His，H	$\underset{N\;\;\;NH}{\fbox{ }}-CH_2-$

三、蛋白质分子中的氨基酸连接方式——肽键和多肽链

　　一个氨基酸的 α-氨基与另一个氨基酸的 α-羧基脱水缩合所形成的酰胺键叫肽键。两个氨基酸通过肽键连接形成的化合物称为二肽。二肽分子两端分别有一个游离的氨基末端和一个游离的羧基末端,还能和第三个氨基酸借肽键缩合成三肽,多个氨基酸用肽键相连接则生成多肽。多肽为链状结构,故也叫多肽链。多肽链也含有一个游离的氨基末端和一个游离的羧基末端。氨基末端称 N 端;羧基末端称 C 端。多肽链中的氨基酸单位因形成肽键已不是完整的氨基酸分子,因此叫氨基酸残基。通常书写多肽链结构时,习惯把氨基末端或 N 端写在左边,羧基末端或 C 端写在右边。下面为多肽链的结构通式:

$$H_2N-\underset{H}{\overset{R_1}{C}}-\underset{O}{C}-\underset{H}{N}-\underset{H}{\overset{R_2}{C}}-\underset{O}{\overset{H}{C}}-\underset{H}{N}-\underset{H}{\overset{R_3}{C}}-\underset{O}{C}-\underset{H}{N}-\underset{H}{\overset{R_4}{C}}-\underset{O}{\overset{H}{C}}-\underset{H}{N}-\underset{H}{\overset{R_5}{C}}-COOH$$

　　其中 R_1、R_2、R_3、…代表不同的氨基酸侧链,以及这些氨基酸的排列顺序。

　　肽链中的氨基酸除肽键连接外,还有二硫键连接。二硫键由肽链中相应的部位上两个半胱氨酸残基氧化生成,是连接肽链中非相邻氨基酸和肽链间氨基酸的主要方式,二硫键在蛋白质分子中起着稳定肽链空间结构的作用,往往与生物活性有关。当二硫键被破坏后,蛋白质或多肽链的生物学活性就消失。例如胰岛素分子中的二硫键受到破坏,活性就丧失。一般二硫键的数目越多,蛋白质的结构也就越稳定。生物体表面起保护作用的皮、角、毛、发的蛋白质中二硫键较多。

　　谷胱甘肽是存在于动植物和微生物体内的一个重要三肽,简称 GSH,它由谷氨酸、半胱氨酸和甘氨酸组成。它的分子中有一个特殊的 γ-肽键,是由谷氨酸的 γ-羧基与半胱氨酸的 α-氨基缩合而成,它与一般的肽键不同。GSH 的结构如下:

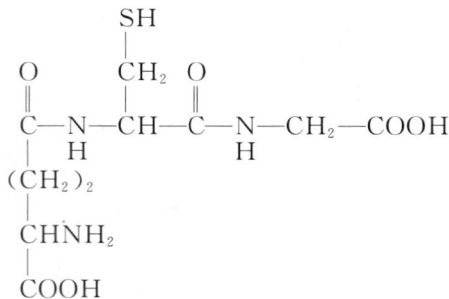

$$
\begin{array}{c}
\text{SH} \\
| \\
\text{CH}_2 \\
\underset{\underset{\underset{\text{COOH}}{|}}{\underset{\text{CHNH}_2}{|}}}{\underset{(\text{CH}_2)_2}{|}} \\
\overset{O}{\overset{\|}{C}}-\text{N}-\overset{\text{CH}_2}{\underset{H}{\text{CH}}}-\overset{O}{\overset{\|}{C}}-\underset{H}{\text{N}}-\text{CH}_2-\text{COOH}
\end{array}
$$

　　由于 GSH 含有一个活泼的巯基(—SH),很容易被氧化,两分子 GSH 被氧化后以二硫键相连生成氧化型谷胱甘肽(GSSG)。谷胱甘肽在体内氧化还原过程中起重要作用。

四、蛋白质的分子结构

　　蛋白质分子是由许多氨基酸通过肽键相连形成的生物大分子。每种蛋白质都有其特定的结构并执行独特的功能,蛋白质分子结构分成一级、二级、三级、四级四个层次,前者称为基本结构,后三者统称为高级结构或空间构象。

(一) 蛋白质分子的一级结构

　　多肽链中氨基酸残基的排列顺序,由肽键相互连接称为蛋白质的**一级结构**(primary structure)。蛋白质的一级结构是蛋白质分子的结构基础,并决定蛋白质分子的空间结构。由于组成蛋白质分子的氨基酸各具有特殊的侧链,可形成不同的空间结构,组成功能各异的蛋白质分子。

　　蛋白质分子的一级结构的主键是肽键,有的还有二硫键。1954 年英国生物化学家 Sanger 报道了胰岛素的一级结构,这是世界上第一个被确定一级结构的蛋白质。胰岛素由 51 个氨基酸组成,含两条多肽链,一条叫 A 链,一条叫 B 链,相对分子质量 5734。A 链是由 21 个氨基酸组成的二十一肽;B 链是由 30 个氨基酸组成的三十肽。A 链和 B 链之间通过两个二硫键相连。另外,A 链本身第六位和第十一位的两个半胱氨酸形成一个链内的二硫键。A 链和 B 链的氨基酸残基都按特定的顺序排列。图 2-1-1 为人胰岛素的一级结构。

　　稳定蛋白质一级结构的化学键是肽键。如肽键被破坏,则蛋白质的一级结构也就不复存在。蛋白质的一级结构是它的最基本结构,是由遗传信息决定的,而它又决定了蛋白质的空间结构。蛋白质的空间结构则是其实现生物学功能的基础。

A链
H·甘·异·缬·谷·谷·半·半·苏·丝·异·半·丝·亮·酪·谷·亮·谷·天·酪·半·天·OH
B链
H·苯·缬·天·谷·组·亮·半·甘·丝·组·亮·缬·谷·丙·亮·酪·亮·缬·半·甘·谷·精·甘·苯·苯·酪·苏·脯·赖·苏·OH

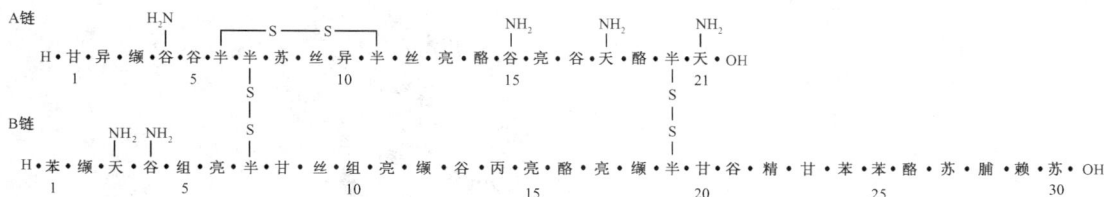

图 2-1-1　人胰岛素的化学结构

（二）蛋白质分子的空间结构

蛋白质分子的空间结构即蛋白质分子的构象。蛋白质分子的多肽链并不是线性伸展的，而是按一定的方式折叠，盘曲成特有的空间结构，它是指蛋白质分子中原子和基团在空间的排列分布和肽键在空间的走向。根据 X-射线衍射法的研究和测定有关肽键的长度和键角，提出肽键中的 N—C 具有双键性质，不能自由转动。与肽键 N—C 相连的四个原子，包括两个 α-碳原子都处于同一个平面，称为肽键平面。其中的 O 原子和 H 原子处于 N—C 键的两侧形成反式。与肽键相连的 α-碳原子两侧的单键都可以自由旋转，所以多肽链的主链是由许多肽键平面组成，平面之间以 α-碳原子作为连接点，并且以 α-碳原子为顶点旋转，如图 2-1-2 所示那样，就可能使蛋白质的主链有很多构象的出现。但事实上，一个天然蛋白质的多肽链在一定条件下，往往只有一种或很少几种比较稳定的构象。这是因为肽键所连接的两个原子不能自由转动和侧链 R 的影响。侧链 R 在空间的占位有大、有小，相互间或者相斥，或者吸引。蛋白质的主链受到侧链相互作用的影响，从而使多肽链构象数目受到限制。

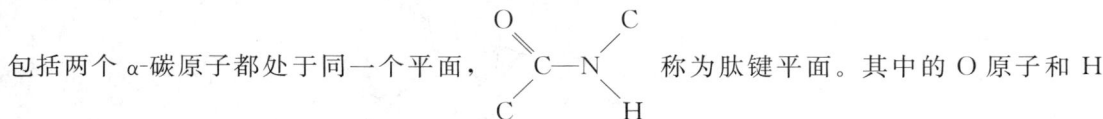

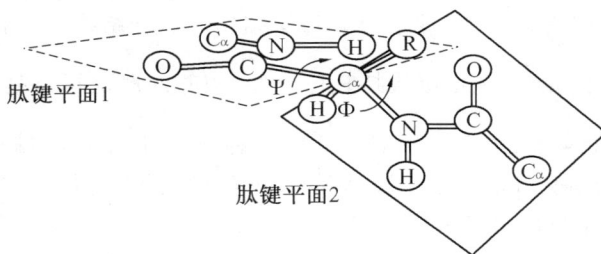

图 2-1-2　肽键平面示意图

1. 蛋白质的二级结构　蛋白质的二级结构主要是指蛋白质多肽链主链局部的折叠和盘旋方式。天然的蛋白质的二级结构包括 α-螺旋、β-折叠、β-转角和无规则卷曲。现分别介绍如下：

（1）α-螺旋结构：α-螺旋结构是蛋白质主链局部的一种典型的螺旋型结构，主要有以下特点（图 2-1-3）：每圈螺旋包含 3.6 个氨基酸残基；沿螺旋方向上升 0.54nm。每个氨基酸残基绕轴旋转 100°，沿轴上升 0.15nm。α-螺旋中氨基酸残基的侧链伸向螺旋外侧。相邻的螺圈之间形成链内氢键，氢键的方向与螺旋的中心轴几乎平行。氢键是肽键内第一个氨基酸残基上的—NH—与它后面的第四个氨基酸残基的 C＝O 之间形成的。α-螺旋是右手螺旋。

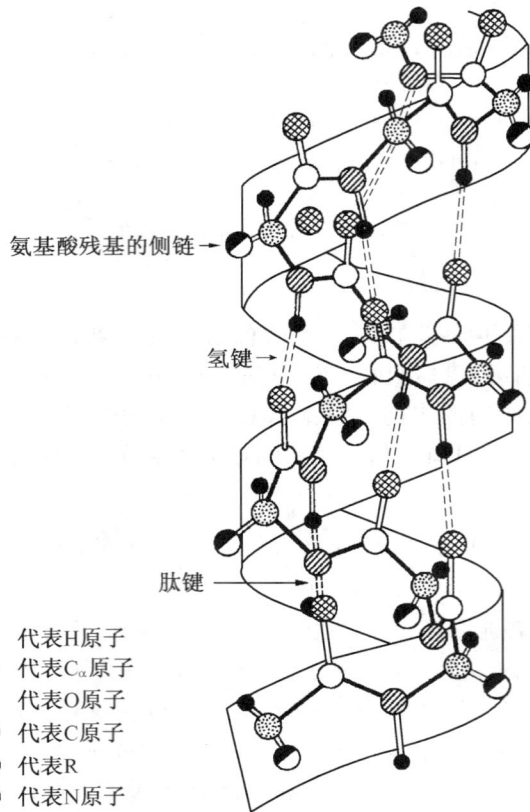

氨基酸残基的侧链→

氢键→

肽键

● 代表H原子
◉ 代表C_α原子
⊗ 代表O原子
○ 代表C原子
◓ 代表R
◪ 代表N原子

图 2-1-3　α-螺旋结构

（2）β-折叠结构：这种蛋白质结构是一种肽链相对伸展的锯齿状结构。在这种结构中，两段以上的 β-折叠结构平行排列，即形成 β-片层结构。这种结构依靠相邻的平行肽链上的 $C{=}O$ 与—NH—之间形成氢键以维持其稳定性，相邻的肽链可以是同向平行，也可以是反向平行的。所谓同向，就是指参与此种结构的肽链的 N 端都处于同一端，是同方向的；反向平行的肽链的 N 端则交替地位于一端。例如，β-角蛋白的 β-片层结构是同向平行的，丝心蛋白的 β-片层结构则是反向平行的（图 2-1-4）。

（3）β-转角结构：蛋白质分子的多肽链经常出现 180°的回折角就是 β-转角结构。它由四个氨基酸组成，第一个氨基酸残基的 $C{=}O$ 与第四个氨基酸残基的—NH—形成氢键，以维持 β-转角结构的稳定。

（4）无规则卷曲：指多肽链局部形成的没有一定规律的松散结构。

2. 蛋白质的三级结构　蛋白质的三级结构是指蛋白质分子在二级结构基础上进一步卷曲、折叠，构成其特定的构象。蛋白质的三级结构不仅指蛋白质多肽链整个主链的走向，而且包括了所有侧链所占据的空间位置。

维持蛋白质三级结构的作用力主要是侧链之间的相互作用，包括氢键、盐键（离子键）、疏水键和范德华力。此外，二硫键在维持某些蛋白质三级结构的稳定方面也起着重要作用。

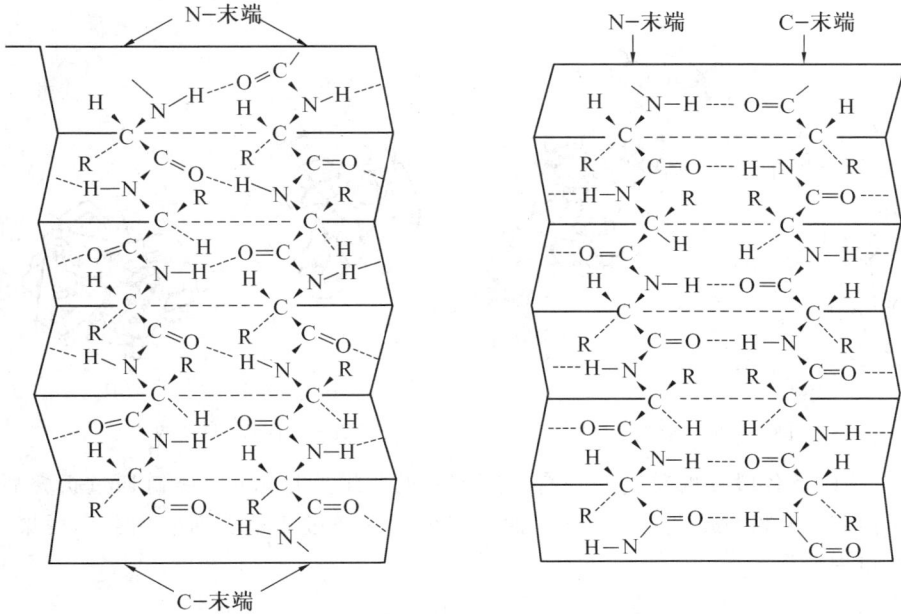

图 2-1-4 β-片层结构示意图

左：同向平行 右：反向平行

这些键的具体情况见图 2-1-5 所示。

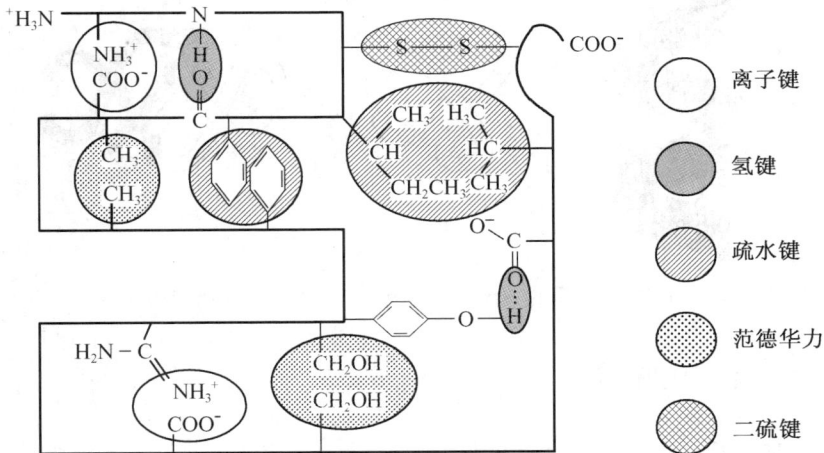

图 2-1-5 稳定和维系蛋白质三级结构的化学键

3. 蛋白质的四级结构 由两条或两条以上具有三级结构的多肽链通过非共价键的作用聚合在一起而成特定的蛋白质分子，其具有的构象叫四级结构。其中每一条有三级结构的多肽链称为亚基。亚基可以是相同的，也可以是不同的。亚基的解聚与聚合可以影响某些蛋白质的活性。例如，红细胞的血红蛋白分子是一个四聚体，含四个亚基，每个亚基含有一个血红素分子(图 2-1-6)。四个亚基两个由 α-链，两个由 β-链构成。α-链含 141 个氨基酸残基，β-链含 146 个氨基酸残基。α-链和 β-链的一级结构的差别较大，但它们的三级结构基本相同，并和仅含一条多肽链的肌红蛋白极相似，如 β-链的主链经过盘旋，形成八段 α-螺旋；

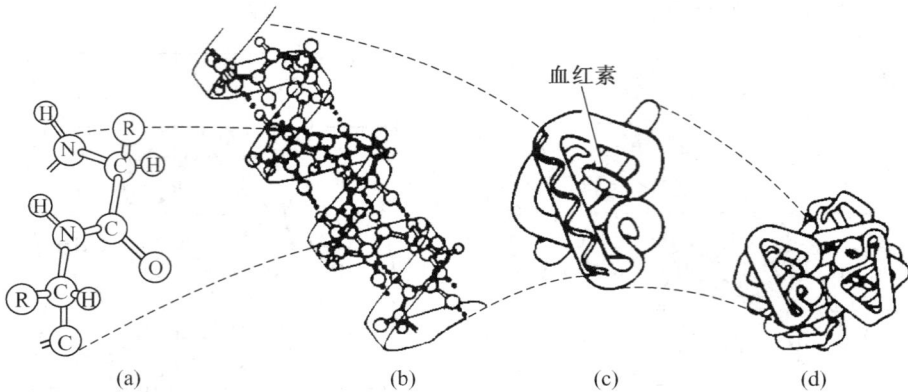

图 2-1-6　血红蛋白的一级(a)、二级(b)、三级(c)、四级(d)结构

在 N 端和 C 端以及各段 α-螺旋之间都有长短不一的非螺旋松散链。β-链通过折叠后,疏水侧链在分子内部、极性基团暴露在分子表面。四个亚基通过亚基表面的相互作用聚合在一起形成血红蛋白分子。

蛋白质的一、二、三、四级结构见图 2-1-7 所示。

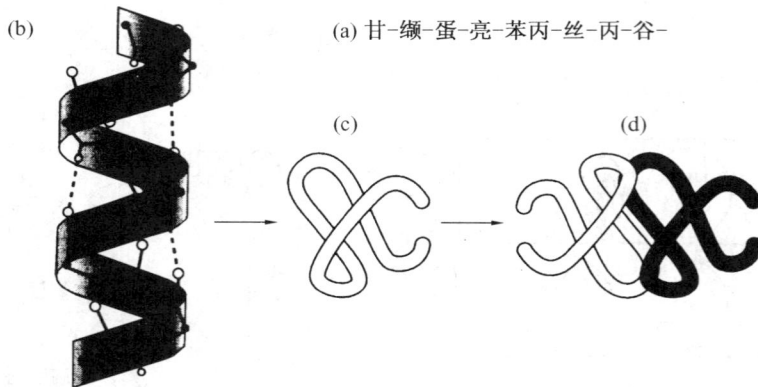

图 2-1-7　蛋白质的一级(a)、二级(b)、三级(c)、四级结构(d)

五、蛋白质的理化性质

(一)蛋白质的两性电离和等电点(pI)

蛋白质分子中的许多氨基酸,虽然以 α-羧基和 α-氨基彼此结合形成肽键。但多肽链的两个末端以及侧链仍含有游离的羧基和氨基。羧基可以解离出 H^+ 生成—COO^- 而呈酸性;氨基可接受 H^+ 而生成—NH_3^+ 呈碱性。因此,蛋白质和氨基酸一样,也是两性电解质。各种蛋白质因含有游离氨基和羧基的数目不同(表 2-1-2),蛋白质解离状态与溶液 pH 有关,当溶液 pH 使蛋白质分子所带的电荷数相等、电性相反(净电荷为零)时,该 pH 值就是蛋白质的等电点(pI)。

当溶液的 pH<蛋白质 pI 时,抑制羧基解离,使氨基易于接受 H^+ 而生成—NH_3^+,故蛋白质分子带正电荷。当溶液的 pH>蛋白质 pI 时,由于溶液中的—OH^- 与羧基释放的 H^+ 中和,有利于羧基解离而生成—COO^-,故蛋白质分子带负电荷。当溶液的 pH 等于蛋白质

pI 时,蛋白质分子带两性电荷(正负电荷数相等)。

人体体液中很多蛋白质的 pI 在 5.0 左右,所以血清蛋白在体内 pH 为 7.4 条件下游离成为阴离子。

表 2-1-2 正常人血清蛋白质成分的等电点、相对分子质量

蛋白质名称	pI	相对分子质量
A	4.64	69000
α_1-G	5.06	200000
α_2-G	5.06	300000
β-G	5.12	90000~150000
γ-G	6.85~7.30	156000~300000

溶液中的带电粒子在电场中向相反的电极泳动,这种现象称为电泳。蛋白质分子的电泳速度取决于三个因素:

1. 电场强度的大小;

2. 相对分子质量的大小;

3. 所带电荷的多少。

利用这一性质,可把混合的蛋白质进行分离,临床上常用电泳法将血清蛋白分为五个不同的组分,从阳极端到阴极端的排列顺序为 A、α_1-G、α_2-G、β-G、γ-G,以帮助诊断疾病和观察病程。

(二) 蛋白质的高分子性质

蛋白质是由许多氨基酸缩合而成的高分子化合物,其相对分子质量大者可达数千万,小者也在 1 万以上,颗粒直径已达胶体粒子的范围(1~100nm)。蛋白质在水中溶解时,其分子表面有许多亲水基团,它们能吸引溶液中的水分子,因此,每个蛋白质分子表面均包着一层水化膜。蛋白质各颗粒之间由于水化膜的存在而彼此分隔开来,并分散在溶液中形成胶体溶液。又因蛋白质是两性电解质,在 pI 以外的任何 pH,蛋白质颗粒都带有同种电荷而相互排斥。因此,水化膜及同种电荷的排斥作用,使蛋白质不易聚沉,成为稳定的胶体溶液。

蛋白质溶液胶体性质的特点是不易透过半透膜,血浆蛋白不能透过毛细血管壁(为半透膜),所以血浆蛋白形成的胶体渗透压,对维持血管内外水的分布,具有重要的生理意义。可利用半透膜纯化蛋白质,这种方法叫透析。

(三) 蛋白质的沉淀作用

蛋白质自溶液中析出称沉淀。产生沉淀的关键是除去蛋白质分子的水化膜及中和电荷(图 2-1-8)。在蛋白质 pI 附近,沉淀最完全。沉淀蛋白质的主要方法有:

1. 盐析法 于蛋白质溶液中加入大量的中性盐[如(NH_4)$_2SO_4$、Na_2SO_4、NaCl 等],由于高浓度的盐离子夺取蛋白质分子的水化膜,并中和所带电荷,使蛋白质沉淀而从溶液中析出。不同蛋白质,由于分子颗粒的大小和亲水程度不同,所需盐的浓度也不同,故可采用逐渐加大盐浓度的办法,使不同蛋白质分段析出。盐析的蛋白质往往不变性,所以常用于分离各种天然蛋白质,是制备酶、激素等蛋白类药物常用的方法。

2. 有机溶剂沉淀 向蛋白质溶液中加入甲醇、乙醇、丙酮等脱水剂,可破坏蛋白质的水化膜,使蛋白质沉淀下来,若同时调节 pH 到 pI,则沉淀更完全。

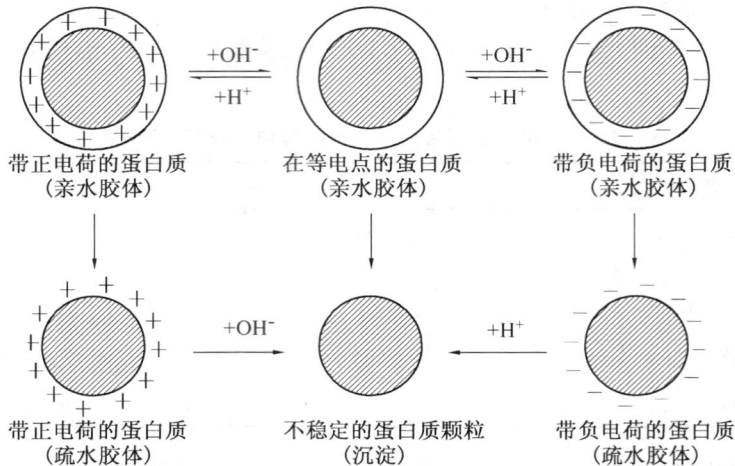

图 2-1-8 蛋白质的沉淀作用

3. 重金属盐沉淀蛋白质　当溶液的 pH>pI 时,蛋白质分子带负电荷,可与重金属离子 Ag^+、Hg^{2+}、Cu^{2+}、Pb^{2+} 结合成不溶性的蛋白盐沉淀。临床上,常用大量清蛋白、酪蛋白等洗胃,来抢救误服重金属盐中毒的病人。

4. 生物碱试剂沉淀蛋白质　当溶液的 pH<pI 时,蛋白质分子带正电荷,可与鞣酸、苦味酸、钨酸和三氯乙酸结合成不溶性的蛋白盐沉淀。临床检验中,常用钨酸和三氯乙酸沉淀血中的蛋白质,以制备无蛋白血滤液,或用苦味酸检验尿蛋白。

(四) 蛋白质的变性作用

变性学说是由我国生物化学家吴宪在 1930 年以前提出来的。蛋白质在理化因素的影响下,其次级键断裂,天然的空间结构遭到破坏,致使性质改变:生物学活性丧失(如酶、激素);溶解度降低(位于分子内部的疏水基团暴露,使蛋白质从亲水胶体变成了疏水胶体);溶液的黏度增加(不对称性增加,扩散常数降低);易消化(变性作用使蛋白质分子中原来的螺旋肽链变为伸展状结构,易于被蛋白水解酶水解)。

蛋白质变性的临床应用:在制备蛋白质制剂时,对于蛋白质的变性作用有着不同的要求。有时必须尽力避免,有时又可加以利用。如制备酶与蛋白质类激素、医用血浆,必然要尽力防止变性,以免生物活性丧失。又如动物血清的主要缺点是抗原性,如果使动物血清局部变性恰到好处,使分子大体未变,而抗原性消失,则可能成为十分优良的医用血浆代用品。用酒精与紫外线消毒、高压灭菌等,其原理也是使菌体蛋白质变性而失去其致病能力。

(五) 蛋白质的光吸收性质

蛋白质分子中含有色氨酸和酪氨酸的残基,这些残基的结构与蛋白质的特殊吸光性质有关。它们能特异地吸收紫外光,故蛋白质溶液在波长 280nm 处有一最大吸收峰。在生化实验中常用紫外分光光度法直接测定溶液中蛋白质的含量。蛋白质通常是无色的,但可用显色剂使其呈现一定的颜色,例如蛋白质与碱性铜溶液生成蓝色络合物,与茚三酮生成紫色化合物等。

六、蛋白质的分类

根据蛋白质化学组成的特点,蛋白质可分为两类:

1. 单纯蛋白质　完全由氨基酸组成的蛋白质。单纯蛋白质又可分为清蛋白、球蛋白、谷蛋白、醇溶谷蛋白、鱼精蛋白、组蛋白和硬蛋白 7 种。

2. 结合蛋白质　由蛋白质部分（单纯蛋白质）和非蛋白质部分（辅基）组成的复杂的蛋白质。常按其辅基的不同又可分为核蛋白（辅基为核酸）、糖蛋白（辅基为糖类）、脂蛋白（辅基为脂类）、磷蛋白（辅基为磷酸）、金属蛋白（辅基为金属）、色（素）蛋白 6 类。

第二节　核酸化学

一、核酸的重要性

核酸（nucleic acid）是生物体内的一种高分子化合物，不仅存在于细胞核内，而且也存在于细胞质中。凡是有生命的地方就有核酸的存在。核酸在控制生物体的代谢、生长、发育、繁殖、遗传和变异中均占有十分重要的地位，核酸还是蛋白质生物合成不可缺少的物质。核酸的化学组成研究，已从分子水平说明核酸能够储存、复制和传递遗传信息。我们日常所见的"种瓜得瓜，种豆得豆"等遗传现象就是遗传物质将它储存的遗传信息传递给子代的结果。

二、核酸的分类

根据核酸分子中所含戊糖的不同，可把核酸分为两大类。

1. **脱氧核糖核酸**（deoxyribonucleic acid，DNA）：占核酸的 1/5，是遗传的物质基础。98% 以上存在于细胞核（与组蛋白结合并集中在染色质），2% 存在于线粒体中。

2. **核糖核酸**（ribonucleic acid，RNA）：占核酸的 4/5，参与蛋白质的生物合成。90% 存在于细胞质，10% 存在于细胞核的核仁中。根据其分子结构和功能的不同，可主要分为三类：**信使 RNA**（messenger RNA，mRNA）、**核糖体 RNA**（ribosome RNA，rRNA）和**转运 RNA**（transfer RNA，tRNA）。

三、核酸的基本化学成分

将核酸彻底水解，可得到下列三类终产物：磷酸、戊糖（D-核糖、D-2-脱氧核糖）、碱基［嘌呤碱，包括腺嘌呤（A）与鸟嘌呤（G）；嘧啶碱，包括胞嘧啶（C）、尿嘧啶（U）、胸腺嘧啶（T）］。

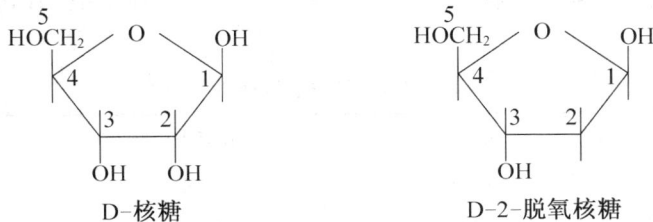

D-核糖　　　　　　　　D-2-脱氧核糖

核酸的基本化学成分有磷酸、戊糖、碱基。RNA 的基本化学成分有磷酸、D-核糖、碱基（A、G、C、U）。DNA 的基本化学成分有磷酸、D-2-脱氧核糖、碱基（A、G、C、T）。RNA 与 DNA 除了戊糖的不同，尚有嘧啶碱的区别，RNA 中含有 U，而 DNA 中则为 T。

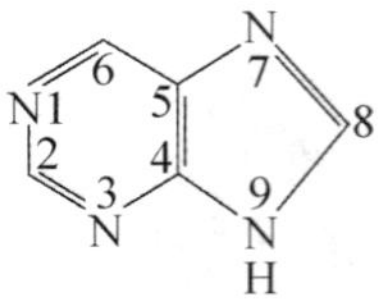

嘌呤 (Pu) 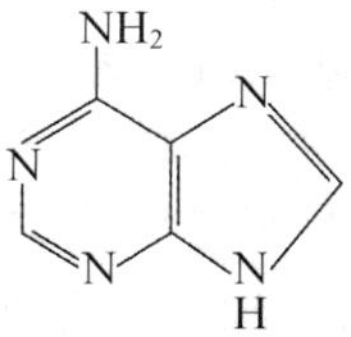　　　　腺嘌呤 (A) 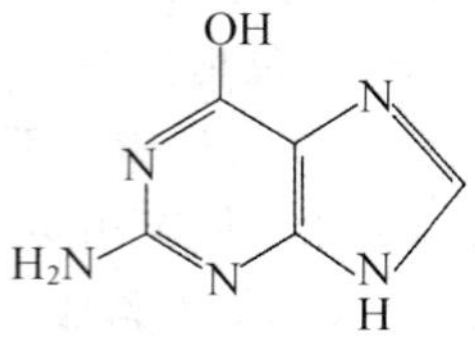　　　　鸟嘌呤 (G)

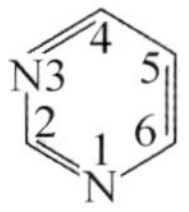

嘧啶 (Py) 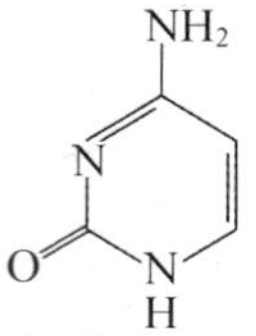　　　胞嘧啶 (C) 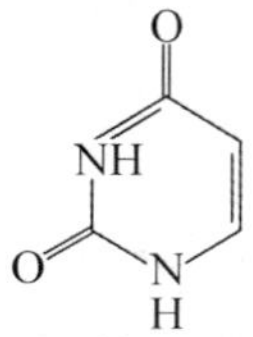　　　尿嘧啶 (U) 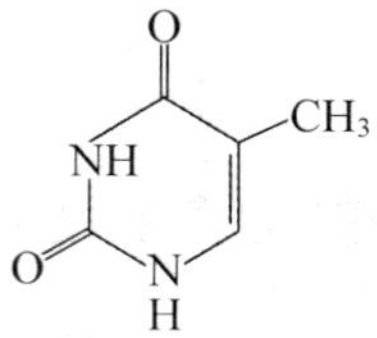　　　胸腺嘧啶 (T)

　　某些核苷酸分子特别是 RNA 分子中,除了上述碱基外,还含有多种微量碱基,一般统称为"稀有碱基"。此外,还有自由存在的嘌呤碱,如黄嘌呤(X)、次黄嘌呤(I)、尿酸(UA)等。

四、组成核酸的基本单位

　　构成核酸的基本单位是单核苷酸,由碱基、戊糖、磷酸组成。构成 RNA 的基本单位有:腺苷酸(一磷酸腺苷,AMP)、鸟苷酸(一磷酸鸟苷,GMP)、胞苷酸(一磷酸胞苷,CMP)、尿苷酸(一磷酸尿苷,UMP)。构成 DNA 的基本单位有:脱氧腺苷酸(dAMP)、脱氧鸟苷酸(dGMP)、脱氧胞苷酸(dCMP)、脱氧胸苷酸(dTMP)。

五、某些重要的核苷酸

　　凡含有一个磷酸基的核苷酸统称为**一磷酸核苷酸**(NMP),磷酸化生成二磷酸核苷酸(NDP),再进一步磷酸化生成三磷酸核苷酸(NTP)。

　　表 2-1-4 的物质均是含有高能磷酸键(用～表示)的化合物。此外,在组织中还发现了两种环化核苷酸:$3',5'$-环磷酸腺苷(cAMP)和 $3',5'$-环磷酸鸟苷(cGMP),是由 ATP、GTP 转化而来的。现已证实,多种激素通过 cAMP 发挥生理作用,故通常把 cAMP 称为激素的"第二信使"。

表 2-1-4　多磷酸核苷酸

NDP	NTP	dNDP	dNTP
ADP	ATP	dADP	dATP
GDP	GTP	dGDP	dGTP
CDP	CTP	dCDP	dCTP
UDP	UTP	dTDP	dTTP

六、核酸的一级结构

核酸的一级结构是指多核苷酸链中单核苷酸的排列顺序,由磷酸二酯键相互连接。磷酸二酯键是指一个核苷酸 C-3′ 上的羟基与下一个核苷酸 C-5′ 连接的磷酸羟基脱水缩合而成。多核苷酸链有两端,即 5′-磷酸末端和 3′-羟基末端。

由磷酸核糖组成的链是所有 RNA 的共同结构;由磷酸脱氧核糖组成的链是所有 DNA 的共同结构。因此,决定每种核酸的特性,特别是生物学特性部分,只能是多核苷酸链上各种碱基的排列顺序了(图 2-1-9)。

组成 DNA 分子的基本单位是四种脱氧核苷酸:dAMP、dGMP、dCMP、dTMP。组成 RNA 分子的基本单位是四种核苷酸:AMP、GMP、CMP、UMP。

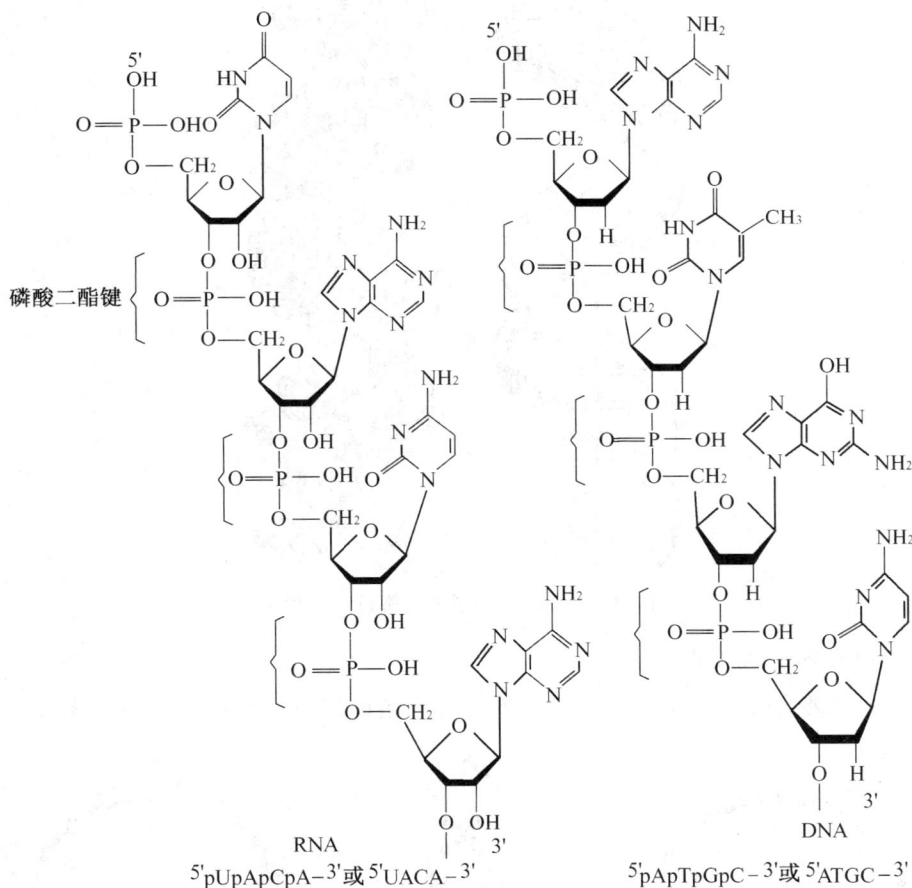

RNA
5′pUpApCpA－3′或 5′UACA－3′

DNA
5′pApTpGpC－3′或 5′ATGC－3′

图 2-1-9　多核苷酸链的结构

七、DNA 的空间结构

（一）DNA 的二级结构

根据 DNA 纤维 X 光衍射图谱,Watson 和 Crick 于 1953 年提出了 DNA 的二级结构为双螺旋模式,目前已被普遍公认,为分子遗传学奠定了基础。

　　两条反向平行的脱氧多核苷酸链组成的双螺旋结构,双螺旋像一个梯子,梯子的两侧是由许多磷酸和脱氧核糖相间隔连接而成的长链,阶梯是由两条多核苷酸链上朝向分子内部的碱基通过氢键相配对连接而成的(图 2-1-10)。碱基互补,即嘌呤碱与嘧啶碱配对:A＝T、G≡C,嘌呤碱的总和等于嘧啶碱的总和,即 A＋G＝T＋C。DNA 中的两条多核苷酸链称为互补链,其重要性在于知道了一条链上的核苷酸排列顺序,就能确定另一条链上的核苷酸顺序。碱基序列蕴藏着大量的遗传信息,具有极其重要的生物学意义。双螺旋结构十分稳定,其维持力主要是碱基对之间的氢键和上下碱基对间的堆积力。G 与 C 之间有三个氢键;A 与 T 之间有二个氢键。DNA 的双螺旋结构要点可简括为四句话:"反向平行双螺旋结构,外侧磷酸脱氧核糖链,内有嘌呤与嘧啶的碱,碱基配对是 A＝T、G≡C"。

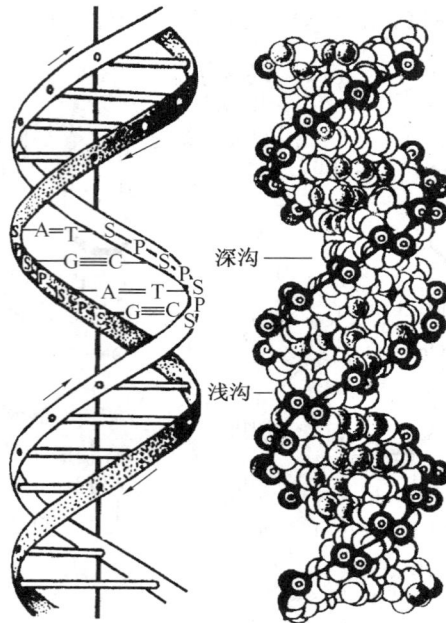

图 2-1-10　DNA 分子的双螺旋结构模型

(二)DNA 的三级结构

　　DNA 的三级结构指双螺旋结构进一步盘曲所形成的空间构象,有环形(图 2-1-11)、线

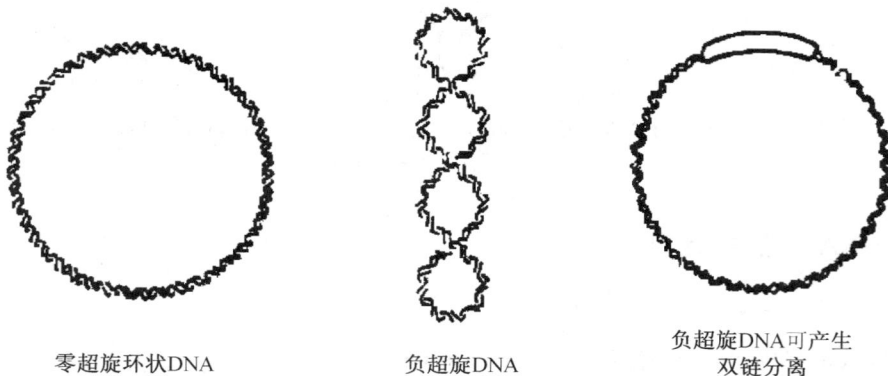

零超旋环状DNA　　　　　负超旋DNA　　　　　负超旋DNA可产生
　　　　　　　　　　　　　　　　　　　　　　　双链分离

图 2-1-11　DNA 的环式结构

形双螺旋等,在一定条件下可进一步扭曲成超螺旋结构。真核细胞染色质 DNA 是很长的线形双螺旋,DNA 缠绕在组蛋白的八聚体上形成核小体(图 2-1-12),这是大量存在的一种 DNA 三级结构形式。

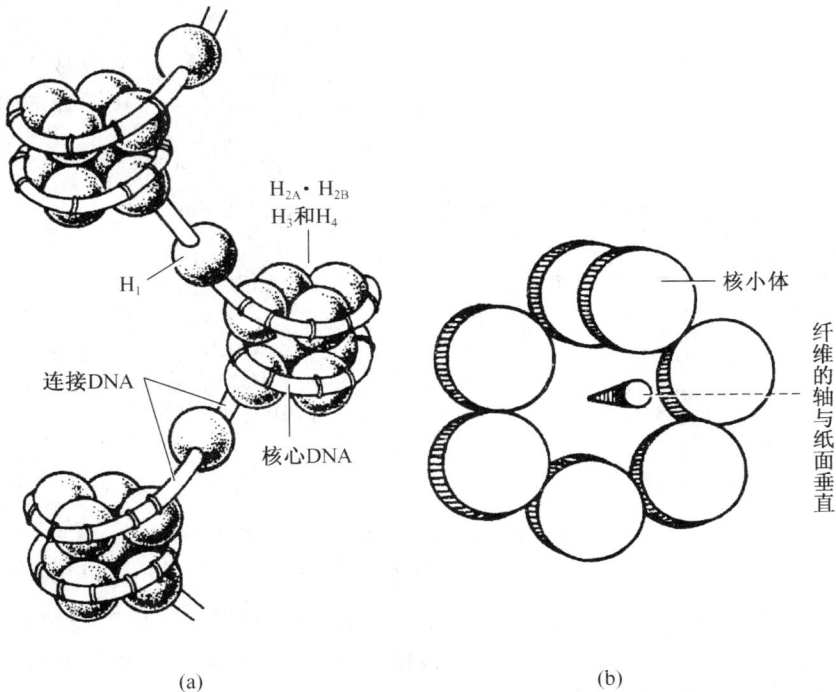

图 2-1-12　核小体结构示意

八、RNA 的空间结构

RNA 基本构成单位主要有 AMP、GMP、CMP 和 UMP 四种。通过磷酸二酯键连接而成单股多核苷酸链。RNA 一级结构是指 RNA 分子多核苷酸链中核苷酸的排列顺序。单链 RNA 分子通过自身回折而成一定的空间构型(折叠成发夹型或进而形成局部的双链区)。在这种回折的双链区内,A=U、G≡C 分别配对,某些未配对的碱基就形成突起或环状结构。

1. tRNA 是相对分子质量最小的 RNA,占总 RNA 的 15%,在核内合成,进入细胞质中,是运载工具,转运活化氨基酸到核糖体上,参与翻译 mRNA 的遗传密码。其二级结构为三叶草型(图 2-1-13),其 3′-末端的三个核苷酸是 CCA—OH。与这三个核苷酸连接的 7 个核苷酸与 5′-末端的 7 个核苷酸形成碱基对,称为"氨基酸臂",是蛋白质合成中携带活化氨基酸的"钩子"。臂的对面有一个"反密码环",其中顶端的三个核苷酸为反密码,能与 mRNA 上的"密码"通过碱基配对关系相结合,在蛋白质合成过程中,保证氨基酸正确到位。不同的 tRNA 有不同的反密码。目前已知 tRNA 的三级结构均为倒"L"形(图 2-1-13)。

2. mRNA 的含量最少,占总 RNA 的 5%,在核内合成,转录核内 DNA 分子中的遗传信息后,钻出核膜孔,进入细胞质,作为蛋白质合成的直接模板,指导蛋白质的生物合成。mRNA 是一条丝状的多核苷酸链,上有"三联密码",可与 tRNA 上的反密码通过氢键相互咬合。绝大多数真核细胞的 mRNA 在 3′-末端有一段大约长 200 个碱基的多聚腺苷酸(A),称

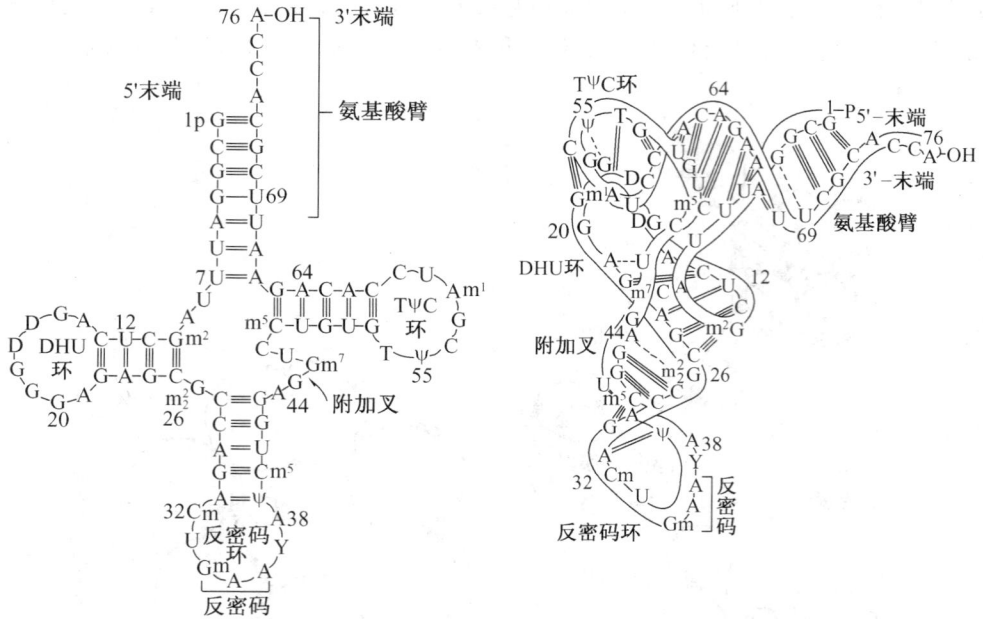

图 2-1-13　tRNA 二、三级结构（酵母 tRNA^{phe}）

三叶草型（左），三级结构（右，倒"L"形）

为尾巴结构，在 5′-末端有一特殊结构，即 7-甲基 GTP，称为"帽子结构"，与蛋白质合成的起始有关。每分子 mRNA 可与几个或几十个核糖体结合成串珠样的多核糖体形式。

3. rRNA 是细胞中含量最多的，占总 RNA 的 80%，在核内合成后进入细胞质中，是合成蛋白质的"工厂"，在蛋白质合成过程中起"装配机"的作用。单链回折，部分段落可形成较短的螺旋区，结构复杂，常与蛋白质结合而存在于细胞质的核糖体的大、小两个亚基中。大亚基供 tRNA 附着，小亚基供 mRNA 附着。

九、核酸的理化性质

在元素组成上，核酸含有 C、H、O、N、P 等元素。P 元素的含量较恒定，可测定样品中的磷来定量分析核酸含量。由于核酸分子所含碱基中都有共轭双键，故都具有吸收紫外线的性质，其最大吸收峰在 260nm 处，这一特点常用于对核酸进行定性、定量分析。紫外吸收值还可作为核酸变性、复性的指标。

十、DNA 变性

DNA 变性是指天然双螺旋 DNA 分子被解开成单链的过程。高色效应是指核酸变性后，在波长 260nm 处的光吸收增强。低色效应是指核酸变性后，在波长 260nm 处的光吸收降低。紫外吸收值达最大值一半时的温度称为解链温度（Tm）。

第三节　酶

酶（enzyme）是由活细胞产生的具有催化作用的一类特殊蛋白质，也称生物催化剂。目前从组织细胞中分离纯化的酶已达 2000 余种,其中近 250 种已得到纯品。

迄今为止,人们已发现两类生物催化剂:酶是由活细胞产生的具有催化作用的特殊蛋白质,是最主要的生物催化剂。另一类是**核酶**(ribozyme),具有高效、特异催化作用的核酸,是近年来发现的一类新的生物催化剂,其主要作用是参与 RNA 的剪接。

酶的催化作用可用下式表示

$$底物\ S \xrightarrow{\quad 酶 \quad} 产物\ P$$

一、酶促反应特点

1. 酶与一般催化剂的共性　酶与一般催化剂一样,都只能催化热力学上允许进行的化学反应,而其本身在反应前后没有质和量的改变。只能改变反应速率,不能改变平衡点,即不改变平衡常数。

2. 酶作用的特性　酶的化学本质是蛋白质,与一般催化剂不同。

(1) 高度催化效率:在常温、常压及 pH 接近中性的条件下,酶比一般催化剂的效率高 $10^6 \sim 10^{12}$ 倍。如脲酶水解尿素的速率常数比酸水解高 10^7 倍左右,过氧化氢酶催化过氧化氢分解的速率常数比 Fe^{2+} 高 6×10^5 倍左右。

(2) 高度专一性:酶对底物有严格的选择性。一种酶只作用于一类化合物或一定化学键,促进一定的化学反应,生成一定的产物,这种现象称酶的专一性或特异性。根据酶对底物选择的严格程度,可分为三种类型:

① **相对专一性**(relative specificity):一种酶能作用于一类化合物或一种化学键,称相对专一性。如蔗糖酶不仅能水解蔗糖分子中连接葡萄糖与果糖的 β-1,2-糖苷键,也可水解棉子糖分子中连接葡萄糖与果糖分子的 β-1,2-糖苷键;羧基肽酶(外肽酶)作用于肽链的 C-末端的肽键,而对其组成的氨基酸残基无选择性。

② **绝对专一性**(absolute specificity):一种酶只能催化一种底物进行反应,称绝对专一性。如琥珀酸脱氢酶催化琥珀酸脱氢,而对结构相似的丙二酸不起作用。

③ **立体异构特异性**(stereospecificity):酶只作用于一种底物的某种空间构型的现象,称立体异构特异性。如精氨酸酶只催化 L-精氨酸水解,而对 D-精氨酸无作用。

(3) 高度不稳定性:酶的化学本质是蛋白质,凡能使蛋白质变性的理化因素均可影响酶活性,甚至使酶完全变性失活。此外,酶活性还受抑制剂等的抑制。

(4) 高度可调节性:酶与体内其他代谢物一样,自身不断进行新陈代谢,通过改变酶的合成和降解速度可调节酶含量。底物或产物浓度变化、内外环境变化和生理功能的需要均可通过激素和神经系统调节酶活性和酶含量,从而影响物质代谢的速度和方向。

二、酶的分子结构

(一) 单纯蛋白酶和结合蛋白酶

因酶的化学本质是蛋白质,所以和其他蛋白质一样,根据其组成成分将酶分成单纯蛋白酶(单纯酶)和结合蛋白质酶(结合酶)两类。

仅由氨基酸组成的酶为单纯蛋白酶。如脲酶、蛋白酶、淀粉酶、脂肪酶及核糖核酸酶等都是单纯酶。结合酶由蛋白质和非蛋白两部分组成,蛋白质部分称酶蛋白,非蛋白部分称辅助因子,两者结合后形成的复合物称全酶。对全酶来讲,酶蛋白与辅助因子单独存在时均无催化活性,只有两者结合成完整的分子时,才具有催化活性。辅助因子一般是对热稳定的非蛋白质小分子物质,包括辅酶和辅基,两者之间的差别,仅在于它们与蛋白质部分结合的牢固程度不同而已。通常把那些与酶蛋白结合比较紧密的,用透析法不易除去的辅助因子称为辅基。与酶蛋白结合疏松的,用透析法易除去的辅助因子称为辅酶。

通常结合酶的酶蛋白必须与某种特定的辅酶结合,才能成为有活性的全酶。如果此辅酶为另一种辅酶所替换,酶即失去催化活性。反之,一种辅酶常可与多种不同的酶蛋白结合而组成具有不同专一性的全酶。在酶促反应中,酶蛋白和辅助因子所起的作用不同,酶蛋白决定酶催化的专一性,而辅助因子则传递电子、质子或某些化学基团。

（二）酶的必需基团与活性中心

酶的化学本质是蛋白质,蛋白质分子上有许多基团,但是并非所有的基团都与催化活性有关。其中有些基团若经化学修饰(如氧化、还原、酰基化、烷基化等)而改变,则酶丧失催化活性。这些基团即称为必需基团。酶催化时,酶必须与底物结合成中间产物,即酶—底物复合物。酶是大分子物质,底物是小分子物质,酶与底物结合部位,只占酶分子表面的一部分。酶的活性中心是酶分子中和底物结合,并将底物转化为产物的区域。这个区域具有三维结构,常呈口袋、裂缝或凹陷形,且深入到酶分子内部。活性中心多为氨基酸残基组成疏水环境,它含有某些必需基团,这些必需基团在一级结构上可能相距甚远,但借助肽链的盘绕、折叠在空间互相靠近。在结合酶,辅酶或辅基上的某一部分结构有可能也是活性中心的组成成分。酶的活性中心必需基团有两种:结合基团和催化基团。结合基团结合底物,催化基团影响底物中某些化学键的稳定性,催化底物发生化学反应并将其转变为产物。有些必需基团位于酶的活性中心之外,但对维持酶及其活性中心的空间结构却是必需的,称为活性中心外的必需基团(图 2-1-14)。

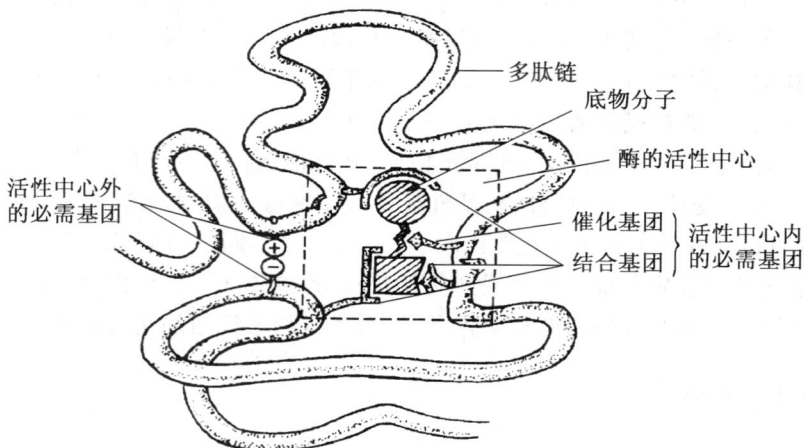

图 2-1-14　酶的活性中心示意图

（三）酶原及其激活

某些与消化作用、凝血作用有关的酶,初从细胞分泌出来的是没有催化活性的酶的前体,称为酶原。酶原在一定的条件下转变成有活性的酶叫酶原激活。例如,胰蛋白酶刚从胰脏细胞分泌出来时,是没有催化活性的胰蛋白酶原。当它随胰液进入小肠时,可被肠液中的肠激酶激活(也可被胰蛋白酶本身激活)。在肠激酶的催化下自 N 端水解下一个六肽,因而促使肽链的构象发生某些变化,使组氨酸、丝氨酸、缬氨酸、亮氨酸等氨基酸的残基互相靠近,构成了活性中心,于是无活性的酶原就转变成了有催化活性的胰蛋白酶(图 2-1-15)。

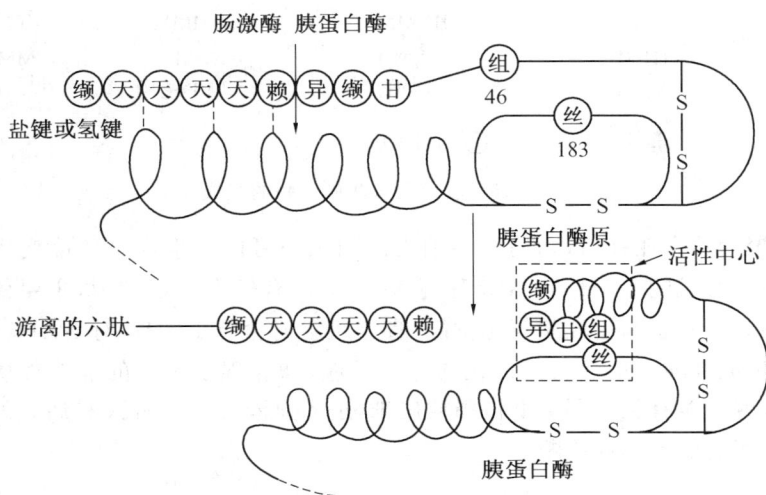

图 2-1-15　胰蛋白酶原激活示意图

酶原激活的本质是酶原分子一级结构的改变,形成或暴露酶的活性中心。酶原没有催化活性的根本原因就是酶原还未形成完全的活性中心,或活性中心被掩蔽。

某些酶以酶原的形式分泌,具有重要的生物学意义。分泌蛋白酶原的细胞含有的蛋白质可被蛋白酶水解,而蛋白酶原无水解蛋白质的活性,故组织细胞不会因蛋白质被水解而破坏。凝血酶原是促进血液凝固的凝血酶的酶原,它是在肝细胞内合成且由肝细胞分泌进入血液的,并无促进血液凝固的作用,在血管损伤时可被激活形成凝血酶,从而使血液在破损血管处凝固,阻塞血管破损处,阻止出血。

(四) 同工酶

同工酶指催化同一化学反应,但酶分子本身的结构、组成有所不同的一组酶。这类酶存在于生物的同一种属或同一个体的不同组织中。近十余年来由于蛋白质分离技术的发展,特别是聚丙烯酰胺凝胶电泳的运用,可以从细胞提取物中鉴定同工酶的存在。

同工酶常由两个或两个以上的亚基聚合而成。目前已发现的同工酶有几百种,研究得较多的是乳酸脱氢酶(LDH)的同工酶,它们都催化同样的反应。

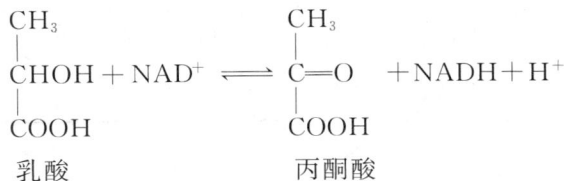

$$\begin{array}{ccc} CH_3 & & CH_3 \\ | & & | \\ CHOH + NAD^+ & \rightleftharpoons & C=O \quad +NADH+H^+ \\ | & & | \\ COOH & & COOH \\ 乳酸 & & 丙酮酸 \end{array}$$

存在于哺乳动物中的 LDH 共有五种,它们的相对分子质量都相近,大约是 $130000 \sim 150000$。由四个亚基组成的四聚体,每个亚基的相对分子质量是 35000 左右。现已知道这些亚基分为两类:一类为骨骼肌型,以 M 表示,另一类为心肌型,以 H 表示。五种同工酶的亚基组成及命名如图 2-1-16 所示。

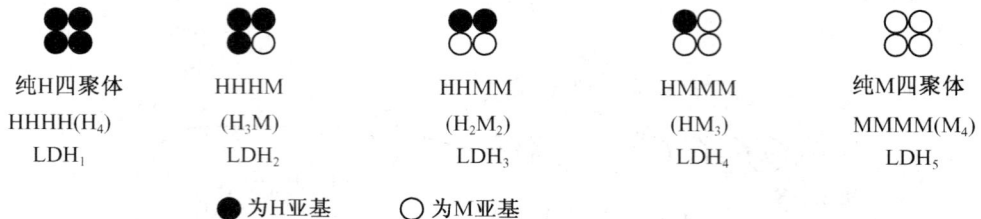

纯H四聚体	HHHM	HHMM	HMMM	纯M四聚体
$HHHH(H_4)$	(H_3M)	(H_2M_2)	(HM_3)	$MMMM(M_4)$
LDH_1	LDH_2	LDH_3	LDH_4	LDH_5

● 为H亚基　　○ 为M亚基

图 2-1-16　乳酸脱氢酶同工酶的组成

四聚体解聚为单个亚基后,则酶活性消失。同工酶可能是生物对环境变化或代谢变化的调节方式之一,心肌的 LDH_1 含量最高,它对 NAD^+ 有较大的亲和力,主要催化乳酸脱氢生成丙酮酸,有利于心肌利用乳酸氧化供能;骨骼肌主要含有 LDH_5,对 NAD^+ 亲和力低,主要催化丙酮酸生成乳酸。虽然它们催化同一个反应,却表现了不同的催化性质。当某种组织发生病变时,就可能有某种同工酶被释放出来,进入血液。对正常人和病人的同工酶谱进行比较,有助于疾病的鉴别和诊断。

三、B 族维生素与辅酶

维生素(vitamin)是维持人体(包括动物)正常物质代谢和生理功能所必不可少的一大类微量的低分子有机化合物,人体内不能合成或合成量不足,必须靠体外供给。几乎所有的 B 族维生素都参与辅酶的组成(表 2-1-5)。

表 2-1-5　B 族维生素与辅助因子的关系

名　　称	辅助因子形式	主　要　功　能
维生素 B_1	焦磷酸硫胺素(TPP)	脱羧
维生素 B_2	黄素单核苷酸(FMN) 黄素腺嘌呤二核苷酸(FAD)	递氢
维生素 PP	尼克酰胺腺嘌呤二核苷酸(NAD^+) 尼克酰胺腺嘌呤二核苷酸磷酸($NADP^+$)	递氢
维生素 B_6	磷酸吡哆醛、磷酸吡哆胺	转氨基
泛酸	辅酶 A(HSCoA)	转酰基
生物素	生物素	羧化
叶酸	四氢叶酸(FH_4)	转移一碳单位
维生素 B_{12}	甲基钴胺素(甲基 B_{12})	转移甲基

四、酶促反应动力学

酶促反应动力学研究酶促反应速度及其影响因素的作用规律。影响酶促反应的因素有酶浓度、底物浓度、温度、pH 值、激动剂和抑制剂等。在研究某一因素对酶促反应速度的影响时,必须保持酶促反应系统中其他因素不变,即遵循齐同对比原则,并只能检测酶促反应的初速度。所谓初速度,是指反应开始时(一般为反应进行十几分钟到半小时)的速度,此时产物浓度很低,不会由于产物堆积而导致酶促逆向反应的产生。而且,反应系统的其他条件如底物浓度、pH 值等不会有明显的改变,在这种条件下,酶促反应速度才与所研究的因素有关。

(一)酶浓度对酶促反应速度的影响

当底物浓度远大于酶浓度,其他条件均最适宜,不存在抑制剂时,随酶浓度([E])的增加,酶促反应速度(V)呈正比增加。

(二)底物浓度对酶促反应速度的影响

在反应体系中不含抑制剂,酶浓度大大超过底物浓度,其他条件最适时,底物浓度对反应速度的影响为矩形双曲线(图 2-1-17)。

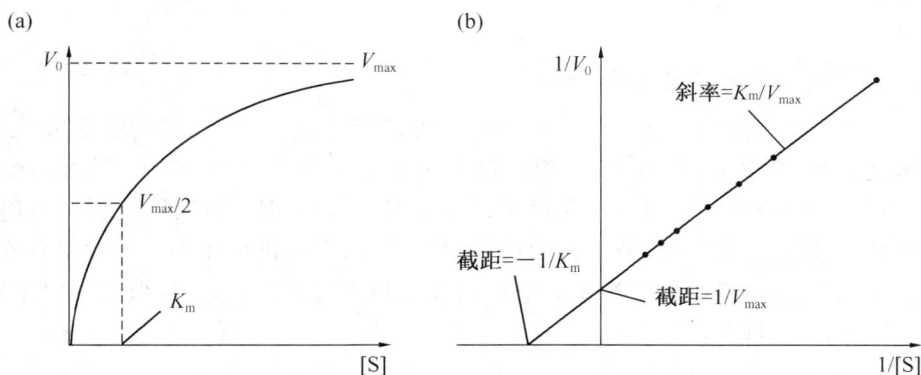

图 2-1-17 底物浓度[S]和起始反应速度(V_0)之间的关系

由图 2-1-17 可见:

1. 在底物浓度([S])很低时,反应速度随底物浓度的增加而成比例增加,呈正比关系。

2. 底物增加到一定浓度,再增加底物浓度时,反应速度随底物浓度的增加逐渐减慢,两者不成正比。

3. 底物浓度达到饱和时,即每个酶分子的活性中心均结合了底物,此时再增加底物浓度,反应速度不再增加,趋向于达到反应速度的极限值,即最大反应速度(V_{max})。为表示底物浓度与酶促反应速度影响的数学关系,以便实际应用,Michaelis 和 Menten 推导了米—曼氏方程:$V = \dfrac{V_{max}[S]}{K_m + [S]}$

式中,V 代表反应速度,V_{max} 为最大反应速度,[S]为底物浓度,K_m 为米氏常数。

米氏常数的生理意义:

(1)K_m 等于酶促反应速度为最大反应速度一半时底物的浓度;

（2）米氏常数是酶的特征性常数之一；

（3）通过 K_m 值可判断酶与底物的亲和力，K_m 值越大，酶与底物的亲和力越小，反之则越大；

（4）可判断酶作用的最适底物（K_m 值最小的底物一般认为是该酶的天然底物或最适底物）；

（5）可判断酶对正逆两相反应的催化效率（当［S］相同时，K_m 越小，V 越大，反之则越小）。

（三）pH 对酶促反应速度的影响

酶分子的必需基团，在不同的 pH 条件下的电离状态不同。只有当酶分子的必需基团处于某一电离状态时，酶才能与底物结合，底物或辅酶的化学基团也有离子特性，随环境 pH 值的改变也会表现不同的电离状态。当酶分子活性中心、辅酶（或辅基）的必需基团的电离状态相适宜、使酶与底物很好地结合，并催化底物很快发生化学反应，因而酶促反应速度最快时的环境 pH 值，称最适 pH 值。偏离最适 pH 值，酶分子必需基团和底物分子被催化基团的适应性均下降，因而酶促反应速度下降。pH 值过高或过低，都可使酶变性失活。人体内大多数酶的最适 pH 值为 7.35～7.45，但有个别例外，如胃蛋白酶的最适 pH 值为 1～2，精氨酸酶为 9.7。

最适 pH 值不是酶的特征性常数，它受缓冲液的种类与浓度、底物浓度、酶的纯度等影响而变化。

（四）温度对酶促反应速度的影响

体内酶的最适温度（optimum temperature）为 37℃ 左右。在 0～40℃ 之间，温度越高，酶促反应速度越快；＞40℃，温度升高，酶促反应速度反而降低；80～100℃，酶蛋白变性失活（在临床护理技术操作中，应用这一原理进行高压灭菌）；0℃ 时，酶的活性受抑制（临床上低温麻醉就是通过降低酶活性以减慢代谢反应的速度，以提高机体在手术中对氧营养物质缺乏的耐受性；酶制剂和酶的检测标本血清应放在冰箱中低温保存）。但低温一般不破坏酶，一旦温度回升，酶又恢复活性。

（五）激活剂对酶促反应速度的影响

凡能提高酶的活性，加速酶促反应速度的物质均称为酶的激活剂，可分**必需激活剂**（essential activator）和**非必需激活剂**（non-essential activator）两种。激活剂有如下功能：维持稳定酶催化作用时所必需的空间结构；酶与底物之间的桥梁；作为辅助因子的一部分构成酶的活性中心。

（六）抑制剂对酶促反应速度的影响

凡能特异地使某酶活性下降而不使其变性的物质称为**酶的抑制剂**（inhibitor）。抑制作用可分为两大类，即**可逆抑制**（reversible inhibition）与**不可逆抑制**（irreversible inhibition）。

1. 不可逆抑制作用　抑制剂与酶分子的某些基团（主要是必需基团）以共价键相结合，不能用稀释、透析、超滤等简单的物理方法除去抑制剂的抑制作用称不可逆性抑制。但这类抑制剂使酶活性受抑制后，用某些药物解毒（即用化学方法）可使酶恢复活性。如二异丙基氟磷酸（dlisopropylphosphofluride，DIFP）、敌敌畏、敌百虫、1605 等有机磷化合物均可特异性地与胆碱酯酶活性中心丝氨酸残基上的羟基共价结合，使酶失活。

$$酶—OH \; + \; \underset{DIEP}{F—P=O} \; \longrightarrow \; 酶—O—P=O \; +HF$$

（有活性） DIEP （无活性）

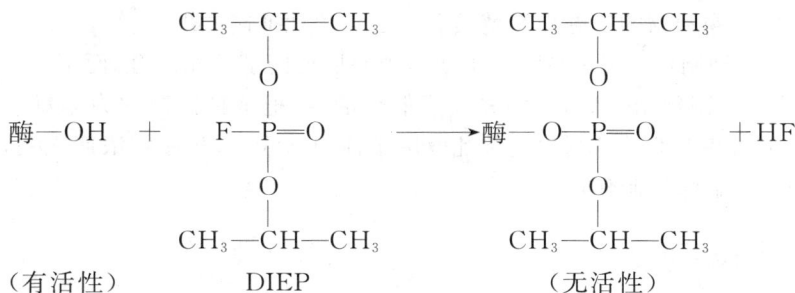

胆碱酯酶活性被抑制后,胆碱神经末梢分泌的乙酰胆碱不能分解而堆积,导致胆碱神经过度兴奋,这是有机磷农药杀死昆虫的机理。解磷定等药物可置换结合于胆碱酯酶上的磷酰基,恢复酶的活性,常用于临床治疗有机磷农药中毒。

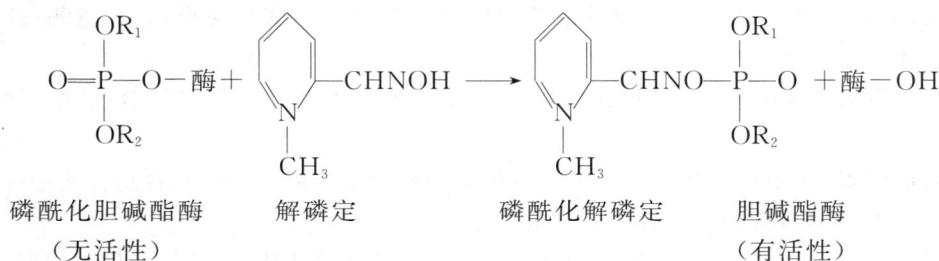

$$O=P—O—酶 + \quad —CHNOH \quad \longrightarrow \quad —CHNO—P—O \; +酶—OH$$

磷酰化胆碱酯酶　　解磷定　　　　磷酰化解磷定　　胆碱酯酶
（无活性）　　　　　　　　　　　　　　　　　　　　　　（有活性）

2. 可逆抑制作用　抑制剂与酶以非共价键结合,故可用透析、稀释、超滤等物理方法除去抑制剂,使酶活性恢复,称可逆性抑制。根据抑制剂、底物与酶活性的相互关系,可逆性抑制又分为**竞争性抑制**（competitive inhibition）、**非竞争性抑制**（noncompetitive inhibition）。

（1）竞争性抑制：抑制剂的结构与底物相类似,能与底物竞争,与同一酶的活性中心结合,从而抑制酶活性的抑制作用称竞争性抑制。例如丙二酸、苹果酸、草酰乙酸等与琥珀酸脱氢酶的底物琥珀酸结构相似,故它们能竞争与酶的活性中心结合,使酶活性抑制。竞争性抑制作用的显著特点是酶抑制作用的强弱决定于抑制剂与底物的相对浓度。磺胺类药物的

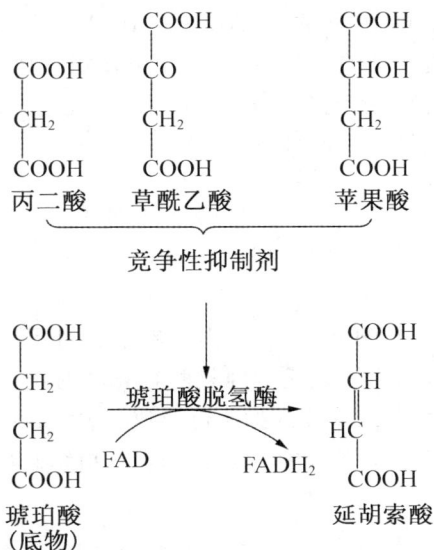

丙二酸　　草酰乙酸　　苹果酸

竞争性抑制剂

琥珀酸脱氢酶

FAD　　FADH₂

琥珀酸
（底物）　　　　　　　延胡索酸

抑菌作用和某些抗癌药物的抗癌作用就是利用了竞争性抑制原理。

（2）非竞争性抑制：抑制剂与酶分子活性中心以外的部位相结合，而不影响酶与底物的结合，但一旦酶与抑制剂结合后，酶即失去了催化活性，把这种抑制称为非竞争性抑制。非竞争性抑制作用的特点就是抑制程度单纯取决于抑制剂浓度，与底物浓度无关，故不能用增加底物浓度的方法解除抑制作用。

五、酶的分类与命名

（一）酶的分类

1. **氧化还原酶类**（oxidoreductases）　催化底物进行氧化还原反应，如琥珀酸脱氢酶、细胞色素氧化酶、过氧化氢酶等。

2. **转移酶类**（transferases）　催化底物之间某些基团的转移或交换，如转氨酶、转甲基酶、磷酸化酶等。

3. **水解酶类**（hydrolases）　催化底物发生水解反应，如胃蛋白酶、唾液淀粉酶、胰脂肪酶等。

4. **裂解酶类**（lyases）　催化一种底物分解为两种化合物或将两种化合物合成一种化合物的反应，如柠檬酸合成酶、醛缩酶、碳酸酐酶等。

5. **异构酶类**（isomerases）　催化同分异构体之间的相互转化，如磷酸己糖异构酶、磷酸丙糖异构酶等。

6. **连接酶类**（ligases）　催化两分子底物缔合为一分子化合物，并必须与 ATP 的磷酸键断裂相偶联，如氨基酰-tRNA 合成酶、谷氨酰胺合成酶等。

（二）系统命名法

1961 年国际酶学委员会提出了一套系统命名法，使一个酶只有一个名称。由来源、所可催化的底物、可催化的反应、条件、最后加酶字的顺序来命名。如前所述血清乳酸脱氢酶，催化可逆反应，故名为血清乳酸、丙酮酸、NAD^+、$NADH+H^+$、氧化还原酶。同时还有由 4 个数字组成的编号（如血清乳酸、丙酮酸、NAD^+、$NADH+H^+$、氧化还原酶的编号是 EC，1.1.1.27。其中，EC 是酶学委员会的缩写，数字依次表示第一大类，第一亚类，第一亚亚类，在第一亚亚类中的第 27 号酶）。系统命名较长，使用不方便。仅在发表以酶为主题的论文时，正文中第一次出现酶的名称时才写明分类编号。

六、酶与医学的关系

（一）酶与疾病的发生

因体内代谢过程几乎全部是酶促反应，故当酶缺陷、活性受抑制时必引起疾病，如先天性缺乏酪氨酸酶引起白化病，先天性缺乏苯丙氨酸羟化酶时出现苯丙酮酸尿症等。有机磷农药、重金属离子对含羟基酶、含巯基酶的抑制可导致相关中毒疾病等。有些酶还参加疾病的病理过程，如炎症时巨噬细胞、白细胞释出蛋白酶参与组织破坏、杀灭病原菌等过程。

（二）酶与疾病诊断

既然酶异常可引起疾病，那么检测酶就可协助疾病诊断，如在产前检测羊水或血液中某些酶,可在产前诊断相关遗传病。某些疾病时细胞内或外分泌腺中某些酶可进入血液,故检测血、尿中某些酶可协助有关疾病诊断,如检测血清谷丙转氨酶可协助肝病诊断,检测尿或血淀粉酶可协助急性胰腺炎或腮腺炎诊断等。用于协助诊断的酶类目前已近百种。

（三）酶与疾病治疗

1. 当体内某些酶不足致病时,可外界供给治疗。如用胃蛋白酶合剂、多酶片治疗消化不良。

2. 抗菌治疗　除磺胺药物外,用氯霉素抑制细菌转肽酶、利富霉素抑制结核杆菌 RNA 聚合酶等。

3. 对症治疗　如用菠萝蛋白酶消除炎性渗出物,尿激酶、链激酶治疗血栓性疾病等。

（俞雅萍）

第二章

人体的物质代谢

物质代谢是指体内各种物质按严格顺序分步、连续进行的一系列化学反应,这些化学反应绝大部分在酶的催化下进行。物质代谢是生命活动的基础,是生命的最重要特征之一。

物质的新陈代谢是同化作用和异化作用的矛盾统一。生物体不断从环境中摄取营养物质,如糖类、脂类、蛋白质、维生素、水和无机盐等。其中多糖、脂肪、蛋白质等物质分别水解成其基本组成单位单糖、脂肪酸、甘油、氨基酸而被吸收入人体内,在体内通过合成代谢合成机体特有的大分子物质,这种把异体物质转变为自体物质的过程称同化作用。一般说来,合成代谢需要能量。另一方面,生物体内物质经历分解代谢过程转变为代谢废物,代谢废物再经各种排泄途径排出体外,这种把自体物质变为废物排至周围环境的过程称为异化作用。分解代谢释放的能量通常储存于载能分子高能磷酸化合物中,载能分子储存的化学能可用于合成代谢的需能反应和各种生命活动的需要。

伴随物质代谢过程发生的能量吸收、储存、释放、转移和利用的过程称为能量代谢,物质代谢和能量代谢是紧密耦联在一起的,现小结如下:

$$物质代谢 \begin{cases} 合成代谢:小分子合成为大分子:需要能量 \\ 分解代谢:大分子分解为小分子:释放能量 \end{cases} 能量代谢$$

第一节　糖　代　谢

糖是食物的主要成分,其主要生理功能是:① 供给机体能量:1g 葡萄糖体内完全氧化释出 16.74kJ(4kcal)能量。② 转变为体内脂肪及某些氨基酸的碳链骨架。③ 核糖及脱氧核糖参与合成核苷酸、脱氧核苷酸,成为 RNA 及 DNA 的基本组成单位。④ 参与构成糖蛋白和蛋白聚糖,成为结缔组织、软骨、骨基质等构成成分,某些激素、酶、免疫蛋白、血型物质的化学本质也是糖蛋白。糖蛋白和糖脂还是细胞膜性结构的组分。

一、葡萄糖的分解代谢

糖的分解代谢在体内的不同条件下,主要途径有三条:① 在不需氧的条件下进行无氧酵解。② 在有氧条件下进行消耗氧的有氧氧化。③ 以生成 5-磷酸核糖为中间产物的磷酸戊糖途径。由于吸收入人体的单糖主要是葡萄糖,少量果糖和半乳糖在体内可转变为葡萄糖,所以我们以**葡萄糖**(glucose,G)为例进行讨论。

（一）糖酵解

在氧供应不足的情况下,葡萄糖或糖原的葡萄糖单位通过糖酵解途径分解为丙酮酸,进而还原为乳酸的过程称为糖的无氧分解,由于此过程与酵母菌使糖生醇发酵的过程基本相似,故又称为**糖酵解**(glycolysis)。

1. 糖酵解反应过程　糖酵解反应的全过程在胞液中进行,可分为以下 4 个阶段:

(1) 二磷酸果糖的生成

① **6-磷酸葡萄糖**(glucose-6-phosphate,G-6-P)的生成:葡萄糖在己糖激酶或葡萄糖激酶催化下,由 ATP 提供能量和磷酸基团,磷酸化生成 6-磷酸葡萄糖。此反应活化了葡萄糖,以便其进一步参与各种代谢。己糖激酶是糖酵解的限速酶之一,催化的反应不可逆。

糖原进行糖酵解时,首先由磷酸化酶催化糖原非还原端的葡萄糖单位磷酸化,生成 **1-磷酸葡萄糖**(glucose-1-phosphate,G-1-P),此反应不消耗 ATP。然后,G-1-P 在磷酸葡萄糖变位酶的催化下生成 G-6-P。

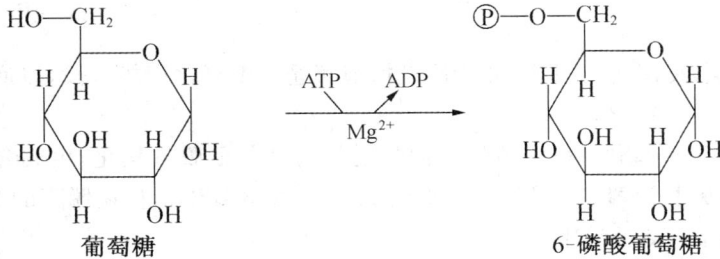

葡萄糖　　　　　　　　　　　6-磷酸葡萄糖

② 6-磷酸葡萄糖转化为 **6-磷酸果糖**(fructose-6-phosphate,F-6-P):由磷酸己糖异构酶催化,反应可逆。

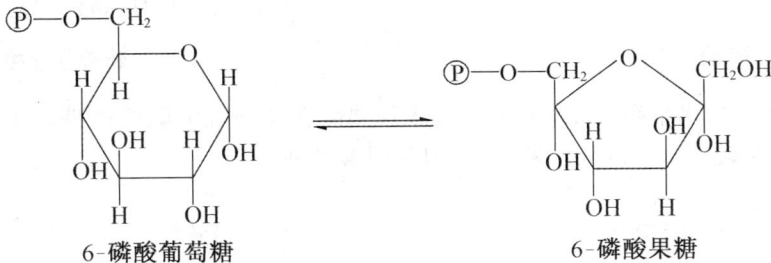

6-磷酸葡萄糖　　　　　　　　　　　6-磷酸果糖

③ **1,6-二磷酸果糖**(fructose-1,6-phosphate,F-1,6-BP)的生成:由磷酸果糖激酶催化,需要 ATP 和 Mg^{2+},反应不可逆。磷酸果糖激酶是糖酵解过程中最重要的限速酶,其催化活性的强弱直接影响着糖酵解的速度。

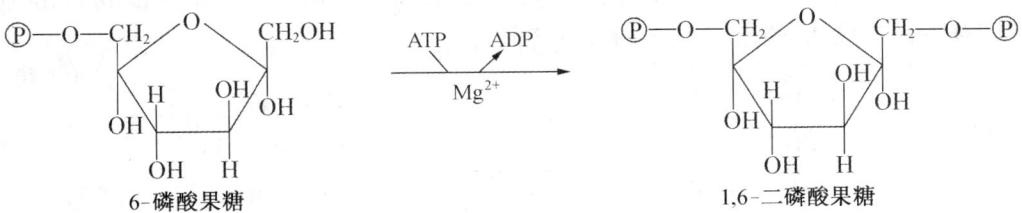

6-磷酸果糖　　　　　　　　　　　1,6-二磷酸果糖

至此,通过两次磷酸化作用,消耗 2 分子 ATP,葡萄糖转化为 1,6-二磷酸果糖。

(2) 磷酸丙糖的生成:在醛缩酶的作用下,1,6-二磷酸果糖裂解为 2 分子互为异构体的磷酸丙糖,即 3-磷酸甘油醛和磷酸二羟丙酮,两者在异构酶作用下可相互转变。因 3-磷酸甘油醛在糖酵解中可继续进行分解代谢,故磷酸二羟丙酮不断转变为 3-磷酸甘油醛,即实际上 1 分子 1,6-二磷酸果糖产生了 2 分子的 3-磷酸甘油醛参与后续反应。

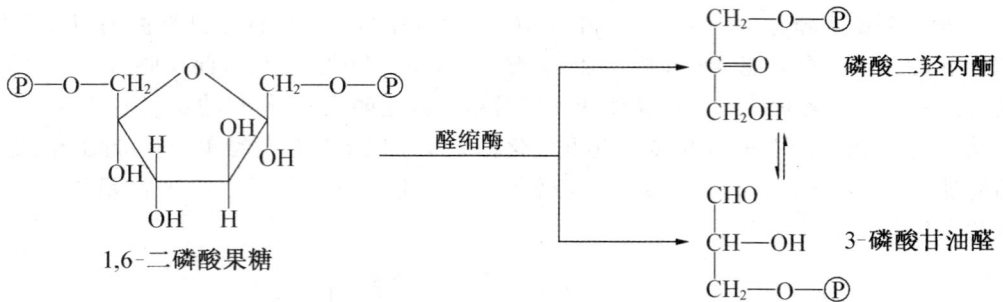

（3）生成丙酮酸,产生 ATP:此阶段是糖酵解途径中氧化产能阶段,以底物水平磷酸化方式,共生成 4 分子 ATP。

① 3-磷酸甘油醛氧化:在 3-磷酸甘油醛脱氢酶催化下脱氢氧化,生成含有一个高能磷酸键的 **1,3-二磷酸甘油酸**(1,3-bisphosphoglycerate,1,3-BPG),反应脱下的 2H 由脱氢酶的辅酶 NAD^+ 接受,生成 $NADH+H^+$。

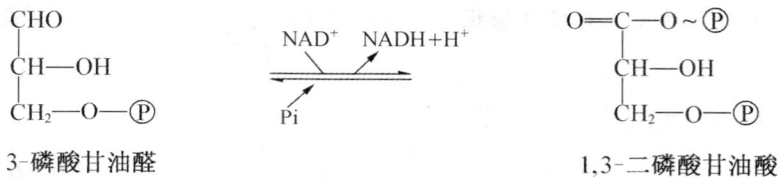

② 第一次底物水平磷酸化:1,3-二磷酸甘油酸在磷酸甘油酸激酶催化下,将分子内部的高能磷酸基团转移给 ADP,生成 ATP 和 3-磷酸甘油酸。

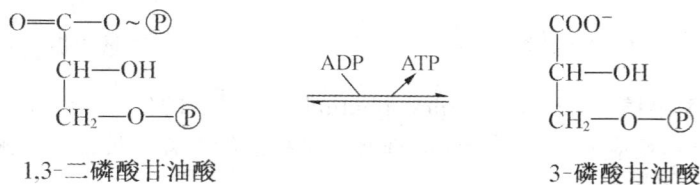

③ 3-磷酸甘油酸的变位反应:在磷酸甘油酸变位酶的催化下,3-磷酸甘油酸 C_3 位置上的磷酸基转移到 C_2 位置上,生成 2-磷酸甘油酸。

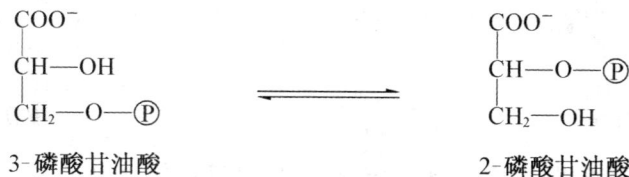

④ 磷酸烯醇式丙酮酸的生成:2-磷酸甘油酸经烯醇化酶作用脱水,分子内部能量重新分配,形成含有高能磷酸键的磷酸烯醇式丙酮酸(PEP)。

$$\underset{\text{2-磷酸甘油酸}}{\overset{\displaystyle \text{COO}^-}{\underset{\displaystyle \text{CH}_2\text{—OH}}{\text{CH—O—}\textcircled{P}}}} \rightleftharpoons \underset{\text{磷酸烯醇式丙酮酸}}{\overset{\displaystyle \text{COO}^-}{\underset{\displaystyle \text{CH}_2}{\text{C—O}\sim\textcircled{P}+\text{H}_2\text{O}}}}$$

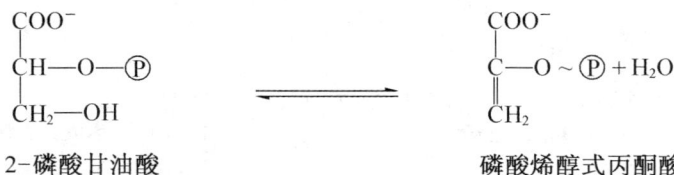

⑤ 第二次底物水平磷酸化：磷酸烯醇式丙酮酸的高能磷酸基团转移给 ADP 生成 ATP,其自身生成烯醇式丙酮酸,并自发转变为丙酮酸。反应不可逆,由丙酮酸激酶（PK）催化,该酶是糖酵解途径中的又一个限速酶。

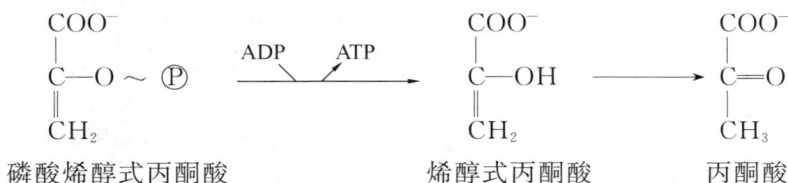

$$\underset{\text{磷酸烯醇式丙酮酸}}{\overset{\displaystyle \text{COO}^-}{\underset{\displaystyle \text{CH}_2}{\text{C—O}\sim\textcircled{P}}}} \xrightarrow{\text{ADP}\quad\text{ATP}} \underset{\text{烯醇式丙酮酸}}{\overset{\displaystyle \text{COO}^-}{\underset{\displaystyle \text{CH}_2}{\text{C—OH}}}} \longrightarrow \underset{\text{丙酮酸}}{\overset{\displaystyle \text{COO}^-}{\underset{\displaystyle \text{CH}_3}{\text{C=O}}}}$$

（4）丙酮酸在无氧条件下还原为乳酸：反应由乳酸脱氢酶催化,NADH＋H$^+$ 提供还原反应所需要的 2H。在此反应中,丙酮酸起受氢体的作用,3-磷酸甘油醛脱氢生成的 NADH ＋H$^+$ 在无氧时不能经呼吸链氧化,通过将丙酮酸还原为乳酸,使 NADH 再生为 NAD$^+$,从而保证了糖酵解的继续进行（图 2-2-1）。

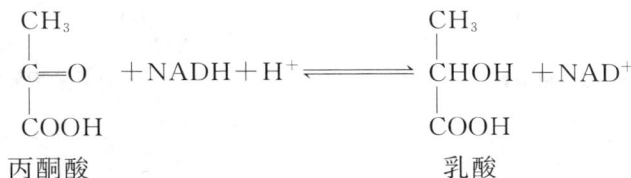

$$\underset{\text{丙酮酸}}{\overset{\displaystyle \text{CH}_3}{\underset{\displaystyle \text{COOH}}{\text{C=O}}}} +\text{NADH}+\text{H}^+ \rightleftharpoons \underset{\text{乳酸}}{\overset{\displaystyle \text{CH}_3}{\underset{\displaystyle \text{COOH}}{\text{CHOH}}}} +\text{NAD}^+$$

2. 糖酵解反应特点

（1）糖酵解过程不需氧,产物为乳酸。

（2）糖酵解产能少,从葡萄糖开始,1mol 葡萄糖净生成 2mol ATP;从糖原开始,1mol 葡萄糖净生成 3mol ATP。

（3）糖酵解的限速酶：糖酵解全过程有三步不可逆反应,催化这三步反应的己糖激酶（葡萄糖激酶）、磷酸果糖激酶、丙酮酸激酶为糖酵解的限速酶。

3. 糖酵解的生理意义

（1）机体在缺氧或无氧条件下（如重体力劳动、剧烈运动及呼吸、循环系统疾病造成的相对缺氧）利用糖分解供能的方式,虽产能效率低,但可适应机体对能量的急需。

（2）少数组织细胞（视网膜、睾丸、肾髓质、皮肤、成熟红细胞及肿瘤细胞等）即使在有氧的条件下,仍以糖酵解为主要供能方式。

（二）糖的有氧氧化

葡萄糖在有氧条件下彻底氧化分解生成 CO_2 和 H_2O 的过程,称为**糖的有氧氧化**（aerobic oxidation）。有氧氧化是糖分解代谢的主要方式,大多数组织从有氧氧化获得能量。

1. 有氧氧化的反应过程 糖的有氧氧化分以下三个阶段进行：

（1）丙酮酸的生成：此阶段的反应步骤与糖酵解途径相同。

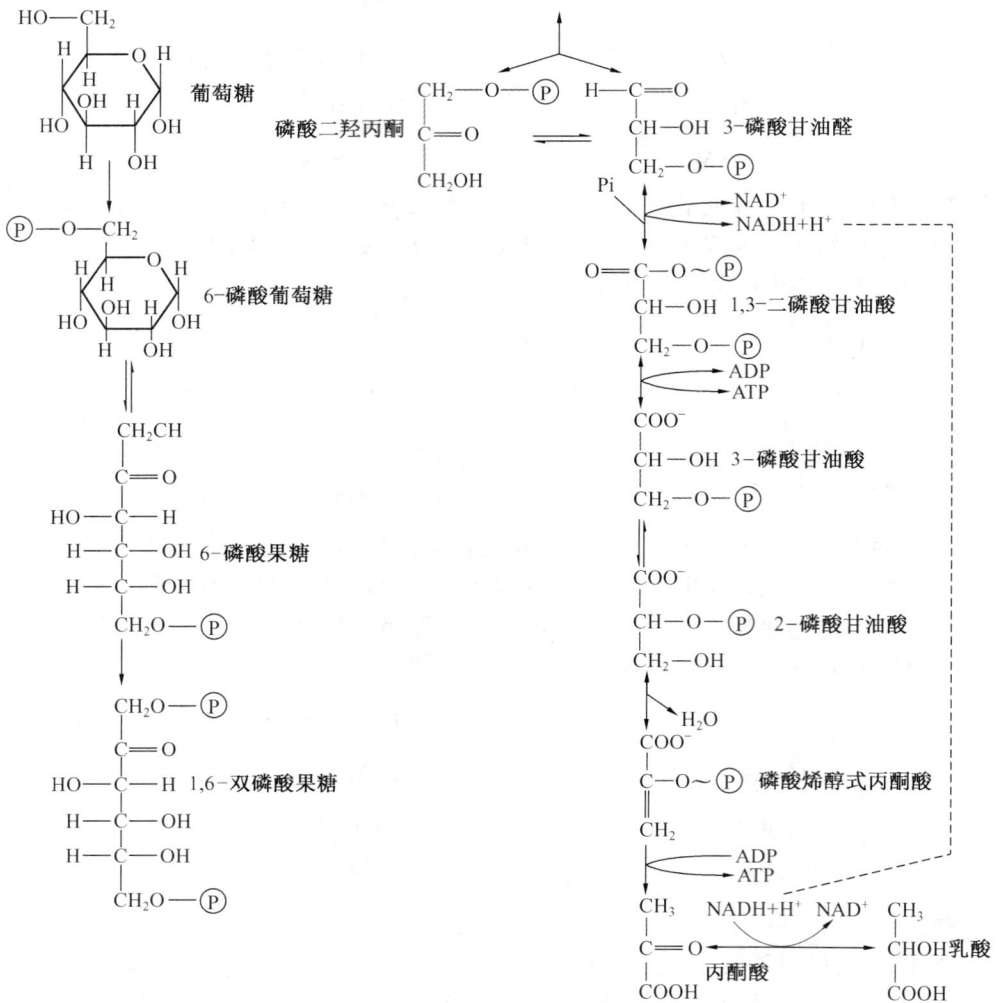

图 2-2-1　糖酵解的反应过程

（2）丙酮酸氧化脱羧生成乙酰 CoA：丙酮酸由线粒体内膜特异载体转运入线粒体，在丙酮酸脱氢酶复合体的催化下脱氢脱羧生成乙酰 CoA，此反应是糖有氧氧化过程中重要的不可逆反应。丙酮酸脱氢酶复合体由丙酮酸脱氢酶（辅酶是 TPP）、二氢硫辛酸乙酰基转移酶（辅酶是辅酶 A、二氢硫辛酸）、二氢硫辛酸脱氢酶（辅酶是 FAD、NAD$^+$）组成的多酶复合体，包括三种酶蛋白和五个辅酶。

（3）乙酰 CoA 进入三羧酸循环彻底氧化分解：乙酰 CoA 与草酰乙酸缩合成柠檬酸，经历 4 次脱氢及 2 次脱羧（生成 CO$_2$），脱下的氢经电子传递链氧化成水，并释放能量，生成 ATP。至此，细胞中的葡萄糖或糖原中的葡萄糖单位，在有氧条件下彻底氧化为 CO$_2$ 和 H$_2$O。其总的反应结果如下：

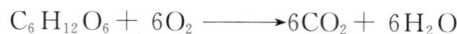

$$C_6H_{12}O_6 + 6O_2 \longrightarrow 6CO_2 + 6H_2O$$

三羧酸循环反应过程如下：

① 缩合反应：柠檬酸合酶催化乙酰 CoA 和草酰乙酸缩合成柠檬酸，缩合反应所需能量

由乙酰 CoA 中高能硫酯键断裂供给。此反应不可逆,系三羧酸循环的限速反应之一。

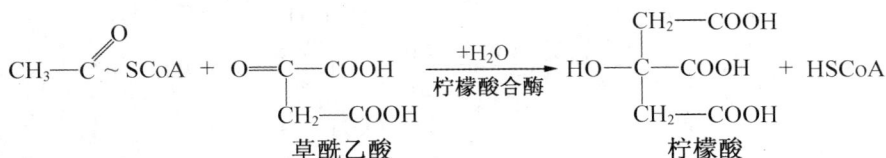

$$CH_3-\overset{O}{\overset{\|}{C}}\sim SCoA + O=\overset{\underset{|}{CH_2-COOH}}{C}-COOH \xrightarrow[\text{柠檬酸合酶}]{+H_2O} HO-\overset{\underset{|}{CH_2-COOH}}{\underset{CH_2-COOH}{C}}-COOH + HSCoA$$

草酰乙酸　　　　　　　　　　柠檬酸

② 第一次氧化脱羧:在顺乌头酸酶作用下柠檬酸异构为异柠檬酸,后者受异柠檬酸脱氢酶的作用氧化脱羧生成 α-酮戊二酸。其中异柠檬酸脱氢酶催化的反应不可逆,是三羧酸循环中的限速步骤。

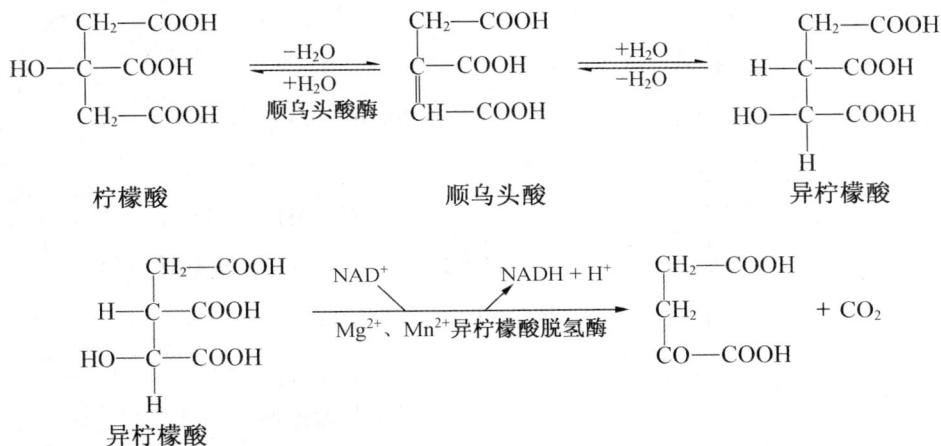

$$HO-\overset{\underset{|}{CH_2-COOH}}{\underset{CH_2-COOH}{C}}-COOH \underset{+H_2O}{\overset{-H_2O}{\underset{\text{顺乌头酸酶}}{\rightleftharpoons}}} \overset{\underset{|}{CH_2-COOH}}{\underset{CH-COOH}{C}}-COOH \overset{+H_2O}{\underset{-H_2O}{\rightleftharpoons}} \overset{\underset{|}{CH_2-COOH}}{\underset{\underset{H}{HO-C}}{H-C}}-COOH$$

柠檬酸　　　　　　　　顺乌头酸　　　　　　　　异柠檬酸

$$\overset{\underset{|}{CH_2-COOH}}{\underset{\underset{H}{HO-C}}{H-C}}-COOH \xrightarrow[\text{Mg}^{2+}、\text{Mn}^{2+}\text{异柠檬酸脱氢酶}]{\text{NAD}^+\quad\text{NADH}+H^+} \overset{\underset{|}{CH_2-COOH}}{\underset{CO-COOH}{CH_2}} + CO_2$$

异柠檬酸

③ 第二次氧化脱羧:α-酮戊二酸受 α-酮戊二酸脱氢酶复合体催化脱氢脱羧生成琥珀酰 CoA。α-酮戊二酸脱氢酶复合体也是三羧酸循环的限速酶,由 α-酮戊二酸脱氢酶、二氢硫辛酸转琥珀酰酶和二氢硫辛酸脱氢酶按一定比例组合而成,参与反应的辅助因子有 TPP、硫辛酸、辅酶 A、FAD、NAD$^+$。

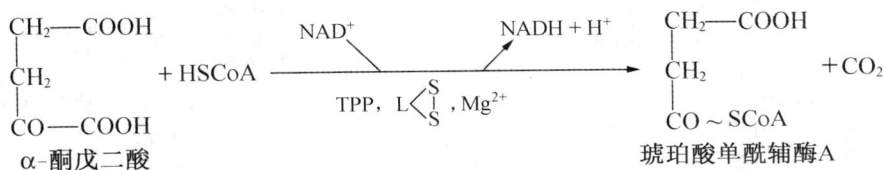

$$\overset{\underset{|}{CH_2-COOH}}{\underset{CO-COOH}{CH_2}} + HSCoA \xrightarrow[\text{TPP, L}\underset{S}{\overset{S}{<}}, \text{Mg}^{2+}]{\text{NAD}^+\quad\text{NADH}+H^+} \overset{\underset{|}{CH_2-COOH}}{\underset{CO\sim SCoA}{CH_2}} + CO_2$$

α-酮戊二酸　　　　　　　　　　　　　琥珀酸单酰辅酶A

④ 底物水平磷酸化反应:琥珀酰 CoA 的高能硫酯键水解,释放的能量使 GDP 磷酸化为 GTP,GTP 可将～P 转交给 ADP 生成 ATP。琥珀酰 CoA 转变为琥珀酸。

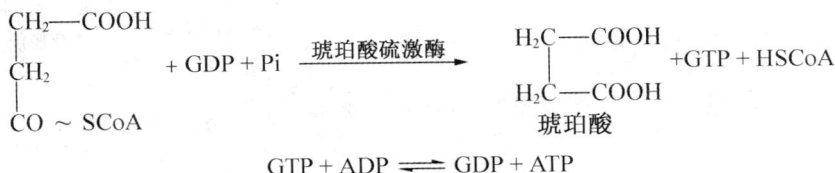

$$\overset{\underset{|}{CH_2-COOH}}{\underset{CO\sim SCoA}{CH_2}} + GDP + Pi \xrightarrow{\text{琥珀酸硫激酶}} \overset{\underset{|}{H_2C-COOH}}{H_2C-COOH} + GTP + HSCoA$$

琥珀酸

GTP + ADP ⇌ GDP + ATP

⑤ 生成草酰乙酸:琥珀酸脱氢酶催化琥珀酸脱氢生成延胡索酸,此酶的辅酶 FAD,接受氢后转变为 FADH$_2$。延胡索酸酶催化延胡索酸加水生成苹果酸,后者再由苹果酸脱氢酶

催化脱氢生成草酰乙酸,脱下的氢由 NAD^+ 接受生成 $NADH+H^+$。

$$\begin{array}{c} COOH \\ | \\ CH_2 \\ | \\ CH_2 \\ | \\ COOH \end{array} + FAD \xrightarrow{\text{琥珀酸脱氢酶}} \begin{array}{c} COOH \\ | \\ CH \\ \| \\ CH \\ | \\ COOH \end{array} + FADH_2$$

琥珀酸　　　　　　　　　　　　延胡索酸

$$\begin{array}{c} COOH \\ | \\ CH \\ \| \\ CH \\ | \\ COOH \end{array} + H_2O \xrightarrow{\text{延胡索酸酶}} \begin{array}{c} COOH \\ | \\ CHOH \\ | \\ CH_2 \\ | \\ COOH \end{array}$$

延胡索酸　　　　　　　　　　　　苹果酸

$$\begin{array}{c} COOH \\ | \\ HCOH \\ | \\ CH_2 \\ | \\ COOH \end{array} + NAD^+ \xrightarrow{\text{苹果酸脱氢酶}} \begin{array}{c} COOH \\ | \\ C=O \\ | \\ CH_2 \\ | \\ COOH \end{array} + NADH+H^+$$

苹果酸　　　　　　　　　　　　草酰乙酸

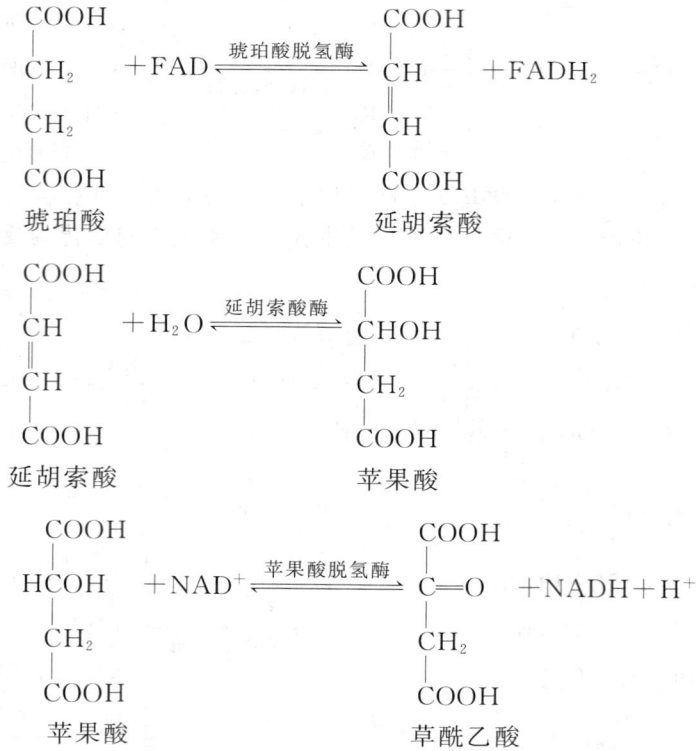

现将三羧酸循环全过程归纳于图 2-2-2。

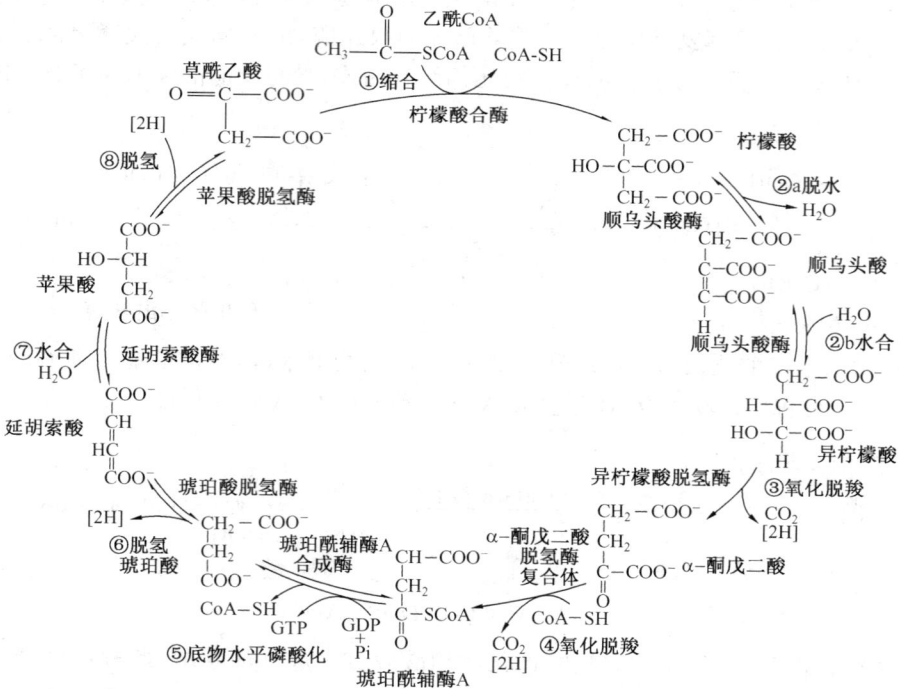

图 2-2-2　三羧酸循环

三羧酸循环反应的全部酶系存在于细胞线粒体基质中。如将反应起始需要草酰乙酸与终产物草酰乙酸相抵消，则可看出循环一周实际上是乙酰基彻底氧化为 CO_2，生成 NADH 和 $FADH_2$，故三羧酸循环的总反应为：

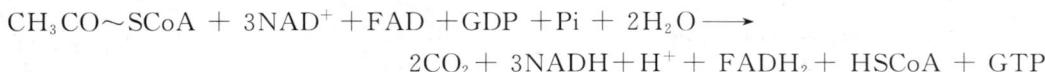

$$CH_3CO{\sim}SCoA + 3NAD^+ + FAD + GDP + Pi + 2H_2O \longrightarrow$$
$$2CO_2 + 3NADH + H^+ + FADH_2 + HSCoA + GTP$$

（4）三羧酸循环的特点

① 三羧酸循环是在有氧的条件下进行的，是产生 ATP 的主要途径。三羧酸循环每循环一次有四次脱氢、二次脱羧，可生成 12 分子 ATP。

② 三羧酸循环是不可逆的，柠檬酸合酶、异柠檬酸脱氢酶、α-酮戊二酸脱氢酶复合体是该代谢途径的限速酶。

③ 三羧酸循环中间产物的补充，通过回补反应，补充草酰乙酸、苹果酸等物质，使三羧酸循环能始终保持运转状态。

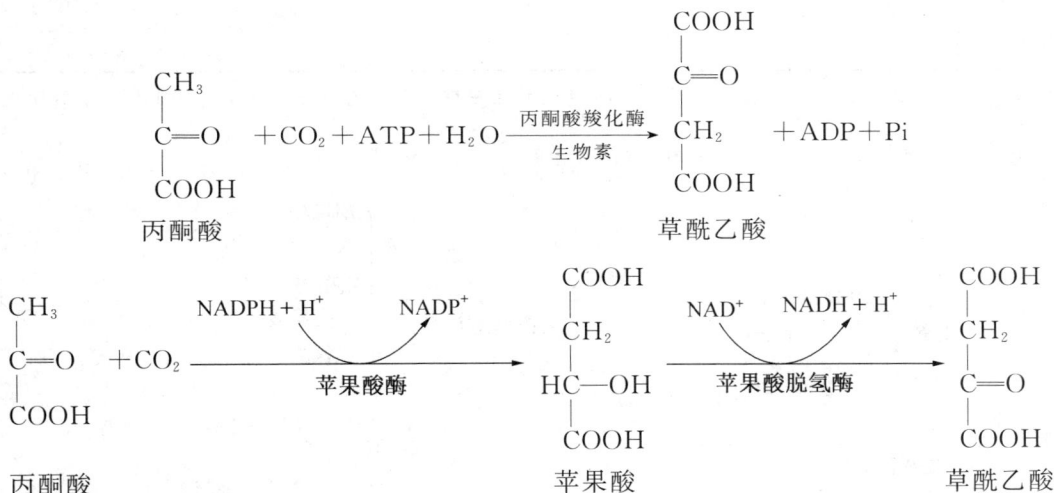

（5）三羧酸循环的生理意义

① 三羧酸循环是糖、脂肪、蛋白质（氨基酸）氧化分解必经的共同通路，是氧化释放能量产生 ATP 最多的阶段。

② 三羧酸循环是物质代谢的枢纽。三羧酸循环既是糖、脂肪、氨基酸三大营养物质分解的最后共同通路，又是另一些物质代谢如糖异生、脂肪酸合成、胆固醇合成和转氨基作用等的起点（图 2-2-3）。

2. 有氧氧化的生理意义　糖的有氧氧化是机体获得能量的主要方式。1 分子葡萄糖经糖酵解仅生成 2 分子 ATP，而经有氧氧化可生成 38（或 36）分子 ATP，总结如表 2-2-1。

表 2-2-1　葡萄糖有氧氧化时 ATP 的生成与消耗

	ATP 的消耗	ATP 的生成
胞液反应阶段		
葡萄糖→6-磷酸葡萄糖	1	
6-磷酸果糖→1,6-二磷酸果糖	1	

续 表

	ATP 的消耗	ATP 的生成
3-磷酸甘油醛→1,3-二磷酸甘油酸		3×2(或 2×2)[1]
1,3-二磷酸甘油酸→3-磷酸甘油酸		1×2[2]
磷酸烯醇式丙酮酸→烯醇式丙酮酸		1×2
线粒体内反应阶段		
丙酮酸→乙酰 CoA		3×2
异柠檬酸→α-酮戊二酸		3×2
α-酮戊二酸→琥珀酰 CoA		3×2
琥珀酰 CoA→琥珀酸		1×2
琥珀酸→延胡索酸		2×2
苹果酸→草酰乙酸		3×2
合计	2	40 或 38

① 根据 NADH 进入线粒体的方式不同,α-磷酸甘油穿梭经电子传递链产生 2×2ATP,苹果酸穿梭经电子传递链则产生 2×3ATP。

② 1 分子葡萄糖生成 2 分子 3-磷酸甘油醛,故乘以 2。

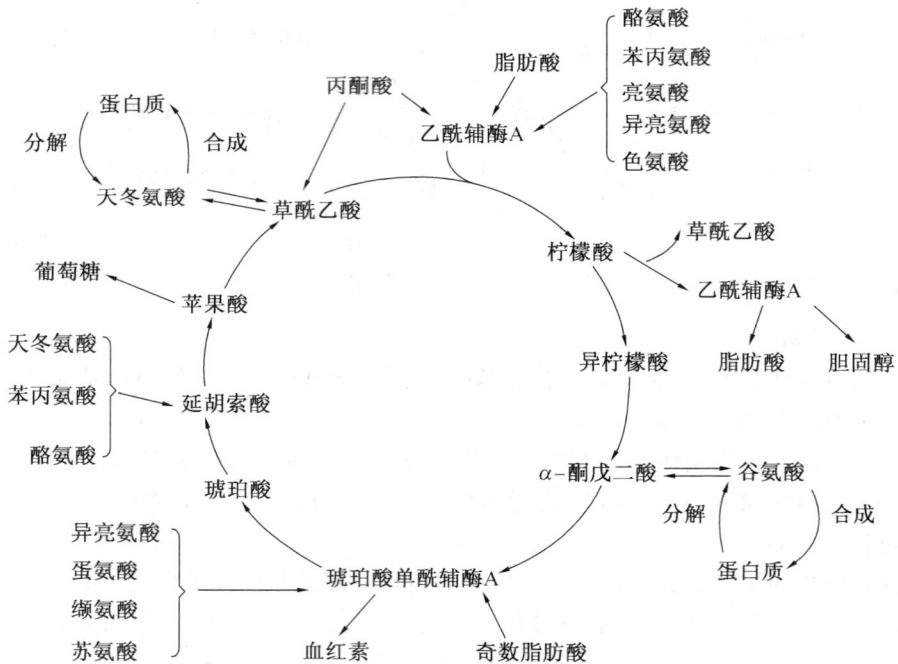

图 2-2-3 三羧酸循环是物质代谢的枢纽

(三)磷酸戊糖途径

磷酸戊糖途径由 6-磷酸葡萄糖开始,生成具有重要生理功能的 5-磷酸核糖和 NADPH $+H^+$。此反应途径主要发生在肝脏、脂肪组织、哺乳期的乳腺、肾上腺皮质、性腺、骨髓和红细胞等。

1. 反应过程　磷酸戊糖途径在胞液中进行,全过程可分为以下两个阶段:

(1) 氧化反应阶段:6-磷酸葡萄糖经 2 次脱氢反应和 1 次脱羧反应生成 2 分子 NADPH+
H^+ 和 1 分子 CO_2 后,转变为 5-磷酸核酮糖。磷酸戊糖途径的限速酶是 6-磷酸葡萄糖脱氢酶。

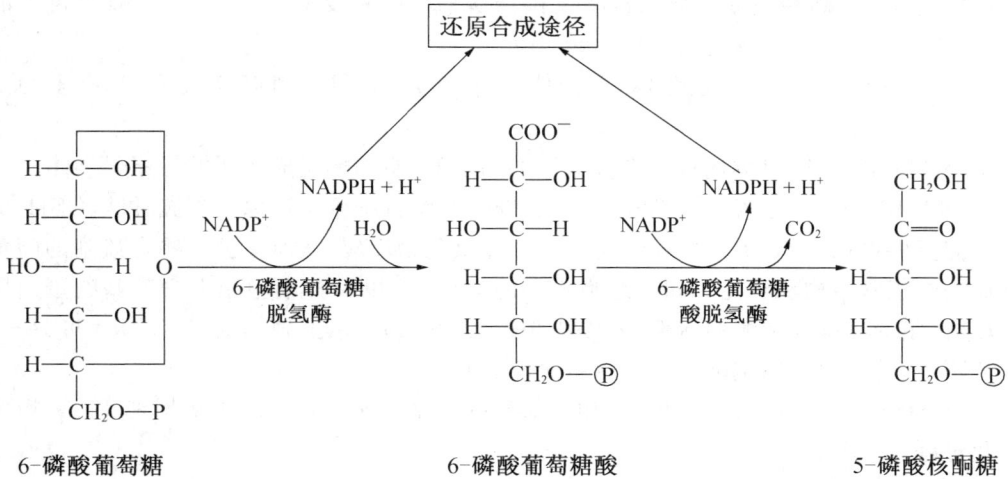

(2) 基团转移反应阶段:此阶段在异构酶、转酮基酶、转醛基酶等一系列酶的作用下,生
成 5-磷酸核糖、6-磷酸果糖和 3-磷酸甘油醛,前者用以合成核酸,后两者则进入糖酵解途径
进行代谢。

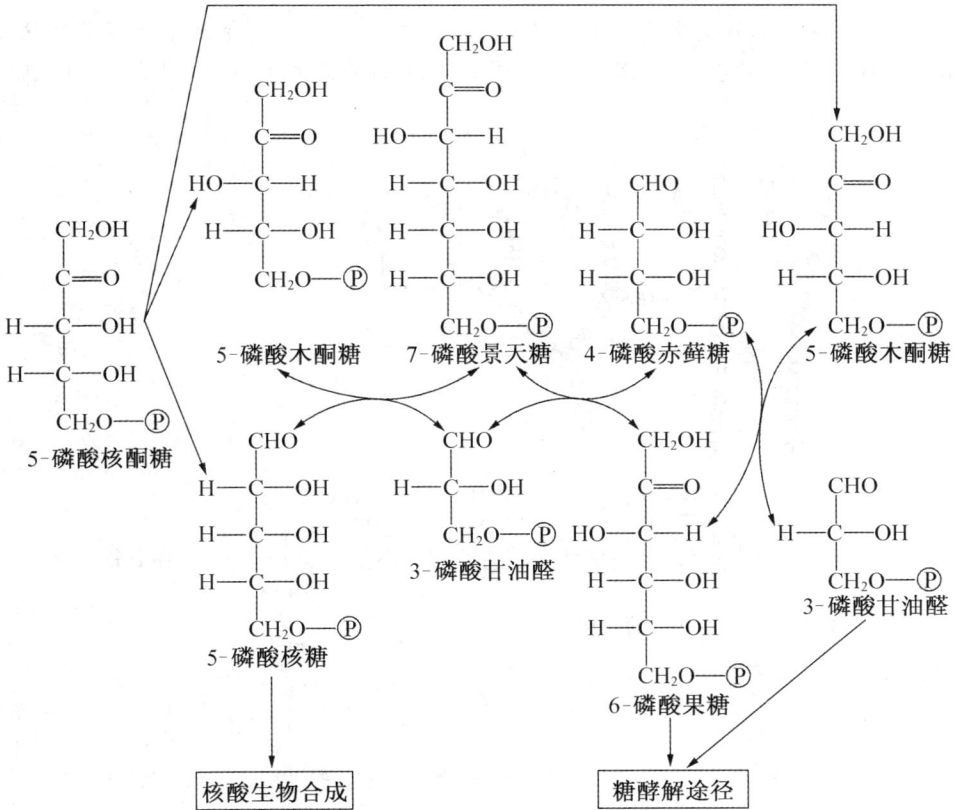

2. 磷酸戊糖途径的生理意义　磷酸戊糖途径的主要生理功能是产生 5-磷酸核糖和 $NADPH+H^+$。

(1) 5-磷酸核糖(R-5-P)的生成：此途径是葡萄糖在体内生成 R-5-P 的主要途径,故名磷酸戊糖途径。5-磷酸核糖是合成核酸及核苷酸辅酶的重要原料,故损伤后修复再生的组织、更新旺盛的组织此代谢途径比较活跃。

(2) $NADPH+H^+$ 作为供氢体,参与体内许多重要的还原性代谢反应,具有多种生理意义。

① $NADPH+H^+$ 是体内许多合成代谢如脂肪酸、胆固醇合成代谢的氢原子供体。

② $NADPH+H^+$ 是谷胱甘肽还原酶的辅酶,对维持细胞中还原型谷胱甘肽(GSH)的正常含量起重要作用。GSH 可与氧化剂 H_2O_2、过氧化物反应,从而保护一些含巯基的酶免受氧化而丧失正常结构和功能。如红细胞膜上的 GSH 可以保护细胞膜上含巯基的蛋白质和酶,以维持膜的完整性和酶的活性,遗传性 6-磷酸葡萄糖脱氢酶缺陷的患者, $NADPH+H^+$ 缺乏或不足,易导致红细胞破裂而产生溶血性贫血。

③ $NADPH+H^+$ 作为供氢体,是加单氧酶体系的组成成分,参与激素、药物、毒物的生物转化过程。

二、糖的储存与动员

糖原是动物体内糖的主要储存形式,基本单位是葡萄糖,呈树枝状结构,直链部分葡萄糖间以 α-1,4-糖苷键相连,分支处以 α-1,6-糖苷键相连。1 条糖链有 1 个还原端,1 个非还原端,每形成 1 个分支多 1 个非还原端(图 2-2-4)。糖原的合成与分解都是从非还原端开始的。糖原主要储存在肌肉组织和肝脏中。脑细胞糖原储存量少,故对血糖依赖性大。

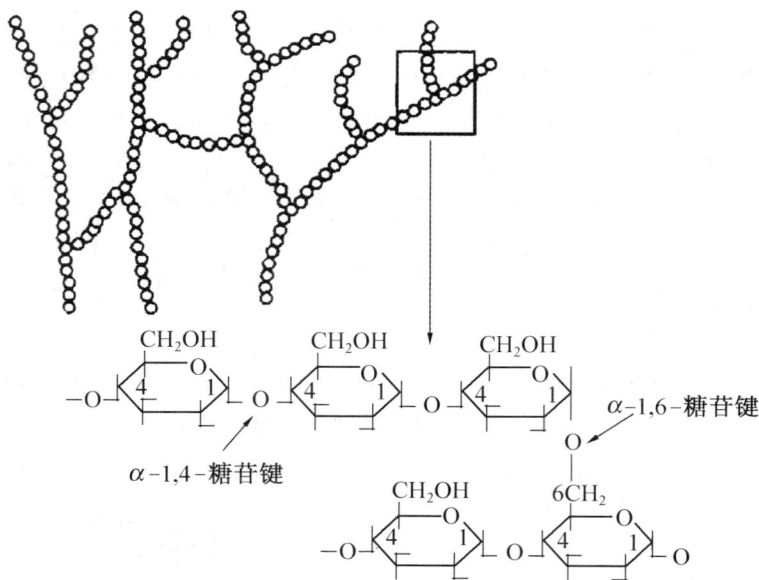

图 2-2-4　糖原分子部分结构示意图

（一）糖原合成

由单糖（主要是葡萄糖）合成糖原的过程称为**糖原合成**（glycogenesis）。肝糖原可以任何单糖为原料合成，而肌糖原只能以葡萄糖为原料。

糖原合成反应在胞液中进行，消耗 ATP 和 UTP，反应过程如下：

1. 生成 6-磷酸葡萄糖　反应由己糖激酶（葡萄糖激酶）催化，ATP 提供能量，为不可逆反应。

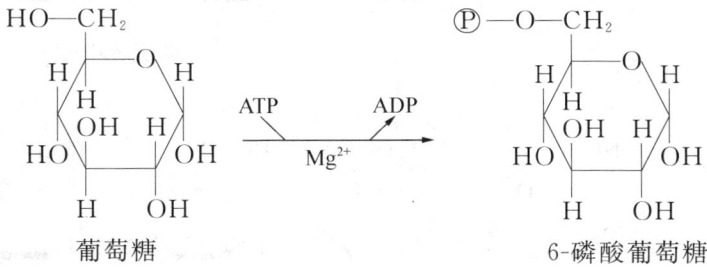

2. 生成 1-磷酸葡萄糖　反应可逆，在磷酸葡萄糖变位酶的催化下进行。

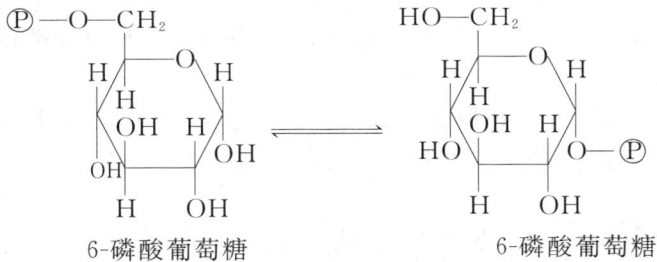

3. 生成尿苷二磷酸葡萄糖　在尿苷二磷酸葡萄糖焦磷酸化酶的作用下，1-磷酸葡萄糖与 UTP 作用，生成尿苷二磷酸葡萄糖（UDPG），释放出焦磷酸（PPi）。

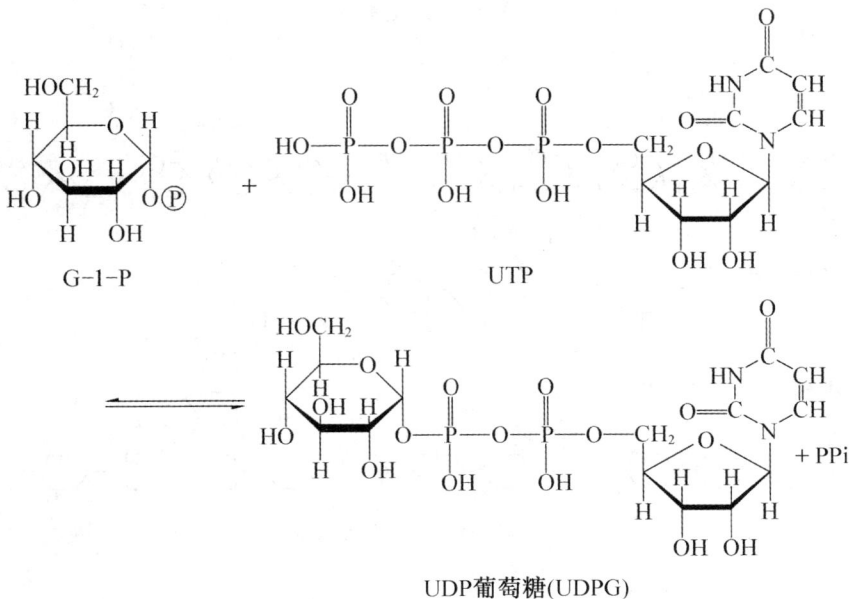

UDP葡萄糖(UDPG)

4. 在糖原分子上连接葡萄糖　糖原合成酶催化 UDPG 中葡萄糖以 α-1,4-糖苷键连接在糖原分子(即糖原引物)上,使糖原分子中直链非还原端增加 1 分子葡萄糖。反应反复进行,糖原中的直链不断延长。

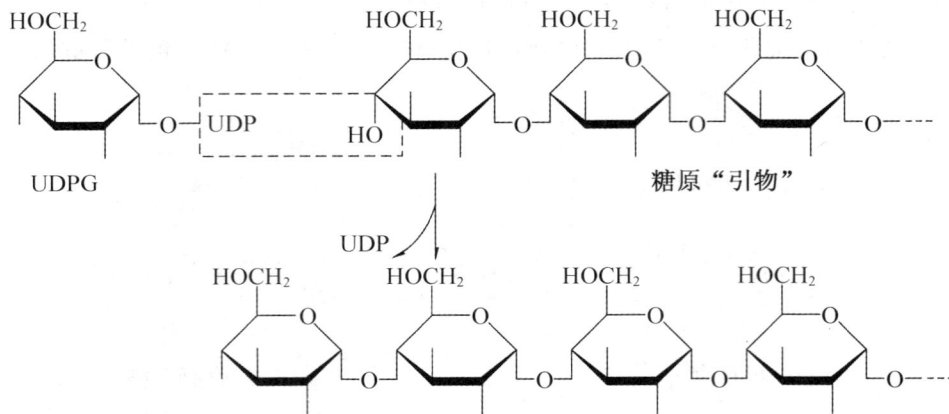

5. 糖原分子中新分支生成　当糖原分子中的直链多于 12~18 个葡萄糖时,在分支酶的催化下将直链新延长的 6~8 个葡萄糖短链切下,并以 α-1,6-糖苷键转接于直链上,形成新分支(图 2-2-5)。

糖原分子上每增加 1 个葡萄糖分子消耗 2 个 ATP(1 分子以 ATP 形式耗能,另 1 分子消耗于 UDP 向 UTP 的再转变)。糖原合成的限速酶为糖原合成酶。

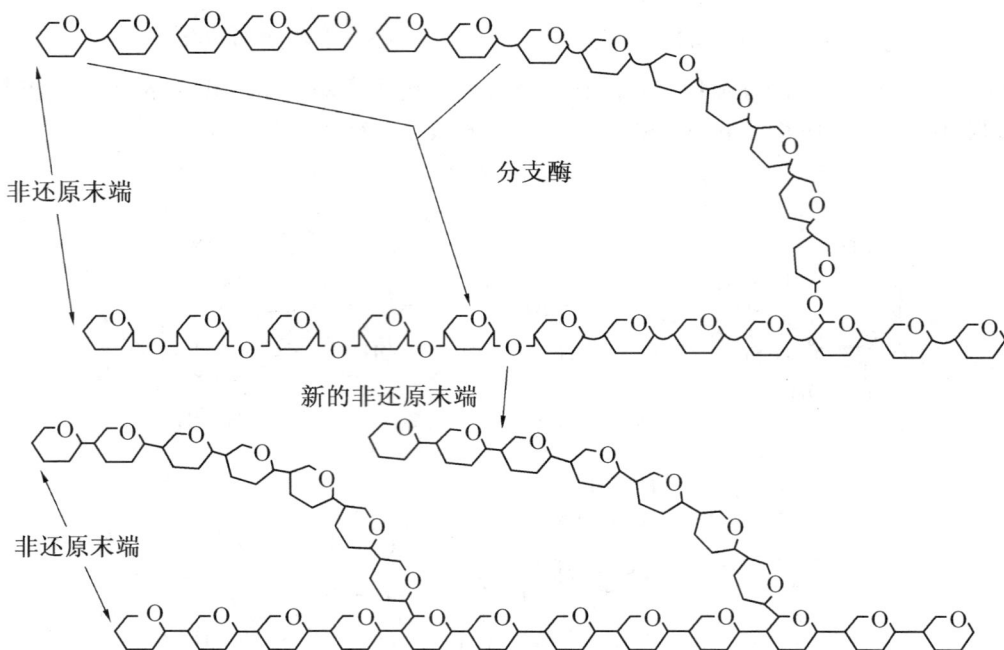

图 2-2-5　糖原分支形成示意图

（二）糖原分解

　　肝糖原分解为葡萄糖以补充血糖的过程,称为糖原分解。肌糖原不能分解为葡萄糖,主要是循糖酵解途径进行糖酵解和有氧氧化。糖原分解包括以下几个反应步骤:

　　1. 糖原分解为 1-磷酸葡萄糖　　从糖原的非还原端开始,由磷酸化酶催化 α-1,4-糖苷键分解,逐个生成 1-磷酸葡萄糖。磷酸化酶是糖原分解的限速酶。

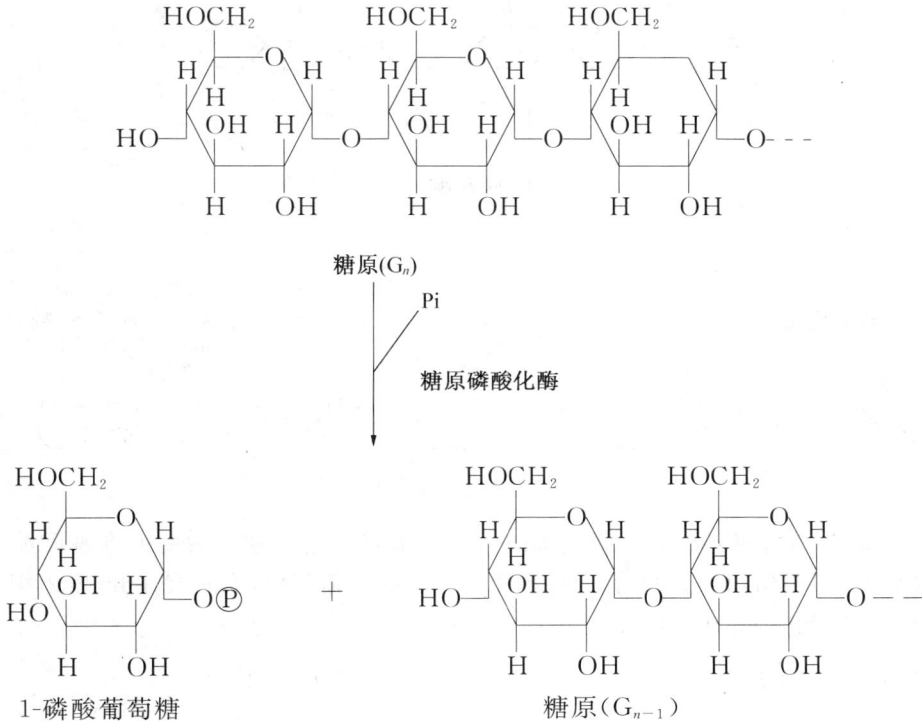

糖原(G_n)

糖原磷酸化酶

1-磷酸葡萄糖　　　　　　　　　　　　糖原(G_{n-1})

　　磷酸化酶催化糖原分解的催化作用仅限于糖原的 α-1,4-糖苷键,当催化至距 α-1,6-糖苷键 4 个葡萄糖单位时就不起作用,这时需要**脱支酶**(debranching enzyme)的参与才能将糖原分解。脱支酶是个双功能酶,催化糖原脱支的 2 个反应(图 2-2-6)。第一个功能是 4-α-葡聚糖基转移酶活性,即将糖原分子上 4 葡聚糖分支链上的 3 葡聚糖转移到邻近的糖链上,以 α-1,4-糖苷键相连,结果直链延长 3 个葡萄糖单位,可继续受磷酸化酶的作用;而 α-1,6-分支处只留下 1 个葡萄糖单位,在脱支酶第二个功能即 α-1,6-葡萄糖苷酶催化下,水解脱下生成游离葡萄糖。此步反应生成大量 1-磷酸葡萄糖(85%),而游离葡萄糖为少数(15%)。

　　2. 1-磷酸葡萄糖在变位酶作用下转变为 6-磷酸葡萄糖。

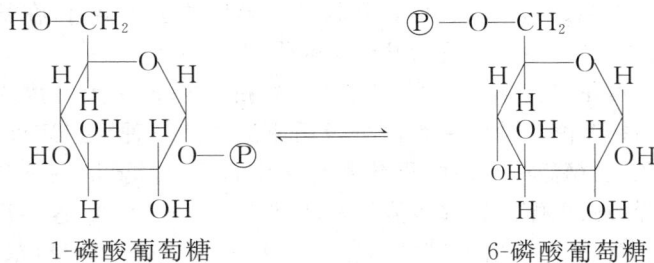

1-磷酸葡萄糖　　　　　　　　　　6-磷酸葡萄糖

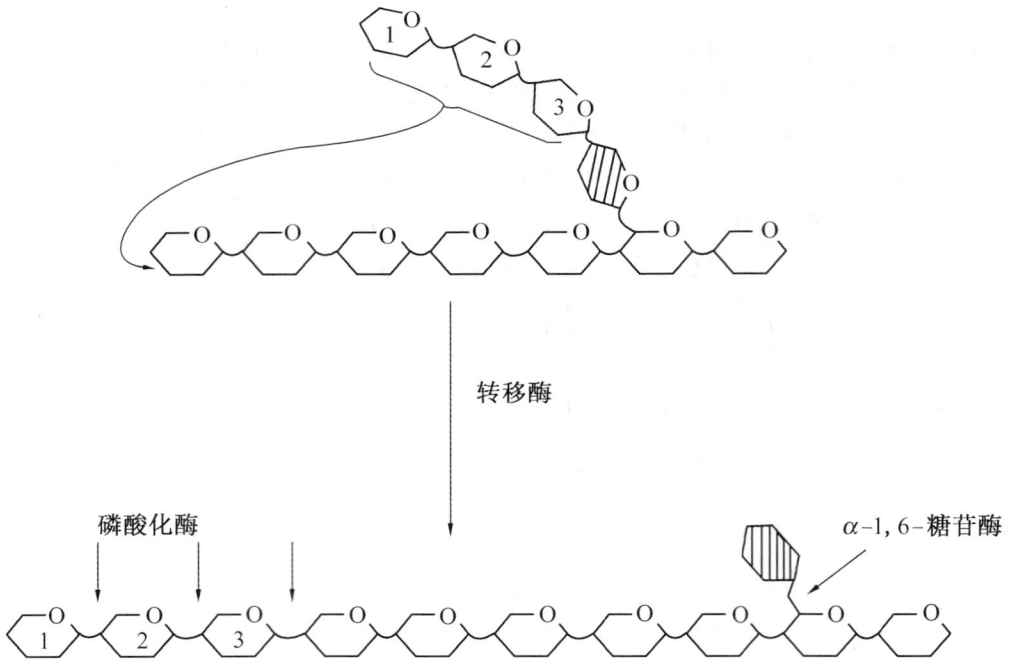

图 2-2-6　脱支酶的作用

3. 6-磷酸葡萄糖在葡萄糖-6-磷酸酶的作用下水解为葡萄糖　葡萄糖-6-磷酸酶只存在于肝脏和肾脏，肌肉组织中无此酶，故肌糖原不能分解为葡萄糖，而只有在肝、肾组织的糖原能够分解为葡萄糖，补充血糖浓度。

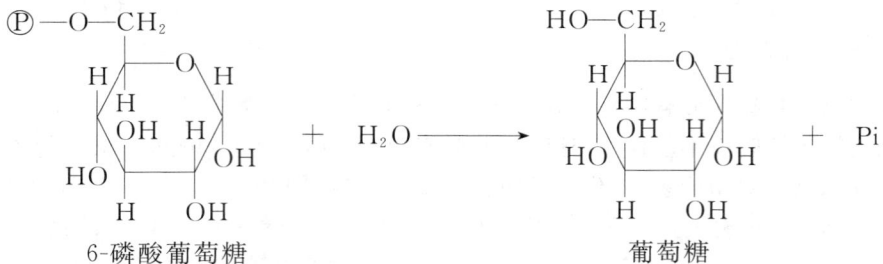

（三）糖异生

由非糖物质转变为葡萄糖或糖原的过程称为**糖异生**（gluconeogenesis）作用。能转变为糖的非糖物质主要有：甘油、有机酸（乳酸、丙酮酸及三羧酸循环中的各种羧酸）和生糖氨基酸（丙、甘、苏、丝、谷、天冬、半胱、脯、组）。肝脏是糖异生的主要器官，在长期饥饿及酸中毒时，肾脏糖异生作用增强，可达到同重量肝组织的作用。

糖异生的途径基本是糖酵解过程的逆过程。糖酵解途径中大多数的酶促反应是可逆的，但己糖激酶（葡萄糖激酶）、磷酸果糖激酶及丙酮酸激酶三种限速酶催化的三个反应，都有相当大的能量变化，己糖激酶和磷酸果糖激酶催化的反应需要消耗 ATP 而释放能量，丙酮酸激酶促使磷酸烯醇式丙酮酸转移其能量及磷酸基团生成 ATP，这些反应的逆过程就需要吸收等量的能量，构成所谓的"能障"，因此这三个酶只能催化单向反应。实现糖异生必须有另外不同的酶来催化逆过程,绕过这三个能障,这些酶即为糖异生的限速酶。肝、肾细胞中含这些克服能障的酶和酶系,故肝是糖异生的主要器官,而饥饿时肾也成为糖异生的重要器官。

1. 由葡萄糖-6-磷酸酶催化 6-磷酸葡萄糖水解,生成葡萄糖,完成己糖激酶催化反应的逆过程。

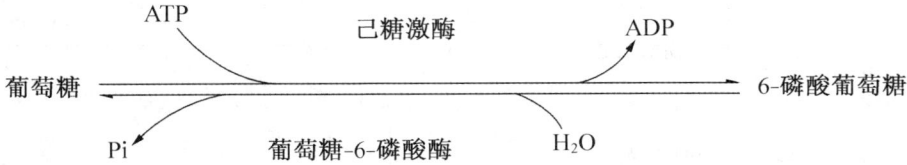

2. 果糖-1,6-二磷酸酶催化 1,6-二磷酸果糖水解,生成 6-磷酸葡萄糖,完成磷酸果糖激酶催化反应的逆过程。

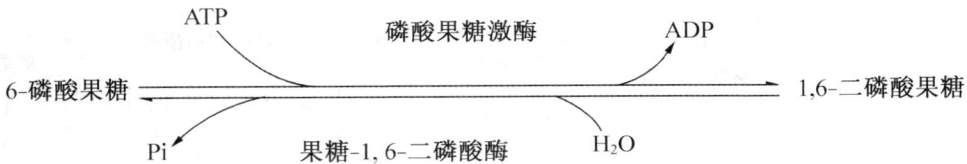

3. 由丙酮酸激酶催化的反应逆过程是由丙酮酸羧化酶和磷酸烯醇式丙酮酸羧激酶催化的两步反应完成的。它们催化丙酮酸逆向转变为磷酸烯醇式丙酮酸,此过程称丙酮酸羧化支路,是消耗能量的过程。丙酮酸羧化支路存在于线粒体,首先由丙酮酸羧化酶催化丙酮酸转变为草酰乙酸,此反应以生物素为辅酶,由 ATP 提供能量。草酰乙酸在磷酸烯醇式丙酮酸羧激酶的催化下生成磷酸烯醇式丙酮酸。

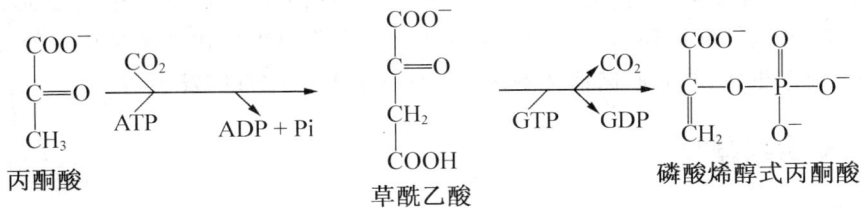

现将糖异生途径总结于图 2-2-7 中。

（四）糖储存和动员的生理意义

在间断进食情况下,必须储存一定的营养物质以备不进食时的生理需要。糖原是糖在体内的储存形式,进食后多余的糖可在肝脏或其他组织合成糖原,以免血糖浓度过度升高。在不进食期间,各组织可利用其储存的糖原进行分解代谢,减少直接利用血糖。肝脏还可及时将储存糖原分解为葡萄糖释放入血,使血糖浓度不致过低,但肝糖原的储存是有限的,若只用肝糖原维持血糖浓度最多不超过 12 小时。糖异生则是在饥饿情况下补充血糖的重要来源,这对保持某些组织(脑、红细胞等)的葡萄糖供应是非常重要的。通过糖的储存与动员可维持血糖浓度的恒定,保证机体对能量的要求。

乳酸是糖异生的重要原料,在安静状态下产生乳酸量较少,但在剧烈运动、某些原因导

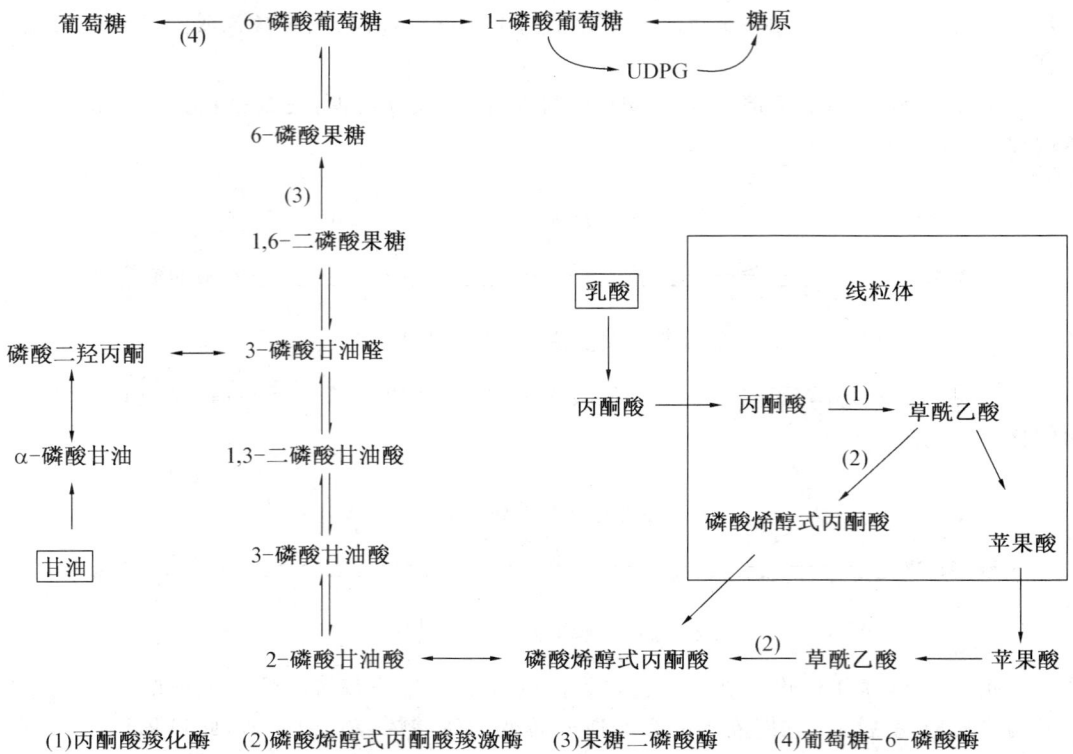

(1)丙酮酸羧化酶　　(2)磷酸烯醇式丙酮酸羧激酶　　(3)果糖二磷酸酶　　(4)葡萄糖-6-磷酸酶

图 2-2-7　糖异生途径

致缺氧时,肌糖原酵解产生大量乳酸,大部分可经血液运输到肝脏,通过糖异生作用合成肝糖原或葡萄糖以补充血糖,因而使不能直接分解为葡萄糖的肌糖原可间接变为血糖,血糖可再被肌肉利用,形成乳酸循环。所以糖异生作用除了空腹时维持血糖水平恒定外,还有利于乳酸再利用、糖原更新、补充肌肉消耗的糖原及防止乳酸酸中毒的发生。

三、血糖及其调节

血糖(blood sugar)指血液中的葡萄糖,通过血液将葡萄糖运送到全身各组织细胞利用。特别是脑组织、红细胞等几乎没有糖原储存,必须随时由血液供给葡萄糖,血糖浓度降低将影响这些组织的生理功能。血糖的含量是反映体内糖代谢的一项重要指标。在正常情况下,血糖含量相当恒定,仅在比较小的范围波动。正常人空腹静脉血糖为:碱性铜法测定为 $3.9 \sim 6.1$ mmol/L($70 \sim 110$ mg/dl),葡萄糖氧化酶法测定为 $3.3 \sim 5.6$ mmol/L($60 \sim 100$ mg/dl)。

(一) 血糖的来源和去路

血糖的主要来源是食物中的糖类(图 2-2-8),空腹时血糖降低,肝糖原分解作用加强,补充血糖;当长期饥饿时,则糖异生作用增强,血糖仍能维持在正常水平。

血糖的去路是在组织器官中氧化分解供应能量,也可合成糖原储存,或转变为脂肪或某些氨基酸等,或转变为其他糖及其衍生物,如核糖、氨基糖、葡萄糖醛酸等(图 2-2-8)。当血糖浓度高于 8.89~10.0mmol/L 时,超过肾小管最大重吸收能力,糖从尿液中排出,出现糖尿现象,此时的血糖值称为**肾糖阈**(renal threshold of glucose)。尿排糖是血糖的非正常去路。

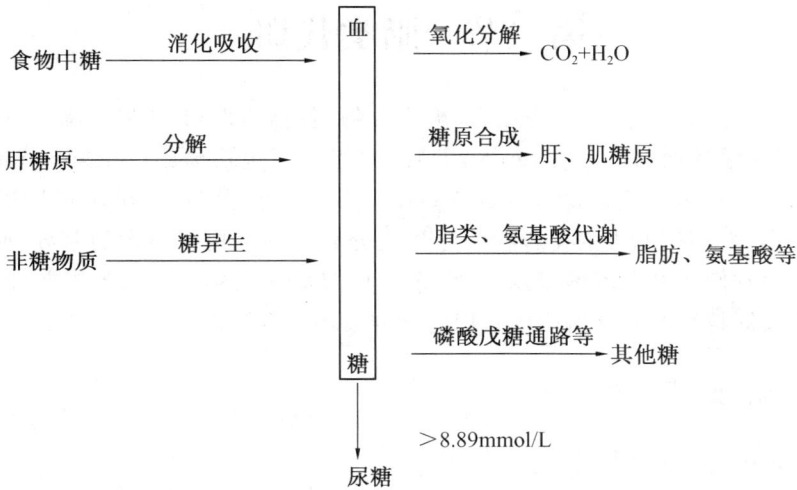

图 2-2-8　血糖的来源和去路

(二)激素对血糖的调节

调节血糖的激素可分为两类:一类是降低血糖的激素,有胰岛素;另一类是升高血糖的激素,有肾上腺素、胰高血糖素、肾上腺糖皮质激素和生长激素等。激素对血糖的调节作用主要是通过对糖代谢各途径的影响来实现的。两类不同的激素相互协调、相互制约,共同调节血糖的正常水平。各激素的作用见表 2-2-2 所示。

表 2-2-2　激素对血糖水平的调节

降低血糖的激素		升高血糖的激素	
胰岛素	1. 促进葡萄糖进入肌肉、脂肪等组织细胞 2. 加速葡萄糖在肝、肌肉内合成糖原 3. 促进糖的有氧氧化 4. 促进糖转变为脂肪 5. 抑制糖异生	肾上腺素	1. 促进肝糖原分解 2. 促进肌糖原酵解 3. 促进糖异生
		胰高血糖素	1. 抑制肝糖原合成,促进肝糖原分解 2. 促进糖异生
		糖皮质激素	1. 促进糖异生 2. 促进肝外组织蛋白质分解,生成氨基酸

(三)糖代谢障碍

空腹血糖浓度高于 7.2mmol/L(130mg/dl)称高血糖,小于 4.0mmol/L(70mg/dl)称低血糖。高血糖时出现尿糖,除生理性原因(一次性大量摄入葡萄糖、交感神经兴奋、妊娠等)外,病理情况下,因胰岛素合成、分泌减少或其受体病变而致的糖尿病。低血糖主要影响大脑功能及交感神经兴奋,除生理原因(如饥饿、禁食等)外,胰岛 β-细胞功能亢进也可引起特异的病理性低血糖，严重者可致低血糖昏迷。与升血糖激素有关的内分泌腺功能低下时也可出现症状性低血糖。

第二节　脂类代谢

脂类（lipids）是生物体内一类重要的有机化合物，包括**脂肪**（fat）和**类脂**（lipoid）及其衍生物。脂肪即**三脂酰甘油**（triacylglycreol，TG）；类脂主要包括**磷脂**（phospholipid，PL）、**胆固醇**（cholesterol，ch）及其**酯**（cholesterol ester，ch-E）、**磷脂**（phospholipid，PL）及**糖脂**（glycolipid）等。这些属于脂类的化合物的化学成分和化学结构有很大的差异，而且具有不同的生理功能；但它们都具有不溶于水，易溶于有机溶剂（醇、醚、氯仿、苯等非极性溶剂）的共同特性，这种共同特性主要是由构成它们的长链或环碳氢结构成分决定的。

一、三脂酰甘油的分解代谢

（一）三脂酰甘油的化学和生理功能

三脂酰甘油是甘油的三个羟基和三个**脂肪酸**（fatty acid，FA）通过羧酸酯键生成的化合物，结构式如下：

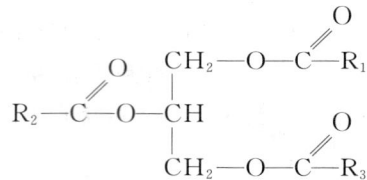

$$CH_2-O-\overset{\displaystyle O}{\overset{\|}{C}}-R_1$$
$$R_2-\overset{\displaystyle O}{\overset{\|}{C}}-O-CH$$
$$CH_2-O-\overset{\displaystyle O}{\overset{\|}{C}}-R_3$$

三脂酰甘油分子中的三个脂酰基可以相同，也可以不同。在天然三脂酰甘油中多数含偶数个碳原子的长链脂肪酸，其中饱和脂肪酸以十六碳的软脂酸和十八碳的硬脂酸最常见，不饱和脂肪酸以软油酸、油酸、亚油酸为常见。多数脂肪酸在人体内能合成，只有不饱和脂肪酸的亚油酸、亚麻酸、花生四烯酸在体内不能合成，必须从植物油中摄取，称为人体必需脂肪酸，在体内后两种可以由亚油酸转变而成。

在动物体内三脂酰甘油主要分布于脂肪组织，包括皮下、肾周围、肠系膜、大网膜、腹后壁等处，故称这些部位为脂库，约占体重的 10%～20%。三脂酰甘油的主要功能有：① 储能和供能：三脂酰甘油彻底氧化所释放的能量平均 38.9kJ/g（9.3kcal/g），比等量糖或蛋白质多一倍。而且 1g 三脂酰甘油体积仅为同重量糖原的 1/4，是浓缩、高效的储能形式。人体空腹时所需的能量 50% 以上由体内储存的三脂酰甘油供给，若绝食 1～3 天，则 85% 来自三脂酰甘油。② 防止热量散失：三脂酰甘油导热性差，皮下脂肪组织可防止热量散失以维持体温。③ 保护作用：脂肪组织可对机械撞击起缓冲作用，减轻内脏和肌肉受撞时的损伤程度。④ 三脂酰甘油提供机体所需的必需脂肪酸。⑤ 三脂酰甘油可促进脂溶性维生素吸收。

（二）三脂酰甘油的动员

储存于脂肪组织的三脂酰甘油，被脂肪酶逐步水解为游离脂肪酸及甘油并释放入血，供全身各组织氧化利用的过程，称为脂肪动员。脂肪酶包括三脂酰甘油脂肪酶（TG 脂肪酶）、二脂酰甘油脂肪酶(DG脂肪酶)和一脂酰甘油脂肪酶(MG脂肪酶)。后两者对激素不敏感，活性较高，而TG脂肪酶活性最低，为三脂酰甘油动员的限速酶，受多种激素调控，故亦称激素敏感性脂肪酶。肾上腺素、去甲肾上腺素及胰高血糖素能直接激活此酶，促进三脂酰甘油分解，称脂解激素；甲状腺素、生长激素及肾上腺皮质激素等有协同作用；胰岛素则相反，故称抗脂解激素。

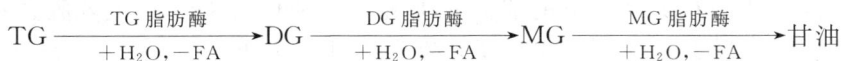

$$TG \xrightarrow[+H_2O,-FA]{TG\,脂肪酶} DG \xrightarrow[+H_2O,-FA]{DG\,脂肪酶} MG \xrightarrow[+H_2O,-FA]{MG\,脂肪酶} 甘油$$

(三) 脂肪酸的氧化

人体除脑组织和成熟红细胞外大多数组织都能氧化脂肪酸，但以肝和肌肉最为活跃。脂肪酸的氧化过程如下：

1. 脂肪酸的活化——脂酰CoA的生成　反应在胞液中进行。脂肪酸在脂酰CoA合成酶的作用下，活化为脂酰CoA。

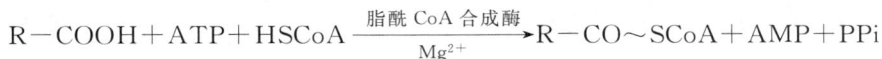

$$R-COOH+ATP+HSCoA \xrightarrow[Mg^{2+}]{脂酰\,CoA\,合成酶} R-CO\sim SCoA+AMP+PPi$$

2. 脂酰CoA进入线粒体　催化脂肪酸氧化的酶系存在于线粒体基质，因此脂酰CoA必须进入线粒体才能氧化。脂酰CoA不能直接透过线粒体内膜，其脂酰基需经肉毒碱(carnitine)转运才能进入，肉毒碱即L-3-羟-4-三甲基铵丁酸。线粒体内膜两侧有**肉毒碱脂酰转移酶**(carnitine acyl transferase)Ⅰ和Ⅱ，两者属于同工酶。在位于线粒体内膜外侧面的酶Ⅰ催化下，脂酰基从CoA上转移至肉毒碱的羟基上生成脂酰肉毒碱，后者在膜上载体的作用下转运至膜内侧，继而在酶Ⅱ的催化下脂酰基从肉毒碱转移至基质内的CoA分子上，并释放出肉毒碱。肉毒碱脂酰转移酶Ⅰ是脂肪酸氧化的限速酶(图2-2-9)。

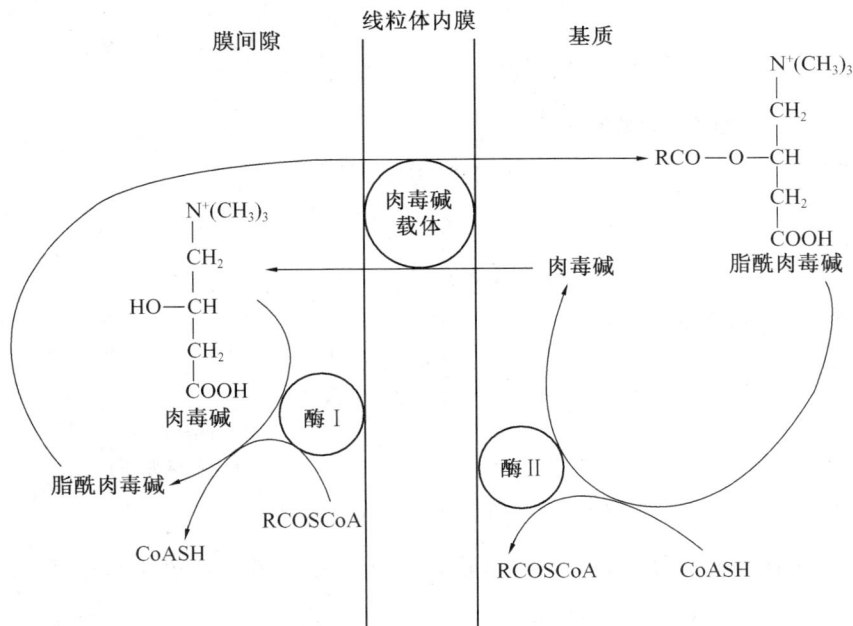

图 2-2-9　肉毒碱转运脂酰基进入线粒体示意图

3. 脂肪酸的 β-氧化　脂酰 CoA 进入线粒体基质后，进行脱氢、加水、再脱氢、硫解四步连续反应，在脂酰分子的 α、β 碳原子之间断裂，生成一分子乙酰 CoA 和一分子比原来少两个碳原子的脂酰 CoA 的过程称脂肪酸的 β-氧化。β-氧化使脂肪酸最终全部转变为乙酰 CoA，进入三羧酸循环彻底氧化。

β-氧化的四个连续反应是：

（1）脱氢：在脂酰 CoA 脱氢酶的催化下，脂酰 CoA 的 α、β 碳原子上各脱去一个 H，生成 α、β-烯脂酰 CoA，脱下的 2H 使 FAD 还原为 FADH$_2$。

（2）加水：在水化酶作用下，烯脂酰 CoA 加一分子水，生成 β-羟脂酰 CoA。

（3）再脱氢：在 β-羟脂酰 CoA 脱氢酶催化下，β-羟脂酰 CoA 脱去 2H，生成 β-酮脂酰 CoA，脱下的 2H 使 NAD$^+$ 还原为 NADH＋H$^+$，至此 β-碳原子从—CH$_2$—氧化至—CO—。

（4）硫解：在硫解酶催化下，β-酮脂酰 CoA 加辅酶 A 分解，α、β 碳原子间结合键断裂，生成 1 分子乙酰 CoA 和 1 分子比原来少 2 个碳原子的脂酰 CoA。后者可反复进行脱氢、加水、再脱氢、硫解，直至脂酰 CoA 完全氧化为乙酰 CoA。乙酰 CoA 进入三羧酸循环彻底分解。

β-氧化的全部反应过程见图 2-2-10。

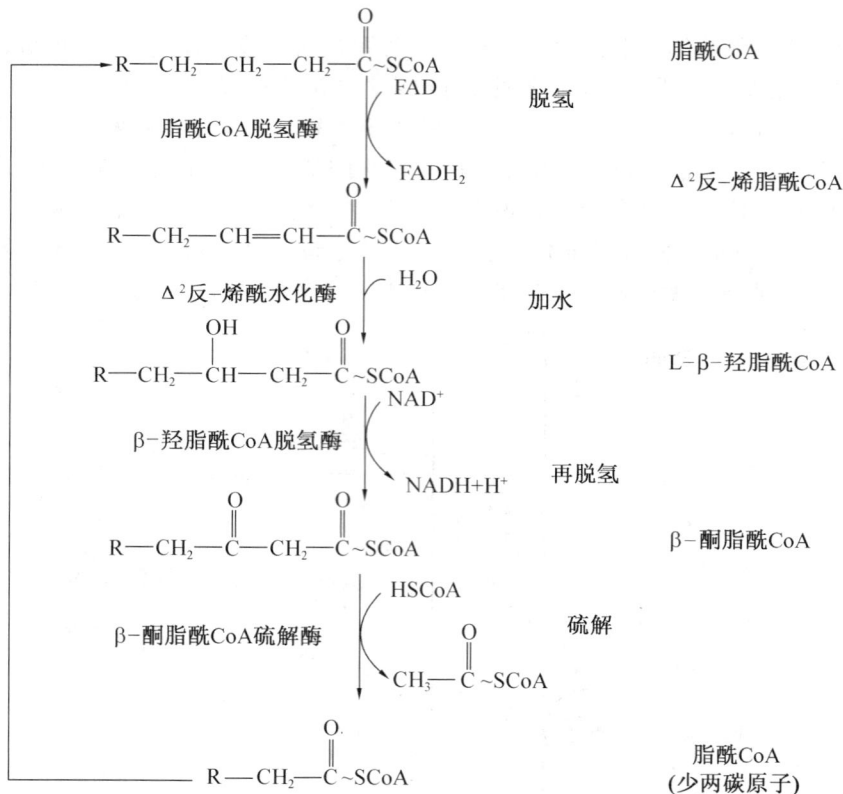

图 2-2-10　脂肪酸的 β-氧化过程

4. 脂肪酸氧化的能量释放和利用　以软脂酸为例说明，软脂酸氧化的总反应式为：

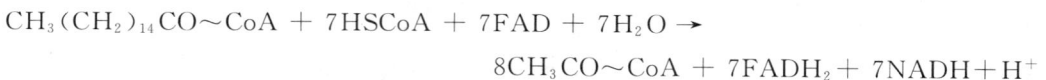

$$CH_3(CH_2)_{14}CO{\sim}CoA + 7HSCoA + 7FAD + 7H_2O \rightarrow$$

$$8CH_3CO{\sim}CoA + 7FADH_2 + 7NADH+H^+$$

　　1 分子脂酰 CoA 分解为 8 分子乙酰 CoA 时需经 7 次 β-氧化。每分子 $FADH_2$ 经过呼吸链产生 2 分子 ATP，每分子 $NADH+H^+$ 经呼吸链产生 3 分子 ATP，每分子乙酰 CoA 经过三羧酸循环产生 12 分子 ATP。因此，1 分子软脂酸彻底氧化共生成 $(7×2)+(7×3)+(8×12)=131$ 分子 ATP，减去脂肪酸活化的时候消耗的 2 个 ATP，净生成 129 分子 ATP。

　　（四）酮体的生成和利用

　　脂肪酸在肝外组织中经 β-氧化生成的乙酰 CoA 能彻底氧化成 CO_2 和 H_2O，而在肝细胞中因具有活性较强的合成酮体的酶系，β-氧化生成的乙酰 CoA 转变为乙酰乙酸、β-羟丁酸、丙酮等中间产物，这三种中间产物统称为**酮体**（ketone bodies）。由于肝内缺乏氧化利用酮体的酶系，所以生成的酮体通过细胞膜进入肝外组织才能进行氧化分解。

　　1. 酮体的生成　　酮体合成部位为肝细胞的线粒体内，合成原料是脂肪酸在肝细胞内经 β-氧化生成的乙酰 CoA，其合成过程如下：2 分子乙酰 CoA 在硫解酶催化下缩合成 1 分子乙酰乙酰 CoA；乙酰乙酰 CoA 再与 1 分子乙酰 CoA 缩合成 **β-羟-β-甲基戊二酸单酰 CoA**（β-hydroxy-methylglutaryl-CoA，HMG-CoA），催化这一反应的酶是 HMG-CoA 合成酶；HMG-CoA 再经裂解酶催化分解成乙酰乙酸和乙酰 CoA；乙酰乙酸加氢还原成 β-羟丁酸或有少量自发脱羧而生成丙酮。酮体生成全过程见图 2-2-11。酮体合成过程中的限速酶为 HMG-CoA 合成酶。

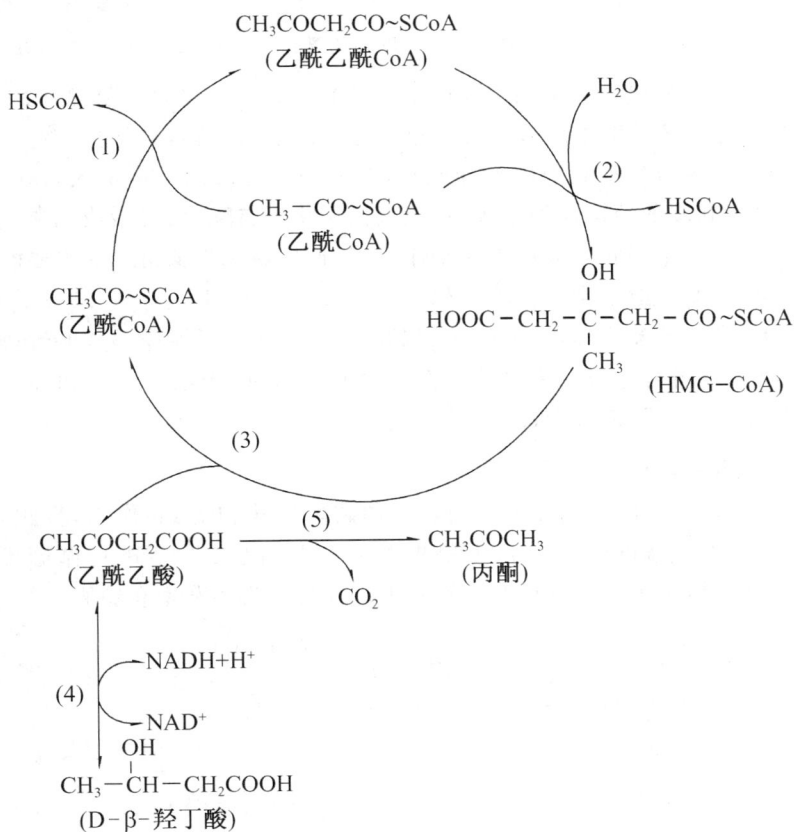

图 2-2-11　HMG-CoA 循环生成酮体

（1）硫解酶；（2）HMG-CoA 合酶（限速酶）；（3）HMG-CoA 裂解酶；

2. **酮体的氧化**（图 2-2-12）　　在肝外组织乙酰乙酸在乙酰乙酸硫激酶或琥珀酰 CoA 转硫酶催化下,转变为乙酰乙酰 CoA,然后再被硫解酶分解为 2 分子乙酰 CoA,后者进入三羧酸循环被彻底氧化。β-羟丁酸可在 β-羟丁酸脱氢酶催化下转变为乙酰乙酸,再沿上述途径氧化。

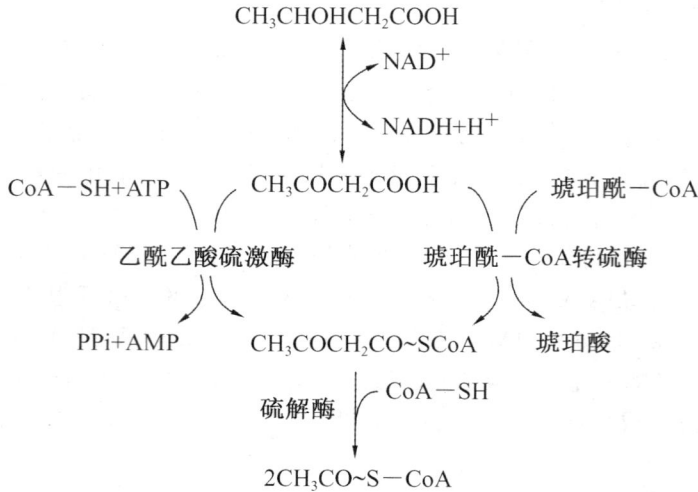

$$CH_3CHOHCH_2COOH$$

$$\swarrow NAD^+$$

$$\searrow NADH+H^+$$

$$CoA-SH+ATP \quad CH_3COCH_2COOH \quad 琥珀酰-CoA$$

乙酰乙酸硫激酶　　　　　琥珀酰-CoA转硫酶

$$PPi+AMP \quad CH_3COCH_2CO\sim SCoA \quad 琥珀酸$$

硫解酶 $\Big| CoA-SH$

$$2CH_3CO\sim S-CoA$$

图 2-2-12　酮体的氧化

肝内生成酮体,肝外组织氧化利用酮体是脂肪酸在肝中氧化的代谢特点。

3. **酮体的生理意义**　　酮体是脂肪酸在肝脏的正常中间产物,分子小,溶于水,便于通过血液运输,易通过血脑屏障和肌肉的毛细血管,是肝输出能源的一种形式。在正常情况下,中枢神经系统只能利用葡萄糖作为能源,不能直接氧化脂肪酸,故饥饿或糖供应不足的情况下,肝脏将脂肪动员产生的脂肪酸加工为酮体,代替葡萄糖成为脑组织的主要能源。

在正常情况下,血中酮体含量很少,仅为 $0.2\sim 2.0mmol/L(0.8\sim 5.0mg/dl)$。在饥饿、糖尿病等情况下,脂肪动员增加,当酮体生成超过肝外组织的利用能力,导致血液中酮体升高时,出现酮血症,后者可导致尿中酮体升高,称酮尿症。由于乙酰乙酸和 β-羟丁酸均为酸性物质,过多堆积会造成酮症酸中毒。

（五）甘油的氧化分解

三脂酰甘油动员产生的甘油在细胞内经甘油磷酸激酶和 ATP 作用,生成 α-磷酸甘油,后者在 α-磷酸甘油脱氢酶的作用下生成磷酸二羟丙酮,磷酸二羟丙酮可循糖代谢途径继续氧化分解并释放能量,少量的也可在肝经糖异生途径转变为葡萄糖和糖原。

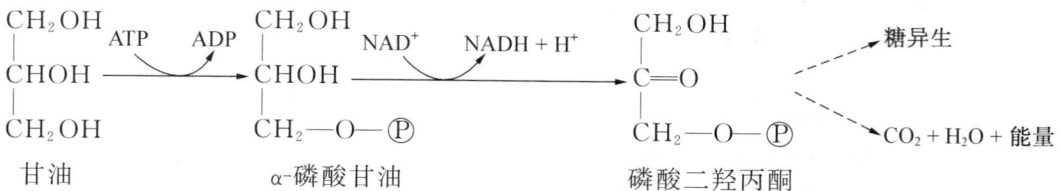

$$\begin{array}{ccc} CH_2OH & CH_2OH & CH_2OH \\ | & | & | \\ CHOH & CHOH & C=O \\ | & | & | \\ CH_2OH & CH_2-\textcircled{P} & CH_2-\textcircled{P} \end{array}$$

甘油 $\xrightarrow[]{ATP \quad ADP}$ α-磷酸甘油 $\xrightarrow[]{NAD^+ \quad NADH+H^+}$ 磷酸二羟丙酮 $\dashrightarrow$ 糖异生 / CO_2+H_2O+ 能量

肝、肾、哺乳期的乳腺及小肠黏膜富含甘油磷酸激酶,所以三脂酰甘油动员产生的甘油主要经血入肝进行代谢。

二、三脂酰甘油的合成代谢

三脂酰甘油是机体储存能量的形式,糖类和蛋白质均可转变成三脂酰甘油而储存起来,供禁食或饥饿时的需要。人体内很多组织都能合成三脂酰甘油,但最主要的合成部位是肝和脂肪组织。三脂酰甘油合成的甘油部分可来自 α-磷酸甘油或磷酸二羟丙酮;脂肪酸则主要由机体合成,少量来自食物。

(一)α-磷酸甘油的生成

1. 来自糖代谢 糖代谢中产生的磷酸二羟丙酮在 α-磷酸甘油脱氢酶催化下还原为α-磷酸甘油,该反应普遍存在于人体的各种组织,是 α-磷酸甘油的主要来源。

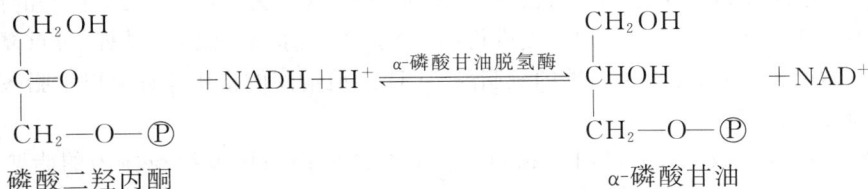

$$
\begin{array}{c}
CH_2OH \\
| \\
C=O \\
| \\
CH_2-O-\textcircled{P}
\end{array}
+ NADH + H^+
\xrightleftharpoons{\alpha\text{-磷酸甘油脱氢酶}}
\begin{array}{c}
CH_2OH \\
| \\
CHOH \\
| \\
CH_2-O-\textcircled{P}
\end{array}
+ NAD^+
$$

磷酸二羟丙酮　　　　　　　　　　　　　　　　α-磷酸甘油

2. 细胞内甘油再利用 甘油在甘油激酶的催化下生成 α-磷酸甘油。

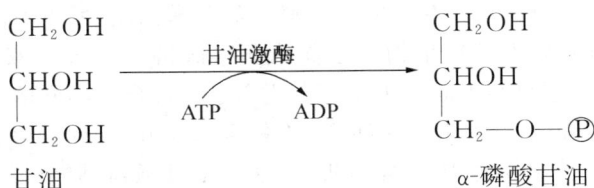

$$
\begin{array}{c}
CH_2OH \\
| \\
CHOH \\
| \\
CH_2OH
\end{array}
\xrightarrow[\text{ATP} \quad \text{ADP}]{\text{甘油激酶}}
\begin{array}{c}
CH_2OH \\
| \\
CHOH \\
| \\
CH_2-O-\textcircled{P}
\end{array}
$$

甘油　　　　　　　　　　　　　　　　　　α-磷酸甘油

(二)脂肪酸的合成

人体脂肪酸可来自食物,除必需脂肪酸外,非必需脂肪酸都可在体内合成。脂肪酸的合成在胞液中完成,但只能合成十六碳的软脂酸,再进一步加工生成碳链更长的或不饱和的脂肪酸。合成部位在肝、肾、脑、肺、乳腺及脂肪组织的胞液,以肝最强。合成脂肪酸的原料是主要来自糖的氧化分解及某些氨基酸分解的乙酰 CoA、ATP、NADPH+H$^+$、生物素。

由乙酰 CoA 合成软脂酸的过程并不是 β-氧化的逆行反应过程,而是发生在不同亚细胞部位,由不同酶催化,循不同的代谢途径进行。

脂肪酸的合成过程可分为以下几步:

1. 丙二酰 CoA 的合成 乙酰 CoA 在乙酰 CoA 羧化酶的催化下,由碳酸氢盐提供 CO_2,生成丙二酰 CoA,ATP 提供反应所需的能量。

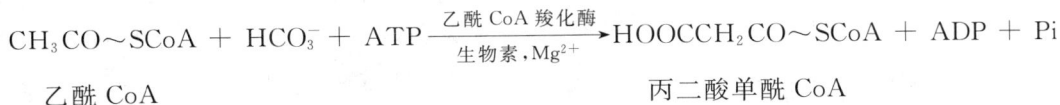

$$
CH_3CO\sim SCoA + HCO_3^- + ATP \xrightarrow[\text{生物素,Mg}^{2+}]{\text{乙酰 CoA 羧化酶}} HOOCCH_2CO\sim SCoA + ADP + Pi
$$

乙酰 CoA　　　　　　　　　　　　　　丙二酸单酰 CoA

乙酰 CoA 羧化酶是整个脂肪酸合成过程中的限速酶,辅助因子有生物素、Mg^{2+} 或 Mn^{2+}、ATP。生物素在携带和转移 CO_2 到乙酰 CoA 上起重要作用。在脂肪酸合成过程中直接参与反应的只有一分子是乙酰 CoA,其余均为丙二酸单酰 CoA。

2. 丙二酸单酰 CoA 转变为软脂酸 1分子乙酰 CoA 和 7 分子丙二酸单酰 CoA 在脂肪

酸合成酶系的催化下合成软脂酸。总反应式为：

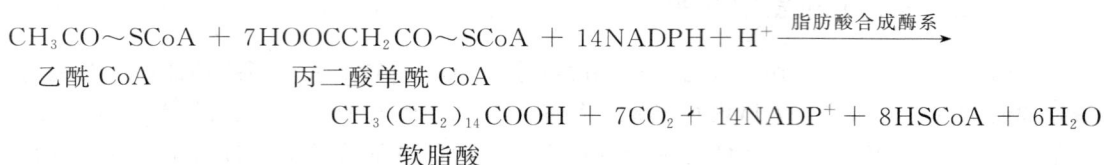

$$CH_3CO\sim SCoA + 7HOOCCH_2CO\sim SCoA + 14NADPH+H^+ \xrightarrow{\text{脂肪酸合成酶系}}$$

乙酰 CoA　　　　　　　丙二酸单酰 CoA

$$CH_3(CH_2)_{14}COOH + 7CO_2 + 14NADP^+ + 8HSCoA + 6H_2O$$

软脂酸

脂肪酸合成酶系属多功能酶，即催化脂肪酸合成的 7 种酶（乙酰基转移酶、丙二酰基转移酶、β-酮脂酰合成酶、β-酮脂酰还原酶、β-羟脂酰脱水酶、α,β-烯脂酰还原酶和硫酯酶），活性按一定顺序排列在同一条多肽链上，在这条多肽链上还有个**酰基结合蛋白**（acyl carrier protein，ACP）结构域。ACP 分子中的—SH 是酰基酯化的部位，在脂肪酸合成中具有将酰基中间体通过酯化固定在酶上的作用。软脂酸合成过程以 ACP 为核心，完成 7 种酶的催化反应。整个软脂酸合成在此酶分子上依次重复进行缩合、还原、脱水、再还原的过程，每重复一次使肽链增长 2 个碳原子，最后形成十六碳的软脂酰 ACP，经硫解酶的作用而释放出软脂酸。

3. 软脂酸合成后的加工

（1）碳链的延长或缩短：体内合成的软脂酸在滑面内质网或线粒体内的脂肪酸碳链延长酶系作用下，形成更长碳链的脂肪酸。脂肪酸的碳链可通过 β-氧化过程缩短。

（2）不饱和脂肪酸的合成：体内有催化硬脂酸与软脂酸去饱和转变为相应的油酸和软油酸的酶（即去饱和酶），但没有催化多不饱和必需脂肪酸的酶，所以不能合成必需脂肪酸。

4. 多不饱和脂肪酸的重要衍生物　必需脂肪酸碳链上有多个双键，称多不饱和脂肪酸。由花生四烯酸作为原料在不同组织经一定代谢过程可合成不同的二十碳多烯脂肪酸衍生物，主要包括**前列腺素**（prostaglandin，PG）、**血栓素 A$_2$**（thromboxane A$_2$，TXA$_2$）和白三烯（leukotriene，LT）。这些物质种类多、浓度低，但生理活性强，在调节细胞代谢上具有重要作用，与炎症、免疫、过敏及心血管疾病等重要病理过程有关。

（三）三脂酰甘油的合成

三脂酰甘油是以 α-磷酸甘油和脂酰 CoA 作为原料，在细胞内质网中经脂酰基转移酶的催化合成的。

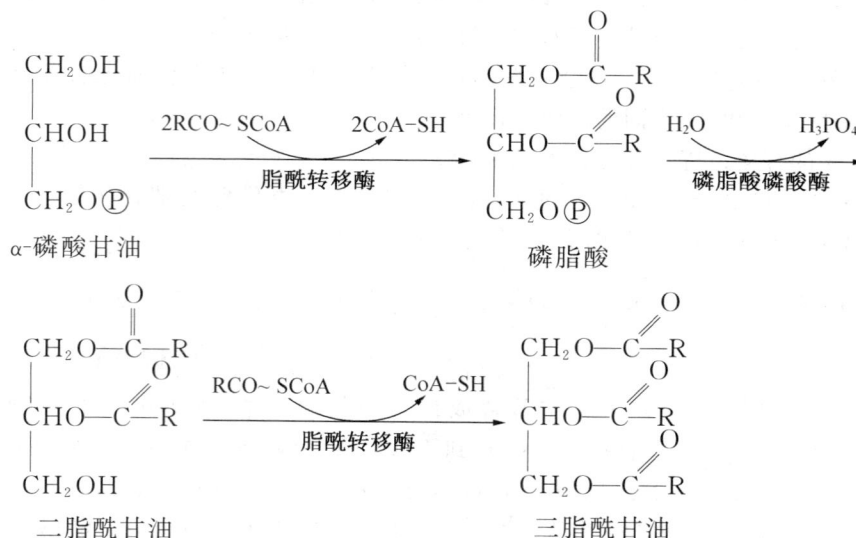

三脂酰甘油合成过程中的限速酶是 α-磷酸甘油酰基转移酶。三脂酰甘油所含的三个脂酰基可来自同一种脂肪酸，也可来自三种不同的脂肪酸。

一般情况下，脂肪组织合成的三脂酰甘油就地储存，而肝和小肠黏膜合成的三脂酰甘油则形成极低密度脂蛋白或乳糜微粒后入血，并转运到脂肪组织内储存或转运至其他组织内利用。合成三脂酰甘油的原料主要来自糖，其他营养物质如蛋白质经消化吸收后也可作为合成三脂酰甘油的原料，因此摄入过多的能源物质均可合成大量的三脂酰甘油而储存，当机体需要能量时三脂酰甘油又可被动员利用。

三、磷脂代谢

脂类中含有磷酸的化合物称为**磷脂**（phospholipid），其中，含有甘油的磷脂称为甘油磷脂，不含甘油而含鞘氨醇的则称为鞘磷脂。

甘油磷脂的通式如下：

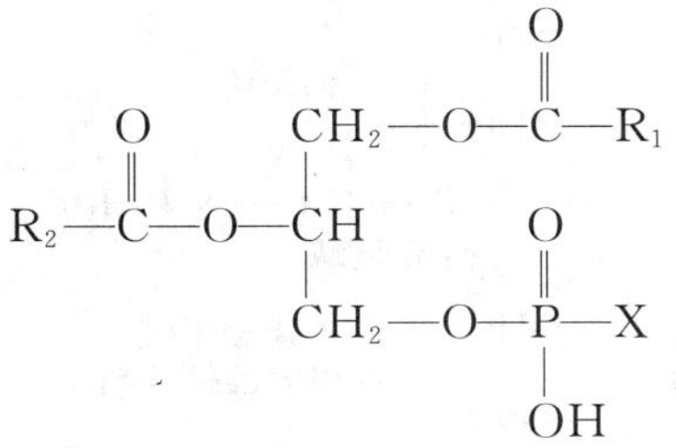

若 X＝胆碱，则为磷脂酰胆碱（卵磷脂）；

若 X＝乙醇胺，则为磷脂酰乙醇胺（脑磷脂）；

若 X＝丝氨酸，则为磷脂酰丝氨酸；

若 X＝肌醇，则为磷脂酰肌醇。

C_3 位的磷酸基团被不同的小分子羟化物酯化，形成各种甘油磷脂，其中磷脂酰胆碱在体内含量最多。

鞘磷脂以鞘氨醇为主链，其 C_2 位上通过酰胺键结合脂酰基称为**神经酰胺**（ceramide，Cer），或称 N-脂酰鞘氨醇；其 C_1 位上再结合磷酸胆碱后就是鞘磷脂。

磷脂的结构特点使其在水和非极性溶剂中都有很大的溶解度，能同时与极性或非极性物质结合，作为水溶性蛋白质和非极性脂类之间的结构桥梁，是构成生物膜、血浆脂蛋白的重要组分。

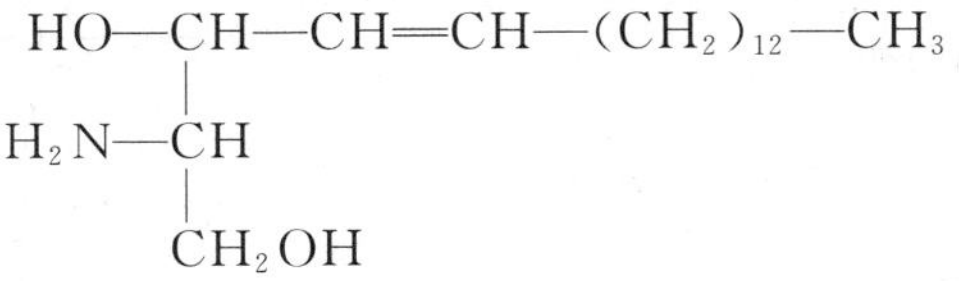

鞘氨醇

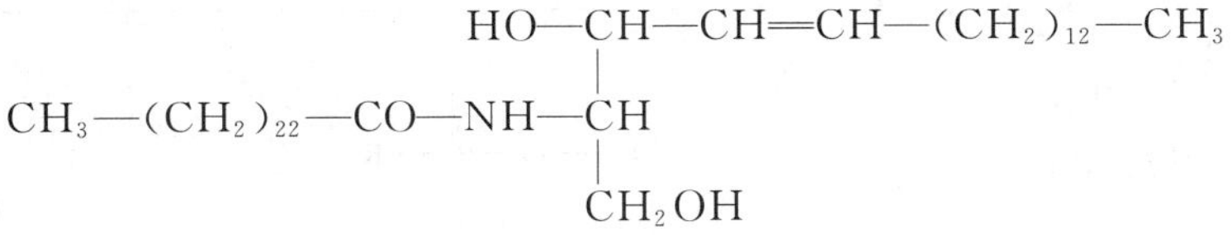

神经酰胺

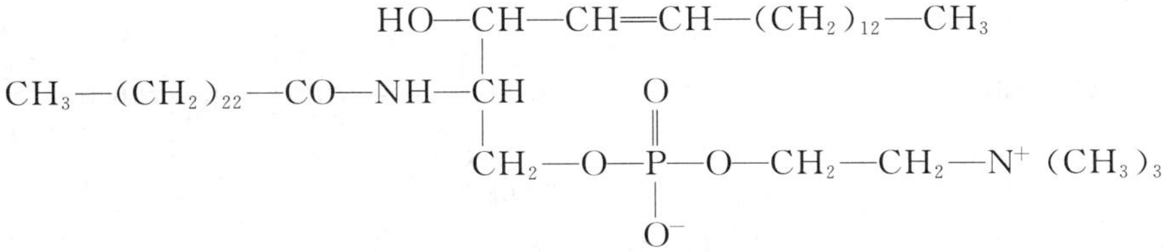

鞘磷脂

（一）甘油磷脂的代谢

1. 甘油磷脂的合成　　各组织细胞内质网均含有合成磷脂的酶系,均能合成磷脂,但以肝、肾、小肠等最为活跃。下面以卵磷脂和脑磷脂为例介绍磷脂的合成代谢。

合成磷脂原料为：甘油、脂肪酸、磷酸盐、胆碱、丝氨酸、乙醇胺等。甘油、脂肪酸可来自糖代谢,但分子中与甘油 C_2 羟基成酯的主要是必需脂肪酸,靠食物供给。胆碱、乙醇胺可由丝氨酸在体内转变而成,也可从食物摄取。磷脂合成反应还需 ATP、CTP。

在体内一系列酶的催化下,乙醇胺和胆碱先活化为 CDP-胆碱、CDP-乙醇胺,再与甘油二酯反应,生成卵磷脂和脑磷脂,亦可由脑磷脂甲基化为卵磷脂。反应过程见图 2-2-13。

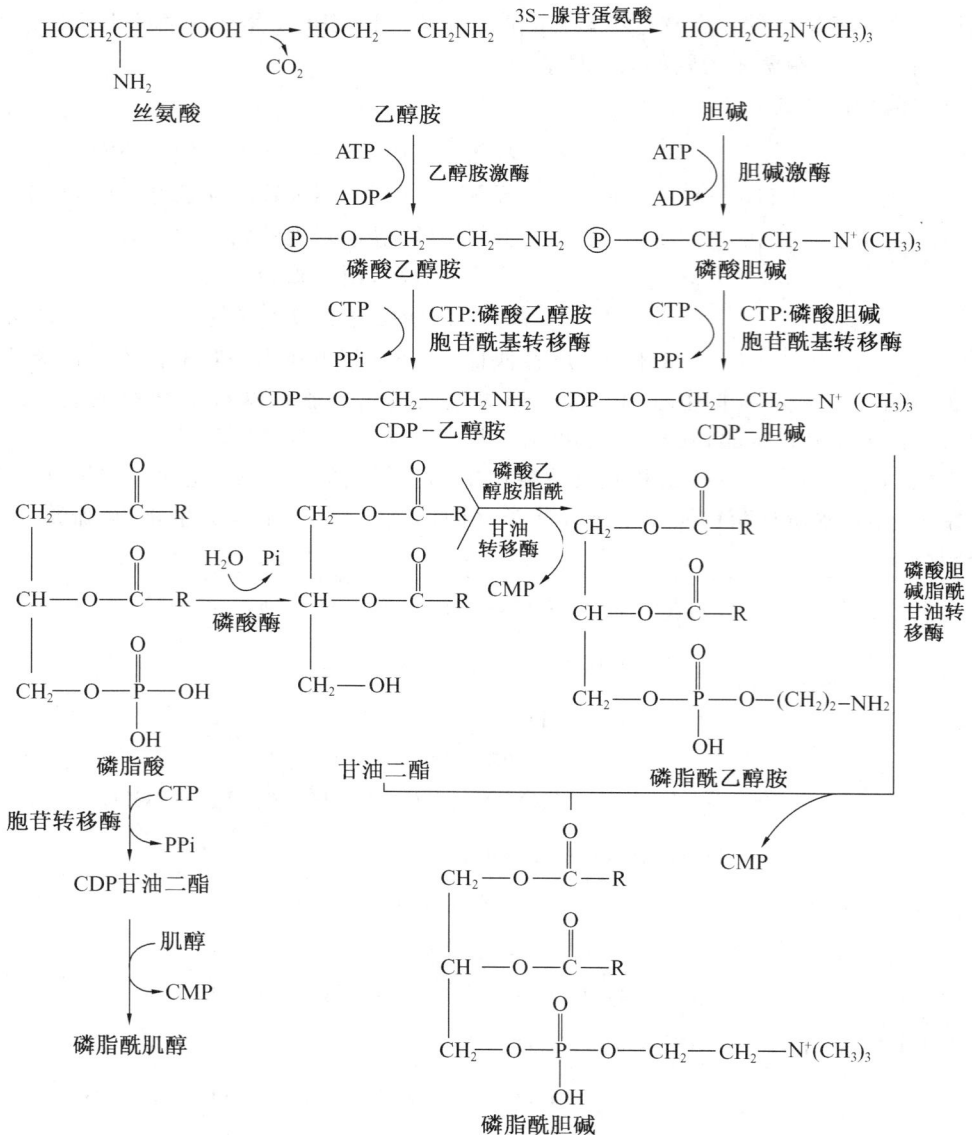

图 2-2-13　甘油磷脂的合成过程

2. 甘油磷脂的分解 人体内甘油磷脂在多种磷脂酶的作用下水解。A、B、C、D 分别表示各种磷脂酶作用于甘油磷脂的各个酯键。

磷脂酶 A_1、A_2 水解磷脂生成溶血磷脂，能使红细胞膜破坏，引起溶血。某些蛇毒含有磷脂酶 A_1，中毒时人体会出现溶血。但机体还含有丰富的磷脂酶 B（溶血磷脂酶，包括磷脂酶 B_1、B_2），能迅速水解溶血磷脂，使其失去另一个脂肪酰基转变成甘油磷酸胆碱而失去溶血作用。甘油磷脂水解产物为甘油、脂肪酸、磷酸、胆碱、乙醇胺等。

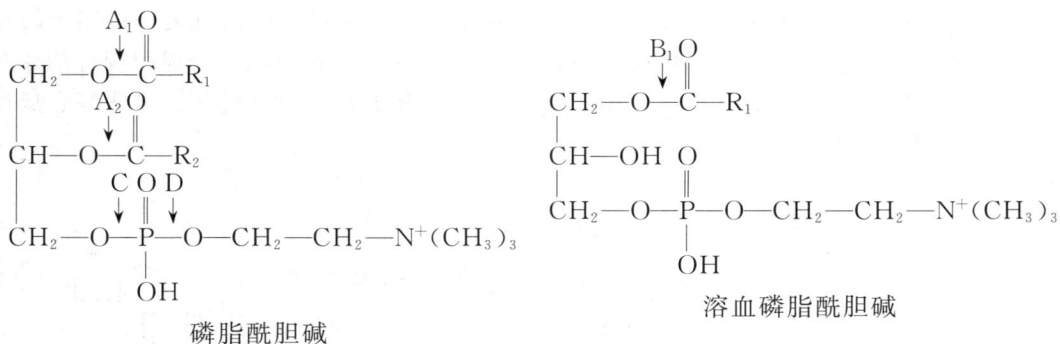

磷脂酰胆碱

溶血磷脂酰胆碱

（二）鞘磷脂的代谢

1. 鞘磷脂的合成 全身各组织细胞都能合成鞘磷脂，以脑组织最活跃。反应在内质网中进行，以软脂酰 CoA 和丝氨酸作原料，在鞘氨醇合成酶系（需磷酸吡哆醛、NADPH＋H^+、FAD 等辅助因子）催化下，先合成鞘氨醇。鞘氨醇再在脂酰基转移酶的催化下，其氨基与脂酰 CoA 进行酰胺缩合，生成神经酰胺，后者由 CDP-胆碱供给磷酸胆碱，即生成鞘磷脂。

2. 鞘磷脂的分解 脑、肝、脾、肾等细胞的溶酶体内均有鞘磷脂酶（属磷脂酶 C 类），此酶能使鞘磷脂水解为磷酰胆碱和神经酰胺。

四、胆固醇代谢

胆固醇是具有环戊烷多氢菲烃核及一个羟基的化合物，因最早在动物胆石中分离出，故称胆固醇（cholesterol）。胆固醇分布于人体各组织，其中约 25％ 在脑和神经组织中，占脑组织总重量的 2％；肝、肾、皮肤、脂肪组织也含有较多的胆固醇，其中以肝为最多；肌肉组织含胆固醇较少；在肾上腺、卵巢等合成类固醇激素的内分泌腺中胆固醇的含量可高达 1％～5％，但总量很少。

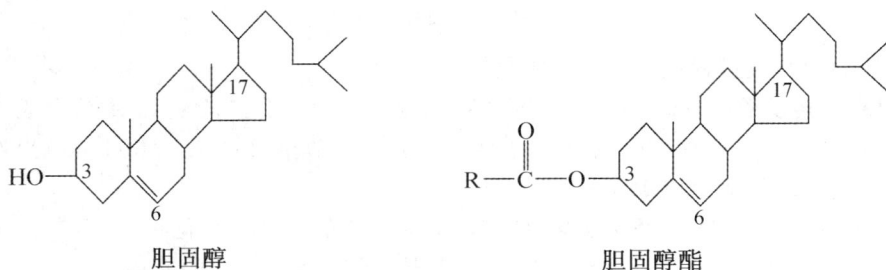

胆固醇

胆固醇酯

胆固醇在组织中一般以非酯化的游离状态存在于细胞膜中，但在肾上腺、血浆及肝中，大多与脂肪酸结合成胆固醇酯。

　　人体胆固醇的来源靠体内合成及从食物中摄取,根据饮食习惯不同,摄入量不同,一般为 0.5~1.0g/dl,主要来自动物脑、内脏、蛋黄、奶油等食物。植物性食物无胆固醇,其植物固醇还可抑制机体对胆固醇的吸收。

　　胆固醇是生物膜的重要组分,也是合成胆汁酸、类固醇激素及维生素 D 等重要生理活性物质的原料。

　　(一)胆固醇的合成

　　机体各组织均可合成胆固醇,其中肝合成胆固醇的能力最强。体内每天合成胆固醇总量约 1g,其中 80% 在肝脏合成。胆固醇合成酶系存在于胞液及内质网。合成胆固醇的原料为乙酰 CoA,此外还需 ATP 供能及 NADPH＋H⁺ 供给还原反应所需的氢。胆固醇合成过程有近 30 步酶促反应(图 2-2-14)。

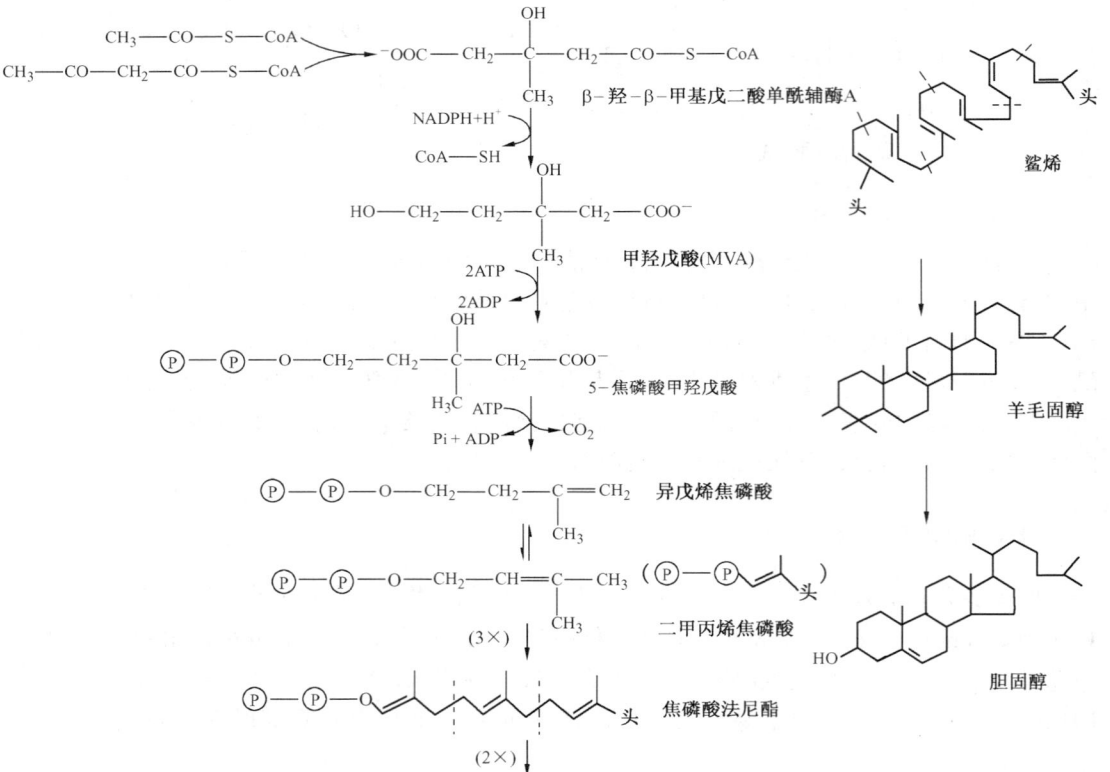

图 2-2-14　胆固醇合成简图

　　现将胆固醇合成过程概括为三个阶段简述如下:

　　1. **甲基二羟戊酸**(mevalonic acid,MVA)的合成　由 2 分子乙酰 CoA 缩合成乙酰乙酰CoA,然后再与 1 分子乙酰 CoA 缩合为 β-羟-β-甲基戊二酸单酰 CoA(HMG-CoA),然后再经HMG-CoA 还原酶催化生成 MVA。

　　2. 鲨烯的合成　MVA 经磷酸化、脱羧而成为活泼的五碳磷酸化物,然后三分子五碳化合物缩合成十五碳化合物,2 分子十五碳化合物再缩合为含三十碳的鲨烯。

　　3. 胆固醇的合成　鲨烯经过加单氧酶、环化酶等催化的多步反应,再经一系列氧化脱羧和还原等步骤,最终形成二十七碳的胆固醇。

HMG-CoA 还原酶是胆固醇合成的限速酶,降脂药物洛伐他汀、辛伐他汀结构与 HMG-CoA 相似,可抑制此限速酶,降低血胆固醇水平。

（二）胆固醇的酯化

1. 细胞内胆固醇的酯化　在组织细胞内,游离胆固醇可在脂酰 CoA 胆固醇脂酰基转移酶（ACAT）的催化下,接受脂酰 CoA 的脂酰基形成胆固醇酯。

2. 血浆内胆固醇的酯化　血浆中,在卵磷脂胆固醇脂酰基转移酶（LCAT）的催化下,卵磷脂第 2 位碳原子的脂酰基转移至胆固醇 3 位羟基上,生成胆固醇酯及溶血磷脂。

（三）胆固醇在体内的变化与排泄

机体不能将胆固醇彻底氧化分解为 CO_2 和 H_2O,而只能经氧化、还原转变为其他含环戊烷多氢菲母核的化合物,参与体内的代谢和调节。有近一半的胆固醇不经变化直接排出体外。

1. 转变为胆汁酸　约 40%（0.4～0.6g）的胆固醇转变为胆汁酸。肝细胞以胆固醇为原料合成的胆汁酸为初级胆汁酸,主要有胆酸和鹅脱氧胆酸,反应的限速酶是 7-α-羟化酶。以是否与甘氨酸或牛磺酸结合,分为结合型胆汁酸与游离型胆汁酸。初级胆汁酸随胆汁分泌入肠道并在脂类的消化吸收中起乳化作用后,在小肠下段及大肠中转变为次级胆汁酸,主要有 7-脱氧胆酸、石胆酸。其中大部分可经胆汁酸的肠肝循环重吸收入肝,再分泌到胆汁中,小部分胆汁酸随粪便排出体外,排出量为 0.4～0.6g/d。

2. 转变为类固醇激素　胆固醇在肾上腺可转变为肾上腺皮质激素（包括糖皮质激素和盐皮质激素）；在性腺可转变为各种性激素（如雄激素、雌激素、孕激素）。

3. 转变为 1,25-$(OH)_2$-维生素 D_3　胆固醇脱氢生成的 7-脱氢胆固醇,在皮下经日光紫外线照射转变为维生素 D_3,维生素 D_3 经肝、肾相应羟化酶催化转变为 1,25-$(OH)_2$-维生素 D_3,后者具有调节钙磷代谢的作用。

五、血浆脂蛋白代谢

（一）血脂

血脂是血浆中脂类的总称,包括三脂酰甘油、磷脂、胆固醇、胆固醇脂以及游离脂肪酸等,来自体内肝、脂肪组织等的合成及脂类物质的消化吸收。血脂含量仅占体内总脂的极少部分,并受膳食、年龄、职业及代谢的影响,变化范围比较大,惟空腹血脂相对稳定,故在进食后 10～12 小时测定血脂。正常人空腹血脂水平见表 2-2-3 所示。

表 2-2-3　我国正常成人空腹血脂组成及含量

脂　　类	正　常　值	
	mmol/L	mg/dl
总脂	4.0～7.0	400～700
总胆固醇 *	3.88～6.47	150～250
三脂酰甘油	0.11～1.81	10～160
磷脂	1.94～3.23	150～250
游离脂肪酸	0.20～0.78	5～20

* 胆固醇酯约占总胆固醇的 2/3

由于血脂经血液循环运转于全身各组织,故其含量往往可以反映组织器官的代谢及机能情况,有助于疾病诊断。

(二) 血浆脂蛋白

三脂酰甘油、胆固醇及其酯的水溶性很差,不能直接在血浆中转运,必须与水溶性强的蛋白质、磷脂形成**脂蛋白**(lipoprotein)才能在血浆中运输,而游离脂肪酸则由血浆中的清蛋白转运。

1. 血浆脂蛋白的分类(表 2-2-4)　根据其所含成分的不同,不同血浆脂蛋白的结构和密度不同,可用多种方法将之分离,超速离心法和电泳法是分离血浆脂蛋白最常用的方法。

(1) 密度法(超速离心法):各种脂蛋白所含脂类(密度小)和蛋白质(密度较大)的质和量不同,将血浆在一定密度的盐溶液中进行超速离心,可按密度从小到大分为四类:**乳糜微粒**(chylomicron,CM)、**极低密度脂蛋白**(very low density lipoprotein,VLDL)、**低密度脂蛋白**(low density lipoprotein,LDL)、**高密度脂蛋白**(high density lipoprotein,HDL)。

(2) 电泳法:各种脂蛋白组成的载脂蛋白不同,故其表面电荷不同,颗粒大小也不同,在电场中有不同的电泳迁移率,故可将血浆脂蛋白分为 α-脂蛋白(α-LP)、前 β-脂蛋白(preβ-LP)、β-脂蛋白(β-LP)和乳糜微粒(CM)。这四类脂蛋白分别与密度分类法的 HDL、VLDL、LDL、CM 相对应。

表 2-2-4　血浆脂蛋白的分类、组成及功能

分　　类	CM	VLDL(preβ-LP)	LDL(β-LP)	HDL(α-LP)
密度	<0.95	0.95～1.006	1.006～1.063	1.063～1.210
颗粒直径	80～500	25～80	20～25	7.5～10
组成(%)				
蛋白质	0.5～2	5～10	20～25	50
脂类	98～99	90～95	75～80	50
三脂酰甘油	80～95	50～70	10	5
胆固醇及其酯	4～5	15～19	48～50	20～22
磷脂	5～7	15	20	25
载脂蛋白	B_{48},C I,C II,C III,A I,A II	C I,C II,C III	B_{100}、B_{100}、E	A I,A II,C I,C II、C III、D,E
合成部位	小肠黏膜细胞	肝细胞	血浆	肝、肠
功能	转运外源性脂肪和胆固醇到全身	转运内源性脂肪到全身	转运内源性胆固醇从肝到全身各组织	转运胆固醇从肝外组织到肝脏代谢(逆向转运)

2. 血浆脂蛋白的组成(表 2-2-4)　各类血浆脂蛋白都由蛋白质和脂类组成,但不同脂蛋白组成比例不同。CM 颗粒最大,含三脂酰甘油最多,蛋白质最少,密度最小。VLDL 也以三脂酰甘油为主要成分。LDL 含胆固醇最多,胆固醇和磷脂也不少,密度最高,颗粒最小。

脂蛋白所含的蛋白质称**载脂蛋白**(apoprotein,Apo)。每种脂蛋白中都含有一种或多种载脂蛋白,至今已发现 18 种之多,主要有 ApoA、B、C、D、E 五类,各类又可分许多亚类,如 ApoA

分为 ApoA Ⅰ、ApoA Ⅱ，ApoB 分为 ApoB48、ApoB100，ApoC 分为 ApoC Ⅰ、ApoC Ⅱ、ApoC Ⅲ。

载脂蛋白主要有以下生理功能：① 维持脂蛋白的结构。② 调节脂蛋白转化的关键酶的活性，如 ApoA Ⅰ、ApoC Ⅰ 激活 LCAT；ApoC Ⅱ 激活脂蛋白脂肪酶（LPL）等。③ 识别脂蛋白受体，促进脂蛋白代谢。

3. 血浆脂蛋白的结构　　各种血浆脂蛋白结构相似，疏水性较强的三脂酰甘油及胆固醇酯位于脂蛋白的内核，而具有极性及非极性基团的载脂蛋白、磷脂、胆固醇则以单分子层覆盖于脂蛋白表面，其非极性的疏水基团朝向内核，极性的亲水基团暴露在表面与水接触，使脂蛋白能在血液中运输。CM、VLDL 的内核为大量的三脂酰甘油和少量的胆固醇，LDL、HDL 则主要以胆固醇为内核（图 2-2-15）。

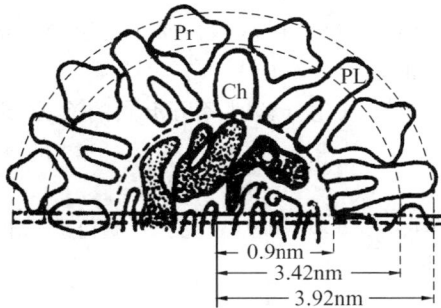

图 2-2-15　HDL 结构模式图

Pr：蛋白质　　PL：磷脂　　Ch：胆固醇

4. 血浆脂蛋白的功能（表 2-2-4）　　血浆脂蛋白的主要功能是转运脂类。各脂蛋白合成部位不同、运载脂类的比例以及在血液中的代谢过程也不同，因此其生理功能也不同。CM 由小肠黏膜细胞合成，主要作用是运输外源性的三脂酰甘油和胆固醇。VLDL 由肝细胞合成，主要是运输肝内合成的内源性的三脂酰甘油到肝外组织。人血浆中的 LDL 由 VLDL 转变而来，它是转运肝内合成的胆固醇的主要形式，与高胆固醇血症的形成密切相关。HDL 主要由肝细胞合成，小肠也能合成，主要功能是参与胆固醇的逆向转运，即将肝外组织的胆固醇转运到肝，在肝内转化为胆汁酸后排出体外，故 HDL 的作用有利于降低血浆胆固醇。

（三）血浆脂蛋白异常

血浆脂蛋白异常主要有高脂蛋白血症和低脂蛋白血症，后者极少见，故在此介绍**高脂蛋白血症**（hyperlipoproteinemia）。高脂蛋白血症又称**高脂血症**（hyperlipidemia），主要表现为血浆脂蛋白异常、血脂增高等。主要类型见表 2-2-5 所示。

表 2-2-5　高脂蛋白血症的类型

分　型	脂 蛋 白 变 化	血 脂 变 化
Ⅰ	CM 增高	三脂酰甘油↑↑↑,胆固醇↑
Ⅱa	LDL 增高	胆固醇↑↑
Ⅱb	LDL、VLDL 增高	胆固醇↑↑,三脂酰甘油↑↑

续　表

分　型	脂蛋白变化	血脂变化
Ⅲ	LDL 增高	胆固醇↑↑,三脂酰甘油↑↑
Ⅳ	VLDL 增高	三脂酰甘油↑↑
Ⅴ	VLDL、CM 增高	三脂酰甘油↑↑,胆固醇↑

第三节　生物氧化

生物氧化(biologic oxidation)主要是指营养物质在生物体内经过一系列氧化分解,最终生成 CO_2 和 H_2O,并释放能量的过程。

糖、脂肪、蛋白质三大营养物质氧化分解时经历不同的途径,但是有共同的规律,大致可分为三个阶段(图 2-2-16)。

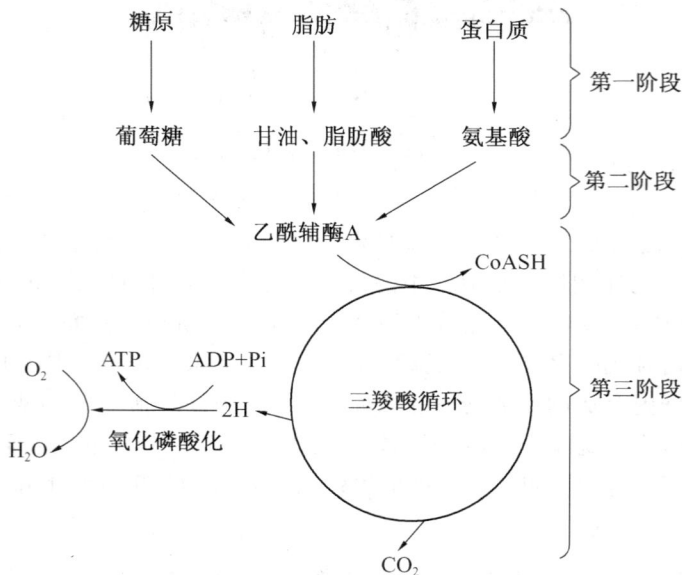

图 2-2-16　糖、脂肪、蛋白质氧化分解的三个阶段

第一阶段是糖原、脂肪和蛋白质分解为各自的基本单位葡萄糖、脂肪酸、甘油、氨基酸,这个阶段释放能量少于营养物内蕴藏的能量的 1%,而且不能储存,直接以热能形式散失。第二阶段是葡萄糖、脂肪酸、甘油、氨基酸经过不同的反应过程生成活性二碳化合物——乙酰 CoA,这一阶段约释放总能量的 1/3。第三阶段是三羧酸循环和氧化磷酸化,这是糖、脂肪、蛋白质分解的最后共同通路,乙酰 CoA 进入三羧酸循环多次脱氢氧化,脱下的氢和电子经呼吸链与氧结合生成水,同时释放能量,这能量中一部分转变为热能,其余可使腺苷二磷酸(ADP)磷酸化为腺苷三磷酸(ATP),由于 ADP 的磷酸化与氢的氧化并释放能量的过程耦联在一起,所以称为氧化磷酸化,营养物中 2/3 的能量是在这个阶段释

放出来的。ATP 是生物体内普遍的直接供能物质,体内能量的释放、储存和利用都以 ATP 为中心。

一、生物体的能量载体——ATP

(一) ATP 和其他高能化合物

糖、脂类、蛋白质等能源物质氧化分解释放的能量约 60％以热能形式散发,40％的能量最终以化学能的形式储存在高能化合物中,作为机体各种生命活动的能源。体内能量的储存和利用是以**腺苷三磷酸**(adenosine triphosphate,ATP)为中心。

在生物化学中,把化合物水解时,每 mol 释放出自由能大于 20kJ 者称为高能化合物,被水解的化学键称为高能键。ATP 分子中,β、γ 磷酸酐键水解能释放 30.5kJ/moL 的能量,称为高能磷酸键,常以符号～P 表示(图 2-2-17)。

ATP 是体内最重要的高能化合物,在提供能量方面起着重要作用。机体在分解代谢时不断生成 ATP,ATP 是机体所需能量的直接供给者,ATP 分解释放的能量可与体内各种吸能反应相配合,从而完成各种生理活动。

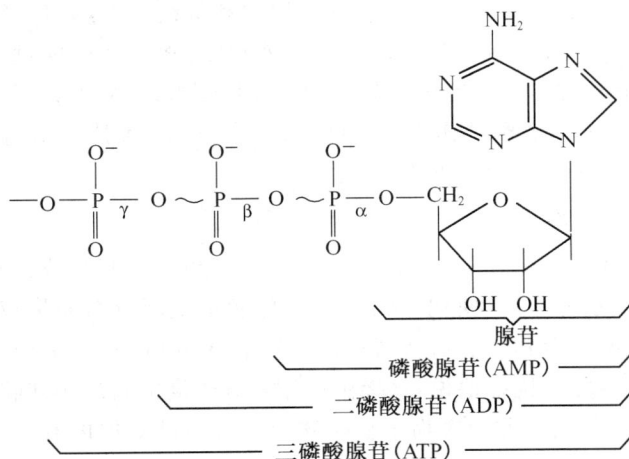

图 2-2-17　ATP 的结构

除 ATP、ADP(**腺苷二磷酸**,adenosine diphosphate)外,磷酸烯醇式丙酮酸、氨基甲酰磷酸、1,3-二磷酸甘油酸、磷酸肌酸、乙酰磷酸等化合物的烯醇型磷酸酯键、酸酐键或磷酸胍基键非常不稳定,水解时释放能量大于 30kJ/mol,所以也称为高能磷酸化合物或高能化合物。此外,在代谢过程中也产生一些高能硫酯化合物,如乙酰 CoA、琥珀酸单酰 CoA、脂酰 CoA 等,高能硫酯键水解释放的自由能约为 34.3kJ/mol。反之,有些化合物水解时释放出的自由能约为 9～16kJ/mol,称之为低能化合物。

(二) ATP 的作用

1. 提供物质代谢时需要的能量　糖、脂肪等营养物质分解代谢起始阶段许多耗能的磷酸化反应需要 ATP,如:

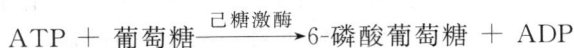

$$ATP + 葡萄糖 \xrightarrow{己糖激酶} 6\text{-磷酸葡萄糖} + ADP$$

2. 供给生命活动所需的能量　ATP 水解成 ADP 和磷酸,释放出大量的能量,可以支持机体各种生命活动,如腺体分泌、肌肉收缩、神经传导、生物合成及维持体温等所需要的能量。ATP 被消耗后能再生,营养物质氧化分解产生的能量一般不能直接用于生理活动,而用于 ADP 磷酸化生成 ATP。这样就构成 ATP-ADP 循环。机体内 ATP 不断生成又不断被消耗,ATP 转换率非常高。ATP-ADP 循环是生物体系中能量转换的基本方式,它联系着能量的释放、储存和利用。

3. 生成核苷三磷酸和磷酸肌酸　体内的其他核苷三磷酸,如**鸟苷三磷酸**(guanosine triphosphate,GTP)、**尿苷三磷酸**(uridine triphosphate,UTP)、**胞苷三磷酸**(cytidine triphosphate,CTP)的生成和补充都有赖于 ATP。核苷二磷酸(NDP)在核苷二磷酸激酶的作用下,通过 ATP 末端磷酸基的转移,生成相应的核苷三磷酸(NTP)。

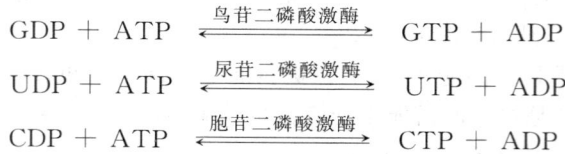

$$GDP + ATP \xrightarrow{\text{鸟苷二磷酸激酶}} GTP + ADP$$

$$UDP + ATP \xrightarrow{\text{尿苷二磷酸激酶}} UTP + ADP$$

$$CDP + ATP \xrightarrow{\text{胞苷二磷酸激酶}} CTP + ADP$$

磷酸肌酸(creatine phosphate,$C\sim P$)存在于肌肉和脑组织中,具有储存高能磷酸键的作用。在**肌酸激酶**(creatine kinease,CK)的催化下,ATP 可将高能磷酸键转移给肌酸合成磷酸肌酸。磷酸肌酸所含高能键不能直接应用,当脑、肌肉组织 ATP 缺乏时,储存在脑、肌肉组织中的 $C\sim P$ 可通过肌酸激酶的作用使 ADP 转变为 ATP,维持肌细胞、脑细胞中的 ATP 水平,故 $C\sim P$ 是机体可以迅速动用的储存能源。

(三) ATP 的生成方式

1. **底物水平磷酸化**(substrate level phosphorylation)　糖酵解或三羧酸循环的某些反应步骤,由于脱氢或脱水等作用,使代谢物分子内部能量重新分布而形成高能化合物(高能磷酸化合物或高能硫酯化合物),然后将高能键转移给 ADP(或 GDP)而生成 ATP(或 GTP)的反应称底物水平磷酸化。概括地说,直接由代谢物分子高能磷酸键转移给 ADP(或 GDP)而生成 ATP(或 GTP)的反应称为底物水平磷酸化。目前已知体内有 3 个底物水平磷酸化反应:

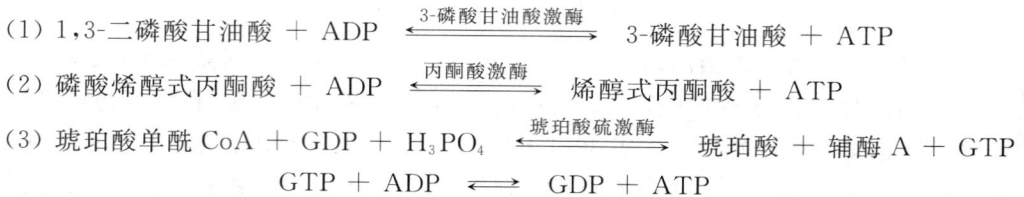

(1) 1,3-二磷酸甘油酸 + ADP $\xrightarrow{\text{3-磷酸甘油酸激酶}}$ 3-磷酸甘油酸 + ATP

(2) 磷酸烯醇式丙酮酸 + ADP $\xrightarrow{\text{丙酮酸激酶}}$ 烯醇式丙酮酸 + ATP

(3) 琥珀酸单酰 CoA + GDP + H_3PO_4 $\xrightarrow{\text{琥珀酸硫激酶}}$ 琥珀酸 + 辅酶 A + GTP

$$GTP + ADP \rightleftharpoons GDP + ATP$$

2. **氧化磷酸化**(oxidative phosphorylation)　氧化磷酸化是人体生成 ATP 的主要方式,氧化是指代谢物脱氢或失去的电子经呼吸链传递最后与氧生成水的氧化过程,磷酸化是指在电子传递过程中,释放的能量使 ADP 磷酸化为 ATP 的过程。

二、氧化磷酸化

以乙酰 CoA 形式进入三羧酸循环的乙酰基在氧化过程中,总是伴有 NAD^+ 或 FAD 的还原,NAD^+ 和 FAD 是氢和电子的受体。生成的 $NADH + H^+$ 和 $FADH_2$ 经线粒体内膜电子传递链的传递,最终将电子传递到分子氧,氧分子接受电子和质子被还原成水,在此过程中逐步释放能量,使 ADP 磷酸化为 ATP,即代谢物氧化成水的同时伴有 ATP 的生成,氧化与磷酸化过程同时发生,紧密耦联(图 2-2-18)。

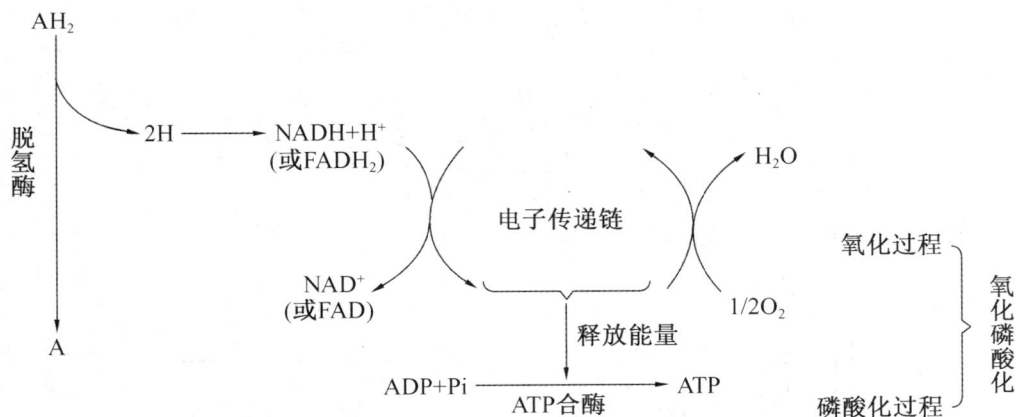

图 2-2-18 氧化磷酸化

我们重点讨论 NADH＋H$^+$ 和 FADH$_2$ 如何通过电子传递链将电子传递到分子氧而被氧化及氧化和磷酸化作用相耦联的过程。

(一) 线粒体氧化体系——电子传递链

1. 线粒体结构特点 三羧酸循环和氧化磷酸化均在线粒体中进行,因而线粒体是生物体从营养物质中获取能量的主要机构。线粒体呈椭圆型,长约 2～3nm,宽 0.3～1nm,在电子显微镜下可见有内膜和外膜两层,内外膜之间的空间为膜间腔,内膜内的空间为基质(图 2-2-19)。内膜有复杂的折叠伸入线粒体基质,这种结构为线粒体嵴。基质被嵴分割成许多小室——嵴间腔。内膜基质面和嵴的表面排列着许多颗粒,它们通过柄与内膜基底部相连。这些颗粒与柄称为 ATP 合酶复合物或称 F$_0$-F$_1$ 复合物,主要功能是结合 ADP、Pi 并利用能量合成 ATP。

三羧酸循环在线粒体基质中进行,而电子传递链和氧化磷酸化的部位在内膜,两者紧密相连。

2. 电子传递链的组成 代谢物脱下的氢,在线粒体内膜上一系列酶和辅基的作用下,最后与激活的氧结合生成水,并释放能量,这一系列酶和辅基称为**电子传递链**(electron transport chain),又称**呼吸链**(respiratory chain)。用超声波破碎线粒体和用胆汁酸盐或盐析法反复处理线粒体内膜,将线粒体内膜上的电子传递链析离为四种含氧化还原酶的复合物(表 2-2-6)及 CoQ 和细胞色素 c。CoQ 和细胞色素 c 极易从线粒体内膜分离出来,不含在四种酶复合物中,是可移动的电子传递体。酶复合物、CoQ、细胞色素 c 在电子传递链中的排列顺序见图 2-2-20 所示。

3. 电子传递体

(1) 黄素辅基:包括复合物 I 中的**黄素单核苷酸**(fiavin mononuceotide,FMN)和复合物 II 中的**黄素腺嘌呤二核苷酸**(flavin adenine dinucleotide,FAD)两种。FMN 可接受以 NAD$^+$ 为辅酶的脱氢酶催化生成的 NADH＋H$^+$ 中的两个氢而还原成 FMNH$_2$。FAD 是琥珀

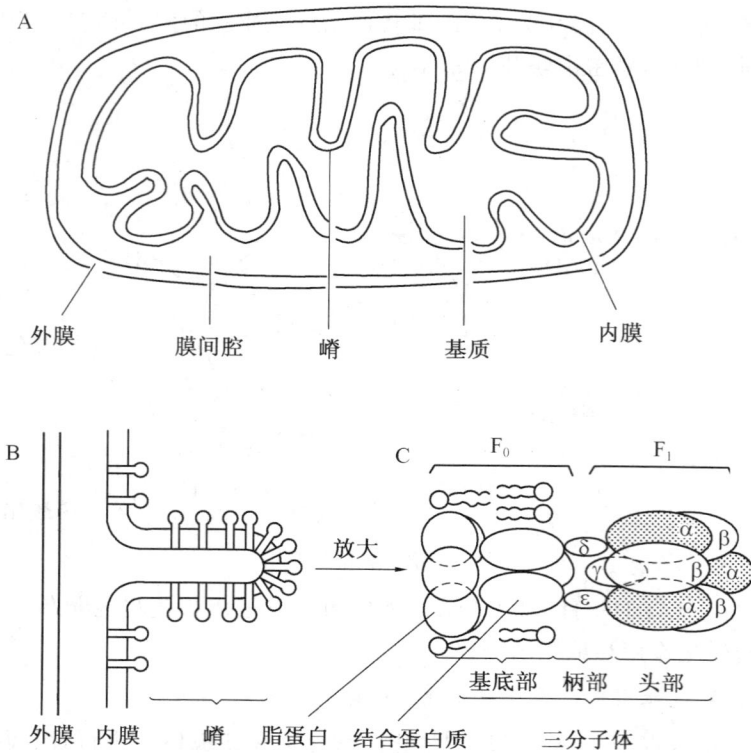

图 2-2-19　线粒体结构
A. 线粒体结构示意图　B. 线粒体嵴部细节示意图　C. ATP 合酶复合物

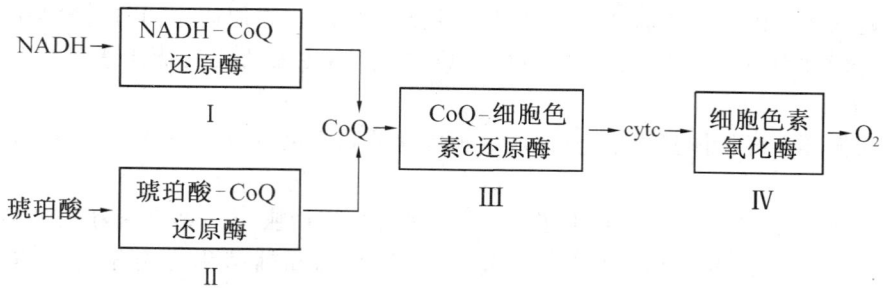

图 2-2-20　电子传递链组成

表 2-2-6　电子传递链中酶复合物的基本组成

复合物	酶名称	辅基组成
Ⅰ	NADH-CoQ 还原酶 （NADH 脱氢酶）	FMN （Fe-S）
Ⅱ	琥珀酸-CoQ 还原酶 （琥珀酸脱氢酶）	FAD(Fe-S) 细胞色素 b

续　表

复合物	酶名称	辅基组成
Ⅲ	CoQ-细胞色素 c 还原酶	细胞色素 b 细胞色素 c （Fe-S）
Ⅳ	细胞色素氧化酶	细胞色素 a 细胞色素 a_3 Cu^{2+}

酸脱氢酶等的辅基，接受琥珀酸等代谢物脱下的两个氢而还原成 $FADH_2$。两者反应均可逆。

（2）**铁硫蛋白**（iron sulfur protein）：用 Fe-S 表示，是复合物Ⅰ、Ⅱ、Ⅲ的辅基。Fe-S 分子中含非血红素铁和对酸不稳定的硫，通过分子中的 Fe^{2+}（还原态）和 Fe^{3+}（氧化态）的互变而传递电子，是单电子传递体。Fe-S 在电子传递链中多以与黄素辅基或细胞色素 b 结合的形式存在，例如：

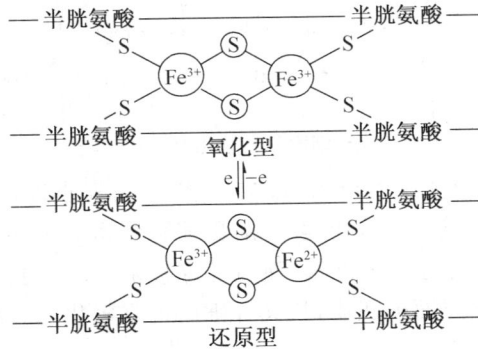

（3）**辅酶 Q**（coenzyme Q，CoQ）：又称泛醌，是复合物Ⅰ或Ⅱ和Ⅲ之间的连接者，为带有多个异戊烯侧链的醌类衍生物，其分子中的苯醌可接受 $FMNH_2$ 或 $FADH_2$ 释放出的两个氢原子，还原为 $CoQH_2$。不同生物的异戊烯侧链长度不同，人体内的 CoQ 侧链含十个异戊烯。$CoQH_2$ 能迅速传递电子给细胞色素，并把质子释入线粒体基质内。CoQ 是电子传递链中唯一的不与蛋白质紧密结合的电子传递体，实验证实，CoQ 非常活泼地在电子传递链中黄素蛋白和细胞色素之间运动。CoQ 是多种底物的电子进入呼吸链的连接环节。

（4）**细胞色素**（cytochrome，cyt）：是生物体内一类电子传递蛋白，含有铁卟啉辅基，根据细胞色素还原状态的吸收光谱的不同，可分为 a、b、c 三族。在呼吸链中有细胞色素 b、c、c_1、a、a_3。细胞色素通过铁卟啉辅基中的铁原子可逆性互变作用（$Fe^{2+} \rightleftharpoons Fe^{3+} + e$）来传递电子，它和铁硫蛋白一样是单电子传递体，而 NAD^+、FAD、FMN、CoQ 都为双电子传递体。

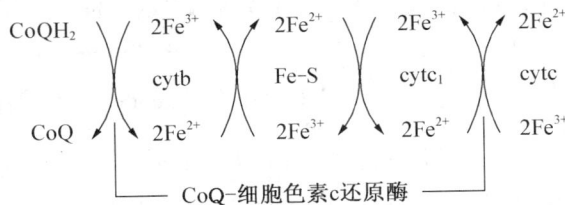

$CoQH_2$ 进行氧化时,有 2 分子的细胞色素参加,酶复合物Ⅲ(CoQ-细胞色素 c 还原酶)将电子从 $CoQH_2$ 传递给细胞色素 c。

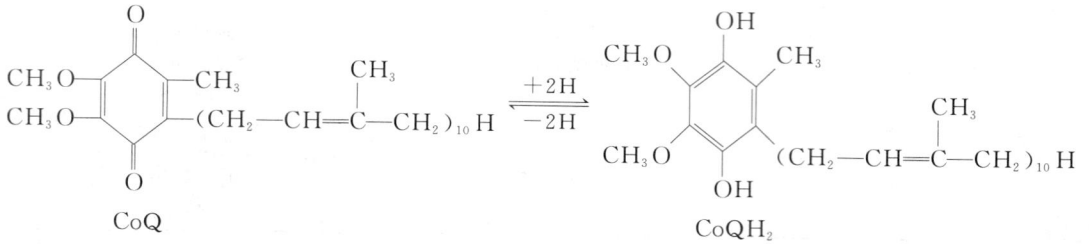

细胞色素 c 是一种水溶性的膜表面蛋白质,还原性的细胞色素 c 将其电子传递给复合物Ⅳ(细胞色素氧化酶)。细胞色素 c 的作用类似于 CoQ,也是在电子传递链中不同酶复合物之间流动的电子传递体。

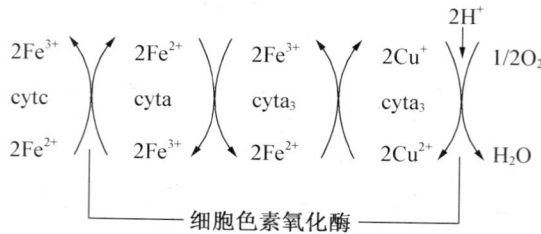

(5) 细胞色素氧化酶:细胞色素 a 和 a_3 结合紧密,一般分离方法难以分开,形成一大分子寡聚体,故称为细胞色素 aa_3。细胞色素 a 接受细胞色素 c 传递来的电子,并将电子传递给细胞色素 a_3,后者能直接把电子交给氧,使氧还原成氧离子,再结合质子生成水。细胞色素 aa_3 能催化分子氧接受电子而被还原,故又称细胞色素氧化酶。细胞色素 aa_3 以血红素 A 和铜原子为辅基。

4. 电子传递链中的电子传递顺序　在线粒体内的生物氧化过程中,大多数脱氢酶的辅助因子为 NAD^+,少数为 FAD,故各代谢物脱下的氢大多生成 $NADH+H^+$,少数生成 $FADH_2$,因此线粒体中主要存在着 NADH 电子传递链和 FADH 电子传递链。

(1) NADH 电子传递链(图 2-2-21):底物包括乳酸、苹果酸、β-羟丁酸、β-羟脂酰 CoA 等糖、脂、蛋白质代谢的中间产物。在各自脱氢酶催化脱下的两个氢原子,经 $NADH+H^+$、FMN(Fe-S)传递给 CoQ 生成 $CoQH_2$,由于细胞色素是单电子传递体,故需 2 分子细胞色素接受 2 个电子,2 个 H^+ 则被释放入线粒体基质。细胞色素按其电子传递顺序最后把 2 个电子传递给细胞色素 aa_3,后者直接把 2 个电子交给 $1/2O_2$ 生成 O^{2-},与 2 个 H^+ 结合生成水。

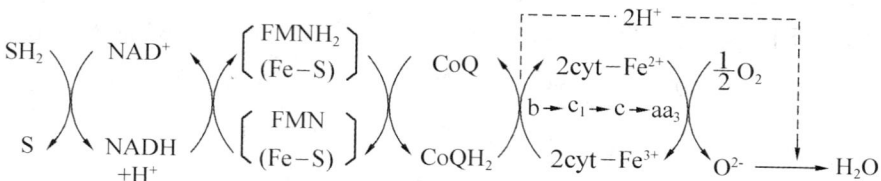

图 2-2-21　NADH 氧化呼吸链

(2) FADH 电子传递链(图 2-2-22):FADH 电子传递链的底物有琥珀酸、脂肪酰 CoA

及线粒体内的 α-磷酸甘油等,底物脱下的氢直接交给 FAD(Fe-S)生成 $FADH_2$(Fe-S),后者把 2 个氢原子传给 CoQ 生成 $CoQH_2$,以后的传递过程与 NADH 电子传递链完全相同。可以看出,此电子传递链比 NADH 电子传递链要稍微短一些。

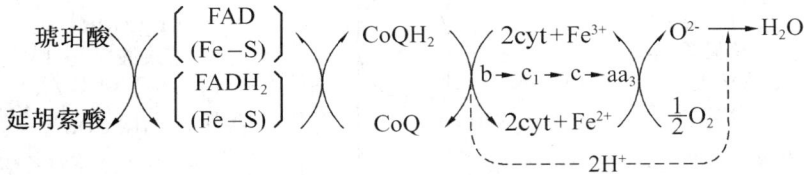

图 2-2-22 琥珀酸氧化呼吸链

现将线粒体重要代谢产物氧化呼吸链归纳总结于图 2-2-23。

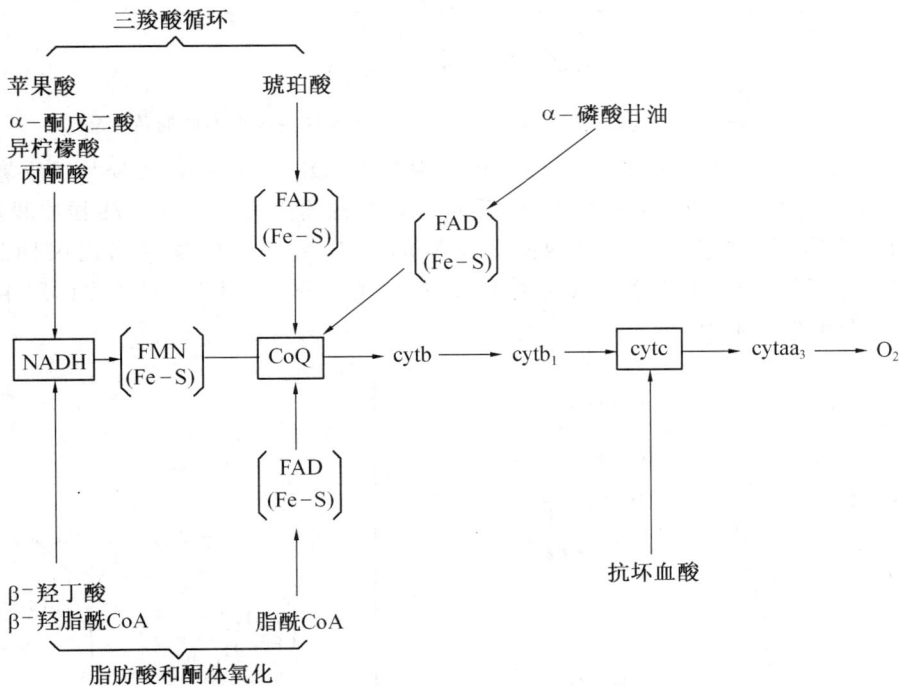

图 2-2-23 几种重要代谢物氧化时的电子传递链

5. 线粒体外 NADH 的氧化 线粒体外的 NADH＋H^+ 不能自由通过线粒体内膜而进入线粒体,需通过苹果酸穿梭或 α-磷酸甘油穿梭作用转运入线粒体,然后再经电子传递链氧化供能。

(1) 苹果酸穿梭系统(图 2-2-24):胞液中的 NADH＋H^+ 在苹果酸脱氢酶的作用下,使草酰乙酸还原为苹果酸,后者可进入线粒体,又在线粒体内的苹果酸脱氢酶的作用下重新生成草酰乙酸和 NADH＋H^+。草酰乙酸不能直接透过线粒体内膜返回胞液,可在天冬氨酸氨基转移酶的作用下生成天冬氨酸,后者能穿出线粒体,再转变为草酰乙酸,以继续进行穿梭作用。进入线粒体的 NADH＋H^+ 经 NADH 电子传递链氧化生成水,并产生 3 分子 ATP。苹果酸穿梭主要存在于肝脏和心肌等组织细胞中。

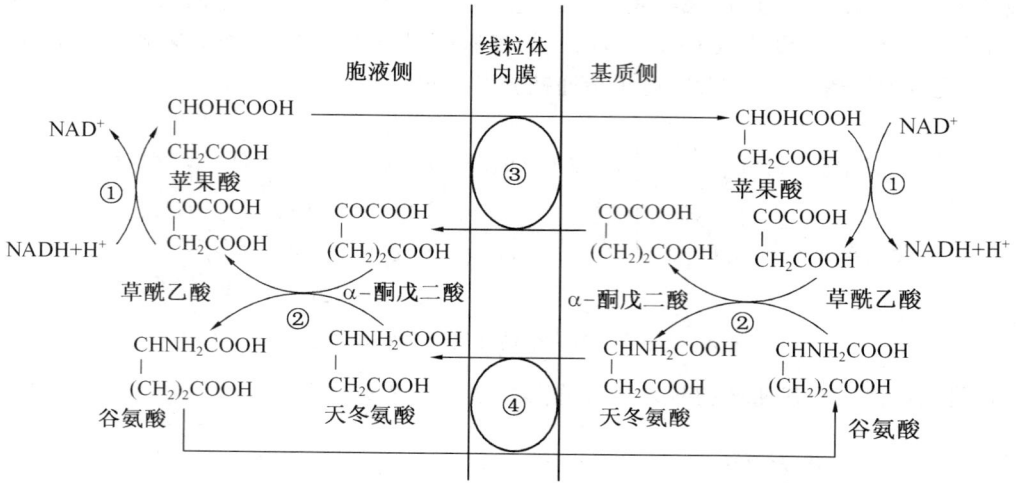

图 2-2-24　苹果酸穿梭系统

① 苹果酸脱氢酶;② 天冬氨酸转氨酶;③④ 线粒体内膜上不同的转位酶

（2）α-磷酸甘油穿梭系统（图 2-2-25）：胞液中的 $NADH+H^+$ 在 α-磷酸甘油脱氢酶的作用下,使磷酸二羟丙酮还原为 α-磷酸甘油,后者进入线粒体受内膜上 α-磷酸甘油脱氢酶（辅酶为 FAD）的作用,生成磷酸二羟丙酮和 $FADH_2$。磷酸二羟丙酮穿出内膜回到胞液,$FADH_2$ 则通过琥珀酸电子传递链氧化生成水,并生成 2 分子 ATP。此穿梭作用主要存在于肌肉和神经组织细胞中。

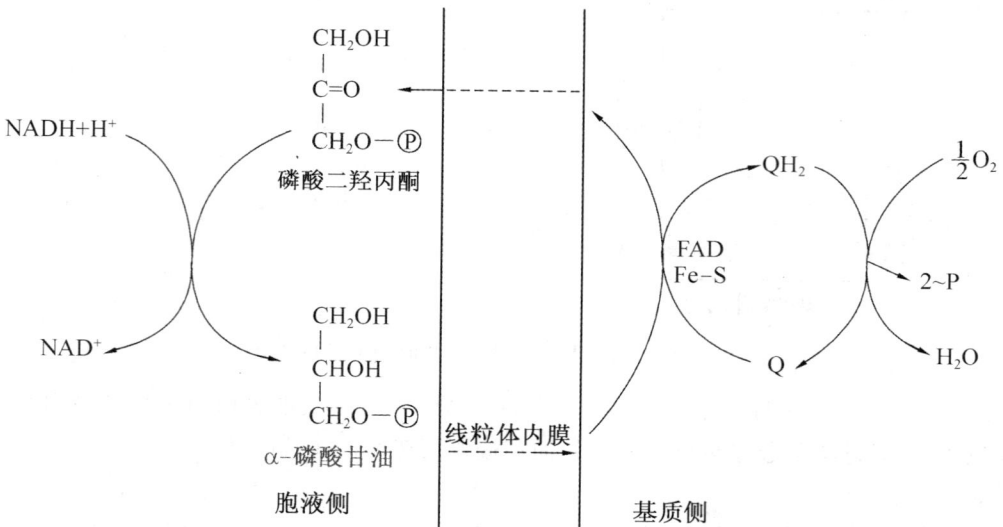

图 2-2-25　α-磷酸甘油穿梭系统

6. 氧化与磷酸化耦联——ATP 的生成　氧化磷酸化包括两个同时进行的过程:氧化过程脱下的还原当量(2H)经电子传递链传递给氧生成水,磷酸化过程将电子传递时释放的能量通过 ATP 合酶使 ADP 磷酸化生成 ATP。

（1）氧化磷酸化耦联部位:在电子传递链中共有三处:NADH 到 CoQ 之间、细胞色素

b 到细胞色素 c 之间、细胞色素 aa_3 到氧之间（图 2-2-26）每个耦联部位产生 1 个 ATP。在 NADH 电子传递链中有 3 个耦联部位,可产生 3 个 ATP,而在琥珀酸电子传递链中只有 2 个耦联部位,产生 2 个 ATP。

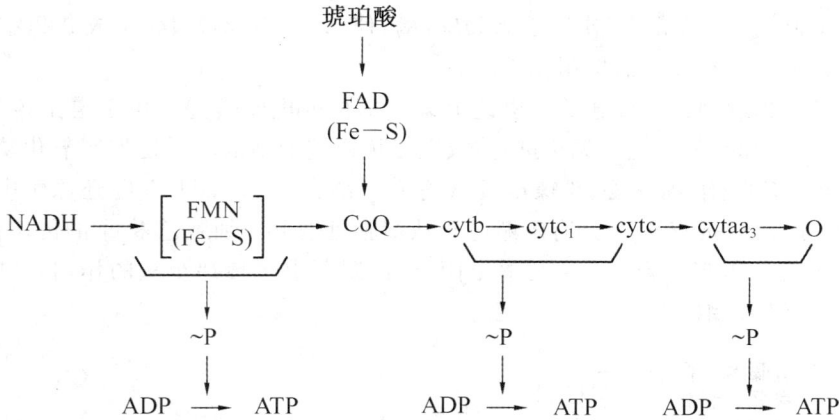

图 2-2-26　电子传递链中三个产生 ATP 的部位

（2）P/O 比值：在氧化磷酸化过程中,每 2mol 氢原子经电子传递链传递给氧生成水的时候,除了消耗 1mol 氧原子,同时消耗 2mol 或 3mol 无机磷用于 ADP 磷酸化为 ATP。P/O 比值是指每消耗 1mol 原子氧所消耗的无机磷的摩尔数,即合成 ATP 的摩尔数。由图2-2-26可见,NADH 电子传递链的 P/O 比值等于 3,而琥珀酸电子传递链的 P/O 比值等于 2。

（3）ATP 合酶催化 ATP 的生成：线粒体内膜基质面和嵴的表面排列着许多颗粒,它们通过柄与线粒体内膜基底部相连,这些颗粒与柄称为 ATP 合酶或称 F_0-F_1 复合物主要功能是结合 ADP、Pi 并利用能量合成 ATP。

（4）影响氧化磷酸化的因素

① NADH/NAD^+ 对氧化磷酸化的调节作用：代谢物脱下的还原当量是来自营养物质的分解代谢,营养物质分解代谢的运转快慢对氧化磷酸化具有调节作用。三羧酸循环和氧化磷酸化是密切联系的,三羧酸循环运转加快则产生更多的 NADH,使氧化磷酸化进一步加强。同时由于氧化磷酸化速率加快使 NADH/NAD^+ 的比值减少,间接促进三羧酸循环的运转。另一方面,氧化磷酸化速率加快使 ATP 生成过多时,因 ADP 不足以使氧化磷酸化速率变慢,使分解代谢产生的 NADH 因氧化减弱而堆积,导致 NADH/NAD^+ 比值增加,促使三羧酸循环变慢,ATP 合成变少。

② ADP、Pi/ATP 对氧化磷酸化的调节作用：线粒体内膜存在着 ATP-ADP 转运载体,其作用是将胞液中的 ADP、Pi 转运到线粒体基质,同时将 ATP 转运到线粒体外,保证线粒体内 ADP、Pi/ATP 比值处在正常范围,维持氧化磷酸化正常进行。决定氧化磷酸化速率的最重要因素是 ADP、Pi/ATP,当 ATP 消耗,ADP 和 Pi 进入线粒体增加,ADP、Pi/ATP 比值升高时氧化磷酸化速率加快,反之,ADP、Pi/ATP 比值下降,氧化磷酸化速率变慢。

③ 甲状腺素的调节作用：甲状腺素可诱导细胞膜 Na^+-K^+-ATP 酶的合成,使 ATP 水解成 ADP 和 Pi 加快,进入线粒体的 ADP 量增加,线粒体内 ADP、Pi/ATP 比值升高,氧化磷酸化增快。

④ 抑制剂的作用

解耦联剂：指把电子传递过程和原先紧密相耦联的 ADP 磷酸化为 ATP 的过程发生松解，甚至完全拆离，解耦联剂使产能过程和储能过程相脱离。最常见的解耦联剂是 2,4-二硝基苯酚(2,4-DNP)和双香豆素等。

磷酸化抑制剂：如寡霉素，作用于 ATP 合酶，使 ADP 不能磷酸化生成 ATP。磷酸化抑制剂对电子传递链没有直接的抑制作用。

电子传递链抑制剂：阻断电子传递链上某一部位的电子传递。由于电子传递链阻断，使物质氧化过程中断，磷酸化也无法进行，故电子传递链抑制剂同样也抑制氧化磷酸化。主要有以下几种：鱼藤酮、阿密妥、粉蝶霉素 A 等专一结合于 NADH-CoQ 还原酶中的铁硫蛋白，从而阻断呼吸链；抗霉素 A 具有阻断电子从细胞色素 b 向细胞色素 c_1 的传递作用；氰化物、CO 及叠氮化物可与细胞色素氧化酶牢固结合，阻断电子传递至氧的作用。电子传递链抑制剂的作用部位归纳于图 2-2-27。

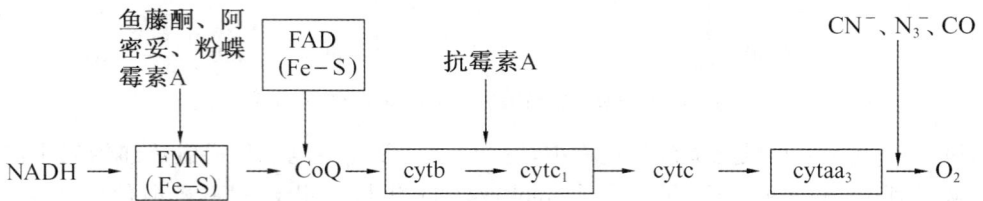

图 2-2-27　电子传递链抑制作用点

第四节　氨基酸的代谢

食物蛋白质在消化道经多种酶催化最终水解为氨基酸，由小肠吸收入人体，存在于人体内的组织蛋白质也水解为氨基酸，加上其他物质代谢转变而来的氨基酸交融在一起分布于全身各组织参与代谢，总称为氨基酸代谢库。氨基酸不能自由透过细胞膜，因此各组织中含量不同。大多数氨基酸主要在肝中分解代谢，某些氨基酸则在骨骼肌中进行，如支链氨基酸。

体内氨基酸的主要功能是合成蛋白质，此外主要是脱氨基作用，部分氨基酸还可进行脱羧基作用和参与合成某些含氮的化合物。

现将氨基酸代谢概况列于图 2-2-28 中。

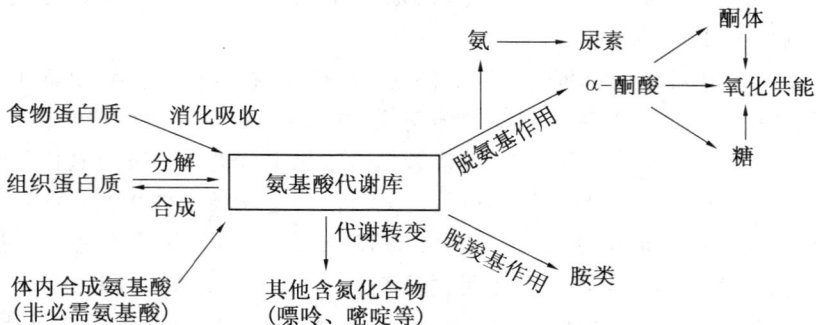

图 2-2-28　氨基酸代谢概况

一、氨基酸的分解代谢

氨基酸分解代谢的最主要方式是通过脱氨基作用产生氨和 α-酮酸。人体内氨基酸脱氨基的方式主要有以下几种。

（一）氧化脱氨基作用

氨基酸在酶促下进行伴有氧化的脱氨反应，称为氧化脱氨基作用。在体内有 L-谷氨酸脱氢酶及氨基酸氧化酶类所催化的反应，其中以 L-谷氨酸脱氢酶的作用更为重要。L-谷氨酸脱氢酶是以 NAD^+ 或 $NADP^+$ 为辅酶的不需氧脱氢酶，催化 L-谷氨酸生成 α-酮戊二酸和 NH_3。

$$
\begin{array}{ccc}
COOH & COOH & COOH \\
| & | & | \\
CH_2 & CH_2 & CH_2 \\
| & | & | \\
CH_2 & CH_2 & CH_2 \quad +NH_3 \\
| & | & | \\
CHNH_2 & C=NH & C=O \\
| & | & | \\
COOH & COOH & COOH \\
\text{L-谷氨酸} & & \text{α-酮戊二酸}
\end{array}
$$

L-谷氨酸脱氢酶：$NAD(P)^+ \longrightarrow NAD(P)H+H^+$；$\xrightarrow{+H_2O}{-H_2O}$

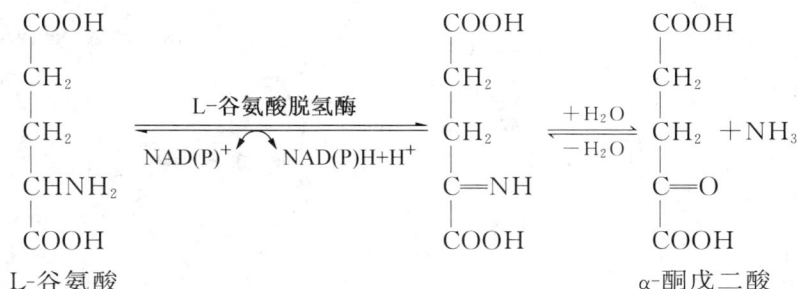

L-谷氨酸广泛存在于肝、肾、脑中，催化的反应可逆，因此通过还原氨基化作用，α-酮戊二酸和 NH_3 可合成谷氨酸，即此酶在氨基酸的合成中也能起重要作用。

（二）转氨基作用

氨基酸在转氨酶的催化下，可逆地把氨基酸的氨基转移给 α-酮酸，从而把氨基酸转变为相应的 α-酮酸，而原来的 α-酮酸则接受氨基转变成另一种氨基酸的过程称为转氨基作用。

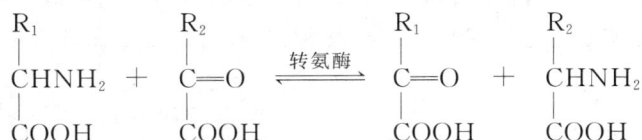

$$
\begin{array}{cccc}
R_1 & R_2 & R_1 & R_2 \\
| & | & | & | \\
CHNH_2 & + \quad C=O & \rightleftharpoons \quad C=O & + \quad CHNH_2 \\
| & | & | & | \\
COOH & COOH & COOH & COOH
\end{array}
$$

（转氨酶）

体内转氨酶分布广、活性高、种类多、特异性强。除苏氨酸、赖氨酸等个别氨基酸外，体内氨基酸都有自己相应的转氨酶。在各种转氨酶中以催化 L-谷氨酸与 α-酮酸的转氨酶最为重要，例如肝细胞内含量最高的**丙氨酸氨基转移酶**（alanine aminotransferase，ALT）和心肌细胞中含量较高的**天冬氨酸氨基转移酶**（aspartare aminotransferase，AST），两者催化的反应如下：

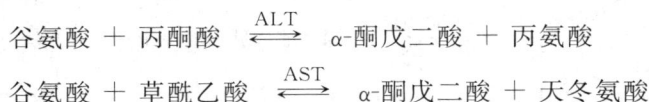

$$
\text{谷氨酸 + 丙酮酸} \xrightleftharpoons{ALT} \text{α-酮戊二酸 + 丙氨酸}
$$

$$
\text{谷氨酸 + 草酰乙酸} \xrightleftharpoons{AST} \text{α-酮戊二酸 + 天冬氨酸}
$$

转氨酶的辅酶是磷酸吡哆醛和磷酸吡哆胺，在转氨过程中起传递氨基的作用。通过转氨基作用只是把氨基转移到 α-酮酸上，自身虽变成 α-酮酸，但接受氨基的 α-酮酸又变成氨基酸，实际上氨基并未真正脱掉。

（三）联合脱氨基作用

由两种或两种以上的酶联合催化使氨基酸的 α-氨基脱下，并产生游离氨的过程称联合脱氨基作用。常见的联合脱氨基主要有两种。

1. 转氨酶与 L-谷氨酸脱氢酶的联合脱氨基　在肝、肾等组织中转氨酶催化多种氨基酸与 α-酮戊二酸进行氨基转换,结果生成相应的 α-酮酸和谷氨酸,谷氨酸再经 L-谷氨酸脱氢酶的催化脱去氨基生成 α-酮戊二酸和氨(图 2-2-29)。在此两种酶的联合作用下,多种氨基酸可进行脱氨基反应。由于联合脱氨基反应的全过程是可逆的,因此通过上述反应的逆过程就可以合成新的氨基酸。

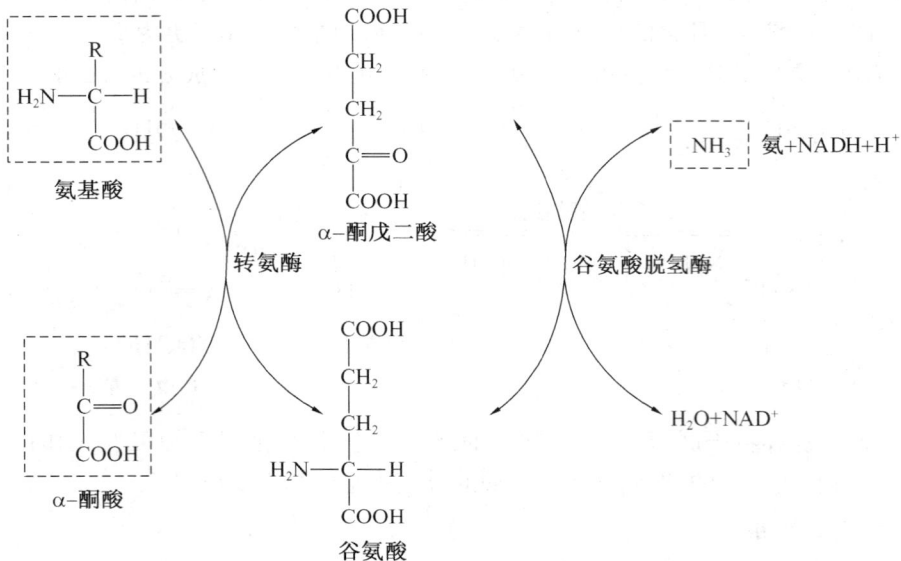

图 2-2-29　转氨酶与谷氨酸脱氢酶的联合脱氨基作用

2. 嘌呤核苷酸循环　骨骼肌和心肌中 L-谷氨酸脱氢酶的活性低,难以进行上述脱氨基作用,其氨基酸的氨基是通过嘌呤核苷酸循环脱去,嘌呤核苷酸循环过程如图 2-2-30 所示。

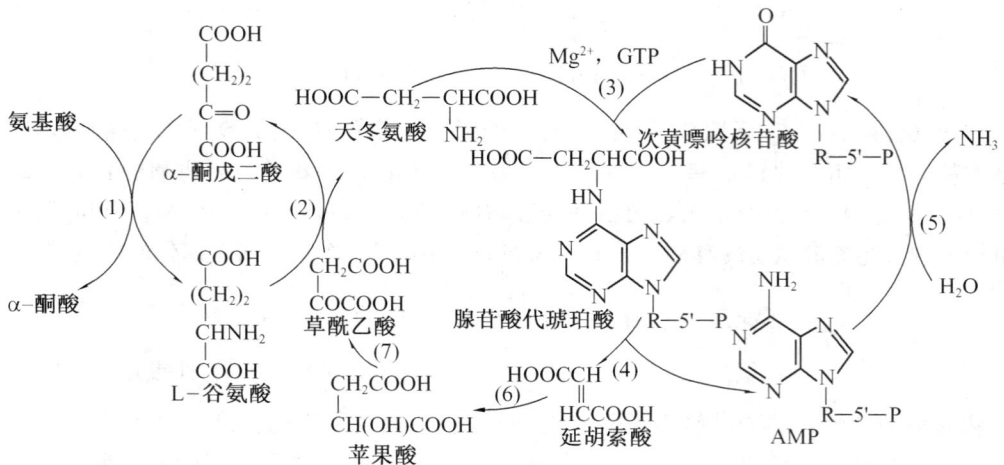

图 2-2-30　嘌呤核苷酸循环

(1)转氨酶;(2)天冬氨酸氨基转移酶;(3)腺苷酸代琥珀酸合成酶;(4)腺苷酸代琥珀酸裂解酶;
(5)腺苷酸脱氢酶;(6)延胡索酸酶;(7)苹果酸脱氢酶

二、氨的代谢

氨是剧毒物质,脑组织对氨的作用尤其敏感。正常人血氨浓度极低,一般不超过 $60\mu mol/L$。

（一）体内氨的来源

1. **氨基酸脱氨**　氨基酸脱氨基作用是体内氨的主要来源。此外,体内胺类物质分解、嘌呤碱和嘧啶碱代谢也产生氨。

2. **肠道吸收的氨**　主要包括食物蛋白质在大肠内经腐败作用生成的氨和血中尿素扩散入肠道后在肠菌尿素酶的作用下水解产生的氨,肠道产氨约 $4g/d$,在肠道 pH 偏碱的时候容易吸收,故高血氨的病人应用弱酸性的透析液作结肠透析,禁用肥皂水灌肠。

3. **肾脏泌氨**　谷氨酰胺在肾远曲小管上皮细胞中的谷氨酰胺酶的催化下生成氨和谷氨酸。在肾小管管腔内 pH 较低时氨分泌到管腔后与 H^+ 结合成 NH_4^+,再与原尿中的 NaCl 反应生成 NH_4Cl 经尿排出。若管腔中 pH 升高,则 NH_3 可再被肾小管上皮细胞吸收入血,由于血液中的氨是有毒物质,各组织产生的氨必须以无毒的形式在血液中运输,然后在肝中合成尿素或以铵盐的形式随尿液排出体外。谷氨酰胺就是从脑、肌肉等组织向肝、肾运输氨的主要形式。谷氨酰胺是氨与谷氨酸在谷氨酰胺合成酶的催化下合成的:

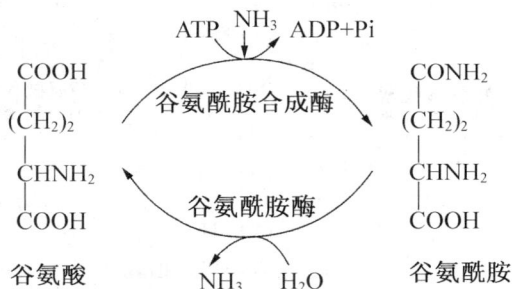

此外,丙氨酸也可通过丙氨酸—葡萄糖循环将氨从肌肉转运至肝。

（二）氨的主要去路

1. **合成尿素**　氨在体内的主要去路是合成无毒的尿素然后由肾排出体外,肝是合成尿素的主要器官,肾也可合成极少量的尿素。尿素是通过鸟氨酸循环合成的,反应过程可分为四步:

（1）氨基甲酰磷酸的合成:在肝细胞线粒体内,氨、CO_2 在氨基甲酰磷酸合成酶Ⅰ的催化下,结合 1 分子 H_2O,消耗 2 分子 ATP,合成氨基甲酰磷酸。该反应不可逆,氨基甲酰磷酸合成酶Ⅰ受 N-乙酰谷氨酸激活。氨基甲酰磷酸含有酸酐键,属高能化合物,性质活泼,易于进行后续反应。

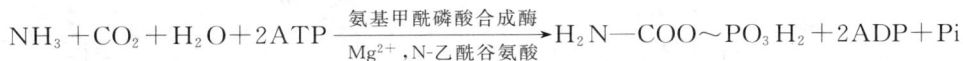

$$NH_3+CO_2+H_2O+2ATP \xrightarrow[Mg^{2+},N-乙酰谷氨酸]{氨基甲酰磷酸合成酶} H_2N-COO\sim PO_3H_2+2ADP+Pi$$

（2）瓜氨酸的合成:在鸟氨酸氨甲基转移酶的催化下,氨基甲酰磷酸与鸟氨酸反应生成瓜氨酸,反应不可逆,也在肝细胞线粒体中进行。生成的瓜氨酸被线粒体内膜上的载体转运至胞液。

$$
\begin{array}{c}
NH_2 \\
| \\
(CH_2)_3 \\
| \\
CHNH_2 \\
| \\
COOH \\
\text{鸟氨酸}
\end{array}
+ H_2N{-}COO{\sim}\textcircled{P}
\xrightarrow[\text{基转移酶}]{\text{鸟氨酸氨甲酰}}
\begin{array}{c}
NH_2 \\
| \\
C{=}O \\
| \\
NH \\
| \\
(CH_2)_3 \\
| \\
CHNH_2 \\
| \\
COOH \\
\text{瓜氨酸}
\end{array}
+ H_3PO_4
$$

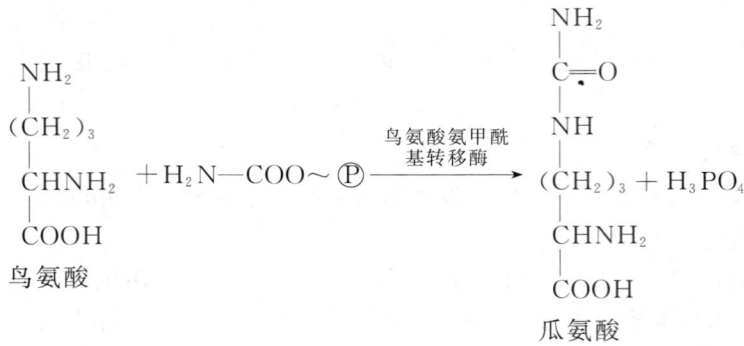

（3）精氨酸的合成：在胞液内，瓜氨酸与天冬氨酸在精氨酸代琥珀酸合成酶的催化下，由 ATP 供能合成精氨酸代琥珀酸，后者在精氨酸代琥珀酸裂解酶的催化下，分解成精氨酸与延胡索酸。

合成反应不可逆，裂解反应可逆。合成反应中天冬氨酸起到提供氨基的作用，生成的延胡索酸转变为草酰乙酸后又可接受转氨基而来的氨基重新生成天冬氨酸，然后再参加精氨酸代琥珀酸的生成，这就使得多种氨基酸的氨基源源不断地参加到尿素合成中。

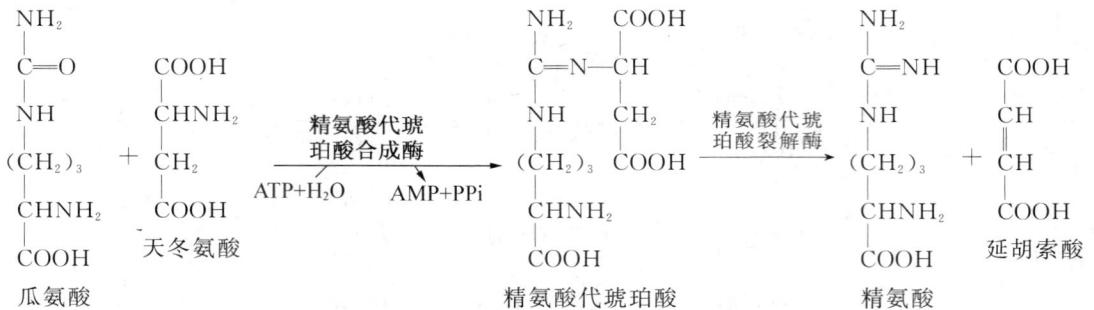

$$
\begin{array}{c}
NH_2 \\
| \\
C{=}O \\
| \\
NH \\
| \\
(CH_2)_3 \\
| \\
CHNH_2 \\
| \\
COOH \\
\text{瓜氨酸}
\end{array}
+
\begin{array}{c}
COOH \\
| \\
CHNH_2 \\
| \\
CH_2 \\
| \\
COOH \\
\text{天冬氨酸}
\end{array}
\xrightarrow[\text{ATP+H_2O} \quad \text{AMP+PPi}]{\text{精氨酸代琥珀酸合成酶}}
\begin{array}{c}
NH_2 \quad COOH \\
| \quad | \\
C{=}N{-}CH \\
| \quad | \\
NH \quad CH_2 \\
| \quad COOH \\
(CH_2)_3 \\
| \\
CHNH_2 \\
| \\
COOH \\
\text{精氨酸代琥珀酸}
\end{array}
\xrightarrow{\text{精氨酸代琥珀酸裂解酶}}
\begin{array}{c}
NH_2 \\
| \\
C{=}NH \\
| \\
NH \\
| \\
(CH_2)_3 \\
| \\
CHNH_2 \\
| \\
COOH \\
\text{精氨酸}
\end{array}
+
\begin{array}{c}
COOH \\
| \\
CH \\
\| \\
CH \\
| \\
COOH \\
\text{延胡索酸}
\end{array}
$$

（4）精氨酸水解生成尿素：精氨酸在胞液精氨酸酶的作用下，水解生成尿素和鸟氨酸，后者再进入线粒体参与瓜氨酸的合成，如此反复循环，不断合成尿素。生成的尿素则进入血液，经肾排出。

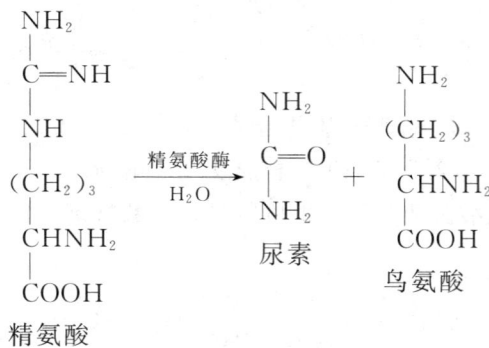

$$
\begin{array}{c}
NH_2 \\
| \\
C{=}NH \\
| \\
NH \\
| \\
(CH_2)_3 \\
| \\
CHNH_2 \\
| \\
COOH \\
\text{精氨酸}
\end{array}
\xrightarrow[\text{H_2O}]{\text{精氨酸酶}}
\begin{array}{c}
NH_2 \\
| \\
C{=}O \\
| \\
NH_2 \\
\text{尿素}
\end{array}
+
\begin{array}{c}
NH_2 \\
| \\
(CH_2)_3 \\
| \\
CHNH_2 \\
| \\
COOH \\
\text{鸟氨酸}
\end{array}
$$

现将尿素合成的全过程总结于图 2-2-31。

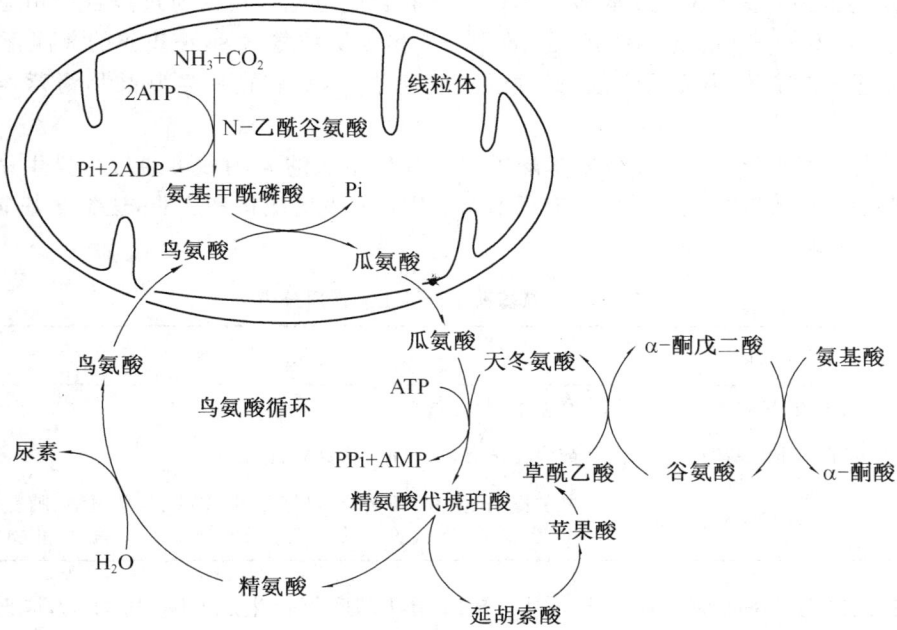

图 2-2-31　尿素合成的鸟氨酸循环

尿素合成是耗能的过程,每合成 1 分子尿素需消耗 4 个高能磷酸键。尿素合成的生理意义是作为机体解除氨毒的主要方式。

2. 合成谷氨酰胺　在谷氨酰胺合成酶催化下,氨与谷氨酸结合,并消耗 1 分子 ATP,生成谷氨酰胺。

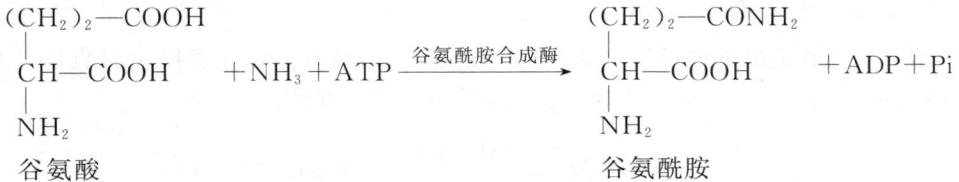

$$
\begin{array}{l}
(CH_2)_2\text{—COOH} \\
| \\
CH\text{—COOH} \\
| \\
NH_2
\end{array}
+NH_3+ATP
\xrightarrow{\text{谷氨酰胺合成酶}}
\begin{array}{l}
(CH_2)_2\text{—CONH}_2 \\
| \\
CH\text{—COOH} \\
| \\
NH_2
\end{array}
+ADP+Pi
$$

谷氨酸　　　　　　　　　　　　　　　　　　　　谷氨酰胺

上述反应不可逆,需消耗能量,谷氨酰胺合成酶存在于神经、肾、肝和小肠等组织。产生的谷氨酰胺随血液运输到肾,是肾排出氨的主要来源。

3. 氨的再利用　氨在体内可通过联合脱氨基作用的逆过程合成非必需氨基酸,也可作为合成嘌呤核苷酸、嘧啶核苷酸的原料。

（三）高血氨症和肝性脑病

在正常情况下,血氨的来源和去路保持动态平衡,血氨浓度处于较低水平,氨在肝中合成尿素是维持这种平衡的关键,当肝功能衰竭时,尿素合成障碍,血氨浓度升高,称为高血氨症。一般认为血氨过高可与脑细胞中的 α-酮戊二酸结合生成谷氨酸,后者再与氨生成谷氨酰胺而入血,因此脑细胞中 α-酮戊二酸减少,导致三羧酸循环减弱,合成 ATP 量减少,脑细胞因能量不足,功能障碍而致肝性脑病。

（四）α-酮酸的代谢

多种氨基酸脱氨基后生成相应的 α-酮酸,不同的 α-酮酸主要有以下三条代谢途径:

1. 合成非必需氨基酸　α-酮酸在体内通过联合脱氨基作用的逆过程合成相应的 α-氨基酸。人体内只有异亮、蛋、缬、亮、色、苯丙、苏和赖氨酸等 8 种氨基酸的 α-酮酸不能合成,因此这些氨基酸体内无法合成,必须通过食物供给,故将这些氨基酸称为营养必需氨基酸。

2. 转变为糖或脂肪　大多数氨基酸脱去氨基后生成的 α-酮酸可通过糖异生途径转变为糖,这些氨基酸称为生糖氨基酸。有的氨基酸则可转变为酮体和脂肪,这类氨基酸称为生糖兼生酮氨基酸。

表 2-2-7　氨基酸生糖及生酮性质分类

类　别	氨　基　酸
生酮氨基酸	亮氨酸、赖氨酸
生糖兼生酮氨基酸	异亮氨酸、苯丙氨酸、酪氨酸、色氨酸
生糖氨基酸	甘氨酸、丝氨酸、缬氨酸、组氨酸、精氨酸、半胱氨酸、脯氨酸、丙氨酸、苏氨酸、谷氨酸、谷氨酰胺、天冬氨酸、天冬酰胺、蛋氨酸

3. 氧化供能　α-酮酸可在体内通过三羧酸循环彻底氧化生成 CO_2 和 H_2O,同时释放出能量供生理活动的需要。

三、氨基酸转变为生理活性物质

氨基酸除一般代谢途径外,有些氨基酸还有其特殊的代谢过程,能生成一些具有特殊生理作用的含氮化合物。

(一)氨基酸脱羧基生成胺类

在体内某些氨基酸可进行脱羧基作用生成胺类化合物,催化这些反应的酶是氨基酸脱羧酶,辅酶是磷酸吡哆醛。脱羧生成的胺类通常有重要的生理功能。

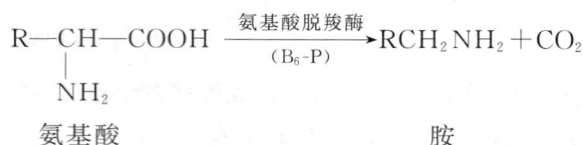

$$R{-}CH{-}COOH \xrightarrow[\text{(B}_6\text{-P)}]{\text{氨基酸脱羧酶}} RCH_2NH_2 + CO_2$$

$$\underset{\text{NH}_2}{|}$$

氨基酸　　　　　　　　　　　胺

1. **组胺**(histamine)　组氨酸经组氨酸脱羧酶催化,生成组胺。组胺是一种强烈的血管舒张剂,并能增加毛细血管的通透性。创伤性休克及过敏反应等,均与组胺生成过多有关。

2. **5-羟色胺**(5-hydroxy tryptamine,5-HT)　由色氨酸先羟化为 5-羟色氨酸,然后脱羧而成。5-羟色胺在大脑皮层和神经轴突中含量很高,可作为抑制性神经递质,与睡眠、疼痛和体温调节有关。在外周组织,5-羟色胺有收缩血管的作用。

3. **γ-氨基丁酸**(γ-aminobutyric acid,GABA)　谷氨酸脱羧生成 γ-氨基丁酸,催化此反应的酶是谷氨酸脱羧酶。GABA 是抑制性神经递质,对中枢神经有抑制作用。临床上用维生素 B_6 治疗妊娠呕吐和小儿抽搐,这与磷酸吡哆醛参与构成谷氨酸脱羧酶的辅酶,促进谷氨酸脱羧生成 GABA,从而抑制神经组织兴奋性有关。

$$\begin{array}{c} COOH \\ | \\ (CH_2)_2 \\ | \\ CHNH_2 \\ | \\ COOH \end{array} \xrightarrow[\text{(B}_6\text{-P)}]{\text{L-谷氨酸脱羧酶}} \begin{array}{c} COOH \\ | \\ (CH_2)_2 \\ | \\ CH_2NH_2 \end{array} + CO_2$$

L-谷氨酸　　　　　　　　　　　γ-氨基丁酸

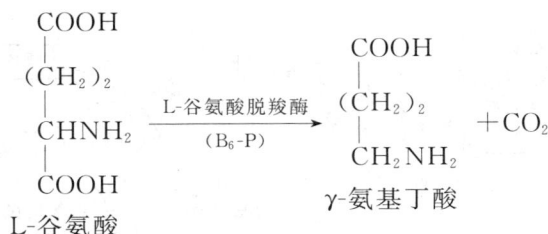

（二）一碳单位代谢

1. 一碳单位的概念　一碳单位又称一碳基团,是某些氨基酸在分解代谢过程中产生的含有一个碳原子的化学基团,如甲基($-CH_3$)、甲烯基($-CH_2-$)、甲炔基($=CH-$)、甲酰基($-CHO$)、亚氨甲基($-CH=NH$)等。一碳单位不能游离存在,必须由其载体携带。

2. 一碳单位的载体(辅酶)　一碳单位的载体主要是四氢叶酸(tetrahydrofolic acid, FH_4),在叶酸分子的第 5、6、7、8 位元素上各加上一个氢原子即为四氢叶酸,其结构式如下:

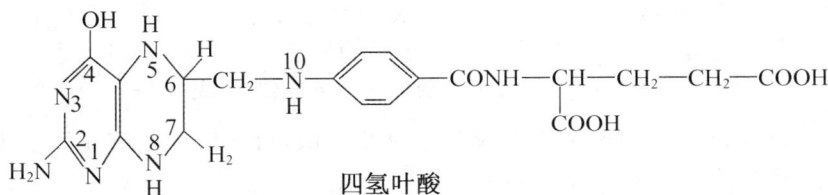

四氢叶酸

FH_4 分子上第 5 位和第 10 位氮(N^5 和 N^{10})是携带一碳单位的位置。如 N^5-甲基四氢叶酸($N^5-CH_3-FH_4$),N^5,N^{10}-甲烯四氢叶酸($N^5,N^{10}-CH_2-FH_4$)等。

3. 一碳单位的生成和互变　一碳单位主要由丝氨酸、甘氨酸、组氨酸、色氨酸在分解代谢中产生,在生成的同时即转接到 FH_4 上。各种一碳单位与 FH_4 的复合物在适当条件下可以通过氧化还原反应而彼此转变。但由 $N^5,N^{10}-CH_2-FH_4$ 生成 $N^5-CH_3-FH_4$ 的反应是不可逆的。

4. 一碳单位的作用

(1) 为嘌呤核苷酸和嘧啶核苷酸合成提供碳原子,如 $N^{10}-CHO-FH_4$、$N^5,N^{10}=CH-FH_4$ 分别提供嘌呤核苷酸合成中 C_2、C_8 的碳源;$N^5,N^{10}-CH_2-FH_4$ 提供脱氧胸苷酸(dTMP)合成时甲基的来源等。一碳单位代谢把氨基酸代谢与核酸代谢联系了起来。

(2) $N^5-CH_3-FH_4$ 的唯一去路就是把 $-CH_3$ 转交给同型半胱氨酸生成蛋氨酸,并进而生成 S-腺苷蛋氨酸,后者是体内甲基供体。

一碳单位的载体 FH_4 缺乏时,一碳单位代谢受抑制,使嘌呤核苷酸和嘧啶核苷酸合成障碍,进而妨碍 RNA、DNA 及蛋白质的生物合成,导致细胞增殖、分化、成熟受阻。这是叶酸缺乏引起巨幼红细胞性贫血的机理。肿瘤细胞增殖、生长迅速,需大量 FH_4 为其转运一碳单位,若用叶酸类似物(如氨甲蝶呤)竞争性抑制 FH_4 生成,则可阻抑肿瘤组织恶性生长。

一碳单位的来源、相互转变及功能简要归纳于图 2-2-32。

（三）含硫氨基酸代谢

含硫氨基酸主要包括蛋氨酸和半胱氨酸,分述如下:

1. 蛋氨酸代谢　蛋氨酸在蛋氨酸腺苷转移酶催化下接受 ATP 提供的腺苷生成 S-腺苷

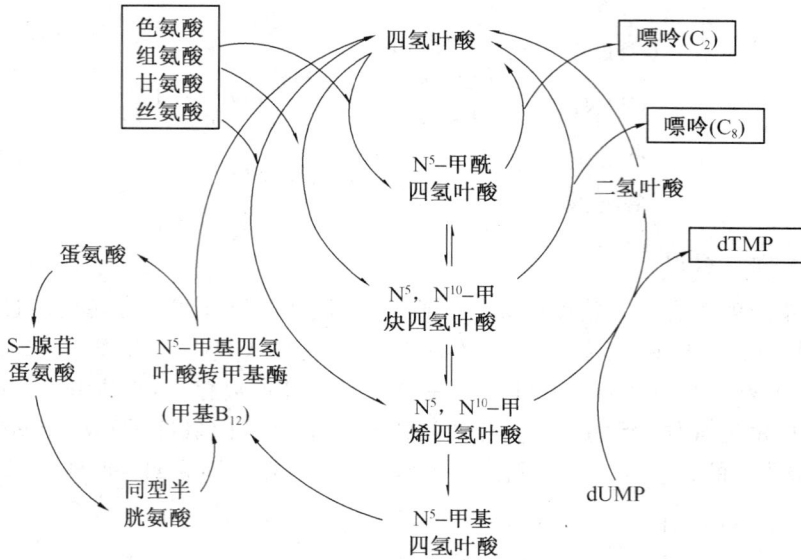

图 2-2-32　一碳单位的来源、相互转变及功能

蛋氨酸(S-adenosyl methionine，SAM)，又称活性蛋氨酸，可在转甲基酶作用下为体内多种合成反应提供甲基。SAM 提供甲基后生成 S-腺苷同型半胱氨酸(S-adenosyl homocysteine，SAH)，再在其裂解酶作用下脱去腺苷生成同型半胱氨酸。同型半胱氨酸在蛋氨酸合成酶(辅酶为维生素 B_{12})催化下，接受 $N^5—CH_3—FH_4$ 的甲基再合成蛋氨酸，形成蛋氨酸循环(图 2-2-33)。体内有 50 多种物质合成时需要 SAM 提供甲基，如 DNA、RNA 及蛋白质的甲基化，肌酸、胆碱、肾上腺素等的合成。

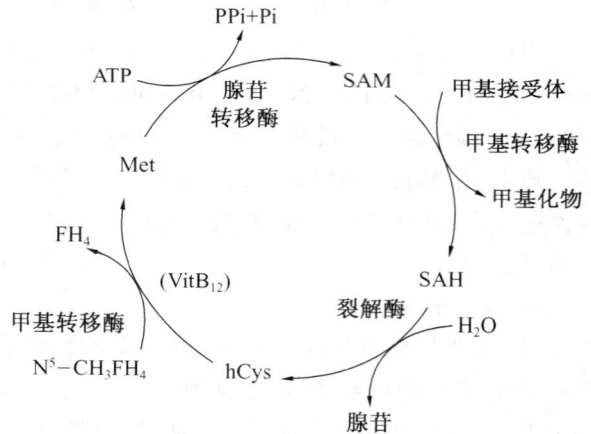

图 2-2-33　蛋氨酸循环

2. 半胱氨酸代谢　半胱氨酸含有—SH，在蛋白质分子中彼此可以—S—S—相连，参与稳定蛋白质分子的空间构象。—SH 是某些酶的必需基团，对维持酶活性有重要作用。

(1) 半胱氨酸在体内可转变为活性硫酸根，即 $3'$-磷酸腺苷-$5'$-磷酸硫酸($3'$-phosphoadenosine-$5'$-phosphosulfate，PAPS)。PAPS 性质活泼，可使某些物质硫酸化，在生物转化中起重要作用。PAPS 可参与硫酸软骨素、硫酸皮肤素、硫酸角质素等分子中硫酸氨基糖的生成。

(2) 半胱氨酸还可与谷氨酸、甘氨酸以肽键相连结合成谷胱甘肽。谷胱甘肽有还原型(G-SH)和氧化型(G-S-S-G)两种，两者可以互变，但在生理情况下细胞中 G-SH：G-S-S-G 为 100：1。G-SH 的主要生理功能是与过氧化物及氧自由基起反应，从而保护膜上含巯基的蛋白质及含巯基的酶等物质不被氧化，以免失去正常功能。G-SH 在肝中还可参与某些非营养物质如药物、毒物等的生物转化作用。

（四）苯丙氨酸及酪氨酸代谢

1. 苯丙氨酸代谢　　在正常情况下,苯丙氨酸经羟化作用生成酪氨酸,反应由苯丙氨酸羟化酶催化,反应不可逆。生理情况下体内绝大部分的苯丙氨酸循此途径生成酪氨酸,仅微量脱氨生成苯丙酮酸。在先天性苯丙酮酸尿症患者体内因缺乏苯丙酮酸羟化酶,故生成大量的苯丙酮酸,后者对中枢神经有强毒性,血中大量堆积时造成儿童神经系统发育障碍。

2. 酪氨酸代谢　　酪氨酸经酪氨酸羟化酶的作用生成多巴,多巴可再经脱羧生成多巴胺,后者再经羟化、甲基化生成去甲肾上腺素和肾上腺素;酪氨酸也可在酪氨酸酶的作用下脱氢生成多巴醌,再氧化成多巴色素(红痣素),再继续氧化、脱羧生成黑色素。多巴胺、去甲肾上腺素、肾上腺素统称为儿茶酚胺,均为神经递质。黑色素为皮肤、毛发等的色素,若先天性缺乏酪氨酸酶,黑色素生成受阻,则引起白化病。此外,酪氨酸可碘化生成甲状腺素,还可经脱羧生成酪胺。

现将苯丙氨酸及酪氨酸的代谢过程总结于图 2-2-34。

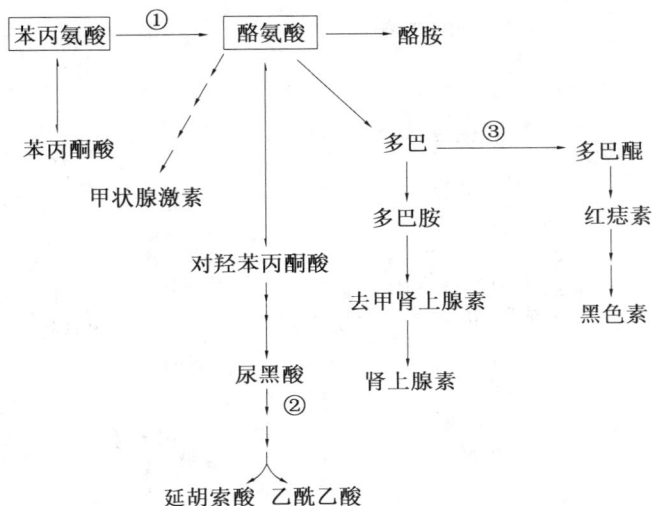

图 2-2-34　苯丙氨酸及酪氨酸代谢

① 苯丙氨酸羟化酶(缺乏时引起苯丙酮酸尿症);② 尿黑酸氧化酶(缺乏时引起尿黑酸尿症);③ 酪氨酸酶(缺乏时引起白化病)

第五节　核苷酸代谢

核苷酸由一分子嘌呤或嘧啶、一分子核糖或脱氧核糖和一分子磷酸组成。核苷酸不仅是体内核酸合成的原料,而且在物质代谢中起着供能、构成辅酶以及参加代谢调控等重要作用。

核苷酸代谢包括合成代谢和分解代谢,核糖核苷酸的合成可分为从头合成和补救合成两种方式,利用氨基酸、一碳单位和磷酸核糖等简单物质为原料,经一系列酶促反应合成嘌呤或嘧啶核苷酸的途径,称为从头合成途径;利用体内现有的嘌呤或嘧啶或其核苷为原料经过简单的反应过程合成核苷酸的途径,称为补救合成途径。

一、嘌呤核苷酸的合成与分解

（一）嘌呤核苷酸的合成

1. 从头合成途径　　反应在肝、小肠黏膜、胸腺等组织细胞的胞液中进行,以天冬氨酸、谷氨酰胺、甘氨酸、CO_2 和 5-磷酸核糖(R-5-P)等为原料。合成过程可分以下几个阶段:

（1）合成**磷酸核糖焦磷酸**(5-phosphoribosyl-pyrophosphate,PRPP):R-5-P 在 PRPP 合成酶的作用下,由 ATP 供能合成 PRPP。

$$R\text{-}5\text{-}P + ATP \xrightarrow{\text{PRPP 合成酶}} PRPP + AMP$$

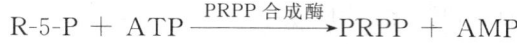

（2）合成**次黄嘌呤核苷酸**（inosne-5-monophosphate，IMP）：PRPP 经过 10 步酶促反应，由谷氨酸、甘氨酸、一碳单位、CO_2 及天冬氨酸等先后参加反应提供碳或氮原子，最终合成 IMP，详细过程见图 2-2-35 所示。

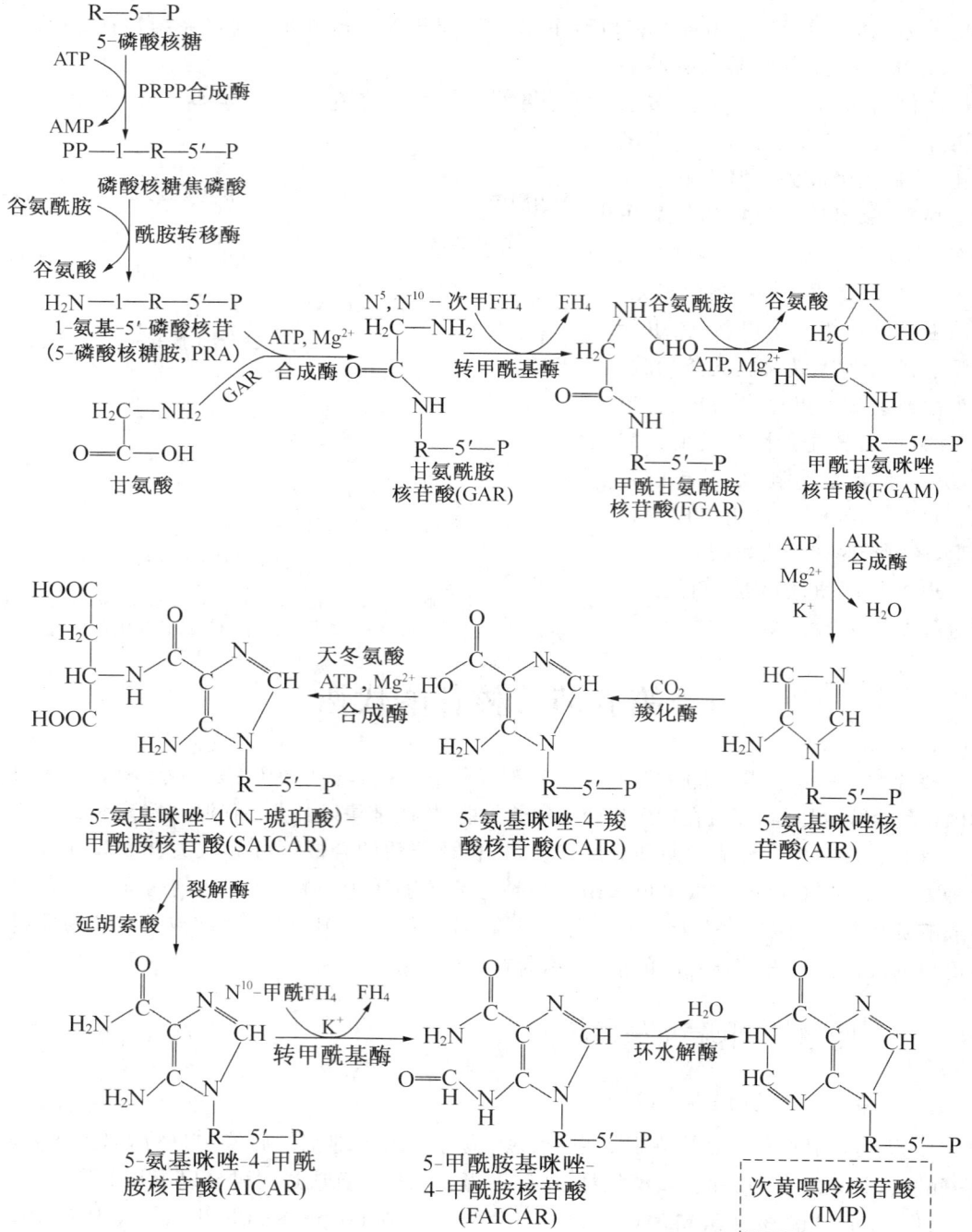

图 2-2-35　次黄嘌呤核苷酸合成途径

　　根据从头合成途径可见,嘌呤环 N_1 来自天冬氨酸,N_3、N_9 由谷氨酰胺提供,C_4、C_5、N_7来自甘氨酸,C_2、C_8 由一碳单位提供,C_6 则来源于 CO_2。由此可见,氨基酸代谢与核苷酸的合成密切相关(图 2-2-36)。

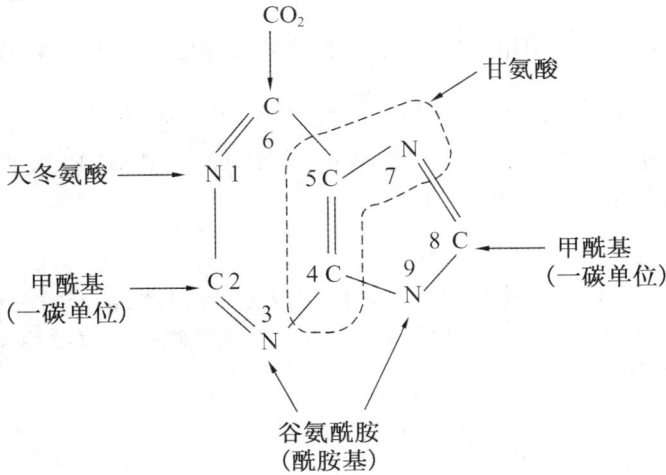

图 2-2-36　嘌呤环从头合成时各原子来源

　　(3) IMP 转变为 AMP 及 GMP:IMP 是嘌呤核苷酸合成的重要产物,它是腺嘌呤核苷酸和鸟嘌呤核苷酸的前体。合成 AMP 及 GMP 过程见图 2-2-37 所示。

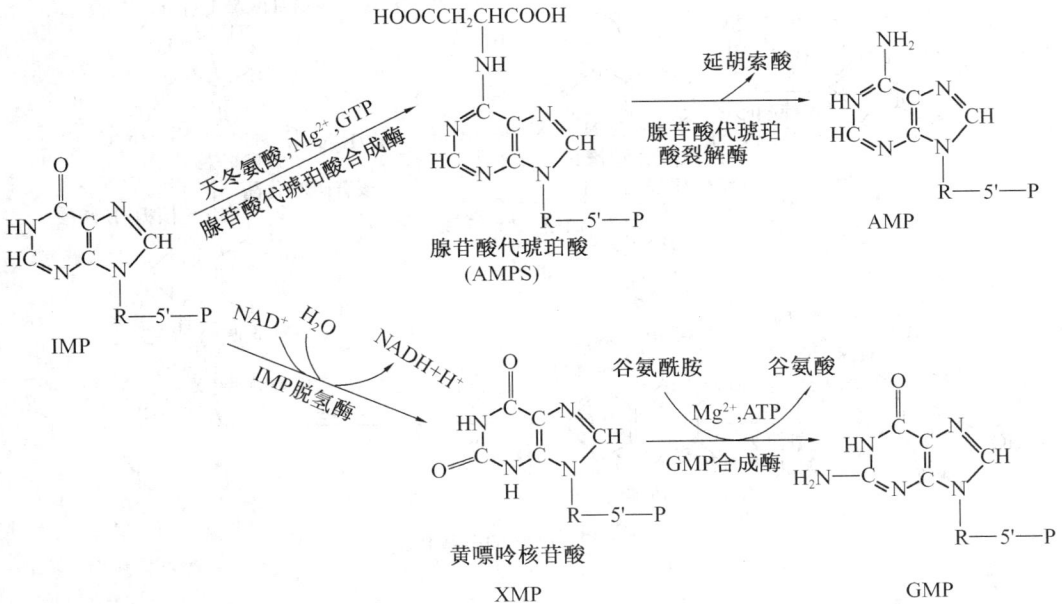

图 2-2-37　由 IMP 合成 AMP 和 GMP

　　AMP、GMP 在相应激酶催化下,先后两次由 ATP 提供~P 而生成 ADP、ATP 和 GDP、GTP。

　　2. 补救合成途径　体内某些组织器官如脑、红细胞、骨髓等缺乏从头合成途径的酶,这些组织可利用嘌呤碱或嘌呤核苷、PRPP 经过简单反应合成 AMP、IMP 和 GMP。

$$\text{腺嘌呤 + PRPP} \xrightarrow{\text{腺嘌呤磷酸核糖转移酶}} \text{AMP + PPi}$$

$$\text{次黄嘌呤 + PRPP} \xrightarrow{\text{次黄嘌呤-鸟嘌呤磷酸核糖转移酶}} \text{IMP + PPi}$$

$$\text{鸟嘌呤 + PRPP} \xrightarrow{\text{次黄嘌呤-鸟嘌呤磷酸核糖转移酶}} \text{GMP + PPi}$$

人体内腺嘌呤核苷的再利用,主要是通过腺苷激酶催化,使腺嘌呤核苷生成 AMP。

$$\text{腺嘌呤核苷 + ATP} \xrightarrow{\text{腺苷激酶}} \text{AMP + ADP}$$

3. 脱氧嘌呤核苷酸的生成　在二磷酸核苷(NDP,即 ADP、GDP)水平上加氢、脱水生成二磷酸脱氧核苷(dNDP,即 dADP、dGDP)。

（二）嘌呤核苷酸的分解

体内嘌呤核苷酸在核苷酸酶催化下脱磷酸生成腺苷或鸟苷。前者经脱氨、脱核糖生成次黄嘌呤,再氧化成黄嘌呤。后者经脱核糖、脱氨也生成黄嘌呤。黄嘌呤在黄嘌呤氧化酶的作用下生成尿酸(图 2-2-38)。

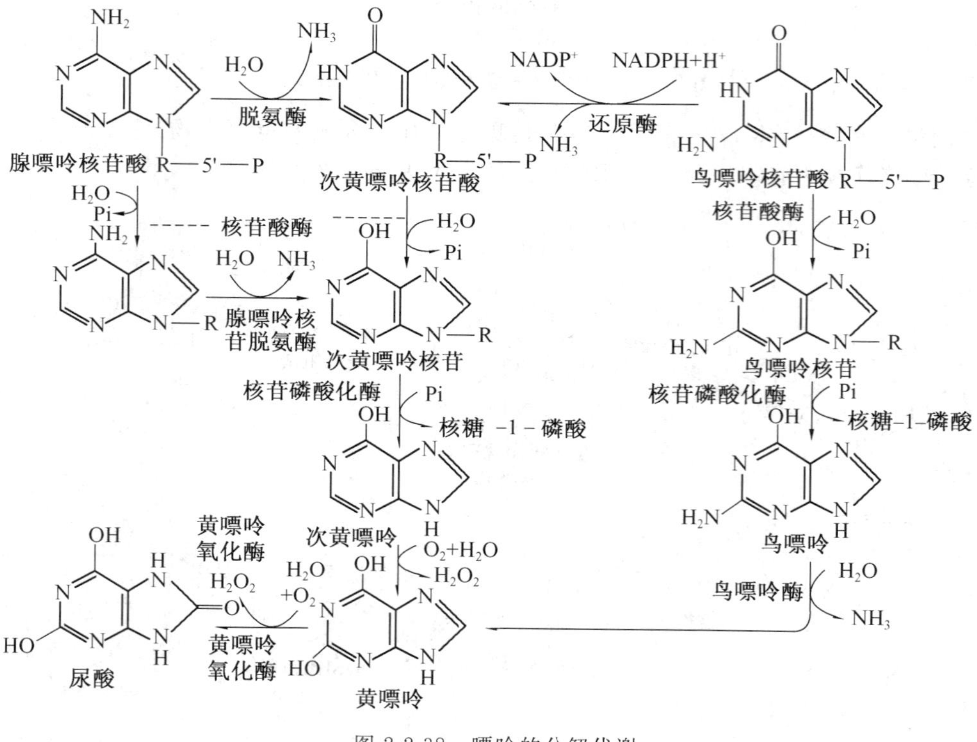

图 2-2-38　嘌呤的分解代谢

二、嘧啶核苷酸的合成与分解

（一）嘧啶核苷酸的合成

1. 从头合成途径　嘧啶核苷酸合成与嘌呤核苷酸合成有所不同,嘧啶环不是在 PRPP 基础上合成,而是在嘧啶环合成之后再与磷酸核糖结合。反应以天冬氨酸、谷氨酰胺、CO_2

和 R-5-P 等为原料,主要在肝脏中进行,但其他各组织也可合成。

（1）合成 UMP：由谷氨酰胺、CO_2 和 H_2O 合成氨基甲酰磷酸,然后氨基甲酰磷酸与天冬氨酸结合生成氨甲酰天冬氨酸,后者经脱水、脱氢、加 R-5-P、脱羧而合成 UMP。

（2）合成 CTP：UMP 先后 2 次由 ATP 提供～P 而生成 UTP,后者再接受谷氨酰胺提供的氨基而合成 CTP。

从头合成全过程见图 2-2-39。

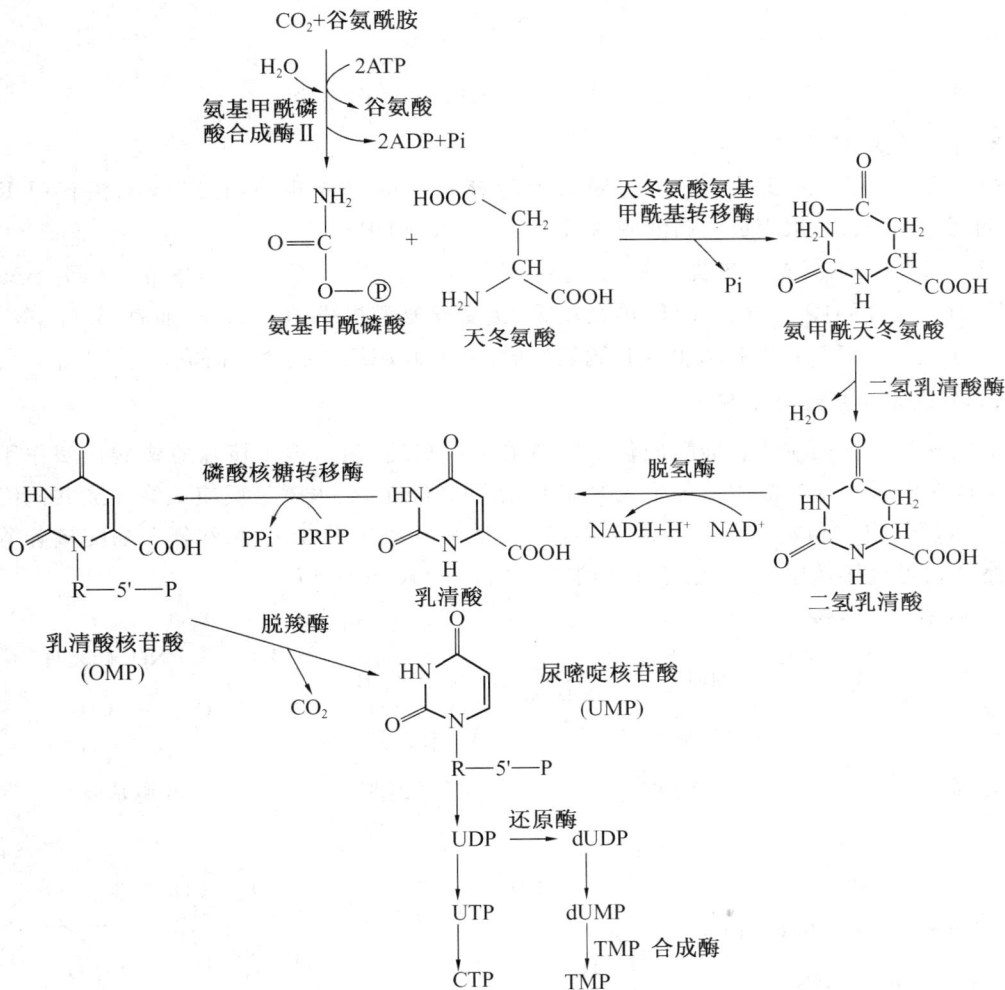

图 2-2-39　嘧啶核苷酸的从头合成

根据嘧啶核苷酸从头合成途径,可见嘧啶环的合成原料来自氨基酸,即谷氨酰胺和 CO_2 提供 N_3 和 C_2,天冬氨酸提供 N_1、C_4、C_5 和 C_6（图 2-2-40）。

2. 补救合成途径　催化嘧啶核苷酸补救合成的酶类有磷酸核糖转移酶和嘧啶核苷激酶,其中以前者为主。

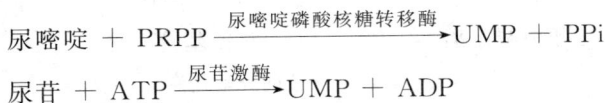

$$尿嘧啶 + PRPP \xrightarrow{尿嘧啶磷酸核糖转移酶} UMP + PPi$$

$$尿苷 + ATP \xrightarrow{尿苷激酶} UMP + ADP$$

$$脱氧胸苷 + ATP \xrightarrow{胸苷激酶} dTMP + ADP$$

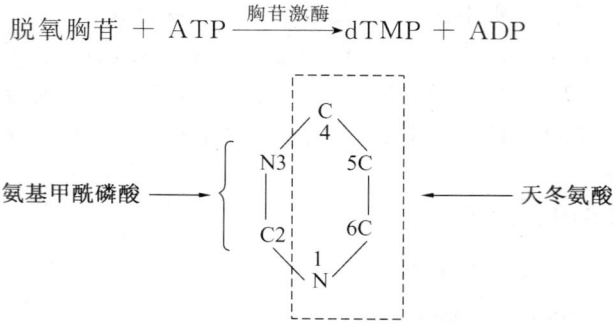

图 2-2-40　嘧啶环从头合成时各原子的来源

3. 脱氧嘧啶核苷酸的生成

(1) dUDP 和 dCDP 的生成：与脱氧嘌呤核苷酸的生成相同，在二磷酸核苷（UDP、CDP）水平上加氢、脱水生成二磷酸脱氧核苷（dUDP、dCDP）。

(2) dTMP 的生成：在脱氧胸苷酶的催化下 $N^5, N^{10}—CH_2—FH_4$ 把 $—CH_2—$ 交给 dUMP 而生成 dTMP，产生的 FH_2 再经还原，接受丝氨酸提供的 $—CH_2—$ 而生成 $N^5, N^{10}—CH_2—FH_4$。dUMP 主要来自 dCMP 脱氨生成，也可由 dUDP 脱磷酸而成。

（二）嘧啶核苷酸的分解

嘧啶核苷酸在相应核苷酸酶催化下脱磷酸生成嘧啶核苷，再受核苷酸磷酸化酶作用脱去核糖成嘧啶碱。胞嘧啶脱氨可生成尿嘧啶，故两者经还原、水解等反应最终生成共同终产物：β-丙氨酸、CO_2 和氨。而胸腺嘧啶的终产物是 β-氨基异丁酸、CO_2 和氨。嘧啶核苷酸分解的终产物可直接随尿排出，也可在体内进一步分解（图 2-2-41）。

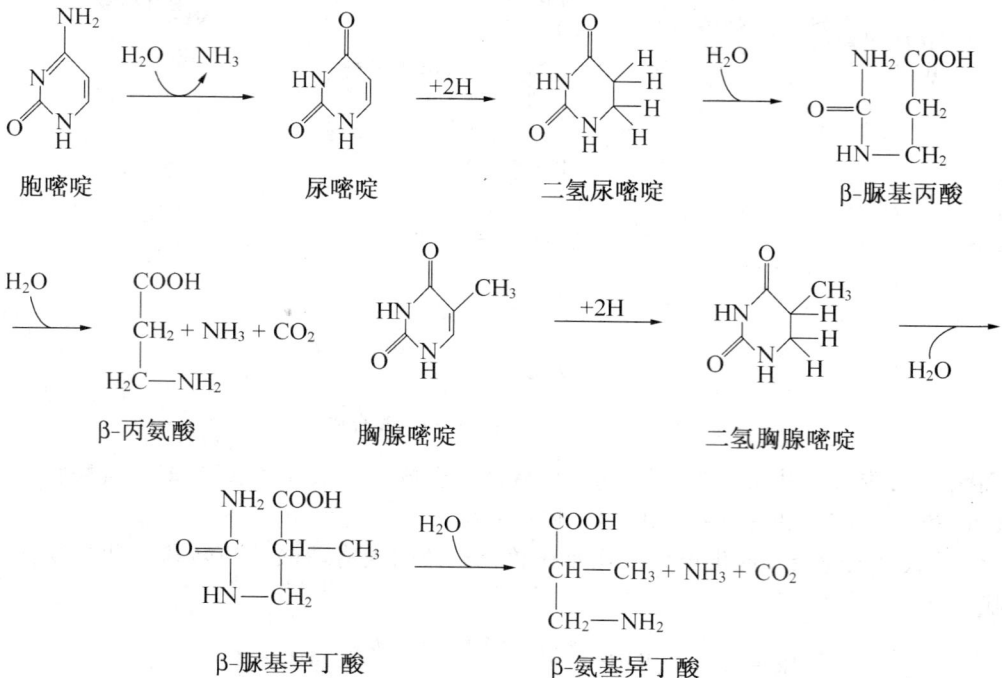

图 2-2-41　嘧啶的分解代谢

三、核苷酸代谢异常与临床

（一）核苷酸合成的抑制剂

抑制剂又称抗代谢物，是某些嘌呤碱、嘧啶碱、叶酸、氨基酸和核苷的类似物，它们主要以竞争性抑制的方式干扰或阻断核苷酸的合成，进而抑制核苷和蛋白质的合成。临床上常作为抗肿瘤药物应用。

抗代谢物主要有以下几类：

1. 碱基类似物：5-氟尿嘧啶、6-巯基嘌呤等，主要抑制嘧啶和嘌呤核苷酸的补救合成。

2. 叶酸类似物：氨甲蝶呤、氨基蝶呤等，主要抑制 FH_4 生成，进而抑制 dTMP 的生成。

3. 氨基酸类似物：如氮杂丝氨酸、干扰谷氨酰胺的利用。

4. 核苷类似物：阿糖胞苷、环胞苷等，主要抑制 dCDP 的生成。

（二）核苷酸分解代谢与临床

嘌呤核苷酸在人体内分解的终产物是尿酸，尿酸经血液运输由尿液排出。健康成人血尿酸浓度男性$<0.38mmol/L$（6.4mg/dl），女性$<0.30mmol/L$（5.2mg/dl）。若>0.42 mmol/L（7.0mg/dl），则过多的尿酸可形成尿酸盐结晶，后者可沉积于关节、软组织、软骨及肾等处，导致关节炎、尿路结石及肾疾患，引起痛风症。痛风症多见于成年男性，病因尚不清楚，可能与嘌呤核苷酸代谢酶的缺陷有关，高嘌呤饮食、体内核酸大量分解及肾排尿酸障碍等也诱发本病的发生。临床上常用别嘌呤醇治疗痛风症，别嘌呤醇与次黄嘌呤结构类似，故可抑制黄嘌呤氧化酶，从而抑制尿酸的生成。

（陈斯东　罗　艳）

第三章

医学分子生物学基础
（遗传信息的传递与表达）

1953 年 Watson 和 Crick 提出 DNA 分子双螺旋结构理论，明确了 DNA 是遗传的物质基础，是基因的化学成分。基因就是 DNA 大分子上的各个功能片段，它以碱基排列顺序的方式，储存着生物体内所有的遗传信息。1958 年 Crick 又总结了从 DNA 到蛋白质的遗传信息流动方向，提出分子遗传学的中心法则。它表明了 DNA 传递和表达遗传信息的过程。基因表达是指基因的遗传信息通过转录和翻译的过程成为具有生物功能的多肽和蛋白质。1964 年 H. Temin 在研究 RNA 病毒复制规律时，提出了"逆转录"学说，即 RNA 也可以指导 DNA 的合成。后于 1970 年，H. Temin 和 D. Baltimore 分别从致癌 RNA 病毒中发现逆转录酶，证实了在某些情况下 RNA 也可以是遗传信息的携带者，RNA 也可以进行复制。这样，中心法则得到了补充和完善，遗传信息的传递方向见图 2-3-1。

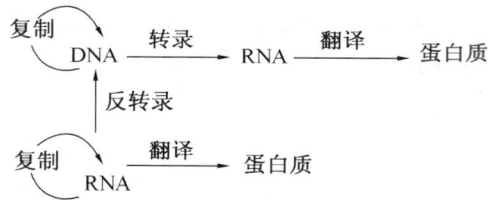

图 2-3-1　中心法则示意图

第一节　DNA 的生物合成

在生物体内以 DNA 作为模板指导 DNA 的合成，称为复制。以 RNA 为模板指导 DNA 的合成称为逆转录。环境因素可以造成 DNA 的结构损伤，损伤的 DNA 可进行修复合成以保持 DNA 结构的稳定性。

一、DNA 的复制

（一）DNA 复制的方式

细胞内 DNA 的复制是以半保留复制方式进行的，即在复制过程中各以 DNA 双螺旋中的一条链为模板合成其互补链，新合成的两条互补链分别与母链（模板）构成子代 DNA 分子。遗传信息按这种方式准确地从亲代传给子代。

（二）参与复制的重要酶类及蛋白质因子

DNA 复制过程复杂，需要多种酶和蛋白质参与。

1. DNA 聚合酶　又称 **DNA 指导的 DNA 聚合酶**（DNA directed DNA polymerase，DDDP）。在原核生物大肠杆菌中发现了三种 DNA 聚合酶，分别称为 DNA 聚合酶Ⅰ、Ⅱ、Ⅲ。

DNA 聚合酶Ⅰ是一条单链多肽，它是一种多功能酶：① 具有 $5'{\rightarrow}3'$ 聚合活性，主要用于充填一些 DNA 短片段间的空隙；② 具有 $3'{\rightarrow}5'$ 外切酶活性，能识别和切除不能形成碱基对的错配的核苷酸，起到校读的作用（图 2-3-2），对 DNA 作为遗传物质所必需的稳定性和保真性是很重要的；③ 具有 $5'{\rightarrow}3'$ 外切酶活性，是 DNA 聚合酶用于切除引物，或切除突变的片段。

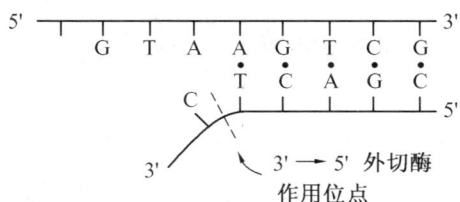

图 2-3-2　DNA 聚合酶的 $3'{\rightarrow}5'$ 外切酶活性

DNA 聚合酶Ⅱ基因发生突变，细菌依然能存活，推想它是 DNA-pol Ⅰ和 DNA-pol Ⅲ缺失情况下暂时起作用。DNA-pol Ⅱ对模板的特异性不高，即使在已发生损伤的 DNA 模板上，它也能催化核苷酸聚合。因此认为，它参与 DNA 损伤的应急状态的修复（SOS 修复）。

DNA 聚合酶Ⅲ是复制时起主要作用的酶，每分钟可催化多至 10^5 次核苷酸聚合反应。在大肠杆菌体内，大多数新的 DNA 链的合成都是由聚合酶Ⅲ所催化的。DNA 聚合酶Ⅲ也有 $3'{\rightarrow}5'$ 核酸外切酶功能，能切除错配的核苷酸。

在真核生物细胞中 DNA 聚合酶已发现有 α、β、γ、δ、ε 五种。DNA 聚合酶 α 和 δ 是 DNA 复制时起主要作用的酶。DNA 聚合酶 β 复制的保真度低，可能是参与应急修复复制的酶。DNA 聚合酶 γ 存在于线粒体内，参与线粒体 DNA 的复制。DNA 聚合酶 ε 与原核生物的 DNA-pol Ⅰ相类似，在复制中起校读、修复和填补引物缺口的作用。

2. 引物酶　引物酶是一种以 DNA 为模板的特殊的 RNA 聚合酶，复制是在一段 RNA 引物的基础上加上脱氧核苷酸。引物为什么是 RNA 而不是 DNA 呢？因为 DNA 聚合酶没有催化游离的 dNTP 聚合的能力，只能催化在现有的核苷酸链的 3'-OH 处加入新的核苷酸，而引物酶可催化游离的 NTP 聚合，生成的一小段 RNA 即可提供 3'-OH 末端供 dNTP 加入、延伸。

3. DNA 连接酶　DNA 连接酶连接 DNA 链的 3'-OH 末端和另一个 DNA 链的 5'-P 末端，使两者生成磷酸二酯键，从而把两段相邻的 DNA 链连成完整的链。连接酶的催化作用需要消耗 ATP。实验证明：连接酶连接碱基互补基础上的双链中的单链缺口，它并没有连接单独存在的 DNA 单链或 RNA 单链的作用（图 2-3-3）。

DNA 连接酶不仅在 DNA 复制过程中起作用，在 DNA 损伤的修复及基因工程中也是不可缺少的。

4. 解旋和解链酶类　细胞内 DNA 复制时必须先解开 DNA 的超螺旋与双螺旋结构，目前已知的解旋、解链酶有以下几种：

（1）**拓扑异构酶**（topoisomerase）："拓扑"一词，是指物体或图像作了弹性移位而又保持物体原有的性质。DNA 双螺旋沿轴旋绕，复制解链则沿同一轴反向旋转，复制速度快，易造

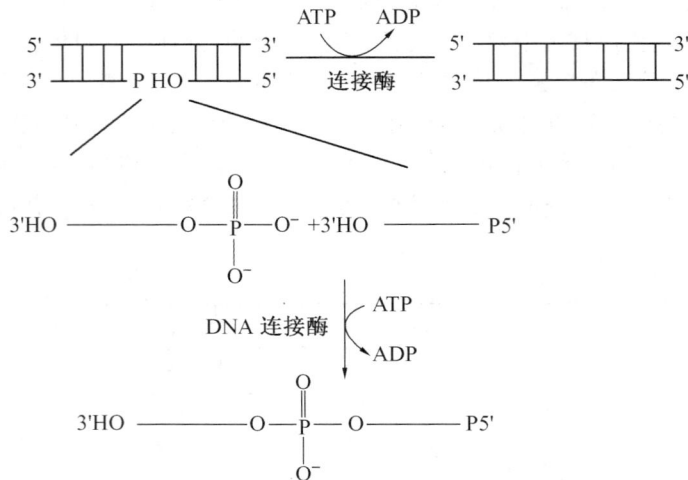

图 2-3-3　DNA 连接酶催化的反应

图上方是双链状态下连接酶的作用;图下方是把被连接的缺口放大,表示出化学反应

成 DNA 链打结、缠绕。拓扑异构酶对 DNA 分子的作用是既能水解,又能连接磷酸二酯键。拓扑异构酶分为Ⅰ型和Ⅱ型。拓扑异构酶Ⅰ切断双链中的一条链,使 DNA 解旋中不致"打结",适当的时候再把切口封闭,反应不耗能。拓扑异构酶Ⅱ在无 ATP 时,可以同时切开处于正超螺旋状态的 DNA 分子的两条链,使其变为松弛状态,然后再将切口封闭,克服解链过程中在复制叉前方造成的"超缠"现象;在利用 ATP 供能的情况下,松弛状态的 DNA 又进入负超螺旋状态,断端在同一酶催化下再连接起来。

(2) 解链酶:是促进 DNA 的互补双链分离的一类酶,DNA 解链酶从复制起始点开始,先解开一小段 DNA,每解开一个碱基对,需消耗 2 个 ATP,双螺旋解开后,作为模板指导 DNA 新链的合成,在复制过程中,解链酶可沿着模板随着复制方向的伸展而移动。

(3) 单链结合蛋白:单链结合蛋白能与解开双螺旋的 DNA 单链结合,防止单链重新形成双螺旋,保持单链状态便于复制,同时还可以防止单链模板被核酸酶水解。单链结合蛋白不像 DNA 聚合酶那样沿着复制方向移动,而是不断地与 DNA 单链结合、脱离,可反复利用。

(三) DNA 复制过程

复制是基因组全套 DNA 的合成,原核生物基因组是环状 DNA,只有一个复制起始点(origin,Ori)。真核生物基因组由多个染色体组成,全部染色体均需复制,每个染色体又有多个复制起始点。复制是在细胞分裂之前进行的。以原核生物为例,复制过程大致可分为起始、延伸及终止三个阶段。

1. 复制的起始　DNA 复制的起始先要解开 DNA 双螺旋,这主要靠解链酶和拓扑异构酶Ⅱ使 DNA 先解开一段双链,形成复制点,每个复制点的形状像一个叉子,故称复制叉。由于单链结合蛋白的结合,引物酶以解开 DNA 双链的一段 DNA 为模板,以 NTP 为底物,按 $5' \rightarrow 3'$ 方向合成一小段 RNA 引物(从十几个至数十个核苷酸不等),完成起始过程。此引物 $3'$-OH 末端就是合成新的 DNA 的起点。

2. 复制的延伸　在 RNA 引物的 $3'$-OH 端,DNA 聚合酶Ⅲ催化四种 dNTP 分别以

DNA 的两条链为模板,合成两条新的 DNA 子链。由于 DNA 分子的两条链是反向平行的,而新链的合成方向都是按 $5' \rightarrow 3'$ 方向进行的,因此,新合成的链中有一条链合成方向与复制叉前进方向是一致的,合成能顺利地连续进行,此链称为前导链;而另一条链合成方向与复制叉前进方向相反,称随后链。这条随后链是不连续合成的,这些不连续的 DNA 片段称冈崎片段,冈崎片段起始也需要合成一小段 RNA 引物,冈崎片段的合成必须等到亲代 DNA 不断解链达到足够长度,才能开始复制延伸(图 2-3-4)。

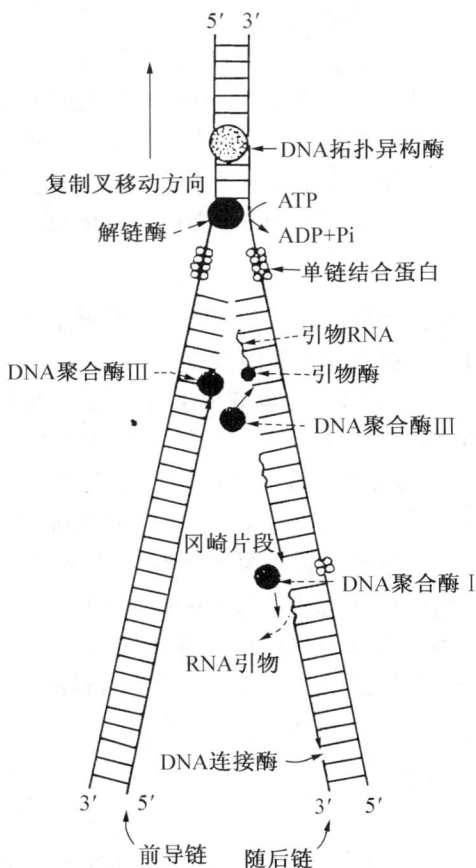

图 2-3-4　DNA 复制过程示意图

3. 复制的终止　前导链可以不断延长,随后链是分为冈崎片段来延长的,当第一个冈崎片段延长至第二个冈崎片段的引物前时,在 RNA 酶的作用下,水解除去 RNA 引物,并在 DNA 聚合酶 I 作用下填补水解引物后留下的空隙,此时第一个片段的 $3'$-OH 和第二个片段的 $5'$-P 仍是游离的,DNA 连接酶在这个复制的最后阶段起作用,把片段之间所剩的小缺口通过生成磷酸二酯键而接合起来,成为真正连续的子链,不但随后链的冈崎片段需要这样彼此连接,前导链同样也有引物被水解而遗留空隙,也需要 DNA 聚合酶 I 填补空隙和连接酶连接缺口。

由于 DNA 聚合酶具有 $3' \rightarrow 5'$ 核酸外切酶功能及时切除错配的碱基,同时利用其 $5' \rightarrow 3'$ 聚合酶活性补上正确配对的碱基,复制就可以继续下去,所以 DNA 聚合酶有校读功能,使 DNA 复制具有高度的正确性,保证了遗传信息的正确传递。

DNA 复制严格按照碱基配对规律,反映了遗传的保守性。但由于生物繁殖速度很快,DNA 分子很大,在复制过程中也会出现较低频率(约为 10^{-9})的自发突变,这种低频率的自发突变产生变异现象。变异是绝对的,遗传是相对的。没有变异也就没有进化。

二、DNA 的修复合成

DNA 会发生自发突变而引起生物体的变异。另外,一些物理、化学等环境因素也常引起 DNA 分子的突变。DNA 分子结构的任何异常改变都可看作是 DNA 损伤,生物体内有修复系统可使受损伤的 DNA 得以修复,保持机体的正常功能和遗传的稳定性。这种修复作用是生物体在长期进化过程中获得的一种保护功能。如果损伤未能修复,可以是致死性的或导致生物体某些功能丧失,也可以是 DNA 经过复制将变异传给子代 DNA,造成基因突变。基因突变在物种的变异和进化上有十分重要的意义。基因突变也是分子病和细胞癌变的重要原因。但也可以利用人工诱变 DNA 改造物种的性状,改良品种。

（一）DNA 的损伤

DNA 损伤是指个别 dNMP 残基以至片段 DNA 在构成、复制或表型功能上的异常变化,也称 DNA 突变。引起 DNA 损伤的主要因素有:

1. 物理因素　常见的是紫外线(UV)、电离辐射等。如紫外线可引起 DNA 分子中相邻的两个嘧啶碱基发生共价结合,生成嘧啶二聚体,从而使 DNA 复制和转录受到阻碍。

2. 化学因素　通常为化学诱变剂或致癌剂,已发现 6 万多种,包括:① 烷化剂,如氮芥类,可使碱基、核糖或磷酸基被烷基化;② 脱氨剂,如亚硝酸盐、亚硝胺类,通过脱氨基作用使 C→U,A→I,G→X;③ 碱基类似物,如 5-氟尿嘧啶、6-巯基嘌呤,可取代正常碱基,干扰 DNA 的复制;④ 吖啶类,如溴乙锭,可嵌入 DNA 双链中,产生移码突变;⑤ DNA 加合剂,如苯并芘,可使 DNA 中的嘌呤碱共价交联;⑥ 抗生素及其类似物,如放线菌素 D、阿霉素等,它们能嵌入 DNA 双螺旋的碱基对之间,干扰 DNA 的复制和转录。

3. 自发因素　如碱基发生自发水解脱落、脱氨基等。

4. 生物因素　如逆转录病毒等。

（二）DNA 损伤的修复

细胞内具有一系列起修复作用的酶系统,可以除去 DNA 分子上的损伤,恢复 DNA 的正常双螺旋结构。

1. 光修复　几乎在所有的生物细胞中发现了光复活酶,可见光能激活光复活酶,催化胸腺嘧啶二聚体分解为单体(图 2-3-5)。

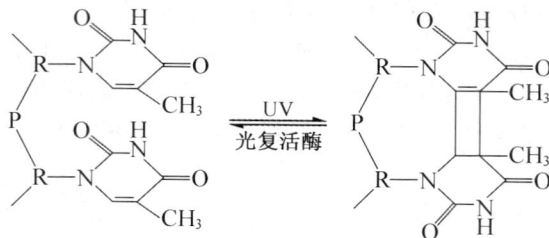

图 2-3-5　嘧啶二聚体的形成与解聚

2. 切除修复 是人体细胞内 DNA 的主要修复机制,需要特异的核酸内切酶,DNA 聚合酶Ⅰ和 DNA 连接酶等参与。核酸内切酶水解核酸链内损伤部位 5′端的磷酸二酯键,在链内造成一个缺口,该缺口由 DNA 聚合酶Ⅰ催化,一边按 5′至 3′方向切除损伤部位,另一边未损伤部位按照模板的正确配对,按 5′至 3′方向填补空隙,最后由 DNA 连接酶把 3′-OH 和 5′-P 结合起来,完成切除修复(图 2-3-6)。

3. 重组修复 若 DNA 损伤范围较大,复制时损伤部位不能作为模板指导子链的合成,造成子链上的缺口,这时可以通过重组作用,将另一股正常的母链填补到该缺口,而正常母链上又出现了缺口,但因有正常子链作为模板,可在 DNA 聚合酶Ⅰ和 DNA 连接酶的作用下,使正常链完全复原,虽然损伤链的损伤不能去除,但在不断复制过程中,损伤链所占的比例越来越小(图 2-3-7)。

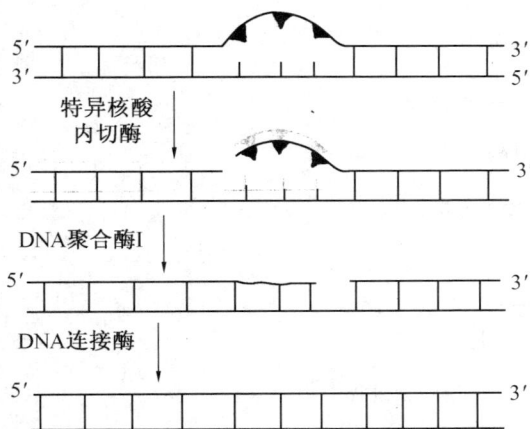

图 2-3-6 切除修复

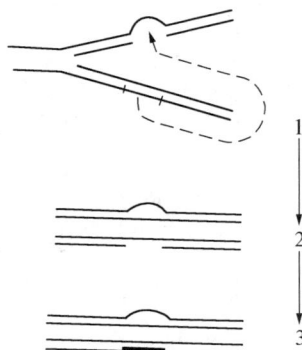

图 2-3-7 重组修复

1. 膨出部位是损伤部位,虚线箭头示片段交换;2. 重组后,损伤链为有缺陷双链,健康链带缺口;3. 粗线部分表示健康链的缺口已修复。

DNA 损伤的修复是生物体的一项重要功能。DNA 修复能力的异常可能与衰老和某些疾病(肿瘤)发生有关。老龄动物修复 DNA 功能降低,可能就是衰老的原因之一。一种遗传性疾病——着色性干皮病,患者缺乏特异的光修复酶,对紫外线照射引起的皮肤细胞 DNA 损伤不能修复,病人对日光或紫外线特别敏感,易发生皮肤癌。

三、DNA 的逆转录合成

逆转录是以 RNA 为模板合成 DNA 的过程。Temin 等人发现劳氏肉瘤病毒中含有一种能使 RNA 逆转录成 DNA 的酶,即逆转录酶,该酶是一种 **RNA 指导的 DNA 聚合酶**(RNA directed DNA polymerase,RDDP)。

(一) 逆转录过程

RNA 病毒的遗传信息储存在单链 RNA 上,当 RNA 病毒进入细胞后,在胞液中脱去外壳,接着逆转录酶以病毒 RNA 为模板催化 DNA 链的合成,合成的 DNA 链为互补 DNA 链(cDNA 链),cDNA 链的碱基与 RNA 模板链的碱基之间以氢键相连,形成 RNA－DNA 杂交分子,随后,在逆转录酶的作用下,杂交分子中的 RNA 被水解后,再以 cDNA 链为模板指导合成另一与其互补的 DNA 链,形成双链 DNA 分子,即互补 DNA(cDNA)。新生成的 DNA 分子带有 RNA 基因组的信息,并可整合到宿主细胞染色体的 DNA 中去。

逆转录酶具有三种酶活性,催化反应是:① RNA 指导的 DNA 合成反应;② RNA 的水解反应;③ DNA 指导的 DNA 合成反应。逆转录酶催化此反应的全过程(图 2-3-8),合成反应也按照 $5'→3'$ 延长规律,且以自身的 tRNA 作为复制引物。逆转录酶无 $3'→5'$ 外切酶活性,因此它没有校读功能,逆转录作用的错误率较高($2×10^4$),这可能也是致病病毒较快出现新毒株的一个原因。

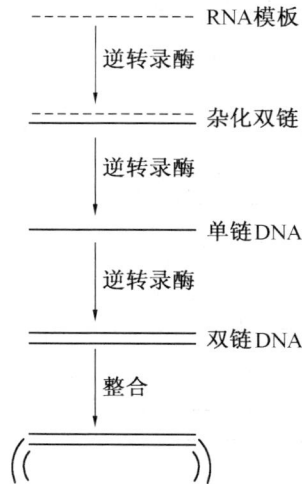

图 2-3-8　病毒 RNA 的逆转录过程

(二) 逆转录病毒和癌基因

某些病毒对动物有致癌作用,其中有的属 DNA 病毒,但大部分是 RNA 病毒。逆转录病毒是一类 RNA 病毒,含有逆转录酶。许多逆转录病毒有致癌作用,称之为 RNA 肿瘤病毒。

RNA 肿瘤病毒的基因组中含有癌基因(oncogene,onc)或称病毒癌基因(y-onc)。在不同种类的病毒中证实了 40 余种癌基因。RNA 肿瘤病毒的基因组还包含另外三个基因区:gag 区(编码病毒结构蛋白)、pol 区(编码逆转录酶)和 env 区(编码被膜糖蛋白)。RNA 肿瘤病毒颗粒基本上具有相似的结构,外壳为 env 糖蛋白被膜,核心由 RNA、gag 蛋白及逆转录酶组成。

利用重组 DNA 和核酸探针技术证明人的正常细胞基因组中含有和肿瘤病毒基因组相同的碱基序列,称细胞癌基因(c-onc)或称原癌基因(pro-onc)。c-onc 的碱基序列十分保守,同一种 c-onc 在不同生物种属中很相似。正常状态下 c-onc 可有限表达,化学致癌物则促进这些基因表达。

基因工程中可利用逆转录技术来取得目的基因,由于目的基因的转录产物 mRNA 易于制备,可将 mRNA 反向转录形成 cDNA,从而获得所需目的基因。

第二节 RNA 的生物合成

一、转录的概念

转录是在 DNA 指导的 RNA 聚合酶催化下进行的,以单链 DNA 为模板,NTP 为原料,按照碱基配对规律,合成一条与 DNA 链互补的 RNA 链,此过程即为转录。通过转录,生物体的遗传信息由 DNA 传递给 RNA。

在细胞周期的某个阶段,DNA 双链解开成为转录的模板,但不是细胞内的 DNA 全长均可转录。能转录出 mRNA 然后翻译成蛋白质的 DNA 区段称为结构基因,其余的 DNA 可能转录为 tRNA 或 rRNA,或作为基因的调节成分,或功能不清。

从化学反应机制看,转录与复制有相似之处:

(1) 都是酶促的核苷酸聚合过程;

(2) 都以 DNA 为模板;

(3) 都需依赖 DNA 的聚合酶;

(4) 聚合过程都是核苷酸之间生成磷酸二酯键;

(5) 新链合成方向都是 $5' \rightarrow 3'$;

(6) 都遵从碱基配对规律。

但也有区别:

(1) 转录所用原料是四种三磷酸核糖核苷(NTP)。

(2) 转录中合成 RNA 时,尿嘧啶(U)与腺嘌呤(A)配对。

(3) 不是 DNA 双链中的两股都可以转录,DNA 双链在转录中只有一条链起模板作用,称模板链,与其互补的相应链称编码链。DNA 双链分子包含许多基因,而各个基因的模板链不都在同一条 DNA 链上,这种现象称为不对称转录。不对称转录现象有两层含义:① 当DNA 分子上一股链可转录时,另一股链不被转录;② 模板链并非永远在同一股链上。

(4) 参与转录的酶为 RNA 聚合酶,合成起始阶段不需要引物。

二、RNA 聚合酶

RNA 聚合酶又称为 **DNA 指导的 RNA 聚合酶**(DNA directed RNA polymerase,DDRP)。原核生物的 RNA 聚合酶是一种多聚体蛋白质,如大肠杆菌的 RNA 聚合酶是由五个亚基 $(\alpha_2 \beta \beta' \sigma)$ 组成的全酶,其中 σ 亚基功能是辨认起始点,脱离了 σ 亚基的 $\alpha_2 \beta \beta'$ 称为核心酶。各亚基的功能见表 2-3-1。

表 2-3-1 大肠杆菌 RNA 聚合酶的亚基组成及功能

亚 基	在酶分子中的数目	功 能
α	2	决定哪些基因被转录
β	1	与转录全过程有关,催化磷酸二酯键形成
β'	1	结合 DNA 模板(开链)
σ	1	辨认起始点

真核生物的 RNA 聚合酶有三种，分别称为 RNA 聚合酶 Ⅰ、Ⅱ、Ⅲ，它们专一地转录不同的基因，产生不同的产物。三种酶对鹅膏蕈碱抑制作用的敏感性不同，是区别三种酶的方法之一（表 2-3-2）。

表 2-3-2　真核生物 RNA 聚合酶

种　类	分　布	转 录 产 物	对鹅膏蕈碱作用
Ⅰ	核仁	rRNA 的前体（45S rRNA）	耐受
Ⅱ	核质	mRNA 的前体（hnRNA）	极敏感
Ⅲ	核质	tRNA 前体、5S rRNA、snRNA	中度敏感

三、转录的过程

以原核生物为例，转录可分为起始、延伸、终止三个阶段。

（一）起始阶段

转录是在 DNA 模板的特殊部位开始的，此部位称为启动子，位于转录起始点上游。σ 亚基无催化作用，但有识别起始点的作用，它与核心酶结合为全酶，再与模板 DNA 启动子结合，识别转录起始点。当 RNA 聚合酶滑动到起始点后，RNA 聚合酶与模板之间形成疏松复合物，根据模板链（3'→5'）上核苷酸序列，进入互补的第一、第二个三磷酸核糖核苷，在 RNA 聚合酶催化下形成 3',5'-磷酸二酯键，同时释放出焦磷酸，通常 RNA 链是由 pppA 或 pppG 起始，所以 ATP 或 GTP 就成为 RNA 链 5'端。

（二）延长阶段

当第一个 3',5'-磷酸二酯键形成时，σ 因子脱离全酶，核心酶沿 DNA 模板链的 3'→5'方向移动，按碱基配对规律合成 RNA 链，RNA 链的延伸是按 5'→3'方向进行的，在延伸新生 RNA 链时，继续使 DNA 解链，以便暴露出模板链，由于 RNA 链与模板链之间形成的 RNA-DNA 杂交链呈疏松状态，RNA 链很容易脱离 DNA，随着向前转录的进行，RNA 链的 5'端不断脱离模板链，使模板链与编码链之间又重新形成双螺旋（图 2-3-9）。

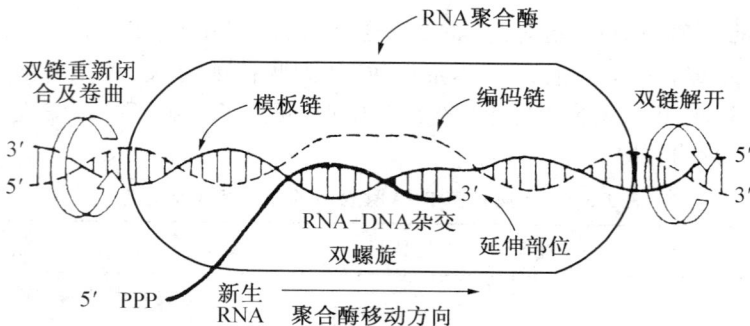

图 2-3-9　转录的延长

这样合成的 RNA 链方向和模板链是相反的，碱基序列和模板链是互补的，但和编码链却方向相同，碱基顺序也是相同的（只是 T 被 U 取代），合成的 RNA 链把编码链的碱基顺序抄录下来了。

（三）终止阶段

当核心酶沿模板 $3'\rightarrow5'$ 方向滑行到终止信号区域时，转录便终止。原核生物转录终止有两种类型：一种是不依赖 ρ 因子的终止，由于终止区域富含 CG 碱基重复序列，使新合成 RNA 链形成发夹样结构，阻止 RNA 聚合酶的滑动，RNA 链的延伸便终止；另一类是依赖 ρ 因子的转录终止，ρ 因子进入终止区域，能与 RNA 链结合，并具有 ATP 酶活性，它能利用 ATP 水解释放的能量，使 RNA 链释放，转录终止后，核心酶也从 DNA 模板上脱落下来，核心酶与 σ 因子结合，重新形成全酶，开始一条新的 RNA 链合成。转录过程如图 2-3-10 所示。

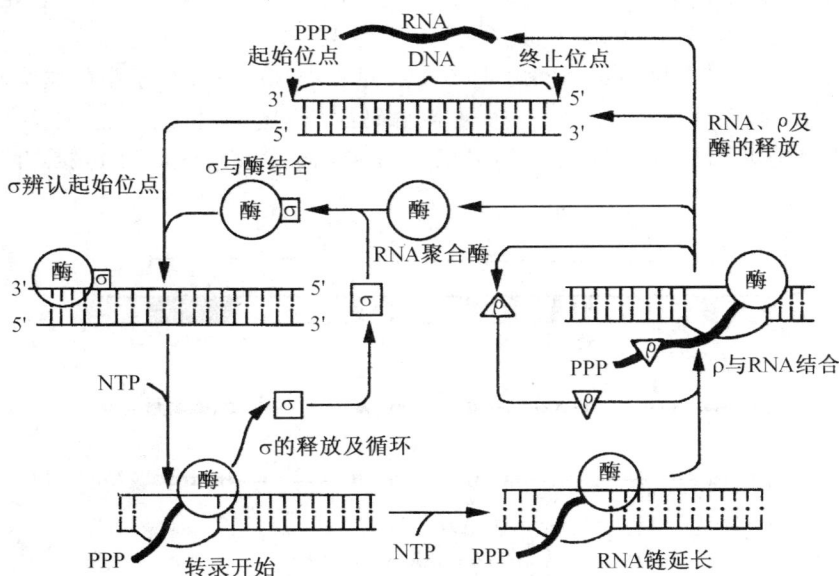

图 2-3-10　RNA 合成过程示意图

四、转录后的加工和修饰

RNA 转录之后，需要继续加工形成具有功能的活性 RNA。原核细胞由于没有细胞核，其结构基因是连续的核苷酸序列，转录后产生的 RNA 很少经过加工处理（tRNA 例外）就转运到核蛋白体上参与蛋白质的合成。真核细胞则不同，它有细胞核，基因断裂现象普遍，由编码和非编码的核苷酸序列间隔镶嵌组成，所以转录后生成的各种 RNA 都是其前体，必须经过剪接、化学修饰等加工处理，才能成为有功能的活性 mRNA、tRNA 与 rRNA。这种从初生的、无活性的 RNA 转变成有活性的 RNA 的过程，称为 RNA 的成熟（转录后的加工）。

（一）mRNA 转录后的加工

真核生物 mRNA 的前体是核内不均一 RNA（hnRNA），转录后加工包括对其 $5'$ 端和 $3'$ 端的首尾修饰及对 hnRNA 的剪接等。

1. 首尾修饰　真核生物 mRNA 的 $5'$-末端加"帽"，在核内通过鸟苷酸转移酶作用连接鸟苷酸，再进行甲基化修饰，形成 $5'm^7GpppG$ 帽子结构。mRNA 的 $3'$-末端的多聚腺苷酸

（polyA）尾巴也是转录后加上去的，先由特异的核酸外切酶切去 $3'$-末端一些核苷酸，然后在核内多聚腺苷酸聚合酶催化下，在 $3'$-末端形成约为 $30\sim200$ 个腺苷酸长度的 polyA。

2. hnRNA 的剪接　经转录最初生成的 hnRNA，在酶的作用下切除内含子，拼接外显子的过程称为 hnRNA 的剪接。哺乳动物细胞核内的 hnRNA 分子中的核苷酸序列约有 $50\%\sim75\%$ 不出现在胞浆 mRNA 中。1976 年，Sharp 和 Robert 提出了真核生物基因的"断裂"概念。

断裂基因（split gene）是指真核生物中，由若干编码区序列被非编码区序列间隔，但又连续镶嵌而构成的基因。断裂基因中没有表达活性的非编码区序列称为**内含子**（intron），在转录后加工中被切除；具有表达活性的编码序列称为**外显子**（exon），在转录加工中相关的外显子拼接起来，成为具有翻译功能的模板。

Klessing 曾提出了剪接的套索模式，即在剪接过程中，hnRNA 分子中的非编码区（内含子）先弯成套索状，称为套索 RNA，从而使各编码区（外显子）相互接近，然后，由特异的 RNA 酶切断编码区和非编码区之间的磷酸二酯键，再使编码区相互连接，生成成熟的 mRNA（图 2-3-11）。

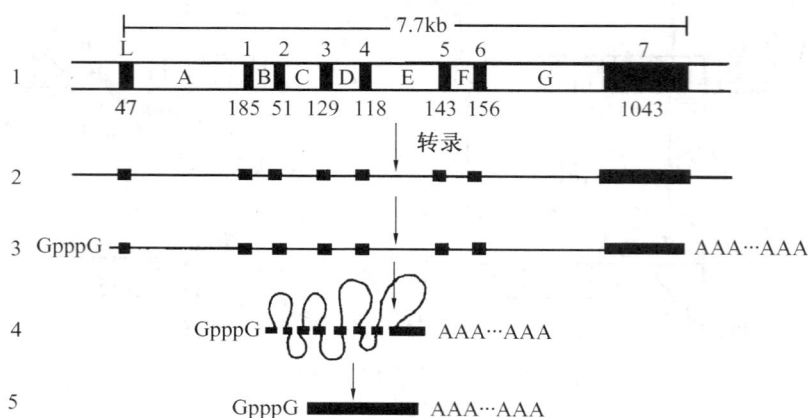

图 2-3-11　卵清蛋白基因转录与转录后加工修饰

1. 卵清蛋白基因（A、B、C、D、E、F、G 为内含子；1、2、3、4、5、6、7 为外显子）；2. 转录初级产物 hnRNA；3. hnRNA 的首尾修饰；4. 剪接过程中套索 RNA 的形成；5. 胞浆中出现的成熟的 mRNA

（二）tRNA 转录后的加工

转录后的 tRNA 需经过剪接、修饰等加工过程才能成为具有特定生物功能的成熟的 tRNA。其加工过程主要有：① 剪切：分别在 $5'$-端和 $3'$-端切去一定的核苷酸序列以及 tRNA 反密码环的部分插入序列；② 甲基化反应：$A\rightarrow A^m$，$G\rightarrow G^m$；③ 还原反应：尿嘧啶（U）还原为二氢尿嘧啶（DHU）；④ 脱氨基反应：腺嘌呤（A）→次黄嘌呤（I）；⑤ 碱基转位反应：$U\rightarrow\psi$（假尿嘧啶核苷酸）；⑥ 加上 CCA-OH 的 $3'$-末端：在核苷酸转移酶作用下，在 $3'$-末端除去个别碱基后，换上 tRNA 分子统一的 CCA-OH 末端。

（三）rRNA 转录后的加工

真核细胞中 rRNA 前体为 45S rRNA，经加工生成 28S,18S 与 5.8S rRNA，它们在原始转录中的相对位置是：28S rRNA 位于 $3'$-末端，18S rRNA 靠近 $5'$-末端，5.8S rRNA 位于两者之间。另外，由 RNA 聚合酶 Ⅲ 催化合成的 5S rRNA，经过修饰与 28S rRNA 与 5.8S rRNA 及有关蛋白质一起，装配成核蛋白体的大亚基；而 18S rRNA 与有关蛋白质一起，装配成核蛋白体的小亚基（图 2-3-12）。然后，通过核孔转移到细胞质中，作为蛋白质合成的场所，参与蛋白质的合成。

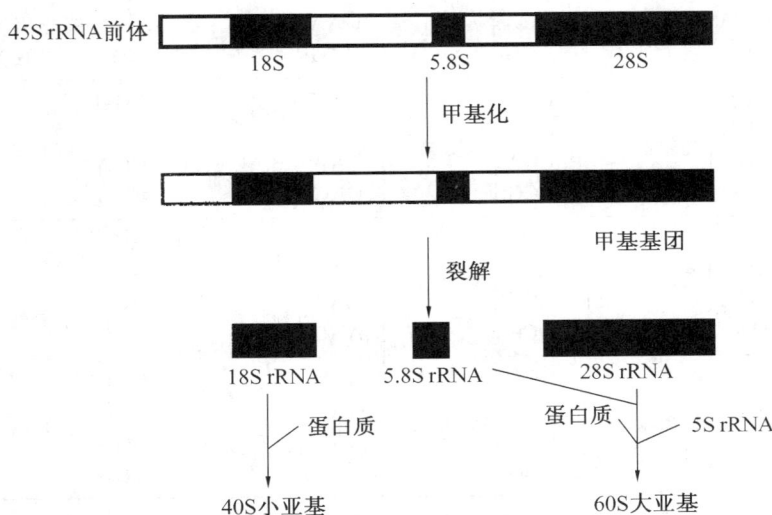

图 2-3-12　真核生物 rRNA 的前体的加工

第三节　蛋白质的生物合成

蛋白质在体内合成的过程称为蛋白质生物合成，遗传信息储存于 DNA 分子中，通过转录成 mRNA，由 mRNA 传递的遗传信息被翻译成为蛋白质的氨基酸排列顺序，因此蛋白质生物合成过程，称为翻译。

一、参与蛋白质生物合成的物质

参与蛋白质生物合成的物质除作为原料的 20 种编码氨基酸外，还有 mRNA、tRNA、核蛋白体、酶类、蛋白质因子、ATP、GTP 和一些无机离子等，这些物质总称为蛋白质生物合成体系。

（一）三类 RNA 在翻译中的作用

1. mRNA 是翻译的模板　在 mRNA 分子上从 $5' \rightarrow 3'$ 方向每三个相邻的碱基组成一个三联体，代表一种氨基酸或起始、终止信号，称遗传密码子（表 2-3-3）。组成 mRNA 的碱基有四种，可排列成 $4^3 = 64$ 个密码子，其中 UAA、UAG、UGA 为终止密码，不代表任何氨基酸，故代表氨基酸的有 61 个密码子。另外，密码 AUG 在 mRNA 翻译起始部位时为起始密码，不在起始部位则为蛋氨酸密码。

表 2-3-3　遗传密码表

5′端		第二碱基				3′端
		U	C	A	G	
第一碱基	U	UUU ⎤ 苯丙氨酸 UUC ⎦ UUA ⎤ 亮氨酸 UUG ⎦	UCU ⎤ UCC ⎥ 丝氨酸 UCA ⎥ UCG ⎦	UAU ⎤ 酪氨酸 UAC ⎦ UAA ⎤ 终止信号 UAG ⎦	UGU ⎤ 半胱氨酸 UGC ⎦ UGA　终止信号 UGG　色氨酸	U C A G	第三碱基
	C	CUU ⎤ CUC ⎥ 亮氨酸 CUA ⎥ CUG ⎦	CCU ⎤ CCC ⎥ 脯氨酸 CCA ⎥ CCG ⎦	CAU ⎤ 组氨酸 CAC ⎦ CAA ⎤ 谷氨酰胺 CAG ⎦	CGU ⎤ CGC ⎥ 精氨酸 CGA ⎥ CGG ⎦	U C A G	
	A	AUU ⎤ AUC ⎥ 异亮氨酸 AUA ⎦ AUG　蛋氨酸	ACU ⎤ ACC ⎥ 苏氨酸 ACA ⎥ ACG ⎦	AAU ⎤ 天冬酰胺 AAC ⎦ AAA ⎤ 赖氨酸 AAG ⎦	AGU ⎤ 丝氨酸 AGC ⎦ AGA ⎤ 精氨酸 AGG ⎦	U C A G	
	G	GUU ⎤ GUC ⎥ 缬氨酸 GUA ⎥ GUG ⎦	GCU ⎤ GCC ⎥ 丙氨酸 GCA ⎥ GCG ⎦	GAU ⎤ 天冬氨酸 GAC ⎦ GAA ⎤ 谷氨酸 GAG ⎦	GGU ⎤ GGC ⎥ 甘氨酸 GGA ⎥ GGG ⎦	U C A G	

　　* AUG 若在 mRNA 翻译起始部位,为起始密码;不在起始部位,则为蛋氨酸密码

　　遗传密码子有如下特点:

　　(1) 方向性:密码在 mRNA 分子中由 5′端向 3′端排列,翻译也按 5′→3′方向进行,使多肽链在翻译过程中由 N 端向 C 端延长,即 mRNA 分子 5′→3′的密码顺序决定了蛋白质的一级结构。

　　(2) 连续性:编码蛋白质氨基酸序列的各个三联体密码连续阅读,密码间既无间断也无交叉。如基因损伤引起 mRNA 阅读框架内的碱基发生插入或缺失,可能导致阅读框(被翻译的碱基顺序)移位,称移码突变,使翻译出的氨基酸序列发生异常。

　　(3) 简并性:一种氨基酸可有几种密码子叫密码的简并性。同一种氨基酸具有的几种密码子称同义密码。密码子的专一性主要由前 2 个碱基决定(3 中读 2),第 3 个碱基则呈摆动现象。密码子第 3 个碱基(3′端)与反密码子第 1 个碱基(5′端)的配对有时可不遵守碱基配对规律(U-G、I-U、I-C 或 I-A),称为密码子的摆动性。因此在第 3 个碱基发生突变时仍能正确翻译,对维持物种的稳定性有重要意义。

　　(4) 通用性:除个别例外(如在线粒体中 UGA 为色氨酸密码,在大肠杆菌中 UGA 为硒代半胱氨酸密码等),遗传密码子通用于所有生物物种,表明生物的同源进化。

　　2. tRNA 是氨基酸的搬运工具　tRNA 的 3′端的 CCA-OH 是结合氨基酸的部位,可与氨基酸的羧基脱水结合形成氨基酰 tRNA。结合何种氨基酸,由 tRNA 反密码环上的反密码子决定,即每种氨基酸都由其特定的 tRNA 运输。反密码子按碱基配对规律与 mRNA 上的密码子结合,使所带的氨基酸按 mRNA 分子中密码子的顺序对号入座,排列形成肽链。这种结合具有方向性,即反密码子的第 1、2、3 核苷酸分别和密码子的第 3、2、1 核苷酸结合。

　　3. rRNA 与蛋白质构成核蛋白体是蛋白质生物合成的场所　核蛋白体有游离在胞浆中

的和附着于内质网上的两类。前者参与细胞固有蛋白质合成,后者参与分泌性蛋白质合成,它们均由大亚基和小亚基组成(图 2-3-13)。大亚基上有转肽酶和三个结合位点,第一个是**肽酰-tRNA 的结合位点**(peptidyl site,P 位,亦称**给位**,donor 位,D 位),第二个是**氨基酰-tRNA的结合位点**(aminoacyl site,A 位,亦称**受位**,acceptor 位,A 位),第三个是卸载 RNA 的**排出位点**(exit site,E 位)。小亚基上有 mRNA 的结合部位,使 mRNA 能附着于核蛋白体上,以便遗传密码被逐个进行翻译,而且只能结合两个 mRNA 密码位置。此外,小亚基还可结合起始氨基酰-tRNA 及大亚基。

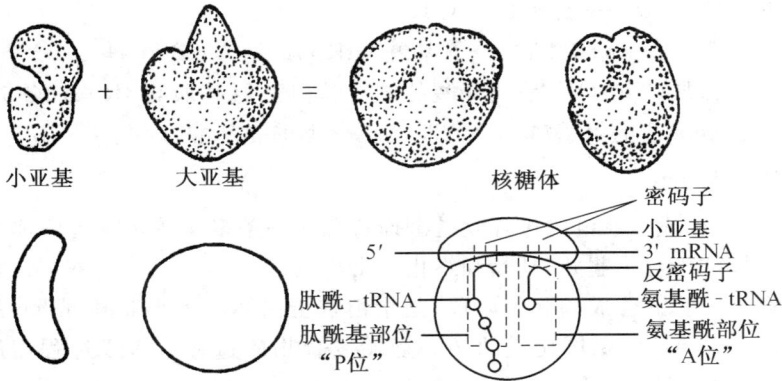

图 2-3-13　核糖体(核蛋白体)

(二) 蛋白质合成酶系

在蛋白质生物合成过程中起主要作用的酶有下列几种:

1. 氨基酰-tRNA 合成酶　此酶在 ATP 的存在下,催化氨基酸的活化过程,以便和 tRNA结合,此酶的特异性很高,每一种酶只催化一种特定的氨基酸与其相应的 tRNA 结合。胞液中存在有 20 种以上的氨基酰-tRNA 合成酶。

2. 转肽酶　此酶存在于核蛋白体大亚基上,是组成核蛋白体的蛋白质成分之一,作用是使"P 位"上肽酰-tRNA 的肽酰基转移至"A 位"上氨基酰-tRNA 的氨基上,使酰基与氨基结合形成肽键。

3. 转位酶　此酶活性存在于延长因子 EF-G(真核生物为 EF-2),在此酶作用下核蛋白体向 mRNA 的 $3'$ 端移动相当于一个密码子的距离,使下一个密码子定位于 A 位。

(三) 其他因子

在蛋白质合成的各阶段还有多种重要的因子参与反应。

1. 蛋白质因子,如起始因子(IF,真核生物的写作 eIF)、延长因子(EF)、释放因子(RF,真核生物的写作 eRF)。

2. Mg^{2+} 或 K^+ 等无机离子。

3. ATP、GTP 等供能物质。

二、蛋白质生物合成的过程

蛋白质的生物合成在细胞代谢中具有重要地位,需要 mRNA 作模板,tRNA 作载体转运氨基酸，核蛋白体是蛋白质合成的场所，并需要多种酶和辅助因子的参与，合成的多肽链需要经过加工后，才能成为有生物活性的蛋白质。原核生物与真核生物的蛋白质生物合成过程基本相似，现以原核生物为例予以介绍。

（一）氨基酸的活化和转运

在蛋白质分子中，氨基酸通过氨基与羧基互相连接，形成肽键，但氨基与羧基的反应性不强，必须经过活化才能彼此相连。氨基酸的活化及活化后与相应的 tRNA 的结合过程，均由氨基酰-tRNA 合成酶催化，反应必须由 ATP 参加，分两步进行：

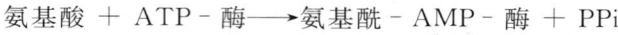

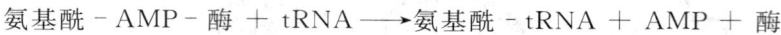

氨基酸 ＋ ATP - 酶 —→ 氨基酰 - AMP - 酶 ＋ PPi

氨基酰 - AMP - 酶 ＋ tRNA —→ 氨基酰 - tRNA ＋ AMP ＋ 酶

tRNA 的 $3'$-末端 CCA-OH 是氨基酸的结合位点。氨基酸与 tRNA 的 $3'$-末端游离的—OH以酯键相结合形成的氨基酰-tRNA 即为活化型的氨基酸。

（二）肽链合成过程

在核蛋白体上合成多肽链的过程就是翻译过程。一条多肽链在核蛋白体上的酶促合成是一个连续的过程，可分为起始、延长和终止三个阶段。

1. 起始阶段　肽链合成的起始阶段，是指由核蛋白体的大小亚基、mRNA 与甲酰蛋氨酰-tRNA（fMet-tRNAi^{fMet}）共同构成的 70S 起始复合物的过程。形成过程需起始因子（IF-1、IF-2、IF-3）以及 GTP 与 Mg^{2+} 的参与（图 2-3-14）。

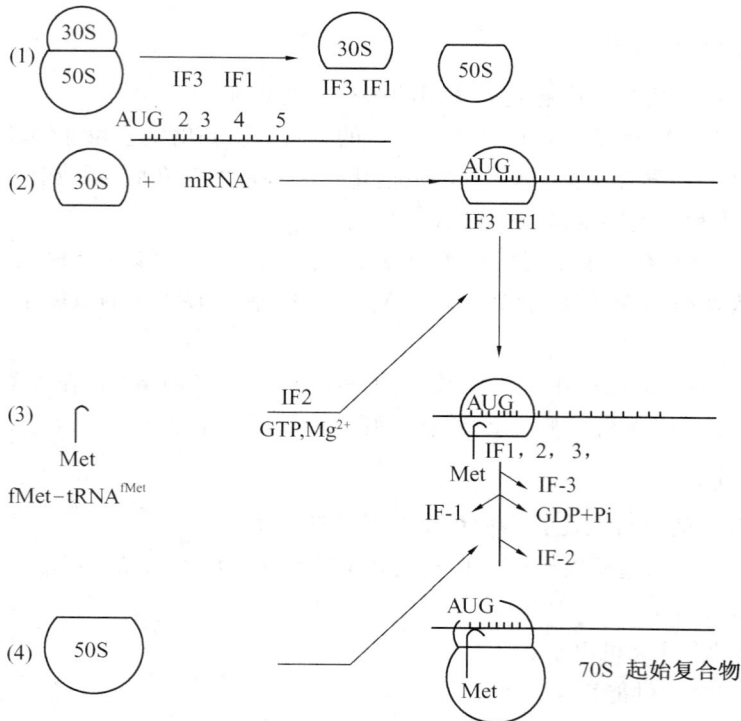

图 2-3-14　翻译的起始作用

（1）核蛋白体亚基分离：IF-3 作用于核蛋白体，使大小亚基解离，IF-1 能促进 IF-3 与小亚基的结合。

（2）mRNA 与小亚基定位结合：mRNA 在小亚基上定位结合涉及两种机制：其一，在 mRNA 起始 AUG 密码上游约 8～13 核苷酸部位，存在 4～9 个核苷酸的一致序列，富含嘌呤碱基，称为 **S-D 序列**（Shine-Dalgarno 序列），又称**核蛋白体结合位点**（ribosomal binding site,RBS），而小亚基 16S rRNA 3' 端有一富含嘧啶的短序列，通过与 S-D 序列碱基配对使 mRNA 与小亚基结合。其二，mRNA 上紧接 S-D 序列后的小核苷酸序列，可被核蛋白体小亚基蛋白 rpS-1 识别结合。

（3）起始氨基酰-tRNA 的结合：fMet-tRNAi^{fMet} 与小亚基的结合，需要 IF-2 及 GTP 的参与，先形成 fMet-tRNAi^{fMet}-IF-2-GTP，然后进入起始密码 AUG 相对应的位置。

（4）核蛋白体大亚基结合：小亚基、mRNA 和 fMet-tRNA^{fMet} 结合完成后，IF-3 就从小亚基上脱落下来，同时 GTP 水解释放出能量，使 IF-1、IF-2 也相继脱落，50S 大亚基结合到 30S 小亚基上，形成 70S 起始复合物。此时，fMet-tRNAi^{Met} 占据 P 位，而 A 位空留，对应 mRNA 上 AUG 后的下一组三联体密码，准备相应氨基酰-tRNA 的进入。

2. 延长阶段 起始复合物形成后，随即对 mRNA 链上的遗传信息进行连续翻译，使肽链逐渐延长，这一阶段需要肽链延长因子（EF）、GTP、Mg^{2+} 和 K$^+$ 参与。经过注册、成肽、转位三个步骤，肽链延长一个氨基酸，如此不断重复，直至肽链终止，称为核蛋白体循环（图 2-3-15）。

（1）注册：在起始复合物中，A 位是空着的，对应 A 位的是 mRNA 的第二个密码子，相应的氨基酰-tRNA 的反密码与此密码互补结合，进入到 A 位，此过程称为注册，亦称进位。这一个过程必须有 EF-T 的参与及 GTP 供能。

（2）成肽：在大亚基的转肽酶催化下，P 位上 fMet-tRNAi^{fMet} 中的甲酰蛋氨酰基转移到 A 位，与 A 位上新进入的氨基酰-tRNA 中氨基酰的氨基结合，形成肽键。这样在核蛋白体 A 位形成一个二肽酰-tRNA，P 位上有卸载的 tRNA。成肽过程需 Mg^{2+} 和 K$^+$ 的存在。

（3）转位：此过程由转位酶催化，在此酶作用下核蛋白体向 mRNA 的 3'-端移动相当于一个密码子的距离，使下一个密码子对应于 A 位，使带有肽链的 tRNA 移至 P 位，而卸载的 tRNA 则移入 E 位，随后下一轮新的氨基酰-tRNA 的进位诱导核蛋

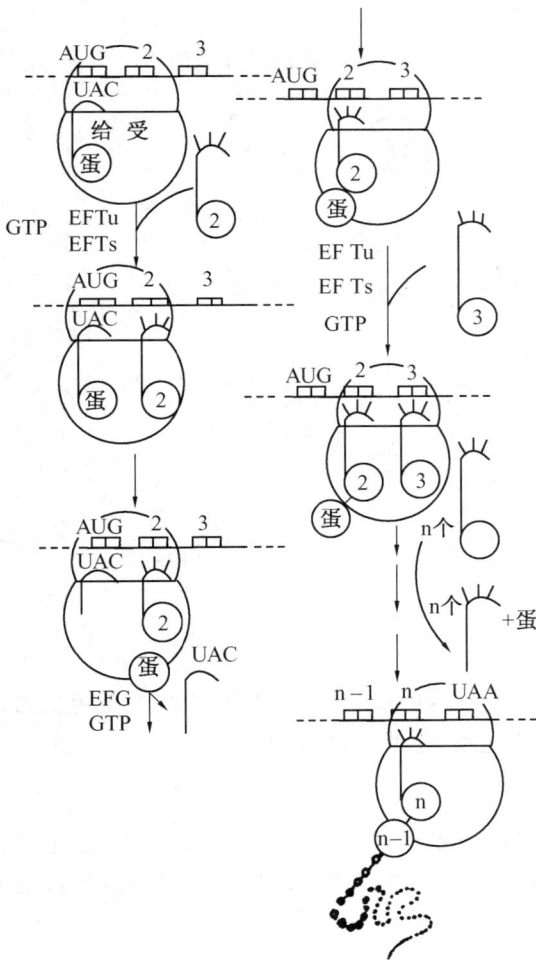

图 2-3-15 肽链的延长

白体变构促使卸载 tRNA 从 E 位排出。此过程需要延长因子 EF-G 及 GTP 供能与 Mg^{2+} 参与。

按注册→成肽→转位循环一次，就在肽链上增加一个氨基酸残基，核蛋白体阅读mRNA 密码是沿 $5'→3'$ 方向的，肽链的合成是从 N-端→C-端方向进行的。蛋白质多肽链合成的速度很快，每秒钟可翻译约 40 个密码子，即每秒钟可以使肽链延长 40 个左右氨基酸残基。

3. 终止阶段 当肽链延长至 A 位上出现终止信号（UAA,UAG,UGA）时，只有释放因子（RF）能识别结合终止密码，进入 A 位，并诱导转肽酶变构，转变为酯酶活性，使 P 位上的肽链水解释放下来，然后由 GTP 供能使 tRNA 及 RF 释出，核蛋白体与 mRNA 分离，最终核蛋白体也解聚成大、小亚基。解聚后的大小亚基又可重新聚合形成起始复合物，开始另一条肽链的合成。

细胞内合成多肽链时并不是单个核蛋白体结合于 mRNA 模板，而是多个核蛋白体相隔一定距离结合在同一条 mRNA 模板上，呈串珠样排列，各自进行翻译，合成相同的多肽链，这就是**多核蛋白体**（图 2-3-16）。通过多个核蛋白体在一条 mRNA 上同时进行翻译，可以大大加速蛋白质合成的速度，mRNA 得到充分的利用。

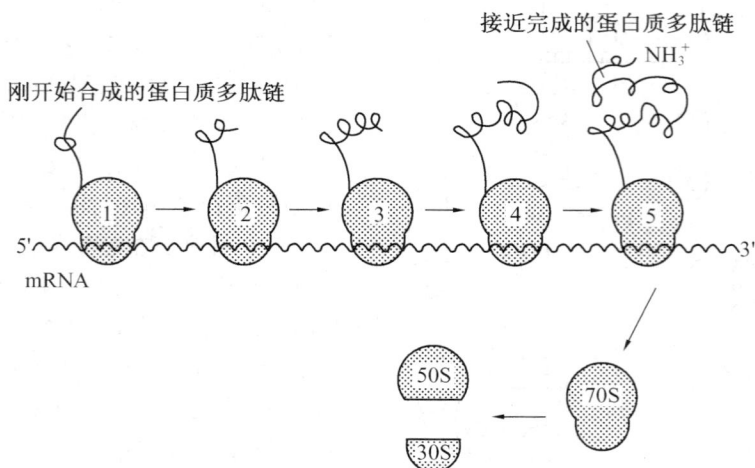

图 2-3-16 多核蛋白体

三、翻译后加工

新合成的多肽链多数不具备蛋白质生物活性，必须经过复杂的加工过程才能转变为具有天然构象的功能蛋白，此种肽链合成后的加工过程，也称翻译后加工。

（一）新生肽链的折叠

新合成的多肽链经过折叠形成特定的空间结构才能有生物活性。现在认为，新生肽链的折叠一般需在**折叠酶**（foldase）（包括蛋白质二硫键异构酶、脯氨酸顺反异构酶）和**伴侣素**的参与下才能完成。

（二）N-端甲酰蛋氨酸或蛋氨酸的切除

新合成多肽链的第一个氨基酸残基为蛋氨酸或甲酰蛋氨酸，但绝大多数天然蛋白质的

N端第一位是其他的氨基酸残基,故蛋氨酸或甲酰蛋氨酸残基需在肽链合成完成后,或在肽链的延伸过程中,由氨基肽酶或脱甲酰基酶催化水解去除。

（三）氨基酸残基侧链的修饰

修饰包括二硫键的形成,赖氨酸、脯氨酸的羟基化,丝氨酸、苏氨酸的磷酸化,组氨酸的甲基化,谷氨酸的羧基化等。

（四）辅基的连接和亚基的聚合

结合蛋白质的合成过程中,多肽链合成后还需进一步与辅基连接起来,才具有生物功能,如糖蛋白中糖链的加入;具有 2 个或 2 个以上亚基的蛋白质,如血红蛋白,在各条肽链合成后,还需通过非共价键将亚基聚合成多聚体,形成蛋白质的四级结构。

（五）水解修剪

一些多肽链合成后,需要在特异蛋白水解酶的作用下,去除某些肽段或氨基酸残基。如分泌性蛋白质要去除其 N 端信号肽,酶原的激活及某些肽类激素由无活性的前体转变为有活性的形式,都是特异蛋白水解酶切除修饰的结果。在真核生物中还存在将一条已合成的多肽链经加工产生多种不同活性的蛋白质或多肽的情况。

（六）靶向输送

蛋白质合成后,定向地被输送到其执行功能的场所称为靶向输送。大多数情况下,被输送的蛋白质分子需穿过膜性结构,才能到达特定的地点。所有靶向输送的蛋白质结构中存在分选信号,主要为 N 末端特异氨基酸序列,可引导蛋白质转移到细胞的适当靶部位,这类序列称为**信号序列**(signal sequence)。靶向不同的蛋白质各有特异的信号序列或成分。如分泌蛋白前体的信号序列为**信号肽**(signal peptide)。常见的信号肽由 13～36 个氨基酸残基组成,N 端为带正电荷的氨基酸残基,中间为疏水的核心区,而 C 端由小分子氨基酸残基组成,可被信号肽酶识别并裂解。

分泌蛋白的靶向输送,就是靠信号肽与胞浆中的**信号肽识别颗粒**(signal recognition particles,SRP)识别并特异结合,然后再通过 SRP、核蛋白体分别与内质网膜上的对接蛋白(DP,即 SRP 受体)、核蛋白体受体识别并结合,使内质网膜形成孔道,信号肽段突入此孔道并被内质网腔内的信号肽酶所水解,从而切除信号肽,延伸肽链在 HSP70 作用下消耗 ATP 进入腔内并折叠成具有特定空间构象的功能蛋白(图 2-3-17)。

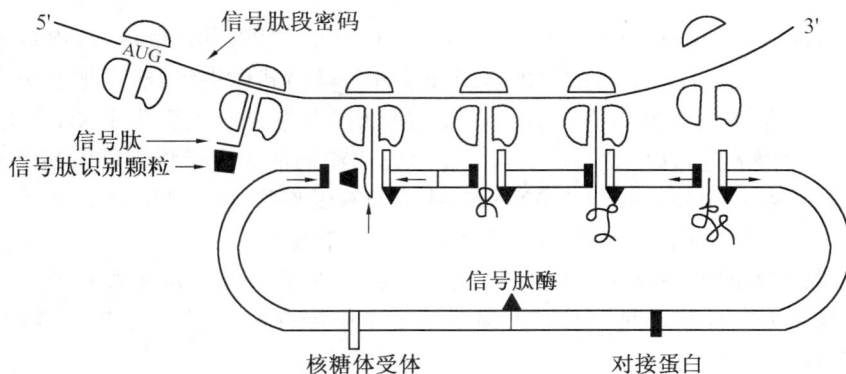

图 2-3-17 分泌性蛋白信号肽进入内质网内腔

四、抗生素对蛋白质合成的影响

抗生素为一类微生物来源的药物,可杀灭或抑制细菌。抗生素可以通过直接阻断细菌蛋白质生物合成而起抑菌作用。

1. 四环素族　能与原核细胞核蛋白体小亚基结合,从而抑制氨基酰-tRNA 进入 A 位,抑制细菌蛋白质的生物合成。

2. 氯霉素　能与原核生物核蛋白体的大亚基结合,抑制转肽酶的活性,从而阻断翻译的延长过程。高浓度时,对真核生物线粒体内的蛋白质合成也有阻断作用,造成对人的毒性。

3. 链霉素和卡那霉素　能与原核生物核蛋白体小亚基结合,改变其构象,引起读码错误,使毒素类细菌蛋白失活。高浓度时可抑制起始过程。

4. 嘌呤霉素　结构与酪氨酰-tRNA 相似,从而取代一些氨基酰-tRNA 进入翻译中的核蛋白体的 A 位,但延长中的肽酰-嘌呤霉素容易从核蛋白体脱落,中断肽链合成(图2-3-18)。嘌呤霉素对原核、真核生物翻译过程均有干扰作用,难用作抗菌药物,可试用于治疗肿瘤。

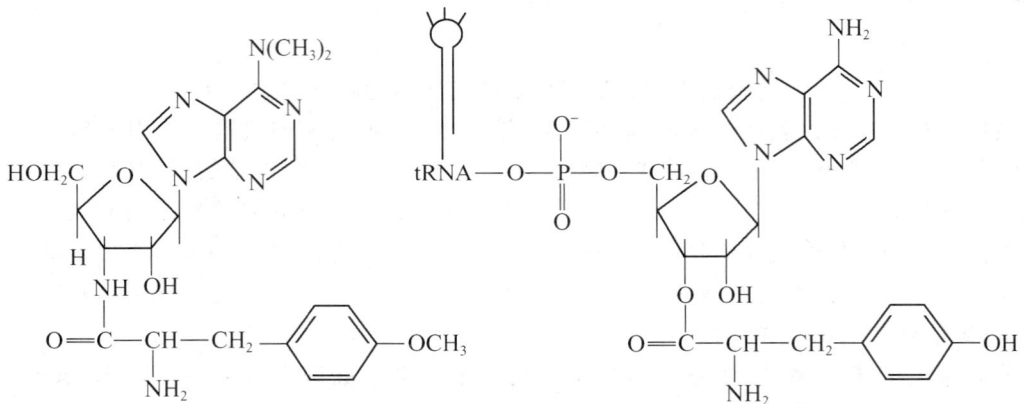

图 2-3-18　嘌呤霉素(左)与 Tyr-tRNA(右)

第四节　基因工程

基因工程(gene engineering)是近年发展起来的一项生物学高新技术,其内容主要是通过类似工程设计的方法,将所获得的目的基因在体外与基因载体重组,然后把它引入适当宿主细胞中,随着该细胞的繁殖,DNA 重组体得到扩增,成为能产生引入 DNA 片段的**克隆**(clone),并同时得以表达,这样就可以获得大量该基因编码的相应产物。所以基因工程技术也常称为**重组 DNA**(recombinant DNA)技术,或称为**基因克隆**(gene cloning)技术。基因工程技术对生物学、医学、药学、免疫学以及农牧业生产均有重大意义。

基因工程技术不同于一般的生物杂交,它的优越性在于可以在亲缘关系极远的生物体间进行(如大鼠和大肠杆菌之间),并能大幅度地改变遗传特性,定向改变遗传性状,快速稳定地得到新品种。

DNA 重组通常包括:① 获取目的基因;② 目的基因与载体重组;③ 重组 DNA 分子导

入宿主细胞;④ 扩增;⑤ 筛选和鉴定重组体等步骤。本节简介有关基因工程的基本知识。

一、DNA 重组中的工具酶

（一）限制性核酸内切酶

限制性核酸内切酶是基因工程必需的工具酶,目前已知的限制性核酸内切酶有 1800 余种,主要是从细菌中提取的,作用于双链 DNA,具有高度特异性,能识别的核苷酸序列通常是 4～6 个碱基对,大多数识别序列呈二元旋转对称,通常称这种特殊的结构顺序为回文结构。在此特异识别位点错位切割双链 DNA,切开后两端单链的碱基部分称为粘性末端,同一种限制性核酸内切酶所产生的粘性末端是相同的,相同的粘性末端的碱基具有互补性,通过连接酶可把它们连接起来,因而,具有粘性末端的 DNA 片段容易结合进载体 DNA 分子中。表 2-3-4 中列举了几种限制性核酸内切酶的切割特异性。

表 2-3-4 限制性识别序列和切割方式举例

限 制 酶	识别序列及切割点	切 割 产 物		
Alu I	5′...AGCT...3′ 3′...TCGA...5′	5′...AG 3′...TC	CT...3′ GA...5′	平头末端
EcoR I	5′...GAATTC...3′ 3′...CTTAAG...5′	5′...G 3′...CTTAA	AATTC...3′ G...5′	粘性末端
Pst I	5′...CTGCAG...3′ 3′...GACGTC...5′	5′...CTGCA 3′...G	G...3′ ACGTC...5′	粘性末端

注：↑↓ 表示切割位点

（二）其他工具酶

1. DNA 聚合酶

（1）DNA 聚合酶的性质：作为工具酶的 **DNA 聚合酶**（DNA polymerase）主要有大肠杆菌 DNA 聚合酶 I、T4DNA 聚合酶和 *Taq*DNA 聚合酶等。它们具有以下共同特性：① 要求有 DNA 单链为模板,并有 3′-OH 的引物链；② DNA 聚合酶具有 5′→3′聚合活性、5′→3′外切酶活性和 3′→5′外切酶活性；③ 要求 DNA 底物具有 5′-磷酸和 3′-羟基。

（2）DNA 聚合酶的主要用途：① 利用它的 5′→3′聚合活性,合成 ds-cDNA 第二条链；② 对 DNA 的 3′端进行填补或末端标记；③ *E. coli*DNA 聚合酶 I 用于缺口平移,制作 DNA 标记探针；④ DNA 聚合酶 I 和 T4DNA 聚合酶可用于 DNA 序列测定；⑤ *Taq*DNA 聚合酶用于**聚合酶链反应**（polymerase chain reaction，PCR）。

2. DNA 连接酶　DNA 连接酶可催化一个 DNA 链的 5′P-末端与另一个 DNA 链的 3′OH-末端通过磷酸二酯键而连接起来。它可催化平头末端或粘性末端的 DNA 链之间的连接,但连接平头末端的效率远低于后者。

二、目的基因的来源

1. 从基因组中直接分离　低等生物的基因组 DNA 比较简单,且不少基因已被准确定位,可从基因组中直接分离得到目的基因。

2. 合成 cDNA　真核生物的基因复杂,难于直接分离,可从胞浆中分离到 mRNA,在逆转录酶催化下合成 cDNA。

3. 人工合成　人工合成只有十几个或几十个核苷酸组成的结构基因已有实例。

4. 聚合酶链反应　是近十多年发展起来的一项体外快速基因扩增技术,通过 PCR 扩增可在 2～3 小时内将 ng 甚至 pg 水平的 DNA 扩增至 μg 水平,足以有效地进行 DNA 重组。

PCR 基本原理(图 2-3-19)是根据双链 DNA 在体外可随温度变化发生变性与复性的特点而设计的,在体外反应体系中加入含有目的基因的 DNA 样品、两条与模板 DNA 3′-端序列互补的引物、耐热 DNA 聚合酶、原料 dNTP 及 Mg^{2+} 等辅助因子,然后将反应体系置 94℃左右使 DNA 变性解链,55℃左右使单链 DNA 与引物退火杂交,为达到此目的,RNA 引物的量应大大超过 DNA 模板的量,竞争与单链模板结合,再置温度 72℃左右,由耐热 DNA 聚合酶催化引物延伸成子链,如此经变性→退火→延伸三步反应反复循环,经 30 次左右的循环,在两段引物限定范围的序列以几何级数扩增,使目的基因扩增上百万倍。PCR 技术在分子生物学的发展中起到了巨大的推动作用,由于耐热的 TaqDNA 聚合酶的使用以及自动PCR 扩增仪的问世,加之近年又发明了多种派生的 PCR 技术,使其在基因克隆、基因诊断等诸多方面获得了广泛的应用。

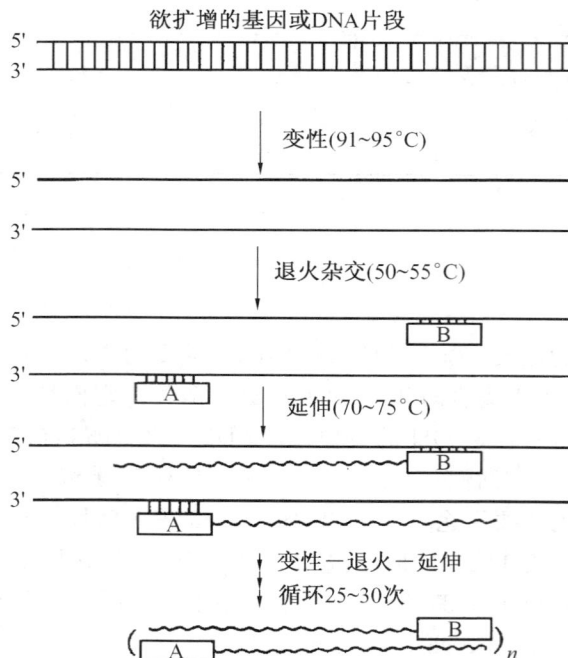

图 2-3-19　PCR 原理示意图

三、载体

为了得到大量的目的基因,最好的办法是将其导入合适的宿主细胞进行扩增繁殖,能携带外源性 DNA 进入宿主细胞的工具称为**载体**(vector)。

良好的载体应具备以下条件:① 有多个限制性内切酶的单一酶切位点,供插入外源 DNA;② 能进入宿主细胞内自我复制;③ 有供识别筛选的遗传标记,可用于对阳性重组体进行筛选;④ 容易从宿主细胞分离纯化。

常用的载体有:① 质粒是存在于细菌染色体外的共价闭合的双链环状 DNA,一般质粒载体有 2～3 个抗药基因,有利于用它的抗药性进行下一步筛选工作;② λ噬菌体是感染细菌的线性双链 DNA 病毒,DNA 重组体中经常使用人工改造的 λ噬菌体,使其有利于外源基因的插入。这些载体在限制性核酸内切酶作用下造成切口,使目的基因片段插入到载体 DNA 分子中,形成重组体,然后导入宿主细胞。

四、基因工程的主要步骤

(一) 连 接

选择合适的限制性核酸内切酶从 DNA 链上切割所需要的目的基因,使分离所得到的基因具有粘性末端,使用同种限制性核酸内切酶切割质粒载体 DNA,使质粒的切口具有相同的互补的粘性末端,在一定条件下,将目的基因与载体用 DNA 连接酶连接起来,构成 DNA 重组体。

(二) 转 化

将外源 DNA 导入宿主细胞,并改变宿主细胞的性状的过程称为转化。转化 DNA(例如重组质粒)在进入宿主细胞后可进行自我复制。常用的宿主细胞是大肠杆菌,可用 0～40℃的 $CaCl_2$ 处理大肠杆菌,以增大其细胞膜的通透性,使重组质粒透入菌体,目前也有电击穿孔法、显微注射法、基因枪等新技术,将外源 DNA 导入宿主细胞。

(三) 筛选与鉴定

转化完成后,应加以筛选,以便筛出含有目的基因的菌株,进一步扩增、表达。DNA 重组体的筛选和鉴定方法主要有以下几种:

1. 根据重组体的表现型进行筛选　例如,质粒 pBR322 有氨苄西林抗药(amp^r)和四环素抗药(ter^r)基因,将此质粒导入细菌后,则细菌变成有耐药性,在培养基中加入四环素和氨苄西林,未转化的细菌被杀死,已转化的生成菌落。如将目的基因插入质粒 ter^r 基因中,由于 ter^r 基因分为两段而失去作用,将此重组成功的质粒导入细菌,则细菌只耐受氨苄西林,在含氨苄西林的培养基中生长良好,在含四环素的培养基中不能生长。

2. 酶切鉴定　将表型鉴定的阳性重组体菌落扩增,抽提出质粒 DNA,用重组时所用的限制性核酸内切酶消化质粒 DNA,然后通过电泳,可以从 DNA 片段的大小来判断是否有目的基因存在。

3. 核酸杂交　把根据抗药性判断的阳性菌落定位转移到硝酸纤维膜上,目的基因用放射性同位素标记制成"探针",与纤维膜上的菌落杂交,含有重组体的菌落能与探针杂交,经显影可筛选出杂交阳性菌落。

　　基因工程的主要步骤如图 2-3-20 所示。

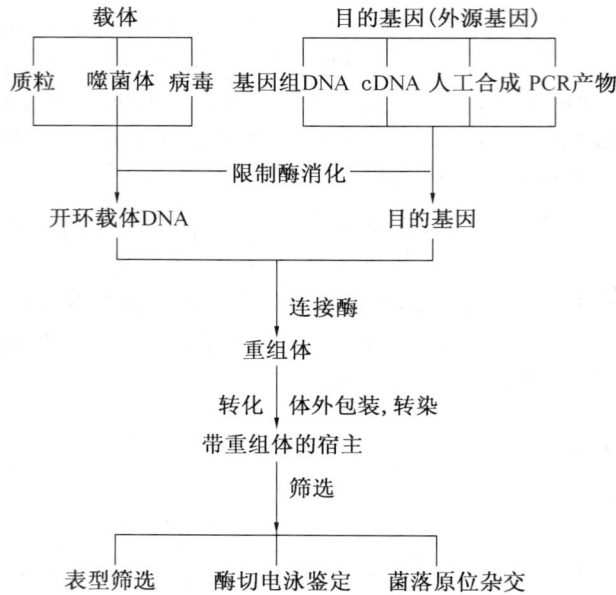

图 2-3-20　基因工程的主要步骤

五、基因工程在医学中的应用

（一）医学基础的研究

　　建立人类染色体的基因文库，为进一步寻找基因、分析基因序列奠定基础，分析基因的结构与功能，如对一些重要的细胞因子、生长因子等基因进行克隆与表达。从分子水平研究肿瘤、心血管、神经系统疾病的发生、发展机制，了解各类感染因子的致病机制，探讨细胞生长、分化及死亡的分子机制，为人类疾病的基因治疗提供理论和技术基础。

（二）基因诊断和基因治疗

　　基因诊断（gene diagnosis）是以 DNA 和 RNA 为诊断材料，DNA 反映基因的存在状态，RNA 反映了基因的表达状态，通过检查基因的存在、缺陷或表达异常，对人体状态和疾病作出诊断的方法和过程。其原理是检测 DNA 或 RNA 的结构和数量及表达功能是否正常，以确定被检查者是否存在基因水平的异常变化，以此作为疾病诊断的依据。临床意义在于不仅能对疾病作出早期、确切诊断，而且也能确定个体对疾病的易感性及疾病的分期分型、疗效监测、预后判断等。近年来，随着基因诊断技术的发展和应用，基因诊断的原理和方法不仅适用于遗传性疾病，而且已广泛应用于感染性疾病和肿瘤的诊断以及法医学等领域。

　　基因治疗（gene therapy）是指以正常基因矫正、替代缺陷基因，或从基因水平调控细胞中缺陷基因的表达的一种治疗疾病的方法。狭义的基因治疗是指目的基因导入靶细胞后与宿主细胞内的基因发生整合，成为宿主基因组的一部分，目的基因的表达产物起治疗疾病的目的。而广义的基因治疗则包括通过基因转移技术或反义核酸技术、核酶技术等，使目的基因得到表达，或封闭、剪切致病基因的 mRNA，从而达到治疗疾病的目的。基因治疗已在基因调控治疗、基因矫正治疗、免疫治疗、自杀基因治疗等方面取得了很大的进展，为遗传病和肿瘤等疾病的治疗提供了一种新的手段，有些还应用于临床并获得成功。但基因治疗在理论上和技术上仍有许多问题需要解决。

（三）基因工程药物

利用基因工程技术生产有应用价值的药物是当今医药发展的一个重要方向：① 利用基因工程技术改造传统的制药工业，如用 DNA 重组技术改造制药所需要的菌种或创建的菌种，提高抗菌素、维生素、氨基酸产量等；② 利用克隆表达的基因生产有用的肽类和蛋白质药物（如干扰素、红细胞生成素）、疫苗（乙型肝炎疫苗等）或抗体。

（四）转基因动物

转基因动物是通过显微注射将重组 DNA 分子导入单细胞期胚胎原核，使特定的遗传信息整合到基因组中，并能将这一特定性状稳定遗传下去的动物。转基因动物在医学上可用作特定疾病的实验模型，另外还可以生产药物蛋白，具有可大批量生产及成本低等优点。转基因动物还可能使动物器官安全有效地移植到人体的梦想成为现实。

（五）人类基因组计划

许多疾病与基因组相关，有些疾病是由单基因性状改变引起的，而更多的疾病是由多基因决定的，因此寻找基因成为战胜疾病的必由之路。人类基因组计划的目标就是分析人类基因组 DNA 的全部核苷酸序列，识别所有基因的编码序列，确定基因的位置及其功能，与人类遗传病相关的致病基因的定位、克隆、功能研究和测序等，发现新基因、探明疾病发生机制、预见发病风险及诊断疾病。目前，人类基因组计划已取得了令人振奋的突破性进展，人类基因组序列"工作框架图"绘制完毕，并初步解析；部分染色体的全部序列测定已经完成；发现了一大批重要的人类疾病的致病基因。

（六）蛋白质工程

蛋白质工程是基因工程的重要组成部分，是指按照人们的设想和构思，通过基因改造来改变蛋白质的结构，从而改善其生物学功能，以满足人类的需要。蛋白质工程的操作一般是通过构建基因重组突变体来实现的。将突变 DNA 在宿主细胞中表达，可得到与天然蛋白不同的蛋白（突变蛋白），如对人胰岛素、尿激酶原、组织型纤溶酶原激活剂、白细胞介素-2 等结构，通过构建基因重组突变体，获得突变蛋白，达到使它们的药效更加显著、副作用减少、功能更加广泛、蛋白质稳定性增加等目的。

（李湘梅　吴双芝）

第四章

肝胆生化

成人肝脏重约 1.5kg，占体重的 2.5％，是人体最大的消化腺体。肝脏有肝动脉和肝静脉双重血液供应，肝脏具有丰富的血窦，血流速度较慢，肝细胞与血液的接触面积大且时间长，故肝细胞和血液能进行充分的物质交换。此外，肝细胞内酶的种类繁多，已知约有数百种，有些酶是肝脏特有的。肝脏的代谢极为活跃，不仅在糖、脂、蛋白质、维生素和激素等物质代谢中均起重要作用，而且还具有分泌、排泄和生物转化等重要功能。

第一节　肝脏在物质代谢中的作用

一、肝脏在糖代谢中的作用

肝脏对糖代谢的主要作用是维持血糖浓度的相对稳定。血糖浓度下降时，肝糖原迅速分解为葡萄糖补充血糖，保证全身（特别是脑组织）糖的供应。进食后血糖升高，肝细胞迅速摄取葡萄糖，并将其合成为肝糖原储存。肝脏是糖异生的主要器官，可将甘油、乳酸和生糖氨基酸等转化为葡萄糖或糖原，在剧烈活动或饥饿时尤为显著。

二、肝脏在脂类代谢中的作用

肝脏在脂类的消化、吸收、合成、分解及运输等代谢过程中，均起重要作用。肝脏以胆固醇为原料合成胆汁酸，随胆汁进入肠道。胆汁酸是很好的乳化剂，促进脂类乳化，有利于脂类的消化吸收。肝脏损害时，合成和分泌胆汁能力下降，可引起脂类消化吸收障碍，引起脂肪泻、厌油腻食物等临床症状。

肝脏是各种脂类物质合成和分解的主要场所，肝脏可利用葡萄糖、氨基酸等合成脂肪、磷脂和胆固醇并以脂蛋白形式分泌入血，运输至其他组织利用或储存。肝细胞具有很活跃的脂肪酸 β-氧化酶系，可将脂肪酸氧化并生成酮体。酮体是肝脏输出能源的一种形式，饥饿时对骨骼肌尤其是脑组织具有重要意义。体内的胆固醇主要在肝脏进行转化和排泄。

肝脏合成和分泌卵磷脂胆固醇脂酰转移酶（LCAT）和肝脂肪酶，对血浆脂蛋白的代谢和转化有重要作用。脂肪动员中释放入血的脂肪酸也需与肝脏合成的清蛋白结合而运输。

三、肝脏在蛋白质代谢中的作用

肝脏在蛋白质合成和分解代谢中，均起重要作用。

肝脏具有很强的蛋白质合成能力，除合成本身所需的各种蛋白质外，还能合成清蛋白、纤维蛋白原、凝血酶原等多种血浆蛋白。血浆清蛋白全部由肝细胞合成，α-球蛋白和 β-球蛋白的大部分由肝细胞合成,γ-球蛋白则主要由浆细胞产生。肝脏病变时,合成蛋白质的能力降低,清蛋白合成能力降低尤为显著。由于清蛋白的半衰期较长,约 20 天,故急性肝病时,因病程较短,血浆清蛋白变化不明显。慢性肝炎和肝硬化时,血浆清蛋白明显减少,清蛋白与球蛋白之比值下降甚至倒置。

肝脏是蛋白质分解的重要器官。肝脏含有丰富的与氨基酸代谢有关的酶,丙氨酸氨基转移酶(ALT)、谷氨酸脱氢酶、氨基酸脱羧酶等,氨基酸分解代谢非常活跃。尤其重要的是,体内组织细胞中氨基酸脱氨基作用产生的有毒性的氨,绝大多数需运送至肝,经鸟氨酸循环转变为无毒性的尿素,经肾随尿排出。肝脏病变时,肝合成尿素能力下降,使血氨浓度升高,严重者可致肝昏迷。

四、肝脏在维生素代谢中的作用

肝脏与多种维生素的吸收、储存和转化有关。

肝脏分泌的胆汁酸盐是脂溶性维生素吸收的必要条件。肝脏是多种维生素(A、D、E、K、B_{12}等)的储存场所。肝脏还直接参与多种维生素的代谢,如肝细胞可将胡萝卜素转化为维生素A,将维生素 D_3 转化为 25-(OH)-D_3,后者进一步在肾脏转化为有活性的 1,25-(OH)$_2$-D_3。肝脏也是将部分维生素转化为辅酶的主要场所,如维生素 B_1 转化为焦磷酸硫胺素,泛酸转化为辅酶 A,维生素 PP 转化为 NAD^+ 和 $NADP^+$ 等,这些辅酶是物质代谢中不可缺少的重要因素。

五、肝脏在激素代谢中的作用

许多激素在发挥调节作用后,主要在肝脏转化为无活性或活性较弱的物质,这种转化过程称为激素的灭活。如肾上腺皮质激素可在肝内经还原而灭活,雌激素和雄激素可与葡萄糖醛酸结合而灭活,胺类激素可通过脱氨或与葡萄糖醛酸结合而灭活。在正常情况下,各种激素的分泌和灭活处于动态平衡状态,患严重肝病时,肝脏对激素的灭活功能降低,导致体内某些激素水平的异常增高,如醛固酮在体内蓄积可造成钠水潴留;雌激素过多时,可使局部小血管扩张而出现蜘蛛痣和肝掌。

第二节　肝脏的生物转化作用

一、生物转化的概念

在生命活动中,经常有各种化学物质,如食品添加剂、药物、毒物等进入人体,体内物质代谢中也不断产生各种生物活性物质及代谢终末产物等。这些物质在人体内既不能氧化供能,又不能作为组织细胞的结构成分,故称为非营养性物质,需及时排出体外,以免蓄积而对机体造成危害。

肾脏是人体的主要排泄器官。极性较大的非营养性物质可直接通过肾脏排出体外,而极性较低的非营养性物质在血浆中常与蛋白质结合运输,不易被肾小球滤过,小部分即使被滤过,也易在肾小管重吸收,故极性低的非营养性物质不易直接排出体内,需先进行代谢转化,使之成为极性较大的易排出形式,这种代谢转化过程称为生物转化。人体内的生物转化过程主要在肝脏进行,此外,肺、肠、肾等其他组织也具有一定的生物转化能力。

二、生物转化的反应类型

生物转化的方式包括氧化、还原、水解和结合等反应。氧化、还原、水解反应称为生物转化的第一相反应;结合反应称为生物转化的第二相反应。生物转化反应主要在微粒体中进行,少数在胞液和线粒体中进行。

（一）氧化反应

肝细胞的微粒体、线粒体和胞液中含有参与生物转化的不同氧化酶系。

1. 加单氧酶系　是生物转化氧化反应中最重要的酶系,该酶系存在于细胞的微粒体,主要以细胞色素 P450 为电子传递体,能直接激活氧分子,使一个氧原子掺入到作用物中,而另一个氧原子则被 NADPH 还原为水,故又称混合功能氧化酶。反应通式如下:

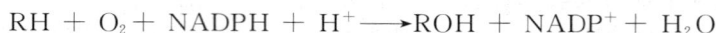

$$RH + O_2 + NADPH + H^+ \longrightarrow ROH + NADP^+ + H_2O$$

氧化常发生在碳、氮或硫原子上,产生多种羟基化合物、环氧化物或其他氧化物。某些氧化产物极不稳定,可进一步经分子重排、断裂或其他反应而形成多种物质。例如:

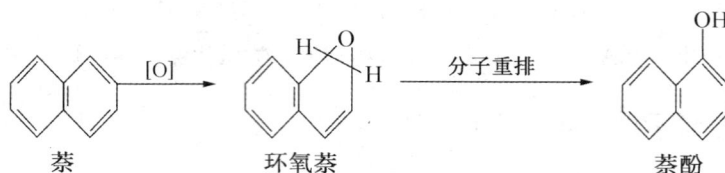

萘　　　　　　　　　　环氧萘　　　　　　　　　萘酚

2. 胺氧化酶系　存在于肝细胞的线粒体中,能催化胺类进行氧化脱氨基反应,生成相应的醛类并释放出氨。

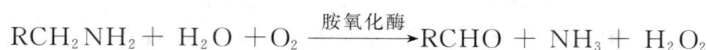

$$RCH_2NH_2 + H_2O + O_2 \xrightarrow{\text{胺氧化酶}} RCHO + NH_3 + H_2O_2$$

3. 脱氢酶系　存在于肝细胞胞液中,包括醇脱氢酶和醛脱氢酶,两者均以 NAD$^+$ 为辅酶,分别催化醇类和醛类脱氢氧化生成醛类或酸。例如:

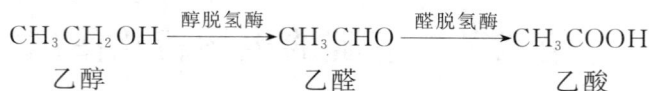

$$CH_3CH_2OH \xrightarrow{\text{醇脱氢酶}} CH_3CHO \xrightarrow{\text{醛脱氢酶}} CH_3COOH$$

乙醇　　　　　　　　　乙醛　　　　　　　　　乙酸

（二）还原反应

只有少数物质在体内能通过还原反应转化。参与还原反应的酶类主要有硝基还原酶和偶氮还原酶两类,均存在于微粒体中,需 NADPH 供氢,产物是胺类。例如:

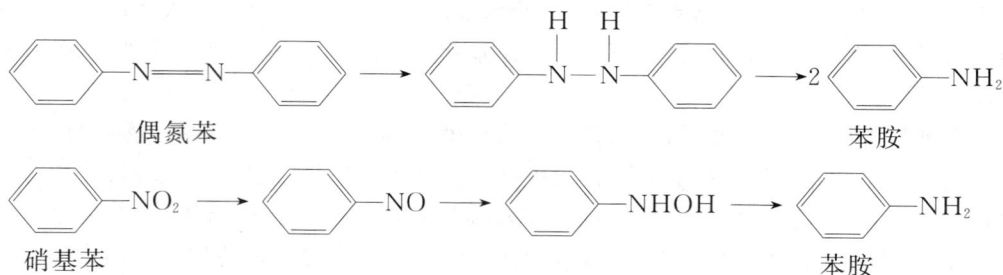

偶氮苯　　　　　　　　　　　　　　　　　　　　　苯胺

硝基苯　　　　　　　　　　　　　　　　　　　　　苯胺

（三）水解反应

肝细胞微粒体和胞液中存在酯酶、酰胺酶和糖苷酶等，可催化不同类型物质的水解反应，例如：

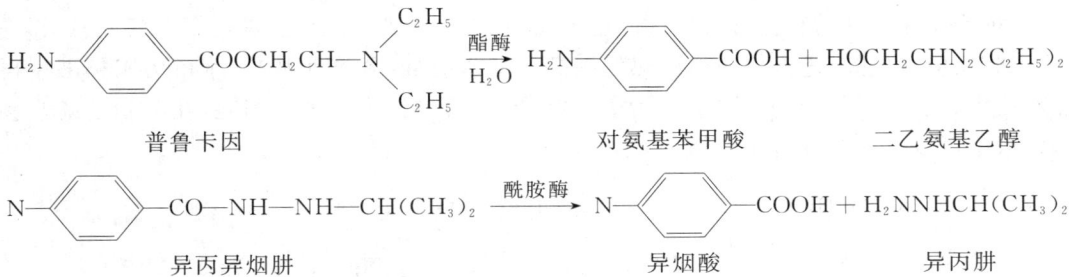

$$H_2N-\!\!\!\bigcirc\!\!\!-COOCH_2CH-N\!\!\begin{array}{c}C_2H_5\\C_2H_5\end{array} \xrightarrow[H_2O]{酯酶} H_2N-\!\!\!\bigcirc\!\!\!-COOH + HOCH_2CHN_2(C_2H_5)_2$$

普鲁卡因   对氨基苯甲酸   二乙氨基乙醇

$$N-\!\!\!\bigcirc\!\!\!-CO-NH-NH-CH(CH_3)_2 \xrightarrow{酰胺酶} N-\!\!\!\bigcirc\!\!\!-COOH + H_2NNHCH(CH_3)_2$$

异丙异烟肼   异烟酸   异丙肼

（四）结合反应

许多非营养物质无论是否经过上述氧化、还原或水解反应，均可与体内的一些内源性小分子结合剂结合。经结合反应后，一般使药物或代谢物毒性或活性降低，极性增加，易于排出体外。供结合的物质主要有葡萄糖醛酸、硫酸、乙酰基及氨基酸或多肽等。

1. 葡萄糖醛酸结合 是结合反应中最普遍的一种。含有醇、酚、硫酚及羧基等极性基团的化合物，可在微粒体中葡萄糖醛酸基转移酶的作用下，与葡萄糖醛酸结合。葡萄糖醛酸的活性供体是尿苷二磷酸-α-葡萄糖醛酸（UDPGA），例如：

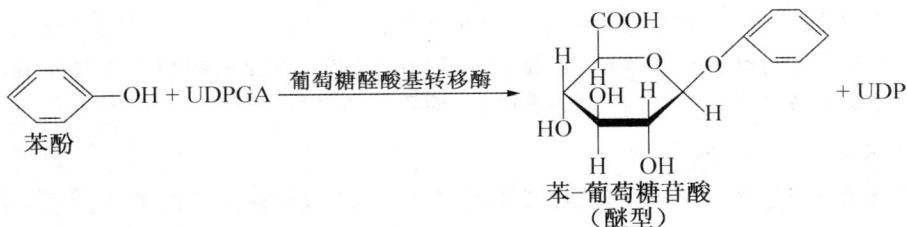

$$苯酚-\!\!\!\bigcirc\!\!\!-OH + UDPGA \xrightarrow{葡萄糖醛酸基转移酶} 苯-葡萄糖苷酸（醚型） + UDP$$

2. 硫酸结合 某些醇、酚或芳香胺类化合物可在胞液中与硫酸结合，形成硫酸酯。硫酸供体为 $3'$-磷酸腺苷-$5'$-磷酸硫酸（PAPS）。

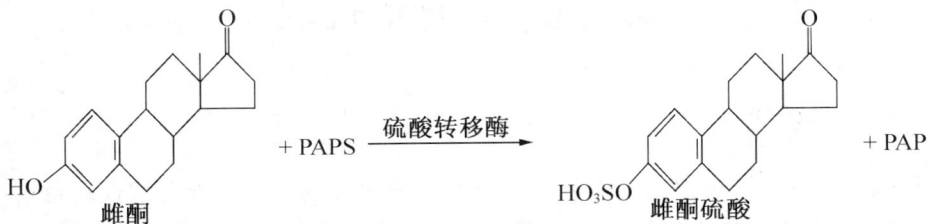

$$雌酮 + PAPS \xrightarrow{硫酸转移酶} 雌酮硫酸 + PAP$$

3. 乙酰基结合 芳香胺类化合物主要在胞液中与乙酰基结合，乙酰基的供体是乙酰辅酶 A。例如：

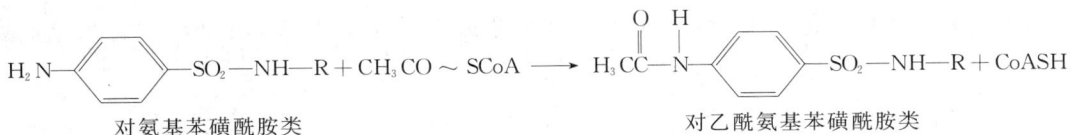

$$H_2N-\!\!\!\bigcirc\!\!\!-SO_2-NH-R + CH_3CO\sim SCoA \longrightarrow H_3C\overset{O}{\underset{}{C}}-\overset{H}{\underset{}{N}}-\!\!\!\bigcirc\!\!\!-SO_2-NH-R + CoASH$$

对氨基苯磺酰胺类   对乙酰氨基苯磺酰胺类

三、生物转化的特点

（一）转化反应的连续性

一种物质在体内的转化常需连续地进行几种反应，一般来说是先进行第一相反应，再进行第二相反应。例如，进入体内的解热镇痛药乙酰水杨酸（阿司匹林）先水解为水杨酸后再结合，或水解后再氧化为羟基水杨酸后进行结合，然后才排出体外。因此，在服用乙酰水杨酸后，尿中可以出现多种转化产物。

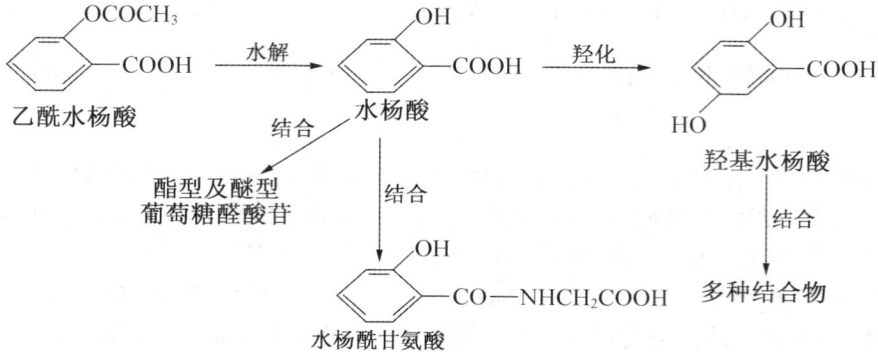

（二）转化反应的多样性

同一类物质甚至同一种物质，在体内可进行多种不同的转化反应，产生多种不同的产物。如苯甲酸与苯乙酸结构很相似，但在体内苯甲酸只能与甘氨酸结合产生马尿酸，而苯乙酸只能与谷氨酰胺结合，生成苯乙酰谷氨酰胺，而不能与甘氨酸结合。

（三）解毒与致毒的双重性

大多数物质经生物转化后，其活性或毒性减弱，对机体具有保护作用，但少数物质经转化后毒性可能增加。如苯并芘及黄曲霉素 B_1 等本身并无直接致癌作用，但在体内经转化形成的环氧化物却有较强的致癌作用。

第三节　胆汁酸代谢

一、胆汁的组成

胆汁是由肝脏合成、分泌的。许多血浆中大分子物质或与血浆蛋白结合较紧密而不能从肾小球滤过的物质，可经肝脏转化后随胆汁从肠道排出。正常人肝脏每天胆汁分泌量 $500 \sim 1000 \mathrm{ml}$，部分直接经总胆管排入肠道，部分进入胆囊储存。从肝脏分泌的称肝胆汁；胆囊内胆汁因水分、无机盐及其他一些成分被重吸收而浓缩，称胆囊胆汁。

胆汁酸是胆汁的重要成分之一，通常以钠盐或钾盐形式存在，故又称胆汁酸盐（表2-4-1）。

表 2-4-1 正常人胆汁的性状与组成

	肝 胆 汁	胆 囊 胆 汁
相对密度	1.010～1.012	1.012～1.09
pH	5.5～7.7	7.1～8.5
水(%)	96～97	80～86
HCO_3^- (mol/L)	30	19
Cl^- (mol/L)	89～118	7～110
K^+ (mol/L)	2.6～12.0	8.4～17.5
蛋白质(g/L)	1.4～2.7	4.5
胆色素(g/L)	0.12～1.35	0.36～6.30
胆汁酸(g/L)	2.8～20.0	31.5～222
胆固醇(g/L)	0.8～1.8	3.1～16.2
磷脂(g/L)	1.0～4.3	15～53

二、初级胆汁酸的生成

肝细胞以胆固醇为原料合成的胆汁酸称为初级胆汁酸,主要是胆酸和鹅脱氧胆酸。

胆汁酸合成过程复杂,基本步骤是:胆固醇在肝实质细胞内质网中 7α-羟化酶的作用下,由 $NADPH+H^+$ 供氢,需 O_2 参加,7α-羟化生成 7α-羟胆固醇。7α-羟胆固醇继续进行 3α- 及 12α-羟化,然后 17β-侧链经 β-氧化脱去丙酰辅酶 A,即形成 24 碳的胆酸(图 2-4-1)。如仅 $3,7$-α-羟化,则生成鹅脱氧胆酸。

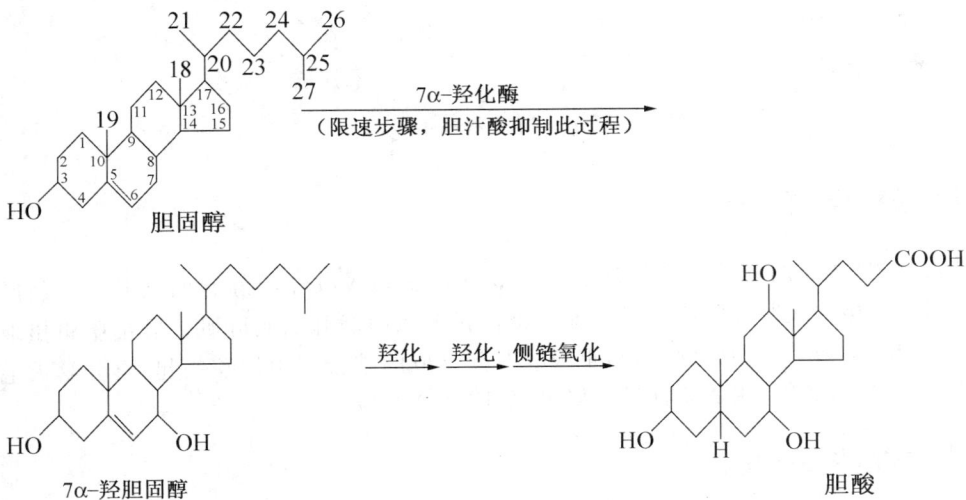

图 2-4-1 胆汁酸的合成过程

　　上述两种游离型胆汁酸在肝细胞酶的催化下,分别与甘氨酸及牛磺酸结合形成结合型的甘氨胆酸、牛磺胆酸、甘氨鹅脱氧胆酸和牛磺鹅脱氧胆酸。结合型的胆汁酸分泌入毛细胆管,经胆管随胆汁排入胆囊储存或排入肠道。

　　胆固醇 7α-羟化酶是胆汁酸合成的限速酶,受产物胆汁酸的反馈抑制。此外,某些激素亦可调节该酶活性。如甲状腺素可在转录水平上增加 7α-羟化酶的合成,从而促进胆固醇转变为胆汁酸,故甲状腺功能亢进时,虽体内胆固醇合成量增加,但血浆中胆固醇含量降低。

三、次级胆汁酸的生成

　　结合型胆汁酸随胆汁分泌经胆道入肠后,在小肠下段及大肠中受细菌作用,先水解脱去甘氨酸或牛磺酸,生成游离型胆汁酸,继续在细菌作用下进行 7α-羟基脱氧,胆酸转变为 7α-脱氧胆酸,鹅脱氧胆酸转变为石胆酸。在肠道细菌作用下生成的 7α-脱氧胆酸和石胆酸即为次级胆汁酸(图 2-4-2)。

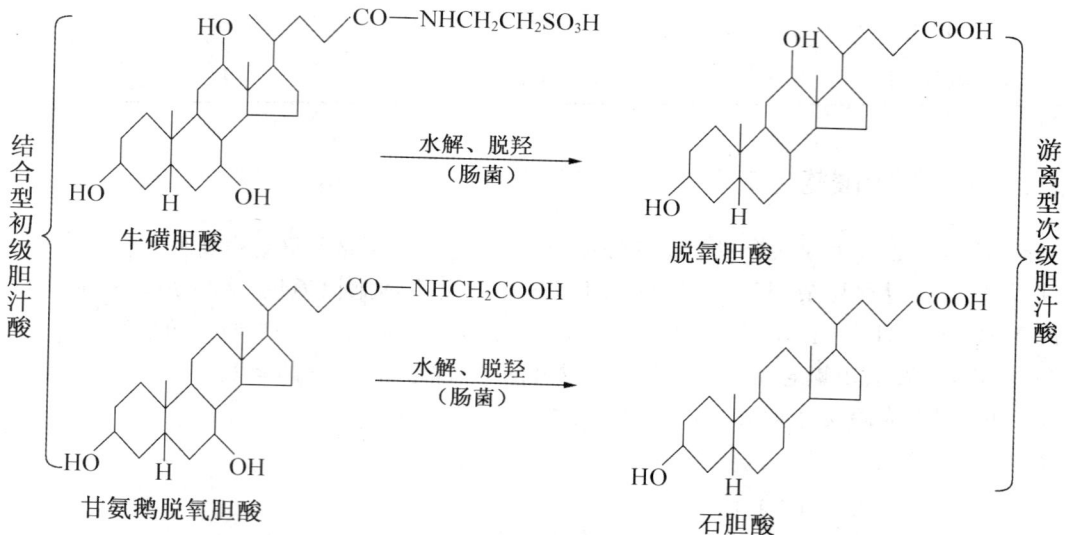

图 2-4-2　次级胆汁酸的生成

四、胆汁酸的肠肝循环

　　胆汁排入肠腔后,大部分结合型胆汁酸在小肠通过主动吸收经门静脉回到肝脏。经肠道细菌产生的游离型次级胆汁酸则在大肠通过被动扩散入门静脉回到肝脏。肝细胞将摄取的游离型胆汁酸转化为结合型胆汁酸,与重吸收及新合成的结合型胆汁酸一起,再分泌入毛细胆管,经肠道又排入肠腔,构成胆汁酸的肠肝循环(图 2-4-3)。

五、胆汁酸的生理功能

　　胆汁酸分子既含有亲水的羟基、羧基或磺酸基,又含有疏水的烃核、甲基及脂酰侧链,其

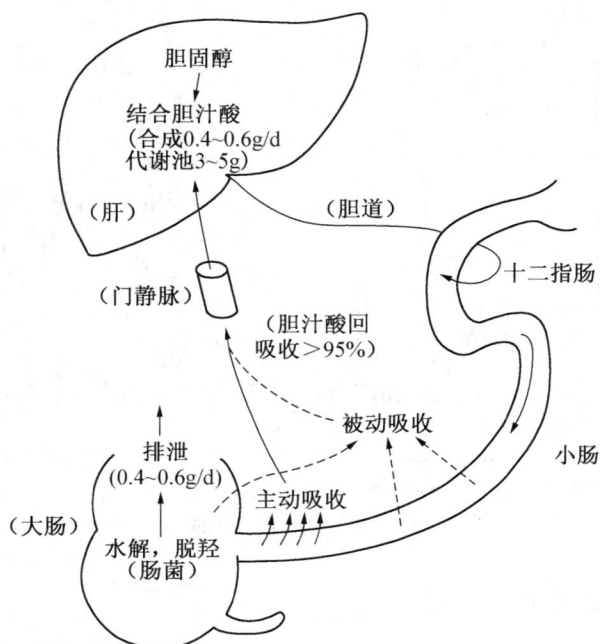

图 2-4-3 胆汁酸的肠肝循环

构象具有亲水和疏水两个侧面,能降低油/水两相之间的表面张力,是较强的乳化剂。进入肠道的胆汁酸可促进食物中脂类物质的乳化,促进其消化吸收。此外、胆汁尤其是胆囊胆汁中的胆汁酸,与胆汁中的磷脂一起,使胆汁中的胆固醇乳化分散成可溶性微团,防止胆固醇在胆汁中沉淀析出成为结石。

第四节 胆色素代谢

胆色素是铁卟啉化合物在体内分解代谢的主要产物,包括胆绿素、胆红素、胆素原和胆素等。胆红素是胆汁的主要色素,呈橙黄色,在胆色素代谢中起重要作用。

一、胆红素的来源和生成

体内含血红素的蛋白质包括血红蛋白、肌红蛋白、细胞色素、过氧化物酶和过氧化氢酶。在正常情况下,体内 $70\%\sim80\%$ 的胆红素来自血红蛋白,其余主要来自含血红素的酶类及细胞色素。肌红蛋白的更新率很低,所占比例很小。

衰老的红细胞被单核-吞噬细胞识别并吞噬,血红蛋白首先去除珠蛋白而分离出血红素。血红素在细胞微粒体的血红素加氧酶作用下,α-甲炔基桥($—CH =$)断裂,释放出 CO、铁,并生成胆绿素。血红素加氧酶催化的反应可被底物诱导,需 NADPH 和 O_2 参加。人体内该酶的活性以肝脏最高,骨髓次之,肾、脑等较低。胆绿素在胞液中的胆绿素还原酶催化下,由 NADPH 提供氢原子而还原生成胆红素(图 2-4-4)

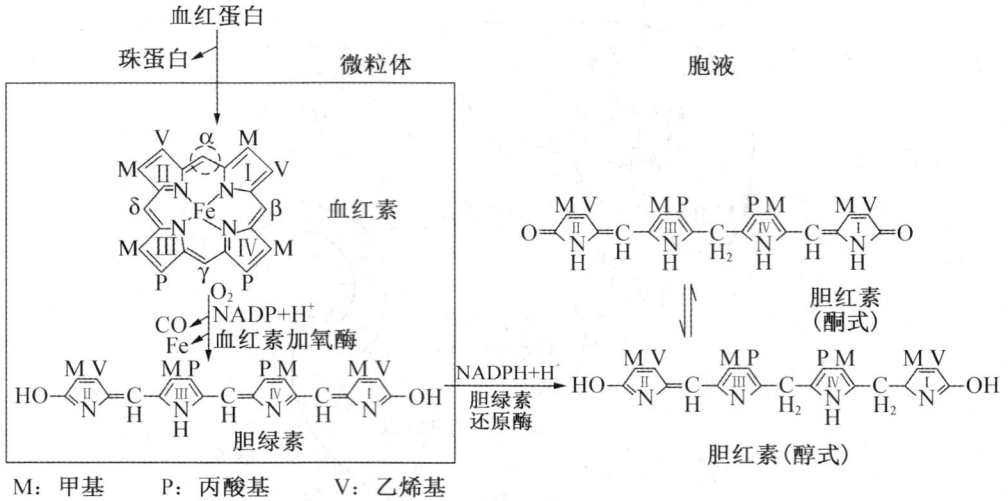

图 2-4-4　胆红素的生成

二、胆红素在血浆中的运输

胆红素分子既有亲水基团，又有疏水基团。生理 pH 情况下，胆红素分子因内部形成氢键，而呈现特定的卷曲结构，使亲水基团包裹在分子内部，而疏水基团暴露于分子表面，故具有疏水、亲脂性质，可自由透过细胞膜（图 2-4-5）。

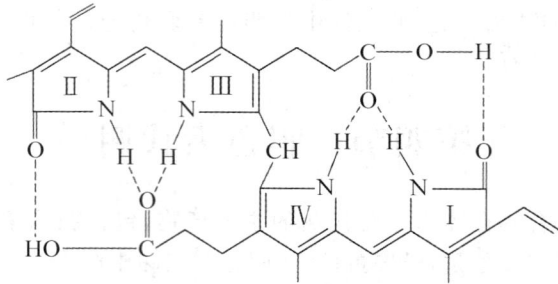

图 2-4-5　胆红素分子的卷曲结构示意图

在网状内皮系统中形成的胆红素透出细胞后进入血液，主要与血浆清蛋白结合成复合物。胆红素与清蛋白的结合是可逆的，胆红素-清蛋白复合物不能自由通过血管壁及各种生物膜。正常情况下，人体内每 100ml 血浆能结合 20～25mg 胆红素，而血浆胆红素浓度仅为 0.1～1.0mg/100ml，足以结合全部胆红素，当血浆胆红素浓度过高或清蛋白浓度明显降低时，或外来化合物（包括磺胺类药物、水杨酸、脂肪酸）与胆红素竞争性结合清蛋白时，可使部分胆红素游离，游离胆红素可透过血-脑屏障与脑基底核的脂类结合，干扰脑的正常功能，称胆红素脑病或核黄疸，故新生儿发生高胆红素血症时，上述磺胺等药物应慎用。

三、胆红素在肝细胞内的代谢

胆红素在血中虽以胆红素-清蛋白复合体的形式运输，但因其未经肝脏转化，故称未结合胆红素。未结合胆红素经血液循环到达肝脏后,首先与清蛋白解离,随后通过肝细胞膜上的载体,迅速被肝细胞摄取。实验证明,血液循环每通过肝脏一次,即有约40%的胆红素被肝细胞摄取。

肝细胞胞液中存在两种能与胆红素结合的可溶性载体蛋白:Y蛋白和Z蛋白,它们均可与胆红素结合成复合体。除胆红素外,Y蛋白与其他有机阴离子、固醇类物质、四溴酚酞磺酸钠(BSP)等也有很强的亲和力,故称**配体结合蛋白**(ligandin)。胆红素与Y或Z蛋白结合后,增加了其水溶性,使胆红素不能再透出细胞膜返回血液。

胆红素与Y蛋白或Z蛋白结合成的复合物运至内质网,在UDP葡萄糖醛酸转移酶的催化下,由UDP-葡萄糖醛酸(UDPGA)提供葡萄糖醛酸,生成葡萄糖醛酸胆红素,又称结合胆红素。这种结合反应发生在胆红素丙酸基的羧基上,主要生成双葡萄糖醛酸胆红素(图2-4-6)。只有少量的单葡萄糖醛酸胆红素。胆红素经上述结合转化后,理化性质发生改变(表2-4-2),从极性很低的未结合胆红素转变为极性较强的结合胆红素,从而不易透过细胞膜进入其他组织,既有利于胆红素分泌入胆汁而排泄,又具有解毒作用。

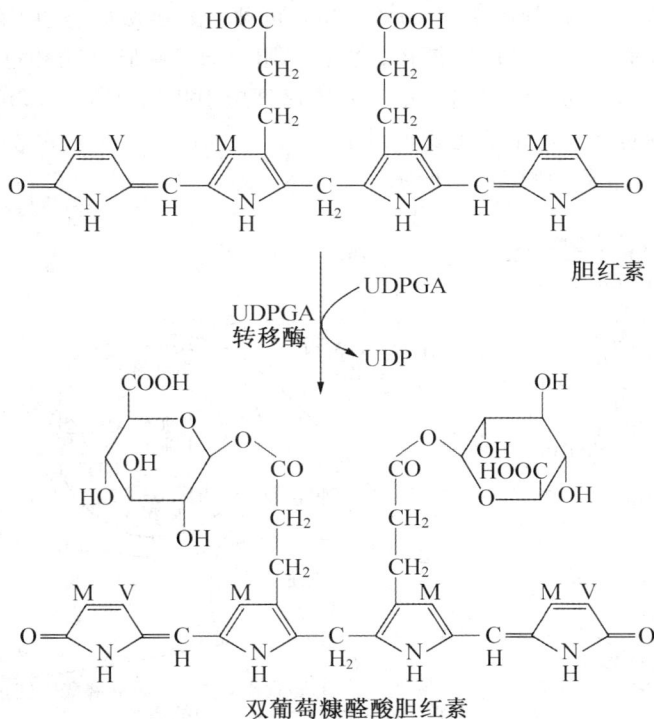

图 2-4-6 胆红素与葡萄糖醛酸的结合

某些药物,如苯巴比类,可诱导肝细胞合成Y蛋白及UDP-葡萄糖醛酸转移酶,因此,临床上可用此类药物降低血清中未结合胆红素的浓度。

四、胆红素在肠道中的转变及胆素原的肠肝循环

肝细胞转化生成的结合胆红素随胆汁排入肠道,在回肠下段及大肠中的细菌作用下,大部分水解脱去葡萄糖醛酸,并逐步加氢还原,生成无色的胆素原(中胆素原、粪胆素原、尿胆

表 2-4-2　两类胆红素的比较

	未结合胆红素	结合胆红素
常见其他名称	间接胆红素、血胆红素	直接胆红素、肝胆红素
是否与葡萄糖醛酸结合	未结合	结合
与重氮试剂反应	慢	快
在水中的溶解度	小	大
透过细胞膜的能力	大	小
通过肾由尿排出	不能	能

素原）。胆素原主要随粪便排出，在肠道下段与空气接触后，被氧化为胆素（粪胆素、尿胆素）。胆素呈黄色，是粪便的主要色素。正常成人每天从粪便中排出的胆素原总量为 40～280mg。当胆道完全梗阻时，因胆红素不能排至肠道，不能形成胆素原及胆素，故粪便呈灰白色。

　　小肠下段及大肠中生成的胆素原 10%～20% 可被肠黏膜吸收，经门静脉入肝后再分泌入胆汁排至肠腔，构成胆素原的肠肝循环。少量的胆素原可在肠肝循环过程中逸入体循环，经血液循环运送至肾脏，随尿液排出。正常人体每日尿中排出 0.5～4.0mg 胆素原，与空气接触后也被氧化成胆素，是尿中的主要色素。

　　胆色素代谢的全过程如图 2-4-7 所示。

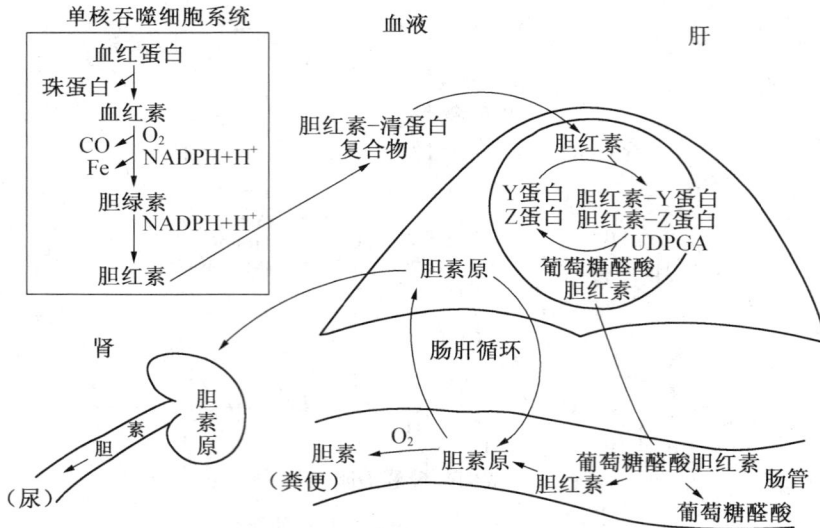

图 2-4-7　胆色素代谢示意图

五、血清胆红素与黄疸

　　正常人由于肝脏处理胆红素的能力很强，故血清中胆红素浓度很低，仅为 1.7～17μmol/L(0.1～1.0mg/dl)，其中大部分是未经肝脏转化的未结合胆红素。未结合胆红素在血浆中通常与清蛋白结合成复合物而运输，相对分子质量较大，不易通过肾小球而进入原尿,即使部分滤出,亦可被肾小管重吸收,所以正常人尿液中胆红素含量极微,一般方法不能检出。

许多疾病情况下,血中胆红素浓度异常增高,出现高胆红素血症,而且胆红素还可进入组织,尤其是巩膜和皮肤,使其黄染,称为黄疸。当血清胆红素浓度增高,但未超过 $34\ \mu mol/L$ (2mg/dl)时,肉眼尚不能观察到皮肤、巩膜的黄染,称"隐性黄疸";若超过这个限度,皮肤、黏膜及巩膜出现肉眼可见的黄染,称"显性黄疸"。

引起黄疸的疾病很多,根据其病因可分为三类。

(一)溶血性黄疸

各种因素引起红细胞大量破坏,单核、吞噬细胞系统产生的胆红素过多,超过肝脏的处理能力,从而使血中未经肝脏处理的未结合胆红素浓度异常升高。

(二)肝细胞性黄疸

肝细胞受损致肝细胞摄取和转化胆红素的能力降低,引起血中未结合胆红素浓度升高;同时,在肝脏已转化形成的结合胆红素因肝组织膜的破坏而直接释放入血,引起血中结合胆红素浓度亦升高。

(三)阻塞性黄疸

由于胆道结石、炎症、肿瘤、寄生虫等使胆道梗阻,肝脏分泌的胆红素不能正常地随胆汁排出,引起胆汁中胆红素返流入血,致血中结合胆红素浓度升高。

不同原因引起的黄疸对胆红素代谢的影响不同,故血液及尿液中胆红素和胆素原的含量变化有所差别,临床上可检查血液和尿中胆红素及胆素原的种类及含量,对黄疸进行鉴别诊断,见表 2-4-3。

表 2-4-3　三种黄疸病人血、尿、粪胆色素代谢生化指标

黄疸类型	血　清		尿		粪胆素原
	未结合态	结合态	胆红素	胆素原	
溶血性	↑	→	—	↑	↑
阻塞性	→	↑	＋	↓	↓
肝细胞性	↑	↑	＋	↑	↑

注:↑增高;↓降低;→变化不明显;＋阳性;—阴性。

(陈斯东)

第三篇

生 理 学

3

第一章

绪　论

第一节　生理学的研究对象、任务和方法

一、生理学的研究对象和任务

生理学（physiology）是研究生命活动规律的科学，是生物科学中的一个分支，它以生物机体的功能为研究对象。生理学的任务就是要研究这些生理功能的发生机制、条件以及机体的内外环境中各种变化对这些功能的影响，从而掌握各种生理变化的规律。

二、生理学的主要研究方法和水平

生理学是一门实验性科学。研究方法对生理学的发展起着十分重要的作用，主要有动物实验、人体实验和调查研究。动物实验包括急性和慢性动物实验，是生理学研究采用的主要方法。

在研究生命现象的机制时，需要从各个不同水平提出问题进行研究。构成身体的最基本单位是细胞，由许多不同的细胞构成器官，不同生理功能的器官互相联系，构成一个系统，整个身体就是由各个器官系统互相联系、互相作用而构成的一个复杂的整体。因此，生理学的研究是在细胞、器官和系统，以及整体这样三个水平上进行的。

第二节　机体的内环境及其稳态

人体生存的外部环境即外环境，包括自然环境和社会环境。人体内绝大部分的细胞并不与外环境直接接触，而是生活在一个液体环境即细胞外液中。相对于外环境而言，由细胞外液构成的细胞生存的环境称为**内环境**（internal environment）。内环境对细胞的生存以及维持细胞的正常生理功能十分重要。细胞通过细胞膜从内环境摄取氧和其他营养物质，同时将二氧化碳和其他代谢产物排到内环境中，并通过机体的呼吸和排泄等途径排出体外。

正常机体的内环境的理化性质如温度、渗透压、pH 值、离子浓度等经常保持相对的稳定，这种内环境理化性质相对稳定的状态称为**稳态**（homeostasis）。内环境的稳态是细胞维持正常生理功能的必要条件，也是机体维持正常生命活动的必要条件。内环境的稳态包含两方面的含义：一方面是指内环境理化性质总是在一定水平上保持相对恒定，不随外环境的变化而出现明显的变动；另一方面，内环境的理化因素并不是静止不变的，在正常生理状态下有一定的波动，但其变动范围很小。因此，内环境稳态是一个动态的、相对稳定的状态。

第三节　生理功能的调节

当机体处于不同的生理情况下，或外环境发生改变时，体内的某些器官、组织的功能活动也会发生相应的改变，最后可以使机体的功能适应不同的生理情况和外界环境的变化，并使被扰乱的内环境恢复正常。人体生理功能的调节是指人体对内外环境变化所做出的适应性反应的过程。机体对各种功能活动的调节方式主要有三种，即神经调节、体液调节和自身调节。

一、神经调节

通过神经系统的活动对机体功能进行的调节称为**神经调节**（nervous regulation）。神经调节在机体的所有调节方式中占主导地位。神经调节的基本方式是**反射**（reflex）。反射是指在中枢神经系统的参与下，机体对刺激产生的规律性应答。反射活动的结构基础是反射弧，由五个基本部分组成，即感受器、传入神经纤维、神经中枢、传出神经纤维和效应器。神经调节的特点是反应迅速、准确，作用部位局限和作用时间短暂。

二、体液调节

体液调节（humoral regulation）是指由内分泌细胞或某些组织细胞生成并分泌的特殊的化学物质，经由体液运输，到达全身或局部的组织细胞，调节其活动。化学物质有内分泌细胞分泌的激素、某些组织细胞分泌的肽类和细胞因子等。化学物质经血液这种体液途径运输到特定组织发挥作用是体液调节的主要方式。有些化学物质可不经过血液运输，而是经由组织液扩散作用于邻近的细胞，调节这些细胞的活动。另外，某些激素可由非内分泌细胞合成和分泌，如下丘脑和心血管系统的一些细胞也能合成激素。体液调节的特点是产生效应较缓慢、作用广泛、持续时间较长。

三、自身调节

自身调节（autoregulation）是指机体的器官、组织、细胞自身不依赖于神经和体液调节，而由自身对刺激产生适应性反应的过程。自身调节是一种局部调节，其特点是调节幅度较小、灵敏度较低，但在某些器官和组织，仍具有重要的生理意义。

第四节　体内的控制系统

人体的功能调节过程与工程控制有许多共同的规律。在人体内存在着各种控制系统。任何控制系统都由控制部分和受控部分组成。控制系统可分为非自动控制系统、反馈控制系统和前馈控制系统三大类。

一、非自动控制系统

非自动控制系统是一个**开环系统**（open-loop system），其控制部分不受受控部分的影响,即受控部分不能反过来改变控制部分的活动。在人体正常生理功能的调节中,这种方式的控制极其少见。

二、反馈控制系统

反馈控制系统是一个闭环系统,即控制部分发出信号指示受控部分发生活动,受控部分则发出反馈信号返回到控制部分,使控制部分能根据反馈信号来改变自己的活动,从而对受控部分的活动进行调节。

(一)负反馈控制系统

反馈作用与原效应作用相反,使反馈后的效应向原效应的相反方向变化,这种反馈称为**负反馈**(negative feedback)。例如,人体的血压经常可稳定在正常水平,就是负反馈调控作用的结果。当动脉血压偏高时,通过负反馈控制使血压降低;如果动脉血压偏低,则负反馈控制系统的作用减弱,使血压升高。

(二)正反馈控制系统

反馈作用与原效应作用一致,起到促进或加强原效应的作用,这种反馈称为**正反馈**(positive feedback)。分娩过程是正反馈控制系统活动的实例。当临近分娩时,某些干扰信息可诱发子宫收缩,子宫收缩导致胎儿头部牵张子宫颈部;宫颈受到牵张可反射性导致催产素分泌增加,从而进一步加强宫缩,转而使宫颈进一步受到牵张;如此反复,直至胎儿娩出为止。

(汝海龙　高云峰)

第二章

细胞的基本功能

细胞是人体和其他生物体的基本结构单位。体内所有的生理功能和生化反应,都是在细胞及其产物的物质基础上进行的。

第一节　细胞的基本结构和跨膜物质转运功能

一切动物细胞都被一层薄膜所包被,称为**细胞膜**或**质膜**(plasma membrane),它把细胞内容物与细胞周围环境分隔开来,使细胞能相对地独立于环境而存在。细胞在不断进行新陈代谢的过程中,需要经常由外界得到氧气和营养物质,同时排出细胞的代谢产物。各种物质进出细胞必须经过细胞膜。细胞膜是包绕细胞内液的特殊的半透性膜,是细胞的屏障。细胞膜的基架是脂质双分子层,脂溶性的物质可以通过细胞膜,而水溶性物质则不能直接通过细胞膜,它们必须借助细胞膜上某些物质的帮助才能通过,其中细胞膜结构中具有特殊功能的蛋白质起着关键性的作用(图 3-2-1)。细胞膜除了有物质转运功能外,还有跨膜信息传递和能量转换功能,这些功能的机制是由膜的分子组成和结构决定的。其中脂质分子层主要起屏障作用,而细胞膜中的特殊蛋白质则与物质、能量和信息的跨膜转运和转换有关。

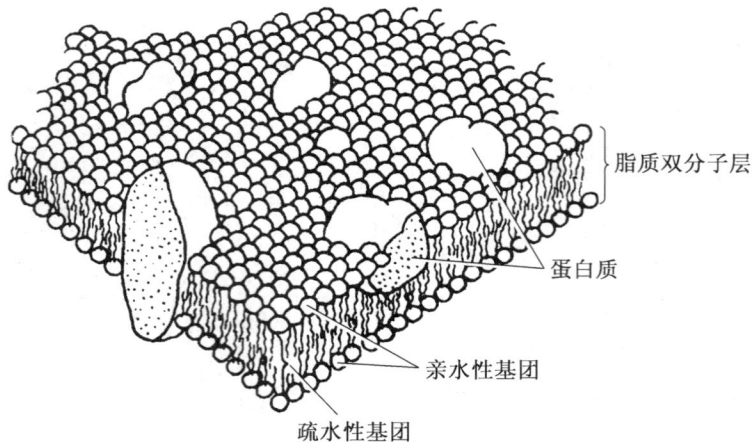

图 3-2-1　膜的液态镶嵌式模型

一、单纯扩散

单纯扩散(simple diffusion)是指脂溶性物质通过细胞膜由高浓度一侧向低浓度一侧扩

散的过程。这是一种单纯的物理过程。例如 O_2、CO_2、NO 和甾体类激素进出细胞的过程，都是通过单纯扩散实现的。

跨膜转运物质的多少取决于两方面的因素：① 细胞膜两侧该物质的浓度差，这是物质扩散的动力，浓度差愈大，扩散通量也愈大；② 该物质通过细胞膜的难易程度，即通透性的大小。

二、易化扩散

水溶性小分子或离子（Na^+、K^+、Ca^+ 等）在特殊膜蛋白的帮助下，由细胞膜的高浓度一侧向低浓度一侧扩散的过程，称为**易化扩散**（facilitated diffusion）。例如，糖和 Na^+、K^+、Ca^+ 等离子，虽然不能通过脂质双分子层，但在某些情况下可以顺着它们各自的浓度差快速地进入或移出细胞。根据参加帮助的膜蛋白质的不同，又可将易化扩散分为两种，即载体运输和通道运输。

（一）载体运输

载体（carrier）是细胞膜上的蛋白质分子，它们有一个或数个能与某种被转物相结合的位点或结构域，细胞膜的载体蛋白质在被转运物质浓度高的一侧与被转运物质结合，这一结合引起膜蛋白质的构象变化，把物质转运到浓度低的另一侧，然后与物质分离。

以载体为中介的易化扩散都具有如下共同特性：① 特异性；② 饱和现象，即这种易化扩散的扩散通量一般与膜两侧被转运物质的浓度差成正比，但如果膜一侧的浓度增加超过一定限度时，再增加底物浓度并不能使转运通量增加；③ 竞争性抑制，即如果某一载体对结构类似的 A、B 两种物质都有转运能力，那么在环境中加入 B 物质将会减弱它对 A 物质的转运能力。

（二）通道运输

一些带电的离子如 Na^+、K^+、Ca^{2+}、Cl^- 等由膜的高浓度一侧向膜的低浓度一侧的快速移动与通道介导的易化扩散有关。通道蛋白质有别于载体的重要特点之一，是它们的结构和功能状态可以因细胞内外各种理化因素的影响而迅速改变：通道对离子的导通，表现为失活和关闭两种状态。一般来说，通道的开放（激活）或关闭（失活）是通过"闸门"来调控的，此类通道称为门控通道。根据引起通道开放和关闭的条件不同，可大体将通道分成电压门控通道、化学门控通道和机械门控通道。当通道开放后，离子流动产生离子电流，可引起膜电位的改变。而跨膜电位的改变以及进入膜内的离子，特别是 Ca^{2+}，将会引起该通道所在细胞一系列的功能改变。由此可见，通道的开放并不是起转运代谢的作用，是细胞环境因素影响细胞功能活动的一种方式。

单纯扩散和易化扩散都属于被动转运，其特点是在这样的物质转运过程中，物质分子只能作顺浓度差、即由膜的高浓度一侧向低浓度一侧的净移动。被动转运时物质移动所需的能量来自高浓度所含的势能，因而不需要另外供能。

三、主动转运

主动转运（active transport）指细胞通过本身的耗能过程，将物质分子或离子由膜的低浓度一侧移向高浓度一侧的过程，必须由外部供给能量。在膜的主动转运中，这能量只能由膜或膜所属的细胞来供给。

主动转运按其利用能量形式的不同,可分原发性主动转运(由 ATP 直接供能)和继发性主动转运(由 ATP 间接供能)。

(一)原发性主动转运

在细胞膜的主动转运中研究得最充分,而且对细胞的生存和活动可能是最重要的,是膜对于 Na^+ 和 K^+ 的主动转运过程。所有活细胞的细胞内液和细胞外液中 Na^+ 和 K^+ 的浓度有很大的不同。以神经和肌细胞为例,正常时膜内 K^+ 浓度约为膜外的 30 倍,膜外的 Na^+ 浓度约为膜内的 12 倍。各种细胞的细胞膜上普遍存在着一种**钠-钾泵**(sodium-potassium pump)的结构,简称钠泵,钠泵是镶嵌在细胞膜中具有 ATP 酶活性的特殊蛋白质,其作用是主动转运 Na^+、K^+。在一般生理情况下,每分解一个 ATP 分子,可以逆电-化学梯度使 3 个 Na^+ 移到膜外,同时有 2 个 K^+ 移入膜内,保持了膜内高 K^+ 和膜外高 Na^+ 的不均衡离子分布(图 3-2-2)。

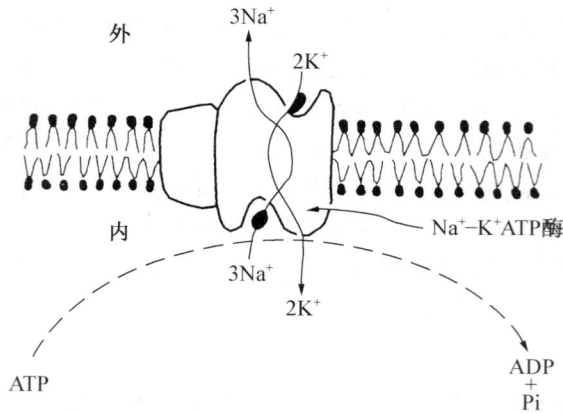

图 3-2-2　钠泵主动转运示意图

细胞膜上钠泵活动的意义是:① 由钠泵活动造成的细胞内高 K^+,是许多代谢反应进行的必需条件;② 细胞内外 Na^+、K^+ 的浓度差,是细胞生物电产生的前提条件;③ 钠泵活动能维持胞质渗透压和细胞容积的相对稳定;④ 它能够建立起一种势能贮备,可用于细胞的其他耗能过程,如继发性主动转运。

(二)继发性主动转运

在完整的在体肾小管和肠黏膜上皮细胞,由于在细胞的基底-外侧膜(或基侧膜,即靠近毛细血管和相邻上皮细胞侧的膜)上有钠泵存在(图 3-2-3),因而能造成细胞内 Na^+ 浓度经常低于小管液和肠腔液中 Na^+ 浓度的情况,于是 Na^+ 不断由小管液和肠腔液顺浓度差进入细胞,由此释放的势能则用于葡萄糖分子的逆浓度进入细胞。葡萄糖主动转运所需的能量不是直接来自 ATP 的分解,而是来自膜外 Na^+ 的高势能;但造成这种高势能的钠泵活动是需要分解 ATP 的,因而糖的主动转运所需的能量还是间接地来自 ATP,为此把这种类型的转运称为继发性主动转运。

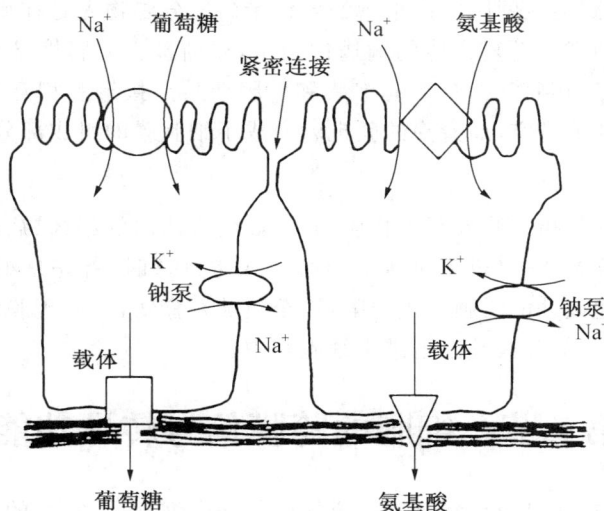

图 3-2-3   葡萄糖和一些氨基酸的继发性主动转运模式图

上方弯曲的管腔侧膜上的圆和方块,分别表示同葡萄
糖和某些氨基酸的继发性转运有关的转运蛋白质

四、出胞与入胞

一些大分子物质或固态、液态的物质团块进出细胞,可以通过膜的更为复杂的结构和功
能改变来进行,这些过程需要细胞提供能量(图 3-2-4)。

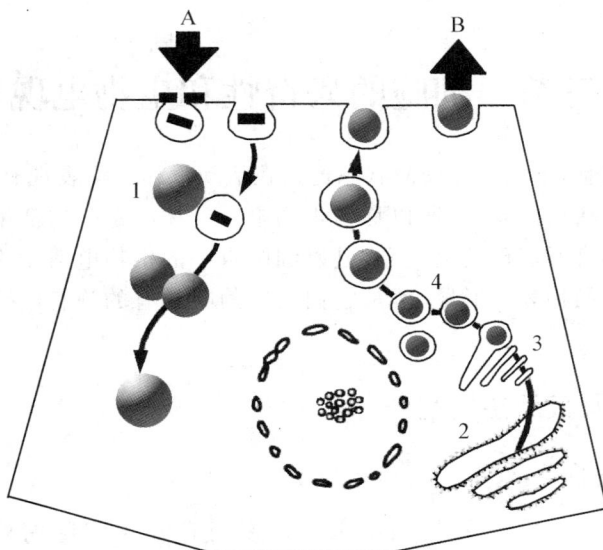

图 3-2-4   分泌物的出胞和受体介导式入胞过程示意图

1. 吞噬小泡 2. 内质网 3. 高尔基复合体 4. 分泌小泡

(一)出胞

主要见于细胞的分泌活动,如内分泌腺把激素分泌到细胞外液中,以及神经细胞的轴突

末梢把神经递质分泌到突触间隙中。细胞的各种蛋白性分泌物先是在粗面内质网上生物合成；在它们由内质网到高尔基复合体的输送过程中，逐渐被一层膜性结构所包被，形成分泌囊泡；囊泡逐渐向质膜内侧移动，最后囊泡膜和质膜在某点接触和相互融合，并在融合处出现裂口，将囊泡一次性地排空，而囊泡的膜也就变成了细胞膜的组成部分。

（二）入胞

和出胞相反，入胞是指细胞外某些物质团块（如侵入体内的细菌、病毒、异物或血浆中脂蛋白颗粒、大分子营养物质等）进入细胞的过程。入胞进行时，首先是细胞环境中的某些物质与细胞膜接触，引起该处的质膜发生内陷，以至包被吞食物，再出现膜结构的断离，最后是异物连同包被它的那一部分膜整个地进入细胞浆中。

第二节　细胞的跨膜信号转导功能

不论是单细胞生物还是组成多细胞有机体的每一个细胞，在它们的生命过程中，都会不断受到来自外部环境的各种理化因素的影响。在多细胞动物，由于绝大多数细胞是生活在直接浸浴它们的细胞外液（即内环境）之中，细胞外液中的各种化学分子，并不需要自身进入它们的靶细胞后才能起作用，它们大多数是选择性地同靶细胞膜上具有特异受体性结构相结合，再通过**跨膜信号传递**（transmembrane signaling）或**跨膜信号转导**（transmembrane signal transduction）过程，最后才间接地引起靶细胞膜的电变化或其他细胞内功能的改变。根据细胞膜上感受信号物质的蛋白质分子的结构和功能，跨膜信号转导的路径大致可分为 G-蛋白耦联受体介导的信号转导、离子通道介导的信号转导和酶耦联受体介导的信号转导三类。

第三节　细胞的兴奋性和生物电现象

一切活组织的细胞，不论是在安静状态还是在活动过程中均表现有电的变化，这种电变化是伴随着细胞生命活动出现的，所以称为生物电。生物电是一切活细胞都具有的基本生命现象。人体和各器官所表现的电现象，是以细胞水平的生物电活动为基础的。细胞水平的生物电现象主要有两种表现形式，就是它们在安静时具有的静息电位和它们受到刺激时产生的动作电位。

一、静息电位及其产生机制

（一）细胞的静息电位

静息电位（resting potential）指细胞未受刺激时存在于细胞内外两侧的电位差（图 3-2-5）。静息电位表现为膜内较膜外为负，如规定膜外电位为 0，则膜内电位大都在 $-10\sim -100\text{mV}$ 之间。例如，枪乌贼的巨大神经轴突和蛙骨骼肌细胞的静息电位为 $-50\sim -70\text{mV}$，哺乳动物的肌肉和神经细胞为 $-70\sim -90\text{mV}$。静息电位在大多数细胞是一种稳定的直流电位（一些有自律性的心肌细胞和胃肠平滑肌细胞例外），只要细胞未受到外来刺激而且保持正常的新陈代谢，静息电位就稳定在某一相对恒定的水平。

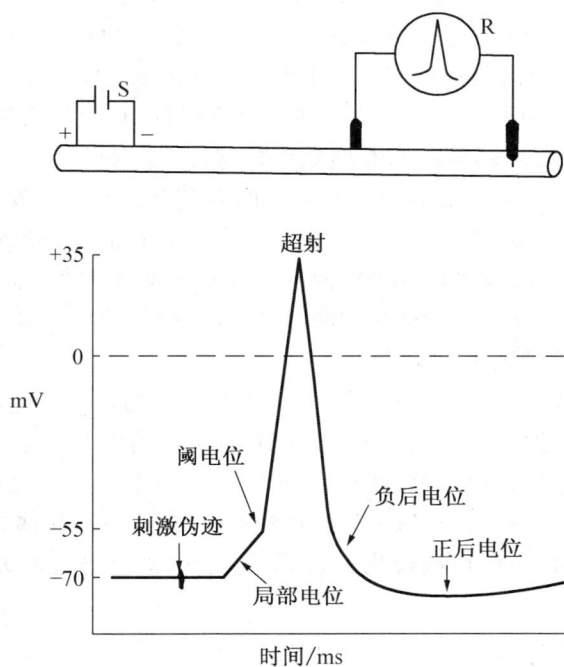

图 3-2-5　单一神经纤维静息电位和动作电位模式图

R 表示记录仪器;S 为电刺激器

（二）静息电位的产生机制

所有正常生物细胞细胞内的 K^+ 浓度超过细胞外,而细胞外 Na^+ 浓度超过细胞内,这是 Na^+ 泵活动的结果。在这种情况下,K^+ 必然会有一个向膜外扩散的趋势,而 Na^+ 有一个向膜内扩散的趋势。假定膜在安静状态下只对 K^+ 有通透的可能,那么只能有 K^+ 移出膜外,这时又由于膜内带负电荷的蛋白质大分子不能随之移出细胞,于是随着 K^+ 的移出,出现膜内变负而膜外变得较正的状态。K^+ 的这种外向扩散并不能无限制地进行,这是因为移到膜外的 K^+ 所造成的外正内负的电场力,将对 K^+ 的继续外移起阻碍作用。因此,当促使 K^+ 外移的膜两侧 K^+ 浓度势能差同已移出的 K^+ 造成的阻碍 K^+ 外移的势能差相等,亦即膜两侧的电-化学(浓度)势代数和为零时,将不会再有 K^+ 的跨膜净移动,而由已移出的 K^+ 形成的膜内外电位差,也稳定在某一不再增大的数值。这一稳定的电位差称为 K^+ 平衡电位。

细胞内高 K^+ 浓度和安静时膜主要对 K^+ 有通透性,是大多数细胞产生和维持静息电位的主要原因。细胞膜内外两侧所保持的外正内负状态,称为膜的**极化**(polarization)。静息电位与极化是一个现象的两种表达方式,它们都是细胞处于静息状态的标志。

二、动作电位及其产生和传导

（一）细胞的动作电位

当神经或肌肉细胞受到刺激发生兴奋时,细胞膜在静息电位的基础上发生一次迅速而短暂的可向周围扩布的电位波动,称为**动作电位**(action potential)。例如,当神经纤维在安静情况下受到一次足够强度的刺激时,膜内的负电位迅速减小,原有的极化状态去除,即**去极化**(depolarization),并变成正电位,即膜内电位在短时间内可由原来的$-70\sim-90$mV变为$+20\sim+40$mV,原来的内负外正变为内正外负。这构成了动作电位变化曲线的上升支。但是,由刺激所引起的这种膜内外电位的倒转只是暂时的,很快就出现膜内电位的下降,由正值的减小恢复到膜内出现刺激前原有的负电位状态,这构成了动作电位曲线的下降支。由此可见,动作电位实际上是膜受刺激后在原有的静息电位基础上发生的一次膜两侧电位的快速而可逆的倒转和复原(图3-2-5)。动作电位的产生是细胞兴奋的标志。

当测量电极中的一个微电极刺入轴突内部时可发现膜内持续处于较膜外低70mV的负电位状态。当神经受到一次短促的外加刺激时,膜内电位快速上升到$+35$mV的水平,约经$0.5\sim1.0$ms后再逐渐恢复到刺激前的状态。

在神经纤维,上述变化一般在$0.5\sim2.0$ms的时间内完成,这使它在描记的图形上表现为一次短促而尖锐的脉冲样变化,因而人们常把这种构成动作电位主要部分的脉冲样变化,称为锋电位。动作电位上升支中零位线以上的部分,称为超射值。细胞受到一次足够强度的刺激时,膜内的负电位迅速减小,原有的极化状态去除,这一过程称为去极化;膜内电位下降并恢复到刺激前原有的负电位或极化状态,即复极化;静息电位增大,细胞膜的极化状态加强,称为超极化。

（二）动作电位的产生机制

在细胞静息时,细胞膜外Na^+浓度大于膜内,Na^+有向膜内扩散的趋势,而且静息时膜内外的电场力也吸引Na^+向膜内移动;但是,由于静息时膜上的Na^+通道多数处于关闭状态,膜对Na^+相对不通透,因此Na^+不可能大量内流。当细胞受到一个足够强度的刺激时,电压门控式Na^+通道开放,此时膜对Na^+的通透性突然增大,并且超过了膜对K^+的通透性,Na^+迅速大量内流,以至膜内负电位因正电荷的增加而迅速消失;由于膜外高Na^+所形成的浓度势能,使得Na^+在膜内负电位减小到零电位时仍可继续内移,进而出现正电位,直到膜内正电位增大到足以阻止由浓度差所引起的Na^+内流时为止,此时膜两侧的电位差称为Na^+的平衡电位。

然而,膜内电位并不停留在正电位状态,而是很快出现动作电位的复极相,这是因为Na^+通道开放的时间很短,它很快就进入失活状态,从而使膜对Na^+通透性变小。与此同时,电压门控式K^+通道开放,膜内K^+在浓度差和电位差的推动下又向膜外扩散,膜内电位由正值向负值发展,直至恢复到静息电位水平。

简而言之,动作电位的去极相主要是由于Na^+大量、快速内流所引起;动作电位的复极相主要是由于K^+外流形成。

（三）动作电位的引起

刺激只有达到足够的强度,才可以使细胞产生动作电位。但是,较弱的刺激可引起细胞膜产生电紧张电位,激活细胞膜上的一部分钠通道,产生Na^+内流,使静息电位减小,引起去极化,当减小到某一临界值时,引起细胞膜上大量钠通道的开放,触发动作电位的产生。这个能触发动作电位的临界膜电位数值称为**阈电位**(threshold potential)。只有当外来刺激引起的去极化达到阈电位水平时,由于较多量Na^+通道的开放造成了膜内电位较大的去极化,而此去极化已不再能被K^+外流所抵消,因而能进一步加大膜中Na^+通道开放的概率,结果

又使更多 Na^+ 内流而造成膜内进一步的去极化，如此反复促进，就形成一种正反馈的过程，其结果使膜内去极化迅速发展，形成动作电位陡峭的升支，直至膜内电位上升到近于 Na^+ 平衡电位的水平。

阈电位是用膜本身去极化的临界值来描述动作电位的产生条件。所谓阈强度，是作用于细胞时能使膜的静息电位去极化到阈电位的外加刺激的强度，而把刺激强度低于阈强度的刺激称为阈下刺激。

阈下刺激虽未能使膜电位达到阈电位的去极化，但也能引起该段膜中所含 Na^+ 通道的少量开放，只是开放的概率少，于是少量的 Na^+ 内流，在受刺激的膜局部出现一个较小的膜的去极化反应，称为局部反应或局部兴奋。

局部兴奋有以下几个基本特性：① 不是"全或无"的，而是随着阈下刺激的增大而增大；② 不能在膜上作远距离的不衰减性传播；③ 局部兴奋可以相互叠加。如果局部兴奋经总和使膜的静息电位去极化达到阈电位水平时，即可产生动作电位。

（四）动作电位的传导

动作电位一旦在细胞膜的某一点产生，就会迅速沿着细胞膜向周围传播，直到整个细胞膜都产生动作电位。这种动作电位在同一细胞上的传播称为**传导**（conduction）。

由于细胞膜两侧的溶液都是导电的，于是在已兴奋的细胞膜和与它相邻的未兴奋的细胞膜之间，将由于电位差的存在而有电荷移动，称为局部电流。它的运动方向是：膜外有正电荷由未兴奋段移向已兴奋段，膜内有正电荷由已兴奋段移向未兴奋段。这样流动的结果，是造成未兴奋段膜内电位升高而膜外电位降低，亦即引起该处膜的去极化。因此，当局部电流的出现使邻接的未兴奋的膜去极化到阈电位时，也会使该段出现它自己的动作电位。所谓动作电位的传导，实际上是已兴奋的膜部分通过局部电流"刺激"了未兴奋的膜部分，使之出现新的动作电位；这样的过程在膜表面连续进行下去，就表现为兴奋在整个细胞的传导（图3-2-6）。这也正是它的幅度和形状在长距离传导中保持不变的原因。

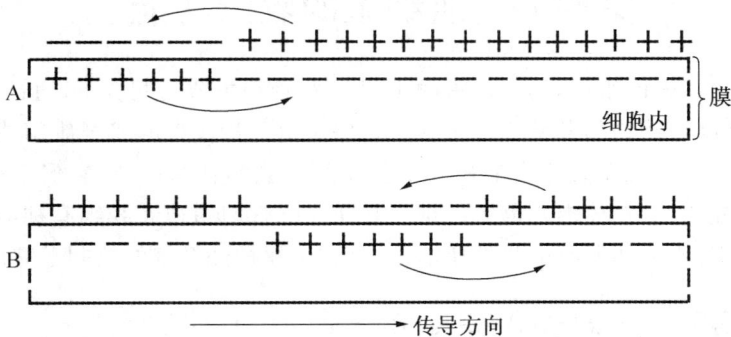

图 3-2-6 无髓神经纤维兴奋传导机制模式图
弯箭头表示膜内外局部电流的流动方向，下方直箭头表示冲动传导方向。
A：静息时 B：发生兴奋后

有髓神经纤维在轴突外面包有一层相当厚的髓鞘，髓鞘主要成分的脂质是不导电或不允许带电离子通过的，因此只有在髓鞘暂时中断的郎飞结处，轴突膜才能和细胞外液接触，使跨膜离子移动得以进行。因此，当有髓纤维受到外加刺激时，动作电位只能在邻近刺激点的郎飞结处产生,而局部电流也只能发生在相邻的郎飞结之间,其外电路要通过髓鞘外面的组织间液,因此,动作电位表现为跨过每一段髓鞘而在相邻郎飞结处相继出现,这称为兴奋的跳跃式传导。

（五）组织的兴奋和兴奋性

一般来说,细胞对刺激发生反应的过程,称为**兴奋**(excitation)。凡是接受刺激后能产生兴奋的细胞,称为可兴奋细胞。例如神经细胞、肌细胞和腺细胞等都属于可兴奋细胞。不同组织或细胞受刺激而发生反应时,外部可见的反应形式有可能不同,如各种肌细胞表现机械收缩,腺细胞表现分泌活动等。具有兴奋性的组织和细胞,并不对任何程度的刺激都能表现兴奋或出现动作电位。刺激可以泛指细胞所处环境因素的任何改变,实验表明,刺激要引起组织细胞发生兴奋,必须在以下三个参数达到某一临界值：刺激的强度、刺激的持续时间以及刺激强度对于时间的变化率。为了说明刺激的各参数之间的相互关系,可以先将其中一个参数固定于某一数值,然后观察其余两个的相互影响。当一个刺激的其他参数不变时,能刚好引起组织产生反应的最小刺激强度,称为阈强度或阈值。凡是刺激强度等于阈强度的刺激称为阈刺激；刺激强度高于阈强度的刺激称为阈上刺激；刺激强度低于阈强度的刺激称为阈下刺激。衡量兴奋性高低,通常多用刺激强度做指标。阈强度的大小与兴奋性的高低呈反变关系

在细胞接受一次刺激而出现兴奋后,它们的兴奋性会出现一系列的变化。在组织接受一个刺激而兴奋后一个较短的时间内,无论再受到多么强大的刺激,都不能再产生兴奋,即在这一时期内兴奋性降低到零,这段时间称为绝对不应期。紧接着兴奋性开始恢复,但仍低于正常,需用大于正常阈值的强度,才能引起组织发生第二次兴奋,这个时期称为相对不应期。此后兴奋性不但完全恢复,而且高于正常,称为超常期。在超常期之后,组织兴奋性又稍低于正常,称为低常期。

第四节　肌细胞的收缩功能

骨骼肌是体内最多的组织,约占体重的40%。在骨和关节的配合下,通过骨骼肌的收缩和舒张,完成人和高等动物的各种躯体运动。骨骼肌由大量成束的肌纤维组成,每条肌纤维就是一个肌细胞。每个骨骼肌纤维都是一个独立的功能和结构单位,它们至少接受一个运动神经末梢的支配,并且在体内骨骼肌纤维只有在支配它们的神经纤维有神经冲动传来时,才能进行收缩。因此,人体所有的骨骼肌活动,是在中枢神经系统的控制下完成的。

一、神经-骨骼肌接头处的兴奋传递

神经-肌肉接头处是由接头前膜、接头后膜和它们之间的接头间隙三部分组成的(图3-2-7)。运动神经纤维到达骨骼肌细胞时,其末梢失去髓鞘,嵌入肌细胞膜,因此,接头前膜就是神经轴突的细胞膜。在轴突末梢的轴浆内含有很多囊泡,内含乙酰胆碱。接头后膜(又称为终板膜)是与接头前膜相对应的肌细胞膜。接头前膜与接头后膜之间形成一个充满细胞外液的间隙,即接头间隙。

在动作电位造成的局部膜去极化的影响下,大量囊泡向轴突膜的内侧面靠近,通过囊泡

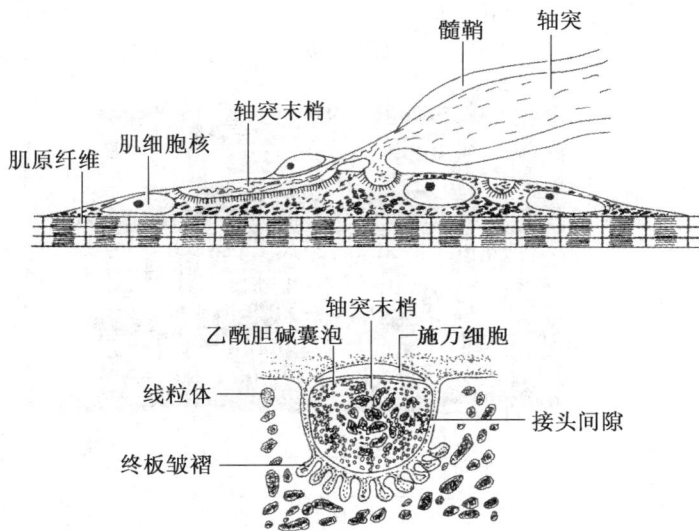

图 3-2-7　神经-肌肉接头处的超微结构示意图

膜与轴突膜的融合,并在融合处出现裂口,使囊泡中的乙酰胆碱全部进入接头间隙。轴突末梢处的电位变化引起囊泡排放的过程十分复杂,但首先是轴突末梢膜的去极化,引起了该处特有的电压门控式 Ca^{2+} 通道开放,引起细胞间隙液中的 Ca^{2+} 进入轴突末梢,触发了囊泡移动以至排放的过程。

　　乙酰胆碱通过接头间隙到达接头后膜(终板膜)时,立即与接头后膜上乙酰胆碱门控通道蛋白质结合,使通道开放,允许 Na^+、K^+ 等通过,但以 Na^+ 内流为主,因而引起终板膜静息电位减小,即产生终板膜的去极化,称为**终板电位**(endplate potential)。终板电位不是动作电位,属于局部反应,不表现"全或无",没有不应期,具有总和效应。它的大小与接头前膜释放的乙酰胆碱的多少呈正变关系。一次终板电位一般都大于相邻肌膜阈电位的 3～4 倍,所以它很容易引起邻近肌细胞膜爆发动作电位。

二、骨骼肌细胞的微细结构

　　骨骼肌细胞在结构上最突出之点,是含有大量的肌原纤维和丰富的肌管系统,且其排列高度规则有序(图 3-2-8)。

　　(一) 肌原纤维和肌小节

　　每个肌纤维含有大量直径为 $1～2\mu m$ 的纤维状结构,称为肌原纤维,它们平行排列,纵贯肌纤维全长,每条肌原纤维的全长都呈有规则的明、暗交替,分别称为明带和暗带。明带中央有一条横向的暗线,称为 Z 线。每两条相邻 Z 线之间的区域,称为肌小节,是肌肉收缩和舒张的最基本单位。暗带的中央,也有一条横向的暗线,称为 M 线。

　　(二) 肌 管 系 统

　　肌管系统指包绕在每一条肌原纤维周围的膜性囊管状结构,一部分肌管的走行方向和肌原纤维相垂直,称为横管系统或称 T 管,是由肌细胞的表面膜向内凹入而形成。肌原纤维周围还有另一组肌管系统,就是肌浆网,它们的走行方向和肌小节平行,称为纵管系统或称

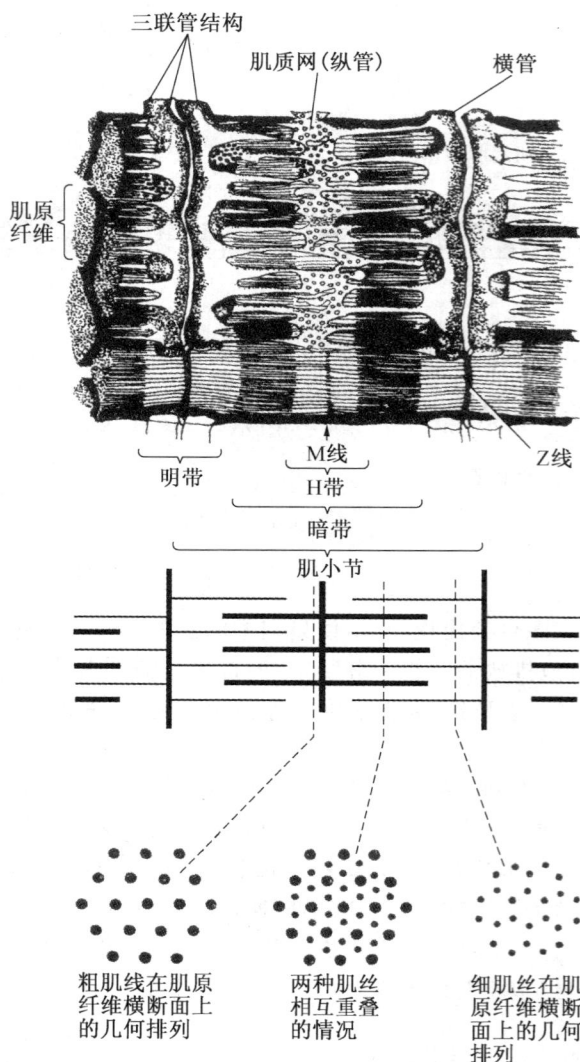

图 3-2-8　骨骼肌细胞的肌原纤维和肌管系统

L 管。纵管系统主要包绕肌原纤维周围,其末端膨大,称为终池,它使纵管以较大的面积和横管相靠近。每一横管和来自两侧肌小节的纵管终池,构成了三联管结构。三联管结构是把肌细胞膜的电变化和细胞内的收缩过程衔接或耦联起来的关键部位。

三、骨骼肌的收缩机制

目前公认的肌肉收缩机制是**肌丝滑行理论**(myofilament sliding theory),其主要内容是:横纹肌的肌原纤维是由粗、细两组与其走向平行的蛋白丝构成,肌肉的缩短和伸长均通过粗、细肌丝在肌节内的相互滑动而发生,肌丝本身的长度不变。

(一)肌丝的分子组成

肌丝滑行现象的引起与组成肌丝的蛋白质分子结构和它们的特性有直接的关系。粗肌丝主要由肌球蛋白(亦称肌凝蛋白)所组成,肌球蛋白分子呈长杆状而在一端有球状膨大部,它的头部则规律地分布在粗肌丝表面,形成横桥。横桥的主要特性有二:一是横桥在一定条件下可以和细肌丝上的肌纤蛋白分子呈可逆性的结合,同时出现横桥向 M 线方向的扭动;二是横桥具有 ATP 酶的作用,可以分解 ATP 而获得能量,作为横桥扭动和作功的能量来源。

细肌丝由三种蛋白质分子组成,其中 60% 为**肌动蛋白**(亦称**肌纤蛋白**,actin),其余为**原肌凝蛋白**(tropomyosin)和**肌钙蛋白**(troponin)。肌动蛋白分子单体呈球状,但它们在细肌丝中聚合成双螺旋状,成为细肌丝的主干。原肌凝蛋白,也呈双螺旋结构,在细肌丝中和肌纤蛋白双螺旋并行,但在肌肉安静时原肌凝蛋白的位置正好在肌纤蛋白和横桥之间,阻碍两者相互结合的作用;肌钙蛋白在细肌丝上不直接和肌纤蛋白分子相连接,而只是以一定的间隔出现在原肌凝蛋白的双螺旋结构之上。肌钙蛋白对胞浆中的 Ca^{2+} 有很大的亲和力,当 Ca^{2+} 增多时,可与肌钙蛋白结合,进而引起原肌凝蛋白分子的构象改变和位置变化,解除它对横桥与肌纤蛋白结合的阻碍作用。

肌丝滑行的基本过程:当肌细胞上的动作电位引起肌浆中 Ca^{2+} 浓度升高时,作为 Ca^{2+} 受体的肌钙蛋白结合了足够数量的 Ca^{2+},这就引起了肌钙蛋白分子构象的某些改变,这种改变"传递"给了原肌凝蛋白,使后者的构象也发生某些改变,其结果是使原肌凝蛋白的双螺旋结构发生某种扭转,这就把安静时阻止肌纤蛋白和横桥相互结合的阻碍因素除去,出现了两者的结合。在横桥与肌纤蛋白的结合、扭动、解离和再结合、再扭动构成的横桥循环过程中,使细肌丝不断向暗带中央移动;与此相伴随的是 ATP 的分解消耗和化学能向机械能的转换,完成了肌肉的收缩(图 3-2-9)。

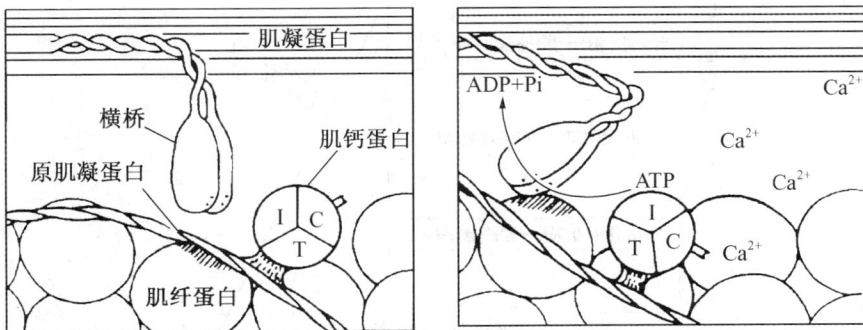

图 3-2-9 Ca^{2+} 通过和肌钙蛋白的结合,诱发横桥和肌纤蛋白之间的相互作用

(二)骨骼肌细胞的兴奋-收缩耦联

以肌膜的电变化为特征的兴奋过程和以肌丝滑行为基础的收缩过程之间的中介过程称为**兴奋-收缩耦联**(excitation-contraction coupling)。目前认为,它至少包括三个主要步骤:电兴奋通过横管系统传向肌细胞的深处;三联管结构处的信息传递;肌质网(即纵管系统)对 Ca^{2+} 释放和再聚积。

释放到肌浆中的 Ca^{2+} 怎样被迅速除去,目前已证明是由于肌质网膜结构中存在的一种特殊的离子转运蛋白质即钙泵活动的结果。钙泵是一种 Ca^{2+} 依赖式 ATP 酶,在肌浆中 Ca^{2+} 增高的情况下,它可以分解 ATP 获得能量,将 Ca^{2+} 在逆浓度差的情况下由肌浆转运到肌质网内腔中去；由于肌浆中 Ca^{2+} 浓度的降低，和肌钙蛋白结合的 Ca^{2+} 也解离，引起肌肉舒张。

四、影响骨骼肌收缩效能的因素

肌肉收缩效能表现为收缩时产生的张力和（或）肌肉收缩程度，以及产生张力或缩短的速度。如果肌肉收缩时仅产生张力的增高而长度不变，则这种收缩形式称为**等长收缩**（isometric contraction）。收缩时只发生肌肉缩短而张力保持不变，称为**等张收缩**（isotonic contraction）。

（一）前负荷

前负荷（preload）是指肌肉在收缩前所承受的负荷，它决定了肌肉在收缩前的长度，即肌肉的**初长度**（initial length）。如其他条件不变，逐渐增加前负荷，使初长度增加，肌肉收缩产生的张力最大，这一长度称为最适初长度。在最适初长度时，粗、细肌丝间横桥的作用达到最大限度，收缩产生的张力最大；小于最适初长度时，细肌丝将过分伸入，形成细肌丝之间的重叠，妨碍了横桥的活动；而当大于最适初长度时，粗、细肌丝的重叠将减少，有些横桥、甚至全部横桥不能发挥作用。故小于或大于最适初长度，收缩产生的最大张力都会减少（图 3-2-10）。

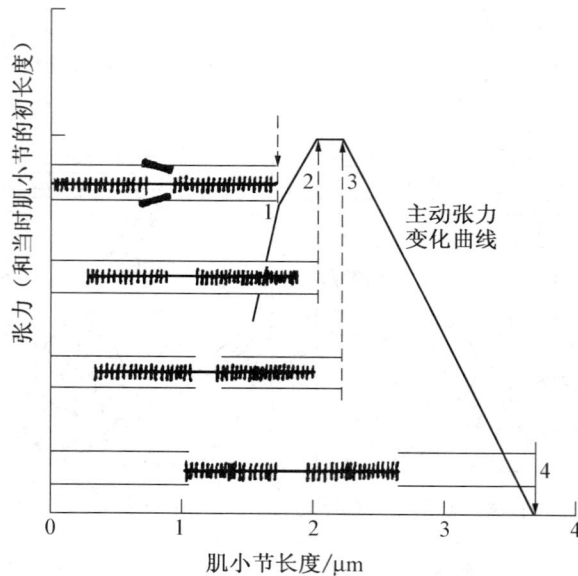

图 3-2-10 不同初长度时粗、细肌丝的重合程度和收缩时产生的主动张力的关系示意图

（二）后负荷

后负荷（afterload）是指肌肉开始收缩时才遇到的负荷或阻力。后负荷不改变肌肉收缩前的初长度，但它是肌肉缩短的阻力。肌肉在有后负荷的条件下收缩时，总是张力产生在前，缩短出现在后；且后负荷愈大，肌肉在缩短前必须产生的张力愈大，肌肉出现外部缩短的时间愈晚，缩短初速度和肌肉缩短的长度也愈小。

（三）肌肉的收缩能力

肌肉的收缩能力是指与前、后负荷无关的、决定肌肉收缩效能的内在特性。肌肉的收缩能力提高后，肌肉收缩产生的张力和（或）缩短的程度，以及产生张力和缩短的速度都会提高。从肌肉收缩的机制分析，决定肌肉产生张力、缩短速度和程度以及作功能力等力学改变的内在因素主要有兴奋-收缩耦联过程、胞浆内 Ca^{2+} 浓度、横桥头部的 ATP 酶活性等。如缺氧、酸中毒、肌肉中能源物质缺乏以及兴奋-收缩耦联、肌肉内蛋白质或横桥功能特性的改变，都可能降低肌肉收缩效果；而 Ca^{2+}、咖啡因、肾上腺素等则可能通过影响肌肉的收缩机制而提高肌肉的收缩效果。

（四）收缩的总和

骨骼肌通过收缩的**总和**（summation）可快速调节收缩的强度。总合的发生是在神经系统的调节下完成的，有两种形式，即运动单位数量以及频率效应的总和。

单收缩（single twitch）是指肌肉（整块肌肉或单个肌细胞）受到一次短促的有效刺激而产生的一次收缩。每一个新刺激出现在前一次收缩的舒张期，则肌肉在自身尚处于一定程度收缩的基础上进行新的收缩，各刺激引起的收缩发生不完全的互相融合，在记录曲线上呈锯齿形，称为**不完全强直收缩**（incomplete tetanus）。如果刺激频率继续增加，使肌肉在前一收缩的收缩期即开始新的收缩，记录曲线上的锯齿形消失，称为**完全强直收缩**（complete tetanus）（图 3-2-11）。

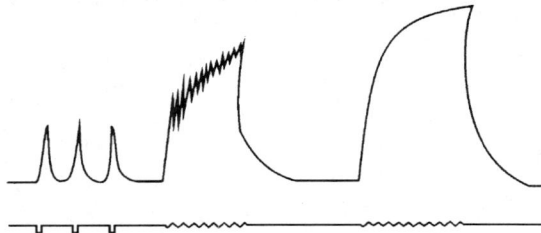

图 3-2-11 不同频率的连续刺激对骨骼肌收缩的影响

（汝海龙 高云峰）

第三章

血　液

　　血液是一种流体组织,充满于心血管系统中,在心脏的推动下不断循环流动。血液具有运输、调节、缓冲和防御等功能。细胞代谢所需要的营养物质和所产生的代谢产物都需通过血液运输,以满足细胞代谢活动的需要;机体内分泌细胞分泌的生物活性物质如激素等,通过血液运输到达相应的组织器官,调节其活动。另一方面,血液可将细胞代谢产生的 CO_2 及其他代谢终产物运送至排泄器官排出体外。血液中含有的多种缓冲物质可缓冲代谢产物引起的 pH 变化。白细胞和血浆中的抗体、补体等物质,可对抗或吞噬侵入人体的病原微生物;血小板和血浆中的凝血因子在生理止血和血液凝固过程中发挥重要作用,可防止小血管破裂时发生大量出血。如果流经体内任何器官的血流量不足,均可能造成严重的组织损伤;人体大量失血或血液循环严重障碍,将危及生命。

第一节　血液的组成和理化特性

一、血液的组成

　　血液由血浆和血细胞组成。

（一）血浆

　　血浆由水、蛋白质和低分子物质等构成。低分子物质中有多种电解质和小分子有机化合物。血浆中电解质含量与组织液基本相同。临床检测外周血浆中各种电解质的浓度,可大致了解组织液中这些物质的浓度。

　　血浆蛋白是血浆中多种蛋白质的总称。用盐析法将血浆蛋白分为白蛋白、球蛋白与纤维蛋白原三大类。各种血浆蛋白具有不同的生理机能,主要有:① 形成胶体渗透压,调节血管内外的水分分布;② 与甲状腺激素、肾上腺皮质激素、性激素等结合,维持激素在血浆中相对较长的半衰期;③ 作为载体运输脂质、离子、维生素、代谢产物以及某些异物;④ 参与凝血、抗凝血和纤维蛋白溶解等生理过程;⑤ 抵御病原微生物的入侵;⑥ 营养功能。

二、血量

　　血量(blood volume)是指体内血液的总量,正常人总血量约占体重的 $7\%\sim8\%$。人体血液约 90% 在心血管内循环流动,称循环血量,另有 10% 的血液贮存在肝、肺、肠系膜、皮下静脉等处,称贮存血量。机体在剧烈运动、情绪激动或大量失血时,贮存血量可参与血液循环,以补充循环血量。

三、血液的理化特性

（一）血液的比重

血液的比重为 $1.050 \sim 1.060$，血液中红细胞数愈多则血液比重愈大。血浆的比重约为 $1.025 \sim 1.030$，血浆中蛋白质含量愈多则血浆比重愈大。

（二）血液的黏度

如果以水的黏度为 1，血液的相对黏度为 $4 \sim 5$，血浆为 $1.6 \sim 2.4$。全血的黏滞性主要决定于所含的红细胞数，血浆的黏滞性主要决定于血浆蛋白质的含量。当血流速度小于一定限度时，黏滞性与流速成反变关系。这主要是由于血流缓慢时，红细胞可叠连或聚集成其他形式的团粒，使血液的黏滞性增大，对血流造成很大的阻力，影响循环的正常进行。

（三）血浆渗透压

溶液**渗透压**（osmotic pressure）是一切溶液所具有的特性，能够吸引水分子透过半透膜进入溶液。渗透压的高低取决于溶液中溶质的颗粒数，而与溶质的种类和颗粒大小无关。血浆渗透压约为 $300mmol/L$（相当于 $5790mmHg$ 或 $770kPa$）。由无机盐、葡萄糖等小分子物质形成的渗透压，称为晶体渗透压。晶体渗透压是形成血浆渗透压的主要部分，主要由 $NaCl$ 等小分子物质构成。血浆晶体渗透压保持相对稳定，对于调节细胞内外水分的交换，维持红细胞的正常形态和功能具有重要的作用。由大分子血浆蛋白形成的渗透压，称为胶体渗透压。白蛋白含量多、相对分子质量较小，是构成血浆胶体渗透压的主要成分。血浆蛋白一般不能透过毛细血管壁，所以血浆胶体渗透压虽小，但对于血管内外的水平衡有重要作用。由于血浆和组织液的晶体物质中绝大部分不易透过细胞膜，所以细胞外液的晶体渗透压的相对稳定，对于维持细胞内外的水平衡极为重要。

（四）血浆酸碱度

正常人的血浆的 pH 值约为 $7.35 \sim 7.45$。血浆 pH 值主要决定于血浆中主要的缓冲物质和肺、肾功能。血浆中的缓冲物质包括 $NaHCO_3/H_2CO_3$、蛋白质钠盐/蛋白质和 Na_2HPO_4/NaH_2PO_4 三个缓冲对，其中 $NaHCO_3/H_2CO_3$ 最重要。一般酸性或碱性物质进入血液时，由于有这些缓冲系统的作用，对血浆 pH 值的影响已减至很小，通常血浆 pH 值的波动范围极小。

第二节　血细胞生理

一、血细胞生成的部位和一般过程

血细胞包括红细胞、白细胞和血小板三类细胞，它们均起源于造血干细胞。在胚胎发育的早期，是在卵黄囊造血，而从胚胎第二个月开始，由肝、脾造血；胚胎发育到第五个月以后，肝、脾的造血活动逐渐减少，骨髓开始造血并逐渐增强；到婴儿出生时，几乎完全依靠骨髓造血，但在造血需要增加时，肝、脾可再参与造血以补充骨髓功能的不足。到 18 岁左右，只有脊椎骨、肋骨、胸骨、颅骨和长骨近端骨骺处才有造血骨髓。

造血过程,也就是各类血细胞发育、成熟的过程,是一个连续的过程,同时又可分为以下几个阶段:首先是**造血干细胞**(hemopietic stem cells)阶段,处于这一阶段的造血细胞为干细胞,它们既能通过**自我复制**(self renewal)以保持本身数量的稳定,又能分化形成各系**定向祖细胞**(committed progenitors);第二个阶段是定向祖细胞阶段,处于这个阶段的造血细胞,进一步分化的方向已经限定,它们可以区分为:红系祖细胞,即红系集落形成细胞(CFU-E)、粒-单核系祖细胞(CFU-GM)、巨核系祖细胞(CFU-MK)和 TB 淋巴系祖细胞(CFU-TB);第三个阶段是形态可辨认的**前体细胞**(precursors)阶段,此时的造血细胞已经发育成为形态上可以辨认的各系幼稚细胞,这些细胞进一步分别成熟为具有特殊细胞功能的各类终末血细胞,然后释放入血液循环。

二、红细胞生理

(一) 红细胞的数量和形态

红细胞的数量,我国正常成年男性为$(4.5 \sim 5.5) \times 10^{12}/L$,女性为$(3.5 \sim 5.0) \times 10^{12}/L$。**血红蛋白**(hemoglobin,Hb),其正常值成年男性为 120~160g/L,女性为 110~150g/L。若红细胞数量或血红蛋白浓度低于正常,称贫血。

正常红细胞呈双凹圆碟形,直径约 $7 \sim 8\mu m$,周边最厚处为 $2.5\mu m$,中央最薄处为$1\mu m$。红细胞的这一形态特征,使红细胞的表面积与容积之比大大增加,使红细胞具有更大的可塑变形性、悬浮稳定性和渗透脆性等生理特征。红细胞保持双凹圆碟形需要消耗能量。

(二) 红细胞的生理特征与功能

1. 红细胞的生理特征

(1) 可塑变形性:正常红细胞在外力作用下具有变形的能力。红细胞的这种特性称为可塑变形性。正常红细胞的双凹圆碟形的特征,使红细胞具有更大的可塑变形性,可通过口径比它小的毛细血管和血窦孔隙。

(2) 悬浮稳定性:虽然红细胞的比重远大于血浆,但红细胞在血浆中下沉却较为缓慢,能较长时间保持悬浮状态,这一特征称红细胞的**悬浮稳定性**(suspension stability)。红细胞悬浮稳定性通常可用**红细胞沉降率**(erythrocyte sedimentation rate,ESR)来反映。通常将抗凝全血置于血沉管中,垂直静置 1 小时,观察其中血浆层的高度。正常值(魏氏法)第 1 小时末,男性为 0~15mm/h;女性为 0~20mm/h。

正常红细胞的双凹圆碟形特征,使红细胞的表面积与容积之比大大增加,红细胞与血浆之间产生的摩擦也增大,阻碍了红细胞的下沉。当血浆中球蛋白、纤维蛋白原及胆固醇增多时,易使红细胞彼此以凹面相贴发生叠连,红细胞的表面积与容积之比减小,与血浆之间的摩擦也减小,此时血沉率加快。

(3) 渗透脆性:将红细胞置于渗透压稍低的溶液中,水分子可渗入红细胞内,红细胞开始膨胀直至破裂发生溶血。红细胞在低渗溶液发生膨胀破裂的特性称红细胞的**渗透脆性**(osmotic fragility),简称**脆性**。正常红细胞在 0.45%~0.40% NaCl 溶液中开始出现部分溶血,0.35%~0.30% NaCl 溶液中出现完全溶血。红细胞膜对低渗溶液所具有的抵抗力越大,红细胞在低渗盐溶液中越不容易发生溶血,即红细胞渗透脆性越小。

2. 红细胞的功能　红细胞的主要功能是运输 O_2 和 CO_2。红细胞的运输功能依赖于血红蛋白数量、存在部位和功能的正常与否。如严重贫血者极易引起缺氧；血红蛋白只有存在于红细胞内才能发挥作用，一旦红细胞膜破裂，血红蛋白逸出到血浆中（如溶血），将丧失其运输气体的功能。

（三）红细胞生成的调节

1．红细胞生成所需的物质

（1）铁：铁是合成血红蛋白所必需的原料，成人每天约需 $20\sim30mg$ 铁用于血红蛋白的合成，但每天仅需从食物中吸收 1mg 以补充排泄的铁，其余约 95％ 来自体内铁的再生利用，再利用的铁主要来自衰老破坏了的红细胞。当铁的摄入不足或吸收障碍，或长期慢性失血，导致体内缺铁，使血红蛋白合成减少，引起缺铁性贫血，其特征是红细胞色素淡而体积小。

（2）维生素 B_{12} 和叶酸：叶酸和维生素 B_{12} 是合成 DNA 所需的重要辅酶。叶酸在吸收之后，在双氢叶酸还原酶的催化下形成四氢叶酸后，才能参与 DNA 的合成。维生素 B_{12} 是红细胞分裂成熟过程所必需的辅助因子，可加强叶酸在体内的利用。胃黏膜壁细胞分泌的内因子，可与其结合形成维生素 B_{12}-内因子复合物，保护维生素 B_{12} 不被胃肠消化液破坏，并与回肠末端上皮细胞膜上的特异受体结合，促进维生素 B_{12} 的吸收。当胃的大部分被切除或胃腺细胞受损伤，机体缺乏内因子，或体内产生抗内因子的抗体时，即可发生维生素 B_{12} 吸收障碍，影响幼红细胞的分裂和血红蛋白的合成，出现巨幼红细胞性贫血，即大细胞性贫血。

叶酸或维生素 B_{12} 缺乏时，DNA 的合成减少，幼红细胞分裂增殖减慢，红细胞体积增大，导致巨幼红细胞性贫血。

2．红细胞生成的调节　目前已经证明红细胞的生成主要受体液因素的调节，包括爆式促进因子、促红细胞生成素和雄激素。

爆式促进因子是一类相对分子质量为 $25000\sim40000$ 的糖蛋白，作用于早期红系祖细胞，使早期红系祖细胞增殖活动加强。

促红细胞生成素是一种相对分子质量为 34000 的糖蛋白，主要由肾脏产生。当机体缺氧时可使肾脏产生促红细胞生成素。促红细胞生成素促进骨髓红细胞的生成和释放网织红细胞，对早期红系祖细胞的增殖分化亦有促进作用。当红细胞数量增加，血液运氧能力增强时，缺氧得到改善，此时血氧分压升高可负反馈抑制肾脏分泌促红细胞生成素，从而使红细胞数量保持相对稳定。

雄激素也可促进骨髓红细胞的生成。

（四）红细胞的破坏

红细胞在血液中的平均寿命约 120 天。衰老或受损红细胞的变形能力减弱而脆性增加，在通过骨髓、脾等处的微小孔隙时，易发生滞留而被巨噬细胞所吞噬（血管外破坏）。

三、白细胞生理

（一）白细胞数量和分类计数

白细胞（leukocyte，white blood cell，WBC）是一类无色、有核的细胞。正常成人外周血白细胞总数约为 $(4.0\sim10.0)\times10^9/L$，其中中性粒细胞约占 $50\%\sim70\%$，嗜酸性粒细胞占 $0.5\%\sim5\%$，嗜碱性粒细胞占 $0\sim1\%$，单核细胞占 $3\%\sim8\%$，淋巴细胞占 $20\%\sim40\%$。

（二）白细胞的生理特性和功能

除淋巴细胞外,所有白细胞均具有伸出伪足作变形运动的能力,这种变形运动使白细胞得以穿过毛细血管进入组织。白细胞具有趋向某些化学物质游走的特性,称趋化性。人体细胞的降解产物、抗原-抗体复合物、细菌及细菌毒素等对白细胞的游走具有趋化作用。白细胞可按照这些化学物质的浓度梯度游走到这些物质的周围,将异物包围并通过入胞作用吞噬异物。

1. 中性粒细胞　　中性粒细胞具有非特异性细胞免疫功能。当细菌入侵时,它们被趋化性物质吸引到炎症部位。由于中性粒细胞内含有大量溶酶体酶,因此能将吞噬入细胞内的细菌和组织碎片分解。当中性粒细胞本身解体时,释出各溶酶体酶类能溶解周围组织而形成脓肿。

2. 单核细胞　　单核细胞来源于骨髓中的造血干细胞,并在骨髓中发育。当它们从骨髓进入血流时仍然是尚未成熟的细胞。与其他血细胞比较,单核细胞内含有更多的溶酶体和线粒体,具有更强的吞噬作用。单核细胞在血液中停留 2～3 天后迁移到周围组织中,并进一步成熟为巨噬细胞(单核-巨噬细胞),并使其吞噬能力大大增强。单核-巨噬细胞能合成、释放多种细胞因子,如集落刺激因子、白介素、肿瘤坏死因子、干扰素等;并在抗原信息传递、特异性免疫应答的诱导和调节中起重要作用。单核细胞参与对蠕虫感染时的免疫反应。

3. 嗜酸性粒细胞　　嗜酸性粒细胞基本上无杀菌作用,其功能与过敏反应有关。血液中嗜酸性粒细胞的数目有明显的昼夜周期性波动,清晨细胞数减少,午夜时细胞数增多。这种细胞数的周期性变化是与肾上腺皮质释放糖皮质激素量的昼夜波动有关的。当血液中皮质激素浓度增高时,嗜酸性粒细胞数减少;而当皮质激素浓度降低时,嗜酸性粒细胞数增加。嗜酸性粒细胞在体内的作用是:① 限制嗜碱性粒细胞在速发性过敏反应中的作用。当嗜碱性粒细胞被激活时,释放出趋化因子,使嗜酸性粒细胞聚集到同一局部,限制嗜碱性粒细胞的活性。② 参与对蠕虫感染时的免疫反应。

4. 嗜碱性粒细胞　　其胞质中存在较大和碱性染色很深的颗粒。颗粒内含有肝素和组织胺、过敏性慢反应物质、嗜酸性粒细胞趋化因子、过敏性慢反应物质等生物活性物质,可使毛细血管壁通透性增加、细支气管平滑肌收缩,引起荨麻疹、哮喘等过敏症状。嗜酸性粒细胞趋化因子能吸引嗜酸性粒细胞,聚集于局部以限制嗜碱性粒细胞在过敏反应中的作用。肝素具有抗凝血作用,并可作为酯酶的辅基加快脂肪的分解。

5. 淋巴细胞　　淋巴细胞是免疫细胞中的一大类,它们在免疫应答过程中起着核心作用。根据细胞成长发育的过程和功能的不同,淋巴细胞分成 T 淋巴细胞和 B 淋巴细胞两类。在功能上 T 淋巴细胞主要与细胞免疫有关,B 淋巴细胞则主要与体液免疫有关。

四、血小板生理

（一）血小板的数量和功能

血小板(platelets,thrombocyte)是从骨髓成熟的巨核细胞胞浆脱落下来的小块胞质。正常成人血小板的数量约为(100～300)×10^9/L。

血小板有助于维持血管内皮的完整性。当血小板数量减少至 50×10^9/L 以下时,血管内皮的完整性常受破坏,微小创伤或血管内压力稍有升高,便可使皮肤、黏膜下出现瘀点,甚至出现大片的紫癜或瘀斑。血小板还可释放血小板源生长因子,对保持内皮细胞完整或对内皮细胞修复有重要作用。

（二）血小板的生理特性

1. 黏附　血小板与非血小板表面的黏着,称血小板黏附,是其参与生理性止血过程的重要机制之一。

2. 聚集　血小板彼此黏着的现象称血小板聚集。血小板聚集可分为两个时相,即第一时相和第二时相。在血管壁受损胶原纤维暴露引起血小板黏着的同时,局部组织释放的致聚剂可引起血小板第一时相聚集,为可逆性聚集。第一时相发生的聚集可促使血小板释放内源性 ADP,在 Ca^{2+} 和纤维蛋白原的参与下,引起不可逆的第二时相聚集。某些药物如阿司匹林可抑制血小板的聚集。

3. 释放　血小板受刺激后,将贮存在致密颗粒、α-颗粒或溶酶体内的多种物质排出的现象,称血小板的释放。

4. 收缩　当血凝块形成后,血凝块中的血小板伸出伪足,当伪足中的收缩蛋白发生收缩时,可使血凝块回缩,挤出血清,并使血凝块缩小变硬。

5. 吸附　在血小板膜表面可吸附一些凝血因子(如凝血因子 I、V、XI、XIII 等)。当血管破损时,大量血小板可黏着、聚集于血管破损处,使局部凝血因子浓度升高,有利于血小板发挥其生理止血的功能。

（三）血小板的破坏

血小板进入血液后,只在开始两天具有生理功能,但平均寿命可有 7～14 天。衰老的血小板在脾、肝和肺组织中被吞噬破坏。

第三节　生理性止血

正常情况下,小血管损伤后血液将从血管流出,数分钟后出血将自行停止,称为**生理性止血**(hemostasis)。临床上用小针刺破耳垂或指尖使血液流出,然后测定出血延续的时间,这一段时间称为**出血时间**(bleeding time)。出血时间的长短可以反映生理性止血功能的状态。正常出血时间为 1～3min。

一、生理性止血的基本过程

生理性止血包括三个过程。首先是小血管于受伤后立即收缩,若破损不大即可使血管封闭,这主要是由损伤刺激引起的局部缩血管反应,但持续时间很短。其次,血小板黏附于内膜下组织并聚集成团,成为一个松软的止血栓以填塞伤口。接着,在局部又迅速出现血液凝固,即血浆中可溶的纤维蛋白源转变成不溶的纤维蛋白分子多聚体,并形成由血纤维与血小板一道构成的牢固的止血栓,有效地制止了出血。

二、血液凝固

血液由流动的液体状态转变为不能流动的凝胶状态的过程称为**血液凝固**(blood coagulation)。血液凝固是一系列复杂的酶促反应过程,需要多种凝血因子的参与。

（一）凝血因子

血液和组织中参与血液凝固的化学物质统称为**凝血因子**（coagulation factor），其中已按国际命名法用罗马数字编了号的有 12 种。在凝血因子中除 FIV和磷脂外，其余均为蛋白质。肝是合成凝血因子的重要器官，其中因子 FII、FVII、FIX、FX 在合成过程中需维生素 K 的参与。因子 FVII以活性形式存在于血浆中，但需与因子 FIII结合后才能发挥作用。大多数凝血因子以无活性的酶原形式存在于血浆中，需要激活（在凝血因子代号的右下角加"a"表示）才能发挥作用。

（二）血液凝固过程

血液凝固是一系列凝血因子相继被激活的过程，其最终结果是形成凝血酶和纤维蛋白。据此可将血液凝固过程大致分为凝血酶原酶复合物形成、凝血酶形成、纤维蛋白形成三个阶段。

1. 凝血酶原酶复合物的形成　凝血酶原酶复合物的形成可分为内源性凝血（参与凝血的因子全部来自血液）和外源性凝血（启动凝血的因子 FIII来自组织）两条途径（图 3-3-1）。

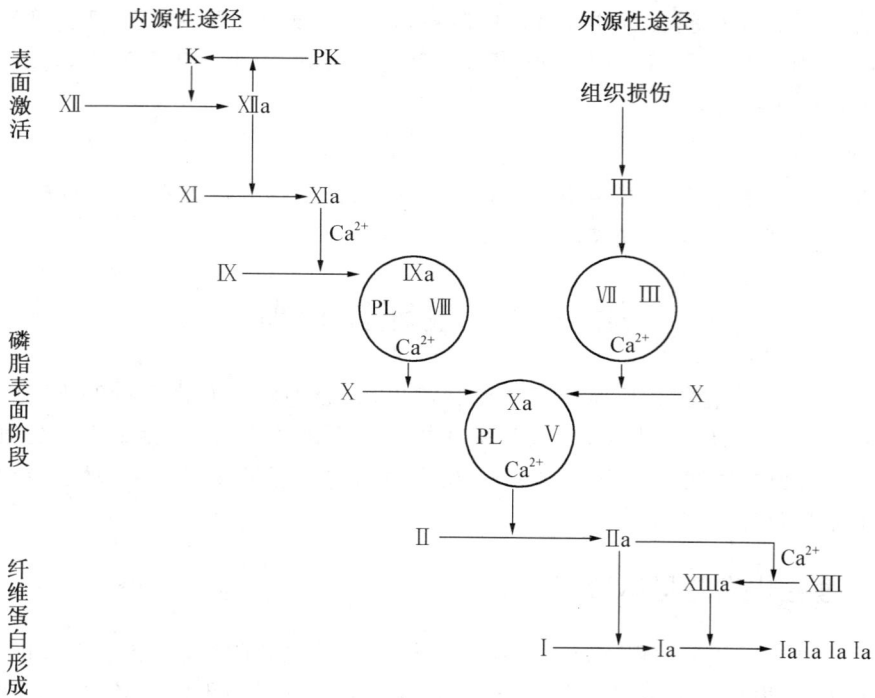

图 3-3-1　血液凝固过程示意图

图中罗马数字表示相应的凝血因子　PL：血小板磷脂　PK：前激肽释放酶　K：激肽释放酶

（1）内源性凝血途径：是指参与凝血的因子全部来自血液。血管内皮受损后，血浆中的接触因子（FXII）与带负电荷的胶原组织接触后，导致 FXII激活为 FXIIa 而启动内源性凝血。FXIIa可激活前激肽释放酶使之成为激肽释放酶；后者反过来又能激活因子 FXII，这是一种正反馈，可使因子 FXIIa大量生成。FXIIa又激活因子 FXI成为 FXIa。由因子 FXII激活到 FXIa 形成为止的步骤，称为表面激活。表面激活所形成的 FXIa 再激活因子 FIX生成 FIXa，这一

步需要有 Ca^{2+}（即 FIV）存在。FIXa 再与 FVIII 和血小板磷脂（PL）及 Ca^{2+} 组成因子 FVIII 复合物，即可激活因子 FX 生成 FXa。

（2）外源性凝血途径：由来自于血液之外的组织因子暴露于血液而启动的凝血过程，称为外源性凝血途径。组织因子是一种跨膜糖蛋白，存在于大多数组织细胞，而以脑、肺、胎盘等组织尤为丰富。当血管损伤、血管内皮细胞和单核细胞受细菌毒素、免疫复合物刺激时，组织因子得以与血液接触，并作为 FVIIa 的受体与 FVIIa 结合形成复合物，在 Ca^{2+} 存在的条件下，迅速激活 FX 因子，成为 FXa。

2. 凝血酶原的激活和纤维蛋白的生成　凝血酶原在凝血酶原酶复合物的作用下激活成为凝血酶。凝血酶形成后可催化血浆中的可溶性纤维蛋白原转变为纤维蛋白单体，在 FXIIIa 和 Ca^{2+} 的作用下，形成不可溶性的纤维蛋白多聚体（血纤维），并网罗血细胞形成凝胶状的血凝块。

（三）血液凝固的控制

正常人在日常活动中常有轻微的血管损伤，但循环血液并不凝固，即使局部组织损伤发生生理性止血时，止血栓也局限在受损局部，并不延及全身。这表明体内的生理性血液凝固在时间和空间上受到严格的控制，这是由于正常人的血液中存在一些重要的抗凝物质，使血液始终能够保持流体状态。

血浆中最重要的抗凝物质是抗凝血酶III和肝素。抗凝血酶III主要由肝细胞和血管内皮细胞分泌，与 FIIa、FIXa、FXa、FXIa、FXIIa 分子活性部位的丝氨酸残基结合，使这些凝血因子灭活而产生抗凝作用。在正常情况下，抗凝血酶III的直接抗凝作用非常缓慢而且较弱，但它与肝素结合后，其抗凝作用可增强约 2000 倍。

肝素是一种酸性黏多糖，主要由肥大细胞和嗜碱性粒细胞产生，存在于大多数组织中，在肝、肺、心和肌组织中更为丰富。肝素可明显加强抗凝血酶III的抗凝活性而发挥间接抗凝作用。

三、止血栓的溶解

出血停止、血管创伤愈合后，血栓可逐渐溶解，从而保证血管的畅通。纤维蛋白和血浆中纤维蛋白原被溶解液化的过程，称纤维蛋白溶解（简称纤溶）。纤溶系统包括纤维蛋白溶解酶原（纤溶酶原）、纤溶酶、纤溶酶原的激活物和抑制物。纤溶可分为两个基本过程，即纤溶酶原的激活和纤维蛋白（或纤维蛋白原）的降解。

第四节　血型和输血原则

一、血型与红细胞凝集

血型通常是指红细胞膜上特异性抗原的类型。若将血型不相容的两个人的血液滴加在玻片上使之混合，则红细胞可凝集成簇，称为红细胞凝集。红细胞凝集的本质是抗原-抗体反应。红细胞膜上的一些特异性蛋白质或糖脂，在凝血反应中起抗原作用，称为凝集原。能与红细胞膜上的凝集原起反应的特异性抗体则称为凝集素。凝集素存在于血浆中。

二、红细胞血型

(一) ABO 血型

1. **ABO 血型的分型**　ABO 血型是以红细胞膜表面 A、B 凝集原(抗原)的有无作为其分类依据的。凡红细胞膜上只有 A 凝集原的为 A 型;只有 B 凝集原的为 B 型;A、B 凝集原均有的为 AB 型;A、B 凝集原均无的为 O 型。不同血型的人的血清中各含有不同的凝集素,即不含有对抗自身红细胞凝集原的凝集素。在 A 型人的血清中,只含有抗 B 凝集素;B 型人的血清中,只含有抗 A 凝集素;AB 型人的血清中没有抗 A 和抗 B 凝集素;而 O 型人的血清中则含有抗 A 和抗 B 凝集素。

2. **ABO 血型的检测**　正确测定血型是保证输血安全的基础。在一般输血中只有 ABO 系统的血型相合才能考虑输血。测定 ABO 系统的方法是:在玻片上分别滴上一滴抗 B、一滴抗 A 和一滴抗 A-抗 B 血清,在每一滴血清上再加一滴红细胞悬浮液,轻轻摇动,使红细胞和血清混匀,观察有无凝集现象(图 3-3-2)。

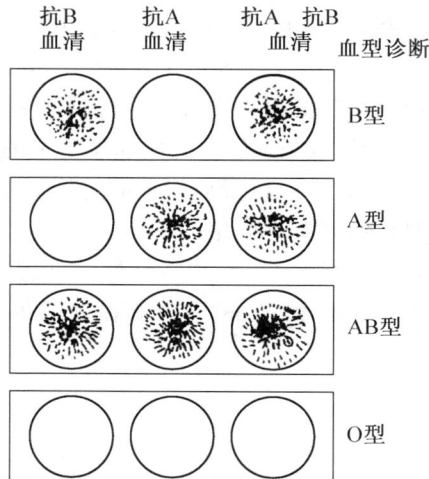

图 3-3-2　ABO 血型的测定

(二) Rh 血型

1. **Rh 血型系统的抗原和抗体**　Rh 血型系统有 C、c、D、E、e 五种抗原,其中 D 抗原的抗原性最强,故通常将含有 D 抗原的红细胞称为 Rh 阳性,不含有 D 抗原的称 Rh 阴性。我国汉族和大部分少数民族人群中,属 Rh 阳性的约占 99%。Rh 血型的重要特点是无论 Rh 阳性还是 Rh 阴性,其血浆中均不存在天然的(先天性的)抗 Rh 抗体。但 Rh 阴性者接受 Rh 阳性者红细胞后,可发生特异性免疫反应,产生后天获得性抗 Rh 抗体,凝集 Rh 阳性红细胞。

2. **Rh 血型的特点**　人出生几个月之后在血清中一直存在着 ABO 系统的凝集素,即天然抗体。但在人血清中不存在抗 Rh 的天然抗体,只有当 Rh 阴性的人,接受 Rh 阳性的血液后,通过体液性免疫才产生出抗 Rh 的抗体来。这样,第一次输血后一般不产生明显的反应,但在第二次,或多次再输入 Rh 阳性血液时即可发生抗原-抗体反应,输入的 Rh 阳性红细胞即被凝集。

三、输血的原则

为了保证输血的安全性,提高输血的效果,避免由于输血误差,造成对病人的严重损害,必须注意遵守输血原则。

1. 鉴定血型 在准备输血时首先必须进行血型鉴定,选择相同的血型,保证供血者与受血者的血型相合,以免因血型不相容而引起严重的输血反应。

2. 交叉配血试验 在输血时为避免供血者红细胞被受血者血浆中的凝集素所凝集,输血前必须做交叉配血试验,根据结果决定能否输入及输入的量和速度。交叉配血试验是将供血者的红细胞与受血者的血清相混合(主侧),同时将受血者的红细胞与供血者的血清相混合(次侧)。凡主侧凝集的禁止输入。主侧不凝集、次侧凝集的一般不宜输入,在特殊情况下进行异型输血时,输入的量不宜过多,速度不宜过快,并严密观察。同型血尤其是 A 型或 AB 型之间输血,也需做交叉配血试验(防止 A 亚型不合)。重复输血(同一供血者)仍需做交叉配血试验,以防止 Rh 血型不合引起的输血反应。

(高云峰 汝海龙)

第四章

血液循环

心脏和血管组成机体的循环系统,血液在其中按一定方向流动,周而复始,称为**血液循环**(blood circulation)。血液循环的主要功能是完成体内的物质运输,运输代谢原料和代谢产物,使机体新陈代谢能不断进行;体内各内分泌腺分泌的激素,或其他体液因素,通过血液的运输,作用于相应的靶细胞,实现机体的体液调节;机体内环境理化特性相对稳定的维持和血液防卫功能的实现,也都有赖于血液的不断循环流动。

第一节　心脏的生物电活动

心房和心室不停歇地进行有顺序的、协调的收缩和舒张交替活动,是心脏实现泵血功能、推动血液循环的必要条件,而细胞膜的兴奋过程则是触发收缩反应的始动因素。组成心脏的心肌细胞并不是同一类型的,根据它们的组织学特点、电生理特性以及功能上的区别,粗略地分为两大类型:一类是普通的心肌细胞,包括心房肌和心室肌,含有丰富的肌原纤维,执行收缩功能,故又称为工作细胞。工作细胞不能自动地产生节律性兴奋,即不具有自动节律性;但它具有兴奋性,可以在外来刺激作用下产生兴奋,也具有传导兴奋的能力。另一类是一些特殊分化的心肌细胞,组成心脏的特殊传导系统,其中主要包括窦房结细胞和浦肯野细胞,它们除了具有兴奋性和传导性之外,还具有自动产生节律性兴奋的能力,故称为自律细胞。

一、心肌的跨膜电位及其形成机制

(一)工作细胞的跨膜电位及其形成机制

1. 静息电位　人和哺乳动物的心室肌细胞和骨骼肌细胞一样,在静息状态下膜两侧呈极化状态,膜内电位比膜外电位约低 90mV。

心室肌细胞静息电位的形成机制与骨骼肌相同,静息状态下肌膜对 K^+ 的通透性较高,而对其他离子的通透性很低,因此,K^+ 顺其浓度梯度由膜内向膜外扩散所达到的平衡电位,是静息电位的主要来源。

2. 动作电位　心室肌细胞动作电位与骨骼肌和神经细胞明显不同,其主要特征在于复极过程比较复杂,持续时间很长,动作电位降支与升支很不对称。通常将心室肌细胞动作电位分为 0 期、1 期、2 期、3 期和 4 期五个时期(图 3-4-1)。

(1)去极化过程(0 期):膜内电位由静息状态下的 $-90mV$ 迅速上升到 $+30mV$ 左右,膜两侧原有的极化状态被消除并呈极化倒转,构成动作电位的上升支。0 期去极化的持续时间很短暂,仅占 $1\sim2ms$,而且去极幅度很大,为 120mV。

0 期形成机制：在外来刺激作用下，首先引起部分 Na^+ 通道开放和少量 Na^+ 内流，造成肌膜部分去极化。当去极化到达阈电位水平（$-70mV$）时，膜上 Na^+ 通道开放概率和开放数量明显增加，使膜内电位向正电性转化，导致细胞 0 期去极化。

（2）复极化过程：当心室细胞除极达到顶峰之后，立即开始复极，但整个复极过程比较缓慢，包括电位变化曲线的形态和形成机制均不相同的三个阶段：

1 期（快速复极初期）：在复极初期，仅出现部分复极，膜内电位由 $+30mV$ 迅速下降到 $0mV$ 左右，故 1 期又称为快速复极初期，占时约 10ms。此时快钠通道已经失活，同时激活一种一过性外向电流（I_{to}），K^+ 由细胞内流到膜外，从而使膜迅速复极到平台期电位水平。

2 期（平台期）：当 1 期复极膜内电位达到 $0mV$ 左右之后，复极化过程就变得非常缓慢，膜内电位基本上停滞于 $0mV$ 左右，故复极 2 期又称为平台期，持续约 $100\sim150ms$，是整个动作电位持续时间长的主要原因，也是心室肌细胞以及其他心肌细胞的动作电位区别于骨骼肌和神经纤维的主要特征。当去极达 $-40mV$ 时心肌细胞膜上的电压门控型钙通道被激活，Ca^{2+} 缓慢持久地内流，抵消了复极过程中 K^+ 外流的作用。

3 期（快速复极末期）：膜内电位以较慢的速度由 $0mV$ 逐渐下降到 $-90mV$，完成复极化过程，故 3 期又称为快速复极末期，占时约 $100\sim150ms$。平台期末，钙通道失活关闭，膜对 K^+ 通透性增高，K^+ 迅速外流。

（3）静息期（4 期）：此期心室肌细胞复极完毕，膜电位恢复并稳定在 $-90mV$，故称静息期。此期把细胞内多余的 Na^+ 和 Ca^{2+} 排出，并摄回细胞外的 K^+，恢复细胞内外离子的正常浓度梯度，保持心脏正常的兴奋性。Na^+ 和 K^+ 浓度的恢复依赖 Na^+-K^+ 泵的作用；细胞内 Ca^{2+} 逆梯度浓度外运是与 Na^+ 的顺浓度梯度内流相耦联的，称为 Ca^{2+}-Na^+ 交换，这是一种继发性主动转运过程。

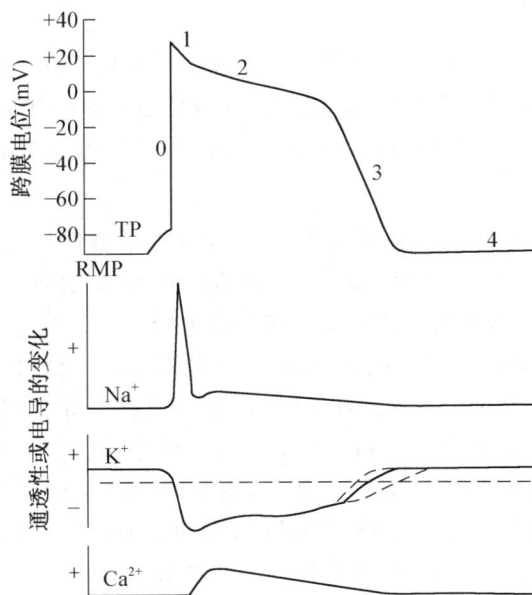

图 3-4-1　心室肌细胞胯膜电位及其形成的离子机制
RMP：静息膜电位　TP：阈电位

（二）自律细胞的跨膜电位及形成机制

在自律细胞，当动作电位 3 期复极化末期达到最大值（称最大复极电位）之后，4 期的膜电位并不稳定于这一水平，而是立即开始自动去极化，去极化达阈电位后引起兴奋，出现另一个动作电位。这种现象周而复始，动作电位就不断地产生。这种 4 期自动去极化，是自律细胞产生自动节律性兴奋的基础，不同类型的自律细胞其跨膜电位形成机制不同。

1. 浦肯野细胞　　浦肯野细胞是一种快反应自律细胞，它的动作电位的形态与心室肌细胞相似，产生的离子基础也基本相同。但 4 期膜电位，表现为自动去极化，主要是随时间而逐渐增强的内向电流（I_f）所引起，I_f 通道允许 Na^+ 通过，但不同于快 Na^+ 通道。

2. 窦房结细胞　　窦房结含有丰富的自律细胞，动作电位复极后出现明显的 4 期自动去极化，但它是一种慢反应自律细胞，其跨膜电位具有许多不同于心室肌快反应细胞和浦肯野快反应自律细胞的特征：① 窦房结细胞的最大复极电位（$-70mV$）和阈电位（$-40mV$）均高于（电位较正）浦肯野细胞；② 0 期去极化结束时，膜内电位为 0mV 左右，不出现明显的极化倒转；③ 其去极化幅度（70mV）小于浦肯野细胞（为 120mV），而 0 期去极化时程（7ms 左右）却又比后者（1~2ms）长得多，原因是窦房结细胞 0 期去极化速度（约 10V/s）明显慢于浦肯野细胞（200~1000V/s），所以动作电位升支远不如后者那么陡峭；④ 没有明显的复极 1 期和平台期；⑤ 4 期自动去极化速度（约 0.1V/s）却比浦肯野细胞（约 0.02V/s）要快。

窦房结细胞 0 期去极化是由 Ca^{2+} 引起的，3 期复极化是钾通道开放，K^+ 外流引起的。4 期自动去极化机理复杂，目前已知有以下几种跨膜离子流参与：① K^+ 外流（I_k）进行性衰减，这是导致窦房结细胞 4 期自动去极化最重要的离子基础；② 进行性增强的内向电流（I_f）；③ 4 期自动去极化各期 T 型 Ca^{2+} 通道开放引起少量的 Ca^{2+} 内流。

二、心肌的电生理特性

心肌组织具有兴奋性、自律性、传导性和收缩性四种生理特性。心肌的收缩性是指心肌能够在肌膜动作电位的触发下产生收缩反应的特性，是心肌的一种机械特性。兴奋性、自律性和传导性，则是以肌膜的生物电活动为基础的，故又称为电生理特性。

（一）自动节律性

组织、细胞能够在没有外来刺激的条件下，自动地发生节律性兴奋的特性，称为**自动节律性**（autorhythmicity），简称自律性。组织、细胞单位时间（每分钟）内能够自动发生兴奋的次数，即自动兴奋的频率，是衡量自动节律性高低的指标。

1. 心脏的起搏点　　特殊传导系统各个部位（结区除外）的自律性有差别，其中窦房结细胞自律性最高，自动兴奋频率约为每分钟 100 次，末梢浦肯野纤维网自律性最低（约每分钟25 次），而房室交界（约每分钟 50 次）和房室束支的自律性依次介于两者之间。在正常情况下，由于窦房结的自律性最高，它自动产生的兴奋向外扩布，依次激动心房肌、房室交界、房室束、心室内传导组织和心室肌，引起整个心脏兴奋和收缩，成为控制心脏活动的**正常起搏点**（pacemaker），窦房结引起的正常心跳节律称为窦性心律。

2. 影响自律性的因素　　① 最大复极电位与阈电位之间的差距：两者之间的差距减小，4 期自动去极化达到阈电位水平所需的时间缩短，自律性增高；② 4 期自动去极化速度：去极化速度增快，达到阈电位水平所需的时间缩短，单位时间内发生兴奋的次数增多,自律性增高(图 3-4-2)。

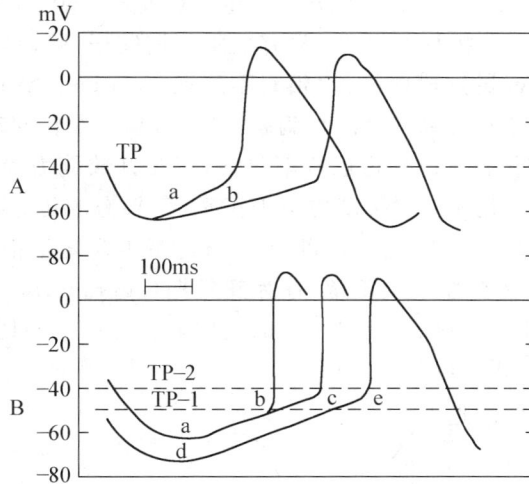

图 3-4-2 影响自律性的因素
A：起搏电位斜率由 a 减少到 b 时,自律性降低
B：最大复极电位水平由 a 达到 d,或阈电位由 TP-1 升
　到 TP-2 时,自律性均降低
TP：阈电位

（二）兴奋性

所有心肌细胞都具有兴奋性,即具有在受到适宜刺激时产生兴奋的能力。衡量心肌的兴奋性,同样可以采用刺激的阈强度作指标,阈强度大表示兴奋性低,阈强度小表示兴奋性高。

1. 影响兴奋性的因素

（1）静息电位：静息电位绝对值增大时,距离阈电位的差距加大,引起兴奋所需的阈强度也增大,兴奋性降低。

（2）阈电位水平：阈电位水平上移,与静息电位之间的差距加大,引起兴奋所需的阈强度增大,兴奋性降低。

（3）Na^+ 通道的性状：兴奋产生时,都是以 Na^+ 通道能够被激活作为前提。Na^+ 通道并不是始终处于这种可被激活的状态,它可表现为激活、失活和备用三种功能状态。处于失活状态的 Na^+ 通道不能被再次激活,只有当膜电位恢复到静息电位水平时,Na^+ 通道才重新恢复到备用状态,此过程称为复活。Na^+ 通道是否处于备用状态是心肌能否接受刺激产生动作电位的先决条件。正常静息电位又是决定 Na^+ 通道能否处于或复活到备用状态的关键。

2. 兴奋的周期性变化　心肌细胞每产生一次兴奋,其膜电位将发生一系列有规律的变化,膜通道由备用状态经历激活、失活和复活等过程,兴奋性也随之发生相应的周期性改变。心室肌细胞一次兴奋过程中,其兴奋性的变化可分以下几个时期：① 有效不应期：心肌细胞发生一次兴奋后的短时间内,任何强大的刺激都不能使其产生反应,兴奋性等于零,这段时间称为绝对不应期。膜内电位由 $-55mV$ 继续恢复到约 $-60mV$ 这一段时间内,如果给予的刺激有足够的强度,肌膜可发生局部的部分去极化,但并不能引起动作电位。心肌细胞一次兴奋过程中,由 0 期开始到 3 期膜内电位恢复到 $-60mV$ 这一段不能再产生动作电位的时期,称为**有效不应期**(effective refractory period)。有效不应期的产生是因为 Na^+ 通道完全失活(绝对不应期)或刚开始复活(膜电位从 $-55mV$ 复极到 $-60mV$),但还远没有恢复到可以被再激活的备用状态。② 相对不应期:从有效不应期完毕(膜内电位约 $-60mV$)到复极化基本上完成(约 $-80mV$)的这段期间,为**相对不应期**(relative refractory period)。这一时期内,给心肌细胞施加高于正常阈强度的强刺激,可以引起一次新的动作电位。出现相对不应期的原因是:这一时期内,Na^+ 通道已逐渐复活,但其开放能力尚未恢复到正常水平,此时,Na^+ 内流所引起的去极化速度和幅度均小于正常值,兴奋的传导也比较慢。③ 超常期:膜电位由 $-80mV$ 恢复到 $-90mV$ 这段时间,Na^+ 通道基本恢复至备用状态,而此时膜电位距阈电位的差距较小,故兴奋性高于正常,称为**超常期**(supranormal period)。在此期内给予低于正常阈强度的刺激,也可以引起可扩布的动作电位,但其 0 期去极化的速度和幅度以及兴奋传导的速度仍低于正常(图 3-4-3)。

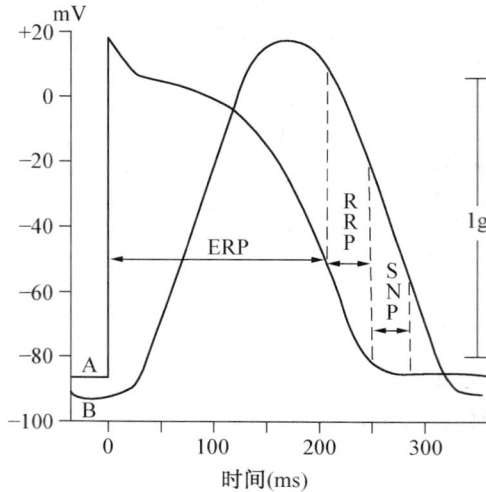

图 3-4-3　心室肌动作电位期间兴奋性的变化及其
与机械收缩的关系

A:动作电位　B:机械收缩　ERP:有效不应期
RRP:相对不应期　SNP:超常期

3. 兴奋性的周期变化与收缩活动的关系　心肌细胞的有效不应期特别长,一直延续到机械反应的舒张期开始之后,使得心肌不会产生完全强直收缩而始终作收缩和舒张相交替的活动,保证了泵血功能的完成。

(三)传导性

1. 心脏内兴奋传播的途径和特点　正常情况下窦房结发出的兴奋通过心房肌传播到整个右心房和左心房,并沿着心房肌组成的"优势传导通路"迅速传到房室交界区,经房室束和左、右束支传到浦肯野纤维网,引起心室肌兴奋,再直接通过心室肌将兴奋由内膜侧向外膜侧心室扩布,引起整个心室兴奋。

房室交界是正常时兴奋由心房进入心室的唯一通道,交界区这种缓慢传导使兴奋在这里延搁一段时间(称房-室延搁),才向心室传播,从而使心室在心房收缩完毕之后才开始收缩。

2. 决定和影响传导性的因素

(1)结构因素:细胞直径与细胞内电阻呈反变关系,其中末梢浦肯野细胞的直径最大,兴奋传导速度最快。

（2）生理因素：心肌细胞的电生理特性是决定和影响心肌传导性的主要因素。心肌细胞兴奋的传播也是通过形成局部电流而实现的。因此，可以从局部电流的形成和邻近未兴奋部位膜的兴奋性这两方面来分析影响传导性的因素。① 动作电位 0 期去极化的速度和幅度：0 期去极化的速度愈快，局部电流形成愈快，兴奋传导也愈快。0 期去极化的幅度愈大，兴奋和未兴奋部位之间的电位差愈大，形成的局部电流愈强，兴奋传导也愈快。② 邻近未兴奋膜的兴奋性：兴奋性降低时，去极化达到阈电位水平所需时间延长，传导速度减慢。

三、体表心电图

在正常人体，由窦房结发出的一次兴奋，按一定的途径和进程，依次传向心房和心室，引起整个心脏的兴奋。因此，每一个心动周期中，心脏各部分兴奋过程中出现的电变化传播方向、途径、次序和时间等都有一定的规律。这种生物电变化通过心脏周围的导电组织和体液，反映到身体表面，使身体各部位在每一心动周期中也都发生有规律的电变化。将测量电极放置在人体表面的一定部位记录出来的心脏电变化曲线，就是临床上记录的**心电图**（electrocardiogram，ECG）。心电图反映心脏兴奋的产生、传导和恢复过程中的生物电变化，而与心脏的机械收缩活动无直接关系（图 3-4-4）。

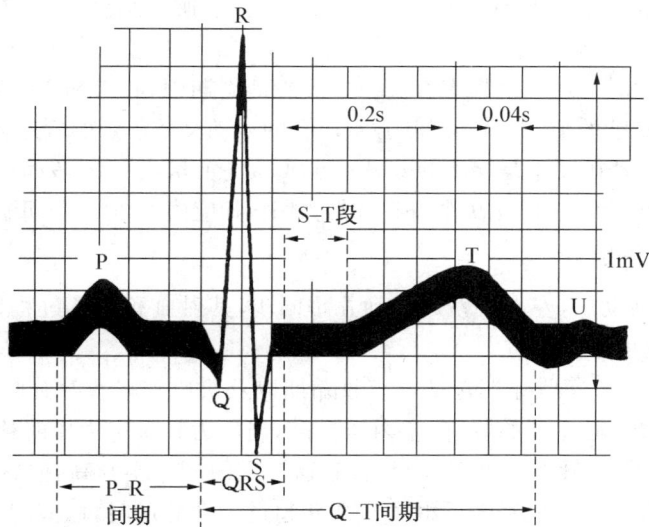

图 3-4-4　正常人心电模式图

（一）正常心电图波形及其生理意义

1. P 波　是左右心房的去极化波形。P 波波形小而圆钝，历时 0.08～0.11s，波幅不超过 0.25mV。

2. QRS 波群　代表左右心室去极化过程的电位变化。典型的 QRS 波群，包括三个紧密相连的电位波动：第一个向下波为 Q 波，以后是高而尖峭的向上的 R 波，最后是一个向下的 S 波。但在不同导联中，这三个波不一定都出现。正常 QRS 波群历时约 0.06～0.10s，代表心室肌兴奋扩布所需的时间；各波波幅在不同导联中变化较大。

3. T波　　反映心室复极过程中的电位变化，T波历时 $0.05\sim0.25s$，T波的方向与 QRS 波的主波方向一致。

4. P-R间期(或 P-Q 间期)　　是指从 P 波起点到 QRS 波起点之间的时程，为 $0.12\sim0.20s$。P-R 间期代表由窦房结产生的兴奋经心房、房室交界和房室束传到心室，并引起心室开始兴奋所需要的时间，也称为房室传导时间。房室传导阻滞时，P-R 间期延长。

5. Q-T间期　　是从 QRS 波起点到 T 波终点的时程，代表心室开始兴奋去极化到完全复极至静息状态的时间。

6. S-T段　　是从 QRS 波终点到 T 波起点之间的线段。它代表心室已全部处于去极化状态，各部分之间无电位差，曲线回到基线水平。

第二节　心脏的泵血功能

一、心脏泵血的过程和机制

(一)心动周期的概念

心脏一次收缩和舒张，构成一个机械活动周期，称为**心动周期**(cardiac cycle)。心房与心室的心动周期均包括收缩期和舒张期。由于心室在心脏泵血活动中起主要作用，故通常心动周期是指心室的活动周期。

心动周期持续的时间与心跳频率有关。一次心动周期中，心房和心室各自按一定的时程进行舒张与收缩相交替的活动，而心房和心室两者的活动又依一定的次序先后进行，左右两侧心房或两侧心室的活动则几乎是同步的。另一方面，无论心房或心室，收缩期均短于舒张期。如果心率增快，心动周期持续时间缩短，收缩期和舒张期均相应缩短，但舒张期缩短的比例较大。

(二)心脏的泵血过程

在心脏的泵血活动中，左右心室的活动几乎同步，其射血和充盈过程极为相似。现以左心室为例，说明心室的泵血过程。

1. 心室收缩期　　心室收缩期包括等容收缩期以及快速和减慢射血期。

(1) 等容收缩期：心室开始收缩，室内压升高，当压力超过房内压时迫使房室瓣关闭，室内压尚低于主动脉压，动脉瓣仍处于关闭状态，这时室内压急剧升高，但容积不变。

(2) 射血期：心肌收缩使室内压继续升高并超过主动脉压时，血液就冲开主动脉瓣由心室突然射入主动脉，即进入快速射血期。此期室内压随着心室肌的强烈收缩而继续升高直到峰值。由于大量血液进入主动脉，主动脉压相应增高。随后，由于心室内血液减少以及心室肌收缩强度减弱，心室容积的缩小也相应变得缓慢，射血速度逐渐减弱，这段时期称为减慢射血期。

2. 心室舒张期

(1) 等容舒张期：心室开始舒张后，室内压急剧下降而低于主动脉压时，主动脉内血液的返流，冲击主动脉瓣使其关闭。此时房室瓣依然关闭，室内压急剧下降，但容积不变。

(2) 快速充盈期：心室肌继续舒张，当室内压下降到低于房内压时，房室瓣被血液冲开，心房和大静脉内的血液顺房室压力梯度被"抽吸"快速流入心室，这一时期称为心室的快速充盈期。

（3）减慢充盈期：快速充盈期后，心室内已有相当的充盈血量，大静脉、房室间的压力梯度逐渐减小，血液以较慢的速度继续流入心室，心室容积继续增大，称减慢充盈期。

（4）房缩充盈期：在心室充盈期末，随着血液不断流入心室，房室间的压力趋于平衡。在此基础上，心房开始收缩，提高房内压，心房内的血液继续被挤入已有相当充盈但仍处于舒张状态的心室。心房收缩期历时 0.1s，其增加的心室充盈量占心室总充盈量的 10%～30%（图 3-4-5）。

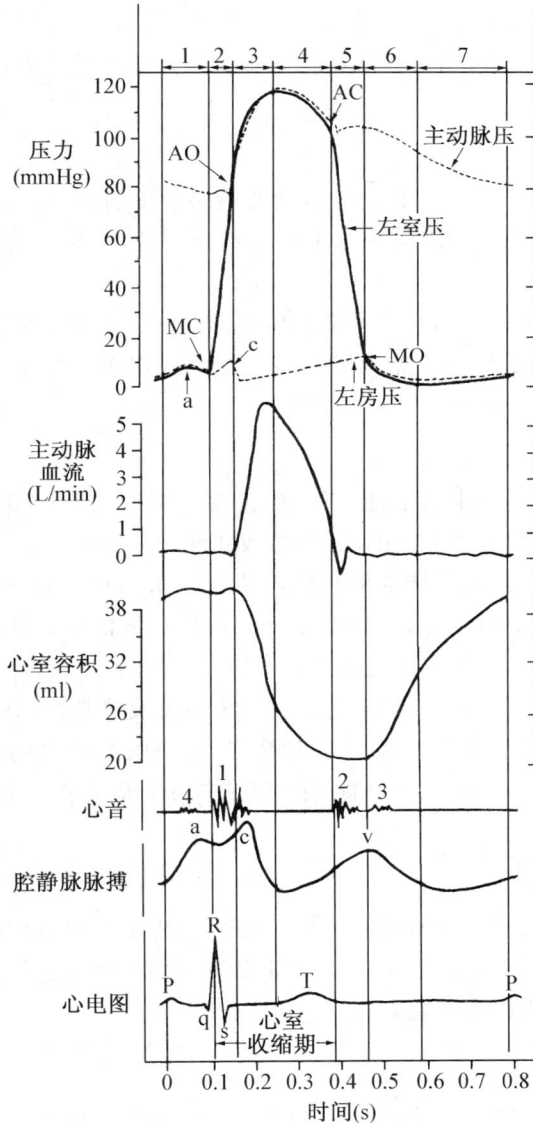

图 3-4-5　犬心动周期各时相中，心脏（左侧）内压力、容积和瓣膜等的变化

1：心房收缩期　2：等容收缩期　3：快速射血期　4：减慢射血期　5：等容舒张期　6：快速充盈期　7：减慢充盈期　a 和 b：分别表示主动脉瓣开启和关闭　c 和 d：分别表示二尖瓣关闭和开启（1mmHg＝0.133kPa）

从以上对左心室射血和充盈过程的描述中,可以理解泵血机制。心室肌的收缩和舒张引起室内压的升降,是导致心房和心室之间、心室和主动脉之间压力梯度形成的根本原因,而压力梯度又是血液流动和瓣膜开闭的直接动力。瓣膜启闭既在血液单向流动方面起关键作用,又对室内压的急剧变化起重要作用,没有瓣膜的配合,等容收缩期和等容舒张期室内压的大幅度升降是不可能实现的。

二、心脏泵血功能的评定

心脏泵血功能是正常或是不正常,是增强或是减弱,是医疗实践以及实验研究工作中经常遇到的问题。因此,用什么样的方法和指标来测量和评定心脏功能,在理论和实践上都是十分重要的。

(一) 心输出量

1. 每搏输出量和射血分数　一侧心室每次收缩时射出的血量,称为**每搏输出量**(stroke volume),简称搏出量。搏出量占心室舒张末期容积的百分比,称为**射血分数**(ejection fraction)。

2. 每分输出量和心指数　每分钟一侧心室泵出的血量称为每分输出量,或称**心输出量**(cardiac output)。心输出量等于心率与搏出量的乘积。以单位体表面积(m^2)计算的心输出量,称为**心指数**(cardiac index)。

(二) 心脏作功量

血液在心血管内流动过程中所消耗的能量,是由心脏作功所供给的;换句话说,心脏作功所释放的能量转化为压强能和血流的动能,血液才能循环流动。心室一次收缩所作的功,称为每搏功,可以用搏出的血液所增加的动能和压强能来表示。心脏射出的血液所具有的动能在整个搏功中所占比例很小,可以忽略不计。搏出血液的压强能是指心脏将静脉内较低的血压变成动脉内较高的血压所消耗的能量。

在动脉压增高的情况下,心脏要射出与原先等量的血液就必须加强收缩;如果此时心肌收缩的强度不变,那么搏出量将会减少。这就是说,心肌收缩释放的能量主要用于维持血压。由此可见,作为评定心脏泵血功能的指标,心脏作功量要比单纯的心输出量更为全面。

三、影响心输出量的因素

心输出量取决于心率和搏出量,机体通过对心率和搏出量两方面的调节来调节心输出量。在心率恒定的情况下,搏出量取决于心肌纤维缩短的程度和速度。影响心肌收缩的因素包括前负荷、后负荷和肌肉收缩能力。

(一) 前负荷

心室肌的前负荷就是其舒张末期的充盈量,舒张末期充盈量的多少决定了心室肌收缩前的初长度,而初长度可影响心肌的收缩功能。这种通过心肌初长度调节搏出量的方式称为异长自身调节。

心室前负荷是由心室舒张末期血液充盈量决定的,心室充盈量是静脉回心血量和心室射血后剩余血量的总和。静脉回心血量又受两个因素的影响:

1. 静脉回心血量

（1）心室舒张充盈期持续时间：心率增加时，心舒张期缩短，充盈不完全，充盈压降低，搏出量减少。

（2）静脉回流速度：静脉回流速度取决于外周静脉压与心房、心室压之差。压力差大，可促进静脉回流。

2. 心室射血后剩余血量　心脏每次射血之后的剩余血液量与心肌收缩力有关。心肌收缩强，射血分数大，剩余血量就减少。此外，心房收缩也能增加心舒末期的充盈量，从而增强心室收缩的强度。

（二）后负荷

后负荷是指肌肉开始收缩后才遇到的负荷。对心室而言，动脉血压起着后负荷的作用，在心率、前负荷和收缩能力不变的情况下，当动脉血压升高时，后负荷增大，导致等容收缩期延长而射血期缩短；再加上射血期心肌纤维缩短速度和程度均减小，搏出量暂时减少。但在整体情况下，正常人主动脉血压变动于 $80\sim170$ mmHg 时，心肌通过异长自身调节，心输出量无明显改变。

（三）心肌收缩能力

心肌收缩能力是指心肌不依赖于前、后负荷而能改变其力学活动的一种内在特性。心肌收缩能力受兴奋-收缩耦联过程中各个环节的影响，包括兴奋时胞浆中的钙离子浓度、横桥与肌纤蛋白联结体的数量，横桥 ATP 酶的活性等。其中活化横桥数和肌凝蛋白的 ATP 酶活性是控制收缩能力的主要因素。体育锻炼能提高肌凝蛋白 ATP 酶活性，促进心肌收缩能力增强；相反，老年人的心脏，心肌肌凝蛋白分子结构发生改变，其 ATP 酶的活性较低，收缩能力减弱。

（四）心率

在一定的范围内，心率加快可使心输出量增加，但是如果心率太快（超过 $170\sim180$ 次/min），舒张期缩短，心室缺乏足够的充盈时间，充盈量减少，搏出量可减少到正常的一半左右，心输出量开始减少。相反，如心率低于 40 次/min，心输出量也减少。

第三节　血管生理

一、各类血管的功能特点

不论体循环或肺循环，由心室射出的血液都流经由动脉、毛细血管和静脉相互串联构成的血管系统，再返回心房。从生理功能上可将血管分为以下几类：

1. 弹性贮器血管　指主动脉、肺动脉主干及其发出的最大分支。这些血管的管壁坚厚，富含弹性纤维，有明显的可扩张性和弹性。左心室射血时，主动脉压升高，一方面推动动脉内的血液向前流动，另一方面使主动脉扩张，容积增大。因此，左心室射出的血液在射血期内只有一部分进入外周，另一部分则被贮存在大动脉内。主动脉瓣关闭后，被扩张的大动脉管壁发生弹性回缩，将在射血期多容纳的那部分血液继续向外周方向推动。大动脉的这种功能称为弹性贮器作用。

2. 分配血管　从弹性贮器血管以后到分支为小动脉前的动脉管道，其功能是将血液输送至各组织器官,故称为分配血管。

3. 毛细血管前阻力血管　小动脉和微动脉的管径小,对血流的阻力大,称为毛细血管前阻力血管。微动脉的管壁富含平滑肌,后者的舒缩活动可使血管口径发生明显变化,从而改变对血流的阻力和所在器官、组织的血流量。

4. 毛细血管前括约肌　在真毛细血管的起始部常有平滑肌环绕,它的收缩或舒张可控制毛细血管的关闭或开放,因此可决定某一时间内毛细血管开放的数量。

5. 交换血管　指真毛细血管,是血管内血液和血管外组织液进行物质交换的场所。

6. 毛细血管后阻力血管　指微静脉。它们的舒缩可影响毛细血管前阻力和毛细血管后阻力的比值,从而改变毛细血管压和体液在血管内及组织间隙内的分配情况。

7. 容量血管　指微静脉以后到大静脉的整个静脉系统。静脉在血管系统中起着血液贮存库的作用,在生理学中将静脉称为容量血管。

8. 短路血管　指一些血管床中小动脉和小静脉之间的直接联系。它们可使小动脉内的血液不经过毛细血管而直接流入小静脉。在手指、足趾、耳廓等处的皮肤中有许多短路血管存在,它们在功能上与体温调节有关。

二、血流量、血流阻力和血压

(一) 血流量和血流速度

单位时间内流过血管某一截面的血量称为血流量,也称容积速度,其单位通常以 ml/min 或 L/min 来表示。血液中的一个质点在血管内移动的线速度,称为血流速度。血液在血管中流动时,其血流速度与血流量成正比,与血管的截面积成反比。

(二) 血流阻力

血液在血管内流动时所遇到的阻力,称为血流阻力。血流量与血管两端的压力差成正比,与血流阻力 R 成反比。若比较血流量公式和泊肃叶定律的公式:

$$Q = K \frac{r^4}{L}(P_1 - P_2) = \frac{\pi(P_1 - P_2)r^4}{8\eta L}$$

则可写出计算血流阻力的方程式,即

$$R = \frac{8\eta L}{\pi r^4}$$

(三) 血压

血压是指血管内的血液对于单位面积血管壁的侧压力,也即压强。按照国际标准计量单位规定,压强的单位为帕(Pa),即牛顿/米^2(N/m^2)。帕的单位较小,血压数值通常用千帕(kPa)来表示(1mmHg 等于 0.133kPa)。

三、动脉血压

1. 动脉血压的形成　**动脉血压**(arterial blood pressure)是指流动的血液对单位面积动脉管壁的侧压力。动脉血压一般指主动脉血压,通常用肱动脉压来代表。血压的形成,首先是由于心血管系统内有血液充盈。循环系统中血液充盈的程度可用循环系统平均充盈压来表示。形成动脉血压的决定因素包括心室射血和外周阻力。由于心脏射血是间断性的,所以在心动周期中动脉血压发生周期性的变化。另外,由于血液从大动脉流向心房的过程中不断消耗能量,故血压逐渐降低。

　　外周阻力(peripheral resistance)主要是指小动脉和微动脉对血流的阻力。假如不存在外周阻力,心室射出的血液将全部流至外周,即心室收缩释放的能量可全部表现为血流的动能,因而对血管壁的侧压不会增加。

　　2. 动脉血压的正常值　左心室的射血是间断性的。在每个心动周期中,左心室内压随着心室的收缩和舒张发生较大幅度的变化。心室收缩射血时,动脉血压升高,大约在收缩期的中期达最高,其最高值称为**收缩压**(systolic pressure)。心室舒张时,动脉血压下降,于心舒末期降至最低值,称为**舒张压**(diastolic pressure)。收缩压和舒张压的差值称为脉搏压,简称**脉压**(pulse pressure)。整个心动周期中各瞬间动脉血压的平均值,称为**平均动脉压**(mean arterial pressure)。

　　我国健康青年人在安静状态时的收缩压为 $13.3 \sim 16.0 kPa$(100～120mmHg),舒张压为 $8.0 \sim 10.6 kPa$(60～80mmHg),脉搏压为 $4.0 \sim 5.3 kPa$(30～40mmHg)。

　　3. 影响动脉血压的因素　凡是能影响心输出量和外周阻力的各种因素,都能影响动脉血压。循环血量和血管系统容量之间的相互关系,即循环系统内血液充盈的程度,也能影响动脉血压。

　　(1) 每搏输出量:如果每搏输出量增大,心缩期射入主动脉的血量增多,心缩期中主动脉和大动脉内增加的血量变多,管壁所受的张力也更大,故收缩期动脉血压的升高更加明显。此动脉血压的升高主要表现为收缩压的明显升高,而舒张压升高不多,故脉压增大。

　　(2) 心率:如果心率加快,而每搏输出量和外周阻力都不变,由于心舒期缩短,在心舒期内流至外周的血液就减少,故心舒期末主动脉内存留的血量增多,舒张期血压就升高。由于动脉血压升高可使血流速度加快,因此在心缩期内可有较多的血液流至外周,收缩压的升高不如舒张压的升高显著,脉压比心率增加前减小。

　　(3) 外周阻力:如果心输出量不变而外周阻力加大,则心舒期中血液向外周流动的速度减慢,心舒期末存留在主动脉中的血量增多,故舒张压升高。在心缩期,由于动脉血压升高使血流速度加快,因此收缩压的升高不如舒张压的升高明显,故脉压减小。可见,在一般情况下,舒张压的高低主要反映外周阻力的大小。

　　(4) 主动脉和大动脉的弹性贮器作用:由于主动脉和大动脉的弹性贮器作用,动脉血压的波动幅度明显小于心室内压的波动幅度。老年人的动脉管壁硬化,大动脉的弹性贮器作用减弱,故脉压增大。

　　(5) 循环血量和心血管系统容积的比例:循环血量和血管系统容量相适应,才能使血管系统足够地充盈,产生一定的体循环平均充盈压。在正常情况下,循环血量和血管容量是相适应的,血管系统充盈程度的变化不大。大失血后,循环血量减少,此时如果血管系统的容量改变不大,则体循环平均充盈压必然降低,使动脉血压降低。在另一些情况下,如果循环血量不变而血管系统容量增大时,也会造成动脉血压下降。

四、静脉血压和静脉回心血量

　　静脉在功能上不仅仅是作为血液回流入心脏的通道,由于整个静脉系统的容量很大,而且静脉容易被扩张,又能够收缩,因此静脉起着血液贮存库的作用。静脉的收缩或舒张可有效地调节回心血量和心输出量,使循环机能能够适应机体在各种生理状态时的需要。

（一）静脉血压

当体循环血液经过动脉和毛细血管到达微静脉时,血压下降至约 2.0～2.7kPa（15～20mmHg）。右心房作为体循环的终点,血压最低,接近于零。通常将各器官静脉的血压称为外周静脉压,而将右心房和胸腔内大静脉的血压称为**中心静脉压**（central venous pressure）。

（二）重力对静脉压的影响

血管系统内的血液因受地球重力场的影响,产生一定的静水压。因此,各部分血管的血压除由于心脏作功形成以外,还要加上该部分血管处的静水压。各部分血管的静水压的高低取决于人体所取的体位。在平卧时,身体各部分血管的位置大致都处在和心脏相同的水平,故静水压也大致相同。但当人体从平卧转为直立时,足部血管内的血压比卧位时高（图3-4-6）。

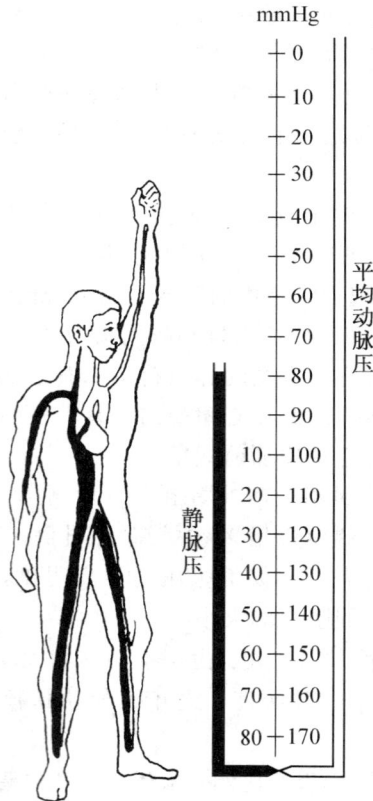

图 3-4-6　直立体位对肢体动脉和静脉血压的影响
（1mmHg＝0.133kPa）

（三）静脉回心血量及其影响因素

单位时间内的静脉回心血量取决于外周静脉压和中心静脉压的差,以及静脉对血流的阻力。故凡能影响外周静脉压、中心静脉压以及静脉阻力的因素,都能影响静脉回心血量。

1. 循环系统平均充盈压　循环系统平均充盈压升高,血管系统充盈,静脉回心血量增多。

2. **心脏收缩力量**　收缩力量增强时,心室射血量大,排空较完全,心室舒张时室内压可降得更低,对心房和大静脉内的血液的抽吸力量增大,回心血量增加。

3. **体位改变**　当人体从卧位转变为立位时,身体低垂部分静脉扩张,容量增大,故回心血量减少。长期卧床的病人,静脉管壁的紧张性较低,可扩张性较高,加之腹腔和下肢肌肉的收缩力量减弱,对静脉的挤压作用减小,故由平卧位突然站起来时,可因大量血液积滞在下肢,回心血量过小而发生昏厥。

4. **骨骼肌的挤压作用**　静脉内有瓣膜存在,使静脉内的血液只能向心脏方向流动而不能倒流。这样,骨骼肌和静脉瓣膜一起,对静脉回流起着"泵"的作用,作为"静脉泵"或"肌肉泵"。当肌肉收缩时,可将收缩处静脉内的血液挤向心脏,当肌肉舒张时,舒张处的静脉内压力降低,有利于远心端的血液流入,使静脉充盈。肌肉泵的这种作用,对于在立位情况下降低下肢静脉压和减少血液在下肢静脉内潴留有十分重要的生理意义。

5. **呼吸运动**　在吸气时,胸腔容积加大,胸膜腔负压值进一步增大,使胸腔内的大静脉和右心房更加扩张,压力也进一步降低,因此有利于外周静脉内的血液回流入右心房。由于回心血量增加,心输出量也相应增加。呼气时,胸膜腔负压值减小,由静脉回流入右心房的血量也相应减少。可见,呼吸运动对静脉回流也起着"泵"的作用。

五、微循环

微循环(microcirculation)是指微动脉和微静脉之间的血液循环。血液循环的最根本功能是在微循环处实现血液与组织之间的物质交换。

（一）微循环的组成

典型的微循环由微动脉、后微动脉、毛细血管前括约肌、真毛细血管、通血毛细血管、动-静脉吻合支和微静脉等部分组成(图 3-4-7)。

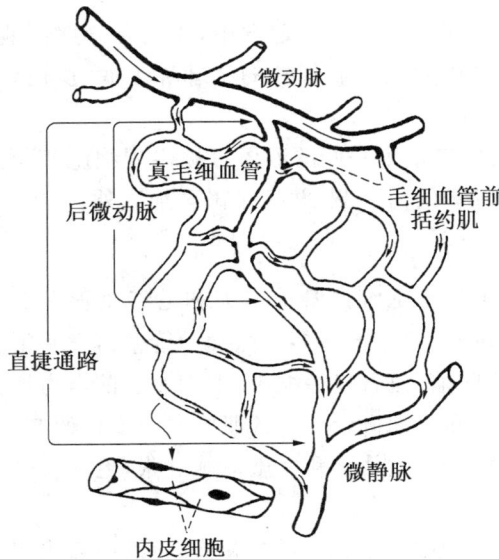

图 3-4-7　肠系膜微循环模式图

血液从微动脉→后微动脉→毛细血管前括约肌→真毛细血管网→微静脉的通路,称为迂回通路。由于真毛细血管网迂回曲折,血流缓慢,其管壁由一层内皮细胞和其外的基膜组成,内皮细胞之间的连接部有细微的裂隙,允许较大分子的物质通过,因此真毛细血管网是物质交换的主要场所。

血液从微动脉→后微动脉→通血毛细血管→微静脉的通路称为直捷通路。通血毛细血管是后微动脉的直接延续,其管壁平滑肌逐渐稀少以至完全消失;其管径比真毛细血管大,经常处于开放状态,血流速度较快。直捷通路的主要功能不是物质交换,而是使一部分血液能迅速通过微循环进入微静脉流回心脏。

血液从微动脉→动静脉吻合支→微静脉的通路称为动-静脉短路。该类通路在皮肤、皮下组织较为多见,其功能与体温调节有关。

（二）毛细血管的结构和通透性

毛细血管壁由单层内皮细胞构成,外面有基膜包围,总的厚度约 $0.5\mu m$,在细胞核的部分稍厚。内皮细胞之间相互连接处存在着细微的裂隙,成为沟通毛细血管内外的孔道。

（三）毛细血管内外的物质交换

组织、细胞之间的空间称为组织间隙,其中为组织液所充满。组织液是组织、细胞直接所处的环境。组织、细胞通过细胞膜和组织液发生物质交换。组织液与血液之间则通过毛细血管壁进行物质交换。因此,组织、细胞和血液之间的物质交换需通过组织液作为中介。血液和组织液之间的物质交换主要是通过以下几种方式进行的:

1. 扩散　扩散是血液和组织液之间进行物质交换的最主要方式。毛细血管内外液体中的分子,只要其直径小于毛细血管壁的孔隙,就能通过管壁进行扩散运动。水溶性物质,如 Na^+、Cl^-、葡萄糖、尿素等,可通过毛细血管壁上的孔隙进行扩散。脂溶性物质如 O_2、CO_2 等可直接通过内皮细胞进行扩散。

2. 滤过和重吸收　当毛细血管壁两侧的静水压不等时,水分子就会通过毛细血管壁从压力高的一侧向压力低的一侧移动。在生理学中,将由于管壁两侧静水压和胶体渗透压的差异引起的液体由毛细血管内向毛细血管外的移动称为滤过,而将液体向相反方向的移动称为重吸收。

3. 吞饮　在毛细血管内皮细胞一侧的液体可被内皮细胞膜包围并吞饮入细胞内,形成吞饮囊泡。囊泡被运送至细胞的另一侧,并被排出至细胞外。

（四）微循环血流量的调节

微循环血流量的高低取决于毛细血管前阻力和毛细血管后阻力的比值。比值增大,意味着流入微循环的血流减少和/或流出增多。微动脉管壁富含平滑肌,受交感神经支配。交感神经兴奋时,血管平滑肌收缩,血管口径缩小,毛细血管前阻力增大,导致该血管后微循环中的血流量减少。后微动脉和毛细血管前括约肌则主要受代谢产物的调节。当代谢活动加强时,局部舒血管代谢产物增多,微动脉和后微动脉舒张,毛细血管前括约肌开放,微循环血流量增加。

总之,微循环的血流量受神经、体液因素的调节,而以局部代谢产物的调节为主,从而使微循环的血流量和组织的代谢活动水平相适应。

六、组织液的生成

组织液存在于组织、细胞的间隙内,绝大部分呈胶冻状,不能自由流动,因此不会因重力作用而流至身体的低垂部分。组织液是细胞生存的内环境,其理化性质的相对恒定是通过与血液在微循环水平的不断交换而实现的。

(一) 组织液的生成

组织液是血浆滤过毛细血管壁而形成的。液体通过毛细血管壁的滤过和重吸收取决于四个因素,即毛细血管血压(P_c)、组织液静水压(P_{if})、血浆胶体渗透压(π_p)和组织液胶体渗透压(π_{if})。滤过的力量(即 $P_c + \pi_{if}$)和重吸收的力量(即 $\pi_p + P_{if}$)之差,称为**有效滤过压**(effective filtration pressure,EFP)(图 3-4-8)。

$$EFP = (P_c + \pi_{if}) - (\pi_p + P_{if})$$

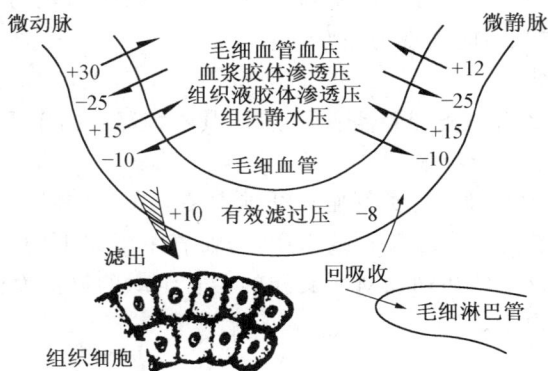

图 3-4-8　组织液生成与回流示意图
＋代表使液体滤出毛细血管的力量　－代表使液体吸收回毛细血管的力量
(1mmHg＝0.133kPa)

(二) 影响组织液生成的因素

在正常情况下,组织液不断生成,又不断被重吸收,保持动态平衡,故血量和组织液量能维持相对稳定。如果这种动态平衡遭到破坏,发生组织液生成过多或重吸收减少,组织间隙中就有过多的潴留,形成组织水肿。当毛细血管血压升高和血浆胶体渗透压降低时,都会使组织液生成增多,甚至引起水肿。静脉回流受阻时,毛细血管血压升高,组织液生成也会增加。淋巴回流受阻时,组织间隙内组织液积聚,可导致组织水肿。此外,在某些病理情况下,毛细血管壁的通透性增高,一部分血浆蛋白质滤过进入组织液,组织液胶体渗透压升高,使组织液生成增多,发生水肿。

第四节　心血管活动的调节

一、神经调节

(一) 心脏和血管的神经支配

1. 心脏的神经支配　支配心脏的传出神经为心交感神经和心迷走神经。

心交感神经及其作用：心交感节后神经元的轴突末梢释放去甲肾上腺素，主要与心肌细胞膜上的 β_1 型肾上腺素受体结合，激活细胞膜上的 Ca^{2+} 通道，增加 Ca^{2+} 内流，同时使肌浆网 Ca^{2+} 释放也增加，总的结果是引起心肌收缩能力增强，房室交界的传导加快，心率加快。这些效应分别称为正性变力作用、正性变传导作用和正性变时作用。

心迷走神经及其作用：心迷走节后神经元的轴突末梢释放乙酰胆碱，主要作用于心肌细胞膜上的 M 型乙酰胆碱受体，使 Ca^{2+} 内流减少，肌浆网释放 Ca^{2+} 减少，心肌收缩力降低；激活钾通道，使复极过程中 K^+ 外流增多，进而引起心肌收缩能力减弱，房室传导减慢，心率减慢。这些效应分别称为负性变力作用、负性变传导作用和负性变时作用。

2. 血管的神经支配

（1）缩血管神经纤维：交感缩血管节后纤维末梢释放的递质为去甲肾上腺素，可与血管平滑肌上的 α、β_2 型肾上腺素受体结合，与 α 受体结合导致血管平滑肌收缩，与 β_2 受体结合导致血管平滑肌舒张。由于去甲肾上腺素与 α 受体结合的能力较与 β_2 受体结合的能力强得多，故交感缩血管纤维兴奋时表现为缩血管效应。

（2）舒血管神经纤维：

1）交感舒血管神经纤维：支配骨骼肌微动脉，其末梢释放的递质是乙酰胆碱，与血管平滑肌上的 M 受体结合，使血管舒张。

2）副交感舒血管神经纤维：这类舒血管纤维主要分布于脑膜、消化腺和外生殖器等少数器官的血管，其纤维末梢释放乙酰胆碱递质，与血管平滑肌上的 M 受体结合，使血管扩张。副交感舒血管神经纤维的活动仅对所支配的器官组织的局部血流起调节作用，对循环系统总外周阻力的影响很小。

（二）心血管中枢

神经系统对心血管活动的调节是通过各种神经反射来实现的。在生理学中将与控制心血管活动有关的神经元集中的部位称为心血管中枢。控制心血管活动的神经元并不是只集中在中枢神经系统的一个部位，而是分布在中枢神经系统从脊髓到大脑皮层的各个水平上，它们各具不同的功能，又互相密切联系，使整个心血管系统的活动协调一致，并与整个机体的活动相适应。

1. 延髓心血管中枢　一般认为，最基本的心血管中枢位于延髓。延髓心血管中枢的神经元是指位于延髓内的心迷走神经元和控制心交感神经及交感缩血管神经活动的神经元。这些神经元在平时都有紧张性活动，分别称为心迷走紧张、心交感紧张和交感缩血管紧张。

2. 延髓以上的心血管中枢　在延髓以上的脑干、下丘脑、小脑和大脑中，都存在与心血管活动有关的神经元。它们除了调节心血管反射活动之外，还起着协调心血管与其他生理机能活动之间的整合功能。

（三）心血管反射

当机体处于不同的生理状态如变换姿势、运动、睡眠时，或当机体内、外环境发生变化时，可引起各种心血管反射，使心输出量和各器官的血管收缩状况发生相应的改变，动脉血压也可发生变动。心血管反射一般都能很快完成，其生理意义在于使循环功能能适应于当时机体所处的状态或环境的变化。

1. 颈动脉窦和主动脉弓压力感受性反射　当动脉血压升高时，可引起压力感受性反射,其反射效应是使心率减慢,外周血管阻力降低,血压回降。

(1)动脉压力感受器:动脉压力感受器主要分布于颈动脉窦区和主动脉弓区的血管外膜下(图3-4-9)。

(2)传入神经和中枢联系:颈动脉窦压力感受器的传入神经纤维组成窦神经。窦神经加入舌咽神经进入延髓孤束核;主动脉弓压力感受器的传入神经组成主动脉神经,主动脉神经并入迷走神经干进入延髓孤束核。在孤束核,替换神经元后传至延髓心血管中枢。

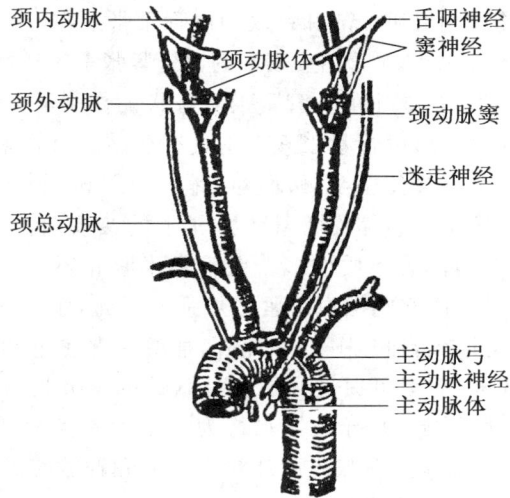

图3-4-9 颈动脉窦区与主动脉弓区的压力感受器与化学感受器

(3)反射效应:中枢紧张性活动的改变经传出神经心交感神经、交感缩血管神经和心迷走神经,将信息传递到心脏和血管。当动脉血压升高时,该反射的效应是心率减慢,心输出量减少,外周血管阻力减小,血压回降,故又称**降压反射**(depressor reflex)。反之,当动脉血压下降时,压力感受性反射活动减弱,出现血压回升效应。

(4)压力感受性反射的生理意义:压力感受性反射是一种负反馈调节,其生理意义主要在于快速调节动脉血压,使之在正常范围之内保持相对稳定。对于长期的、慢性的动脉血压升高,其调节作用不大。这时压力感受性反射的曲线右移,即在较正常高的血压水平进行调节,而不能降到正常血压水平。

2. 颈动脉体和主动脉体化学感受性反射 在颈总动脉分叉处、主动脉弓区域存在一些对血液 CO_2 分压过高、H^+ 浓度过高、缺氧等化学成分变化敏感的感受装置,分别称为颈动脉体和主动脉体**化学感受器**(chemoreceptor)。

化学感受性反射的效应主要是呼吸加深加快。在动物实验中人为地维持呼吸频率和深度不变,则化学感受器传入冲动对心血管活动的直接效应是心率减慢,心输出量减少,冠状动脉舒张,骨骼肌和内脏血管收缩。由于外周血管阻力增大的作用超过心输出量减少的作用,故血压升高。在动物保持自然呼吸的情况下,化学感受器受刺激时引起的呼吸加深加快,可间接地引起心输出量增加,外周血管阻力增大,血压升高。实际上化学感受器反射在平时对心血管活动影响不大,只在低氧、窒息、失血、动脉血压过低和酸中毒等情况下才明显地调节心血管活动,其意义是使血液重新分配,就是保证心、脑等重要器官的供血。

二、体液调节

心血管活动的体液调节是指血液和组织液中一些化学物质对心肌和血管平滑肌的活动发生影响,从而起调节作用。

(一)肾素-血管紧张素系统

肾素是由肾近球细胞合成和分泌的一种酸性蛋白酶,经肾静脉进入血液循环。肾素进入血液循环后,可作用于血浆中由肝脏合成和释放的血管紧张素原,使之水解生成血管紧张素I。血管紧张素I在流经肺循环时,受肺血管内皮表面的血管紧张素转换酶的降解作用,变为血管紧张素Ⅱ。血管紧张素Ⅱ在血浆和组织中的血管紧张素酶A的作用下生成血管紧张素Ⅲ。

对体内多数组织、细胞来说,血管紧张素Ⅰ不具有活性。血管紧张素中最重要的是血管紧张素Ⅱ。血管紧张素Ⅱ可直接使全身微动脉收缩,血压升高;也可使静脉收缩,回心血量增多。血管紧张素Ⅱ可作用于交感缩血管纤维末梢上的接头前血管紧张素受体,起接头前调制的作用,使交感神经末梢释放递质增多。血管紧张素Ⅱ还可作用于中枢神经系统内一些神经元的血管紧张素受体,使交感缩血管紧张加强。因此,血管紧张素Ⅱ可以通过中枢和外周机制,使外周血管阻力增大,血压升高。此外,血管紧张素Ⅱ可强烈刺激肾上腺皮质球状带细胞合成和释放醛固酮,后者可促进肾小管对 Na^+ 的重吸收,并使细胞外液量增加。血管紧张素Ⅱ还可引起或增强渴觉,并导致饮水行为。血管紧张素Ⅲ的缩血管效应仅为血管紧张素Ⅱ的 $10\% \sim 20\%$,但刺激肾上腺皮质球状带合成和释放醛固酮的作用较强。

(二)肾上腺素和去甲肾上腺素

肾上腺素和去甲肾上腺素在化学结构上都属于儿茶酚胺。循环血液中的肾上腺素和去甲肾上腺素主要来自肾上腺髓质的分泌。肾上腺素能神经末梢释放的递质去甲肾上腺素也有一小部分进入血液循环。肾上腺髓质释放的儿茶酚胺中,肾上腺素约占 80%,去甲肾上腺素约占 20%。

肾上腺素可与 α 和 β 肾上腺素受体结合。在心脏,肾上腺素与 β_1 受体结合,使心跳加快、传导加速、心肌收缩力增强,故心输出量增多。在血管,肾上腺素的作用取决于血管平滑肌上 α 和 β_2 受体分布的情况。去甲肾上腺素主要与 α 肾上腺素受体结合,也可与心肌的 β_1 受体结合,但对血管的 β_2 受体作用较弱。基于肾上腺素与去甲肾上腺素的不同作用机理,临床上常用肾上腺素作为强心药,而用去甲肾上腺素作为升压药。

(三)血管升压素

血管升压素是在下丘脑视上核和室旁核的神经元内合成的。这些神经元的轴突行走在下丘脑垂体束中并进入垂体后叶,其末梢释放的血管升压素作为垂体后叶激素进入血液循环。

血浆中生理剂量的血管升压素,只出现抗利尿效应。只有剂量明显高于正常时,才引起血管收缩,血压升高。在生理剂量下,血管升压素能提高压力感受性反射的敏感性。

三、局部血流调节

(一)代谢性自身调节机制

当组织代谢活动增强时,局部组织相对缺氧,并产生多种代谢产物,如 CO_2、H^+、腺苷、

K^+等积聚,这些产物使局部的微动脉、毛细血管前括约肌舒张,局部血流量增多,从而向组织提供更多的氧,并带走代谢产物。

(二)肌源性自身调节机制

当器官的灌注压升高时,血管平滑肌受到牵张刺激,肌源性活动增强,阻力血管收缩,血管口径缩小,器官血流阻力增大,器官血流量并不因灌注压的升高而增加。

第五节　器官循环

一、冠脉循环

(一)冠脉循环的解剖特点

心脏的血液供应来自左、右冠状动脉。左、右冠状动脉起自主动脉根部,主干行走于心脏表面,其小分支则以与心脏表面成直角的方向穿入心肌深层,在心内膜下层分支成网。这种分支方式使冠脉血管很容易在心肌收缩时受挤压。心肌毛细血管分布极为丰富,与心肌纤维平行走行,基本形成1∶1的供应。

(二)冠脉血流的特点

冠脉血流丰富,安静时冠脉流量约占心输出量的4%～5%。冠脉血流受心肌节律性收缩的影响较大,由于冠脉的大部分分支都深埋于心肌内,心肌收缩对埋于其内的血管会产生压迫,从而影响冠脉血流。在左心室等容收缩期,由于心肌收缩的强烈压迫,左冠状动脉的血流急剧减少,甚至发生倒流。在左心室射血期,主动脉压升高,冠状动脉血压也随着升高,冠脉血流量增加。到减慢射血期,冠脉血流量又有下降。心肌舒张时,其对冠脉血管的压迫解除,故冠脉血流的阻力显著减小,血流量增加。可见,影响冠脉血流量的重要因素是动脉舒张压的高低和心舒期的长短。

(三)冠脉血流量的调节

对冠脉血流量进行调节的各种因素中,最重要的是心肌本身的代谢水平。交感和副交感神经也支配冠脉血管平滑肌,但它们的调节作用是次要的。

1. 心肌代谢水平对冠脉血流量的影响　　心肌收缩的能量来源几乎唯一地依靠有氧代谢。心肌因连续不断地进行舒缩,故耗氧量较大,即使在人体处于安静状态时,动脉血流经心脏后,其中65%～75%的氧被心肌摄取。因此,心脏的动脉血和静脉血的含氧量差很大。

心肌代谢水平与冠脉血流量之间呈正比关系。目前认为,心肌代谢增强引起冠脉血管舒张的原因并非低氧本身,而是由于某些心肌代谢产物的增加。在各种代谢产物中,腺苷可能起最重要的作用。腺苷具有强烈的舒张小动脉的作用。腺苷生成后,在几秒钟内即被破坏,因此不会引起其他器官的血管舒张。

2. 神经调节　　冠状动脉受迷走神经和交感神经支配。迷走神经兴奋对冠状动脉的直接作用是引起舒张;但迷走神经兴奋又使心率减慢,心肌代谢率降低,这些因素可抵消迷走神经对冠状动脉的直接舒张作用。心交感神经兴奋可使冠状动脉收缩;但此时心率加快,心肌收缩加强,又抵消了交感神经对冠状动脉的直接收缩作用。

3. 激素调节 肾上腺素和去甲肾上腺素可通过增强心肌的代谢活动和耗氧量使冠脉血流量增加；也可直接作用于冠脉血管的 α 和 β₂ 肾上腺素受体，引起冠脉血管收缩或舒张。

二、肺循环

（一）肺循环的生理特点

肺循环的血流阻力小、血压低；肺循环的肺血容量变化大；肺循环的过程中无组织液生成。

（二）肺循环血流量的调节

1. 肺泡气氧分压的调节 肺泡气的氧分压对肺血管的舒缩活动有明显的影响。肺泡气低氧能使肺部血管收缩，血流阻力增大。在肺泡气 CO_2 分压升高时，肺泡气低氧引起的肺部血管收缩更加显著。

2. 神经、体液调节 肺血管受交感神经和迷走神经支配。刺激交感神经对肺血管的直接作用是引起收缩，刺激迷走神经可使肺血管舒张。

三、脑循环

（一）脑循环的特点

脑循环的血流量大、耗氧多；脑循环的过程中血流量变化小；脑循环存在血-脑屏障和血-脑脊液屏障。

（二）脑血流量的调节

1. 脑血管的自身调节 脑血流量主要取决于脑动-静脉的压力差和脑血管的血流阻力。通常在平均动脉压变动于 $60 \sim 140 mmHg(8.0 \sim 18.7 kPa)$ 范围时，通过脑血管的自身调节可保持脑血流量的相对恒定。

2. CO_2 和 O_2 分压对脑血流量的影响 当血液 CO_2 分压升高和低氧时，脑血管舒张非常明显，脑血流量增加。反之，过度通气使 CO_2 分压降低时，脑血流量减少，可引起头晕等症状。

3. 脑的代谢对脑血流量的影响 脑各部分的血流量与该部分脑组织的代谢活动程度有关。当脑的某一部位活动加强时，该部分的血流量就增多。

（高云峰 汝海龙）

第五章

呼吸作用

有生命活动的机体因进行新陈代谢,需要不断地从环境摄取氧,排出二氧化碳。这种机体与环境之间的气体交换,称为**呼吸**(respiration)。

整个呼吸过程由三个紧密联系的环节组成:① 外呼吸,是指外界环境与血液在肺部进行的气体交换,它包括肺通气和肺换气;② 气体在血液中的运输;③ 内呼吸,是指血液和组织之间的气体交换过程,有时也包括细胞内的氧化过程。

第一节　肺　通　气

肺通气(pulmonary ventilation)是指肺与外界环境之间的气体交换过程。

一、肺通气的原理

实现肺通气取决于两方面因素的相互作用:一是推动气体流动的动力;另一个是阻碍气体流动的阻力。只有建立肺泡与外界环境之间的压力差,才能实现肺通气。

(一)肺通气的动力

肺通气的直接动力是大气与肺泡气之间的压力差。通常大气压是常数,气体进出肺泡取决于肺内压的变化。肺位于密闭的胸廓中,通过呼吸道与大气相通。胸廓扩大则肺容积增大,使肺内压下降;胸廓缩小则肺容积减小,使肺内压升高。胸廓是由脊柱、胸骨、肋骨和肋间肌等胸壁软组织共同构成的弹性体,其扩大与缩小依赖于呼吸活动。因此,呼吸运动是肺通气的原动力。

1. 呼吸运动　呼吸肌收缩和舒张引起胸廓节律性扩大和缩小称为**呼吸运动**(respiratory movement)。呼吸运动包括吸气运动和呼气运动。

(1)**吸气运动**(inspiratory movement):是由吸气肌的主动收缩引起的。吸气肌包括膈肌、肋间外肌和吸气辅助肌(如斜角肌、胸锁乳突肌等)。膈肌是最强大最主要的吸气肌。膈肌形状似钟罩,向上隆起,位于胸腔和腹腔之间,构成胸腔的底。当膈肌收缩时,隆起的中心部分下移,从而增大了胸腔的上下径,胸腔和肺容积增大,产生吸气。膈肌下移的距离视其收缩的强度而有很大差异,平静吸气时,下移约 $1\sim2cm$,深吸气时,下移可达 $7\sim10cm$。由于胸廓呈圆锥形,其横截面积上部较小,下部明显加大,所以膈肌稍稍下降就可使胸廓容积大大增加。

肋间外肌的肌纤维起自上一肋骨远胸骨端的上缘。由于脊椎的位置是固定的,而胸骨可以上下移动,所以当肋间外肌收缩时,肋骨和胸骨向上提,肋骨的下缘还略向外侧偏转,从而增大胸廓的前后径和左右径,产生吸气。在平静呼吸时,肋间外肌所引起的作用较膈肌为小。

（2）**呼气运动**（expiratory movement）：平静呼气时,呼气运动不是因呼气肌收缩而引起,而是因膈肌和肋间外肌的舒张,胸廓、肺依靠本身的回缩力量而回位,恢复其吸气开始以前的位置,这样产生呼气。在平静呼气时,呼气是被动的。只有在用力呼吸时,呼气肌才参与收缩,使胸腔进一步缩小,呼气才成为主动活动。呼气肌包括肋间内肌和部分腹壁肌。

（3）呼吸运动的形式：呼吸运动按其深度可分为平静呼吸和用力呼吸。人体在安静时,平稳而均匀的自然呼吸,称**平静呼吸**（eupnea）。当进行运动时,或者吸入气中 CO_2 含量增加或 O_2 含量减少时,呼吸运动将加深、加快,这种形式的呼吸运动称为**用力呼吸**（forced breathing）或**深呼吸**（deep breathing）。这时吸气和呼气都是主动的。

此外,呼吸运动还可以按引起呼吸运动的主要肌群不同,分为腹式呼吸、胸式呼吸和混合式呼吸三种。以膈肌舒缩为主的呼吸运动,主要表现为腹壁明显的起伏,称为**腹式呼吸**（abdominal breathing）。如婴儿因胸廓尚不发达,肋骨与脊柱较为垂直且不易提起,常用腹式呼吸为主。临床上胸廓病变（如胸膜炎）患者,因胸廓运动受限,也常呈腹式呼吸。以肋间外肌舒缩引起胸骨和肋骨运动（胸廓运动）为主的呼吸运动,主要表现为胸廓的扩大和缩小称为**胸式呼吸**（thoracic breathing）。如妊娠晚期的孕妇,因膈肌上升且运动受限,常以胸式呼吸为主。腹腔占位病变患者（如严重腹水或巨大肿瘤）也多呈胸式呼吸。正常成人呼吸大多是胸式呼吸和腹式呼吸同时存在,称为混合式呼吸。

2. 呼吸时肺内压的变化　肺泡内的压力称为**肺内压**（intrapulmonary pressure）。在呼吸运动过程中,肺内压随胸腔容积的变化而改变（图 3-5-1）。当吸气开始时,肺容量增大,肺内压暂时下降,低于大气压,空气在此压力差的推动下进入肺泡。随着肺内气体的逐渐增加,肺内压也逐渐升高,当超过大气压时,肺内气体便流出肺,这样肺内气体逐渐减少,肺内压逐渐下降,至呼气结束时,肺内压又降到和大气压相等。

由此可见,肺内压的交替变化是推动气体进出肺的直接动力,认识这一点有重要的应用价值。一旦呼吸停止,如心脏仍在跳动,便可根据这一原理,用人为的方法造成肺内压和大气压之间的压力差来暂时维持肺通气,这便叫做人工呼吸。

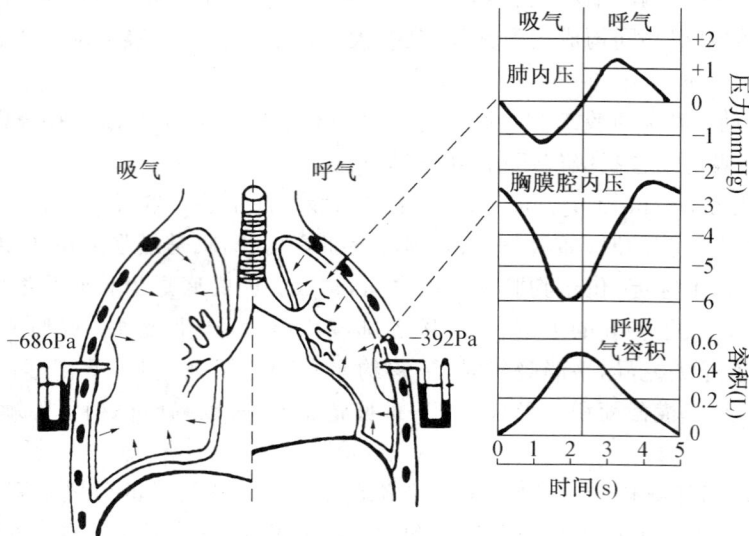

图 3-5-1　呼吸时肺内压、胸内压及呼吸气容积的变化

3. 呼吸时胸膜腔内压的变化 胸膜有两层,即紧贴于肺表面的脏层胸膜和紧贴于胸廓内壁的壁层胸膜(图3-5-1)。两层胸膜形成一个密闭潜在的腔隙,称**胸膜腔**(pleural cavity)。胸膜腔内仅有少量的浆液,没有气体。这一薄层浆液有两方面的作用:一是在两层胸膜之间起润滑作用,因为浆液的黏滞性很低,在呼吸运动过程中可减少摩擦;二是浆液分子的内聚力使两层胸膜贴附在一起,不易分开,使肺可以随胸腔的运动而运动。胸膜腔内的压力称为**胸膜腔内压**(intrapleural pressure)。胸内压低于大气压,如按一般习惯将大气压定为零,那么胸内压即为负压。平静呼气末胸膜腔内压为$-0.67\sim-0.4$kPa($-5\sim-3$mmHg),吸气末为$-1.33\sim-0.67$kPa($-10\sim-5$mmHg)。平静呼吸过程中,胸膜腔内压始终是负压,习惯上称为胸膜腔负压,或简称胸内负压。由于胸膜腔和胸内压的存在,才使肺可以随着胸腔的运动而扩张和缩小,从而产生了呼气和吸气。

胸内负压的形成与胸膜脏层受到两种力的作用有关:一是肺内压,使肺泡扩张;一是肺的回缩力,使肺泡缩小。因此,胸膜腔的压力实际上是两种相反的力的代数和,即:

$$胸膜腔内压 = 肺内压 - 肺回缩力$$

在吸气末或呼气末,肺内压等于大气压,因而:

$$胸膜腔内压 = 大气压 - 肺回缩力$$

若将大气压视为零,则:

$$胸膜腔内压 = -肺回缩力$$

由上可见,胸膜腔负压实际上是由肺回缩力所决定的,故其值也随呼吸过程的变化而变化。

胸内负压具有重要的生理意义:首先胸膜腔负压的牵拉作用可使肺总是处于扩张状态而不至于萎缩,并使肺能随胸廓的扩大而扩张;其次,胸膜腔负压还加大了胸膜腔内一些壁薄低压的管道(如腔静脉、胸导管等)内外压力差,从而有利于静脉血和淋巴液的回流。

(二)肺通气的阻力

气体在进出肺的过程中,会遇到各种阻止其流动的力,统称为肺通气阻力。肺通气的阻力有弹性阻力和非弹性阻力两种。在平静呼吸状态时,弹性阻力是主要因素,约占总阻力的70%,而非弹性阻力占30%。

弹性物体受到外力作用时,可发生变形,同时,弹性物体也会产生对抗变形的反作用力,即回位力,称为**弹性阻力**(elastic resistance)。胸廓和肺都是弹性体,因此,当呼吸运动改变其容积时会产生胸廓弹性阻力和肺弹性阻力。

(1)肺弹性阻力:肺弹性阻力来自两个方面:一是肺组织本身的弹性回缩力,约占肺弹性阻力的1/3;二是肺泡表面液体层所形成的表面张力,约占肺弹性阻力的2/3。

肺组织本身的弹性回缩力主要来自弹性纤维和胶原纤维等弹性成分。在一定范围内,肺被扩张得越大,肺弹性回缩力也越大,即肺弹性阻力越大。肺气肿患者的肺弹性纤维被破坏,肺弹性回缩力减小、肺弹性阻力小,呼气困难。

肺泡(alveoli)是吸入气体与血液进行交换的场所。肺泡的表面有极薄的液体层,与肺泡内气体形成了液-气界面。由于液体分子之间存在着吸引力,因而产生了使液体表面尽量缩小的一种力,这就是**表面张力**(surface tension)。肺泡表面张力形成肺泡回缩力(内压),

使肺泡回缩萎陷,是肺通气的弹性阻力之一。

根据 Laplace 定律,肺泡表面张力(T)与回缩力(P)成正比,而与肺泡半径(r)成反比,即

$$P = 2T/r$$

因此,如果大小肺泡表面张力一样,则大肺泡因半径大,肺泡内压就小;小肺泡因半径小,肺泡内压就大。而正常人的肺是由大小不等的肺泡构成的,肺内的大小肺泡又是彼此连通的,若按此公式推导,气体将从小肺泡不断流入大肺泡,结果使大肺泡膨胀,小肺泡萎缩,肺泡将失去稳定性(图 3-5-2)。但是,这种情况在正常人是不会出现的,因为肺泡内尚存在一种可降低肺泡表面张力的物质,即**肺泡表面活性物质**(alveolar surfactant)。肺泡表面活性物质由肺泡Ⅱ型细胞合成并分泌,主要成分是二棕榈酰卵磷脂,是一种复杂的双极性的脂蛋白混合物,其作用是降低肺泡液-气界面的表面张力。在吸气时,肺泡表面积增加,肺泡表面活性物质分散,其降低表面张力的作用减小;而呼气时,肺泡的表面积减小,肺泡表面活性物质密集,其降低表面张力的作用增大,使表面张力相对减小,这就对抗了由于肺泡半径缩小而引起肺泡回缩压力增大的影响。在表面活性物质的作用下,肺泡在呼气时不至于萎缩塌陷,在吸气时不至于膨胀破裂(图 3-5-2)。

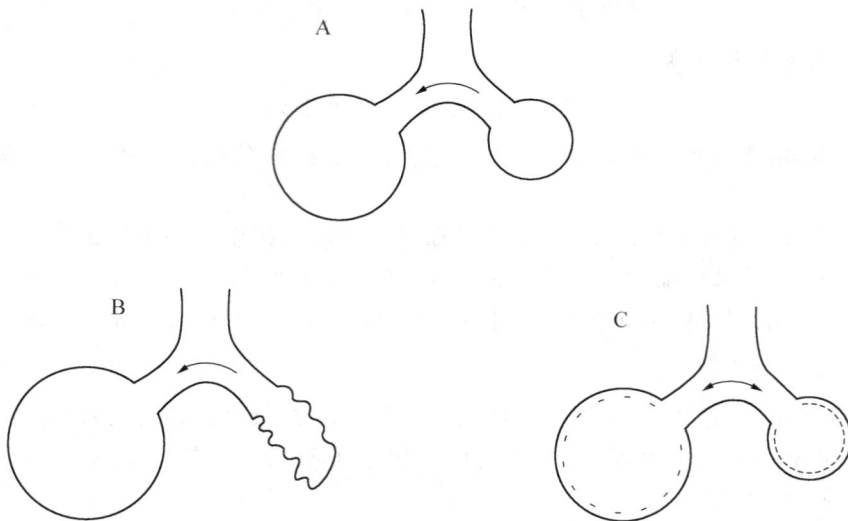

图 3-5-2　肺泡表面活性物质与肺泡稳定性关系

A:无表面活性物质时,小肺泡内压大,气体流入大肺泡　B:为 A 的结果
C:大肺泡表面活性物质分布密度小,小肺泡表面活性物质分布密度大,降低表面张力作用强,大小肺泡容积相对稳定,箭头表示气流方向

肺泡表面活性物质的生理意义有:① 调节肺泡内压力,有助于维持呼吸过程中肺泡的稳定性;② 减少肺间质和肺泡内组织液生成与积聚,有利于肺泡处气体交换;③ 降低吸气阻力,有利于肺的扩张,减少吸气阻力。

胎儿正常发育至 30 周左右,其肺组织内即开始出现Ⅱ型细胞和表面活性物质。某些早产儿其肺泡Ⅱ型细胞发育不良,不够成熟,使肺内缺乏表面活性物质,肺泡极易缩小而产生肺不张;且由于肺泡内的表面张力过高,吸引肺毛细血管内血浆进入肺泡,在肺泡内形成一层"透明膜",阻碍气体交换。因此,早产儿可出现"新生儿呼吸窘迫症"。

（2）胸廓弹性阻力：胸廓的弹性阻力来自于胸廓的弹性组织。胸廓是一个双向弹性体，其弹性回位力的方向与胸廓所处的位置有关。当胸廓处于自然位置（平静吸气末，肺容量约为肺总量的 67%）时，胸扩的回位力为零；当胸廓小于自然位置（平静呼气末，肺容量小于肺总量的 67%）时，胸扩的回位力向外，是吸气的动力、呼气的阻力；当胸廓大于自然位置（深吸气末，肺容量大于肺总量的 67%）时，胸扩的回位力向内，是吸气的阻力、呼气的动力。可见，胸廓的弹性阻力与肺的弹性阻力不同，肺的弹性阻力永远是吸气的阻力、呼气的动力；而胸廓的弹性阻力只有在深吸气过程中，当肺容量大于肺总量的 67% 时，才表现为吸气的阻力、呼气的动力。

（3）肺和胸廓的顺应性：由于胸廓和肺的弹性阻力不易测定，习惯上以顺应性来表示胸廓和肺的弹性阻力大小。**顺应性**（compliance）是指在外力作用下，弹性组织扩张的难易程度。容易扩张即顺应性大，不易扩张则顺应性小，它与弹性阻力呈反比关系，即：

$$顺应性（C）＝1/弹性阻力（R）$$

肺顺应性可因肺充血、肺不张、表面活性物质减少、肺纤维化和感染等原因而减退。胸廓顺应性可因肥胖胸廓畸形、胸膜增厚等原因降低。当胸廓和肺的顺应性降低时，病人必须加大呼吸作功方能达到适量的通气，因而可出现呼吸困难。

（三）非弹性阻力

非弹性阻力包括惯性阻力、黏滞阻力和气道阻力。惯性阻力是指气流在发动、变速、换向时，因气流和组织的惯性所遇到的阻力。黏滞阻力是指呼吸时，胸廓、肺等组织移位发生摩擦形成的阻力。**气道阻力**（airway resistance）是指气体通过呼吸道时，气体分子间及气体分子与气道管道之间的摩擦力。气道阻力约占非弹性阻力的 80%～90%。气道阻力虽然只占呼吸阻力的 1/3 左右，但是，气道阻力的增加却是临床上引起通气障碍的常见原因。

呼吸道管壁的平滑肌受迷走神经和交感神经支配。迷走神经兴奋，平滑肌收缩，气道管径缩小，气道阻力增大；交感神经兴奋，平滑肌舒张，气道管径扩大，气道阻力减小。

二、肺通气功能的指标

肺容积、肺容量以及肺通气量是反映进出肺的气体量的一些指标（图 3-5-3）。

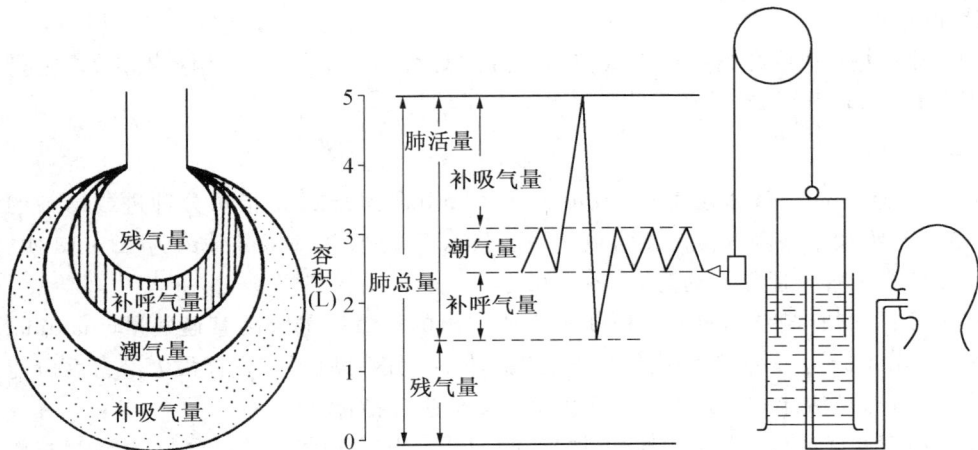

图 3-5-3 肺容积和肺容量组成示意图

（一）肺容积和肺容量

有四种基本**肺容积**（pulmonary volume）：潮气量、补吸气量、补呼气量及残气量，它们互不重叠，全部相加后等于肺总量。**肺容量**（pulmonary capacity）是两项或两项以上肺容积的联合气量。

1. 肺容积

（1）潮气量：每次呼吸时吸入或呼出的气量称为**潮气量**（tidal volume，TV）。正常成人平静呼吸时约为 0.4～0.6L，平均约为 0.5L。

（2）补吸气量：平静吸气末再尽力吸气，所能增加的吸入气量，称为**补吸气量**（inspiratory reserve volume，IRV）。正常成人约为 1.5～2.0L。

（3）补呼气量：平静呼气末再尽力呼气，所能增加的呼出气量，称**补呼气量**（expiratory reserve volume，ERV）。正常成人约为 0.9～1.2L，其大小表示呼吸储备能力。

（4）残气量：最大呼气后，肺内仍残留不能呼出的气量，称为**残气量**（residual volume，RV）。正常成人约为 1.0～1.5L。

2. 肺容量

（1）深吸气量：补吸气量与潮气量之和，称为**深吸气量**（inspiratory capacity，IC）。

（2）功能残气量：平静呼气末肺内所残留的气量，称**功能残气量**（functional residual capacity，FRC），它是补呼气量与残气量之和。正常成人约为 2.5L。

（3）肺活量、用力肺活量和用力呼气量：尽力吸气后，再尽力呼气，所能呼出的最大气量称为**肺活量**（vital capacity，VC），它是潮气量、补吸气量和补呼气量三者之和。正常成人男子平均约为 3.5L，女子约为 2.5L。肺活量的大小反映一次呼吸的最大通气能力，是肺静态通气功能的一项重要指标。

用力肺活量（forced vital capacity，FVC）是指一次最大吸气后，尽力尽快呼气，所能呼出的最大气量。用力肺活量也称为**时间肺活量**（timed vital capacity，TVC），指的是尽力吸气后再尽力尽快呼气时，头三秒钟内所呼出的气量占肺活量的百分数，分别称为 1、2、3s 的时间肺活量，正常人分别为 83%、96% 和 99% 的肺活量。时间肺活量是一种动态指标，不仅反映肺容量的大小，而且反映了呼吸所遇阻力的变化，所以是评价肺通气功能的较好指标，已为临床采用。

（4）肺总量：肺可容纳的最大气体量，称**肺总量**（total lung capacity，TLC）。它是肺活量与残气量之和。成年男子平均约为 5.0L，女子约为 3.5L。

（二）肺通气量

1. 每分通气量　　**每分通气量**（minute ventilation volume）是指每分钟进或出肺的气体总量，等于呼吸频率乘潮气量。正常成人平静状态下，呼吸频率每分钟约为 12～18 次，潮气量约为 0.5L，则每分通气量约为 6.0～9.0L。

尽力作深而快呼吸时，每分钟所能吸入或呼出的气量称**最大随意通气量**（maximal voluntary ventilation）。最大随意通气量能反映单位时间内呼吸器官发挥最大潜力后所能达到的最大通气量，是估计一个人能进行多大运动量的生理指标。

最大随意通气量与每分平静通气量之差值，占最大随意通气量的百分数，称为通气贮量百分比，它反映通气功能的贮备能力。正常人在 93% 以上，若小于 70%，表明通气贮备功能不良。

2.无效腔与肺泡通气量　无效腔是指整个呼吸道中无气体交换功能的管腔,它包括**解剖无效腔**(anatomical dead space)和**肺泡无效腔**(alveolar dead space)两部分,两者合称为**生理无效腔**(physiological dead space)。解剖无效腔是指从鼻到终末细支气管不能与血液进行气体交换的腔道,其容量在正常成年人较恒定,约为 0.15L。进入肺泡的气体,也可因血流在肺内分布不均匀而未能与血液进行气体交换,未能发生气体交换的这一部分肺泡容积,称为肺泡无效腔。健康成人平卧时,肺泡无效腔接近于零。

肺泡通气量(alveolar ventilation volume)指的是每分钟吸入肺泡的新鲜空气量,也称为有效通气量。其计算方法为:

肺泡通气量＝(潮气量－无效腔气量)×呼吸频率

因此,如果从气体交换的效果看,浅快呼吸对机体不利,适当深慢的呼吸,肺泡通气量加大,有利于气体交换。

第二节　呼吸气体的交换

气体交换包括肺泡与血液之间、血液与组织细胞之间 O_2 和 CO_2 的交换。前者称为**肺换气**(pulmonary exchange),后者称为**组织换气**(tissue exchange)。

一、气体交换的原理

气体分子总是由分压高处向分压低处移动,直至气体分子分布均匀为止,这一过程称为**扩散**(diffusion)。肺换气和组织换气就是以扩散方式进行的。单位时间内气体分子扩散的量为气体**扩散速率**(diffusion rate),它受下列因素的影响:

(一)气体的分压差(ΔP)

气体由高分压区向低分压区扩散,分压差愈大,扩散速率愈大。肺泡气、血液及组织中 O_2 分压和 CO_2 分压见表 3-5-1 所示。

表 3-5-1　肺泡气、血液及组织中 O_2 分压(PO_2)和 CO_2 分压(PCO_2)　　　单位：kPa(mmHg)

	肺 泡 气 体	动 脉 血	静 脉 血	组 织
PO_2	13.9(104)	13.3(100)	5.3(40)	4.0(30)
PCO_2	5.3(40)	5.3(40)	6.1(46)	6.7(50)

由表 3-5-1 可见,肺泡气体、动脉血、静脉血和组织的 PO_2 和 PCO_2 各不相同,彼此间存在着分压差,即存在着气体交换的动力,于是气体就可从分压高处向分压低处扩散。

(二)气体的相对分子质量(W)和溶解度(S)

气体扩散的速率与该气体相对分子质量的平方根成反比。如果扩散发生于气相和液相之间,气体的扩散速率还与气体的溶解度有关。气体的溶解度与该气体相对分子质量的平方根的比值为扩散系数,取决于气体分子本身的特性。在血液中 CO_2 的扩散系数是 O_2 的 20 倍。

(三)温度(T)

因为分子的运动随温度的升高而加速,所以温度与扩散速率成正比。

（四）扩散距离（d）和扩散面积（A）

气体的扩散速率与扩散距离成反比，与扩散面积成正比。

$$D = \frac{\Delta P \cdot T \cdot A \cdot S}{d \cdot \sqrt{MW}}$$

综上所述，气体扩散速率与上述因素的关系如下：

受上述因素综合作用的影响，通常 CO_2 扩散速率是 O_2 扩散速率的 2 倍左右，故临床上 O_2 的缺少比 CO_2 潴留更为常见，呼吸困难的患者常常先表现缺氧症状。

二、肺换气

（一）肺换气的过程

肺泡气的 PO_2 大于静脉血的 PO_2，而肺泡气的 PCO_2 则小于静脉血的 PCO_2，故来自肺动脉的静脉血流经肺毛细血管时，在分压差的推动下，O_2 由肺泡扩散入血液，CO_2 则由静脉血扩散入肺泡，完成肺换气过程，结果使静脉血变成含 O_2 较多、CO_2 较少的动脉血。

（二）影响肺换气的因素

影响气体扩散速率的因素都可以影响气体交换的进行，其中扩散距离和扩散面积在人体肺内是影响气体交换的主要因素，另外，肺换气过程还受通气/血流比值的影响。

1. 呼吸膜的厚度　呼吸膜（respiratory membrane）是指肺泡腔与肺毛细血管腔之间的膜，它由六层结构组成，即含有表面活性物质的液体层、肺泡上皮细胞层、肺泡上皮基膜层、肺泡与毛细血管之间的间质、毛细血管基膜层、毛细血管内皮细胞层（图 3-5-4）。

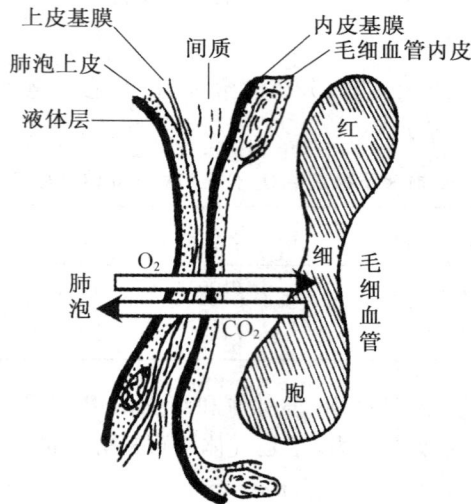

图 3-5-4　呼吸膜结构示意图

正常呼吸膜非常薄，平均厚度不到 $1\mu m$，有的部位仅厚约 $0.2\mu m$，因此通透性极大，气体很容易扩散通过。

2. 呼吸膜的面积　正常成人肺的总扩散面积很大，约 $100m^2$。平静呼吸时，可供气体交换的呼吸膜面积约为 $40m^2$；用力呼吸时，肺毛细血管开放增多，呼吸膜面积可增大到约

$70m^2$。呼吸膜广大的面积及良好的通透性,保证了肺泡与血液间能迅速地进行气体交换。

3.肺通气/血流比值　**肺通气/血流比值**(ventilation/perfusion ratio,V/Q 比值)指的是每分钟肺泡通气量与肺血流量之间的比值。正常成人在安静状态下,每分钟肺泡通气量约为 4.2L,肺血流量(即心输出量)约为 5.0L/min,V/Q=4.2/5.0=0.84。当 V/Q 比值增大时,可能是肺通气过度或肺血流量不足,多见于部分肺泡血流量减少,如肺血管栓塞。当 V/Q 比值减小时,可能是肺通气不足或肺血流量过多,多见于部分肺泡通气不良,如支气管痉挛。

三、组织换气

在组织部位,由于细胞代谢不断消耗 O_2,同时产生 CO_2,故组织内 PO_2 较动脉血的 PO_2 低,而 PCO_2 较动脉血的 PCO_2 高,当动脉血流经组织毛细血管时,在分压差的推动下,O_2 由血液扩散入组织细胞,CO_2 则从组织细胞扩散入血液,完成组织换气。结果使动脉血变成了含 O_2 较少、含 CO_2 较多的静脉血。影响组织换气的因素,主要是组织细胞代谢及血液供应情况。

第三节　气体在血液中的运输

气体交换分别在肺泡和组织处进行,因此气体在血液中的运输是实现肺换气和组织换气的重要环节。O_2 和 CO_2 在血液中的运输形式有两种,即物理溶解和化学结合。气体必须先溶解于血液,才能进行化学结合;结合状态的气体,也必须先解离成溶解状态,才能逸出血液(表 3-5-2)。

表 3-5-2　血液中 O_2 和 CO_2 的含量(ml/100ml 血液)

	动　脉　血			静　脉　血		
	物理溶解	化学结合	合　　计	物理溶解	化学结合	合　　计
O_2	0.31	20.0	20.31	0.11	15.2	15.31
CO_2	2.53	46.4	48.93	2.91	50.0	52.91

一、氧的运输

血液中以物理溶解形式存在的 O_2 量,约占血液总 O_2 含量的 1.5%,化学结合是 O_2 的主要运输形式,绝大部分(98.5%)O_2 进入红细胞,通过与血红蛋白结合,以氧合血红蛋白的形式运输。

(一)氧与血红蛋白的结合

每个血红蛋白(Hb)分子能结合 4 分子 O_2。O_2 和 Hb 的结合是一种亲和力很强的可逆性结合,称为**氧合**(oxygenation)。O_2 能与红细胞中的血红蛋白(Hb)结合,形成氧合血红蛋白(HbO_2),并以此形式进行运输。氧合的多少取决于血液中 PO_2 的高低。

当血液流经肺时,O_2 从肺泡扩散入血液,使血中 PO_2 升高,促使 O_2 与 Hb 氧合,形成

HbO_2；当血液流经组织时，组织处 PO_2 低，O_2 从血液扩散入组织，使血液中 PO_2 降低，从而导致 HbO_2 解离，释放出 O_2 而成为去氧血红蛋白（Hb）。以上过程可用下式表示：

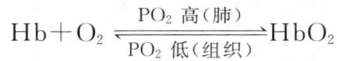

$$Hb + O_2 \underset{PO_2 低（组织）}{\overset{PO_2 高（肺）}{\rightleftharpoons}} HbO_2$$

氧合血红蛋白呈鲜红色，去氧血红蛋白呈暗红色，当每升血液中去氧血红蛋白含量达到 50g 以上时，在毛细血管丰富的表浅部位，如口唇、甲床等处可出现青紫色，称为**紫绀**（cyanosis）。

（二）血氧饱和度

血液含氧的多少通常用血氧饱和度表示。在足够的 PO_2（$\geqslant 13.3kPa$）下，1g Hb 最多可结合 $1.34ml\ O_2$。通常将每升血液中 Hb 所能结合的最大 O_2 量，称为**血氧容量**，简称**氧容量**（oxygen capacity）。血氧容量受 Hb 浓度的影响，对于健康成人，如 Hb 的量为 150 g/L，则 1L 血液能结合 O_2 的最大量约为 200ml。但实际上，血液的含 O_2 量并非都能达到最大值。每升血液的实际含 O_2 量，称为**氧含量**（oxygen content）。氧含量主要受 PO_2 的影响。氧含量占氧容量的百分数，称为血氧饱和度，简称**氧饱和度**（oxygen saturation）。

血氧饱和度＝（氧含量/氧容量）×100%

在正常情况下，动脉血氧饱和度为 98%，静脉血氧饱和度为 75%。

（三）氧解离曲线及其影响因素

1. 氧解离曲线　表示氧分压与血氧饱和度关系的曲线，称为**氧解离曲线**（oxygen dissociation curve），简称氧离曲线。在一定范围内，血氧饱和度与氧分压呈正相关，但并非完全的线性关系，而是呈近似 S 形的曲线（图 3-5-5）。

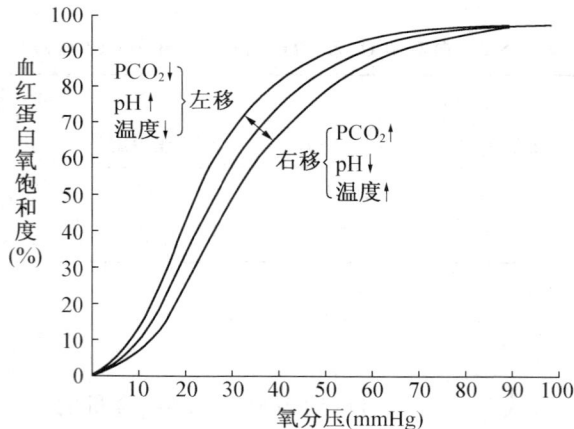

图 3-5-5　氧解离曲线及主要影响因素

2. **影响氧解离曲线的因素**　氧解离曲线受血液 pH 或 PCO_2、温度和组织代谢产物等因素的影响（图 3-5-5）。当血液 pH 降低或 PCO_2 升高时，Hb 与 O_2 的亲和力降低，氧离曲线右移；反之，曲线左移。当温度升高时，氧解离曲线右移，促进 O_2 的释放；当温度降低时，曲线左移，不利于 O_2 的释放。红细胞在无氧糖酵解中形成的 2,3-二磷酸甘油酸，也能使氧解离曲线右移。因此肌体剧烈运动时，上述因素促使氧解离曲线右移，有利于在组织中毛细血管血液释放 O_2。

二、二氧化碳的运输

血液中 CO_2 也以物理溶解和化学结合的形式运输。物理溶解的 CO_2 约占血液中 CO_2 总运输量的 5%，其余 95% 是以化学结合形式运输。CO_2 在血液中的化学结合形式有碳酸氢盐和氨基甲酸血红蛋白两种形式。

（一）碳酸氢盐的形式

以碳酸氢盐形式运输的 CO_2，约占血液 CO_2 运输总量的 88%。组织细胞生成的 CO_2 扩散入血浆，溶解于血浆的 CO_2 迅速扩散入红细胞。在红细胞内碳酸酐酶的催化作用下 CO_2 与 H_2O 结合形成 H_2CO_3，H_2CO_3 又迅速解离成 H^+ 和 HCO_3^-。生成的 HCO_3^- 除一小部分与细胞内的 K^+ 结合成 $KHCO_3$ 外，大部分扩散入血浆与 Na^+ 结合生成 $NaHCO_3$，同时血浆中的 Cl^- 向细胞内转移，以保持红细胞内外电荷平衡，这一现象称为氯转移。在红细胞膜上有特异的 HCO_3^-/Cl^- 载体，介导红细胞内的 HCO_3^- 与血浆中的 Cl^- 跨膜交换，使 HCO_3^- 不会在红细胞内堆积，有利于 CO_2 的运输。由于红细胞膜对正离子通透性极小，在上述反应中解离出的 H^+ 则与红细胞内的 HbO_2 结合，同时促进 O_2 释放（图 3-5-6）。

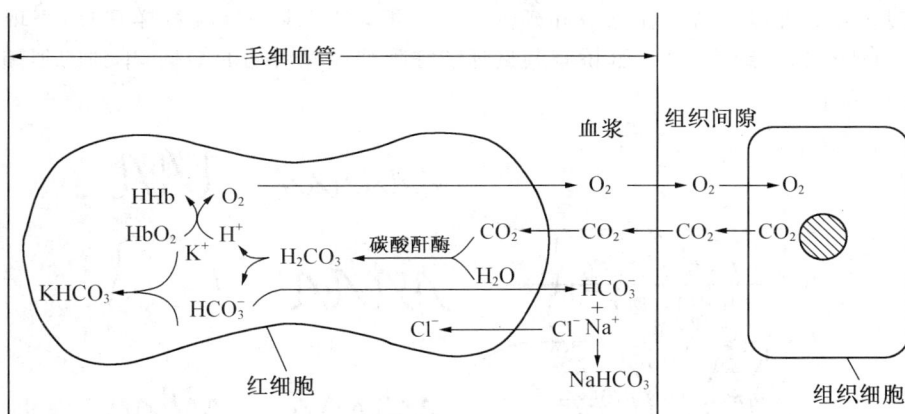

图 3-5-6　CO_2 以碳酸氢盐形式运输示意图

（二）氨基甲酸血红蛋白的形式

以氨基甲酸血红蛋白形式运输的 CO_2 量，占运输总量的 7%。进入红细胞中的 CO_2 能直接与 Hb 的氨基结合，形成氨基甲酸血红蛋白（HbNHCOOH）。这一反应无需酶的参与，反应迅速，可逆。其结合量主要受 Hb 含 O_2 量的影响。HbO_2 与 CO_2 的结合能力比 Hb 与 CO_2 的结合力小，所以当动脉血流经组织时，HbO_2 释放出 O_2 成为 Hb，Hb 容易结合 CO_2，形成大量的氨基甲酸血红蛋白；在肺部，由于 HbO_2 形成，减小了结合力，迫使 CO_2 从 Hb 解离，扩散入肺泡。

虽然以氨基甲酸血红蛋白形式运输的 CO_2 仅占总运输量的 7% 左右，但在肺部排出的 CO_2 总量中，却约有 17.5% 是从氨基甲酸血红蛋白释放出来的，可见以氨基甲酸血红蛋白形式运输 CO_2 的效率很高。

第四节 呼吸运动的调节

呼吸运动是由呼吸肌舒缩活动来完成的一种节律性运动。其深度和频率随体内、外环境的改变而改变,从而使肺通气量与人体代谢水平相适应,这种适应是通过神经系统的调节而实现的。

一、呼吸中枢

呼吸中枢(respiratory center)是指中枢神经系统内与呼吸运动的产生和调节有关的神经细胞群。

动物脑干横断实验(图 3-5-7)表明:若在动物中脑和脑桥之间横断脑,呼吸节律无明显变化;在延髓和脊髓之间横断,则呼吸停止。这些结果表明延髓是呼吸的基本中枢。如果在脑桥上、中部之间横断,呼吸将变慢变深,如再切断双侧颈迷走神经,吸气便大大延长;这一结果提示,脑桥上部有抑制吸气的中枢结构,称为呼吸调整中枢;来自肺部的迷走神经传入冲动也有抑制吸气的作用,当延髓失去来自这两方面的抑制作用后,吸气活动不能及时被中断,便出现长吸式呼吸。若再在脑桥和延髓之间横断,则出现一种喘息样呼吸,表现为不规则的呼吸节律。这些结果表明,脑桥有调整延髓呼吸神经元活动的结构,单独的延髓可独立地产生呼吸节律。

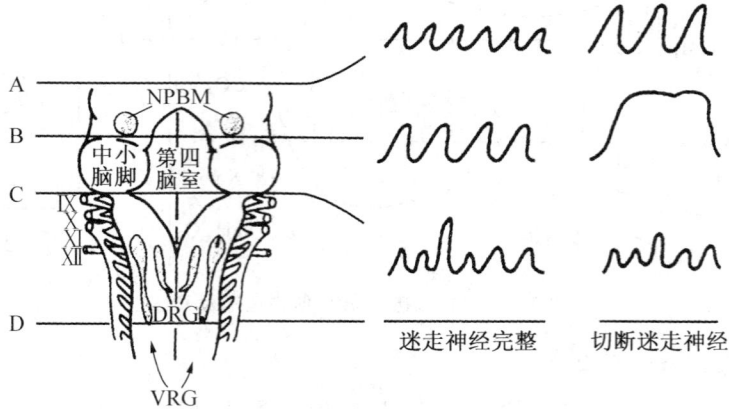

图 3-5-7　在不同水平横切脑干后(左)呼吸的变化示意图

A. 在中脑与脑桥之间横切　B. 在脑桥中部横切;
C. 在脑桥与延髓之间横切　D. 在延髓与脊髓之间横切。
NPBM:臂旁内侧核　DRG:背侧呼吸组　VRG:腹侧呼吸组

(一)延髓呼吸基本中枢

延髓是管理呼吸活动的基本中枢。在延髓,呼吸神经元主要集中分布在背内侧和腹外侧两个区域。

1. **背侧呼吸组**(dorsal respiratory group,DRG)　背侧呼吸组主要含吸气神经元,其轴突下行投射至脊髓颈、胸段,支配膈肌和肋间外肌运动神经元,兴奋时引起吸气。

2. 腹侧呼吸组（ventral respiratory group，VRG）　腹侧呼吸组尾端含有呼气神经元，轴突下行投射至脊髓胸段，支配肋间内肌和腹壁肌运动神经元，兴奋时引起主动呼气。近年来发现，腹侧呼吸组中的一个被称为**前包钦格复合体**（pre-Bötzinger complex）的区域（疑核头端平面）可能是呼吸节律起源的关键部位。

（二）脑桥呼吸调整中枢

脑桥内呼吸神经元相对集中于脑桥背侧前端的**臂旁内侧核**（NPBM）及其相邻的Köllike-Fuse（KF）核，两者合称臂旁内侧核核群（PBKF），它们与延髓呼吸神经元之间有双向联系，形成调控呼吸的神经元回路。呼吸调整中枢位于脑桥的 PBKF，其作用为限制吸气，促使吸气向呼气转换（吸气切断机制）。

呼吸除受延髓、脑桥的呼吸中枢控制外，还受脑桥以上中枢部位的影响，如大脑皮层、边缘系统、下丘脑等。

二、呼吸的反射性调节

中枢神经系统接受各种感受器传入冲动，实现对呼吸运动调节的过程，称为呼吸的反射性调节，主要包括机械和化学两类感受器的反射性调节。

（一）机械感受器反射

1. 肺牵张反射　肺扩张或缩小而引起呼吸的反射性变化，称**肺牵张反射**（pulmonary stretch reflex），也称**黑-伯反射**（Hering-Breuer reflex）。肺牵张反射包括肺扩张引起吸气抑制和肺缩小引起吸气兴奋的两种反射。

肺牵张感受器位于从气管到细支气管的平滑肌中，对牵拉刺激敏感。吸气时，肺扩张，当肺内气体量达一定容积时，牵拉支气管和细支气管，使感受器兴奋，冲动经迷走神经传入延髓，通过吸气切断机制使吸气神经元抑制，结果吸气停止，转为呼气。呼气时，肺缩小，牵张感受器的放电频率降低，经迷走神经传入的冲动减少，对延髓吸气神经元的抑制解除，吸气神经元兴奋，转为吸气。

肺牵张感受器反射的意义是阻止吸气过深过长，促使吸气转为呼气，与脑桥呼吸调整中枢共同调节着呼吸频率与深度。

2. 呼吸肌的本体感受器反射　由呼吸肌本体感受器传入冲动所引起的反射性呼吸变化，称呼吸肌本体感受性反射。此反射的感受器是肌梭，存在于骨骼肌内。当肌肉受牵张时，肌梭受刺激而兴奋，其冲动经背根传入脊髓中枢，反射性地引起受牵张的肌肉收缩。呼吸肌通过本体感受器反射，可使呼吸增强，但在平静呼吸时，这一反射活动不明显。

呼吸肌本体感受器反射的意义在于随着呼吸肌负荷的增加而相应地加强呼吸运动，这在克服气道阻力上有重要作用。

（二）化学感受性呼吸反射

动脉血或脑脊液中的 PO_2、PCO_2 和 H^+，通过化学感受器，反射性地调节呼吸运动，称为化学感受性呼吸反射。

1. 化学感受器　参与呼吸调节的化学感受器因其所在部位不同，分为外周化学感受器和中枢化学感受器。外周化学感受器指的是颈动脉体和主动脉体，它在动脉血中 PO_2 降低、PCO_2 升高或 H^+ 浓度升高时产生兴奋，冲动经窦神经（舌咽神经分支，分布于颈动脉体）和主动脉神经(迷走神经分支,分布于主动脉体)传入延髓,反射性地引起呼吸加深加快和血液循环的变化。其中颈动脉体对呼吸调节的作用较主动脉体的大。中枢化学感受器位于延髓腹外侧浅表部位,它的生理刺激是脑脊液和局部细胞外液中的 H^+。血液中的 CO_2 能迅速通过血脑屏障,在脑脊液中碳酸酐酶的作用下,CO_2 与 H_2O 形成 H_2CO_3 再解离出 H^+,从而刺激中枢化学感受器,再引起呼吸中枢兴奋。所以,外周血中的 CO_2 能兴奋中枢化学感受器。由于外周血中的 H^+ 不易通过血脑屏障,故外周血 pH 值的变动对中枢化学感受器的作用不大。中枢化学感受器与外周化学感受器不同,它不感受缺 O_2 的刺激,但对 CO_2 的敏感性比外周的高。

2. CO_2、H^+ 和 O_2 对呼吸的调节

(1) CO_2 对呼吸的调节:CO_2 是调节呼吸最重要的生理性化学因素,血液中一定浓度的 CO_2 是维持呼吸中枢兴奋性所必需的,但超过一定限度则抑制呼吸运动和产生麻醉效应。

吸入气中 CO_2 增加,动脉血中 PCO_2 升高,呼吸加深加快,肺通气量增加(图 3-5-8)。CO_2 刺激呼吸是通过两条途径实现的:一是通过刺激中枢化学感受器兴奋呼吸中枢;二是刺激外周化学感受器,冲动经窦神经和迷走神经传入延髓呼吸有关核团,反射性地使呼吸加深、加快,增加肺通气。两条途径中前者是主要的。不过,当动脉血 PCO_2 突然大增时,因为中枢化学感受器的反应较慢,所以外周化学感受器在引起呼吸反应中可起重要作用;此外,当中枢化学感受器受到抑制,对 CO_2 的反应降低时,外周化学感受器就起重要作用。

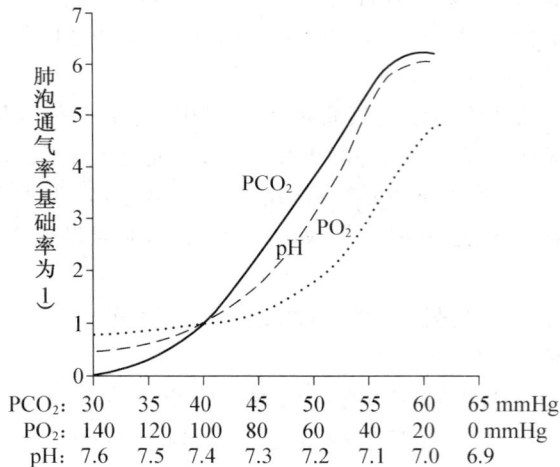

图 3-5-8 动脉血 PCO_2、PO_2 和 pH 值改变对肺泡通气率的影响
(仅改变一种体液因素而保持另两种体液因素于正常水平)

(2) H^+ 对呼吸的调节:动脉血 H^+ 浓度增高,可导致呼吸加深加快,肺通气量增加;H^+ 浓度降低时,呼吸受到抑制。虽然中枢化学感受器对 H^+ 的敏感性较高,约为外周化学感受器的 25 倍,但由于 H^+ 不易通过血-脑屏障,因此血液 H^+ 对呼吸的影响主要通过外周化学感受器实现的。

(3) 低 O_2 对呼吸的调节:吸入气 PO_2 降低时,肺泡气、动脉血 PO_2 都随之降低,可引起呼吸增强,肺通气增加。但需动脉血中 PO_2 降低到 10.64kPa(80mmHg)以下时,才有明显效应。由此可见,动脉血 PO_2 对正常呼吸的调节作用不大,仅在特殊情况下低 O_2 刺激才有

重要意义。低 O_2 对呼吸的刺激作用完全是通过外周化学感受器实现的。

　　低 O_2 对呼吸中枢的直接作用是抑制，但是低 O_2 可通过对外周化学感受器的刺激而兴奋呼吸中枢，所以在一定程度上可以对抗低 O_2 对中枢的直接抑制作用。

　　综上所述，当血液 PCO_2 升高、PO_2 降低、H^+ 浓度升高时，都有兴奋呼吸作用，尤以 PCO_2 的作用显著。

　　但是，在实际整体情况下不可能是单因素的改变，而其他因素不变，往往是 PCO_2、H^+ 和 PO_2 三个因素同时改变，三者间相互影响、相互作用，既可因相互总和而加大，也可因相互抵消而减弱（图 3-5-9）。如当 PCO_2 增高时，也提高了 H^+ 的浓度，两者的刺激作用相加，使肺通气量比 PCO_2 单独增高时明显加大。当 H^+ 增加使肺通气量增大时，由于通气增加而降低了 PCO_2，抵消了一部分 H^+ 的刺激作用；也因排出大量 CO_2，使 H^+ 也有所下降，因此，这时的通气量比单独增加[H^+]时为小。当 PCO_2 下降时，也因肺通气量增加，呼出较多 CO_2，使 PCO_2 下降，从而降低了缺氧的刺激作用

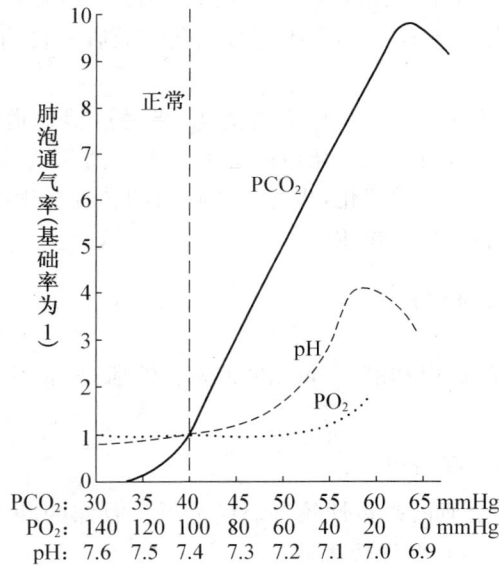

图 3-5-9　动脉血 PCO_2、PO_2 和 pH 值改变对肺泡通气率的影响

（刘传飞）

第六章

消化和吸收

第一节　概　述

机体进行新陈代谢必须不断从体外摄取各种营养物质,如糖、脂肪和蛋白质。食物的消化和吸收是消化器官的重要生理功能。食物在消化道内被分解为小分子物质的过程称为**消化**(digestion)。消化后的小分子物质以及水、无机盐和维生素通过消化管黏膜,进入血液和淋巴循环的过程,称为**吸收**(absorption)。不能被消化和吸收的食物残渣最后以粪便的形式排出体外。

机体的消化主要有两种方式:一种是机械消化,指通过消化道平滑肌的舒缩活动将食物磨碎,并与消化液充分混合,同时向消化道的远端推送。消化道的运动对于食物的化学性消化和吸收也是重要的。二是化学消化,指通过消化酶的各种化学作用,将食物中大分子的营养物质分解为可被吸收的小分子物质。

一、消化道平滑肌的特性

除口腔、咽、食管上段的肌肉和肛门外括约肌为骨骼肌外,消化道其余部分的肌肉都是平滑肌。

(一)消化道平滑肌的一般特性

1. 兴奋性　消化道平滑肌的兴奋性较骨骼肌为低。收缩的潜伏期、收缩期和舒张期所占的时间比骨骼肌长得多,而且变异较大。

2. 节律性　消化道平滑肌具有良好的节律性,但其收缩频率低,节律性远不如心肌规则。

3. 紧张性　消化道平滑肌具有一定的紧张性,经常保持在一种微弱的持续收缩状态。平滑肌的紧张性有利于消化道各部分保持一定的形状和位置,也有利于消化道管腔内保持一定的基础压力,是消化道平滑肌的各种收缩活动的基础。

4. 伸展性　消化道平滑肌具有很大的伸展性。它使消化道有可能容纳好几倍于自己初容积的食物而压力不发生明显变化。

5. 敏感性　消化道平滑肌对电刺激不敏感,但对于机械牵拉、温度和化学刺激则特别敏感,轻微的刺激常可引起强烈的收缩。这类刺激是引起内容物推进或排空的自然刺激因素。

(二)消化道平滑肌的生物电活动和收缩持性

1. 静息电位　将微电极插入胃肠平滑肌细胞内可记录到消化道平滑肌的静息电位,其

实测值为 $-60 \sim -50 \text{mV}$。静息电位主要由 K^+ 的平衡电位形成，但 Na^+、Cl^-、Ca^{2+} 以及生电性钠泵活动也参与了静息电位的产生。消化道平滑肌的静息电位不很稳定，波动性也较大。

2. **慢波电位** 为一种静息电位基础上自发产生去极化和复极化节律性电位波动。因其频率较慢而得名，也称为 **基本电节律**（basal electric rhythm, BER）。慢波电位本身不引起肌肉收缩，但它可使膜电位接近于或达到阈电位，后者可产生动作电位。

3. **动作电位** 当慢波电位自动去极化达到阈电位时，会在慢波电位基础上产生一个至数个动作电位（图 3-6-1）。动作电位的产生机制与平滑肌细胞膜上的钙通道开放有关，细胞外的钙经钙通道进入细胞内并引起动作电位，之后出现平滑肌收缩。

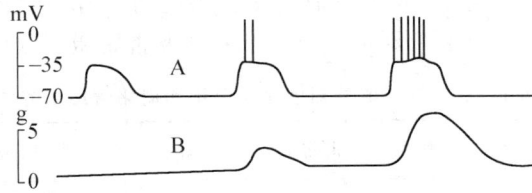

图 3-6-1　消化道平滑肌电活动与收缩之间的关系

A. 消化道平滑肌的慢波电位与动作电位
B. 同步记录的肌肉收缩曲线，显示慢波电位不能引起平滑肌收缩

二、胃肠的神经支配及其作用

消化道的神经支配包括内在神经系统和外来神经系统两大部分。两者相互协调，共同调节胃肠功能。

内在神经包括两大神经丛，即黏膜下神经丛和肌间神经丛，分布于食管中段至肛门的绝大部分消化道壁内。黏膜下神经丛位于环行肌与黏膜层之间，主要参与消化道腺体和内分泌细胞的分泌，肠内物质的吸收以及对局部血流的控制。肌间神经丛位于纵行肌与环行肌之间，主要调节消化道的运动。两神经丛之间有中间神经元相互联系，同时都有感觉神经元传入感觉信号，并接受外来神经纤维支配。

外来神经是指支配胃肠的自主神经，包括交感神经和副交感神经。交感神经节后纤维末梢释放的递质为去甲肾上腺素。一般情况下，交感神经兴奋时可抑制胃肠平滑肌的活动和腺体的分泌；或通过释放去甲肾上腺素作用于内在神经元，并引起后者的抑制。

副交感神经通过迷走神经和盆神经支配胃肠。到达胃肠的纤维属于节前纤维，它们与内在神经元发生突触联系。其节后纤维支配腺细胞、上皮细胞和平滑肌细胞。另外，迷走神经中约有 75% 的神经纤维为传入纤维，可将胃肠感受器信息传给高位中枢，引起反射调节活动，如迷走-迷走反射。

三、消化腺的分泌功能

消化腺的主要功能是分泌消化液，如胃腺分泌的胃液、胰腺分泌的胰液、肠腺分泌的肠液。人每日消化液总量可达 $6 \sim 8 \text{L}$。不同消化腺分泌的消化液成分及作用不同。

四、消化道的内分泌功能

（一）胃肠激素

在胃肠的黏膜层内存在有 40 多种内分泌细胞,这些细胞分泌的激素统称为**胃肠激素** (gastrointestinal hormone)。由于胃肠黏膜的面积巨大,胃肠内分泌细胞总数远远超过体内全部内分泌腺中内分泌细胞的总和。因此,消化道不仅仅是消化器官,也是体内最大最复杂的内分泌器官。

（二）胃肠激素的作用

胃肠激素与神经系统一起,共同调节消化器官的运动、分泌和吸收功能。此外,胃肠激素对体内其他器官的活动也具有广泛的影响。几种主要胃肠激素的调节作用见表 3-6-1。

表 3-6-1　三种胃肠激素对消化腺分泌和消化管运动的作用

	胃酸	胰 HCO_3^-	胰酶	肝胆汁	小肠液	胃平滑肌	小肠平滑肌	胆囊平滑肌
促胃液素	＋＋	＋	＋＋	＋	＋	＋		＋
促胰液素	－	＋＋	＋	＋	＋	－	－	＋
缩胆囊素	＋	＋	＋＋	＋	＋	±	＋	＋＋

注:＋:兴奋;＋＋:强兴奋;－:抑制;±:依部位不同既有兴奋又有抑制

第二节　口腔内消化

消化过程是从口腔内开始的。食物在口腔内被咀嚼,被唾液湿润而便于吞咽。唾液中含有唾液淀粉酶,使食物中的淀粉在口腔内发生初步的化学变化。

一、唾液分泌

人的口腔内有三对大的**唾液腺**(salivary glands):腮腺、颌下腺和舌下腺,还有无数散在的小唾液腺。唾液就是由这些大、小唾液腺分泌的混合液。

（一）唾液的性质和成分

唾液(saliva)是近于中性(pH 6.6～7.1)的低渗或等渗液体,其中水分约占 99％;有机物主要为黏蛋白,还有球蛋白、唾液淀粉酶、溶菌酶等;无机物有 Na^+、K^+、HCO_3^-、Cl^- 等。

（二）唾液的作用

唾液能够湿润与溶解食物,有利于引起味觉并易于吞咽;唾液可清除口腔中的残余食物,冲淡、中和进入口腔中的有害物质,有利于清洁和保护口腔;唾液中的溶菌酶还有杀菌作用。此外,在人和少数哺乳动物如兔、鼠等的唾液中,含有唾液淀粉酶(狗、猫、马等的唾液中无此酶),它可使淀粉分解为麦芽糖。

（三）唾液分泌的调节

唾液分泌的调节完全是神经反射性的,包括非条件反射和条件反射两种。

　　食物对口腔机械的、化学的和温度的刺激,可引起口腔黏膜和舌的神经末梢(感受器)发生兴奋,冲动沿传入神经纤维(在舌神经、鼓索神经支、舌咽神经和迷走神经中)到达中枢,再由传出神经到唾液腺,引起唾液分泌。唾液分泌的初级中枢在延髓,其高级中枢分布于下丘脑和大脑皮层等处。

　　此外,食物的形状、颜色、气味,以及进食的环境,都能形成**条件反射**(conditioned reflex),引起唾液分泌。

二、咀嚼

　　咀嚼(mastication)是由各咀嚼肌按一定的顺序收缩而实现的,是随意运动,也是一种反射活动,受口腔感受器和咀嚼肌本体感受器传入冲动的制约。

　　咀嚼将食物切碎并将切碎的食物与唾液混合形成食团,便于吞咽,同时咀嚼使食物与唾液淀粉酶充分接触而产生化学消化作用,咀嚼还能加强食物对口腔内各种感受器的刺激,反射性地引起胃、胰、肝、胆囊等活动加强,为下一步的消化及吸收过程做好准备。

三、吞咽

　　吞咽(deglutition)虽然可以随意发动,但整个过程是一个复杂的反射活动,统称为吞咽反射。根据食团所经过的部位,可将吞咽过程分为三期。

　　第一期:由口腔到咽。这是在大脑皮层控制下随意启动的。舌尖和舌后部依次上举,抵触硬腭并后缩,将食团挤向软腭后方至咽部。

　　第二期:由咽到食管上端。由于食团刺激了软腭和咽部的触觉感受器,引起一系列快速反射动作,包括软腭上升,咽后壁向前突出,封闭鼻咽通路,声带内收,喉头升高并向前紧贴会厌,封闭咽与气管的通路,呼吸暂停,食管上括约肌舒张,食团被挤入食管。

　　第三期:食团沿食管下行至胃。当食团通过食管上括约肌后,该括约肌即反射性收缩,食管随即产生由上而下的蠕动,将食团向下推送(图 3-6-2)。

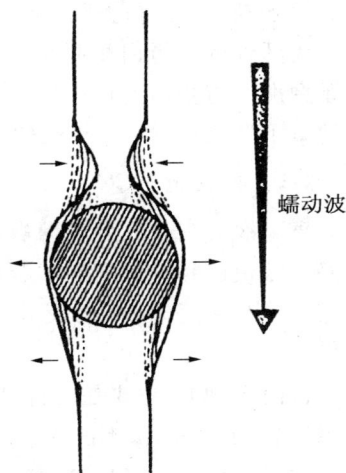

图 3-6-2　食管蠕动示意图

第三节　胃内消化

　　胃是消化道中最膨大的部分,具有暂时贮存食物的功能。食物入胃后,受到胃液的化学性消化和胃壁肌肉运动的机械性消化。

一、胃液的性质、成分和作用

　　胃腺主要有贲门腺、泌酸腺(位于胃底和胃体)及幽门腺三种。**胃液**(gastric juice)是由这三种腺体和胃黏膜上皮细胞的分泌物构成的。

纯净的胃液是一种 pH 为 0.9~1.5 的无色液体。正常人每日分泌量约 1.5~2.5L。胃液的成分除水分外，主要有盐酸、胃蛋白酶、黏液、HCO_3^- 和内因子。

（一）盐酸

盐酸由泌酸腺中的壁细胞分泌。正常人空腹时盐酸排出量（基础酸排出量）为每小时 0~5mmol。在食物或某些药物刺激下，盐酸排出量可明显增加。正常人的盐酸最大排出量每小时可达 20~25mmol。

胃液中 H^+ 的最高浓度可达 150mmol/L，比壁细胞胞浆中的 H^+ 浓度高约 300 万倍。因此，壁细胞分泌 H^+ 是逆着巨大浓度梯度进行的主动过程。

胃酸的作用是：① 可杀灭随食物进入胃内的细菌；② 激活胃蛋白酶原，使其转变为有活性的胃蛋白酶，并为其作用提供适宜的酸性环境；③ 盐酸进入小肠内可引起促胰液素的释放，从而有促进胰液、胆汁和小肠液分泌的作用；④ 盐酸所造成的酸性环境还有利于铁和钙在小肠内吸收。但过高的胃酸对胃和十二指肠黏膜有侵蚀作用，因而是溃疡病发病的重要原因之一。

（二）胃蛋白酶原

胃蛋白酶原主要是由泌酸腺的主细胞分泌的。主细胞中的胃蛋白酶原贮存在细胞顶部的分泌颗粒中，当细胞受到刺激时，通过胞吐作用释放入腺腔。

无活性的胃蛋白酶原在盐酸作用下，或在酸性条件下，通过自身催化，转变为有活性的胃蛋白酶。胃蛋白酶可分解蛋白质为䏥和胨，以及少量的多肽或氨基酸。胃蛋白酶作用的最适 pH 为 2.0~3.5，当 pH>5 时便失活。

（三）黏液和 HCO_3^-

胃黏液的主要成分为糖蛋白。由上皮细胞、泌酸腺的黏液颈细胞、贲门腺和幽门腺共同分泌。糖蛋白具有较高的黏滞性和形成凝胶的特性。在正常人，黏液覆盖在胃黏膜的表面，形成一个厚约 500μm 的凝胶层，它具有润滑作用，可减少粗糙的食物对胃黏膜的机械性损伤。

胃内 HCO_3^- 主要是由胃黏膜的非泌酸细胞分泌的。在基础状态下，胃 HCO_3^- 分泌的速率仅为 H^+ 分泌速率的 5%，分泌的 HCO_3^- 对胃内 pH 显然不会有多大影响。

在正常情况下，胃黏液凝胶层临近胃腔一侧的糖蛋白容易受到胃蛋白酶的作用而水解，但水解的速度与分泌糖蛋白的速度处于动态平衡。同时，由胃黏膜的非泌酸细胞分泌的 HCO_3^- 能有效地中和、阻挡 H^+ 的逆向弥散，保护了胃黏膜免受 H^+ 的侵蚀；黏液深层的中性 pH 环境还使胃蛋白酶丧失分解蛋白质的作用。因此，在生理情况下，黏液和碳酸氢盐共同构筑的**"黏液-碳酸氢盐屏障"**（mucus-bicarbonate-barrier）确保胃黏膜处于高酸和胃蛋白酶的环境中不被消化，保持了黏液屏障功能的完整性和连续性（图 3-6-3）。

（四）内因子

壁细胞还分泌一种糖蛋白，称为**内因子**（intrinsic factor），它可与随食物进入胃内的维生素 B_{12} 结合，保护维生素 B_{12} 不被破坏，并促进其在回肠的主动吸收。

（五）胃液分泌的调节

进食是胃液分泌的自然刺激物，进食可通过神经和体液因素来调节胃液的分泌。促进

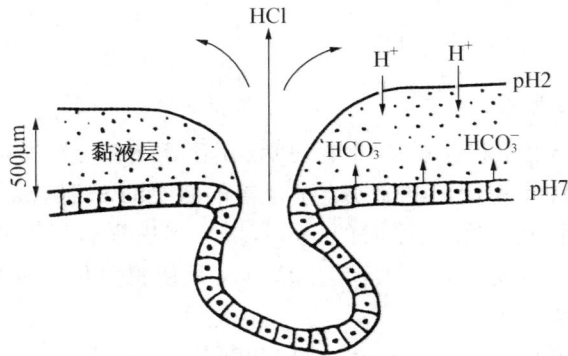

图 3-6-3 胃黏液-碳酸氢盐屏障示意图

胃液分泌的体液因素主要是乙酰胆碱、胃泌素、组胺。

进食后胃液分泌的机制,一般按接受食物刺激的部位分三个时期来分析,即头期、胃期和肠期。

1. 头期胃液分泌 头期的胃液分泌是由进食动作引起的,因其传入冲动均来自头部感受器(眼、耳、鼻、口腔、咽、食管等),因而称为头期。

头期胃液分泌的神经机制包括条件反射性和非条件反射性两种。这些反射的传入途径和反射中枢与由进食引起的唾液分泌相同。

头期胃液分泌的特点:量和酸度都很高,而胃蛋白酶的含量尤其高。头期胃液分泌量的大小与食欲有很大关系。

2. 胃期胃液分泌 指食物入胃后引起的胃液分泌,其主要途径为:① 机械扩张刺激胃底、胃体部的感受器,通过迷走-迷走神经长反射和壁内神经丛的短反射,引起胃液分泌;② 扩张刺激胃幽门部,通过壁内神经丛作用于 G 细胞,引起促胃液素的释放;③ 食物的化学成分(主要是蛋白质的消化产物)直接作用于 G 细胞,引起胃泌素的释放。

胃期分泌的特点:胃液量大,约占进食后总分泌量的 60%,酸度也很高,但胃蛋白酶含量却比头期分泌的胃液为弱。

3. 肠期胃液分泌 食物离开胃进入小肠后,还有继续刺激胃液分泌的作用,称为肠期胃液分泌。

肠期胃液分泌的机制主要通过体液调节。当食糜接触小肠黏膜时,小肠黏膜可释放胃泌素、肠泌酸素等激素,通过血液循环作用于胃,刺激胃酸分泌。此外,由小肠吸收的氨基酸也可引起胃酸分泌。

肠期胃液分泌的特点:分泌量不大,大约占进食后胃液分泌总量的 1/10。

正常消化期的胃液分泌还受到各种抑制性因素的调节,抑制胃液分泌的因素除精神、情绪因素外,主要有盐酸、脂肪、高张液等。

胃腺分泌盐酸使胃内 pH 降低,当胃窦的 pH 降到 1.2～1.5 时,酸直接抑制了胃窦黏膜中的 G 细胞,减少胃泌素释放,抑制胃液的分泌;同时,盐酸在胃内还可能通过引起胃黏膜释放生长抑素,后者抑制胃泌素和胃液的分泌。

盐酸是胃腺活动的产物,它对胃腺活动又产生抑制作用,因而是胃腺分泌的一种负反馈调节机制,它对防止胃酸过度分泌,保护胃黏膜具有重要的生理意义。

二、胃的运动

(一) 胃运动的主要形式

1. 容受性舒张　当咀嚼和吞咽时,食物对咽、食管等处感受器的刺激,可通过迷走神经反射性地引起胃底和胃体平滑肌的舒张,称为**胃的容受性舒张**(gastric receptive relaxation)。容受性舒张使胃腔容量由空腹时的 50ml,增加到进食后的 1.0~2.0L,它适应于大量食物的涌入,而胃内压力变化并不大,其生理意义是使胃更好地完成容受和贮存食物的功能。

2. 胃的蠕动　**胃蠕动**(gastric peristalsis)出现在食物入胃后约 5min。蠕动是从胃的中部开始,有节律地向幽门方向进行(图 3-6-4)。人胃蠕动波的频率约每分钟 3 次,并需 1min 左右到达幽门。因此,通常是一波未平,一波又起。

蠕动主要的生理意义在于使食物与胃液充分混合,以利于胃液发挥作用;蠕动还可搅拌和粉碎食物,并推进胃内容物通过幽门向十二指肠移行。

3. 紧张性收缩　胃平滑肌经常处于一定的紧张性收缩状态,在消化过程中收缩逐渐增强。紧张性收缩有利于保持胃的形状和位置,有利于维持一定的胃内压,促进胃液渗入食糜中。

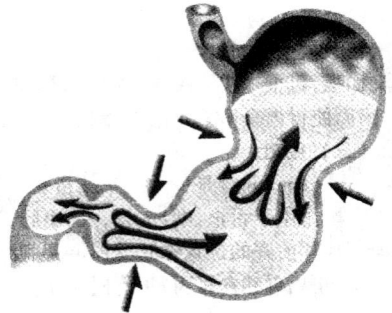

图 3-6-4　胃的蠕动示意图

(二) 胃的排空

食物由胃排入十二指肠的过程称为**胃的排空**(gastric emptying)。食物排空的速度与食物的物理性状和化学组成有很大关系。稀的、流体食物比稠的或固体食物排空快;切碎的、颗粒小的食物比大块的食物排空快;等渗液体比非等渗液体排空快。在三种主要食物中,糖类的排空时间较蛋白质为短,脂肪类食物排空最慢。对于混合食物,由胃完全排空通常需要 4~6 小时。

第四节　小肠内消化

食糜由胃进入十二指肠后,即开始了小肠内的消化。小肠内消化是整个消化过程中最重要的阶段。在这里,食糜受到胰液、胆汁和小肠液的化学性消化以及小肠运动的机械性消化。

一、胰液的分泌与调节

胰腺的外分泌功能是分泌胰液,由胰腺的腺泡细胞和小的导管管壁细胞所分泌,经胰腺导管排入十二指肠。

(一) 胰液的成分和作用

胰液是无色无嗅的碱性液体,pH 约为 7.8~8.4,渗透压约与血浆相等。人每日分泌的胰液量约为 1～2L。胰液含有无机物(水、碳酸氢盐和电解质)和有机物(各种消化酶)。

1. 无机物 由胰腺内的导管细胞分泌,主要成分是碳酸氢盐和氯离子。

HCO_3^- 的主要作用是中和进入十二指肠的胃酸,使肠黏膜免受强酸的侵蚀;同时也提供了小肠内多种消化酶活动的最适宜的 pH 环境(pH7～8)。

2. 有机物 由胰腺内的腺泡细胞分泌的蛋白质,含多种消化酶。

(1)胰淀粉酶:胰淀粉酶是一种 α-淀粉酶,水解淀粉为糊精、麦芽糖及麦芽寡糖。胰淀粉酶作用的最适 pH 为 6.7～7.0。

(2)胰脂肪酶:胰脂肪酶主要消化脂肪,它可分解甘油三酯为脂肪酸、甘油一酯和甘油。胰脂肪酶的最适 pH 为 7.5～8.5。

(3)胆固醇酯酶和磷脂酶 A_2:胰液中还含有一定量的胆固醇酯酶和磷脂酶 A_2,分别水解胆固醇酯和卵磷脂。

(4)胰蛋白酶和糜蛋白酶:这两种酶都是以不具有活性的酶原形式存在于胰液中的。肠液中的肠致活酶可以激活胰蛋白酶原,使之变为具有活性的胰蛋白酶。此外,酸、胰蛋白酶本身,以及组织液也能使胰蛋白酶原活化。糜蛋白酶原是在胰蛋白酶作用下转化为有活性的糜蛋白酶的。胰蛋白酶和糜蛋白酶的作用相似,能分解蛋白质成大分子多肽。

(5)羧基肽酶、核糖核酸酶、脱氧核糖核酸酶等水解酶:羧基肽酶可作用于多肽末端的肽键,释放出具有自由羧基的氨基酸,后两种酶则可使相应的核酸部分地水解为单核苷酸。

胰液中含有三种主要营养物质的消化酶,因此,胰液是最重要的一种消化液。

(二)胰液分泌的调节

在非消化期,胰液几乎是不分泌或很少分泌的。胰液的分泌随进食而开始。进食时胰液分泌受神经和体液双重控制,但以体液调节为主。

食物的形象、气味,食物对口腔、食管、胃和小肠的刺激,都可通过神经反射引起胰液分泌。反射的传出神经主要是迷走神经,主要作用于胰腺的腺泡细胞,对导管细胞的作用较弱,因此,迷走神经兴奋引起的胰液分泌的特点是:水分和碳酸氢盐含量很少,而酶的含量却很丰富。

调节胰液分泌的体液因素主要有促胰液素和胆囊收缩素两种。当酸性食糜进入小肠后,可刺激小肠黏膜 S 细胞释放促胰液素。促胰液素主要作用于胰腺小导管的上皮细胞,引起的胰液分泌特点是分泌量大(水分和碳酸氢盐),酶的含量很低。胆囊收缩素是小肠黏膜中 I 细胞释放的一种肽类激素,能够有效促进胰液中各种酶的分泌,因而也称促胰酶素;胆囊收缩素对胰腺组织还有营养作用,它的另一重要作用是促进胆囊强烈收缩,排出胆汁。

二、胆汁的分泌与排出

胆汁(bile)由肝细胞不断生成,生成后由肝管流出,经胆总管而至十二指肠,或由肝管转入胆囊管而贮存于胆囊,当消化时再由胆囊排出至十二指肠。

(一)胆汁的性质和成分

胆汁是一种具有苦味的有色汁液。成年人每日分泌胆汁约 800～1000ml。人的肝胆汁(由肝直接分泌的胆汁)呈金黄色或橘棕色,而胆囊胆汁(在胆囊中贮存过的胆汁)则因浓缩而颜色变深。肝胆汁呈弱碱性(pH 为 7.4),胆囊胆汁则因碳酸氢盐在胆囊中被吸收而呈弱酸性(pH 为 6.8)。胆汁的成分很复杂,除水分和钠、钾、钙、碳酸氢盐等无机成分外,其有机成分有胆盐、胆色素、脂肪酸、胆固醇、卵磷脂和黏蛋白等。但胆汁中没有消化酶。

胆盐是肝细胞分泌的胆汁酸与甘氨酸或牛磺酸结合形成的钠盐或钾盐,它是胆汁参与消化和吸收的主要成分。胆汁中的胆色素是血红蛋白的分解产物,包括胆红素和它的氧化物胆绿质。胆色素的种类和浓度决定了胆汁的颜色。

在正常情况下,维持胆固醇的溶解状态需要胆汁中的胆盐(或胆汁酸)、胆固醇和卵磷脂的适当比例。当胆固醇分泌过多,或胆盐、卵磷脂合成减少时,胆固醇就容易沉积下来,这是形成胆石的原因之一。

(二)胆汁的作用

胆汁的作用表现在促进脂肪的消化和吸收:① 胆汁中的胆盐、胆固醇和卵磷脂等都可作为乳化剂,降低脂肪的表面张力,使脂肪乳化成微滴,这样便增加了胰脂肪酶的作用面积,使其分解脂肪的作用加速;② 胆盐分子可聚合而形成微胶粒,与脂肪的分解产物,如脂肪酸、甘油一酯等形成水溶性复合物(混合微胶粒),作为不溶于水的脂肪分解产物到达肠黏膜表面所必需的运载工具,促进脂肪消化产物的吸收;③ 促进脂溶性维生素(维生素 A、D、E、K)的吸收。

(三)胆盐的肠肝循环

胆汁中的胆盐或胆汁酸排至小肠后,绝大部分(约 90% 以上)由小肠(主要为回肠末端)黏膜吸收入血,通过门静脉回到肝,再组成胆汁而又分泌入肠,这一过程为胆盐的肠肝循环。返回到肝的胆盐有刺激肝胆汁分泌的作用。

(四)胆汁分泌的调节

胆汁由肝细胞不断分泌,在非消化期间,肝胆汁都流入胆囊内贮存。在消化期,胆汁可直接由肝以及由胆囊中大量排出至十二指肠。因此,食物在消化道内是引起胆汁分泌和排出的自然刺激物。高蛋白食物引起胆汁流出最多,高脂肪或混合食物的作用次之,而糖类食物的作用最小。

三、小肠液的分泌

小肠内有两种腺体:十二指肠腺和小肠腺。前者主要分泌含黏蛋白很高的碱性液体;后者的分泌液主要是水和无机盐,还有肠激酶和黏蛋白等,是小肠液的主要部分。小肠液是一种弱碱性液体,pH 约为 7.6,渗透压与血浆相等。成年人小肠液的每日分泌量约 1～3L。

小肠液的作用有:① 大量的小肠液可以稀释消化产物,降低其渗透压,便于被吸收;② 肠致活酶可激活胰液中的胰蛋白酶原,使之变为有活性的胰蛋白酶,从而有利于蛋白质的消化;③ 十二指肠腺分泌碱性液体和黏蛋白,保护十二指肠的上皮不被胃酸侵蚀。

四、小肠的运动

小肠壁的外层是纵行肌,内层是环行肌,它们执行小肠的各种运动功能。

(一)小肠的运动形式

1. **紧张性收缩**(tonic contraction)　　小肠平滑肌具有一定的紧张性,其他运动形式是在小肠平滑肌紧张性基础上进行的。当小肠紧张性降低时，肠腔易于扩张，肠内容物的混合和转运减慢；相反，当小肠紧张性升高时，食糜在小肠内的混合和运转过程就加快。

2. **分节运动**（segmentation）　这是一种以环行肌为主的节律性收缩和舒张运动。在食糜所在的一段肠管上，环行肌在许多点同时收缩，把食糜分割成许多节段；随后，原来收缩处舒张，而原来舒张处收缩，使原来的节段分为两半，而相邻的两半则合拢来形成一个新的节段；如此反复进行，食糜得以不断地分开，又不断地混合（图3-6-5）。分节运动使食糜与消化液充分混合，便于进行化学性消化，它还使食糜与肠壁紧密接触，为吸收创造了良好的条件。此外，分节运动还能挤压肠壁，有助于血液和淋巴的回流。

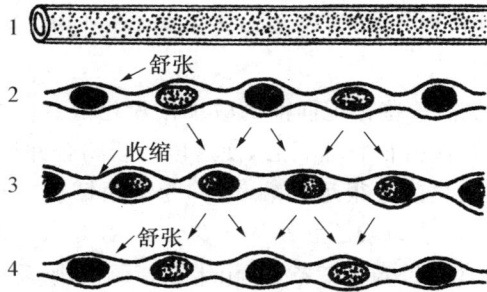

图 3-6-5　小肠的分节运动示意图

1. 肠管表面观；2、3、4. 肠管纵切面表示不同阶段
食糜的分割与合拢情况

3. **蠕动**（peristalsis）　小肠的蠕动是一种环行肌和纵行肌共同参与的运动，可发生在小肠的任何部位，其速度约为 0.5～2.0cm/s，近端小肠的蠕动速度大于远端。蠕动的意义在于使经过分节运动作用的食糜向前推进一步，到达一个新肠段，再开始分节运动。除基本蠕动形式外，还常可见到一种进行速度很快（2～25cm/s）、传播较远的小肠蠕动，称为蠕动冲。蠕动冲可把食糜从小肠始端一直推送到末端，有时还可推送到大肠。这种运动可能是由于吞咽动作或食糜进入十二指肠引起；在某些药物（泻剂）作用下也可产生。肠蠕动时，由于肠腔内食物被推动，可产生声音，称为肠鸣音，在临床上常用作判断肠运动功能的指标。肠蠕动亢进时，肠鸣音增强；肠麻痹时，肠鸣音减弱或消失。

（二）回盲括约肌的功能

回肠末端与盲肠交界处的环行肌显著加厚，起着括约肌的作用，称为回盲括约肌。回盲括约肌的主要功能是防止回肠内容物过快地进入大肠，延长食糜在小肠内停留的时间，因此有利于小肠内容物的完全消化和吸收。此外，回盲括约肌还具有活瓣样作用，它可阻止大肠内容物向回肠倒流。

第五节　大肠内消化

一、大肠液及其作用

大肠液是由大肠黏膜表面的柱状上皮细胞及杯状细胞分泌的。大肠液中富含黏液和磷酸氢盐,其 pH 为 8.3～8.4。大肠液中的黏液蛋白能保护肠黏膜和润滑粪便。

二、大肠的运动和排便

大肠的运动少而慢,对刺激的反应也较迟缓,这些特点对于大肠作为粪便的暂时贮存场所是适合的。

(一) 大肠运动的形式

1. 袋状往返运动　这是在空腹时最多见的一种运动形式,由环行肌不规律地收缩所引起,它使结肠袋中的内容物向两个方向作短距离的位移,但并不向前推进。

2. 分节或多袋推进运动　这是一个结肠袋或一段结肠收缩,其内容物被推移到下一段的运动,进食后这种运动增多。

3. 蠕动　大肠的蠕动是由一些稳定向前的收缩波所组成。收缩波前方的肌肉舒张,往往充有气体;收缩波的后面则保持在收缩状态,使这段肠管闭合并排空。

大肠还有一种进行很快,且前进很远的蠕动,称为集团蠕动。它通常开始于横结肠,可将一部分大肠内容物推送至降结肠或乙状结肠。集团蠕动常见于进食后,最常发生在早餐后 60min 之内,可能是胃内食物进入十二指肠,由十二指肠-结肠反射所引起。

(二) 大肠内细菌的活动

大肠内有许多细菌,据估计,粪便中细菌总量约占粪便固体重量的 20%～30%。细菌对糖及脂肪的分解称为发酵,能产生乳酸、醋酸、CO_2、沼气等。蛋白质的细菌分解称为腐败,其结果产生氨、硫化氢、组胺、吲哚等,其中有的成分由肠壁吸收后到肝中进行解毒。

大肠内的细菌能利用肠内较为简单的物质合成维生素 B 复合物和维生素 K,它们在肠内吸收后,对人体有营养作用。

(三) 排便

食物残渣在大肠内停留的时间较长,一般在十余小时以上,在这一过程中,大部分水分、无机盐和维生素被大肠黏膜吸收。未消化的食物残渣经过细菌的发酵和腐败作用形成的产物,加上脱落的肠上皮细胞、大量细菌、肝排出的胆色素衍生物,以及由肠壁排出的某些重金属,如钙、镁、汞等盐类共同构成粪便排至体外。

正常人的直肠通常是空的,没有粪便在内。当肠的蠕动将粪便推入直肠时,刺激了直肠壁内的感受器,冲动经盆神经和腹下神经传至脊髓腰骶段的初级排便中枢,同时上传到大脑皮层,引起便意和排便反射。这时,通过盆神经的传出冲动,使降结肠、乙状结肠和直肠收缩,肛门内括约肌舒张。与此同时,阴部神经的冲动减少,肛门外括约肌舒张,使粪便排出体外。此外,由于支配腹肌和膈肌的神经兴奋,腹肌和膈肌也发生收缩,腹内压增加,促进粪便的排出。正常人的直肠对粪便的压力刺激具有一定的阈值,当达到此阈值时即可引起便意。

排便动作是可以受意识抑制的。人们如对便意经常予以制止,就使直肠渐渐地对粪便压力刺激失去正常的敏感性,加之粪便在大肠内停留过久,水分吸收过多而变得干硬,引起排便困难,这是产生便秘最常见的原因之一。

第六节　吸　收

一、吸收过程概述

消化道不同部位的吸收能力和吸收速度均取决于各部分消化管的组织结构，以及食物在各部位被消化的程度和停留的时间。在口腔和食管内，食物实际上几乎是不被吸收的。胃内只能吸收酒精和少量水分。只有小肠才是吸收的主要部位，一般认为，糖类、蛋白质和脂肪的消化产物大部分是在十二指肠和空肠吸收的，回肠有其独特的功能，即主动吸收胆盐和维生素 B_{12}。对于大部分营养成分，当它们到达回肠时，通常已吸收完毕，因此回肠主要是吸收功能的贮备。小肠内容物进入大肠时几乎已经不含有可被吸收的物质了。大肠主要吸收水分和盐类，一般认为，结肠可吸收进入其内的 80% 的水和 90% 的 Na^+ 和 Cl^-（图 3-6-6）。

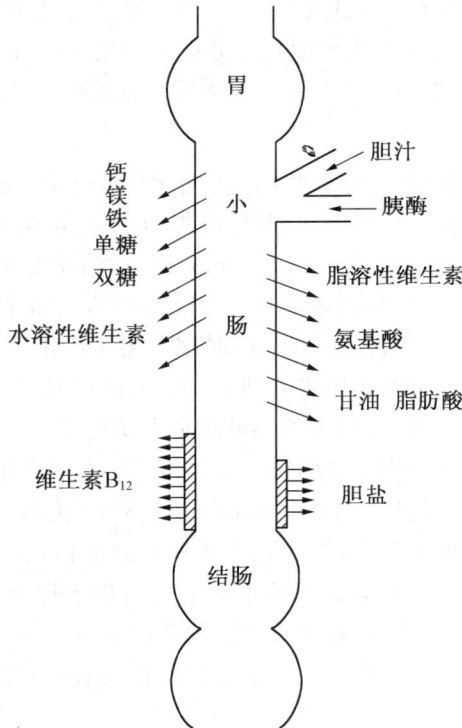

图 3-6-6　各种营养物质在小肠的吸收部位

二、小肠吸收功能的结构基础

人的小肠约 4m 长，它的黏膜具有环形皱褶，并拥有大量的绒毛。每一条绒毛的外面是一层柱状上皮细胞。柱状上皮细胞顶端有明显的纵纹突起，被称为微绒毛。由于环状皱褶、绒毛和微绒毛的存在，最终使小肠的吸收面积达到 $200m^2$ 左右。小肠除了具有巨大的吸收面积外,食物在小肠内停留的时间较长(3～8h),以及食物在小肠内已被消化到适于吸收的小分子物质,这些都是小肠在吸收中发挥作用的有利条件。

小肠绒毛内部有毛细血管、毛细淋巴管、平滑肌纤维和神经纤维网等结构。进食可引起绒毛产生节律性的伸缩和摆动,可加速绒毛内血液和淋巴流动,有助于吸收。

营养物质和水可以通过两条途径进入血液或淋巴:一为跨细胞途径,即通过绒毛柱状上皮细胞的腔面膜进入细胞内,再通过细胞底-侧面膜进入血液或淋巴;另一为旁细胞途径,即物质或水通过细胞间的紧密连接,进入细胞间隙,然后再转入血液或淋巴。营养物质通过膜的机制包括扩散、易化扩散、主动转运及胞饮等。

三、小肠内主要营养物质的吸收

在小肠中被吸收的物质不仅是由口腔摄入的物质,由各种消化腺分泌入消化管内的水分、无机盐和某些有机成分,大部分将在小肠中被重吸收。

(一)水分的吸收

人每日由胃肠吸收回体内的液体量约有8L之多。水分的吸收都是被动的,各种溶质,特别是NaCl的主动吸收所产生的渗透压梯度是水分吸收的主要动力。细胞膜和细胞间的紧密连接对水的通透性都很大,因此,驱使水吸收的渗透压一般只有3～5mOsm/L。

(二)无机盐的吸收

一般来说,单价碱性盐类如钠、钾、铵盐的吸收很快,多价碱性盐类则吸收很慢。凡能与钙结合而形成沉淀的盐,如硫酸盐、磷酸盐、草酸盐等,则不能被吸收。

1. 钠的吸收　成人每日摄入约250～300mmol的钠,消化腺大致分泌相同数量的钠,但从粪便中排出的钠不到4mmol,说明肠内容中95%～99%的钠都被吸收了。

由于细胞内的电位较肠黏膜面低40mV,同时细胞内钠的浓度远较周围液体低,所以肠腔液中钠可顺电化学梯度通过扩散作用进入细胞内。但细胞内的钠又通过底侧膜上钠泵的活动逆电化学梯度进入血液。可见,钠离子的吸收是主动过程。

2. 铁的吸收　人每日吸收的铁约为1mg,仅为每日膳食中含铁量的1/10。对铁的吸收能力与机体对铁的需要有关,当机体缺铁时(如缺铁性贫血)机体吸收铁的能力增强。食物中的铁绝大部分是三价的高价铁形式,需还原为亚铁后方能被吸收。维生素C能将高价铁还原为亚铁而促进铁的吸收。铁在酸性环境中易溶解而便于被吸收,故胃液中的盐酸有促进铁吸收的作用,胃大部切除的病人,常常会伴发缺铁性贫血。

铁主要在十二指肠和空肠被吸收。小肠上皮细胞释放的转铁蛋白与铁离子结合成复合物,通过入胞作用进入细胞内。

3. 钙的吸收　食物中的钙仅有一小部分被吸收,大部分随粪便排出。维生素D和机体对钙的需要(儿童和乳母)促进钙的吸收。而且,钙盐只有在水溶液状态(如氯化钙,葡萄糖酸钙溶液),才能被吸收。

钙的吸收主要是通过主动转运完成的。肠黏膜细胞的微绒毛上有一种与钙有高度亲和性的钙结合蛋白,它参与钙的转运而促进钙的吸收。

4. 负离子的吸收　在小肠内吸收的负离子主要是Cl^-和HCO_3^-。由钠泵产生的电位差可促进肠腔负离子被动向细胞内移动。

（三）糖的吸收

糖类只有分解为单糖时才能被小肠上皮细胞所吸收。各种单糖的吸收速率有很大差别，己糖的吸收很快，而戊糖则很慢。在己糖中，又以半乳糖和葡萄糖的吸收为最快，果糖次之，甘露糖最慢。

单糖的吸收是消耗能量的主动过程，它可逆着浓度差进行，能量来自钠泵，属于继发性主动转运。在肠黏膜上皮细胞的纹状缘上存在着一种蛋白转运体，它能选择性地把葡萄糖和半乳糖从纹状缘的肠腔面运入细胞内，然后再扩散入血。各种单糖与转运体的亲和力不同，从而导致吸收的速率也不同。

（四）蛋白质的吸收

蛋白质主要以氨基酸形态被小肠吸收。氨基酸的吸收是主动性的。在小肠壁上有 3 种主要的转运氨基酸的特殊运载系统，它们分别转运中性、酸性或碱性氨基酸。中性氨基酸的转运比酸性或碱性氨基酸速度快。氨基酸的吸收也属于继发性主动转运。

此外，小肠的纹状缘上还存在肽的转运系统，所以许多小肽也可完整地被小肠上皮细胞吸收，而且肽的转运系统吸收效率可能比氨基酸的更高。多肽进入细胞后，可被细胞内的肽酶进一步分解为氨基酸，再进入血液循环。

（五）脂肪的吸收

在小肠内，脂类的消化产物脂肪酸、甘油一酯、胆固醇等很快与胆汁中的胆盐形成混合微胶粒。由于胆盐有亲水性，它能携带脂肪消化产物通过覆盖在小肠绒毛表面的非流动水层到达微绒毛上。在这里，甘油一酯、长链脂肪酸和胆固醇等又逐渐从混合微胶粒中释出，它们透过微绒毛的脂蛋白膜而进入肠上皮细胞。

长链脂肪酸及甘油酯在肠上皮细胞的内质网中大部分重新合成为甘油三酯，并与细胞中生成的载脂蛋白合成乳糜微粒。乳糜微粒一旦形成即进入高尔基复合体中，许多乳糜微粒被包裹在一个囊泡内。囊泡移行到细胞底侧膜时，便与细胞膜融合，释出乳糜微粒进入细胞间隙，再扩散入淋巴。

中、短链甘油三酯水解产生的脂肪酸和甘油一酯，在小肠上皮细胞中不再变化，它们是水溶性的，可以直接进入门静脉。由于膳食中的动、植物油中含有 15 个以上碳原子的长链脂肪酸很多，所以脂肪的吸收途径以淋巴为主。

（六）维生素的吸收

维生素分为脂溶性维生素和水溶性维生素两类。水溶性维生素主要以扩散的方式在小肠上段被吸收，但维生素 B_{12} 必须与内因子结合形成水溶性复合物才能在回肠被吸收。脂溶性维生素 A、D、E、K 的吸收机制与脂肪吸收相似。

（刘传飞）

第七章

能量代谢与体温

第一节 能量代谢

能量代谢(energy metabolism)是指体内伴随物质代谢过程而发生的能量释放、转移、贮存和利用的过程。能源代谢包括合成代谢和分解代谢,即物质的合成同时能量贮存、物质的分解同时能量释放。

一、能量的来源和去路

(一)能量的来源

人体一切生命活动所需的能量,主要来源于体内糖、脂肪和蛋白质的氧化分解所释放的能量。其中70%来源于糖类分解,其次是脂肪。正常情况下体内极少动员蛋白质来供能。

(二)能量的转移、释放与利用

体内的糖、脂肪或蛋白质在氧化分解过程中,生成代谢终产物 H_2O、CO_2 和尿素等,同时释放出蕴藏的化学能,其中约有 50% 以上直接转变为热能,维持体温;其余不足 50% 的化学能被转移到了 ATP 的高能磷酸键上。ATP 是机体的贮能物质和各种生理活动的直接供能形式,ATP 分解时释放的能量,可① 用于离子泵跨细胞膜转运离子;② 用于神经纤维传导兴奋;③ 合成各种组织物质;④ 使肌肉发生收缩运动,以完成人们的日常工作、学习、劳动等。

二、能量代谢的测定

在化学反应中,反应物的量与产物的量之间呈一定的比例关系,这称为物质作用定律。例如,氧化 1mol 葡萄糖,需要 6mol O_2,同时产生 6mol CO_2 和 6mol H_2O,并释放一定量的热能。同一种化学反应,不管中间过程及条件有多大差异,这种定比关系是不变的。间接测热法就是根据这种比例关系,先测量出机体在一定时间内的耗 O_2 量、CO_2 产生量,间接推算出同一时间内各类营养物质的氧化量,从而计算出能量代谢率。因此,必须预先了解每种营养物质的产热量以及三种营养物质各氧化了多少。

(一)产热量的常用参数和概念

1. 食物的**热价**(caloric value) 指 1g 食物氧化时所释放出来的能量。食物的热价可以分为物理热价和生物热价。前者指 1g 食物体外彻底氧化时所释放出来的能量;后者指 1g 食物在体内被生物氧化时所释放出来的能量。糖和脂肪的物理热价和生物热价相同,而蛋白质在体内不能彻底氧化,一部分能量以尿素的形式排出体外,故蛋白质的物理热价大于生物热价(表 3-7-1)。

2. 食物的**氧热价**(thermal equivalent of oxygen)　某种营养物质氧化时,消耗 1L 氧所产生的热量。

3. **呼吸商**(respiratory quotient RQ)　营养物质在体内氧化时,一定时间内二氧化碳产生量与耗氧量的比值。三种营养物质的热价、氧热价和呼吸商见表 3-7-1 所示。

表 3-7-1　三种营养物质的热价、氧热价和呼吸商

营养物质	产热量 (kJ/g)		耗 O_2 量 (L/g)	CO_2 产生量 (L/g)	氧热价 (kJ/L)	呼吸商
	物理热价	生物热价				
糖	17.15	17.15	0.83	0.83	20.90	1.00
脂肪	39.75	39.75	2.03	1.43	19.60	0.71
蛋白质	23.43	17.99	0.95	0.76	18.80	0.80

所以测定呼吸商可以估计在单位时间内,机体氧化营养物质的种类和大致比例。根据呼吸商,可以查出氧热价。

4. 能量代谢的简易计算方法　间接测热法理论上的测算程序仍然复杂。在临床和劳动卫生工作中,能量代谢的计算通常采用更加简便的方法,其基本步骤是:① 测出人体在单位时间内总的耗 O_2 量和 CO_2 产生量,并测出尿氮排出量;② 根据尿氮含量算出蛋白质的氧化量、耗 O_2 量、CO_2 产生量和产热量;③ 用人体总的 CO_2 产生量与蛋白质的 CO_2 产生量之差值,除以总的耗 O_2 量与蛋白质耗 O_2 量的差值计算出**非蛋白呼吸商**(non-protein respiratory quotient,NPRQ)。所谓非蛋白呼吸商,是指糖和脂肪在氧化时,CO_2 产生量与耗 O_2 量之间的比值;④ 根据 NPRQ,从表 3-7-2 中查出相应的氧热价,再乘以耗 O_2 量,算出非蛋白产热量和机体总的产热量。

表 3-7-2　非蛋白呼吸商与氧热价

非蛋白呼吸商	氧化的百分比(%)		氧 热 价 (kJ/L)
	糖	脂 肪	
0.70	0.0	100.0	19.60
0.71	1.1	98.9	19.62
0.75	15.6	84.4	19.83
0.80	33.4	66.6	20.09
0.81	36.9	63.1	20.14
0.82	40.3	59.7	20.19
0.83	43.8	56.2	20.24
0.84	47.2	52.8	20.29
0.85	50.7	49.3	20.34
0.86	54.1	45.9	20.40
0.87	57.5	42.5	20.45

续　表

非蛋白呼吸商	氧化的百分比（%）		氧　热　价 （kJ/L）
	糖	脂　肪	
0.88	60.8	39.2	20.50
0.89	64.2	35.8	20.55
0.90	67.5	32.5	20.60
0.95	84.0	16.0	20.86
1.0	100.0	0.0	21.12

三、影响能量代谢的因素

影响能量代谢的因素主要有肌肉活动、精神活动、食物的特殊动力效应、环境温度。

（一）肌肉活动

肌肉活动对能量代谢的影响最为显著。主要以增加肌肉耗氧量而做外功，使能量代谢率升高。

（二）精神活动

因为脑的能量来源主要靠糖氧化释能，安静思考时影响不大，但精神紧张时，肌紧张增强，产热量增多，能量代谢率增高。

（三）食物的特殊动力效应

进食之后的一段时间内，机体内可以产生额外热量的作用称为食物的特殊动力效应，其中蛋白质最强，脂肪次之，糖类最少。

（四）环境温度

人在安静状态下，在20～30℃的环境中最为稳定。环境温度过低可使肌肉紧张性增强，能量代谢率增高。环境温度过高，可使体内物质代谢加强，能量代谢也会增高。

四、基础代谢

（一）基础代谢的概念

基础状态是指人体处于清晨、清醒、静卧、肌肉放松、空腹（禁食12h以上）、环境温度在20～25℃、无精神紧张的状态。

人体在基础状态下的能量代谢称为**基础代谢**（basal metabolism）。通常，临床上测定的人体在单位时间内的基础代谢，称为**基础代谢率**（basal metabolism rate，BMR）。

（二）基础代谢率的测定及其正常值

基础代谢率通常以简化计算法测定。把基础状态下的混合性膳食非蛋白呼吸商定为0.82，非蛋白混合性营养物质的氧热价为20.19kJ/L。只要测出受试者单位时间（一般为6min）内的耗O_2量，就可以算出每小时的产热量。

由于无论身材高大或瘦小的人，其每平方米体表面积的产热量都比较接近，除以体表面积后,在不同个体之间可以进行能量代谢率的比较,能区别出不同个体的能量代谢是否正常。因此,基础代谢率是以每小时、每平方米体表面积的产热量表示,其单位是 kJ/(㎡·h)。体表面积的计算公式如下:

$$体表面积(m^2)=0.0061×身高(cm)+0.0128×体重(kg)-0.1529$$

一般说来,实际测得的基础代谢率的值与正常平均值比较,相差在 $±10\%～±15\%$ 以内均属于正常。

第二节 体温及其调节

人类和高等动物属恒温动物。体温的相对恒定是内环境稳态的重要内容,也是机体进行新陈代谢和正常生命活动的必要条件。

一、人体的正常体温及生理波动

(一)人体的正常体温

人体的皮肤温度属于体表温度,皮肤散热较多较快,容易随着环境温度的变化而发生变化,很不稳定。通常将机体深部的平均温度称为**体温**(body temperature)。临床上常用腋窝温度、口腔温度、直肠温度来表示体温。直肠温度正常为 $36.9～37.9℃$,口腔温度比直肠温度低 $0.3℃$,腋窝温度又比口腔温度低 $0.4℃$。

(二)体温的生理波动

在生理情况下,人体正常体温可随昼夜周期、年龄、性别、环境温度、精神紧张和体力活动等因素的影响而发生变化。

1. 昼夜变化 正常人的体温在一昼夜之中呈现周期性波动。清晨 $2～6$ 时体温最低,午后 $1～6$ 时最高。波动的幅值一般为 $0.5～0.7℃$。体温的这种昼夜周期性波动称为昼夜节律或日节律。

2. 性别差异 成年女子的体温平均比男子高 $0.3℃$,而且随月经周期而变动。

3. 年龄差异 新生儿,特别是早产儿,体温易受环境温度的影响而变动。老年人代谢率低,体温较低。

4. 麻醉药物影响 麻醉药物通常可抑制体温调节中枢或影响其传入路径的活动,降低了机体对寒冷环境的适应能力。

5. 运动与精神活动 肌肉收缩和精神活动时代谢增强,产热量明显增高,导致体温升高。

二、人体的产热和散热

人体在代谢过程中不断地产生热量,同时又将热量不断地散发到体外。正常体温的维持有赖于这种产热过程与散热过程的动态平衡。

(一)人体的产热(thermogenesis)

人体的热量来源于各种组织的能量代谢。在安静状态下,主要的产热器官是内脏器官,其中以肝组织产热量最大,肝血液的温度比主动脉血液的温度约高 0.6℃左右,内脏器官的产热量约占全身产热量的 56%。

劳动或运动时,骨骼肌是主要产热器官,其产热量可达到人体产热量的 90%。骨骼肌产生热量的潜力很大,剧烈运动时,人体产热量可比安静时提高 40 多倍。战栗是骨骼肌发生的不随意的节律性收缩,基本不做功,但能最大程度地产生热量。

(二)体热的散发(thermolysis)

机体的主要散热部位是皮肤。当外界温度低于皮肤温度时,大部分体热可通过皮肤的辐射、传导和对流等方式发散于外界,还有小部分则随呼吸、尿、粪等排出体外。当环境温度等于或高于体表温度时,蒸发就成为唯一的散热途径了。

(三)几种主要的散热方式

1. **辐射**(radiation)　是机体以热射线(电磁波)的形式将热量传给外界较冷物体的散热方式。在适宜的气候中,人在安静状态下,以辐射方式散发的热量占机体产热量的 60%。

2. **传导和对流**(conduction and convection)　传导是指机体将热量直接传给和它接触的较冷物体的散热方式。对流是传导散热的一种特殊形式,是体热传导给与皮肤接触的较冷空气的一种散热方式。对流散热量的多少,主要取决于风速。

3. **蒸发**(evaporation)　是指身体表面的水分汽化时吸收体热而散发的一种散热方式。蒸发分为不感蒸发和发汗两种。不感蒸发是指体内水分直接透出皮肤和黏膜(主要是呼吸道黏膜)表面,并在未形成明显的水滴之前就蒸发掉的一种散热方式。发汗有温热性发汗和精神性发汗两种。人体受到温热环境刺激或在剧烈运动体温升高情况下,反射性引起全身小汗腺分泌汗液的过程称为温热性发汗。温热性发汗主要参与体温调节。另外,精神紧张或情绪激动时,常出现手掌、足底、前额等局部汗腺的分泌,称为精神性发汗,在体温调节中作用不大。

三、体温调节

维持人体体温的相对稳定,有赖于自主性体温调节和行为性体温调节的共同参与,使人体的产热和散热过程处于动态平衡之中。

自主性体温调节是根据人体内外环境温热性刺激信息的变动,在体温调节中枢控制下,通过改变皮肤血流量、汗腺活动、战栗等反应,使人体的产热量和散热量保持平衡,从而维持体温相对稳定的过程。行为性体温调节是指人通过改变自身的姿势和行为来保暖或增加散热的过程,如在寒冷环境下增加衣服来保温的行为;在炎热环境中减少衣服来增加散热等。

(一)温度感受器

温度感受器可分为外周温度感受器和中枢温度感受器。外周温度感受器是分布于皮肤、黏膜和腹腔内脏等处的一些游离神经末梢。它们能够感受外界环境的冷、热变化,将信息传入体温调节中枢。存在于下丘脑、脑干网状结构、延髓和脊髓等部位的对温度敏感的神经元称为中枢温度感受器,在**视前区-下丘脑前部**(preoptic area/anterior hypothalamus,PO/AH)存在热敏神经元和冷敏神经元。热敏神经元感受温度升高、放电频率增多的神经元;冷敏神经元感受温度降低、放电频率增多的神经元。

（二）体温调节中枢

调节体温的基本中枢位于下丘脑。PO/AH 的热敏神经元和冷敏神经元不但能感受人体深部组织温度变化的刺激，而且能对从其他途径传入的温度变化信息进行整合处理。

体温调节中枢的神经元对产热和散热的调控，是通过神经和体液调节来实现的。主要通过下述途径完成：① 通过交感神经系统来调节皮肤血管舒缩反应和汗腺分泌活动，改变人体的散热量；② 由躯体神经来调节骨骼肌的活动，如战栗增强或减弱，改变产热量；③ 通过改变激素的分泌（如甲状腺激素和肾上腺髓质激素）来调节人体的代谢率，影响产热量的变化。

（三）调定点学说

正常人体温如何能够维持于 37℃ 左右？**调定点**（set point）学说认为，调定点数值的设定，取决于温度敏感神经元对某一温度的敏感性。PO/AH 的温度敏感神经元对温度的感受有一定的兴奋阈值，正常人一般为 37℃ 左右，这个温度就是体温相对稳定的调定点。正常人体温调节的过程是：当体温高于调定点 37℃ 时，热敏神经元活动增强，增加散热；当温度低于 37℃ 时，冷敏神经元活动增强，增加产热，最终使体温维持在 37℃ 左右的水平。

病理情况下，如临床上的发热，由于致热原的作用使热敏神经元的兴奋性下降而阈值升高，使调定点上移，机体在高水平上进行体温调节的结果。

（刘传飞）

第八章

尿生成与排出

肾脏是维持机体内环境相对稳定的最重要的器官之一。肾脏通过生成和排出尿液,排出代谢产物,调节机体的细胞外液量和渗透压,调节水和电解质平衡,调节机体的酸碱平衡。肾脏也是重要的内分泌器官,可分泌多种生物活性物质,如促红细胞生成素、肾素、羟化的维生素 D_3 和前列腺素等,参与相应生理活动的调节。这里主要讨论肾脏的尿生成与排出。

第一节 肾的功能解剖和肾血流特点

一、肾的功能解剖

(一)肾单位和集合管

肾单位(nephron)是肾脏功能的最基本单位(图 3-8-1)。肾单位和**集合管**(collecting duct)共同完成肾脏的泌尿功能。集合管不包括在肾单位内,但在功能上和远曲小管密切

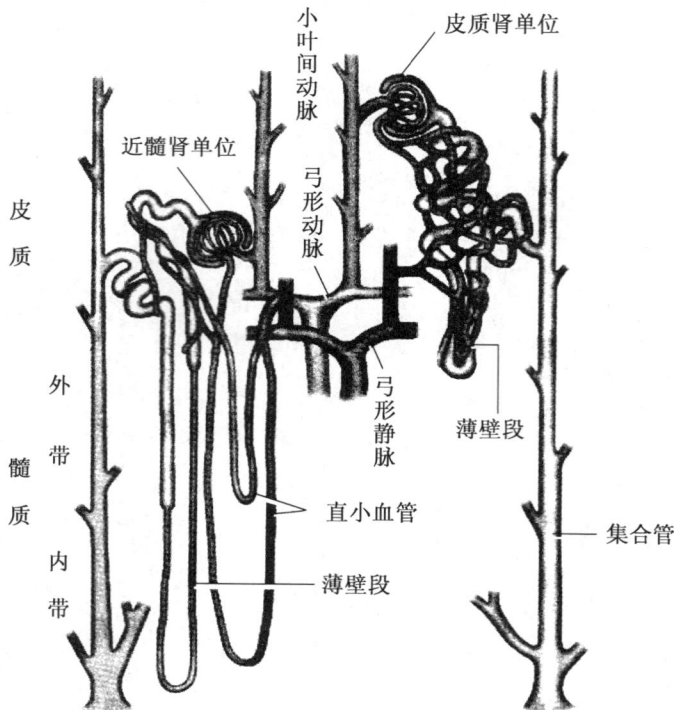

图 3-8-1　肾单位示意图

相连,在尿生成中,特别是在尿的浓缩稀释中有重要的作用。每条集合管接受多条来自远曲小管的液体。多条集合管汇入乳头管,最后经肾盏、肾盂、输尿管进入膀胱。正常人每侧肾约有 100 万个肾单位,肾单位由肾小体和肾小管组成。肾小体则包括肾小球和肾小囊两部分,肾小球实质上是由毛细血管组成。肾小管则由近球(端)小管、髓袢和远球(端)小管组成。

肾单位按所在部位的不同分为**皮质肾单位**和**近髓肾单位**两类,其结构有明显的不同。

1. 皮质肾单位   主要分布于外皮质层和中皮质层。人肾的皮质肾单位约占肾单位总数的 85%～90%。

2. 近髓肾单位   分布于靠近髓质的内皮质层,在人肾约占肾单位中的 10%～15%。出球小动脉不仅形成缠绕邻近的近曲小管或远曲小管的网状毛细血管,而且还形成细而长的"U"字形直小血管,直小血管可深入到髓质,并形成毛细血管网包绕髓袢升支和集合管。

(二)球旁器

球旁器又称**近球小体**(juxtaglomerular apparatus),主要分布在皮质肾单位,由球旁细胞、致密斑和球外系膜细胞组成(图 3-8-2)。

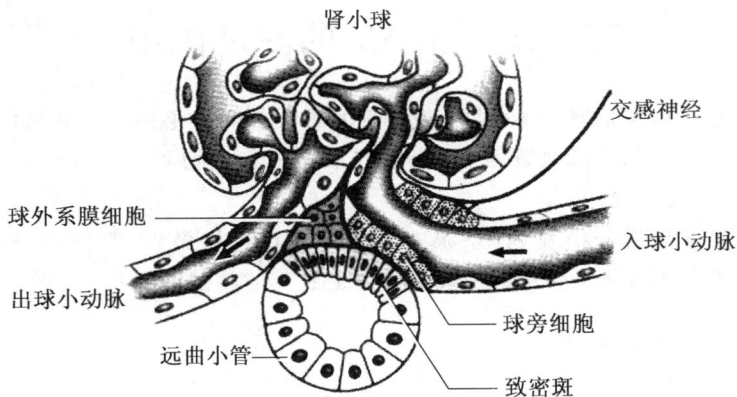

图 3-8-2   球旁器组成示意图

球旁细胞是位于入球小动脉中膜内的肌上皮样细胞,其胞质内的分泌颗粒含肾素。致密斑由位于远曲小管起始部的呈高柱状的上皮细胞构成,它同入球小动脉和出球小动脉相接触,其功能是感受小管液中 NaCl 含量的变化,并将其信息传至球旁细胞,调节肾素的释放。球外系膜细胞分布在入球小动脉和出球小动脉之间,具有吞噬功能。

二、肾血液循环的特点

(一)血流量大

正常成人两肾重约 300g,仅占体重的 0.5%,但安静时两肾血流量约为 1200ml/min,相当于心输出量的 20%～25%。其中 90% 左右的血液分布在肾皮质,10% 左右分布在肾髓质。

(二)两套毛细血管网的血压差异大

肾内存在肾小球毛细血管网和肾小管周围毛血管网两套毛细血管网。肾小球毛细血管网由入球小动脉分支形成,介于入球和出球小动脉之间。在皮质肾单位,因入球小动脉粗而短,血流阻力小,流入血量大;出球小动脉细而长,血流阻力大,故肾小球毛细血管的血压高,有利于肾小球的滤过。肾小管周围毛细血管网由出球小动脉的分支形成,在血流经过入球和出球小动脉之后,因阻力消耗,肾小管周围毛细血管网的血压降低,有利于肾小管对小管液中物质的重吸收。

(三) 肾血流量的调节

1. 自身调节　肾血流量自身调节是指肾血流量不依赖于神经和体液因素的作用,而在一定的血压变动范围内保持相对恒定的现象。

当肾动脉血压在 $10.7 \sim 24.0$ kPa($80 \sim 180$ mmHg)之间变动时,肾血流能维持相对稳定,这对于肾排泄功能的正常进行具有重要意义。

肾血流量自身调节的机制可用肌源学说解释:当肾灌注压增高时,血管平滑肌因灌注压增高而受到牵张刺激,使平滑肌的紧张性增加,血管口径相应缩小,增大血流阻力,因而肾血流量变化不大;当灌注压降低时,则发生相反的变化。这样使肾血流量保持相对恒定。

2. 神经和体液调节　支配肾血管的神经主要是交感神经,肾交感神经活动加强时,引起肾血管收缩,肾血流量减少。

第二节　肾小球的滤过作用

肾脏生成尿的过程包括肾小球滤过、肾小管的重吸收和分泌三个相联系的环节。

循环血液经过肾小球毛细血管时,血浆中的水和小分子物质可以滤出并进入到肾小囊的囊腔中,称为滤出液或原尿。

对原尿进行微量化学分析发现,原尿中除蛋白质含量极微外,其他成分以及晶体渗透压、pH 值都与血浆的基本相同,因此原尿实际上是血浆的超滤液。

一、滤过膜及其通透性

肾小球滤过膜由三层结构组成：内层、中间层和外层(图 3-8-3)。

滤过膜内层是毛细血管内皮细胞,细胞间有许多直径为 $50 \sim 100$ nm 的圆形微孔,可阻止血细胞通过,对血浆中的物质几乎无限制作用。中间层是非细胞性的基膜,厚约 300nm,是由水和凝胶形成的纤维网结构,网孔直径 $4 \sim 8$ nm,可允许水和部分溶质通过。外层是肾小囊脏层上皮细胞,伸出许多足突贴附于基膜外面,足突相互交错,形成的裂隙称为裂孔,裂孔上覆盖一层薄膜,膜上有 $4 \sim 14$ nm 的微孔,可限制蛋白质通过。

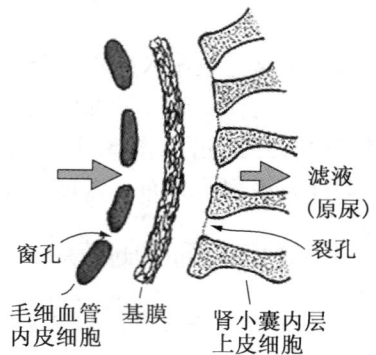

图 3-8-3　肾小球滤过膜的结构和组成

以上三层结构组成了滤过膜的机械屏障。除机械屏障外,在滤膜的各层均覆盖着一层带负电荷的物质(主要是糖蛋白),这些物质可能起着电学屏障的作用。

不同物质通过肾小球滤过膜的能力取决于被滤过物质的分子大小及其所带的电荷。一般来说,凡有效半径小于 1.8nm 的物质,如水、Na^+、尿素、葡萄糖等,均可自由地通过滤过膜上的微孔。有效半径等于或大于 3.6nm 的大分子物质,由于机械屏障的作用,难以通过。血浆白蛋白的有效半径为 3.5nm,但由于带负电荷,不能通过电学屏障,故原尿中几乎无蛋白质。

二、有效滤过压

肾小球滤过作用的动力是**有效滤过压**(effective filtration pressure,EFP)。在滤过膜通透性和肾血浆流量不变时,原尿的生成量主要由有效滤过压来决定。

肾小球有效滤过压与组织液生成的有效滤过压相似,由滤过的动力减去阻力。促使肾小球滤过的动力是肾小球毛细血管血压和肾小囊内液的胶体渗透压。由于肾小囊内液中的蛋白质含量极低,形成的胶体渗透压可忽略不计;阻止肾小球滤过的力是血浆胶体渗透压和肾小囊内压(图 3-8-4),即:

肾小球有效滤过压＝肾小球毛细血管血压－(血浆胶体渗透压＋肾小囊内压)

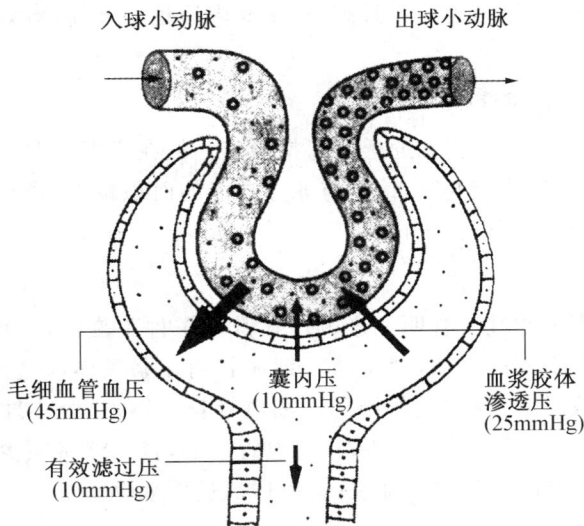

图 3-8-4　肾小球有效滤过压示意图

在肾小球有效滤过压的作用下,血浆中的水、小分子物质以及极微量的蛋白质可经滤过膜进入肾小囊内形成原尿。单位时间(min)内两肾生成的原尿量,称为**肾小球滤过率**(glomerular filtration rate,GFR)。肾小球滤过率是衡量肾功能的重要指标,正常成人安静时约为 125ml/min。

必须指出,并不是肾小球毛细血管全段都有滤过作用,只有从入球小动脉端(EFP＝10mmHg,1.4kPa)到**滤过平衡**(filtration equilibrium,即 EFP＝0 时)之间的一段才有滤过作用。滤过平衡越靠近入球小动脉,可滤过的毛细血管的长度就越短,滤过面积就越小,GFR 就越低。滤过平衡越靠近出球小动脉,则有滤过的毛细血管长度越长,滤过面积就越大,滤过液量就越多。

肾小球滤过率与每分钟的肾血浆流量的比值,称为滤过分数。正常人安静时肾血浆流量为 660ml/min,滤过分数＝(125/660)×100％＝19％。

三、影响肾小球滤过的因素

（一）有效滤过压

1. 肾小球毛细血管血压　　由于肾血流量的自身调节机制，当动脉血压在 80～180mmHg 范围内变动时，肾小球毛细血管血压可保持相对稳定，从而使肾小球滤过率基本不变。当动脉血压降低到 80mmHg 以下时，肾小球毛细血管血压降低，有效滤过率降低，肾小球滤过率减小。当血压下降到 40mmHg 以下时，肾小球滤过率减小到零，无原尿产生。

2. 血浆胶体渗透压　　正常人血浆胶体渗透压维持相对恒定，对肾小球滤过率影响不大。若因某些疾病使血浆蛋白的浓度明显降低，或由静脉输入大量生理盐水使血浆稀释，均可导致血浆胶体渗透压降低，因而有效滤过压升高，肾小球滤过率增加，尿量将增多。

3. 肾小囊内压　　正常情况下囊内压是比较稳定的。但当肾盂或输尿管结石，或受到肿物压迫使尿流阻塞时，可导致肾盂内压升高，肾小囊内压也将升高，有效滤过压降低，肾小球滤过率减小。

（二）滤过膜的面积和通透性

在正常情况下，滤过膜的面积和通透性保持稳定。但在病理情况下，如急性肾小球肾炎时，由于肾小球毛细血管的管腔变窄，使具有滤过功能的面积减少，肾小球滤过率亦减小，出现少尿（<500ml/d）甚至无尿（<100ml/d）。

（三）肾血浆流量

肾血浆流量对肾小球滤过率有明显影响。在其他条件不变时，肾血浆流量与肾小球滤过率呈正变关系。肾血浆流量增加，肾小球毛细血管内血浆胶体渗透压升高的速率和有效滤过压下降的速率均减慢，产生滤过作用的毛细血管长度增加，肾小球滤过率增多。相反，在各种原因所致休克时，由于交感神经兴奋，肾血管收缩，肾血流量减少，血浆胶体渗透压上升的速率和有效滤过压下降的速率均加快，肾小球滤过率减少。

第三节　肾小管和集合管的物质转运功能

肾小管和集合管的物质转运功能包括**重吸收**（reabsorption）和**分泌**（secretion）。

原尿进入肾小管后称为小管液。小管液流经肾小管和集合管后，同原尿相比，质和量均发生了明显的变化，这是由于肾小管和集合管具有重吸收和分泌作用所致。

一、肾小管和集合管的重吸收功能

肾小管和集合管的重吸收具有选择性。原尿中的葡萄糖、氨基酸全部被重吸收，水和电解质（Na^+、K^+、Cl^- 等）被大部分重吸收，尿素被小部分重吸收，肌酐则完全不被重吸收。此外，不同部位肾小管对物质重吸收的能力及机制不同，其中近端小管重吸收物质的种类多、数量大，是物质重吸收的主要部位（图 3-8-5）。

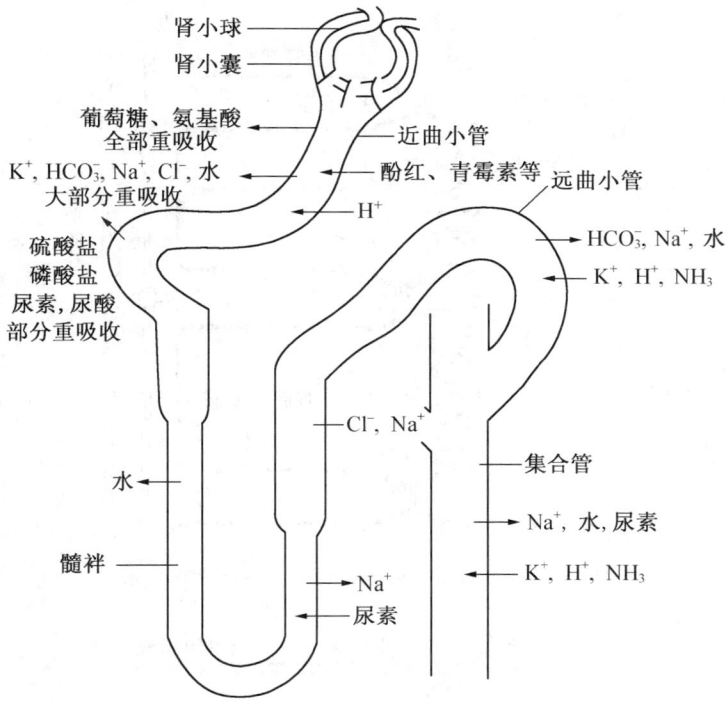

图 3-8-5 肾小管和集合管对主要物质的重吸收与分泌作用示意图

（一）Na^+、Cl^- 和水的重吸收

每日滤过 Na^+ 总量可达 594g，排泄量仅为 5.3g，表明原尿中的 Na^+ 有 99％以上被重吸收入血。除髓袢降支细段外，肾小管各段和集合管对 Na^+ 均具有重吸收的能力，主要以主动形式重吸收。在近球小管重吸收的 NaCl，占滤液总量的 65％～70％。

近球小管上皮细胞的管腔膜对 Na^+ 的通透性大，小管液中的 Na^+ 浓度比细胞内高，Na^+ 顺浓度差扩散入细胞内，随即被管周膜和基侧膜上的钠泵泵入组织液。随着细胞内的 Na^+ 被泵出，小管液中的 Na^+ 又不断地进入细胞内。伴随 Na^+ 的重吸收，细胞内外电位发生变化，加之小管液的 Cl^- 浓度比小管细胞内高，Cl^- 顺其电位差和浓度差而被动重吸收。NaCl 进入管周组织液，使其渗透压升高，并促使小管液中的水不断进入上皮细胞及管周组织液。NaCl 和水进入后，使细胞间隙的静水压升高，促使 Na^+ 和水通过基膜进入相邻的毛细血管而被重吸收。部分 Na^+ 和水也可能通过紧密连接回漏到小管腔内。故在近球小管，Na^+ 的重吸收量等于主动重吸收量减去回漏量，即泵-漏模式（图 3-8-6）。

在髓袢中，重吸收的 NaCl 约占滤液中总量的 20％。髓袢各段对 NaCl 的重吸收并不相同。降支细段对 NaCl 的通透性极低，但对水的通透性高，由于水分不断渗透至管周组织液，使小管液中 NaCl 浓度升高。升支细段对水几乎不通透，但对 Na^+ 和 Cl^- 的通透性高，小管液中的 Na^+ 和 Cl^- 顺浓度差扩散至管周组织液，故小管液中 Na^+、Cl^- 的浓度又明显降低。

升支粗段对 NaCl 的重吸收是通过钠泵和管腔膜上转运体的活动，将 Na^+、Cl^-、K^+ 协同转运，一起转入细胞内，其比例为 Na^+：$2Cl^-$：K^+（图 3-8-7）。髓袢升支粗段对水几乎不通透，水不被重吸收而留在小管内，由于其中的 NaCl 被上皮细胞重吸收入管周组织液，所以

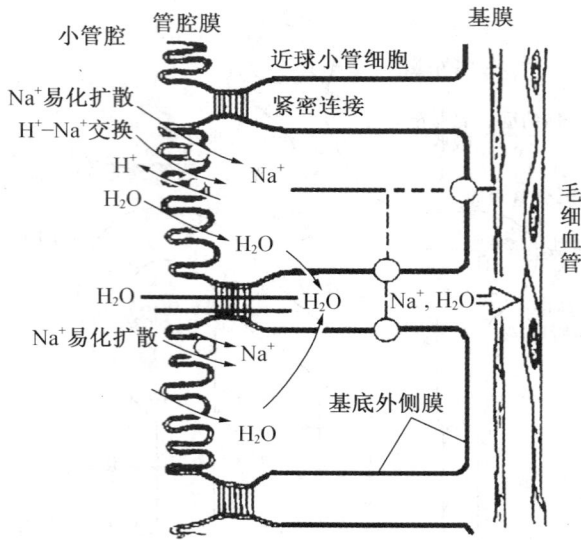

图 3-8-6　钠离子在近球小管的主动重吸收示意图

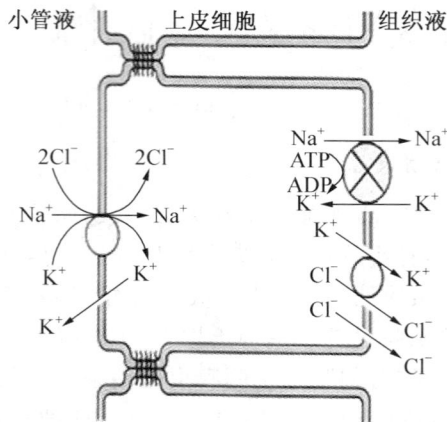

图 3-8-7　髓袢升支粗段 Na^+、$2Cl^-$、K^+ 的同向转运示意图

造成小管液渗透压降低而管周组织液渗透压增高。该段对水和 NaCl 重吸收的分离,对尿液的浓缩和稀释具有重要作用。速尿和利尿酸等利尿剂,能特异性地与管腔膜转运体上的 Cl^- 结合点相结合,抑制 Na^+、Cl^-、K^+ 的协同转运,导致利尿。

远曲小管和集合管主动重吸收的 NaCl 约占滤液中 NaCl 总量的 12%。在机体缺水或缺盐时,对水或盐的重吸收增加。在集合管,Na^+ 和水的重吸收分别受醛固酮和抗利尿激素的调节,属于调节性重吸收,而其余肾小管各段对 Na^+ 和水的重吸收,同机体是否存在水、Na^+ 不足或过剩无直接关系,属于强制性重吸收。

（二）HCO_3^- 的重吸收

HCO_3^- 的重吸收与小管上皮细胞管腔膜上 Na^+-H^+ 交换有密切关系（图 3-8-8）。

由于小管液中的 HCO_3^- 不易透过管腔膜,它与肾小管细胞分泌的 H^+ 结合生成

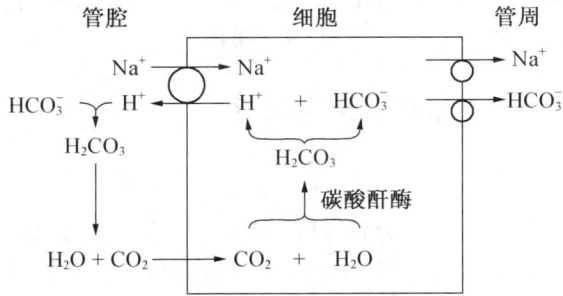

图 3-8-8　近端小管重吸收 HCO_3^- 的机制

H_2CO_3，H_2CO_3 迅速分解为 CO_2 和水。CO_2 为高脂溶性物质，能迅速扩散入上皮细胞内，并在细胞内碳酸酐酶作用下，CO_2 又与 H_2O 生成 H_2CO_3。H_2CO_3 又解离成 H^+ 和 HCO_3^-，H^+ 可以通过 Na^+-H^+ 交换从细胞分泌到小管液中，HCO_3^- 则与 Na^+ 一起转运回血，因此肾小管重吸收 HCO_3^- 是以 CO_2 的形式，而不是直接以 HCO_3^- 的形式进行的。

肾小管上皮细胞分泌 1 个 H^+ 就可使 1 个 HCO_3^- 和 1 个 Na^+ 重吸收回血，这在体内的酸碱平衡调节中起着重要作用。

（三）K^+ 的重吸收

肾小球滤过的 K^+，67％左右在近端小管被重吸收回血。近端小管 K^+ 的重吸收是一个主动转运过程。而终尿中的 K^+ 主要是由集合管和远曲小管分泌的。

（四）葡萄糖的重吸收

肾小球滤过液中的葡萄糖浓度和血中的相等，但终尿中几乎不含葡萄糖，说明葡萄糖全部被重吸收回血。

葡萄糖的重吸收部位仅限于近球小管（主要在近曲小管），其余的各段肾小管无重吸收葡萄糖的能力。

葡萄糖的重吸收是与 Na^+ 伴随进行的，属于继发性主动重吸收。小管液中的葡萄糖和 Na^+ 与上皮细胞刷状缘上的转运体结合形成复合体后，引起其构型改变，使 Na^+ 易化扩散入细胞内，葡萄糖亦伴随进入。在细胞内，Na^+、葡萄糖和转运体分离，后者恢复原构型。Na^+ 被泵入组织液，葡萄糖则和管周膜上的载体结合，易化扩散至管周组织液再入血。

近球小管对葡萄糖的重吸收有一定的限度，当血中的葡萄糖浓度超过 1.80mg/ml 时，近球小管上皮细胞吸收葡萄糖已达极限，葡萄糖就不能被全部重吸收，尿中开始出现葡萄糖。此时的血浆葡萄糖浓度称为**肾糖阈**（renal glucose threshold）。

血糖浓度超过肾糖阈后，随着血糖浓度的升高，肾小管对葡萄糖吸收达极限的上皮细胞数量增加，随尿排出的葡萄糖便增多。人的两肾全部近球小管在单位时间内能重吸收葡萄糖的最大量，称为葡萄糖的**吸收极限量**。此时，全部近球小管上皮细胞对葡萄糖的吸收均已达极限（全部转运体均达到饱和）。在这种情况下，随着血糖的升高，尿中排出的葡萄糖呈平行性增加。人肾对葡萄糖的吸收极限量，男性为 375mg/min，女性为 300mg/min。

（五）其他物质的重吸收

小管液中的氨基酸、HPO_4^{2-}、SO_4^{2-} 等的重吸收机制基本上与葡萄糖相同，但转运体可能不同。部分尿酸在近球小管重吸收。大部分的 Ca^{2+}、Mg^{2+} 在髓袢升支粗段重吸收。小管液中微量的蛋白质,在近球小管内通过入胞作用而重吸收。

二、肾小管和集合管的分泌及排泄功能

(一) H^+ 的分泌

肾小管和集合管上皮细胞均可分泌 H^+,其中,近球小管细胞通过 Na^+-H^+ 交换分泌 H^+,促进 $NaHCO_3$ 重吸收。远曲小管和集合管的闰细胞也可分泌 H^+。

H^+ 由 H^+ 泵泵至小管液,HCO_3^- 则通过基侧膜回到血液中,因而 H^+ 分泌和 HCO_3^- 的重吸收与酸碱平衡的调节有关。每分泌一个 H^+,可重吸收 1 个 Na^+ 和 1 个 HCO_3^- 回到血液。

(二) K^+ 的分泌

尿液中的 K^+ 主要是由远曲小管和集合管分泌的。远曲小管和集合管对 Na^+ 的主动重吸收,使管腔内成为负电位($-10 \sim -40mV$);钠泵的活动则促使组织液的 K^+ 进入细胞,增加了细胞内和小管液之间的 K^+ 浓度差,以上两者均有利于 K^+ 进入小管液中。K^+ 的分泌与 Na^+ 的主动重吸收有密切的联系,在小管液中的 Na^+ 重吸收入细胞内的同时,K^+ 被分泌到小管液内,这种 K^+ 的分泌与 Na^+ 的重吸收相互联系,称为 Na^+-K^+ 交换。

(三) NH_3 的分泌

一般地,NH_3 主要由远曲小管和集合管分泌,但酸中毒时,近球小管也可分泌 NH_3。NH_3 是脂溶性物质,可通过细胞膜扩散入小管液中。进入小管液的 NH_3 与其中的 H^+ 结合成 NH_4^+,减少了小管液中的 H^+ 量,有助于 H^+ 的继续分泌。NH_4^+ 是水溶性物质,不能通过细胞膜。小管液中的 NH_4^+ 可与强酸盐(如 $NaCl$)的负离子结合生成铵盐(NH_4Cl)随尿排出。强酸盐的正离子(如 Na^+)则与 H^+ 交换而进入肾小管细胞,然后和细胞内的 HCO_3^- 一起被转运入血。随着小管液中的 NH_3 与 H^+ 结合生成 NH_4^+,小管液中的 NH_3 降低,利于 NH_3 的继续分泌。

(四) 其他物质的排出

进入体内的物质如青霉素、酚红、速尿和利尿酸等,它们在血液中大多与血浆蛋白结合而运输,很少被肾小球滤过,主要由近球小管通过胞吐作用排入小管液。

第四节　尿液的浓缩和稀释

正常血浆的渗透压约为 $300mOsm/L$,原尿的渗透压与血浆的基本相同,但终尿的渗透压在 $50 \sim 1200mOsm/L$ 之间波动,这说明肾对尿液有浓缩和稀释的功能。

一、尿浓缩和稀释的基本过程

尿液的浓缩和稀释是在近球小管以后,即在髓袢、远球小管和集合管内进行的。

(一) 尿液的稀释

尿液的稀释是由于小管液中的溶质被重吸收而水不被重吸收造成的,这种情况主要发

生在髓袢升支粗段。

髓袢升支粗段能主动重吸收 NaCl,对水不通透,故水不被重吸收,造成髓袢升支粗段小管液为低渗液。在体内水过多而抗利尿激素释放被抑制时,远曲小管和集合管对水的通透性非常低,因此,髓袢升支粗段的小管液流经远曲小管和集合管时,NaCl 被继续重吸收,而水被少量重吸收,故小管液渗透压进一步下降,可降低至 50mOsm/L,形成低渗尿,造成尿液的稀释。

(二)尿液的浓缩

尿液的浓缩是由于小管液中的水被重吸收而溶质仍留在小管液中造成的。重吸收水的动力来自肾髓质的渗透梯度的建立,即髓质的渗透压从髓质外层向乳头部不断升高(图3-8-9)。

在抗利尿激素存在时,远曲小管和集合管对水的通透性增加,小管液从外髓集合管向内髓集合管流动时,由于渗透作用,水不断进入高渗的组织间液,使小管液不断被浓缩而变成高渗液,最后尿液的渗透压可高达1200mOsm/L,形成浓缩尿。

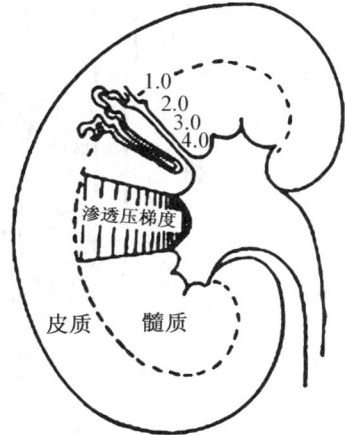

图 3-8-9　肾髓质渗透梯度示意图

二、肾髓质渗透梯度的形成和维持

由上述尿浓缩和稀释的基本过程可知,抗利尿激素的释放是尿液浓缩和稀释的决定因素,而肾髓质的渗透梯度的形成和保持是尿液浓缩和稀释的先决条件。

(一)髓质渗透梯度的形成

肾小管各段对水通透性不同,对溶质的通透性也不相同。在外髓部,由于髓袢升支粗段能主动重吸收 Na^+ 和 Cl^-,而对水不通透,故升支粗段内小管液向皮质方向流动时,管内 NaCl 浓度逐渐降低,小管液渗透压逐渐下降;而升支粗段外围组织间液则变成高渗。髓袢升支粗段位于外髓部,故外髓部的渗透压梯度主要是由升支粗段 NaCl 的重吸收所形成。愈靠近皮质部,渗透压愈低;愈靠近内髓部,渗透压愈高(图 3-8-10)。

在内髓部,渗透梯度的形成与尿素的再循环和 NaCl 重吸收有密切关系。远曲小管、皮质部和外髓部的集合管对尿素不易通透,但在抗利尿激素作用下,对水通透性增加。由于外髓部高渗,水被重吸收,所以小管液中尿素的浓度逐渐升高。当小管液进入内髓部集合管时,由于管壁对尿素的通透性增大,小管液中尿素顺浓度梯度通过管壁向内髓部组织间液扩散,造成了内髓部组织间液中尿素浓度的增高,渗透压随之升高。髓袢降支细段对尿素不易通透,而对水则易通透,所以在渗透压的作用下,水被"抽吸"出来,从降支细段进入内髓部组织间液。因为升支细段对尿素具有中等的通透性,所以从内髓部集合管扩散到组织间液的尿素可以进入升支细段,而后流过升支粗段、远曲小管、皮质部和外髓部集合管,又回到内髓部集合管处再扩散到内髓部组织间液,这样就形成了尿素的再循环。由于降支细段对 Na^+ 不易通透,小管液将被浓缩,于是其中的 NaCl 浓度愈来愈高,渗透压不断升高。当小管液进入髓袢升支细段时,由于它含有高浓度的 NaCl,而升支细段对 Na^+ 又易通透,所以 Na^+ 顺浓度梯度被动扩散至内髓部组织间液,从而进一步提高了内髓部组织间液的渗透压。从髓质

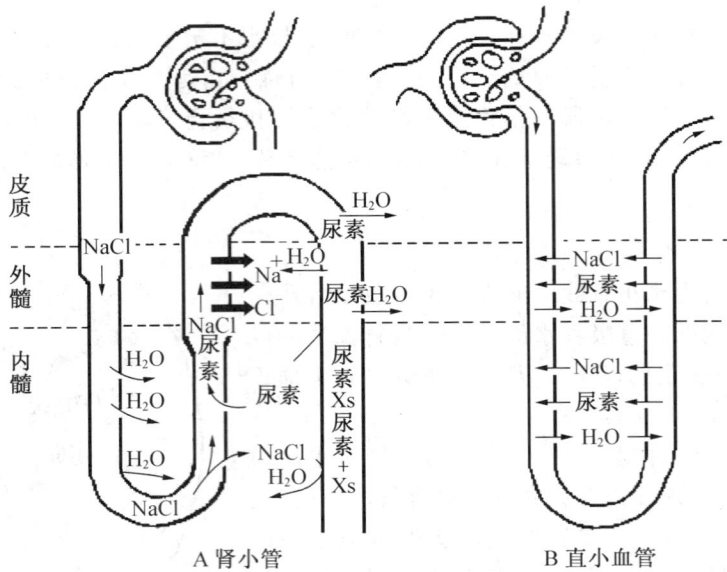

图 3-8-10　尿浓缩机制示意图

渗透梯度形成的全过程来看,髓袢升支粗段对 Na^+ 和 Cl^- 的主动重吸收是髓质渗透梯度建立的主要动力,而尿素和 NaCl 是建立髓质渗透梯度的主要溶质。

(二) 直小血管在维持髓质高渗透梯度中的作用

在上述肾小管的尿浓缩和稀释作用中,不断有溶质(NaCl 和尿素)进入髓质组织间液形成渗透梯度,也不断有水被肾小管和集合管重吸收至组织间液。因此,必须把组织间液中多余的溶质和水除去才能保持髓质渗透梯度。

直小血管降支进入髓质的入口处,其血浆渗透压为 300mOsm/L。由于直小血管对溶质和水的通透性高,当它在向髓质深部下行过程中,周围组织间液中的溶质就会顺浓度梯度不断扩散到直小血管降支中,而其中的水则渗出到组织间液,使血管中的血浆渗透浓度与组织间液达到平衡(图 3-8-10)。因此,愈向内髓部深入,降支血管中的溶质浓度愈高,在折返处,其渗透压也可高达 1200mOsm/L。由于直小血管是"U"形结构,因此当直小血管升支从髓质深部返回外髓部时,血管内的溶质浓度比同一水平组织间液的高,溶质又逐渐扩散回组织间液,并且可以再进入降支。因此,当直小血管升支离开外髓部时,只把多余的溶质带回循环中。此外,通过渗透作用,组织间液中的水不断进入直小血管升支,又使组织间液中多余的水随血流返回循环,这样就维持了肾髓质的渗透梯度。

第五节　尿生成的调节

一、肾内自身调节

(一) 小管液中溶质的浓度

小管液中溶质的浓度决定小管内的渗透压,是对抗肾小管重吸收水分的力量。如果小管液中溶质的浓度高,渗透压高,就会妨碍肾小管特别是近端小管对水的重吸收,小管液中 Na^+ 被稀释而浓度降低,故小管液与细胞内之间的 Na^+ 浓度差变小, Na^+ 的重吸收也减少,结果尿量增多, $NaCl$ 的排出也增多。

临床上给某些水肿病人使用可被肾小球滤过但不被肾小管重吸收的物质如甘露醇和山梨醇等,来提高小管液的渗透压,以达到利尿消肿的目的。这种利尿方式称为**渗透性利尿**(osmotic diuresis)。

(二) 球-管平衡

近球小管对小管液的重吸收量与肾小球滤过率之间有着密切的联系。无论肾小球滤过率增多或减少,近球小管的重吸收量始终占滤过量的 $65\%\sim70\%$,这种关系称为球-管平衡。

球-管平衡的生理意义在于,使尿量不致因肾小球滤过率的增减而发生大幅度的变化。球-管平衡与近球小管对 Na^+ 的恒定比率重吸收有关。近球小管对 Na^+ 的重吸收量常是滤过量的 $65\%\sim70\%$。球-管平衡在某些情况下也可能被打破,如在渗透性利尿时。

二、神经和体液调节

(一) 神经调节

肾主要接受肾交感神经的支配和调节。肾交感神经兴奋可使入球小动脉和出球小动脉收缩,而前者收缩比后者更明显,肾小球毛细血管血浆流量减少,肾小球毛细血管血压下降,肾小球的有效滤过压下降,肾小球滤过率降低;肾交感神经兴奋还刺激球旁器中的球旁细胞释放肾素,导致循环血中的血管紧张素Ⅱ和醛固酮含量增加,增加肾小管对 $NaCl$ 和水的重吸收。

(二) 体液调节

1. 抗利尿激素的作用及其分泌调节　抗利尿激素由下丘脑视上核和室旁核的神经内分泌细胞合成,经下丘脑轴浆运输至神经垂体贮存,并由此释放入血。

(1) 抗利尿激素的作用:抗利尿激素主要通过提高远曲小管和集合管上皮细胞对水的通透性,增加水的重吸收而发挥抗利尿作用。

(2) 抗利尿激素释放的调节:血浆晶体渗透压是生理情况下调节抗利尿激素释放的重要因素。下丘脑视上核和室旁核及其周围区域存在渗透压感受器,这些细胞对血浆晶体渗透压、尤其是对 $NaCl$ 浓度的改变非常敏感。当血浆晶体渗透压升高,兴奋渗透压感受器,使视上核和室旁核细胞分泌、神经垂体释放的抗利尿激素增加。相反,大量饮清水使血浆晶体渗透压降低,上述刺激作用减弱,抗利尿激素分泌和释放减少甚至停止,远曲小管和集合管对水的重吸收减少,尿液稀释,尿量增多,以排出体内过剩的水分。这种由于一次性的大量饮清水,反射性地使抗利尿激素分泌和释放减少而引起尿量明显增多的现象,称为水利尿。

此外,机体大量失血、循环血量减少达5%以上时,对左心房和胸腔大静脉壁上的容量感受器刺激减弱,同时心输出量减少,血压降低,对颈动脉窦压力感受器的刺激减弱,两者经迷走神经传入中枢的冲动减少,反射性地使抗利尿激素分泌和释放增多,水重吸收增加,尿量减少,有利于血容量和血压的恢复。反之亦然。

2. 醛固酮的作用及其分泌调节　醛固酮由肾上腺皮质球状带的细胞分泌。

（1）醛固酮的作用：醛固酮作用于远曲小管和集合管的上皮细胞，使管腔膜对 Na^+ 的通透性增大，管周膜上钠泵的活性增加，以及 Na^+-K^+ 和 Na^+-H^+ 交换过程增强。结果，促进远曲小管和集合管上皮细胞对 Na^+ 和水的重吸收，促进 K^+ 的分泌，所以具有保 Na^+ 排 K^+ 和增加细胞外液容量的作用。

（2）醛固酮的分泌调节：血 K^+ 浓度升高和（或）血 Na^+ 浓度降低，均可直接刺激醛固酮的合成和分泌增加；反之，则使醛固酮分泌减少。此外，肾素-血管紧张素系统兴奋，导致血管紧张素产生增多，血管紧张素 Ⅲ 和 Ⅱ 可刺激肾上腺皮质分泌醛固酮增多。

3. 心房钠尿肽的作用　心房钠尿肽是由心房肌细胞合成和释放的激素。心房钠尿肽具有明显的促进 NaCl 和水排出的作用。循环血量增多使心房扩张和摄入钠过多时，刺激其释放。心房钠尿肽通过抑制集合管对 NaCl 的重吸收、促进入球和出球小动脉舒张（以前者为主）以及抑制肾素、醛固酮和抗利尿激素的分泌，使水的重吸收减少。

第六节　血浆清除率

一、血浆清除率的概念和计算方法

血浆清除率（plasma clearance，C）是指在单位时间内，肾能将多少毫升血浆中某种物质完全清除出去，此血浆毫升数称为该物质的血浆清除率。血浆清除率表示肾在单位时间内从血浆中清除某种物质的能力。因此，血浆清除率对衡量肾的排泄功能有重要意义。具体计算方法是，测定尿中某物质的浓度（U，mg/ml）、每分钟尿量（V，ml/min）和血浆中该物质的浓度（P，mg/ml）。又因为尿中该物质均来源于血浆，所以 $U \times V = P \times C$，即：$C = UV/P$。

在正常情况下，尿中葡萄糖为零，所以葡萄糖的血浆清除率为零；而尿素则为 70ml/min。需要说明的是，所谓每分钟被完全清除了某种物质的血浆毫升数，仅是一个推算的数值，实际上，肾脏并不是把某一部分血浆中的某种物质完全清除，但是，肾清除该物质的量相当于多少毫升血浆中所含的该物质的量。

二、测定血浆清除率的意义

1. 测定肾小球滤过率　如果某物质在肾小管和集合管既不分泌也不重吸收，那么该物质的血浆清除率就是肾小球的滤过率。菊粉满足上述条件，因此可用菊粉来测定肾小球的滤过率。具体测定方法是：静脉滴注一定量菊粉以保持血浆菊粉浓度（P，1mg/ml）恒定，然后分别测得尿量（V，1ml/min）和尿中菊粉浓度（U，125mg/ml），即可计算出菊粉清除率。肾小球滤过率为 125ml/min，就是利用菊粉的血浆清除率测出来的。

2. 测定肾血浆流量　如果血浆中某一物质在经过一次肾循环后就可以被完全清除掉（通过滤过和分泌），即在肾静脉血中浓度接近于 0，则该物质每分钟的尿中排出量（U×V）就应等于每分钟通过肾的血浆中所含该物质的量。那么，该物质的血浆清除率，就是每分钟肾的血浆流量。**碘锐特**（diodrast）或对氨基马尿酸（PAH）的钠盐满足上述条件，它们流经肾一次，就几乎能被肾全部清除掉。这两种物质的清除率平均为 660ml/min，即正常成人的肾血浆流量约为 660ml/min。由此再根据血细胞比容，就可以推算出肾血流量，大约为 1200ml/min。由于流经肾脏非泌尿部分（如肾被膜、肾盂等）的血浆中这些物质并未被清除，测得和计算出的结果仅代表肾脏泌尿部分的血浆流量和血流量，所以分别称之为肾有效血浆流量和肾有效血流量。

3. 判断肾功能　肌酐是由肌肉中肌酸脱水或磷酸肌酸脱磷酸而来，每日随尿排出的肌酐量大于滤过的总量，表明肾小管和集合管细胞具有将血浆中的肌酐排入小管液的作用。血肌酐水平是判定肾功能的一个重要指标，肾小球滤过率减少或肾小管功能受损时，血肌酐含量均可增多。

第七节　尿液排放

尿的生成是个连续过程，而膀胱**排尿**（micturation）则是间歇过程，尿液生成后以终尿形式贮存于膀胱内，贮尿量达一定程度时，通过反射性排尿排出体外。

一、膀胱与尿道的神经支配

膀胱逼尿肌和内括约肌受交感和副交感神经支配（图 3-8-11）。由第 2～4 骶髓发出的盆神经中含副交感神经纤维，其兴奋时可使逼尿肌收缩、膀胱内括约肌松弛，促进排尿。交感神经纤维由腰髓发出，经腹下神经到达膀胱，它的兴奋可使逼尿肌松弛、内括约肌收缩，阻止尿的排放。在排尿活动中起主要作用的是副交感神经，交感神经的作用比较弱。

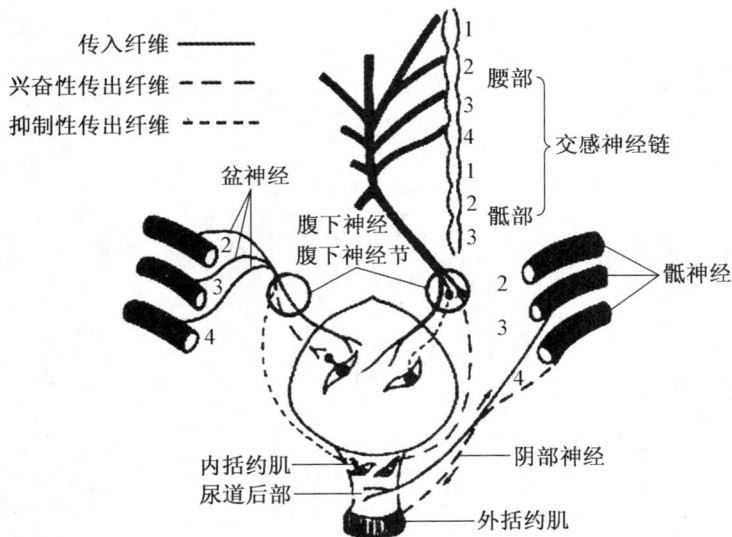

图 3-8-11　膀胱和尿道的神经支配

二、排尿反射

排尿活动是一种反射。当膀胱尿量充盈到一定程度（400～500ml）时，膀胱壁的牵张感受器受到刺激而兴奋，发出冲动沿盆神经传入，到达骶髓的排尿反射初级中枢；同时冲动也到达脑干和大脑皮层的排尿反射高位中枢,引起排尿欲。

排尿反射实现时,冲动沿盆神经传出,逼尿肌收缩、内括约肌松弛,尿液进入尿道。这时尿液又刺激尿道的感受器,冲动沿阴部神经再次传到脊髓排尿中枢,进一步加强其活动,使外括约肌开放,尿液被强大的膀胱内压(可达 14.7kPa)驱出。尿液对尿道的刺激可进一步反射性地加强排尿中枢的活动。这是一种正反馈,使排尿反射一再加强,直至尿液排完为止。

若当时环境不适宜排尿,高级排尿反射中枢发出抑制性冲动,使初级排尿反射中枢活动减弱,腹下神经和阴部神经传出冲动增多,以抑制排尿。故在一定范围内,排尿可受意识控制。

(刘传飞)

第九章

感觉器官

第一节 概　述

一、感受器与感觉器官

感受器(receptor)是指分布在体表或组织内部的专门感受机体内、外环境变化的特殊结构或装置。

根据所感受刺激的性质,可分为机械感受器、化学感受器、光感受器和温度感受器等;根据所感受刺激的来源,又可分为内感受器和外感受器。内感受器感受内环境变化的信息,存在于身体内部的器官或组织中(如平衡感受器、本体感受器和内脏感受器等);而外感受器感受外环境变化的信息,多分布在体表(如距离感受器,包括视觉、听觉和嗅觉,以及接触感受器,包括触觉、压觉、味觉及温度觉等)。

感觉器官(sense organ),简称为感官,是指感受器及其附属结构。高等动物中最重要的感觉器官有眼(视觉)、耳(听觉)、前庭(平衡感觉)、嗅上皮(嗅觉)、味蕾(味觉)等器官,这些感觉器官都分布在头部,称为特殊感觉器官。

二、感受器的一般生理特性

(一)感受器的适宜刺激

一种感受器通常只对某种特定刺激形式最敏感,这种形式的刺激称为该感受器的**适宜刺激**(adequate stimulus)。例如,可见光光波是视网膜感光细胞的适宜刺激。

适宜刺激必须具有一定的刺激强度才能引起感觉,引起某种感觉所需要的最小刺激强度称为**感觉阈**(sensory threshold),感觉阈受刺激面积和时间的影响。另外,感受器并不只对适宜刺激有反应,对于一些非适宜刺激也可起反应,但所需的刺激强度常常要比适宜刺激大得多。

(二)感受器的换能作用

各种感受器都能把所感受的刺激能量最后转换为传入神经的动作电位,这种能量转换称为感受器的换能作用。

在换能过程中,一般不是直接把刺激能量转变为神经冲动,而是先在感受器细胞内或感觉神经末梢引起相应的电位变化,前者称为**感受器电位**(receptor potential),后者称为**发生器电位**(generator potential)。感受器电位和发生器电位本质上属于局部电位或终板电位。

(三)感受器的编码作用

感受器把外界刺激转换成神经动作电位时,不只发生了能量形式的转换,更重要的是把刺激所包含的环境变化的信息也转移到了动作电位的序列之中,这就是感受器的编码作用。在同一感觉系统或感觉类型范围内,外界刺激的量或强度不仅可通过单一神经纤维上动作电位的频率高低来编码,还可通过参与电信息传输的神经纤维数目的多少来编码。

(四)感受器的适应现象

当某种刺激持续作用于感受器时,经过一段时间后,其传入神经的冲动频率会逐渐下降,这一现象称为感受器的适应。

不同感受器适应的快慢各不相同,有的适应很快,称为快适应感受器。快适应有利于机体再接受其他新的刺激,如触觉感受器和嗅觉感受器。有的感受器则适应很慢,称为慢适应感受器。慢适应则有利于对机体某些功能进行经常性的调节,如肌梭感受器、颈动脉窦压力感受器、痛觉感受器等。

第二节　视觉器官

视觉器官主要有眼球及其附属结构,如眼睑、泪腺、眼肌等。人眼依其功能,可分为折光系统和感光系统。人们对于各种物体的形状、轮廓和颜色等的认识是通过眼的感光作用实现的。人眼的适宜刺激是波长为370～740nm的电磁波。

一、眼的折光系统及其调节

(一)眼的折光系统与成像

眼的折光系统是一个复杂的光学系统(图3-9-1)。光线射入眼内在达到视网膜之前,必须通过4种折光率不同的传光介质(角膜、房水、晶状体和玻璃体)和4个曲率半径不同的折射面(角膜前面、角膜后面、晶状体前面与晶状体后面)。

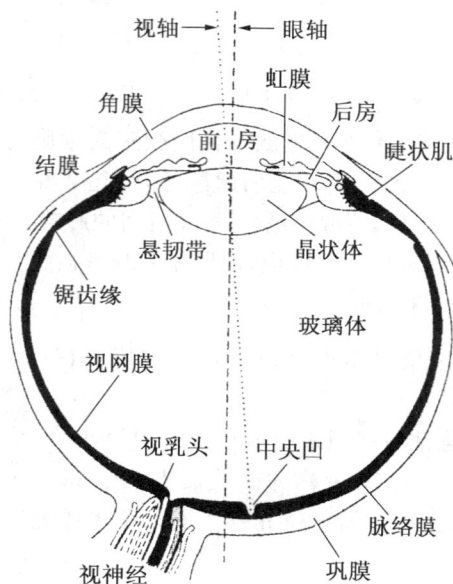

图 3-9-1　右眼的水平切面示意图

眼的成像原理与凸透镜相似,但要复杂得多。因此,有人根据眼的实际光学特性,设计了与正常眼在折光效果上相同,但更为简单的等效光学系统或模型,称为**简化眼**(reduced eye)。

利用简化眼可以方便地计算出不同远近的物体在视网膜上成像的大小(图 3-9-2)。根据相似三角形原理,其计算公式为:

$$\frac{AB(物体的大小)}{Bn(物体至节点距离)} = \frac{ab(物像的大小)}{nb(节点至视网膜距离)}$$

式中 nb 固定不变,为 15mm,则可根据物体大小和它与眼睛的距离,算出物像的大小。

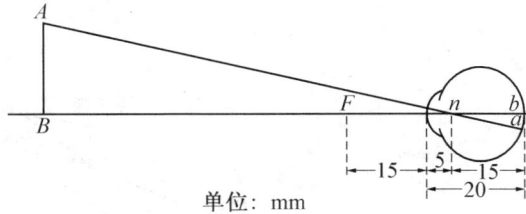

单位: mm

图 3-9-2 简化眼及其成像情况示意图

(二) 眼的调节

当眼在看远处物体(6m 以外)时,从物体发出的所有进入眼内的光线可认为是平行光线。根据上述眼折光成像原理,正常眼在安静时,不须作任何调节即能在视网膜上形成清晰的像。通常把眼在静息状态下能看清物体的最远点称为**远点**(far point)。

当眼看近物(6m 以内)时,由于距离移近,入眼光线由平行变为辐散,经折射后聚焦于视网膜之后,因此必须经眼的一系列调节作用,才能在视网膜上形成清晰的物像。眼的调节包括晶状体调节、瞳孔调节和眼球会聚,以晶状体调节为主。

1. 晶状体调节 晶状体是富有弹性的折光体,当看近物时,视网膜上物像模糊,模糊的视觉图像到达视皮层时,反射性地引起动眼神经中副交感纤维兴奋,使睫状肌的环行肌收缩,引起悬韧带放松,晶状体便靠自身的弹性而向前方和后方凸出,尤以前凸起更为明显,折光能力增强,物像前移,正好落在视网膜上,视觉图像清晰。由于看近物时睫状肌处于肌收缩状态,所以长时间看近物产生视觉疲劳。

晶状体的最大调节能力可用近点来表示。所谓**近点**(near point),是指眼睛尽最大能力调节所能看清物体的最近距离。

2. 瞳孔调节 看近物时,在晶状体凸度增加的同时,反射性地引起双侧瞳孔缩小,称为**瞳孔近反射**(near reflex of the pupil)或**瞳孔调节反射**(papillary accommodation reflex)。瞳孔近反射的生理意义是减少由折光系统造成的球面相差和色相差,使视网膜上形成的物像更清晰。瞳孔的大小可随光线的强弱而改变,即弱光下瞳孔散大,强光下瞳孔缩小,称为**瞳孔对光反射**(papillary light reflex)。其意义在于调节进入眼内的光量,以保护视网膜。瞳孔对光反射的效应是双侧性的,光照一侧眼时,两眼瞳孔同时缩小,这种现象称为**互感性对光反射**(consensual light reflex)。瞳孔对光反射的中枢在中脑,反应灵敏,便于检查,临床上常作为中枢神经系统病变部位,全身麻醉的深度和病情危重程度的重要指标。

3. 眼球会聚 看近物时,发生两眼球内收及视轴向鼻侧聚拢的现象,称为眼球会聚或**辐辏反射**(convergence reflex)。眼球会聚的意义在于,当看近物时,物像仍可落在两眼视网膜的对称点上,从而产生单一清晰的视觉。

(三)眼的折光异常

折光异常(或称屈光不正、非正视眼)是指眼球的形态异常或折光系统异常,致使安静状态下平行光线不能在视网膜上成像(图 3-9-3)。

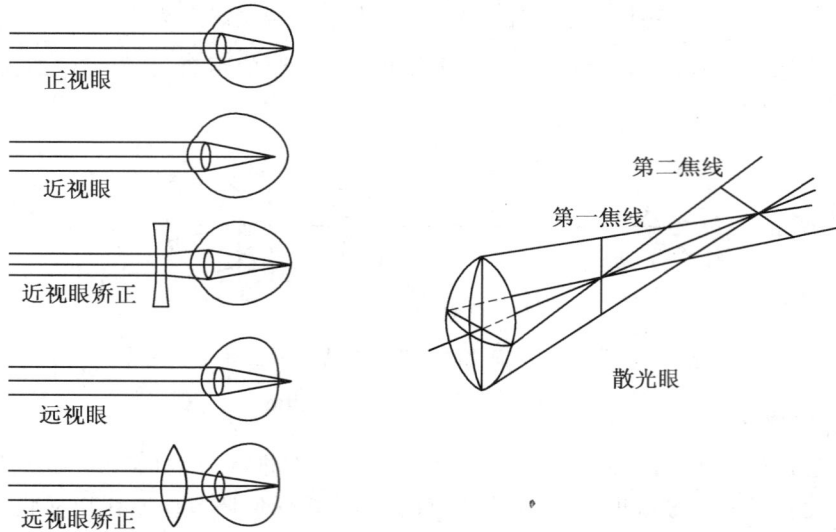

图 3-9-3 眼的折光异常及其矫正

1. **近视**(myopia) 是由于眼球的前后径过长(轴性近视)或折光能力过强(屈光性近视),致使平行光线聚焦在视网膜之前,故视远物模糊不清。矫正可配戴凹透镜。

2. **远视**(hyperopia) 多数是由于眼球前后径过短(轴性远视)引起的,常见于眼球发育不良(多系遗传因素所致);也可由于折光系统的折光力过弱(屈光性远视)引起,如角膜扁平等。安静状态下,远处物体成像在视网膜之后,近处物体成像更加靠后,故视远物模糊不清。矫正可配戴凸透镜。

3. **散光**(astigmatism) 是由于眼球在不同方向上的折光力不一致致使经折射后的光线不能聚焦成单一的焦点,导致视物不清。矫正可配戴圆柱形透镜。

二、眼的感光系统

(一)视网膜的结构特点

视网膜(retina)的厚度仅 0.1～0.5mm,是一层透明的神经组织膜,组织学上分为 10 层,但按主要的细胞层次可划分为 4 层。视网膜的最外层是色素上皮层,具有营养、支持和保护光感受器活动的功能。色素上皮层内侧为感光细胞层,该层内有真正的光感受器细胞视杆细胞和视锥细胞。它们都含有特殊的视色素。感光细胞向内依次还有双极细胞层和神经节细胞层。感光细胞和双极细胞发生突触联系,双极细胞和神经节细胞发生突触联系。视网膜中的细胞之间除有以上纵向联系外,还具有由水平细胞和无长突细胞构成的横向联系。由此可见,视网膜各级细胞间存在着极为复杂的联系,所构成的神经元网络将视觉信息经过加工、处理后经视神经纤维以动作电位的序列将最终输出的信号传向视觉中枢（图 3-9-4）。

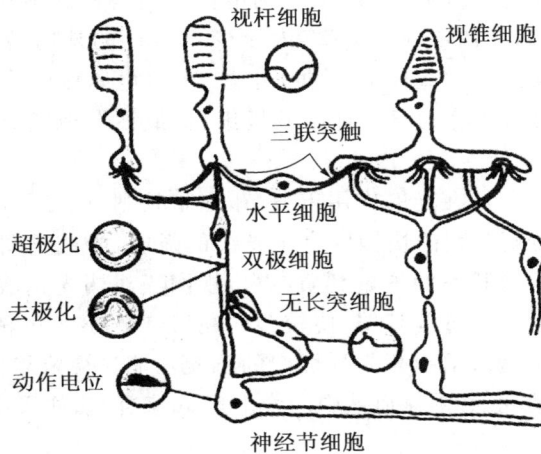

图 3-9-4　感光细胞层中的视杆细胞和视锥细胞模式及
其与双极细胞和神经节细胞的联系示意图

（二）视网膜的感光细胞和感光功能

人和大多数脊椎动物的视网膜上存在着两种感光换能系统。一种由**视杆细胞**（rods）和与之有关的双极细胞、神经节细胞等成分构成，它们对光的敏感度较高，在昏暗的环境也能感受光刺激而引起视觉，但视物时无色觉，对物体细微结构的分辨能力差，称为视杆系统或暗视觉系统。另一种由**视锥细胞**（cones）和与之有关的双极细胞、神经节细胞等成分构成，它们对光的敏感性较差，只有在强光条件下才能被刺激，但视物时可以辨别颜色，且对物体的细节分辨能力高，这称为视锥系统或明视觉系统。视网膜周边，一个双极细胞的树突可与多个视杆细胞形成突触，一个神经节细胞又可与多个双极细胞形成突触，这种逐级聚合现象，对弱光刺激具有较强的总和能力。因此，视网膜中越靠周边，暗视觉越占优势。而在视网膜中央凹处，一个视锥细胞只与一个双极细胞联系，一个双极细胞又只与一个神经节细胞联系，这种单线联系方式使中央凹处对光的感受有高度分辨力（图 3-9-4）。

（三）视杆细胞的感光原理

感光细胞的外段是进行光-电转换的关键部位，具有特殊的超微结构。每个视杆细胞外段有近千个被称为视盘的扁平圆盘状结构物，视盘膜是脂质双分子层结构，但其中镶嵌着的蛋白质绝大部分是**视紫红质**（rhodopsin），每一个视盘所含的视紫红质分子约有 100 万个。这样的结构有利于使进入视网膜的光量子有更大的机会在外段中碰到视紫红质分子（图3-9-4）。感光细胞能接受光的刺激而产生兴奋，是由于它们含有视色素（即为感光物质）的缘故。

视杆细胞内的视色素是视紫红质，它对波长为 500nm（蓝绿色）的光线吸收能力最强。当光线照射视紫红质时，可使之迅速分解为视蛋白与全反形视黄醛。视黄醛分子构型的改变，又会引起视蛋白分子构型的变化，由此可诱导视杆细胞产生感受器电位。

视杆细胞的感受器电位是一种超极化型的慢电位变化，当视杆细胞不受光照时，细胞膜上有相当数量的 Na^+ 通道处于开放状态，形成持续性的 Na^+ 内流，同时，细胞膜上 Na^+

泵的连续活动,将 Na^+ 不断地转运到细胞外,维持了细胞内外 Na^+ 的动态平衡。此时的静息电位约为 $-30\sim-40mV$,远低于 K^+ 的平衡电位。当视杆细胞受到光照时,Na^+ 通道的开放减少,使静息时的 Na^+ 内流减少,Na^+ 内流少于 Na^+ 的外向转运,出现超极化型感受器电位。这种感受器电位不能直接引发动作电位,仅以电紧张的形式沿视杆细胞扩布,通过影响某种递质的释放量而将信息传递给双极细胞,最终在神经节细胞产生动作电位,继而传入中枢。

　　在生理状态下,视紫红质在光的作用下分解,在暗处则可重新合成,这是一个可逆反应(图 3-9-5)。其合成与分解过程的快慢取决于光线的强弱,光线越弱,合成过程越大于分解过程,视杆细胞内处于合成状态的视紫红质越多,视网膜对弱光越敏感;相反,光线越强,视紫红质的分解过程越强,合成过程越弱,使较多的视紫红质处于分解状态,视杆细胞暂时失去感光能力,而由视锥细胞来承担亮光环境中的感光功能。视紫红质在合成和分解的过程中,有一部分视黄醛被消耗,必须靠血液中的维生素 A 来补充,如果维生素 A 缺乏会影响人在暗处的视力,从而引起夜盲症。

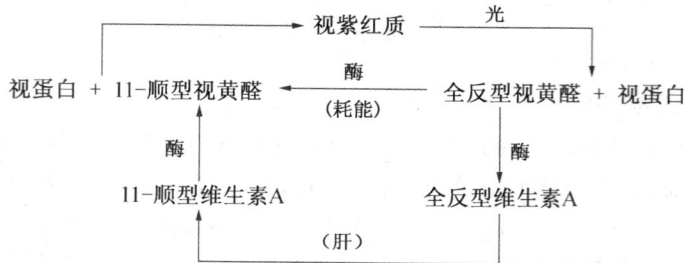

图 3-9-5　视紫红质的光转化示意图

(四) 视锥系统的换能和颜色视觉

　　视锥细胞内也含有特殊的视色素。在人的视网膜中,有三种不同的视锥色素,分别存在于三种不同的视锥细胞中,即为感红、感绿和感蓝的视锥细胞。三种视锥色素都含有同样的 11-顺视黄醛,只是视蛋白的分子结构稍有不同。正是由于视蛋白分子结构中的这种微小差异,决定了与它结合在一起的视黄醛分子对某种波长的光线最为敏感。光线作用于视锥细胞时,也发生同视杆细胞类似的超极化型感受器电位,作为光-电转换的第一步,最终在相应的神经节细胞上产生动作电位,其换能机制与视杆细胞类似。

　　色觉是由于不同波长的光线作用于视网膜后在大脑产生的主观感觉,是一种复杂的生理现象。辨别颜色是视锥细胞的重要功能,其机制可以用三原色学说解释。三原色学说认为,当不同波长的光线照射视网膜时,会使三种视锥细胞以不同的比例兴奋,这样的信息传到视觉中枢,就会产生不同的颜色感觉。例如,红、绿、蓝三种视锥细胞兴奋的比例为 $4:1:0$ 时,产生红色感觉;三者兴奋的比例为 $2:8:1$ 时,产生绿色感觉;三者兴奋的程度相同时,产生白色感觉。

　　色盲是一种色觉障碍,即对全部颜色或某几种颜色缺乏辨别能力。色盲可分为全色盲和部分色盲。全色盲极为少见,表现为只能分辨光线的明暗,呈单色视觉。部分色盲又可分为红色盲(第一原色盲)、绿色盲(第二原色盲)及蓝色盲(第三原色盲),都可能是由于缺乏相应的视锥细胞所致。有些色觉异常的人只是对某种颜色的分辨能力较正常人稍差,称为色弱,色弱常由后天因素引起。

三、与视觉有关的几种生理现象

(一)暗适应和明适应

1. 暗适应　人从亮处进入暗室时,最初看不清楚任何东西,经过一定时间,视觉敏感度才逐渐增高,恢复了在暗处的视力,这种现象称为**暗适应**(dark adaptation)。暗适应的过程主要决定于视杆细胞的视紫红质在暗处再合成的速度,反映了人眼对光线的敏感性逐渐提高。

2. 明适应　人从暗处突然到亮处,起初感到一片耀眼光亮,不能视物,只有稍待片刻才能恢复视觉,这种现象称为**明适应**(light adaptation)。明适应出现较快,约需几秒钟即可完成。其产生机制是,在暗处视杆细胞内蓄积了大量视紫红质,因而到亮处时产生耀眼的光感。待视紫红质大量分解后,视锥细胞便维持在亮光下的视觉。

(二)视野

单眼固定注视前方一点时,该眼所能看到的范围,称为**视野**(visual field)。视野的最大界限以它和视轴所形成夹角的大小来表示,可用视野计检查视野大小。在同一光照条件下,用不同颜色的视标测得的视野大小不一,其中白色视野最大,其次为黄蓝色,再次为红色,绿色视野最小。视野的大小可能与各类感光细胞在视网膜中的分布范围有关。另外,由于面部结构(鼻和额)对光线的阻挡,使颞侧与下侧视野大,鼻侧与上侧视野小。

(三)双眼视觉和立体视觉

两眼同时观看物体时所产生的视觉称为**双眼视觉**(binocular vision)。双眼视觉可扩大视野,增加对物体距离和形态大小判断的准确性,同时还能感知物体的深度(厚度),产生立体视觉。

(四)视敏度

视敏度(visual acuity)也称视力,是指眼对物体细微结构的分辨能力,即分辨物体上两点间最小距离的能力,通常以**视角**(visual angle)的大小作为衡量标准。所谓视角,是指物体上两点发出的光线射入眼球后,在节点交叉时所形成的夹角。眼能辨别两点所构成的视角越小,表示视力越好。

第三节　听觉器官

听觉(hearing)的感觉器官是耳,它由外耳、中耳和内耳的耳蜗组成。听觉的适宜刺激是物体振动时发出的声波,声波通过外耳和中耳构成的传音系统至内耳,被耳蜗中的毛细胞感受,经蜗神经传入中枢,最后经大脑皮层听觉中枢分析综合后产生听觉。

一、外耳和中耳的功能

(一)外耳的功能

外耳由耳廓和外耳道组成。耳廓的主要作用是聚集声波,且根据转动头的位置两耳声音强弱的轻微变化,可以判断声源的位置。

外耳道是声波传导的通路,一端开口,一端终止于鼓膜。具有类似共鸣腔的作用,声音由外耳道传到鼓膜时,其强度可以增强约 10 倍。

(二)中耳的功能

中耳由鼓膜、听骨链、鼓室和咽鼓管等结构组成,它们在传音过程中起着重要的作用。

鼓膜为椭圆形稍向内凹的薄膜,是一个压力承受装置,把声波振动如实地传给听骨链。听骨链由三块听小骨组成,从外到内依次为锤骨、砧骨、镫骨,锤骨柄附着于鼓膜,镫骨底与卵圆窗(前庭窗)相连,共同构成一杠杆系统。其中长臂为锤骨柄,短臂为砧骨长突,支点的位置是整个听骨链的重心点,非常有利于能量的传递(图 3-9-6)。

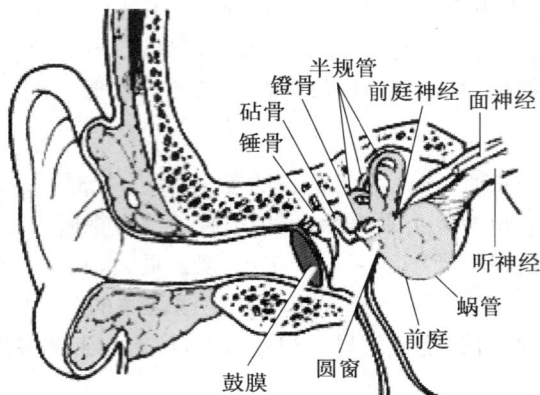

图 3-9-6　人中耳和耳蜗的关系示意图

声波在由鼓膜经听小骨向前庭窗传递过程中,振动的振幅减小压强增大。这是因为,一方面由于鼓膜面积($55mm^2$)与前庭窗面积($3.2mm^2$)的差别(17.2 倍);另一方面由于听骨链的长短臂之比为 1.3∶1,整个中耳传递过程增压效应为 $17.2 \times 1.3 = 22.4$ 倍。

与中耳传音功能有关的,还有鼓室内的两条小肌肉,即鼓膜张肌和镫骨肌。这两条肌肉收缩时总的效应是使听骨链振动时的阻力加大,使中耳的传音效能降低,因此,当强烈声波传入时,对感音装置能起到一定的保护作用。

咽鼓管是连接鼓室与鼻咽腔之间的通道,平时处于微闭合状态,当吞咽或哈欠时开放。咽鼓管开放时,可使鼓室内气体与咽腔内气体相通,使鼓室气体与大气压平衡。因此其主要功能是维持鼓膜两侧气压的平衡,从而使鼓膜处于正常状态,进而保持听骨链的正常增压作用。

(三)声波传入内耳的途径

声音是通过气传导与骨传导两种途径传入内耳的,正常情况下,以气传导为主。

1. **气传导**　声波经外耳道引起鼓膜振动,再经听骨链和卵圆窗膜进入耳蜗,这种传导途径称为**气传导**(air conduction),也称气导。气传导是引起正常听觉的主要途径。

2. **骨传导**　声波直接引起颅骨的振动,再引起位于颞骨骨质中的耳蜗内淋巴的振动,这种传导途径称为**骨传导**(bone conduction),也称骨导。在正常情况下,骨传导的效率比气传导的效率低得多。

二、内耳耳蜗的功能

内耳又称**迷路**(labyrinth)，由**耳蜗**(cochlea)和**前庭器官**(vestibular apparatus)组成。耳蜗与听觉有关；而前庭器官则与平衡觉有关。

耳蜗是一个形似蜗牛壳的骨管。在耳蜗的横断面上有两个分界膜，一为斜行的前庭膜，一为横行的基底膜，此两膜将管道分为三个腔，分别称为前庭阶、鼓阶和蜗管，基底膜上有声音感受器——**螺旋器**(也称**柯蒂器**，organ of Corti)，螺旋器由内、外毛细胞及支持细胞等组成(图3-9-7)。

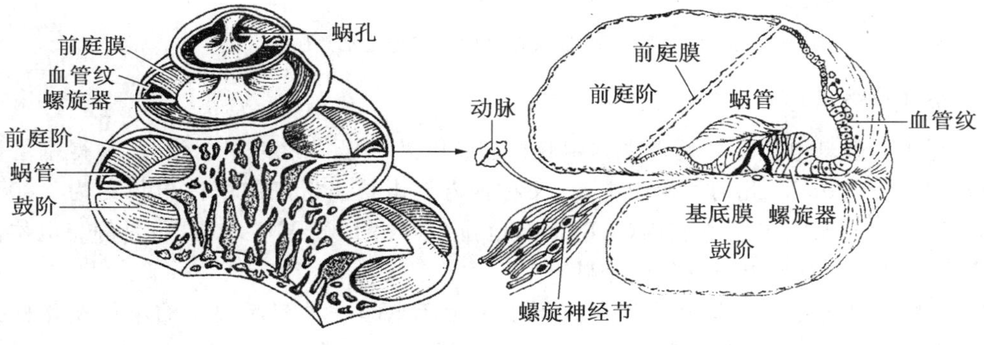

A. 耳蜗纵剖面　　　　　　　　　　　　B. 耳蜗横断面

图 3-9-7　耳蜗及耳蜗管横继面示意图

毛细胞的顶部与**蜗管内淋巴**(endolymph)液相接触，毛细胞周围和基底部则与**外淋巴**(perilymph)液相接触。每一个毛细胞的顶部表面都有上百条整齐排列的听纤毛(也称听毛)，外毛细胞中较长的一些听毛埋植于盖膜的胶冻状物质中。盖膜的内侧连耳蜗轴，外侧游离在内淋巴液中，毛细胞的底部有丰富的听神经末梢。

(一) 基底膜的振动与行波学说

内耳的功能是把传到耳蜗的机械振动转变为听神经纤维上的动作电位，即将机械能转换为生物电能，在这一转变过程中，耳蜗基底膜的振动起着关键作用。

人耳蜗内基底膜长度约为 30mm，内含 2 万余条横行的纤维。

当声波振动通过听骨链到达卵圆窗时，压力变化立即传给耳蜗内液体和膜性结构。如果卵圆窗膜内移，那么前庭膜和基底膜也将下移，最后是鼓阶的外淋巴压力升高，使圆窗膜发生外移；相反，当卵圆窗膜外移时，整个耳蜗内的淋巴和膜性结构均作反方向移动，如此反复，便形成了基底膜的振动。

基底膜的振动是以所谓**行波**(traveling wave)的方式进行的，即振动最先发生在靠近卵圆窗处的基底膜，随后以行波的方式沿基底膜向耳蜗顶部传播，就像有人在规律地抖动一条绸带，形成的波浪向远端传播一样。声波频率不同，行波传播距离和最大振幅出现的部位也不同。高频声波只能推动耳蜗底部小范围内基底膜的振动；中频声波能使基底膜振动从底部向前延伸，到中段振幅最大，然后逐渐消失；低频声波则将基底膜的振动推进到蜗顶，以顶部振幅最大(图 3-9-8)。

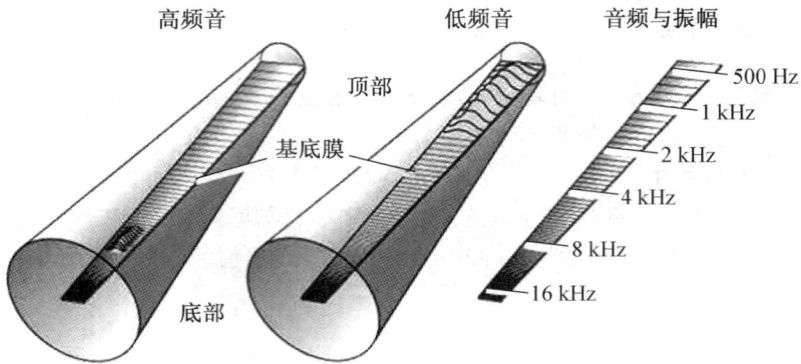

图 3-9-8　基底膜振动的行波理论示意图

（二）耳蜗的生物电现象

1. 耳蜗的静息电位　耳蜗未受到刺激且以鼓阶外淋巴为参考零电位时，测得蜗管内淋巴的电位约为 $+80mV$，此为耳蜗内电位，又称内淋巴电位。毛细胞膜内电位约为 $-80mV$，这样蜗管内（$+80mV$）与毛细胞内（$-80mV$）电位差可达 160mV 左右，这就是静息电位。耳蜗静息电位是产生其他电位变化的基础。

2. 耳蜗微音器电位　耳蜗受到声波刺激时所产生的一种交流性质的电位变化称为**耳蜗微音器电位**（cochlear microphonic potential）。耳蜗微音器电位是多个毛细胞在接受声波刺激时所产生的感受器电位的复合表现，它可以诱发听神经纤维产生动作电位。

3. 听神经动作电位　耳蜗对声音刺激进行换能和编码后，最后表现为听神经上的动作电位。某单一神经纤维对特定频率的纯音最敏感，即存在最佳频率。最佳频率的高低取决于该纤维在基底膜上的位置。而当该频率声音强度增大时，引起更多的听神经兴奋。听神经复合动作电位反映了整个听神经的兴奋状态。

三、人耳的听阈

耳的适宜刺激是空气振动的疏密波。对于每一种频率的声波，都有一个刚能引起听觉的最小强度，称为**听阈**（hearing threshold）。

如果振动频率不变，振动强度在听阈以上继续增加时，听觉的感受也会增强，但当强度增加到某一限度时，它引起的将不单是听觉，同时还会引起鼓膜的疼痛感觉，这个限度称为最大可听阈。

第四节　前庭器官

前庭器官包括椭圆囊、球囊和三个半规管，是人体对自身运动状态和头在空间位置的感受器，在维持身体的平衡中占有重要地位。

一、椭圆囊和球囊的功能

椭圆囊（utricle）和**球囊**（saccule）是膜质的小囊，内部充满内淋巴液，囊内各有一个特殊的结构，分别称为椭圆囊斑和球囊斑。囊斑中有毛细胞，其**纤毛**（cilium）埋植在耳石膜的胶质中。耳石膜内含有许多微细的耳石，由碳酸钙和蛋白质组成，其比重大于内淋巴。人体直立位时，椭圆囊的囊斑呈水平位，耳石膜在毛细胞纤毛的上方；而球囊的囊斑则处于垂直位，耳石膜悬在纤毛的外侧。毛细胞纤毛的这种配置有利于分辨人体在囊斑平面上所做的各种方向的直线变速运动。

　　每个毛细胞顶部有 60～100 条纤毛，其中最长的一条叫**动毛**（kinocilium），位于一侧边缘部，其余的都叫**静毛**（stereocilium）。当外力使这些纤毛倒向一侧时，位于毛细胞底部的神经纤维上就有冲动频率的变化。当动毛和静毛都处于自然状态时，细胞膜内外存在着约 -80mV 的静息电位，毛细胞底部的神经纤维上有中等频率的持续放电；当外力使顶部静毛倒向动毛侧时，毛细胞出现去极化，膜内电位上移到阈电位（-60mV）时，神经纤维上冲动发放频率增加；与此相反，当外力使顶部动毛倒向静毛侧时，毛细胞出现超极化，膜内电位下移到 -120mV，神经纤维上冲动发放频率减少（图 3-9-9）。

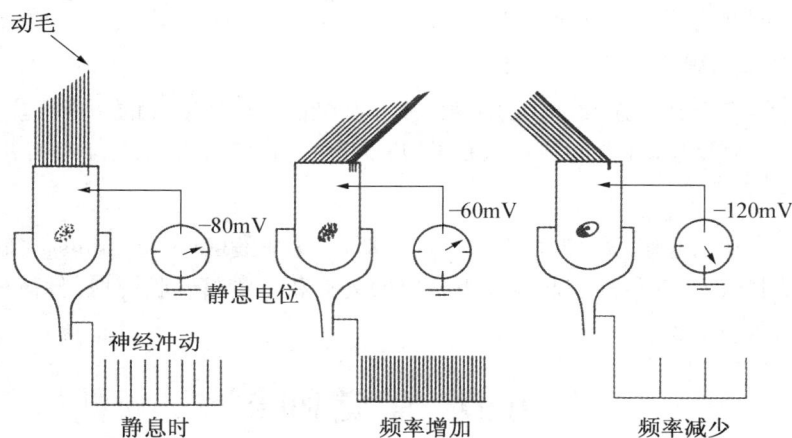

图 3-9-9　前庭器官中毛细胞顶部纤毛受力情况与电位变化的关系示意图

　　椭圆囊和球囊的功能是感受头部的空间位置和直线变速运动。其适宜刺激是直线运动正负加速度。例如，当头部的空间位置发生改变时，或者躯体作直线变速运动时，由于重力和惯性的作用，使耳石膜与毛细胞的相对位置发生改变，导致纤毛产生弯曲，倒向某一方向，从而使传入神经纤维发放的冲动发生变化，这种信息经前庭神经传入中枢后，可引起相应的感觉，同时反射性地调节躯体肌肉的紧张性引起的姿势反射，以维持身体的平衡。

二、半规管的功能

　　人体两侧内耳各有三个相互垂直的**半规管**（semicircular），分别代表空间的三个平面（图3-9-6）。每条半规管均有一膨大的部位，称为**壶腹**（ampulla）。壶腹内各有一个隆起，称为**壶腹嵴**（crista ampullaris），嵴内也有毛细胞，其纤毛较长，外面罩有一种称为终帽的胶状物，毛细胞上动毛和静毛的相对位置是固定的。

　　半规管的功能是感受旋转变速运动。其适宜刺激是正负角加速度运动。

人脑便根据来自两侧半规管传入信息的不同,来判定是否开始旋转和旋转方向。由于人体有三对半规管,而且互相垂直,它们可以感受任何平面上不同方向旋转变速运动的刺激,最后经前庭神经传入中枢,引起眼球震颤和躯体、四肢骨骼肌紧张性的改变,以调整姿势,保持平衡;同时冲动上传到大脑皮层,引起旋转的感觉。

三、前庭反应

来自前庭器官的传入冲动,除引起运动和位置觉外,还能引起各种不同的骨骼肌和自主神经功能的改变,这些现象称前庭反应。

(一)前庭器官的姿势反射

当进行直线变速运动时,可刺激椭圆囊和球囊,反射性地改变颈部和四肢肌紧张的强度。同样,在作旋转变速运动时,也可刺激半规管,反射性地改变颈部和四肢肌紧张的强度。

运动姿势反射所引起的反射动作,都是和发动这些反射的刺激相对抗的。其意义在于维持机体一定的姿势和保持身体平衡。

(二)前庭自主神经反应

人类前庭器官受到过强或过久的刺激,常可引起自主神经系统的功能反应,从而表现出一系列相应的内脏反应,如恶心、呕吐、眩晕、皮肤苍白、心率加快、血压下降等现象。

(三)眼震颤

躯体旋转运动引起眼球发生特殊的往返运动,称为**眼震颤**(nystagmus)。眼震颤主要是由于半规管受刺激,反射性地引起某些眼外肌的兴奋和一些眼外肌的抑制所致,而且眼震颤的方向与受刺激的半规管有关。

第五节　嗅觉和味觉

一、嗅觉

嗅觉(olfaction)的感受器是嗅细胞,位于鼻腔上端的嗅上皮中。

嗅细胞呈杆状,细胞的游离端(朝向鼻腔的一端)有6～8根嗅纤毛,其底端的突起形成嗅丝,属于无髓纤维,穿过筛孔到达嗅球,进而传到更高级的嗅觉中枢(大脑边缘叶的前底部区域),引起嗅觉。

嗅觉的适宜刺激是可挥发性化学物质。嗅觉的敏感程度常以嗅阈来评定,也就是能引起嗅觉的某种物质在空气中的最小浓度。不同动物的嗅觉敏感程度差异很大,同一动物对不同物质的敏感程度也不同。嗅觉有明显的适应现象,但这并不等于嗅觉的疲劳。

二、味觉

味觉(gustation)的感受器是**味蕾**(taste bud),主要分布在舌背部和舌周边部位的黏膜内。

味蕾是一种化学感受器,适宜刺激是一些溶于水的物质。人舌表面的不同部位对不同味刺激的敏感程度不一样。一般是舌尖部对甜味比较敏感,舌两侧对酸味比较敏感,舌两侧前部对咸味比较敏感,舌根部对苦味较敏感。

　　人类的味觉可分为酸、甜、苦、咸 4 种,其他复杂的味觉被认为是这 4 种味觉不同比例的组合。味感受器没有轴突,味细胞产生的感受器电位通过突触传递引起感觉神经末梢产生动作电位,传向味觉中枢(中央后回头面部感觉区的下侧),中枢可能通过来自传导四种基本味觉专用线路上的神经信号和不同的组合来认知这些基本味觉及其以外的多种味觉。

(刘传飞)

第十章

神经系统

神经系统是机体最重要也是最复杂的功能调节系统。它不仅使机体内部各器官、各系统之间协调统一，精确地完成正常的生理功能，而且能接受机体内外环境的各种信息，进行适应性调节，以适应内外环境的不断变化；同时人类在进行社会活动和生产劳动中，大脑皮层得到了高度发展和不断完善，产生了语言、思维、学习和记忆等高级功能活动，使人类能够主动地认识环境、适应和改造环境。

第一节　神经元活动的一般规律

一、神经元和神经纤维

（一）神经元

神经元（neuron）又称神经细胞，是神经系统的结构和功能单位。神经元具有接受信息、传导信息和整合信息的功能。神经元由胞体和突起两部分构成。神经元胞体是神经元代谢和营养中心，胞体能合成蛋白质和酶，对神经递质和神经分泌物的形成以及接受和整合信息的功能活动具有重要意义。突起又分为**树突**（dendrites）和**轴突**（axon）。树突具有接受信息和整合信息的功能。轴突由胞体的轴丘分出，轴突开始的部分称为始段，此段是产生动作电位的部位；轴突的主要功能是传导神经冲动；轴突末梢有许多分支，轴突内的轴浆能将胞体内合成的物质运输到轴突末梢，然后经末梢释放，进而影响后一级神经元或效应器活动。

（二）神经纤维

运动神经元的轴突和感觉神经元的长树突统称为轴索，其外面包有髓鞘或神经膜，称为**神经纤维**（nerver fiber），它的主要功能是传导兴奋，也称为神经冲动。

1. 神经纤维传导兴奋的特征

（1）生理完整性：神经纤维要实现正常的传导功能，必须保证其结构和功能上的完整。如果神经纤维被切断、损伤，其结构上不能保持完整，神经冲动则不能通过；在应用麻醉药或低温处理后，虽然结构上完整，但正常功能受到抑制，冲动的传导也会发生阻滞。

（2）绝缘性：一条神经干包含着多条神经纤维，但任何一条神经纤维在传导兴奋时，一般不会干扰邻近纤维，这种彼此绝缘的特性称为绝缘性。

（3）双向传导：刺激神经纤维上任何一点时所产生的兴奋，可向神经纤维的两端同时传导，称为双向传导。但在整体情况下，兴奋的传导是按反射弧的一定方向进行的，故体内神经纤维动作电位的传导表现为单向性。

（4）相对不疲劳性：实验发现，用连续电刺激神经纤维 9～12h，在此时间内，神经纤维仍保持不衰减的传导能力,这可能与动作电位传导时耗能极少有关。

2. 神经纤维传导兴奋的速度　神经纤维传导兴奋的速度与其直径粗细、髓鞘有无及温度高低有关。神经纤维直径粗、有髓鞘,则传导速度快;反之,传导速度慢。温度在一定范围内升高时,传导速度会加快;而温度降低时,传导速度会减慢,当温度下降到一定程度时,甚至会发生传导阻滞,局部可暂时失去感觉,这就是临床上冷冻麻醉的原理。

3. 神经纤维的分类　常用的分类方法有:① 根据电生理学的特征,主要根据传导速度和后电位的差异,将哺乳动物的周围神经纤维分为 A、B、C 三类。A 类为有髓鞘的躯体传入和传出纤维,其中又可分为 α、β、γ、δ 四个亚类。B 类为有髓鞘的自主神经节前纤维。C 类为无髓鞘的躯体传入纤维和自主神经节后纤维。② 根据神经纤维来源和直径,将神经纤维分为 Ⅰ、Ⅱ、Ⅲ、Ⅳ四类,其中Ⅰ类又分为Ⅰa 和Ⅰb 两个亚类。目前对传出纤维常采用前一种分类方法,而对传入纤维常采用后一种分类方法。

4. 神经纤维的轴浆运输　神经元轴突内的胞质称为轴浆,轴突内借轴浆流动运输物质的现象,称轴浆运输。轴浆的流动是双向的,轴浆由胞体向轴突末梢方向流动,称顺向运输;反之则称为逆向运输。通常以顺向运输为主,并且有快慢之分。胞体内合成的具有膜的细胞器,如含有递质的囊泡、线粒体、分泌颗粒等经快速运输运到轴突末梢,速度约为 410mm/d;由胞体内合成的蛋白质所构成的微管、微丝以及其他轴浆的可溶性成分通过慢速轴浆运输,速度约为 1~12mm/d。而神经生长因子、破伤风毒素和狂犬病毒等由外周进入中枢神经系统可能是通过逆向轴浆运输实现的。

5. 神经纤维的营养作用　神经纤维对其所支配的组织有两方面的作用:一方面是借助神经冲动的传导,引起末梢释放神经递质,递质与后膜受体结合后,改变所支配的器官组织的功能活动,这一作用称为功能性调节作用。另一方面是神经纤维通过末梢释放某些物质,持续地调整被支配组织的内在代谢活动,从而对其组织细胞的形态结构、代谢类型和生理功能产生缓慢持久的影响,这一作用称为神经纤维的营养性作用。神经的营养作用与神经冲动无关,这一作用在正常情况下不易被觉察,但在神经损伤后可明显地表现出来。例如,肌肉去神经后,肌肉内糖原合成减慢,蛋白质分解加速,出现肌肉萎缩。另外,目前还发现神经所支配的组织和神经胶质细胞也能产生支持神经元的营养因子,如神经生长因子、神经营养性因子等。

二、神经胶质细胞

神经胶质(neuroglia)是神经系统内除神经元之外的另一种重要组成部分,是神经元的辅助成分。神经胶质细胞广泛分布于中枢和周围神经系统,其数量约为神经元的 10~50 倍。目前对神经胶质细胞的功能了解不多,可能对神经系统有支持、营养、修复和保护以及摄取和分泌等功能。

三、神经元之间的相互作用方式

中枢神经系统由数以亿计的神经元组成,神经元之间在结构上并无原生质相连,但却存在着密切的功能联系。这种相互间的功能联系是通过突触传递进行的。神经元与神经元之间的功能接触并传递信息的部位称为**突触**(synapse)。突触传递的方式有化学性突触传递

（也称为经典的突触传递）、非突触性化学传递和电突触（也称为缝隙连接）三种方式，其中主要为化学性突触传递。

（一）突触的结构

经典的突触由突触前膜、突触间隙和突触后膜三部分组成（图 3-10-1）。前一神经元的轴突末梢可分成许多分支，每一分支的末梢膨大呈球形，称为突触小体，贴附在后一神经元的胞体或突起表面，构成突触。突触小体的膜称为突触前膜，与其对应的后一神经元胞体或突起的膜称为突触后膜。两者之间的间隙称为突触间隙，大约 20～40nm。突触小体内含有大量的突触小泡（也称为囊泡），内含有大量的神经递质。突触后膜上分布有受体，能与突触前膜释放的递质结合而发挥生理效应。

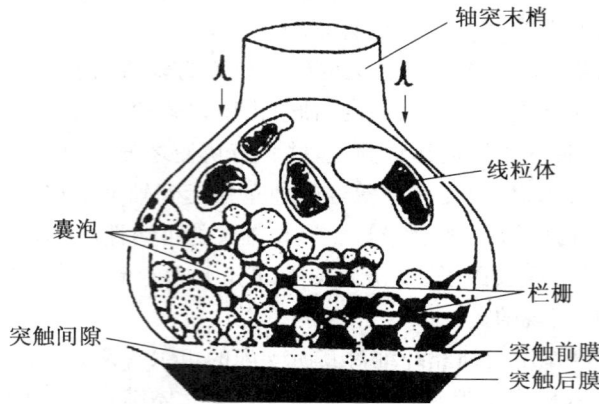

图 3-10-1 突触结构示意图

（二）突触的分类

通常根据神经元之间的接触部位，将突触分为轴突-胞体突触、轴突-树突突触、轴突-轴突突触。此外，近年来还发现了新的突触，如树突-树突、树突-胞体、树突-轴突、胞体-胞体等类型。

（三）突触传递的过程

突触传递是指兴奋由突触前神经元传给突触后神经元的过程。当神经冲动传到轴突末梢时，突触前膜去极化，引起前膜上的电压门控性 Ca^{2+} 通道开放，膜外 Ca^{2+} 进入突触小体。在 Ca^{2+} 的作用下，一方面降低突触小体内轴浆的黏度，使突触小泡移近突触前膜；另一方面可消除前膜内侧的负电荷，有利于前膜与突触小泡接触、并与前膜融合，通过出胞将小泡内的递质释放到突触间隙中。递质经扩散到达突触后膜，与后膜上的特异性受体结合，引起突触后膜离子通透性的改变，从而引起突触后膜产生去极化或超极化的电位变化，这种电位变化称为**突触后电位**（postsynaptic potential）。突触后电位属于局部电位，可分为**兴奋性突触后电位**（excitatory postsynaptic potential，EPSP）和**抑制性突触后电位**（inhibitory postsynaptic potential，IPSP）两种类型。

1. 兴奋性突触后电位 若突触前神经元末梢释放兴奋性递质，与突触后膜受体结合后，使突触后膜对 Na^+、K^+ 通透性增大，尤其是 Na^+ 通透性增大，于是 Na^+ 内流超过 K^+ 外流，导致突触后膜去极化，即产生兴奋性突触后电位，当兴奋性突触后电位总和达到突触后神经元的阈电位时，即产生动作电位，引起突触后神经元兴奋。

2. 抑制性突触后电位　若突触前神经元末梢释放的抑制性递质与突触后膜受体结合，则使突触后膜对 K^+、Cl^- 的通透性增大，尤其是 Cl^- 的通透性增大，结果使突触后膜超极化，产生抑制性突触后电位。抑制性突触后电位引起突触后膜兴奋性降低，而使突触后神经元出现抑制效应。

四、神经递质和受体

（一）神经递质

神经递质（neurotransmitter）是指由突触前神经元合成并在末梢处释放，经突触间隙扩散，特异性地作用于突触后神经元或效应器细胞上的受体，使信息从突触前传递到突触后的化学物质。另外，在神经系统中还有一类化学物质，虽由神经元产生，也作用于特异性受体，但并不是在神经元之间起传递信息的作用，而是调节信息传递的效率，增强或减弱递质传递的效应，这类化学物质称为**神经调质**（neuromodulator）。通常递质与调质并无严格区分，统称为递质。

按神经递质存在的部位，可将其分为中枢神经递质和外周神经递质两大类。

（二）受体

递质必须与相应的受体结合才能发挥生物效应。**受体**（receptor）是指存在于细胞膜或细胞内能与某些化学物质发生特异性结合并诱发生物效应的特殊生物分子。其实质是具有特殊功能的蛋白质。能与受体发生特异性结合并产生生物效应的化学物质称为受体的**激动剂**（agonist）；能与受体发生特异性结合但不产生生物效应的化学物质称为受体的**拮抗剂**或**阻断剂**（antagonist）。激动剂与拮抗剂统称为配体。目前主要是以不同的天然配体对受体进行分类，如以乙酰胆碱为天然配体的胆碱能受体，和以肾上腺素、去甲肾上腺素为天然配体的肾上腺素能受体等。

（三）主要的神经递质和受体

神经系统内存在大量的神经递质，如乙酰胆碱、去甲肾上腺素、多巴胺、5-羟色胺、氨基酸、肽类和腺苷以及气体分子等，这里主要介绍两种递质和受体。

1. **乙酰胆碱**（acetyl choline，Ach）　广泛存在于外周和中枢神经系统。凡能释放乙酰胆碱的神经纤维称为胆碱能纤维，包括副交感和交感神经的节前纤维，副交感神经节后纤维，小部分交感神经节后纤维（支配汗腺和骨骼肌血管舒张的交感舒血管节后纤维）及躯体运动神经纤维。在中枢神经系统，含有乙酰胆碱的胆碱能神经元广泛存在，如脊髓、脑干网状结构、丘脑、纹状体、边缘系统等。

根据胆碱能受体的药理学特性，将胆碱能受体分为**毒蕈碱受体**（muscarinic receptor，M受体）和**烟碱受体**（nicotinic receptor，N受体）两种类型。

（1）毒蕈碱受体：这类受体分布于副交感神经节后纤维及交感神经胆碱能节后纤维所支配的效应器细胞膜上，能与毒蕈碱结合产生相似的效应，也称为 M 样作用。其效应有心脏活动抑制，支气管平滑肌、胃肠道平滑肌、膀胱逼尿肌和瞳孔括约肌收缩，消化腺、汗腺分泌增多，骨骼肌血管舒张等。阿托品是 M 受体的阻断剂。

（2）烟碱受体：这类受体分布于交感和副交感神经节的胞体及神经肌肉接头的终板膜

上，能与烟碱结合产生相似效应，也称为 N 样作用。烟碱受体有两种亚型，即 N_1 受体和 N_2 受体。N_1 受体分布在神经节突触后膜上，乙酰胆碱与其结合后能引起自主神经节的节后神经元兴奋，因此也称为神经元型烟碱受体；N_2 受体分布在骨骼肌终板膜上，乙酰胆碱与其结合后能引起骨骼肌收缩，也称为肌肉型烟碱受体。六烃季胺主要阻断 N_1 受体，十烃季胺主要阻断 N_2 受体，筒箭毒碱可阻断 N_1 和 N_2 受体。

2. 去甲肾上腺素（norepinephrine，NE）　在外周大部分交感神经节后纤维为肾上腺素能纤维。在中枢肾上腺素能神经元主要分布于延髓、中脑和脑桥内，主要调节觉醒、睡眠、情绪等活动。

肾上腺素能受体主要有 α 受体和 β 受体两类。

（1）α 受体：α 受体主要分布在血管平滑肌、子宫平滑肌、虹膜辐射状肌等处。当儿茶酚胺与 α 受体结合后，可引起血管收缩、子宫收缩（有孕）、瞳孔扩大等兴奋性效应。但对小肠平滑肌则引起舒张。酚妥拉明可阻断 α 受体的效应。

（2）β 受体：这类受体可分为 β_1、β_2 和 β_3 三种亚型。β_1 主要分布于心脏组织中，儿茶酚胺与 β_1 受体结合后，可使心率加快，心肌收缩力增强；β_2 受体分布于支气管平滑肌、胃、肠、子宫、逼尿肌和血管平滑肌上，儿茶酚胺与 β_2 受体结合后产生效应是抑制性的，可引起血管舒张、支气管舒张、小肠舒张和无孕子宫舒张等；β_3 受体主要分布于脂肪组织，兴奋时可引起脂肪分解。阿替洛尔可阻断 β_1 受体，丁氧胺可阻断 β_2 受体，普萘洛尔（心得安）可阻断 β_1 和 β_2 受体。

五、反射活动的一般规律

（一）中枢神经元的联系方式

神经元以其在反射弧中所处的位置不同而分为传入神经元、传出神经元和中间神经元三种。其中中间神经元的数量最多，仅大脑皮层的中间神经元就约有 140 亿个，神经元数量如此巨大，它们之间的联系方式就非常复杂。中枢神经元的联系有辐散式、聚合式、环式与链锁式等多种方式，使信息传递过程复杂化（图 3-10-2）。

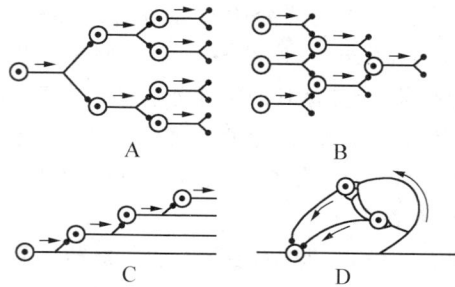

图 3-10-2　中枢神经元的联系方式
A. 辐散式联系　B. 聚合式联系　C. 链锁式联系　D. 环式联系

（二）兴奋在中枢传递的特征

1. 单向传递　在反射活动中，兴奋通过化学性突触时，只能向一个方向传递，即由突触前神经元传给突触后神经元。这是因为突触小泡中的递质只能由突触前神经元释放，扩散到突触后神经元,作用于突触后膜上的受体所致。

2. 中枢延搁 兴奋通过中枢部分耗费时间较长,称中枢延搁。因为兴奋通过突触时需要经历递质释放,递质弥散,递质与突触后膜受体结合以及产生突触后电位等一系列环节,所以在反射过程中,通过的突触越多,反射时间就越长。

3. 总和 在中枢神经系统内,一次神经冲动引起突触前神经元递质释放量不多,只能引起突触后膜产生局部电位,而不能产生动作电位。但若同一突触前神经纤维连续传来一系列冲动,或许多突触前神经纤维同时传来多个冲动,所引起的电位变化可以叠加起来达到阈电位,即可使突触后神经元爆发动作电位,这一现象称总和。总和是中枢神经系统整合的基础。

4. 兴奋节律的改变 实验发现,在反射活动中,突触前神经与突触后神经的冲动频率不一致,这种兴奋性节律的改变是因为突触后神经元的兴奋节律不仅取决于突触前神经元传入冲动频率,同时还与突触后神经元自身的功能状态以及中间神经元的功能状态和联系方式有关。

5. 对内环境变化敏感和易疲劳 突触部位是一个脆弱的环节,最容易受内环境变化的影响,如缺氧、二氧化碳增多、酸碱度变化以及某些药物等均可影响突触传递。另外,突触也是反射活动中最易疲劳的部位。由于递质易耗竭,当连续快速刺激突触前神经元末梢时,突触后神经元的高频放电只持续几秒钟,此后放电频率逐渐减少。疲劳的出现可使中枢神经避免过长时间兴奋,具有一定保护作用。

（三）中枢抑制

神经系统的活动不仅表现有兴奋过程,而且还有抑制过程。这样反射活动才能协调进行。

1. 突触后抑制 **突触后抑制**(postsynaptic inhibition)是由抑制性中间神经元的活动引起的。当抑制性中间神经元兴奋时,其末梢所释放的抑制性递质与突触后膜受体结合后,引起突触后膜超极化,产生抑制性突触后电位,从而使突触后神经元的活动抑制。因此,这种抑制也称为超极化抑制。突触后抑制可分为以下两种类型:

（1）传入侧支性抑制:感觉传入纤维进入中枢后,一方面直接兴奋某一中枢神经元,另一方面通过侧支兴奋一抑制性中间神经元,进而通过抑制性中间神经元的活动抑制另一中枢神经元,这种抑制称为传入侧支性抑制,又称交互抑制。如引起屈肌反射的传入纤维进入脊髓后,一方面直接兴奋屈肌运动神经元,另一方面通过侧支兴奋另一与伸肌运动神经元构成突触联系的抑制性中间神经元,进而抑制伸肌运动神经元的活动,导致屈肌收缩而伸肌舒张(图 3-10-3)。传入侧支性抑制可使不同中枢之间的活动协调起来。

（2）回返性抑制:某一中枢神经元兴奋时,其传出冲动沿轴突外传的同时又经轴突侧支兴奋一抑制性中间神经元,该抑制性中间神经元兴奋后通过轴突末梢释放抑制性递质,反过来抑制原先发生兴奋的神经元及同一中枢其他神经元的活动,这种抑制称为回返性抑制。如脊髓前角运动神经元的轴突支配骨骼肌运动,同时其轴突末梢发出侧支兴奋了一种抑制性中间神经元闰绍细胞,通过闰绍细胞释放抑制性递质反过来抑制脊髓前角运动神经元的活动(图 3-10-3)。这种抑制是一种反馈性抑制,它能及时终止神经元的活动,防止过度和过久的兴奋;同时也能使同一中枢内许多神经元的活动同步化。

2. 突触前抑制 通过改变突触前膜的活动,使突触后神经元产生的抑制,称为**突触前**

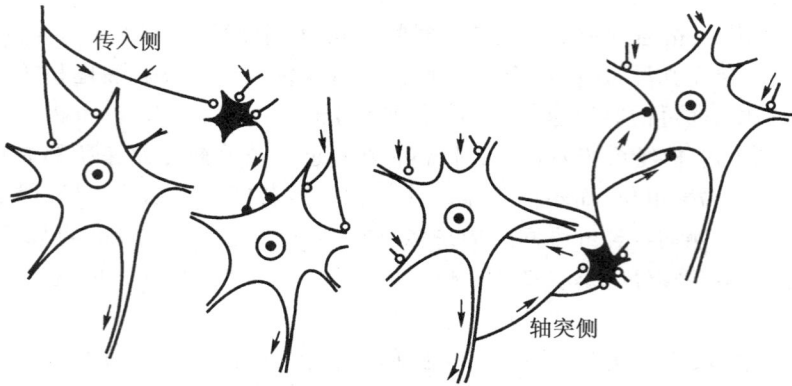

图 3-10-3　两类突触后抑制

黑色神经元代表抑制性中间神经元,左侧为传入侧支性抑制,右侧为回返性抑制。

抑制(presynaptic inhibition)。突触前抑制的结构基础是轴突-轴突式突触。如图 3-9-4 所示,轴突 1 与神经元 3 构成轴突-胞体突触,轴突 2 与轴突 1 构成轴突-轴突突触,轴突 2 与神经元 3 不发生直接联系。当刺激轴突 1 时,可使神经元 3 产生一定大小的兴奋性突触后电位而兴奋神经元 3;若先刺激轴突 2,紧接着再刺激轴突 1,则神经元 3 的兴奋性突触后电位就明显减小。这样轴突 1 的兴奋就不容易甚至不能使神经元 3 发生兴奋,呈现抑制效应。

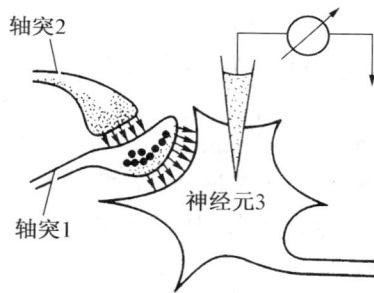

图 3-10-4　突触前抑制示意图

突触前抑制是由于突触前膜先产生去极化,使其静息电位减小,当前膜受刺激兴奋时,产生的动作电位幅度减小,释放的兴奋性递质减少,引起突触后膜产生的兴奋性突触后电位减小所致,因而也称为去极化抑制。突触前抑制在中枢神经系统中广泛存在,尤其是在感觉传入通路中多见,对感觉传入活动的调节具有重要意义。

第二节　神经系统的感觉功能

机体内外的各种刺激作用于相应的感受器,其传入冲动通过特定的感觉传入通路传向特定的感觉中枢,产生相应的感觉。

一、脊髓的感觉传导功能

脊髓是除头面部感觉外的外周各种感觉信号上传到高级中枢的通路。由脊髓上传的感觉传导通路大致分为浅感觉传导通路和深感觉传导通路两类。浅感觉传导通路传导躯干、四肢及颈部皮肤的痛、温和粗触压觉,其传入纤维由后根进入脊髓,在脊髓后角换元后发出纤维,经中央管前方交叉到对侧,再经脊髓丘脑束上行达丘脑。深感觉传导通路传导肌肉、肌腱及关节的本体感觉和精细触压觉,其传入纤维由后根进入脊髓后不立即更换神经元,而是在同侧脊髓后索上行到达延髓的薄束核和楔束核换元,换元后发出纤维交叉到对侧,经内侧丘系至丘脑。临床上观察到,当脊髓半离断时,离断同侧深感觉障碍,而对侧浅感觉障碍。

二、丘脑的感觉投射系统

丘脑接受除嗅觉外各种感觉传导束的投射,经丘脑换元后投射到大脑皮层。因此,丘脑是躯体感觉传导的总换元接替站。根据丘脑向大脑皮层投射特征的不同,将感觉投射系统分为特异投射系统与非特异投射系统(图 3-10-5)。

(一)特异投射系统

各种特异性感觉传入到达丘脑后,在丘脑的特异性感觉接替核换元。由特异性感觉接替核换元后发出纤维投射到大脑皮层特定的区域,形成特定的感觉,这一投射系统称为**特异投射系统**(specific projection system)。每一种特异性感觉信息的投射途径都具有专一性,与皮层之间具有点对点的定位关系。其功能是引起特定感觉,并激发大脑皮层发出传出冲动。

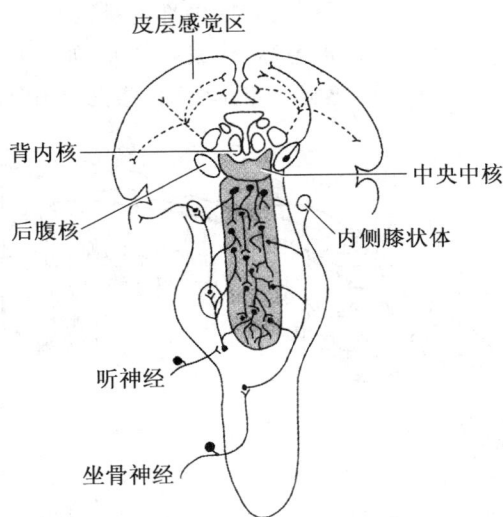

图 3-10-5　感觉投射系统示意图

灰色区域代表脑干网状结构;实线代表特异性投射系统;
虚线代表非特异性投射系统。

(二)非特异投射系统

各种感觉信息上传经过脑干时,发出侧支与脑干网状结构中的神经元发生突触联系,经多次换元后到达丘脑髓板内核群。由丘脑髓板内核群多次换元后发出投射纤维弥散地投射到大脑皮层的广泛区域,这一投射系统称为**非特异投射系统**(nonspecific projection system)。由于各种不同的感觉传入信息在脑干网状结构中经过多次换元,失去了专一的感觉性质和特征,因而不能产生特定的感觉。其功能是维持和改变大脑皮层的兴奋性,使机体处于觉醒状态。动物实验中发现,脑干网状结构内存在有上行唤醒作用的功能系统,称为脑干网状结构上行激动系统。由于这一系统是多突触联系,所以易受一些药物的影响而发生传导阻滞。例如,临床上常用的巴比妥类催眠药及麻醉药,可能就是通过部分阻滞上行激动系统的传导而发挥作用的。

特异投射系统与非特异投射系统之间的功能是密切联系的。机体要产生清晰的感觉,是在非特异投射系统造成大脑皮层一定程度的广泛兴奋下产生的,在此基础上特异投射系统上传的信息才能引起特定的感觉。

三、大脑皮层的感觉分析功能

大脑皮层是感觉分析的最高级中枢,各种感觉传入冲动到达大脑皮层,经过皮层的分析与综合才能产生各种特异感觉。不同性质的感觉在大脑皮层有不同的代表区。

（一）体表感觉代表区

1. 第一体表感觉区　　中央后回是全身体表感觉的主要投射区,称为第一体表感觉区。此区的投射规律是：① 交叉性投射,即一侧体表感觉投射到对侧大脑皮层相应区域,但头面部的感觉投射为双侧性;② 投射区域的空间排列是倒置的,即下肢代表区在顶部,上肢代表区在中间部,头面代表区在底部,但头面部代表区内部的排列是正立的;③ 投射区域大小与体表各部位感觉灵敏度有关,感觉灵敏度愈高,代表区愈大,如手指和嘴唇代表区大,而感觉灵敏度低的背部代表区小。第一体表感觉区定位明确,感觉清晰(图 3-10-6)。

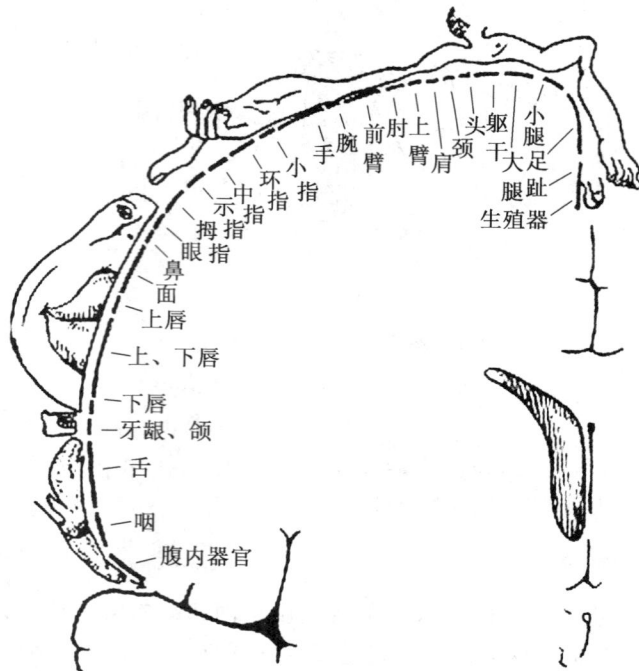

图 3-10-6　人大脑皮层感觉区示意图

2. 第二体表感觉区 位于中央前回与岛叶之间。体表感觉在此区的投射是正立的、双侧的，定位性差。第二体表感觉区对感觉具有粗略分析的功能。

（二）其他感觉区

本体感觉是指肌肉和关节等的运动觉和位置觉，人类大脑皮层的中央前回既是运动区，也是来自肌肉、关节等本体感觉投射的代表区。内脏感觉区位于第一和第二体表感觉、运动辅助区和边缘叶等皮层部位；内脏感觉区面积小，而且不集中，这可能是内脏感觉性质模糊、定位不准确的原因之一。视觉区位于大脑皮层枕叶距状裂的上、下缘，左侧枕叶皮层接受左眼颞侧视网膜和右眼鼻侧视网膜的传入纤维投射，右侧枕叶皮层接受右眼颞侧视网膜和左眼鼻侧视网膜的传入纤维投射，故一侧枕叶受损时，可引起双眼对侧偏盲，双侧枕叶受损，可造成全盲；另外，视网膜不同部位的传入冲动在视觉代表区内的投射部位也有一定的分布规律，如距状裂上缘接受视网膜上半部的投射，距状裂下缘接受视网膜下半部的投射，距状裂前部接受视网膜周边部的投射，距状裂后部接受视网膜中央凹黄斑区的投射。听觉代表区位于颞横回和颞上回，在高等动物边缘叶的前底部区域与嗅觉功能有关，中央后回头面部感觉区下侧与味觉功能有关。

四、痛觉

痛觉是伤害性刺激作用于人体所引起的一种复杂感觉，常伴有不愉快的情绪活动和防御反应。疼痛能使个体警觉到处境的危险，对机体具有保护作用。痛觉又是许多疾病的一种症状，临床上根据疼痛的部位、性质和时间不同对某些疾病进行初步的诊断。

（一）痛觉感受器

痛觉感受器是游离神经末梢，可感受组织液中某些化学物质（如 K^+、H^+、组胺、5-羟色胺、缓激肽等）的刺激，是一种化学感受器。一般认为，引起痛觉不需要特殊的适宜刺激，任何形式的刺激只要达到一定强度，成为伤害性刺激时都可引起疼痛，如机械刺激、电刺激等。当机体受到伤害性刺激时，引起伤害组织释放某些致痛物质进入组织液，刺激游离神经末梢，使游离神经末梢去极化，发放神经冲动，传入中枢引起痛觉。

（二）皮肤痛

皮肤痛可分为快痛和慢痛两种。快痛是指皮肤受到伤害性刺激时立即出现的一种尖锐而定位清楚的"刺痛"，其产生快，消失也快。慢痛是指皮肤受到伤害性刺激后约 $0.5\sim1$ 秒钟才出现的一种定位不明确的"烧灼痛"，痛感强烈难以忍受，并伴有不愉快情绪反应和心血管、呼吸等方面的变化，持续时间较长。外伤时，这两种痛觉相继出现，不易明确区分；皮肤发生炎症时，常以慢痛为主。深部组织，如骨膜、韧带和肌肉以及内脏等部位的痛觉，一般也表现为慢痛。传导快痛的神经纤维主要是 $A_δ$ 纤维，而传导慢痛的神经纤维主要是 C 类纤维。

（三）内脏痛

内脏无本体感觉，温度觉和触觉也较少，主要是痛觉，内脏中感受器的分布较稀疏，所以内脏痛的定位不准确。内脏痛与皮肤痛相比较具有以下特征：① 发生缓慢、持续时间长；② 定位不准确，对刺激的分辨能力差；③ 对机械牵拉、缺血、痉挛和炎症等刺激敏感，对切割、烧灼刺激不敏感;④ 常伴有明显的情绪反应,有些还具有牵涉痛。

某些内脏疾病往往引起体表一定部位发生疼痛或痛觉过敏,这种现象称**牵涉痛**(referred pain)。如心肌缺血时,常感心前区、左肩和左上臂尺侧疼痛;患胆囊炎、胆结石时,可感右肩区疼痛;患阑尾炎时常伴有上腹部或脐周疼痛;患胰腺炎时,常感左上腹和肩胛区疼痛;患肾结石时,可出现腹股沟区疼痛等。牵涉痛定位明确,而且可先于内脏痛出现,因此熟悉牵涉痛现象,对疾病的诊断有一定的意义。

第三节   神经系统对躯体运动的调节

人和动物的各种躯体运动,都是在神经系统的控制下,通过骨骼肌的收缩和舒张,牵动骨和关节的运动来完成的。

一、脊髓对躯体运动的调节

(一)脊髓的运动神经元与运动单位

脊髓是躯体运动最基本的反射中枢。在脊髓前角中有大量 α 运动神经元和 β 运动神经元,其轴突经前根离开脊髓直接到达所支配的骨骼肌。α 运动神经元支配骨骼肌的梭外肌。由一个 α 运动神经元及其所支配的全部肌纤维所组成的功能单位,称为**运动单位**(motor unit)。通常是分支数目越多,支配肌纤维的数量越多,运动单位也愈大。α 运动神经元接受来自大脑皮层运动区的指令,引起随意运动;也接受来自皮肤、关节、肌肉等的传入信息,产生反射活动。因此,α 运动神经元是脊髓反射的最后公路。γ 运动神经元支配骨骼肌的梭内肌,其胞体分散在 α 运动神经元之间,兴奋性较高,其冲动传导到脊髓,从而调节肌梭的敏感性。

(二)脊髓的躯体运动反射

1. 牵张反射   有神经支配的骨骼肌在受到外力牵拉而伸长时,能反射性地引起受牵拉的同一肌肉收缩,这一反射活动称为**牵张反射**(stretch reflex)。牵张反射可分为**腱反射**(tendon reflex)和**肌紧张**(muscle tonus)两种形式。

腱反射是指快速牵拉肌腱时发生的牵张反射。这类反射的反射时很短,相当于一个突触的传递时间,因而认为此反射为单突触反射。反射弧比较简单,一般中枢只涉及 1～2 个脊髓节段。由于各种腱反射的中枢位于脊髓的不同节段,所以检查腱反射可以帮助了解神经系统某些功能状态以及病变所在的部位。若腱反射亢进,表明控制脊髓的高位中枢病变或作用减弱;若腱反射减弱或消失,常提示该反射弧本身的某个环节损伤。

肌紧张是指缓慢持续牵拉肌腱时所引起的牵张反射。正常机体内的骨骼肌由于受到地心引力及姿势改变等的轻度牵拉作用,而经常处于一种轻度的持续收缩状态,产生一定的张力,称为肌张力。肌紧张是一种多突触反射。由于肌紧张是骨骼肌纤维轮流交替收缩引起的,所以能持久维持而不易疲劳。其意义在于保持躯体一定的姿势。

牵张反射的感受器是肌梭。肌梭是一种感受肌肉长度变化或牵拉刺激的特殊感受装置。肌梭囊内的肌纤维称为梭内肌纤维,由结缔组织囊包裹,而囊外的一般肌纤维称为梭外肌纤维。整个肌梭附着于梭外肌纤维上,与其平行排列、呈并联关系(图 3-10-7)。梭内肌纤维的收缩成分位于两端,感受装置位于中间部分,对牵拉刺激敏感。当梭内肌收缩时,可使感受装置敏感性升高。当肌肉受到外力牵拉时,梭外肌被拉长,肌梭也被拉长,感受装置受刺激,冲动经肌梭Ⅰa类传入纤维到达脊髓,引起支配受牵拉肌肉的α运动神经元兴奋,经α运动神经纤维传出,使梭外肌收缩,从而引起牵张反射。当γ运动神经元兴奋时,梭内肌收缩,肌梭内感受装置的敏感性提高,其传入脊髓的冲动增多,引起支配同一块肌肉的α运动神经元兴奋,导致梭外肌收缩,这一反射途径称为γ环路。

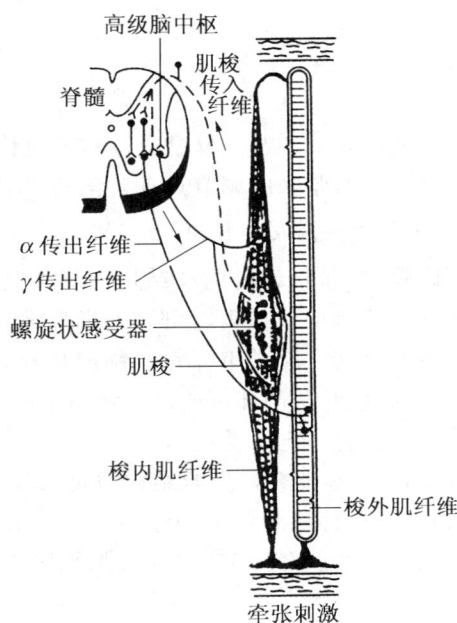

图 3-10-7　肌梭与牵张反射

除肌梭外,还有一种感受牵拉刺激的感受装置,称为腱器官。腱器官分布在肌腱胶原纤维之间,与梭外肌呈串联关系,其功能不同于肌梭,对被动牵拉不敏感,而对肌张力变化敏感,是一种张力感受器。当梭外肌收缩而张力增大时,腱器官受刺激而兴奋,其冲动经Ⅰb类纤维传入到脊髓后根,通过中间神经元而抑制相应的α运动神经元牵张反射活动,使该腱器官所在肌肉的肌紧张减弱,从而避免被牵拉肌肉因过度收缩而受到损伤。这种反射称为腱器官反射或反牵张反射。

2. 屈肌反射与对侧伸肌反射　脊椎动物的皮肤受到伤害性刺激时,受刺激一侧的肢体屈肌收缩而伸肌舒张,引起肢体屈曲,称为屈肌反射。其意义在于避开有害刺激,对机体具有保护作用,属于防御反射。屈肌反射与刺激强度有关,如用较弱的电刺激脊椎动物后肢趾部皮肤,只引起踝关节屈曲;若刺激强度加大,可引起膝关节和髋关节屈曲;若刺激强度再加大,则可在同侧肢体屈曲的基础上,出现对侧肢体伸直的反射活动,称为对侧伸肌反射。其意义是维持身体姿势平衡,属于姿势反射。

（三）脊休克

当脊髓与高位中枢突然离断时,断面以下脊髓的一切反射活动暂时消失,呈现无反应状态,这种现象称为**脊休克**(spinal shock)。其主要表现为:断面以下脊髓所支配的躯体运动和内脏反射减弱以至消失，肌紧张减弱或消失，外周血管扩张，血压下降，发汗反射抑制，粪尿潴留等。脊休克现象是暂时的，经过一段时间后，脊髓的反射活动可以逐渐恢复，但损伤面以下的知觉和随意运动则永久性丧失。脊髓反射恢复的快慢与动物种类有关，低等动物恢复快，高等动物则恢复慢，人类需要几周甚至几个月之久才能恢复。在反射的恢复过程中，首先是一些简单反射开始恢复，然后是复杂反射逐渐恢复。脊休克的产生原因是由于离断的脊髓突然失去了高位中枢的调节，使脊髓暂时处于兴奋性极低的状态，以致对任何刺激都失去反应。

二、脑干对肌紧张的调节

脑干对躯体运动特别是对肌紧张的调节主要是通过脑干网状结构发出的下行纤维作用于脊髓而进行的。脑干网状结构对肌紧张的调节具有易化和抑制两种作用。

（一）脑干网状结构易化区和抑制区及其作用

脑干网状结构易化区范围较广，包括延髓网状结构的背外侧部分、脑桥的被盖、中脑的中央灰质及被盖；此外，下丘脑和丘脑中线核群等部位对肌紧张也有易化作用，因此也包括在易化区概念之中。易化区是通过网状脊髓束兴奋脊髓前角 γ 运动神经元，再通过 γ 环路间接地加强肌紧张。前庭核、小脑前叶两侧部可通过加强脑干网状结构易化区活动，使肌紧张增强。易化区对 α 运动神经元也有一定的易化作用。

脑干网状结构抑制区范围较小，位于延髓网状结构的腹内侧部分，刺激这一部位可使肌紧张减弱。抑制区通过网状脊髓束，抑制脊髓前角 γ 运动神经元的活动，从而抑制肌紧张。大脑皮层运动区、尾状核和小脑前叶蚓部等部位可通过加强脑干网状结构抑制区的作用而抑制肌紧张。

脑干网状结构易化区和抑制区的功能活动相互拮抗，从而维持正常的肌紧张和姿势。在正常情况下，易化区活动较强，而抑制区活动较弱，两者在一定水平上保持平衡，以维持正常的肌紧张。

（二）去大脑僵直

在动物的中脑上、下丘之间横断脑干时，动物立即出现全身伸肌的肌紧张加强，四肢伸直、脊柱后挺、头尾昂起，呈现角弓反张状态，这一现象称为**去大脑僵直**（decerebrate rigidity）。其原因是在中脑水平切断脑干后，切断了大脑皮层运动区和尾状核对脑干网状结构抑制区的兴奋作用，使抑制区的活动大大减弱，而易化区活动相对增强，下行的易化作用大于抑制作用，而出现肌紧张亢进。

在人类发生脑损伤或脑炎时，由于病变严重侵犯脑干，造成皮层和皮层下中枢失去联系，可出现类似动物去大脑僵直的现象。出现此现象往往提示病变已严重侵犯脑干，是预后不良的表现。

三、小脑对躯体运动的调节

小脑通过传入和传出通路与大脑皮层、丘脑、脑干网状结构、红核等处有广泛联系，从而对躯体运动进行调节。小脑主要在维持身体平衡、调节肌紧张和协调随意运动等方面具有重要的作用。这些功能分别与前庭小脑、脊髓小脑和皮层小脑有关。

（一）前庭小脑

前庭小脑主要由绒球小结叶构成,主要功能为维持身体的平衡和正常姿势的保持。前庭小脑通过与前庭器官和前庭核构成的反射通路来调节机体的姿势和维持平衡。其反射途径是:前庭器官→前庭核→前庭小脑→前庭核→脊髓前角运动神经元→肌肉。当前庭小脑损伤时,机体的平衡功能障碍,站立不稳,没有外物支持不能行走,但其随意运动仍很协调。

（二）脊髓小脑

脊髓小脑由小脑前叶和后叶的中间带组成。脊髓小脑主要有两方面功能:一方面调节肌紧张,小脑前叶在调节肌紧张方面表现出双重作用,即小脑前叶蚓部抑制肌紧张,而小脑前叶两侧易化肌紧张。在人类进化过程中,易化作用占优势。因此,小脑前叶损伤时常表现为肌紧张减弱,四肢乏力。另外,小脑后叶中间带也有促进肌紧张的功能。另一方面,小脑后叶中间带还能不断地接受从外周部位、特别是肢体远端肌肉进行运动的信息,进行比较后,通过与大脑皮层运动区之间构成的环路联系投射到大脑皮层运动区。因此,脊髓小脑在执行大脑皮层发动的随意运动方面,能调节随意运动的力量、速度、方向及限度等活动。

脊髓小脑损伤后,随意运动的力量、方向及限度将发生很大紊乱,同时肌张力减弱,四肢乏力;不能完成精巧动作,肌肉在运动过程中发生抖动而把握不住方向,且越接近目标越明显,这种现象称为意向性震颤;行走摇晃呈酩酊蹒跚状,轮替运动障碍等。这种动作协调障碍主要发生在运动的过程中,而静止时则看不出肌肉有异常的运动,因此称为小脑性共济失调。

（三）皮层小脑

皮层小脑主要是指小脑后叶的外侧部。皮层小脑与大脑皮层运动区、感觉区、联络区之间存在联合活动。在这一联合活动过程中,皮层小脑参与随意运动计划的形成和运动程序的编制。当精巧运动逐渐熟练完善后,皮层小脑中就贮存了一整套程序;当大脑皮层要发动精巧运动时,首先通过下行通路从皮层小脑中提取贮存的程序,并将程序回输到大脑皮层运动区,再通过下行传导束而发动躯体运动。这时候所发动的运动可以非常协调而精巧,而且动作快速几乎不需要思考。例如,学习打字运动的过程或演奏动作的过程,都是这样一个过程。

四、大脑皮层对躯体运动的调节

（一）大脑皮层运动区

大脑皮层运动区是运动的最高级中枢,运动区主要位于中央前回和运动前区,相当于4区和6区,该区支配躯体运动有以下特征:① 交叉支配,即一侧运动区主要支配对侧躯体的肌肉活动,但在头面部,除下部面肌和舌肌主要受对侧支配外,其余部分为双侧性支配。② 具有精细的功能定位,即一定部位的皮层支配相应部位的肌肉,其安排是倒立的,但头面部代表区内部安排是正立的。③ 代表区域大小与运动的精细程度有关,运动愈精细复杂,代表区愈大,如手和五指所占的区域几乎与整个下肢代表区的面积相等。

运动辅助区位于皮层内侧面,刺激该区可引起肢体运动和发声,一般为双侧性的支配。第二运动区位于中央前回与岛叶之间,刺激此区可产生双侧运动反应。

（二）运动传导通路和功能

大脑皮层对躯体运动的调节是通过下行传导通路而实现的。大脑皮层运动区发出的纤维，一部分经内囊、脑干下行到达脊髓前角运动神经元，组成皮层脊髓束；另一部分纤维经内囊下行到达脑干的运动神经元，组成皮层脑干束。皮层脊髓束包括皮层脊髓侧束和皮层脊髓前束两部分，前者与脊髓前角外侧部的运动神经元构成突触联系，控制四肢远端肌肉，与精细的技巧性运动完成有关；后者通过中间神经元接替后，与脊髓前角内侧部的运动神经元构成突触联系，控制躯干和四肢近端的肌肉，与姿势的维持和粗大动作完成有关。皮层脊髓束和皮层脑干束（以往也称为锥体系）是发动随意运动和控制精细运动的下行传导通路。

上述传导通路发出的侧支和起源于皮层运动区的纤维，与脑干中某些核团接替后形成顶盖脊髓束、网状脊髓束和前庭脊髓束等，它们的功能是参与四肢近端肌肉的粗大运动和姿势的调节。红核脊髓束的功能可能是参与四肢远端肌肉的精细运动的调节。这些传导束以往也称为锥体外系。

在以往的教科书中，将大脑皮层控制躯体运动的下行传导通路分为锥体系与锥体外系两部分。然而，锥体系与锥体外系在皮层的起源上相互重叠，且两者在脑内下行途中不断发生纤维联系，从皮层到脑干之间，因病变而引起患者运动障碍时，往往很难区别是锥体系还是锥体外系的功能异常所致。所谓锥体束综合征，实际上是锥体系与锥体外系合并损伤的结果。因此，近年来生理学和临床医学已很少应用锥体系与锥体外系这样的概念了。

第四节　神经系统对内脏活动的调节

调节内脏活动的神经结构称自主神经系统，也称为植物神经系统或内脏运动神经系统。习惯上自主神经系统仅指支配内脏器官的传出神经，并将其分成交感神经系统和副交感神经系统两部分。

一、自主神经系统的功能

（一）自主神经系统的结构特征

除支配肾上腺髓质的交感神经节前纤维外，从中枢发出的自主神经纤维不能直接抵达效应器官，而是要在外周神经节内换元后再发出纤维到达效应器。因此，自主神经纤维有节前纤维和节后纤维之分。大多数交感神经的神经节靠近中枢，其节前纤维短、节后纤维长；副交感神经的神经节靠近效应器，其节前纤维长、节后纤维短。交感神经节前纤维起源于脊髓胸腰段（$T_1 \sim L_3$）灰质侧角，其节后纤维分布广泛，几乎所有内脏器官都受其支配。副交感神经节前纤维起源于脑干的副交感神经核和脊髓骶段（$S_2 \sim S_4$）灰质侧角，其节后纤维分布较局限，如皮肤和骨骼肌血管、一般的汗腺、竖毛肌、肾上腺髓质等没有副交感神经支配。一条交感神经节前纤维可与多个节后神经元发生突触联系，而副交感神经节前纤维只与少数节后神经元发生突触联系。因此，交感神经节前纤维引起的效应比较弥散，而副交感神经节前纤维引起的效应比较局限（图 3-10-8）。

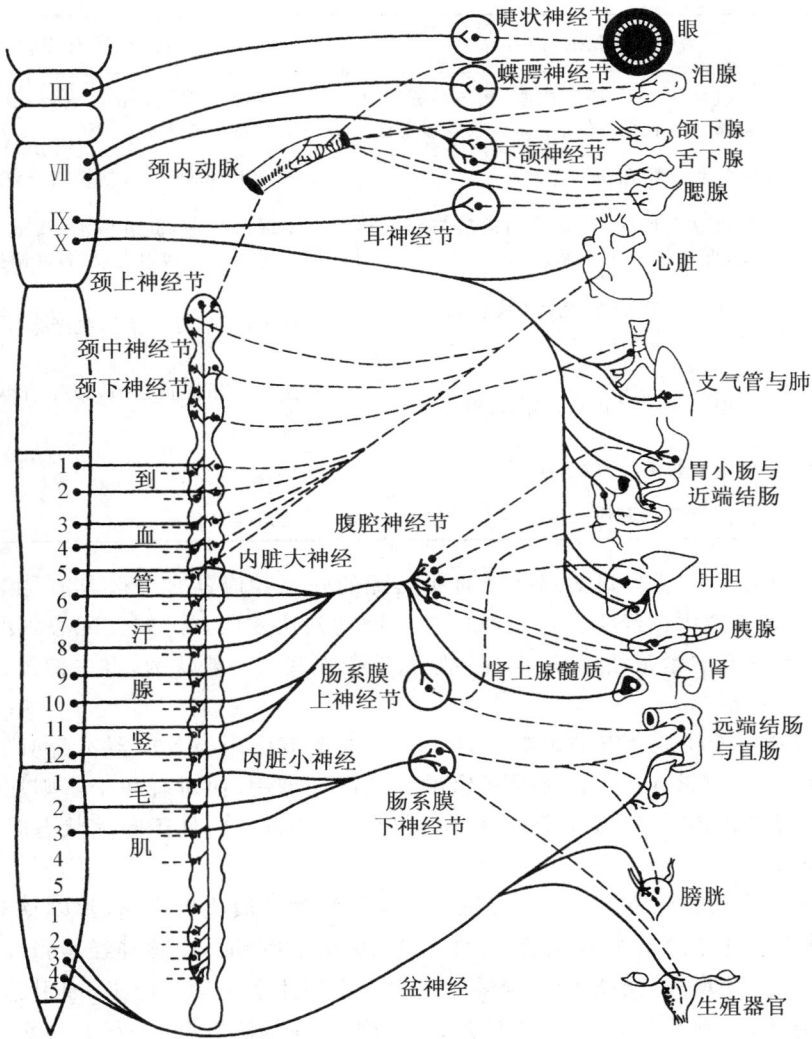

图 3-10-8　自主神经分布示意图

（二）自主神经系统的功能与功能特点

自主神经系统的功能主要是调节内脏器官的功能活动,维持内环境相对稳定。

1. 双重支配　大多数效应器官受交感和副交感神经的双重支配,而且它们的作用往往是相互拮抗的(唾液腺除外)。如交感神经兴奋时可使心率加快,而副交感神经兴奋时则可使心率减慢;交感神经兴奋使支气管平滑肌舒张,而副交感神经兴奋则使支气管平滑肌收缩等。这种拮抗性使神经系统从正反两个方面调节内脏的活动,是神经系统对内脏活动的作用特点。另外,在某些外周效应器上,交感和副交感神经的作用是一致的,如支配唾液腺的交感神经和副交感神经都可促进唾液的分泌,但前者的分泌黏稠,而后者的分泌稀薄(表3-10-1)。

表 3-10-1 自主神经的主要功能

器　官	交　感　神　经	副　交　感　神　经
循环器官	心跳加快加强,腹腔内脏、皮肤以及外生殖器血管收缩,骨骼肌血管收缩或舒张	心跳减慢,心房收缩力减弱,软脑膜动脉,外生殖器血管舒张
呼吸器官	支气管平滑肌舒张	支气管平滑肌收缩,黏膜腺分泌
消化器官	分泌黏稠唾液,抑制胃肠运动与胆囊活动,促使括约肌收缩	分泌稀薄唾液,促进胃液、胰液、胆汁分泌,促进胃肠运动和胆囊收缩,促使括约肌舒张
泌尿生殖器官	膀胱逼尿肌舒张,括约肌收缩;有孕子宫收缩,无孕子宫舒张	膀胱逼尿肌收缩,括约肌舒张
眼	促使虹膜辐射状肌收缩,瞳孔扩大	促使虹膜环状肌收缩,瞳孔缩小,促进泪腺分泌
皮肤	竖毛肌收缩,汗腺分泌	
内分泌	促进肾上腺髓质激素分泌和糖原分解	促进胰岛素分泌

2. 紧张性作用　交感与副交感神经对所支配的外周效应器官一般具有持久的紧张性作用,即交感与副交感中枢经常发放低频的神经冲动到达效应器。如支配心脏的交感神经和迷走神经均有一定的紧张性,而迷走神经紧张性稍强些。一般认为,自主神经的紧张性来源于中枢的紧张性活动。

3. 受效应器所处功能状态的影响　自主神经的调节作用与效应器本身所处的功能状态有关。例如,刺激交感神经可使无孕子宫的运动受到抑制,而对有孕子宫则加强其运动;当胃幽门处于舒张状态时,刺激迷走神经可引起收缩,而胃幽门处于收缩状态时,刺激迷走神经则使之舒张。

4. 对整体生理功能调节的意义　交感神经系统活动一般比较广泛,常以整个系统来参加反应。人体在遭遇紧急情况(如剧烈运动、窒息、大失血等)时,交感神经紧张性增强,同时肾上腺髓质激素分泌增加,交感-肾上腺髓质作为一个整体系统动员起来,如引起心率加快、皮肤、内脏血管收缩,瞳孔扩大,支气管扩张、呼吸增强,血糖浓度升高,肾上腺髓质激素分泌增加等反应。机体的这些反应有利于动员各器官潜在的储备力量,以适应环境的急剧变化。与交感神经系统相比,副交感神经系统的活动不如交感神经系统活动那样广泛。副交感神经系统常在安静时活动加强,如能引起心脏活动减弱、瞳孔缩小、胃肠运动增强和消化腺分泌增加等反应。其意义是保护机体,休整恢复,促进消化,积蓄能量,促进排泄和生殖等功能。

二、内脏活动的中枢调节

(一) 脊髓对内脏活动的调节

交感神经和部分副交感神经中枢起源于脊髓,因此,脊髓是某些内脏反射的初级中枢,如心血管反射、发汗反射、排尿反射、排便反射等。正常情况下,脊髓的这些反射受高位中枢的控制,如果失去高位中枢的控制,脊髓的反射将不能适应正常生理功能的需要。如脊髓离断的病人,脊休克过后,虽然基本的排尿、排便可进行,但不受意识控制,表现为大小便失禁。

（二）脑干对内脏活动的调节

脑干有多种调节内脏活动的中枢。其中延髓最为重要，许多基本生命现象（如循环、呼吸等）的基本中枢均位于延髓，故延髓有"生命中枢"之称。此外，脑桥存在着呼吸调整中枢，中脑有瞳孔对光反射中枢等。

（三）下丘脑对内脏活动的调节

下丘脑与大脑皮层、丘脑和脑干以及内分泌系统有着密切而广泛的联系。因此，它是皮层下调节内脏活动的较高级整合中枢，它能把躯体运动功能、自主神经功能和内分泌腺的活动联系起来，完成许多复杂生理过程的调控。

体温调节的基本中枢位于下丘脑，在视前区-下丘脑前部存在温度敏感神经元，它们既能感受所在部位的温度变化，又能对传入的温度信息进行整合。下丘脑存在着与摄食活动有关的中枢，下丘脑外侧区为摄食中枢，腹内侧核为饱中枢，两者的活动相互制约、维持饮食平衡。下丘脑对机体水平衡的调节是通过对饮水行为和排水的调节来实现的，下丘脑对饮水的调节是通过产生渴觉，而对排水的调节是通过肾的活动，如通过控制视上核和室旁核分泌抗利尿激素来进行的。下丘脑神经内分泌细胞，通过垂体门脉系统和直接纤维联系，调节腺垂体和神经垂体激素的分泌，从而与内分泌系统有密切联系。下丘脑与情绪反应密切相关，在人类，下丘脑的疾病也往往伴随着不正常的情绪反应。下丘脑还存在对生物节律的控制，研究认为，下丘脑的视交叉上核可能是日周期节律的控制中心。

（四）大脑皮层对内脏活动的调节

大脑皮层与内脏活动关系密切的是新皮层和边缘系统的某些区域。动物实验发现，刺激新皮层除能引起躯体运动外，还可引起内脏活动的变化。边缘系统包括边缘叶以及与其密切相关的皮层下结构，海马、扣带回、胼胝体回、杏仁、隔区、下丘脑和丘脑前核等部位均与内脏活动有关。

第五节　脑的高级功能

一、大脑皮层的电活动

大脑皮层的生物电活动可分为两种：一种是在无特殊外来刺激的情况下，大脑皮层产生的持续性、节律性的电位变化，称为自发脑电活动；另一种是人工刺激感觉传入系统或脑的任何一部位时，在大脑皮层某一区域产生的较为局限的电位变化，称为皮层诱发电位。

在头皮表面记录到的自发脑电活动称为**脑电图**（electroencephalogram，EEG）。临床上常用脑电图来判断脑的功能。脑电图的波形很不规则，一般根据其频率、振幅的不同分为 α、β、θ、δ 四种（图 3-10-9）。

α 波频率为 $8\sim13Hz$，振幅为 $20\sim100\mu V$，正常成人在安静、清醒、闭目时出现，波幅先由小到大，又由大变小，如此反复而形成梭形，枕叶和顶叶记录的 α 波最明显。若受试者睁开眼时 α 波立即消失而呈现快波，这种现象称为 α 波阻断。α 波为正常成人安静时的基本波形。

β 波频率为 $14\sim30Hz$，振幅为 $5\sim20\mu V$，在额叶和顶叶较明显。人在睁眼视物或大脑皮层出现兴奋状态时，主要出现 β 波。β 波的出现代表大脑皮层处于兴奋状态。

θ波频率为 4～7Hz,振幅为 100～150μV,在额叶最明显。θ波常见于成人困倦时,机体缺氧和深度麻醉时亦可出现。

δ波频率为 0.5～3Hz,振幅为 20～200μV,在额叶、枕叶和颞叶较明显。正常成人清醒时无δ波,成人在睡眠、极度困倦或麻醉时可出现,缺氧及大脑皮层有器质性病变时也可出现。

脑电图的波形可随大脑皮层的功能活动状态而改变,当大脑皮层神经元的电活动趋向步调一致时,则出现低频率高振幅的波形,称为同步化,如α波就是一种同步化波;当大脑皮层神经元的电活动不一致时,则出现高频率低振幅的波形,称为去同步化,如β波就是一种去同步化波。由高振幅慢波变为低振幅快波,常表示大脑皮层兴奋性增强;相反,则表示大脑皮层向抑制过程发展。

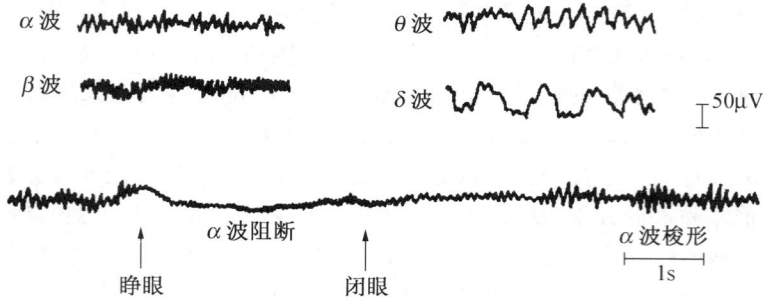

图 3-10-9　正常脑电图各种波形

二、觉醒与睡眠

觉醒与睡眠是人和动物的正常生理活动,是人类生存的必要条件。机体在觉醒状态下才能从事各种活动,而通过睡眠,可使机体的精力和体力得到恢复,并在睡眠后保持良好的觉醒状态。

（一）觉醒状态的维持

觉醒状态的维持主要有赖于脑干网状结构上行激动系统的作用。觉醒可分为脑电觉醒和行为觉醒。脑电觉醒是指脑电图波形呈去同步化快波,但行为不一定呈现觉醒状态。行为觉醒是指出现觉醒时的各种行为表现。脑电觉醒与行为觉醒的维持有不同的机制。脑电觉醒的维持与蓝斑上部去甲肾上腺素递质系统及脑干网状结构胆碱能递质系统的功能有关;而行为觉醒的维持可能与中脑黑质多巴胺递质系统的功能有关。

（二）睡眠

人体睡眠时间可随年龄而不同,一般情况下,新生儿每天需要睡眠约 18～20h,儿童12～14h,成年人 7～9h,老年人 5～7h。

根据睡眠过程中脑电图和生理状态的不同,将睡眠分为**慢波睡眠**（slow wave sleep）和**快波睡眠**（fast wave sleep）两种时相。慢波睡眠又称为正相睡眠。慢波睡眠的表现有：脑电波呈现同步化慢波;各种感觉功能减退;骨骼肌反射活动和肌紧张减弱;自主神经功能改变,如出现心率和呼吸减慢、血压下降、瞳孔缩小、尿量减少、体温降低,但消化液的分泌增强等表现。此外,慢波睡眠时,生长素分泌增加,有利于促进生长和体力恢复。快波睡眠又称为异相睡眠。快波睡眠时,脑电图呈现去同步化快波;各种感觉功能进一步减退,唤醒阈提高;骨骼肌反射活动和肌张力进一步减弱,肌肉几乎完全松弛。此外,快波睡眠期间还会出现间断性的阵发性表现,如眼球快速转动、部分肌肉抽动、血压升高、心率增快、呼吸加快而不规则等,这些表现可能是在夜间某些疾病(如心绞痛、哮喘、某些心血管疾病等)容易发作的原因。快波睡眠期间,脑内蛋白质的合成加快,有助于幼儿神经系统的成熟,促进记忆和精力的恢复。做梦也是快波睡眠的特征之一。

上述两个时相在睡眠过程中相互交替。成人睡眠一般是以慢波睡眠开始的,持续约1~2h后转入快波睡眠,维持约半小时左右又转入慢波睡眠。在整个睡眠期间,可反复交替4~5次。越接近睡眠后期,快波睡眠的时间也越长。两种睡眠时相都可以直接转为觉醒状态。

三、条件反射

(一)条件反射活动的基本规律

1. 条件反射的形成　条件反射建立的基本条件是条件刺激(无关刺激)与非条件刺激在时间上的多次结合,并且条件刺激一定要先于非条件刺激而出现,这一过程称为强化。如给狗食物可以引起狗唾液分泌,这是非条件反射,食物是非条件刺激。单独的铃声不会引起狗唾液分泌,因此铃声是无关刺激。如果在喂食前先有铃声,再给食物,经多次结合后,当只有铃声出现时,也会引起狗唾液分泌,这样就建立了条件反射。这时的铃声已不再是无关刺激,而成为动物进食的信号,即成为条件刺激。一般来说,任何一个能为机体所感受的动因均能作为条件刺激,而且在所有的非条件反射的基础上都可以建立条件反射,因此,条件反射的形成是无限的。

2. 条件反射的消退、泛化和分化　条件反射建立后,如果反复应用条件刺激而不给予非条件刺激强化,条件反射就会减弱,最后完全不出现,这称为条件反射的消退。在条件反射形成的初期,与条件刺激相近似的刺激也或多或少地具有条件刺激效应,这种现象称为条件反射的泛化。如果以后只用某一刺激给予食物强化,而其他刺激不给食物强化,反复多次训练后,动物只对给予食物强化的刺激有反应,而对其他刺激无反应,这种现象称为条件反射的分化。条件反射的泛化与分化是大脑皮层实现复杂的分析综合功能的基础。

(二)人类的条件反射和两种信号系统学说

巴甫洛夫提出人脑功能有两个信号系统,把现实具体的信号(如光、声、嗅、味、触等感觉直接刺激机体)称为第一信号,而把相应的语词刺激称为第二信号,第二信号是第一信号的信号。大脑皮层对第一信号发生反应的功能系统称为第一信号系统;而对第二信号发生反应的功能系统则称为第二信号系统。动物只有第一信号系统,所以第二信号系统是人类区别于动物的主要特征。人类由于有了第二信号系统活动,就能借助于语言和文字来表达思维、并通过抽象思维进行推理,从而大大扩展了认识的能力和范围,发现和掌握事物的规律,以便更好地认识和改造世界。

四、大脑皮层的语言中枢和一侧优势

(一)大脑皮层的语言中枢

人类大脑皮层存在有对语言、文字管理的中枢。大脑皮层一定的区域损伤,可引起相应的语言活动功能障碍。临床上可见的语言活动功能障碍有：运动失语症，主要是中央前回底部前方的 Broca 三角区（语言运动区）受损，其表现为患者可以看懂文字与听懂别人的谈话，但自己却不会讲话，也不能用语词口头表达自己的思想。失写症，因损伤额中回后部接近中央前回的手部代表区（语言书写区）所致，病人可以听懂别人讲话，看懂文字，自己也会说话，但不会书写。感觉失语症，由颞上回后部（语言听觉区）的损伤所致，患者可以讲话和书写，也能看懂文字，但听不懂别人的谈话。失读症，如果顶叶角回（语言视觉区）受损伤，则病人看不懂文字的含义，但他的视觉和其他语言功能良好。以上说明，语言活动的功能与大脑皮层一定区域的活动有关（图 3-10-10）。

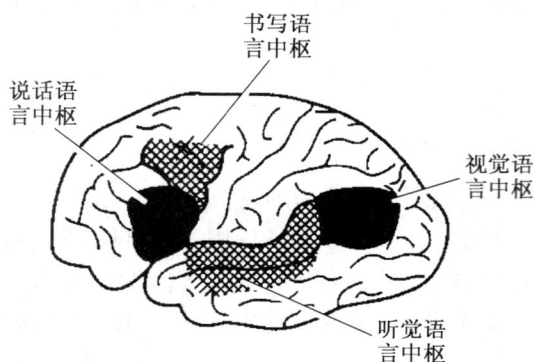

图 3-10-10　大脑皮层语言代表区

（二）大脑皮层功能的一侧优势

人类的语言活动中枢往往集中在一侧大脑半球，称为优势半球。临床实践证明，习惯用右手劳动的人，其优势半球在左侧；而习惯用左手劳动的人，双侧皮层的有关区域都可能成为语言活动的中枢。左侧优势半球损伤时，往往会发生上述各种语言功能障碍；而右侧皮层相应区域损伤时，则语言功能障碍并不明显。这种现象说明人类大脑半球的功能是不对等的。左侧半球在词语性功能方面占优势，而右侧半球在非词语性认识功能方面占优势，如音乐欣赏、空间辨别和深度、知觉等方面。优势半球的建立，与遗传有一定关系，同时也与后天的训练有很大关系。通常儿童在 10～12 岁之前优势半球还未完全建立，若损伤左侧半球，尚有可能在右侧大脑皮层建立语言活动中枢，而成年人优势半球损伤，则很难在对侧半球重新建立。另外，两侧大脑皮层的功能并不是独立的，而是密切相关的，两侧半球之间的联合纤维对完成双侧的运动及一般感觉和视觉的协调有重要作用。

（祁文秀　汝海龙）

第十一章

内 分 泌

第一节 概 述

内分泌系统(endocrine system)是由内分泌腺和散在的内分泌细胞所组成的信息传递系统。内分泌系统与神经系统密切联系、相互配合,共同调节机体的各种功能活动,维持内环境的相对稳定。由内分泌系统分泌的具有调节功能的高效生物活性物质称为**激素**(hormone)。大多数激素经血液运输到远处的靶组织或靶细胞而发挥作用,这种方式称为远距分泌;有些激素不经过血液运输,而是经组织液扩散作用于邻近细胞,这种方式称为旁分泌;此外,某些神经细胞(如下丘脑促垂体区的肽能神经元)具有内分泌功能,所合成的激素称为神经激素,经轴浆运输到末梢而释放,称为**神经分泌**(neurocrine)。

一、激素的分类

激素的种类很多,按其分子结构可分为两大类。

(一)含氮激素

1. 肽类和蛋白质激素　主要有下丘脑调节肽、神经垂体激素、腺垂体激素、胰岛素、甲状旁腺激素、降钙素和胃肠激素等。

2. 胺类激素　主要有肾上腺素、去甲肾上腺素和甲状腺素等。

(二)类固醇(甾体)激素

由肾上腺皮质和性腺分泌的激素均为类固醇激素,主要有皮质醇、醛固酮、雌激素、孕激素和雄激素等。另外,胆固醇的衍生物、1,25-二羟维生素 D_3 也被称为固醇类激素。

除以上两类外,体内各组织还普遍存在有脂肪酸衍生物,如前列腺素等。

二、激素的作用机制

(一)含氮激素的作用机制

Sutherland 等人在 1965 年提出第二信使学说,解释含氮激素的作用机制。此学说认为,含氮激素作为第一信使,首先与靶细胞膜上的相应受体结合,激活位于膜内侧面的腺苷酸环化酶,促使细胞质内的 ATP 转变为环一磷酸腺苷(cAMP),cAMP 作为第二信使,激活 cAMP 依赖的蛋白激酶 A(PKA),进而催化细胞内各种底物蛋白的磷酸化反应,从而引起靶细胞的各种生物效应(图 3-11-1)。

此后,大量研究证明,除 cAMP 外,环一磷酸鸟苷(cGMP)、三磷酸肌醇(IP_3)、二酰甘油

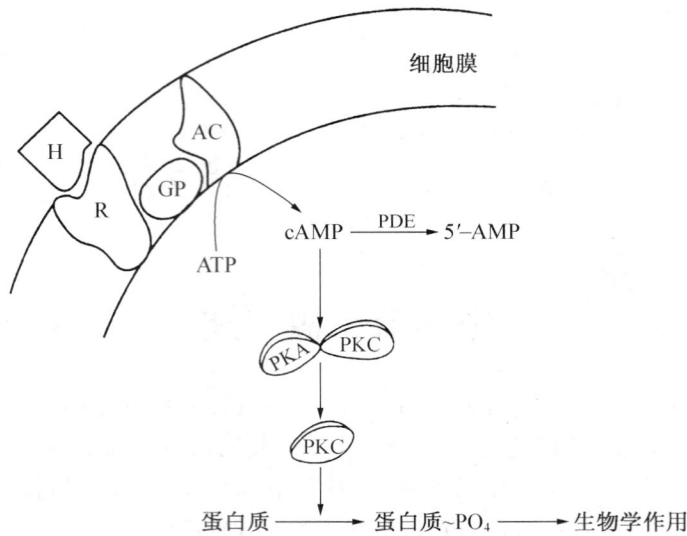

图 3-11-1 含氮激素作用示意图

H：激素　R：受体　GP：G 蛋白　AC：腺苷酸环化酶
cAMP：环一磷酸腺苷　PKA：蛋白激酶 A

(DG)以及 Ca^{2+} 等均可作为第二信使。除了在细胞内起蛋白激酶作用的 PKA 外，还有蛋白激酶 C(PKC)和蛋白激酶 G(PKG)等。另外，在细胞膜还发现一种在膜受体与效应器酶之间起耦联作用的调节蛋白-鸟苷酸结合蛋白(G 蛋白)，其在含氮激素跨膜信号转导过程中起重要作用。

(二) 类固醇激素作用机制

类固醇激素相对分子质量较小、呈脂溶性，可通过细胞膜进入细胞内。进入细胞后，有些激素(如糖皮质激素)先与细胞质受体结合，形成激素-受体复合物，再进入细胞核内，与核内的受体结合，调节 DNA 的转录过程，生成新的 mRNA，诱导蛋白质合成，引起相应的生物效应。有些激素(如雌激素、孕激素和雄激素等)进入靶细胞后，可直接穿越核膜，与相应的核受体结合，调节基因表达(图 3-11-2)。

激素的作用机制不能一概而论，如甲状腺激素虽然属于含氮激素，但其作用机制却与类固醇激素相似，进入靶细胞后，直接与核受体结合调节基因转录过程；胰岛素除作用于膜受体外，也能作用于细胞内受体发挥作用。

三、激素作用的一般特性

(一) 特异性

激素特异性地作用于某些器官、组织和细胞的特性称为激素作用的特异性。这些特异性被选择的器官、组织或细胞称为靶器官、靶组织或靶细胞。激素作用的特异性与靶细胞上存在能与该激素发生特异性结合的受体有关。

(二) 高效性

血浆中激素的浓度很低，一般在 nmol/L，甚至 pmol/L 的数量级，但激素的作用显著。

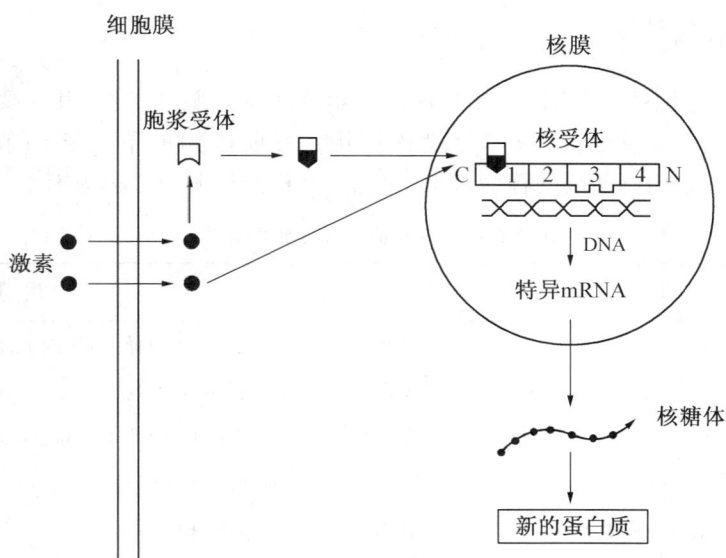

图 3-11-2 类固醇激素作用机制示意图

这是由于激素与受体结合后,在细胞内能发生一系列酶促放大效应,逐级放大,形成一个高效能生物放大系统。如 1mg 甲状腺素可增加产热 4200kJ。

（三）信使作用

激素作用于靶细胞时,只是将其所携带的信息传递给靶细胞,而不能为靶细胞添加成分,也不能提供能量,仅仅起着"信使"作用。

（四）激素间的相互作用

当多种激素共同参与某种生理活动时,激素与激素之间往往会存在相互竞争、相互协同和相互拮抗等多种相互作用形式,以维持机体功能活动的相对稳定。如肾上腺素、糖皮质激素和胰高血糖素均能升高血糖即为协同作用;而糖皮质激素能升高血糖,而胰岛素能降低血糖,两者为拮抗作用。另外,激素之间还有一种特殊的作用形式,即某些激素本身并不能直接对某一器官或组织产生作用,然而它的存在却是另外一种激素作用于该器官或组织的必要条件,或者可使另外一种激素的作用增强,这种现象称为激素的**允许作用**（permissive action）。如糖皮质激素本身对血管无收缩作用,但它的存在可使儿茶酚胺对血管的作用更好地发挥。

第二节 下丘脑与垂体

下丘脑与垂体在结构与功能上存在着密切的联系,是一个彼此依存的内分泌功能单位。垂体是人体内分泌激素最多的内分泌腺,按结构可分为神经垂体和腺垂体两部分。下丘脑视上核和室旁核的神经元轴突延伸到神经垂体,形成下丘脑-垂体束;下丘脑的正中隆起、弓状核、室周核和视交叉上核等"促垂体区"分泌的激素与腺垂体之间通过垂体门脉系统相互联系,影响腺垂体的功能。

一、下丘脑调节肽

由下丘脑促垂体区的肽能神经元分泌的激素称为下丘脑调节肽,其主要作用是调节腺垂体的活动,同时还在神经系统广泛发挥作用。目前已知的下丘脑调节肽有 9 种(表3-11-1),其中化学结构已明确的称为激素,而化学结构尚未明确的称为因子。

表 3-11-1　下丘脑调节肽的主要作用

种　　类	英文缩写	主　要　作　用
促甲状腺激素释放激素	TRH	促进 TSH 的释放,也能刺激 PRL 的释放
促肾上腺皮质激素释放激素	CRH	促进 ACTH 的释放
促性腺激素释放激素	GnRH	促进 LH 和 FSH 的释放(以 LH 为主)
生长素释放激素	GHRH	促进 GH 的释放
生长素释放抑制激素(生长抑素)	GHRIH	抑制 GH 释放
促黑(素细胞)激素释放因子	MRF	抑制 MSH 释放
促黑(素细胞)激素释放抑制因子	MIF	抑制 MSH 释放
催乳素释放因子	PRF	抑制 PRL 释放
催乳素释放抑制因子	PIF	抑制 PRL 释放

二、腺垂体激素

腺垂体是体内最重要的内分泌腺,其分泌的激素最多,作用广泛而且复杂。腺垂体分泌7 种激素,分别为促甲状腺激素(TSH)、促肾上腺皮质激素(ACTH)、促卵泡激素(FSH)、黄体生成素(LH)、生长素(GH)、催乳素(PRL)、促黑(素细胞)激素(MSH)。其中 TSH、ACTH、FSH 和 LH 均有各自的靶腺,分别构成下丘脑-腺垂体-靶腺轴,腺垂体的这些激素是通过促进靶腺分泌激素而发挥作用的,因此称这些激素为"促激素"。GH、PRL 和 MSH不通过靶腺,而是直接作用于靶组织和靶细胞来影响其生理功能。

(一)腺垂体激素的生理作用

1. 生长素　生长素是腺垂体分泌量最多的激素,有明显的种属特异性。生长素主要有促进生长发育和物质代谢功能,对机体各器官和各组织均有影响,尤其是对骨骼、肌肉和内脏器官的作用明显。

(1)促进生长发育:生长素促进生长并不是直接的,而是通过诱导靶细胞产生生长素介质来实现的。生长素介质能增强组织细胞 DNA、RNA 和蛋白质的合成,促进软骨生长、增生和骨化,使长骨加长。因此,缺乏蛋白质或生长素介质生成减少时,机体的生长发育会停滞。人幼年若缺乏生长素,机体的生长发育会停滞,成年后身材矮小,但智力正常,称为侏儒症;若幼年生长素分泌过多,则成年后身材高大,称为巨人症;成年后若生长素分泌过多,由于长骨生长停滞,生长素会刺激肢端、颜面短骨以及软组织增生发育,导致手足粗大、鼻大唇厚、下颌突出,内脏器官如肝、肾增大等,称为肢端肥大症。

（2）对代谢的影响：生长素能促进氨基酸进入细胞，加速蛋白质的合成；促进脂肪分解，增加脂肪酸的氧化，提供能量；抑制外周组织对葡萄糖的摄取和利用，减少葡萄糖的消耗，升高血糖，因此，生长素分泌过多可导致垂体性糖尿病。

2. 催乳素 催乳素作用广泛，对乳腺、性腺和组织细胞均有重要的作用。

（1）对乳腺的作用：催乳素可促进乳腺发育，引起并维持泌乳。在女性青春期乳腺的发育中，雌激素、孕激素、生长素、皮质醇、胰岛素、甲状腺素以及催乳素等均起着重要的作用。在妊娠期，雌激素、孕激素和催乳素分泌增多，使乳腺进一步发育，并具有泌乳能力，但由于高浓度的雌激素和孕激素水平而抑制了催乳素的泌乳作用，因此妊娠期妇女并不泌乳。分娩后，血液中雌激素和孕激素含量大大降低，催乳素才发挥始动和维持泌乳作用。

（2）对性腺的作用：催乳素与黄体生成素配合，促进黄体形成并维持孕激素的分泌，同时促进排卵。催乳素对人类的卵巢功能也有一定影响。催乳素能促进男性前列腺和精囊的生长，还可促进睾酮的合成。

（3）在应激反应中的作用：在应激状态下，腺垂体分泌的 ACTH、生长素和催乳素共同参与机体的应激反应。

3. 促黑（素细胞）激素 促黑（素细胞）激素主要作用于黑素细胞，促进黑色素的生成，使皮肤和毛发的颜色加深。人体内黑素细胞主要分布于皮肤、毛发、眼球虹膜和视网膜色素层等。

腺垂体分泌的促甲状腺激素、促肾上腺皮质激素、促卵泡激素和黄体生成素将在相应靶腺的章节中介绍。

（二）腺垂体激素分泌的调节

腺垂体激素分泌的调节主要受下丘脑-垂体-靶腺轴的作用，其中无明确靶腺的激素分泌一方面主要受下丘脑分泌的调节肽的双重调节，如生长素分泌受下丘脑调节肽 GHRH 和 GHRIH 的作用，催乳素分泌受下丘脑释放的 PRF 和 PIF 的作用等，以维持腺垂体激素的相对稳定，另一方面受血液中激素水平的反馈调节；有明确靶腺的激素如促甲状腺激素、促肾上腺皮质激素等的调节，一方面受下丘脑促激素的调节，另一方面受靶腺的反馈性调节，其中主要为负反馈调节。腺垂体激素还受神经系统的调节，下丘脑神经内分泌细胞通过神经分泌方式将神经系统和内分泌系统功能活动联系起来，调节腺垂体激素的活动。另外，腺垂体激素还受其他因素影响，如生长素的分泌受睡眠、代谢、运动、应激和其他激素等因素的影响。

三、神经垂体激素

神经垂体激素包括血管升压素（VP）和催产素（OXT），由下丘脑视上核和室旁核合成，经下丘脑-垂体束的轴浆运输到神经垂体贮存。血管升压素和催产素的化学结构相似，因此两者在生理作用上有一定的交叉。

（一）神经垂体激素的生理作用

1. 血管升压素 生理剂量的血管升压素主要是促进远曲小管和集合管对水的重吸收，使尿量减少，因此又称为抗利尿激素（ADH）。大剂量的血管升压素可使小动脉收缩，血压升高。通常体内血管升压素浓度很低，几乎没有缩血管作用，但在机体脱水或失血情况下，血管升压素释放明显增多，对维持血压有一定作用。临床上通常作为肺或食管等小血管出血时止血使用。

2. 催产素　催产素具有促进子宫收缩和促进排乳的作用。

（1）对乳腺的作用：在哺乳期，乳腺不断分泌乳汁，贮存于乳腺中，催产素可引起乳腺导管周围的肌上皮细胞收缩，将腺泡内的乳汁经导管排出。当婴儿吸吮乳头时，可反射性引起催产素的分泌，使乳汁排出。

（2）对子宫的作用：催产素能促进子宫收缩，但这种作用与子宫的功能状态有关。催产素对妊娠子宫敏感，而对非孕子宫不敏感。在分娩过程中，胎儿刺激子宫颈可引起催产素释放，促进子宫强烈收缩，有利于胎儿的娩出。临床上应用催产素，主要是诱导分娩（催产）以及减少产后出血。

（二）神经垂体激素的调节

有关血管升压素的分泌调节，详见排泄章。催产素没有经常性的分泌，在分娩和哺乳时，主要通过神经分泌方式反射性地引起分泌。

第三节　甲　状　腺

甲状腺是人体内最大的内分泌腺，由许多大小不等的腺泡（也称甲状腺滤泡）组成。腺泡由单层立方上皮细胞围成，腺泡腔中充满了大量的胶质，其主要成分为甲状腺球蛋白，腺泡腔是甲状腺激素贮存的部位。腺泡上皮细胞是甲状腺激素合成和释放的部位。在甲状腺腺泡之间和腺泡上皮细胞之间有滤泡旁细胞，又称为 C 细胞，可分泌降钙素。

甲状腺激素主要有甲状腺素（又称为四碘甲腺原氨酸，T_4）和三碘甲腺原氨酸（T_3）两种，血浆中甲状腺激素主要为 T_4，占 90％左右，T_3 含量很少，但其生物作用约为 T_4 的 5 倍，占总作用的 65％左右。甲状腺激素的合成原料主要是碘和甲状腺球蛋白（TG），其合成过程主要为甲状腺腺泡血液中聚碘、碘的活化及酪氨酸碘化和耦联等三个步骤，合成后甲状腺激素结合在甲状腺球蛋白上以胶质的形式贮存在腺泡腔中，可供机体利用 2～3 个月，机体利用时通过上皮细胞吞饮、释放入血，并与血浆蛋白结合（结合型）运输到靶组织，转化为游离型形式发挥生理作用。聚碘是通过甲状腺腺泡上皮细胞膜上钠-碘转运体的主动转运过程，碘的活化、酪氨酸的碘化以及耦联都需要甲状腺过氧化酶（TPO）的催化，因此，临床上可通过抑制钠泵和过氧化酶来治疗甲状腺功能亢进。

一、甲状腺激素的生理作用

（一）对代谢的影响

1. 对能量代谢的影响　甲状腺激素可提高绝大多数组织的耗氧量和产热量，提高基础代谢率，尤以心、肝、肾和骨骼肌等组织最为显著，这些作用称为甲状腺激素的产热效应。实验表明，1mg T_4 可使机体增加产热 4200kJ，基础代谢率提高 28％。故甲状腺功能亢进的患者产热量增加，基础代谢率增高，易出汗，喜凉怕热；而甲状腺功能低下的患者产热量减少，基础代谢率降低，喜热恶寒。

2. 对物质代谢的影响

（1）蛋白质代谢：生理剂量的甲状腺激素可促进蛋白质的合成，有利于机体的生长发育。当 T_3、T_4 分泌不足时,蛋白质的合成减少,消瘦乏力,但组织间的黏液蛋白增多,可结合大量的离子和水分子,引起黏液性水肿。当 T_3、T_4 分泌过多时,加速蛋白质的分解,特别是骨骼肌中蛋白质的分解,使肌肉消瘦无力、尿氮排出增加,同时使骨组织中蛋白质分解,血钙升高和骨质疏松。

(2) 糖代谢:甲状腺激素可促进小肠黏膜对葡萄糖的吸收,促进糖原分解,并能增强肾上腺素、胰高血糖素、皮质醇和生长素的升高血糖作用,升高血糖;甲状腺激素还能加强外周组织对糖的利用,因此,也有降低血糖的作用。正常情况下,甲状腺激素对血糖水平影响不大,但在大剂量分泌时,可使血糖升高,故甲状腺功能亢进时可出现糖尿。

(3) 脂肪代谢:甲状腺激素能促进脂肪酸氧化,增强儿茶酚胺和胰高血糖素对脂肪的分解作用。T_3、T_4 既能促进胆固醇合成,又能促进其分解,但分解速率大于合成,故甲状腺功能亢进时血液中胆固醇含量降低。

(二) 对生长发育的影响

甲状腺激素在机体生长发育中是不可缺少的,特别是对胎儿后期和婴幼儿神经系统发育以及骨骼的生长尤为重要。甲状腺功能低下的儿童,主要表现为身材矮小和智力迟钝等现象,称为呆小症,又称克汀病(cretinism)。患先天性甲状腺发育不全的胎儿,由于胎儿骨骼的生长并不必需甲状腺激素,因此出生时身高可以基本正常,但脑的发育已受到一定程度的影响,在出生后数周至 3~4 月后就会出现明显的智力发育迟钝和长骨生长发育停滞。因此,在缺碘地区,预防呆小症,应在妊娠期注意补碘,临床上治疗呆小症,应在出生后 3 个月内补充甲状腺激素,过迟则难以奏效。

(三) 其他作用

1. 对神经系统的影响　成年时神经系统已分化成熟,甲状腺激素主要是提高中枢神经系统的兴奋性。甲状腺功能亢进时,中枢神经系统兴奋性增高,表现为注意力不集中、易激动、多愁善感、烦躁不安、失眠多梦以及肌肉震颤等现象。甲状腺功能低下时,则表现为记忆力减退、语言及行动迟缓、表情淡漠和终日思睡等现象。

2. 对心血管系统的影响　T_3、T_4 可使心率加快,心肌收缩力增强,心输出量增加,收缩压增高;使小血管扩张,外周阻力降低,舒张压降低,脉压增大。T_3、T_4 还可增强组织代谢和提高耗氧量。甲状腺功能亢进的患者由于心脏做功增强而出现心肌肥大,严重时可出现心力衰竭。

二、甲状腺功能的调节

(一) 下丘脑-腺垂体-甲状腺轴的调节

腺垂体分泌的促甲状腺激素(TSH)是调节甲状腺功能的主要激素,其作用有:① 促进 T_3、T_4 的合成和释放;② 促进甲状腺细胞的增生,使腺体增大。下丘脑分泌的促甲状腺激素释放激素(TRH)可促进腺垂体合成和分泌 TSH,因此当下丘脑分泌 TRH 增多时,可促进腺垂体分泌 TSH,从而影响甲状腺的分泌活动。下丘脑 TRH 神经元接受神经系统其他部位传来的信息,把环境因素变化与下丘脑神经元的活动联系起来,同过释放 TRH 来改变腺垂体释放 TSH。如寒冷刺激的信息到达中枢后,一方面传入下丘脑体温调节中枢,另一方面通过下丘脑释放 TRH 促进腺垂体释放 TSH,进而促进甲状腺分泌 T_3、T_4,使产热量增加,有利于维持体温的稳定。

血液中 T_3、T_4 的水平变化,对腺垂体分泌 TSH 起着经常性的反馈作用。当血液中 T_3、T_4 的水平增高时,可抑制 TSH 的合成和释放,同时能降低腺垂体对 TRH 的反应性,最终使血液中 T_3、T_4 水平降至正常,反之亦然(图 3-11-3)。血液中 T_3、T_4 水平对腺垂体的负反馈调节作用是维持血液中 T_3、T_4 水平的重要机制。

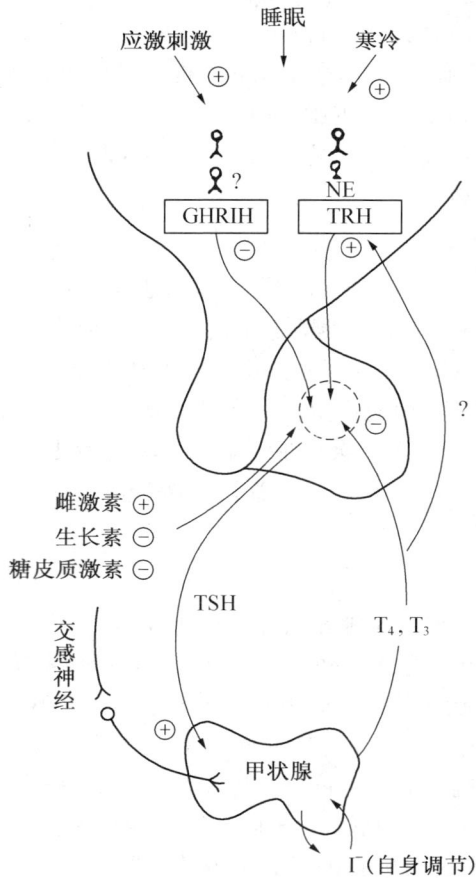

图 3-11-3　甲状腺激素分泌的调节示意图

⊕表示促进或刺激　⊖表示抑制

地方性甲状腺肿是缺乏碘引起的一种疾病,由于某些地区饮水和食物中缺碘,体内的 T_3、T_4 合成不足,血液中 T_3、T_4 水平长期处于低水平,对腺垂体的负反馈作用减弱,导致促甲状腺激素的分泌增加,甲状腺增生肥大。

（二）甲状腺的自身调节

甲状腺本身具有根据碘的供应变化,调节自身摄取碘和合成甲状腺激素的适应能力,称为甲状腺的自身调节。当血液中碘的浓度增加时,最初 T_3、T_4 合成有所增加,但当碘浓度超过一定限度后,甲状腺摄碘能力降低,T_3、T_4 合成减少;相反,当血碘的水平降低时,甲状腺腺泡摄碘能力增强,T_3、T_4 合成也相应增加。甲状腺的这种自身调节有一定的限度。

（三）自主神经调节

甲状腺受自主神经的支配，交感神经可促进甲状腺激素的合成与释放，而副交感神经则抑制甲状腺激素的合成与释放。

第四节 肾上腺

肾上腺位于两侧肾的上方，包括中央的髓质和周围的皮质两部分。髓质和皮质在组织发生、结构和功能上都完全不同，构成两个独立的内分泌腺。

一、肾上腺皮质

肾上腺皮质由外向内依次分为球状带、束状带和网状带。这三层组织所含的酶系不同，因此所合成的激素也不相同。球状带分泌盐皮质激素，主要是醛固酮；束状带分泌糖皮质激素，主要是皮质醇；网状带主要分泌性激素，主要是雄激素，也有少量雌激素。以上激素均属于类固醇衍生物，也称为甾体激素。胆固醇是合成肾上腺皮质激素的主要原料，主要来自血液。

盐皮质激素醛固酮的作用与调节已在排泄章介绍，性激素的内容将在后面介绍，以下主要介绍糖皮质激素。

（一）糖皮质激素的生理作用

1. 对物质代谢的影响

（1）糖代谢：糖皮质激素能促进糖异生，减少外周组织对葡萄糖的利用，因而能升高血糖。糖皮质激素分泌过多（或服用此类药物过多），血糖可升高，甚至会出现糖尿；糖皮质激素分泌不足（如艾迪生病），则可出现低血糖。

（2）蛋白质代谢：糖皮质激素可促进肝外组织特别是肌肉组织的蛋白质分解，抑制肝外组织对氨基酸的摄取，减少蛋白质的合成。当糖皮质激素分泌过多或使用糖皮质激素类药物时，可出现肌肉消瘦、骨质疏松、皮肤变薄、淋巴组织萎缩以及伤口愈合延迟等现象。

（3）脂肪代谢：糖皮质激素能促进脂肪分解，促进脂肪酸在肝内的氧化，有利于糖异生。糖皮质激素对身体不同部位的脂肪分解作用不同，可促进四肢脂肪分解，而增加面部、腹部、肩部和背部等部位的脂肪合成，使体内脂肪发生重新分布。临床上肾上腺皮质功能亢进或长时间应用糖皮质激素时，可导致面部、背部和肩部脂肪过多而四肢脂肪相对较少、消瘦，形成特殊的向心性肥胖体征。

（4）水盐代谢：糖皮质激素有较弱的保钠排钾作用，可促进远端小管和集合管重吸收 Na^+ 和排出 K^+。糖皮质激素还可降低肾小球入球小动脉的阻力，增加肾血浆流量使肾小球滤过率增加，有利于水的排出。肾上腺皮质功能严重不全的患者，排水能力明显降低，会出现"水中毒"。

2. 对其他器官、系统的影响

（1）血细胞：糖皮质激素能增强骨髓造血功能，使血液中红细胞和血小板数量增多；使附着在小血管壁的中性粒细胞进入血液循环，而使血液中的中性粒细胞数量增多；糖皮质激素能抑制胸腺和淋巴组织中的细胞分裂和 DNA 合成，使淋巴细胞生成减少；促进嗜酸性粒细胞被巨噬细胞吞噬和分解,使其数量减少。

(2) 心血管系统:糖皮质激素可增强血管平滑肌对儿茶酚胺的敏感性(允许作用),增强血管平滑肌的紧张性,有利于维持血压;还能降低毛细血管的通透性,减少血浆的滤出,有利于维持血容量;对离体心脏有强心作用。

(3) 消化系统:糖皮质激素能增加胃酸和胃蛋白酶的分泌,并使胃黏膜的保护和修复功能减弱。因此,长期大量服用糖皮质激素可诱发和加剧消化性溃疡。

(4) 神经系统:糖皮质激素可提高神经系统的兴奋性。肾上腺皮质功能亢进的患者可出现烦躁不安和失眠等现象。

3. 在应激反应中的作用 当机体受到各种有害刺激,如创伤、感染、缺氧、中毒、手术、疼痛、寒冷以及精神紧张时,血液中促肾上腺皮质激素以及糖皮质激素的浓度会大量升高,并产生一系列非特异性反应,使机体对有害刺激的抵抗力增强,称为**应激**(stress)反应。能引起应激反应的刺激称为应激刺激。在应激反应中下丘脑-腺垂体-肾上腺皮质轴的功能活动增强,同时交感-肾上腺髓质系统的活动也增强,血液中除促肾上腺皮质激素和糖皮质激素增加外,还有儿茶酚胺、生长素、催乳素、胰高血糖素、血管升压素和醛固酮的含量增加。因此,应激反应是一种多激素共同参与的非特异性反应,对于提高机体对有害刺激的抵抗力和维持生命有重要的意义。

此外,大量的糖皮质激素还具有抗炎、抗过敏、抗中毒和抗休克作用。

(二) 糖皮质激素分泌的调节

1. 下丘脑-腺垂体-肾上腺皮质轴的调节 下丘脑分泌的肽类激素促肾上腺皮质激素释放激素(CRH)促进腺垂体分泌促肾上腺皮质激素(ACTH),进而促进肾上腺皮质合成和分泌糖皮质激素。各种应激刺激作用于下丘脑,通过下丘脑-腺垂体-肾上腺皮质轴活动的增强而产生应激反应。另外,ACTH还可刺激肾上腺皮质束状带和网状带细胞的生长发育。因此当腺垂体功能低下时,促肾上腺皮质激素分泌减少,同时肾上腺皮质束状带和网状带萎缩。

在正常情况下,糖皮质激素的基础分泌呈现节律波动,这是由于ACTH的分泌有昼夜周期波动所致。入睡后ACTH逐渐减少,午夜最低,随后又逐渐升高,至觉醒前进入分泌高峰,白天维持在较低水平,入睡时再减少。这种波动与睡眠(低耗能)和觉醒状态(高耗能)下机体的功能需求相适应。

2. 反馈调节 当血液中糖皮质激素浓度升高时,可反馈性地抑制腺垂体和下丘脑释放ACTH和CRH(这种反馈称为长反馈),此外,血液中ACTH的升高可反馈性抑制CRH的释放(这种反馈称为短反馈)(图3-11-4)。

由于糖皮质激素对ACTH和CRH的分泌存在负反馈抑制作用,因此,长期大量使用外源性糖皮质激素的病人,会引起肾上腺皮质功能萎缩,分泌功能降低甚至停止。若此时突然停药,可能出现糖皮质

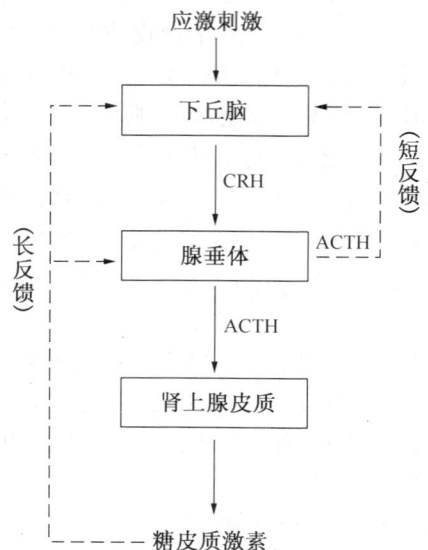

图 3-11-4 糖皮质激素分泌调节示意图

→ 表示促进或刺激 --→ 表示抑制

激素分泌不足的症状,甚至会危及生命。故停止用药时,应逐渐减量,缓慢停药,以促进肾上腺皮质恢复正常功能。

二、肾上腺髓质

肾上腺髓质嗜铬细胞分泌的激素包括**肾上腺素**(epinephrine,E)和**去甲肾上腺素**(norepinephrine,NE),两者比例为 4∶1,均为儿茶酚胺类衍生物,前体为酪氨酸,去甲肾上腺素在苯乙醇胺氮位甲基转移酶(PNMT)的作用下可转化为肾上腺素。

(一)肾上腺髓质激素的生理作用

肾上腺素和去甲肾上腺素是调节心血管活动的重要体液物质,在第四章中已叙述,现主要介绍其在应急反应中的作用。

肾上腺髓质接受交感神经的节前纤维支配,组成交感-肾上腺髓质系统。交感神经兴奋时,髓质激素分泌增多。当机体遇到紧急情况时,如创伤、失血、剧痛、脱水、缺氧、恐惧、焦虑以及剧烈运动等,交感-肾上腺髓质系统会立即动员起来,髓质激素分泌增加,从而参与机体的非特异性反应,称为**应急**(emergency)反应。应急反应包括:中枢神经系统兴奋性增高、机体处于警觉状态、反应敏捷;呼吸加强、加快,通气量增加;心率加快,心肌收缩力增强,心输出量增加,血压升高,血液循环加快;内脏血管收缩,心、脑、骨骼肌血管舒张,全身血液重新分布,以保证重要器官的血液供应;肝糖原分解增加,血糖升高,脂肪分解加速,葡萄糖和脂肪分解增强,以供给机体更多的能量。

当机体遇到应激刺激时,同时会引起应激反应和应急反应,两者相辅相成,共同提高机体的适应能力。

(二)肾上腺髓质激素分泌的调节

1. 交感神经　交感神经兴奋时,直接刺激肾上腺髓质释放肾上腺素和去甲肾上腺素。若交感神经长时间兴奋,还可使合成儿茶酚胺的酶活性增加,髓质激素的合成增加。

2. 促肾上腺皮质激素和糖皮质激素　ACTH 和糖皮质激素可促进合成髓质激素的酶(如 PNMT)的活性,从而促进髓质激素的合成和分泌。

3. 反馈调节　当嗜铬细胞中儿茶酚胺的量增加到一定程度时,可使与之相关的酶的活性降低,使儿茶酚胺合成减少。反之,则合成增加。

第五节　胰　岛

胰岛是散在于胰腺外分泌细胞之间的内分泌细胞群的总称。人类胰岛细胞主要分为四类:A 细胞,约占 20%,分泌胰高血糖素;B 细胞,约占 75%,分泌**胰岛素**(insulin);D 细胞,约占 5%,分泌生长抑素;PP 细胞,极少,分泌胰多肽。本节只介绍胰岛素和胰高血糖素。

一、胰岛素

胰岛素是由 51 个氨基酸组成的小分子蛋白质激素,由 A、B 两条多肽链借二硫键连接而成。正常空腹状态下血清胰岛素浓度为 35～145pmol/L,胰岛素的半衰期为 5min,主要在肝内失活。

（一）胰岛素的生理作用

1. 糖代谢　胰岛素通过增加糖的去路，如促进全身组织特别是肝、肌肉和脂肪组织对葡萄糖的摄取和利用，加速肝和肌糖原的合成，促进葡萄糖转变为脂肪酸，贮存于脂肪组织中；同时减少糖的来源，如抑制糖原分解和糖异生，从而降低血糖。当胰岛素缺乏时，血糖升高，如超过肾糖阈，可引起糖尿病。

2. 脂肪代谢　胰岛素可促进脂肪的合成与贮存，同时抑制脂肪的分解。胰岛素缺乏时，可导致脂代谢紊乱，脂肪分解增强，血脂升高，可引起动脉粥样硬化，进而引起心、脑血管疾病。同时，大量脂肪酸在肝内氧化，生成大量酮体，可引起酮血症和酸中毒，甚至昏迷。

3. 蛋白质代谢　胰岛素可促进细胞对氨基酸的摄取和促进蛋白质合成的各个环节，同时又能抑制蛋白质的分解，有利于机体生长。生长素促进蛋白质合成和有利于机体生长发育的作用是与胰岛素共同完成的。

（二）胰岛素分泌的调节

1. 血糖的作用　血糖浓度是调节胰岛素分泌的最重要因素。当血糖浓度升高时，胰岛素分泌会明显增加，使血糖降低；血糖降低则可抑制胰岛素分泌，使血糖回升；当血糖浓度降至正常水平时，胰岛素的分泌也恢复到正常水平，从而维持血糖水平的相对稳定。

2. 氨基酸和脂肪酸的作用　许多氨基酸都可刺激胰岛素的分泌，以精氨酸和赖氨酸作用最强。血液中脂肪酸和酮体大量增加时，也可促进胰岛素的分泌。

3. 激素的作用　胃肠激素如促胃液素、促胰液素、胆囊收缩素和抑胃肽等多种激素均有促进胰岛素分泌的作用，生长素、糖皮质激素、甲状腺素和胰高血糖素等通过升高血糖间接刺激胰岛素的分泌。生长抑素可通过旁分泌作用抑制胰岛素的分泌。

4. 神经调节　胰岛受迷走神经和交感神经支配。迷走神经兴奋时，通过直接刺激胰岛素分泌，同时还可间接通过胃肠激素促进胰岛素的分泌；交感神经兴奋则抑制胰岛素的分泌。

二、胰高血糖素

胰高血糖素是含有 29 个氨基酸的多肽，半衰期为 5～10min，在肝和肾内灭活。胰高血糖素的作用与胰岛素相反，是一种促进物质分解代谢的激素。胰高血糖素能促进糖原分解和糖异生，使血糖明显升高；还可激活脂肪酶，促进脂肪分解，酮体生成增多；促进蛋白质分解，抑制蛋白质合成。此外，胰高血糖素可促进儿茶酚胺、胰岛素、甲状腺激素和生长抑素等激素的分泌。药理剂量的胰高血糖素可作用于心肌使其收缩力增强。

血糖浓度是调节胰高血糖素分泌的重要因素。血糖降低时，胰高血糖素分泌增加；反之血糖升高时，胰高血糖素分泌减少。氨基酸可促进胰高血糖素的分泌，血中氨基酸增多时，促进胰岛素分泌的同时，也可促进胰高血糖素的分泌，从而对防止低血糖有一定的生理意义。一些激素也能调节胰高血糖素的分泌，如胰岛素可通过降低血糖间接刺激胰高血糖素的分泌，生长抑素可直接作用于 A 细胞，抑制胰高血糖素的分泌。交感神经兴奋，可促进胰高血糖素的分泌；而迷走神经兴奋，可抑制胰高血糖素的分泌。

第六节 性 腺

性腺主要由男性生殖系统的睾丸和女性生殖系统的卵巢组成,睾丸主要由曲细精管和间质细胞组成,睾丸既具有生精功能,又具有内分泌功能;卵巢主要有生卵作用和内分泌功能。本节主要介绍睾丸和卵巢的内分泌功能。

一、睾丸的内分泌功能

睾丸的间质细胞分泌**雄激素**(androgen),支持细胞分泌抑制素。雄激素以**睾酮**(testosterone)为主。

（一）睾酮的生理作用

1. 促进男性附性器官的发育　睾酮能刺激前列腺、阴茎、阴囊、尿道等附性器官的生长发育,并维持它们处于成熟状态。

2. 刺激男性副性征的出现　在青春期后,男性的外表开始出现一系列区别于女性的特征,称为男性副性征或第二性征,主要表现为胡须生长、嗓音低沉、喉结突出、汗腺和皮脂腺分泌增多、腹部和胸部毛发生长、骨骼粗壮、肌肉发达等,这些都是在睾酮刺激下产生并依靠它维持的。睾酮还能维持正常的性欲。

3. 维持生精作用　睾酮自间质细胞分泌后,可经支持细胞进入曲细精管与生精细胞相应的受体结合,促进精子的生成和成熟。

4. 对代谢的影响　促进蛋白质的合成,特别是肌肉及生殖器官的蛋白质合成;参与水、电解质代谢的调节,有利于水和钠等电解质在体内的适度潴留;促进骨骼生长与钙、磷沉积;刺激骨髓,促进红细胞的生成。男性在青春期,由于睾酮与腺垂体分泌的生长素协同作用,会使身体出现一次显著的生长过程。

（二）睾丸内分泌功能的调节

睾丸的内分泌功能主要受下丘脑-腺垂体-睾丸轴的调节。下丘脑通过释放促性腺激素释放激素(GnRH),调控腺垂体合成和分泌促卵泡激素(FSH)和黄体生成素(LH),影响睾丸的功能。LH主要作用于间质细胞,促进间质细胞合成与分泌睾酮。FSH能促进睾丸产生抑制素,通过负反馈调节抑制腺垂体分泌FSH,从而维持其分泌的稳定。当血液中睾酮达到一定浓度后,便可作用于下丘脑和腺垂体,通过负反馈机制抑制FSH和LH的分泌,使血液中睾酮的浓度稳定在一定的水平。另外,睾丸能产生多种肽类物质通过局部体液调节,来维持睾丸的内分泌功能稳定。

二、卵巢的内分泌功能

卵巢是一个重要的内分泌腺,可分泌**雌激素**(estrogen)、**孕激素**(progesterone)和少量雄激素。另外,卵巢的颗粒细胞也能分泌抑制素。

（一）卵巢分泌激素的生理作用

1. 雌激素的生理作用　雌激素主要由卵泡的内膜细胞和颗粒细胞分泌。在妊娠期,胎盘也能分泌雌激素。人体内的雌激素主要有雌二醇、雌酮和雌三醇三种,均属于类固醇激素,其中雌二醇的活性最强。

(1) 促进女性附性器官的发育:促进子宫平滑肌的发育,使肌细胞内肌纤蛋白和肌动蛋白的含量增加;使子宫内膜呈现增生期的变化,使子宫颈分泌大量清亮、稀薄的黏液,有利于精子的穿行;雌激素可协同促卵泡激素促进卵泡发育、成熟和排卵;促使输卵管上皮细胞增生,增强输卵管的分泌和运动,有利于精子和卵子的运行;促使阴道上皮细胞增生和角化,黏膜增厚,阴道内糖原含量增加,糖原分解使阴道内环境呈酸性,增强阴道的抵抗力。

(2) 促进女性副性征的出现和维持:雌激素刺激乳腺导管和结缔组织增生,促进乳腺发育;促使全身脂肪和毛发分布具有女性特征,如皮下脂肪丰富、音调较高、骨盆宽大、臀部肥厚等。

(3) 对代谢的影响:雌激素能促进蛋白质合成,特别是促进生殖器官的细胞蛋白质合成;可促进脂肪的合成和血胆固醇的降解和排泄;可影响钙和磷的代谢,刺激成骨细胞的活动,加速骨骼的生长,促进骨骺的闭合,因此在青春早期女孩的生长一般较男孩快;雌激素可促进肾对水和钠的重吸收,增加细胞外液量等。

2. 孕激素的生理作用 人体内的孕激素由黄体细胞和卵泡细胞分泌,妊娠 2 个月左右,胎盘开始分泌孕激素。体内的孕激素主要以孕酮为主。由于孕酮受雌激素的调节,所以孕酮的绝大部分作用都必须在雌激素作用的基础上才能发挥。

(1) 对子宫的作用:孕激素能刺激子宫内膜分泌受精卵所需要的营养物质,使增生期子宫内膜转化为分泌期子宫内膜,为受精卵着床做好准备;孕激素还可减少子宫颈黏液的分泌量,使黏液变稠,不利于精子的穿透;能降低子宫平滑肌的兴奋性,使子宫对催产素的敏感性降低,抑制母体对胎儿的免疫反应,利于受精卵在子宫内发育生长。

(2) 对乳腺的作用:在雌激素作用的基础上,孕激素能进一步促进乳腺腺泡的发育,并在妊娠后期为泌乳作好准备。

(3) 产热作用:孕激素能促进机体产热,使基础体温升高。女性基础体温在排卵前先出现短暂降低,而在排卵后升高 0.5℃左右,并在黄体期一直维持在此水平。临床上常将这一基础体温的双相变化,作为判断排卵的标志之一。

(二) 卵巢内分泌功能的调节

卵巢的内分泌功能主要受下丘脑-腺垂体-卵巢轴的调节。下丘脑分泌的 GnRH 调节腺垂体分泌 FSH 和 LH。FSH 是卵泡生长发育的始动激素,能促使卵泡发育成熟,并与 LH 协同作用促进卵泡分泌雌激素。LH 与 FSH 协同作用促进卵泡分泌雌激素,促使成熟卵泡排卵和黄体形成,进而使黄体分泌雌激素和孕激素。血液中雌激素和孕激素水平还可反馈性地调节下丘脑和腺垂体激素的分泌,雌激素对下丘脑和腺垂体激素的调节既有负反馈作用又有正反馈作用,其作用性质与血浆中雌激素的浓度有关。小剂量雌激素抑制下丘脑分泌 GnRH,继而抑制腺垂体 FSH 和 LH 的分泌;排卵前,卵泡产生大量的雌激素,会促进 GnRH 的分泌,引起排卵前 FSH 和 LH 的分泌的高峰。孕激素则抑制雌激素的正反馈效应。

(祁文秀　汝海龙)

图书在版编目（CIP）数据

基础医学概论.上 / 田菊霞主编. —杭州：浙江大学
出版社，2007.2（2023.8 重印）

面向 21 世纪高等医药院校精品课程教材

ISBN 978-7-308-05121-7

Ⅰ.基… Ⅱ.田… Ⅲ.基础医学—医学院校—
教材　Ⅳ.R3

中国版本图书馆 CIP 数据核字（2007）第 003057 号

面向21世纪高等医药院校精品课程教材

基础医学概论

下　册

主　编　　田菊霞

浙江大学出版社

前　言

　　基础医学的核心内容是生命科学理论,是研究人体生命和疾病现象本质及其规律的学科群,又是医学教育重要的专业基础必修课程。非临床医学专业基础医学教育的目的就是让学生了解生命现象和生命活动过程所必要的医学基础知识整体概貌。本书作者本着尽可能承前启后、实用、够用的原则,根据医学相关专业知识结构的要求,尽量考虑教学实际和学生学习的规律性,精选内容,力求科学性和先进性,加强知识的融通,避免知识的重复,体现各门学科的最新进展,在编写过程中尽量照顾到基础医学领域的各门学科,使其内容在本书中有所反映。

　　本教材由高等医学院校的骨干教师根据多年综合性课程教学改革实践的经验编写而成。全书分上、下两册共6篇。上册涵盖传统的基础医学课程《系统解剖学》、《组织学与胚胎学》、《生理学》、《生物化学》;下册涵盖了《医学微生物学》、《人体寄生虫学》、《医学免疫学》、《病理解剖学》、《病理生理学》、《药理学》等基础医学内容,内容涵盖面广,使其成为真正意义上的"基础医学概论"。

　　本教材可供医药院校的非临床医学相关专业的本、专科和专升本及成人教育学生使用,如医学检验学、公共事业管理(卫生事业管理、医药营销、卫生经济和管理、医药卫生、卫生法学、医学信息等)、口腔医学、医学影像学、预防医学、麻醉医学、护理学、生物医学工程、药学、教育心理学等专业的学生,也可供综合性院校和师范院校的心理学、生物学及生物技术等专业的学生使用。

　　随着科学技术的进步,现代医学科学体系既分化又综合,基础医学领域的各门学科发展更快,新知识、新技术不断涌现,现要将这诸多学科的内容综合到一门"基础医学概论"课程之内,无论在结构确定、题材选择、内容取舍以及插图的配置等方面都有许多困难,尤其是目前学校机构设置体制变化待定,尚无适用教材。因此,我们编写这本《基础医学概论》实属一次新的尝试。

　　全体编写人员统一认识,明确要求,认真撰写,本教材凝结着大家劳动的结晶,但由于时间仓促,编者水平有限,加上教学改革在不断深化发展,本教材在内容编排取舍及文字撰写上定存在不妥和错误之处,恳请读者批评指正。

田菊霞

2007年1月于杭州

面向 21 世纪高等医药院校精品课程教材

《基础医学概论》编委会名单

（下　册）

主　编　田菊霞

副主编　王海斌　张丽慧　葛建荣

编　者　（以姓氏笔画为序）

韦跃宇（杭州师范学院医学院）

张丽慧（杭州师范学院医学院）

李春莺（山西医科大学汾阳医学院）

杨艳宏（杭州师范学院医学院）

陈维亚（杭州师范学院医学院）

宋维芳（山西医科大学汾阳医学院）

林晓霞（杭州师范学院医学院）

钟本土（杭州师范学院医学院）

胡　全（杭州师范学院医学院）

赵建波（杭州师范学院医学院）

郝　燕（山西医科大学汾阳医学院）

葛建荣（绍兴文理学院医学院）

目　　录

第四篇

免疫学与病原生物学

4

第一章

免疫学基础

第一节　概　述

免疫(immunity)是机体免疫系统识别"自己"与"非己"物质,对自身成分产生耐受,并通过免疫应答对非己物质产生排斥作用,以维持机体生理平衡的功能。免疫功能具体表现为免疫防御、免疫自稳、免疫监视三种生理功能。免疫防御发挥正常能抵御病原体的侵袭,即抗感染,还能排斥异种或同种异体的细胞和器官;免疫防御功能减弱时机体易出现免疫缺陷病,而过高时可引起超敏反应。免疫自稳指机体识别和清除自身衰老残损的组织、细胞的能力,藉以维持内环境的稳定;这种功能失调时易导致某些生理平衡的紊乱或自身免疫病。免疫监视指机体能及时识别、清除突变细胞的能力,藉以监视和抑制肿瘤在体内生长;一旦功能低下,宿主则易患肿瘤。

免疫可分为非特异性免疫和特异性免疫。非特异性免疫指机体生来就有的,不具有针对某一特定抗原的特异性,包括屏障结构(皮肤与黏膜屏障、胎盘屏障、血脑屏障)、吞噬作用、正常体液的抗菌作用(如溶菌酶、补体等);特异性免疫是机体后天获得的免疫力,可专一性地与某一特定抗原结合,即具有特异性。特异性免疫又分为体液免疫和细胞免疫。

免疫学(immunology)是研究免疫系统的组织结构和生理功能的一门学科。免疫学起源于微生物学,以研究抗感染为主。20世纪中期以后,免疫学的发展逐渐突破了抗感染研究的局限,事实上,机体不仅对微生物,还对各种抗原都能够进行识别和排斥。现代免疫学已经渗透到医学科学的各个领域,并已发展为具有许多分支的一门学科,如免疫遗传学、分子免疫学、临床免疫学、肿瘤免疫学、生殖免疫学、检验免疫学等。**医学免疫学**(medical immunology)是免疫学的分支,是研究人体免疫系统的组成和功能、免疫应答的规律和效应、免疫功能异常所致的疾病及其发生机制,以及免疫学诊断与防治的一门生物学科。

第二节　抗　原

抗原(antigen,Ag)是指能刺激机体免疫系统产生免疫应答并能与应答产物如抗体或致敏淋巴细胞发生特异性结合的物质。一个完整的抗原(即完全抗原)包括两方面的基本性能:① 免疫原性,指诱导宿主产生免疫应答的能力,具有这种能力的物质称为免疫原;② 免疫反应性,指抗原与抗体或致敏淋巴细胞发生特异性结合的能力,亦称为反应原性或抗原性。这两个性能充分体现了抗原的特异性。有些物质只具有反应原性而无免疫原性,称为半**抗原**(hapten),当其与蛋白质结合时,可转化为完全抗原,此时我们把这种蛋白质称为载体。

抗原是免疫应答的始动因子,机体免疫应答的类型和效果都与抗原的性质有密切的关系。

一、免疫原性基础

（一）异物性

正常成熟机体的免疫系统能够识别自身物质与非己物质,对自身物质耐受,对非己物质产生免疫应答,抗原通常是非己的物质。一般来说,抗原来源与宿主种系关系越远,其免疫原性也越强,如微生物抗原、异种血清蛋白等物质对人是强免疫原;反之种系关系较近,则免疫原性也弱。

某些情况下,自身组织成分受到外来因素的刺激发生变异或原来不与免疫系统接触的隐蔽抗原释放出来,就可产生自身抗原,但其免疫原性比较弱。

（二）相对分子质量较大

一般情况下,免疫原的相对分子质量大多在 10000 以上,相对分子质量越大,免疫原性越强。这可能是因为高分子物质在水溶液中易形成胶体,在体内停留的时间较长,另外,大分子物质的化学结构比较复杂,比较容易含有特异性的抗原决定簇。蛋白质的相对分子质量较大,一般多在 10000 之上,有良好的免疫原性。糖类物质相对分子质量较小,多数单糖不具有免疫原性;而聚合成多糖时可以成为抗原。但要注意,明胶的相对分子质量高达100000 但免疫原性极弱,这还与它们的化学组成与结构有关。

（三）化学组成与结构

抗原分子中决定抗原特异性的化学基团叫**抗原决定簇/基**(antigenic determinant,AD)。化学组成越复杂化学基团就越多,抗原性就越强。如蛋白质的氨基酸组成较多,特别是含芳香族氨基酸(如酪氨酸),免疫原性就强。一个抗原分子通常含有许多个抗原决定簇,但只有抗原分子表面的决定簇才起作用,因此抗原分子的化学结构与空间构型具有重要意义。直链结构的物质一般缺乏免疫原性,多支链或带状结构的物质容易成为免疫原,上述大分子明胶就是无分支的直链结构,又缺乏环状基团,所以免疫原性微弱;若在分子中连上 2％的酪氨酸,其免疫原性就大大增强。

（四）其他因素

具上述化学基础的免疫原性物质进入机体后能否诱导产生免疫应答,还与宿主方面的因素有关,如宿主的遗传性、年龄、生理状态及个体发育等因素。另外还与抗原进入的途径、剂量、次数和间隔时间以及免疫佐剂的使用等因素有关。

总之,只有用良好的抗原免疫机体,并且宿主处于较好的生理状态,免疫方式又较合适的情况下,才能引起免疫应答,这时抗原才真正具有了免疫原性。

二、医学上重要的抗原

（一）病原微生物及其代谢产物

病原微生物及其产生的代谢物如外毒素,都是良好的抗原,能诱导机体发生免疫应答。因此,可将其制成菌苗和类毒素等生物制品用于预防疾病。临床上还可通过检测抗体诊断相关的病原微生物疾病。

（二）动物免疫血清

用微生物或其代谢产物对动物进行人工自动免疫后,收获含有相应抗体的血清即为动物免疫血清。临床上使用的破伤风抗毒素、白喉抗毒素即是用类毒素免疫马制备的。马血清对人具有二重性,一方面,它含有特异性抗体(抗毒素),可中和相应的毒素,起到防治作用;另一方面,它对人而言是异种物质,具有免疫原性,可引起血清病或过敏性休克,故使用前需做皮肤试验。

（三）异嗜性抗原

含有相同或相近抗原决定簇的抗原叫共同抗原。共同抗原中的任一抗原刺激机体产生的抗体可与共同抗原中的其他抗原发生反应,此即为交叉反应,而共同抗原决定簇则是引起交叉反应的物质基础。存在于同一种属之间的共同抗原叫类属抗原;存在于人、动物、植物及微生物等不同物种间的共同抗原,称为异嗜性抗原,又叫 Forssman 抗原。目前已发现多种异嗜性抗原:大肠杆菌 086 与人 B 血型物质;肺炎球菌 14 型与人 A 血型物质;大肠杆菌 014 型脂多糖与人结肠黏膜;溶血性链球菌抗原与肾小球基底膜及心脏组织;立克次体与变形杆菌等。这些抗原是引起免疫病理的物质基础,在进行特异性诊断或鉴定时,须排除交叉反应引起的混淆;另外利用异嗜性抗原,可诱导出难以制备抗原所引起的免疫应答,如近年报道的斑疹立克次体可刺激机体产生针对 HIV 的免疫应答。

（四）超抗原

只需极低浓度即可激活多个 T 细胞克隆产生强烈的免疫应答的一类抗原物质称为超抗原。超抗原主要有细菌外毒素,如金黄色葡萄球菌肠毒素、毒素休克综合征毒素、链球菌致热外毒素和人类免疫缺陷病毒的包膜糖蛋白 GP120。

（五）同种异型抗原

同种异型抗原指同种间不同个体的特异性抗原。人类的同种异型抗原主要有:

1. 红细胞抗原 主要有 ABO 血型抗原和 Rh 血型抗原。

(1) ABO 血型抗原:红细胞表面最重要的同种异型抗原,针对 ABO 血型抗原的抗体是天然抗体,为 IgM 类抗体。

(2) Rh 抗原:是人类红细胞和恒河猴红细胞之间的共同抗原,正常人血清中不存在抗 Rh 抗原的天然抗体。只有当 Rh 阴性者输入 Rh 阳性血液或 Rh 阴性孕妇怀孕和分娩时,Rh 阳性胎儿血液进入母体,受到 Rh 抗原刺激后才能产生。针对 Rh 抗原的是 IgG 类抗体,可通过胎盘,所以当 Rh 阴性孕妇再次怀孕时,其体内存在的抗 Rh IgG 类抗体可通过胎盘,引起胎儿流产或新生儿溶血。

2. **主要组织相容性抗原**(major histocompatibility antigen,MHA) MHA 是和移植排斥反应有关的抗原,是由脊椎动物某一染色体上一组紧密连锁的基因群即**主要组织相容性复合体**(major histocompatibility complex,MHC)编码的。人类的 MHC 又叫 HLA 复合体,是第 6 号染色体短臂上的一群等位基因。HLA 复合体的编码产物是**人类白细胞抗原**(human leucocyte antigen,HLA)。HLA 复合体的基因可分为 HLA I类基因、HLA II类基因、HLA III类基因,其对应的产物分别为 HLA I类抗原、HLA II类抗原、HLA III类抗原。I类抗原广泛分布于体内各种有核细胞表面,包括血小板和网织红细胞,以淋巴细胞表面密度最高;II类抗原主要表达在某些免疫细胞表面,如 B 细胞、单核吞噬细胞、树突状细胞、激活的 T 细胞等,内皮细胞和某些组织的上皮细胞也可检出 HLA II类抗原。HLA I、II类抗原除主要分布在细胞表面,还可存在于血清、尿液、唾液、精液及乳汁中。HLA Ⅲ类抗原主要为一些补体成分,均分布于血清中。由于复合体具有单倍型遗传、连锁不平衡、高度的多态性等一系列遗传特点,HLA 在人群中的表现非常复杂,除一卵孪生子外,两个人 HLA 完全一致的概率极小。故在组织器官移植时,宜尽量挑选 HLA 型别相同的供体,否则会由此抗原引起免疫反应而导致移植物被排斥。HLA 参与免疫应答,主要负责提呈抗原供 T、B 细胞识别以及约束免疫细胞之间的作用;还参与免疫调节、移植排斥等,同时 HLA 的某些型别与某些疾病有相关性。

3. 白细胞分化抗原 是血细胞在分化成熟为不同谱系、分化的不同阶段,以及在活化过程中出现或消失的细胞表面抗原性标志。该抗原除表达在血细胞上,还广泛分布在其他细胞,如血管内皮细胞、成纤维细胞、上皮细胞、神经内分泌细胞等。应用单克隆抗体鉴定,将来自不同实验室的单克隆抗体所识别的同一白细胞分化抗原称为**分化群**(cluster of differentiation,CD)。人 CD 的编号已从 CD1 命名至 CD247。白细胞分化抗原是免疫应答过程中,免疫细胞之间互相识别、互相作用的重要的细胞膜分子,或称为细胞标志。

（六）自身抗原

自身物质对机体一般不具免疫原性,但下列情况下易成为自身抗原而引起免疫应答。自身抗原包括:

1. 隐蔽的自身抗原 因外伤等原因释放的自身抗原如甲状腺球蛋白、精子、眼晶状体蛋白等,这些物质在胚胎期均未与免疫细胞接触过,如果外伤导致这些物质释放入血,可被免疫细胞识别为非己物质而产生免疫应答。

2. 修饰的自身抗原 在物理因素(如电离辐射)、化学因素(如药物)或生物因素(如病原生物的感染)等影响下,自身组织细胞分子结构改变而形成新的决定簇或暴露出分子内部的决定簇而成为自身抗原。如长期服用甲基多巴类药物或感染流感病毒等,可使红细胞膜表面的成分发生改变,从而刺激机体产生抗红细胞抗体,引起自身免疫性溶血性贫血。

（七）肿瘤抗原

肿瘤抗原是细胞癌变过程中出现的具有免疫原性的大分子物质的总称,包括两类:

1. **肿瘤特异性抗原**(tumor specific antigens,TSA) TSA 指某种肿瘤细胞表面特有的抗原,如人类黑色素瘤、结肠癌等细胞表面的特有肿瘤抗原,可用单克隆抗体检测。

2. **肿瘤相关抗原**(tumor associated antigens ,TAA) 指非肿瘤细胞特有的抗原,正常细胞也可表达,但细胞癌变时其含量会显著增高。肿瘤相关抗原无严格的肿瘤特异性。TAA 又包括:

（1）与肿瘤有关的病毒抗原:如乙型肝炎病毒诱发的肝癌,癌细胞会表达乙型肝炎病毒的抗原。

（2）胚胎性抗原:胚胎性抗原最常检测的是甲胎蛋白(AFP)。AFP 是胎儿血清中正常成分,出生后血清中含量甚微。若机体血清中 AFP 含量显著升高,发生原发性肝癌的可能性大。故检测 AFP 可用于临床原发性肝癌的诊断。

（八）变应原

某些食物、花粉、药物、激素等物质可作为抗原或半抗原引起机体的超敏反应,此时将其称为变应原。

第三节 免疫系统

免疫系统是机体执行免疫功能的机构,由免疫器官、免疫细胞和免疫分子组成。

一、免疫器官

免疫器官根据它们的功能,可分为中枢免疫器官和周围免疫器官。

(一)中枢免疫器官

中枢免疫器官是免疫细胞发生、分化和成熟的场所,它包括人和哺乳类动物的胸腺和骨髓以及禽类的法氏囊(腔上囊)。

1. 骨髓 骨髓是造血器官,骨髓中的造血干细胞具有多向分化潜能,它是血细胞和淋巴细胞的前身。造血干细胞分化生成淋巴干细胞,淋巴干细胞继续分化形成前驱 B 细胞和前驱 T 细胞。前驱 B 细胞可在骨髓中进一步分化成熟为 B 淋巴细胞,而法氏囊是禽类 B 细胞发育分化的器官。若骨髓功能障碍,将会损害机体的造血功能和免疫功能。

2. 胸腺 胸腺是 T 细胞发育分化的器官。由造血干细胞分化生成的前驱 T 细胞经血液循环进入胸腺,最终分化为成熟的 T 淋巴细胞。

(二)周围免疫器官

周围免疫器官包括脾、淋巴结、皮肤和黏膜相关淋巴组织,它们是成熟 T 和 B 细胞定居和繁殖的部位,也是发生免疫应答的场所。脾是人体最大的免疫器官,可清除血中病原微生物和衰老损伤的血细胞。人体的淋巴结约有 600～700 个,沿淋巴管分布,有过滤淋巴液的作用。免疫细胞不仅存在于淋巴结和脾中,而且还广泛分布于皮肤和黏膜组织,它们包括皮肤相关淋巴组织和存在于呼吸道、消化道、泌尿生殖道的黏膜相关淋巴组织,如扁桃体、阑尾等。

二、免疫细胞

免疫细胞泛指参加免疫应答和与免疫应答有关的细胞及其前体细胞,主要包括造血干细胞、淋巴细胞、单核吞噬细胞及其他抗原提呈细胞、粒细胞、红细胞和肥大细胞等,其中起核心作用的是淋巴细胞。

(一)淋巴细胞

淋巴细胞来源于造血干细胞中的淋巴干细胞(淋巴系祖细胞),是机体免疫应答的核心细胞,主要包括 T 淋巴细胞、B 淋巴细胞和 NK 细胞。淋巴细胞是一群复杂的不均一的细胞群体,包括许多形态相似而功能不同的亚群细胞,这些亚群细胞的膜表面存在可供鉴别的特殊分子结构,称为表面标志。

表面标志包括表面抗原和表面受体。表面抗原是指可用特异性抗体检测的细胞膜表面分子,主要包括白细胞分化抗原(CD 抗原)、HLA 抗原和膜表面免疫球蛋白(SmIg)。

表面受体是指能与相应配基结合的细胞膜表面分子,主要包括抗原识别受体(TCR、

BCR)、绵羊红细胞受体(ER)、有丝分裂原受体、补体受体(CR)、细胞因子受体(CKR)等。

1. T淋巴细胞　T淋巴细胞是在胸腺中分化成熟的淋巴细胞,故称胸腺依赖性淋巴细胞(thymus-dependent lymphocyte),简称T淋巴细胞或T细胞。其表面标志有:

(1) 表面抗原:主要有HLA和白细胞分化抗原。其重要的分化抗原是CD4和CD8,并以此分为CD4$^+$T细胞亚群和CD8$^+$T细胞亚群。CD4$^+$T细胞亚群主要是辅助性T细胞(TH);CD8$^+$T细胞亚群主要为杀伤性T细胞(CTL/TC)。CD4分子参与识别HLAⅡ分子;CD8分子参与识别HLAⅠ分子。此外还有CD28(与APC的CD80结合),它是T细胞活化的第二刺激信号里的主要分子。

(2) 表面受体:主要有以下几种:

1) **T细胞抗原识别受体**(T cell receptor,TCR):是T细胞表面能特异性识别和结合抗原的结构。TCR不能直接识别和结合游离的可溶性抗原,只能识别经抗原提呈细胞(APC)加工处理后表达于APC表面的MHC分子结合的抗原肽。另外,TCR单独不能传递激活信号,须与CD3复合体(由γ、δ、ε、ζ、η五种肽链构成)非共价结合,依靠CD3传递信号。

2) **绵羊红细胞受体**(ER):即CD2分子,它与绵羊红细胞结合形成花环,称为E-花环,可用于鉴定和分离人T细胞。

3) **有丝分裂原受体**:有丝分裂原简称丝裂原,可通过相应受体刺激静止期淋巴细胞转化为淋巴母细胞,发生有丝分裂而增殖。能刺激T细胞的丝裂原种类常见的有植物血凝素(PHA)、刀豆素A(ConA)和美洲商陆(PWM)等。因此,可利用PHA和ConA等活化T细胞,也可借此进行淋巴细胞转化试验,判断细胞免疫的功能状态。

4) **细胞因子受体**(cytokine receptor,CKR):可表达于静止及活化T细胞表面。静止T细胞表面的细胞因子受体亲和力弱,数量少,而活化T细胞表面的细胞因子受体亲和力高且数量多。T细胞表面的CKR主要是白介素的多种受体。

5) **病毒受体**:T细胞表面还存在病毒受体,如麻疹病毒受体和人类免疫缺陷病毒(HIV)受体等,通过这类受体,病毒可选择性地感染某个T细胞亚群,例如HIV可以通过CD4感染辅助性T细胞引起艾滋病。

2. B淋巴细胞　因B淋巴细胞是在鸟类法氏囊或其同功器官(骨髓)内发育成熟的细胞,故称为**骨髓依赖的淋巴细胞**(bursa or bonemarrow dependent lymphocyte),简称B淋巴细胞或B细胞。B细胞受抗原刺激后可转化为产生抗体的浆细胞。其表面标志主要有:

(1) 表面抗原:B细胞表面高度表达HLAⅠ类和Ⅱ类抗原,其中HLAⅡ类抗原对B细胞活化产生免疫应答具有重要作用。B细胞在分化成熟过程中可表达不同的CD分子,其中某些可作为B细胞的标志,某些还与细胞功能相关。根据CD5的表达与否,可将B细胞分为B1亚群和B2亚群。通常指的B细胞就是B2细胞。CD19从原始至成熟的B细胞都存在,CD40可与TH细胞上的CD40的配体(CD40L)相结合,从而接受TH的辅助作用。

(2) 表面受体:

1) B淋巴细胞抗原识别受体(BCR):是B细胞所特有的,能特异识别抗原,是鉴定B细胞的重要标记,又叫膜表面免疫球蛋白(SmIg)。成熟B细胞膜表面表达SIgM和SIgD,早期B细胞只表达SIgM。SmIg可与相应抗原特异性结合,并将抗原作内摄处理。这种受体介导的结合是B细胞捕获抗原的主要方式。BCR也没有传递抗原信号的作用,它与 Igα/Igβ 异二聚体非共价结合,组成 BCR-Igα/Igβ 复合受体分子,获得信号转导能力。

2)Fc 受体:B 细胞表面有 IgG 的 Fc 受体(CD32),与 B 细胞活性有关。Fc 受体还可与抗体包被的红细胞相结合形成 EAC 玫瑰花环,是鉴别 B 细胞的传统方法之一。

3)补体受体(CR):表达于成熟 B 细胞的表面,CR1 可与 C3b 和 C4b 结合,促进 B 细胞活化或抑制补体活化;CR2(CD21)可与 C3d 结合,对 B 细胞活化起促进作用,CR2 同时也是 EB 病毒的受体。

4)丝裂原受体:B 细胞的有丝分裂原主要是脂多糖(LPS)、SPA(葡萄球菌 A 蛋白)和美洲商陆,受丝裂原活化后 B 细胞也可以分化增殖。

5)细胞因子受体:B 细胞表面还有多种细胞因子(如 IL-1,IL-2,IL-4 和 IFNγ 等)的受体,与不同细胞因子的结合可使 B 细胞产生相应的生物活性。

3. NK 细胞(natural killer cell) 指自然杀伤细胞,它来源于骨髓,又称第三群淋巴细胞。NK 细胞表面没有特异性抗原识别受体,杀伤靶细胞不需要抗原预先致敏,也不受 MHC 限制。

(二)免疫辅佐细胞

在免疫应答过程中能够通过一系列作用帮助 T、B 淋巴细胞活化形成致敏 T 细胞和产生抗体的非淋巴细胞称为辅佐细胞。尤其是 T 细胞的活化需要辅佐细胞的参与,其主要作用是向 T 细胞提呈抗原,又称**抗原提呈细胞**(antigen-presenting cell,APC)。免疫辅佐细胞包括单核吞噬细胞系统的细胞、树突状细胞和 B 细胞,以数量和功能而论,以单核吞噬细胞为首。单核吞噬细胞系统包括血液中的单核细胞和组织中的巨噬细胞,它主要具有以下功能:

1. 吞噬作用 当病原微生物或其他外来抗原侵入机体后,可先被单核-巨噬细胞吞噬清除(只有少数病原体如结核杆菌可在其细胞内繁殖形成不完全吞噬)。这种吞噬作用通过 IgG 或补体产物而增强。

2. 免疫调节 单核吞噬细胞可以分泌多种白细胞介素,生成干扰素,产生补体系统分子,参与免疫调节。

3. 提呈抗原、启动免疫应答 在特异性免疫应答中,绝大多数抗原都需经巨噬细胞吞噬和加工处理,并与其表面的 MHC 分子形成抗原肽-MHC 复合物,表达在细胞膜表面,提呈给 T 细胞。巨噬细胞表面有很多表面分子,如 B7 分子等,可与 T 细胞表面的协同刺激分子 CD28 等结合,产生协同刺激信号,诱导 T 细胞的活化,启动免疫应答。

4. 抗肿瘤 巨噬细胞被某些细胞因子如 IFN-γ 激活后能有效地杀伤肿瘤细胞,是参与免疫监视的重要效应细胞。

三、免疫分子

免疫分子指一系列与免疫应答的产生、调节以及免疫效应的表现有关或起主要作用的蛋白分子,主要有抗体、补体、细胞因子等。

(一)抗体

抗体(antibody,Ab)是 B 细胞在抗原刺激下分化为浆细胞,由浆细胞产生的**免疫球**

蛋白(immunoglobulin,Ig)。Ig 包括抗体以及与抗体结构相似但不具抗体活性的球蛋白,如骨髓瘤患者体内的 M 蛋白就不具有抗体活性,因此,Ig 是化学结构的概念,抗体则是生物学功能的概念。目前,人类制备的抗体有多克隆抗体、单克隆抗体和基因工程抗体。

1. 免疫球蛋白分子的基本结构　Ig 的基本结构又称单体,由 4 条肽链组成,2 条长链称为**重链**(heavy chain,H 链),由大约 450～550 个氨基酸残基组成。根据 H 链氨基酸序列及抗原性不同,H 链可分为 γ、α、μ、δ 和 ε 五类,相应的 Ig 分别被命名为 IgG、IgA、IgM、IgD 和 IgE。2 条短链称为**轻链**(light chain,L 链),由大约 214 个氨基酸组成。根据 L 链恒定区氨基酸序列及抗原性不同可将 Ig 分为 κ 型和 λ 型。一个 Ig 分子中两条重链同类,两条轻链同型。上述 4 条肽链通过链间二硫键连在一起构成一个完整的 Ig 单体分子。

Ig 单体中 4 条肽链两端游离的氨基或羧基的方向是一致的,分别命名为氨基端(N 端)和羧基端(C 端)。在 Ig 分子近 N 端 L 链的 1/2 和 H 链的 1/4 或 1/5(如 μ、ε)处氨基酸的种类和顺序各不相同,称为**可变区**(variable region,V 区);肽链 C 端其余部分的氨基酸,在种类和顺序上彼此间差别不大,称为**稳定区或恒定区**(constant region,C 区)。H 链的 C 区又可根据其结构域分为 CH1～3 或 CH1～4(如 μ、ε),可执行不同的功能。

H 链和 L 链的 V 区各有 3 个高变区,其中的氨基酸残基种类和顺序特别多变,为 Ig 分子的抗原结合部位,故亦称为**互补决定区**(complementarity determining region,CDR)或超变区(HVR)。可变区中的其他氨基酸残基称为**骨架区**(framework region,FR),其组成与排列相对保守,主要功能为支持 CDR,并维持 V 区空间结构的稳定(图 4-1-1)。

2. 免疫球蛋白的其他结构

(1) **连接链**(joining chain,J 链):由浆细胞合成,连接两个或两个以上单体分子形成二聚体或五聚体,如分泌型 IgA 和五聚体 IgM。

(2) **分泌片**(secretory piece,SP):由黏膜上皮细胞合成,可保护 SIgA 免受环境中蛋白水解酶的破坏;促进 SIgA 转运。

(3) **铰链区**(hinge region):位于 CH1～CH2 之间,富含脯氨酸,易发生伸展及一定程度的转动,便于抗体与抗原结合;还可使 Ig 分子变构,有利于结合补体。

3. 免疫球蛋白的水解片段　将 Ig 用酶水解常用以研究其功能与结构并可指导临床应用,精制抗毒素而避免过敏反应,常用的酶是木瓜蛋白酶和胃蛋白酶。下面以 IgG 为例来阐述:

(1) 木瓜蛋白酶的水解:裂解部位在 IgG 铰链区 H 链二硫键近 N 端,形成 3 个片段:2 个单价**抗原结合片段**(fragment of antigen binding),简称 Fab 段;1 个**可结晶的片段**(crystallizable fragment),简称 Fc 段,具有活化补体,结合细胞 Fc 受体,通过胎盘等功能。

(2) 胃蛋白酶的水解:裂解部位在 IgG 铰链区 H 链二硫键近 C 端,形成一个具有双价结合抗原的 F(ab')$_2$ 片段和无生物活性的小分子多肽碎片,即 pFc'(图 4-1-1)。

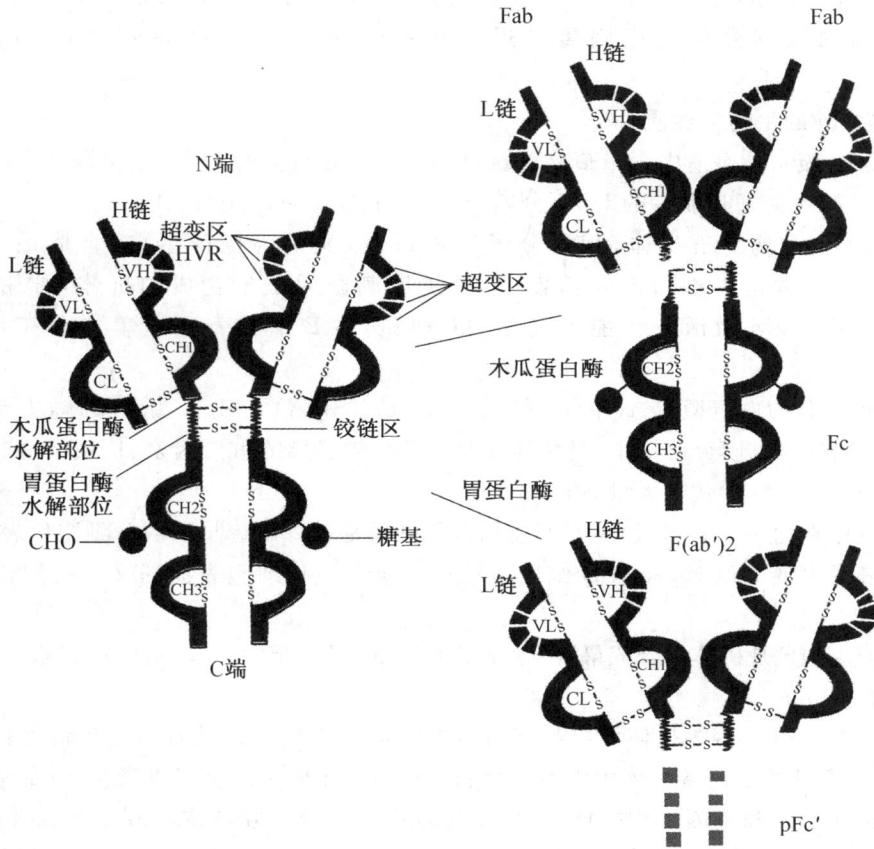

图 4-1-1　Ig(IgG)的基本结构和水解片段

4. 免疫球蛋白的功能

（1）结合抗原作用：抗体分子在结合抗原时，其 Fab 片段的 V 区与抗原决定簇的立体结构（构象）必须吻合，特别是与超变区的氨基酸残基直接有关，所以抗原-抗体的结合具有高度特异性。

（2）活化补体作用：抗体与抗原结合时，Ig 发生构型改变，使 IgG 的 CH2 或 IgM 的 CH3 功能区暴露，与补体 C1q 结合，从而引发补体的活化。

（3）结合 Fc 受体：不同细胞表面具有不同 Ig 的 Fc 受体，分别用 FcγR、FcεR、FcαR 等来表示。当 Ig 与相应抗原结合后，由于构型的改变，其 Fc 段可与具有相应受体的细胞结合。抗体与 Fc 受体结合可发挥不同的生物学作用。

1）介导 I 型变态反应：刺激机体产生的 IgE 可与嗜碱性粒细胞、肥大细胞表面高亲和力的 FcεR 结合。当相同的变应原再次进入机体时，可与已结合在细胞膜上的 IgE Fab 段结合，刺激细胞脱颗粒，释放组胺等介质，引起 I 型变态反应。

2）调理作用：调理作用是指抗体、补体 C3b、C4b 等调理素促进吞噬细胞吞噬细菌等颗粒性抗原。补体与抗体同时发挥调理作用时，称为联合调理作用。IgG 可与吞噬细胞表面的 FcγR 结合，使抗原易被吞噬。

3）发挥抗体依赖性细胞介导的细胞毒作用：当 IgG 抗体与带有相应抗原的靶细胞

结合后,可与有 FcγR 的中性粒细胞、单核细胞、巨噬细胞、NK 细胞等效应细胞结合,发挥**抗体依赖的细胞介导的细胞毒作用**(antibody dependent cell-mediated cytotoxicity, ADCC)。

5. 五类 Ig 的生物学性质

(1)IgG:IgG 是血清中含量最高的抗体,占血清 Ig 总量的 75%;IgG 是机体抗感染的主要抗体,是唯一能通过胎盘的 Ig,可分四个亚类:IgG1、IgG2、IgG3、IgG4。

(2)IgM:结构为五聚体,相对分子质量最大,又称为巨球蛋白;合成最早,胎儿晚期即可合成,常用于诊断宫内感染,也是抗原刺激后最早合成的抗体,常用于传染病的早期诊断;IgM 激活补体能力高于 IgG;IgM 在 B 细胞表面以单体存在,是抗原识别受体之一。

(3)IgA:分为血清型 IgA(单体)和 分泌型 IgA(SIgA)。SIgA 为双聚体,主要存在于唾液、泪液、初乳及黏膜分泌液中,是机体黏膜局部防御感染的重要因素(抗细菌、抗病毒、抗毒素);婴儿可从初乳中获得大量 SIgA。

(4)IgD:在血清中含量较低,其对蛋白酶较敏感易被降解。早期的 B 细胞仅表达 IgM,当 B 细胞表面出现 IgD 时,标志 B 细胞成熟了。IgD 是 B 细胞表面的又一抗原识别受体(SmIgD)。

(5)IgE:IgE 是机体内合成最晚、含量最低的 Ig,可与肥大细胞、嗜碱粒细胞等结合,参与 Ⅰ 型超敏反应。

6. 单克隆抗体 因为抗体可以与其对应的抗原发生特异性结合而起到清除抗原抗感染的作用,人们开始去制备抗体用于治疗疾病。目前临床使用的有多克隆抗体(如动物免疫血清)、单克隆抗体和基因工程抗体,而应用比较广的是**单克隆抗体**(monoclonal antibody, McAb)。单克隆抗体指由识别一种抗原表位的一个 B 细胞克隆增殖分化产生的抗体。制备单克隆抗体采用杂交瘤技术,杂交瘤细胞既具有 B 细胞合成、分泌特异抗体的能力,又具有骨髓瘤细胞无限增殖的特性。其产生的单克隆抗体具有高度特异性、高度均一性、高效价、高产量等特点,现已广泛应用于生命科学的各个领域。

(二)补体

1. 补体的定义及理化性质 **补体**(complement,C)是存在于人和脊椎动物血清及组织中的一组以酶原形式存在的球蛋白,可参与机体的抗感染及免疫调节,也可介导病理性反应,是体内重要的免疫效应系统和放大系统。由于其组分多,因此又称补体系统。

补体可由肝细胞、巨噬细胞以及肠黏膜上皮细胞等多种细胞产生。参与补体经典激活途径的固有成分按其被发现的先后顺序分别称为 C1、C2……C9,C1 由 C1q、C1r、C1s 三种亚单位组成;补体系统的其他成分以英文大写字母表示,如 B 因子、D 因子、P 因子、H 因子等;补体调节成分多以其功能进行命名,如 C1 抑制物、C4 结合蛋白、衰变加速因子等;补体活化后的裂解片段以该成分的符号后面加小写英文字母表示,如 C3a、C3b 等;具有酶活性成分在其符号上画一横线表示,如 $\overline{C1}$、$\overline{C3bBb}$ 等;灭活的补体片段在其符号前面加英文字母 i 表示,如 iC3b 等。血清中补体蛋白约占总球蛋白的 10%,补体的大多数组分都是糖蛋白,且多属于 β 球蛋白,少数为 α 和 γ 球蛋白,正常血清中 C3 含量最多。

2. 补体的激活途径　补体系统的各组分在体液中通常以非活性状态的酶原形式存在，当受到一定因素激活后才表现出生物活性。补体的激活途径有三条，即经典途径、替代途径和 MBL 途径。

（1）经典途径：经典途径是以 IgG1～3 或 IgM 类抗体结合抗原后的复合物为激活物，抗原主要为病原体。可人为地分成识别、活化和膜攻击 3 个阶段。

1）识别阶段：IgG1～3 的补体结合位点在 CH2 区，而 IgM 补体结合位点在 CH3 区。C1q 是由 6 个球形结构组成的一个依赖 Ca^{2+} 的分子，要求至少有两个球形结构与抗体结合，才能活化（图 4-1-2）。IgG 只能结合一个球形结构，故需两个分子；而 IgM 却有 5 个 CH3 区，可同时结合 5 个球形结构，因此只需 1 个分子就可激活 C1q，所以 IgM 比 IgG 激活补体的能力大。C1q 活化后开始激活 C1r 和 C1s，C1s 活化即成为 $\overline{C1s}$，$\overline{C1s}$ 具有酯酶活性，又叫 C1 酯酶。继之进入下一步的连续反应。

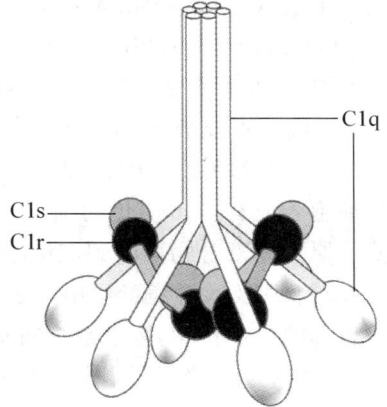

图 4-1-2　C1q 结构模式图

2）活化阶段：此阶段主要形成 2 种重要的转化酶，即 C3 转化酶和 C5 转化酶。C1 酯酶使 C4 裂解成 C4b 和 C4a。C4b 可与病原体表面共价结合，在 Mg^{2+} 存在时 C1 酯酶将 C2 裂解成大片段 C2b 和游离的小片段 C2a。C2b 附着于 C4b 上形成 $\overline{C4b2b}$（C3 转化酶），$\overline{C4b2b}$ 将 C3 裂解成大片段 C3b 和游离的小片段 C3a。继而 C3b 结合至 C4b2b 附着的邻近细胞膜上，形成 $\overline{C4b2b3b}$，即 C5 转化酶。

3）膜攻击阶段：此期形成**膜攻击复合物**（membrane attack complex，MAC）使靶细胞溶解。C5 转化酶将 C5 裂解为 C5b 和游离的小分子 C5a，C5b 与细胞膜结合，继而吸引 C6 和 C7 形成 C5b67，C5b67 吸引 C8，C8 是 C9 的吸附部位，可以与 1～18 个 C9 分子结合而形成 C5b679，也即 MAC，并催化 C9，使之聚合成内壁亲水的管状跨膜孔道，胞内物质外流，水进入细胞，细胞破裂。

（2）替代途径：替代途径又称旁路途径，与经典途径的不同之处在于跨过 C1、C4 和 C2，直接激活补体 C3，然后完成 C5～C9 的激活过程。参与此途径的补体成分还有 B、D、P、H、I 等因子。替代途径的激活物主要是革兰阴性菌的脂多糖、酵母多糖及凝聚的 IgA 和 IgG4 等。

1）准备阶段：在正常生理情况下，C3 可被一些酶水解产生极少量的 C3b，C3b 若不与固相表面结合迅速受 H 因子和 I 因子的作用而被灭活。少量的 C3b 与 B 因子结合形成 C3bB，C3bB 对 D 因子的作用敏感，在 Mg^{2+} 存在时 D 因子转化为活性形式，使 C3bB 中的 B 因子裂解出无活性的小碎片 Ba，剩余的 $\overline{C3bBb}$ 即 C3 转化酶。$\overline{C3bBb}$ 与正常血清中活化的 P 因子结合成 $\overline{C3bBbP}$，而使其趋于稳定，减慢衰变。

2）激活阶段：替代途径的激活物如病原微生物出现时，为 C3b 和 C3bBb 提供了可结合的表面，并保护它们不受 I 因子和 H 因子的灭活，这时 C3 被激活，即由准备状态进入激活状态。$\overline{C3bBb}$ 裂解 C3 产生 C3a 和 C3b，C3b 可与上述的 $\overline{C3bBb}$、$\overline{C3bBbP}$ 形成多分子复合物，即$\overline{C3bnBb}$或$\overline{C3bnBbP}$,此即 C5 转化酶,其作用类似经典途径中的$\overline{C4b2b3b}$,可使 C5 裂解为 C5a 和 C5b,以后的激活过程与经典途径相同。

（3）甘露聚糖结合凝集素途径（MBL 途径）：也称凝集素途径,与经典途径类似,但不依赖于抗原抗体复合物的激活。病原体感染早期,机体可产生急性期蛋白（如 MBL、C 反应蛋白）并与细菌结合。当 MBL 识别和结合细菌甘露糖残基等结构后,激活与之相连的丝氨酸蛋白酶形成 MASP（MBL 相关的丝氨酸蛋白酶）。MASP 具有类似活化的 C1s 的活性,可水解 C4 和 C2,产生 C4b2b,其后反应过程同经典途径。

3. 补体的生物学作用　补体被激活后,可表现出以下生物学功能：

（1）细胞毒及溶菌、杀菌作用：MAC 可导致细胞和多种细菌溶解；

（2）调理和免疫黏附：C3 裂解出的 C3b,一端能与靶细胞（或免疫复合物）结合,另一端能与细胞表面有 C3b 受体的细胞（单核细胞、巨噬细胞、中性粒细胞等）结合,从而促进吞噬；或使抗原抗体复合物黏附到红细胞等细胞上,形成较大复合物而易被吞噬细胞吞噬和清除。

（3）中和及溶解病毒作用：在病毒与相应抗体形成的复合物中加入补体,则明显增强抗体对病毒的中和作用,阻止病毒对宿主细胞的吸附和穿入。补体也可溶解病毒。

（4）炎症介质作用：补体裂解产物可使毛细血管通透性增强,吸引白细胞到炎症局部,参与炎症反应。如具有：

1）激肽样作用：C2a 能增加血管通透性,引起炎症性充血,具有激肽样作用,故称其为补体激肽。

2）过敏毒素作用：C3a、C5a 均有过敏毒素作用,可使肥大细胞或嗜碱性粒细胞释放组胺,引起血管扩张,增加毛细血管通透性以及使平滑肌收缩等。

3）趋化作用：C5a 有趋化作用,故又称为趋化因子,能吸引具有 C5a 受体的吞噬细胞游走到补体被激活的部位。

（三）细胞因子

1. 细胞因子的概念　细胞因子（cytokines,CK）是由活化的细胞分泌的具有多种生物活性的低分子量蛋白的统称,它们调节多种细胞生理功能。细胞因子包括淋巴细胞产生的淋巴因子和单核巨噬细胞产生的单核因子等。目前已知的白细胞介素（IL）,干扰素（IFN）、集落刺激因子（CSF）、肿瘤坏死因子（TNF）、转化生长因子（TGF-β）等均是免疫细胞产生的细胞因子,它们在免疫系统中起着非常重要的调控作用,在异常情况下也会导致病理反应。

2. 细胞因子的共同特性

（1）理化特性：CK 大多为低分子量糖蛋白,以单体形式存在。

（2）产生特点：CK 的产生具有多源性（一种 CK 由多种细胞产生；一种细胞可产生多种CK）、分泌性（大多以旁分泌或自分泌的形式发挥作用且是短暂的自限性分泌）。

（3）作用特点：CK 作用特点具有高效性（通过与相应受体结合发挥作用,极微量的细胞因子即可发挥明显的生物效应）、非特异性（细胞因子的作用是非抗原特异性的,无 MHC 限制性）、多效性（一种细胞因子作用于多种靶细胞表现多种不同的生物学效应）、网络性（一种细胞因子作用不是独立的,而是与其他细胞因子相互联系发挥作用的,表现为相互诱生、功能的叠加、协同和拮抗）。

3. 细胞因子的生物学作用　细胞因子众多,功能不尽相同,总体上有以下五种主要功能:

(1) 介导天然免疫和炎症反应:主要由单核-巨噬细胞分泌,表现抗病毒和抗细菌感染的作用。如 IFN-Ⅰ、IL-15 和 IL-12 是三种重要的抗病毒细胞因子。TNF、IL-1、IL-6 和趋化性细胞因子又称为前炎症细胞因子,是启动抗菌炎症反应的关键细胞因子。

(2) 介导和调节特异性免疫应答:此类细胞因子主要由活化的 T 细胞分泌,调节淋巴细胞的活化、增殖和分化。如 IFN-γ 促 $CD4^+$ T 细胞活化、TGF-β 抑制巨噬细胞激活。

(3) 刺激造血:在免疫应答和炎症反应中,白细胞、红细胞和血小板不断被消耗,CSF 可刺激骨髓造血干细胞的分化和成熟来补充这些细胞。

(4) 参与免疫细胞的分化和发育:T、B 细胞的分化和成熟与各类细胞因子的作用是分不开的,如多种 IL。

(5) 形成神经-内分泌-免疫系统调节网络:神经递质、激素、细胞因子是此调节网络的关键分子,参与对机体整个生理功能的调节。细胞因子促进神经细胞分化、成熟、再生、移行及神经递质和激素的释放;神经内分泌系统抑制或促进某些细胞因子的分泌。如糖皮质激素等对免疫系统有抑制作用,IL-1 和 IL-6 促进糖皮质激素的产生。

第四节　免疫应答

免疫应答(immune response,Ir)是机体对抗原性异物所发生的一系列排斥性生理反应,即免疫细胞识别、摄取、处理抗原,继而活化、增殖、分化,产生免疫效应的过程。根据介导细胞的不同分为 T 细胞介导的细胞免疫和 B 细胞介导的体液免疫。免疫应答过程分三个阶段:抗原识别阶段(感应阶段),免疫细胞活化、增殖、分化阶段(反应阶段),免疫效应阶段。一般情况下,免疫应答可起到抗感染、抗肿瘤的作用,但在免疫功能失调时,若对抗原的免疫应答过强可致机体功能紊乱或造成机体的免疫病理损伤,即发生超敏反应;若对机体的自身物质发生免疫应答,则导致组织损伤,即造成自身免疫病;若对抗原不发生应答,则产生免疫耐受。

一、免疫应答的基本过程

(一) 感应阶段

指抗原提呈细胞对抗原的加工、处理和提呈及抗原特异性淋巴细胞识别抗原阶段。

(二) 反应阶段

抗原特异性淋巴细胞(T、B 细胞)接受抗原刺激后,在细胞因子参与下,活化、增殖、分化为致敏淋巴细胞和浆细胞。在分化过程中,有一部分淋巴细胞会分化为有记忆功能的记忆细胞,当同一抗原再次入侵时,记忆细胞可迅速增殖分化成致敏淋巴细胞和浆细胞,发生强烈的反应。

(三) 效应阶段

浆细胞分泌抗体或致敏淋巴细胞释放淋巴因子或发挥特异性杀伤细胞作用,产生体液免疫和细胞免疫效应的过程。

二、体液免疫

根据抗原刺激 B 细胞产生抗体是否需要 Th 细胞辅助,将抗原分为两类:**胸腺依赖性抗原**(thymus-dependent antigen,TD-Ag)如多数蛋白质抗原和**胸腺非依赖性抗原**(thymus-independent antigen,TI-Ag)如细菌脂多糖、聚合鞭毛素。据此将体液免疫分为以下两种:

(一) TI-Ag 诱导的体液免疫

TI-Ag 又分为 TI-1Ag 和 TI-2Ag 两种。

1. 对 TI-1Ag 的免疫应答   TI-1Ag 具有丝裂原成分(如脂多糖),在高浓度时是 B 细胞的多克隆激活剂,可与丝裂原受体结合,激活大多数 B 细胞;在低浓度时无多克隆激活作用,特异性地与 BCR 结合,构成第一信号,此时丝裂原则成为第二信号激活结合 TI-1Ag 的 B 细胞克隆。

2. 对 TI-2Ag 的免疫应答   TI-2Ag 具有多个重复的抗原决定簇,呈线形排列,在体内不易降解,如肺炎球菌多糖等。它与特异性 BCR 结合形成 BCR 交联,使 B 细胞活化。

(二) TD-Ag 诱导的免疫应答

1. 感应阶段   TD 抗原进入机体后,抗原提呈细胞(B 细胞一般在抗原再次入侵时才充当 APC)将吞噬的抗原加工处理成抗原肽并和 MHC-Ⅱ类分子结合成复合物,才能由 CD4[+] Th 细胞识别,激活 Th 细胞。

2. 反应阶段

(1) TH 细胞的活化、增殖和分化: TH 细胞的 TCR 识别 APC 的 MHC-Ⅱ类分子提呈的抗原肽,同时 CD4 识别 MHC-Ⅱ类分子,这是 T 细胞活化的第一信号; TH 细胞的 CD28 与 APC 的 B7 分子结合为 TH 细胞活化提供重要的第二信号(图 4-1-3);另外,细胞因子(如 IL-2,4)也对 TH 细胞的活化、增殖和分化起了重要作用,使 TH 细胞分化为 TH1 细胞和 TH2 细胞。部分 TH 细胞停止分化,形成记忆细胞。

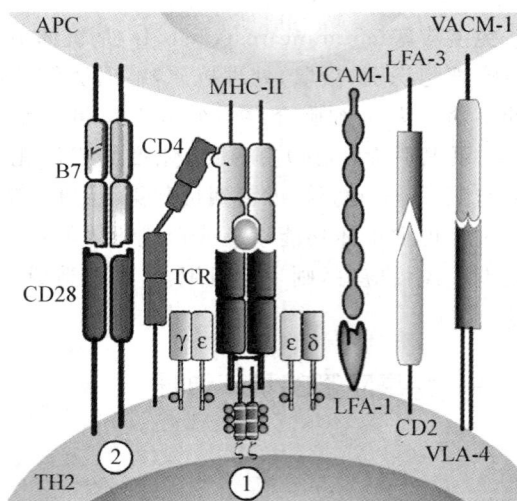

图 4-1-3   TH 细胞与 APC 的相互作用

(2) B 细胞的活化、增殖和分化: B 细胞的 BCR 可直接与抗原结合,引起 BCR 的交联,此为 B 细胞活化的第一信号;Th2 细胞活化后表达 CD40L,CD40L 与 B 细胞上的 CD40 结合为 B 细胞的活化提供最强的第二信号;活化的 Th2 细胞又可分泌一系列细胞因子,反过来作用于巨噬细胞和 B 细胞,使巨噬细胞产生细胞因子如 IL-1、IL-12,进一步促进 T、B 淋巴细胞的活化,进入增殖、分化阶段,同样有部分 B 细胞也形成记忆性细胞,当抗原再次进入时可迅速发挥作用。

(3) 效应阶段:B 细胞分化成熟为浆细胞,合成分泌各种特异性抗体,发挥各种体液免疫效应,如中和作用(抗病毒、抗毒素);调理作用;通过 ADCC 作用抗病毒、抗肿瘤;激活补体溶菌作用;还可造成免疫病理损伤,如介导Ⅰ、Ⅱ、Ⅲ型超敏反应。

(三)抗体产生的规律

B细胞对初次进入机体的抗原所产生的应答叫初次应答,具有以下特点:① 诱导机体产生抗体的时间(潜伏期)长(约7～10d);② 抗体的种类以 IgM 为主;③ 抗体亲和力低;④ 抗体维持时间短;⑤ 总抗体水平低。

抗原再次进入机体所产生的应答为再次应答,与初次应答相比具有如下特点:① 潜伏期短(约2～3d);② 抗体的种类以 IgG 为主;③ 抗体亲和力比初次应答明显增强;④ 抗体维持时间长;⑤ 总抗体水平高。初次和再次应答的差别主要是参加再次应答的细胞是记忆性的 T、B 细胞。

抗体产生的规律可以指导预防接种,如死疫苗,常需接种两次以上。

三、细胞免疫

凡是由免疫细胞发挥效应以清除异物的作用称为细胞免疫,参与的细胞称为免疫效应细胞。目前认为,NK 细胞和巨噬细胞(Mφ)以及由 T 细胞介导的细胞免疫均属细胞免疫的范畴。前两类免疫细胞的活化无需经抗原刺激即能发挥效应,故可视为非特异性细胞免疫。在这我们介绍的是特异性细胞免疫,指 T 细胞接受抗原刺激后,转化成为致敏 T 细胞所发挥的特异性免疫效应。细胞免疫由不同的效应 T 细胞介导,即一种是炎性 T 细胞(CD4$^+$TH1 或迟发型超敏反应性 T 细胞,即 T_{DTH}),另一种是细胞毒性(或杀伤性)T 细胞(CD8$^+$,Tc 或 CTL)。

(一)CD4$^+$TH1 细胞介导的细胞免疫

1. CD4$^+$TH1 细胞的形成 与体液免疫中的 TH2 活化过程相同。

2. CD4$^+$TH1 细胞介导的炎症反应 活化后的 TH1 细胞释放多种细胞因子,如巨噬细胞活化因子、白细胞介素-2(IL-2)、肿瘤坏死因子(TNF)、淋巴毒素(LT)和干扰素(IFN-γ)等,可以对抗少数胞内寄生的病原生物;另一方面可产生以淋巴细胞和单核-吞噬细胞浸润为主的慢性炎症反应或迟发型超敏反应(DTH)。

(二)Tc 细胞介导的细胞毒作用

1. 杀伤 T 细胞的激活 Tc 前体细胞通过其表面 TCR 识别 APC 或靶细胞(病毒感染细胞、肿瘤细胞)表面与 MHC-Ⅰ类分子结合的抗原肽,同时,其表面的 CD8 分子要识别 MHC-Ⅰ类分子从而获得活化的第一信号;在第二信号协同刺激分子 CD28-B7 分子的作用下被激活。激活的 CTL 可表达 IL-12 等细胞因子受体,在 IL-12 等的作用下可增殖分化为致敏 Tc 细胞,即效应细胞毒 T 细胞。

2. Tc 细胞对靶细胞的杀伤 激活的 Tc 可通过释放一系列细胞毒素,包括**穿孔素**(perforin)和**颗粒酶**(granzyme)而引起靶细胞的损伤,这种细胞毒作用具有抗原特异性,并且受 MHC-Ⅰ类分子限制。细胞毒素可活化靶细胞内的 DNA 降解酶,导致靶细胞核 DNA 的裂解,引起靶细胞的程序性死亡,即诱导靶细胞发生细胞凋亡。另外,Tc 活化后可表达 FasL,与靶细胞表面的 Fas 抗原结合也可诱导靶细胞凋亡。在杀伤一个靶细胞后,Tc 并不失活,可以继续和重复其杀伤功能。Tc 细胞还可增殖,繁衍出许多具有同样杀伤功能的 Tc 细胞。

（三）细胞免疫的生物学效应

细胞免疫的生物学效应主要有两类：一是细胞毒作用，一是迟发型超敏反应。这两类效应合在一起，可表面出如下生理功能：

1. 抗胞内感染　在病毒、真菌和胞内寄生性细菌入侵时，因其在宿主细胞内寄生，抗体或其他机制不易发挥作用，细胞免疫可以通过杀伤被感染细胞或引起迟发性炎症等方式，将病原生物清除。

2. 抗肿瘤免疫　肿瘤细胞抗原可以诱导细胞免疫应答，产生有效的抗肿瘤作用。

3. 参与移植排斥反应　在进行器官移植时发生排斥反应，实质上是由细胞免疫引起的，导致移植物的组织细胞受损。

4. 引起免疫损伤　主要是引起迟发型超敏反应和自身免疫性疾病而造成机体的损伤。

上述所讲的特异性免疫是人体免疫功能的一部分。非特异性免疫是特异性免疫的基础，如巨噬细胞传递抗原信息而激发特异性免疫，抗体结合抗原后还需通过补体来溶解细胞，因此特异性免疫与非特异性免疫是相辅相成的。机体依靠免疫细胞、免疫分子以及神经、内分泌系统对免疫应答给以调节，从而使免疫适度，避免对自身造成损害。

四、免疫耐受

免疫耐受（immunological tolerance）是机体对抗原刺激表现为特异性"免疫无应答"的现象，即抗原不能激活特异性 T 或 B 细胞完成特异性免疫应答的过程。免疫耐受与由于免疫缺陷、免疫抑制而造成的免疫无应答是不同的，前者具有特异性，后者是非特异性的。研究免疫耐受对组织器官的移植、超敏反应防治和肿瘤防治有重要意义。

1945 年 Owen 观察到异卵双生小牛胎盘血管融合，血液交流，可在一头小牛的血液中同时存在两种不同血型抗原的红细胞，成为血型镶嵌体。这种小牛允许抗原不同的血细胞在体内长期存在，不产生相应抗体，而且还能接受双胞胎另一小牛的皮肤移植而不产生排斥反应。这一现象为天然耐受现象。1953 年 Medawar 等通过实验证实胚胎期接触抗原，人出生后对该抗原就有特异的免疫耐受现象，即人工诱导耐受。人工诱导产生免疫耐受与以下因素有关：

（一）抗原方面的因素

1. 抗原种类和理化性质　小分子可溶性抗原易诱导耐受。

2. 抗原的剂量和注入途径

（1）剂量：致耐受所需抗原量与个体的年龄有关，即随年龄增大而相应增加。与抗原的类别亦有关，即强免疫原性抗原大量注入能引起耐受，继续注入大量抗原可使耐受性增强；TI-Ag 高剂量易致耐受，TD-Ag 用高、低剂量均可引起耐受。

（2）注入途径：一般来说，抗原经静脉注射最易诱导耐受性，腹腔注射次之，皮下及肌肉注射最难。易于产生免疫耐受的顺序如下：

$$静脉注射＞口服＞腹腔注射＞皮下、肌肉注射$$

3. 抗原的存在时间　抗原的持续存在是维持机体免疫耐受性的必要因素。因免疫系统中不断有新的免疫活性细胞产生，持续存在的抗原可使新的免疫细胞不断耐受。一旦抗原在体内消失,则已建立的免疫耐受也逐渐消退,对该抗原可重新出现免疫应答。

(二)机体方面的因素

1. 年龄因素　胚胎期与新生期极易导致终生或长期的耐受性。成年机体则不易诱导耐受,常须联合应用其他免疫抑制措施,以加速其诱导过程。

2. 遗传因素　免疫耐受及维持的难易程度还与动物的品系种类有关。

3. 免疫抑制措施的作用　成年机体一般不易诱导耐受,而常需要与各种免疫抑制措施联合应用。常用的有效方法是全身淋巴组织照射,应用抗淋巴细胞血清、抗 TH 细胞抗体、环磷酰胺、环孢素 A、糖皮质类激素等免疫抑制药物。临床上在器官移植中已被证实这是延长移植物存活的有效措施,是常规防止移植物排斥的方法。

第五节　超敏反应

超敏反应(hypersensitivity),又称**变态反应**(allergy),指已致敏的机体再次接触同一抗原后发生的组织损伤或生理功能紊乱。引起超敏反应的抗原称为变应原。超敏反应依发生机制和临床特点分为四型:

一、Ⅰ型超敏反应

Ⅰ型超敏反应又称过敏反应,是由 IgE 介导的,因发生迅速,又称速发型超敏反应。

(一)发生机制

当机体初次接受抗原的刺激后,在呼吸道及消化道黏膜下的淋巴细胞活化、形成浆细胞,分泌产生以 IgE 为主的抗体。IgE 凭借其 Fc 段与肥大细胞和嗜碱性粒细胞膜上的 IgEFc 的受体结合,使机体处于致敏阶段。在半年之内,若同一变应原再次侵入,便可与肥大细胞和嗜碱性粒细胞膜上的 IgE 的 Fab 段结合,使肥大细胞和嗜碱性粒细胞脱颗粒,释放出颗粒中的原发介质和新合成的继发介质。原发介质主要是组胺、蛋白水解酶、肝素和趋化因子;继发介质主要有白三烯和血小板活化因子(PAF)、前列腺素(PG)和淋巴毒素(LTs)等。这些生物学介质可引起毛细血管扩张、通透性增加,平滑肌收缩和腺体分泌增加。这些介质作用于靶器官会引起不同的反应。若作用于皮肤,则出现红肿与荨麻疹;若作用于呼吸道,会出现流涕、喷嚏、哮喘等;发生在消化道则出现呕吐、腹泻、腹痛等;作用于全身会导致血压下降,进而出现过敏性休克,严重者甚至死亡。

(二)临床常见疾病

1. 全身过敏反应　最常见的有青霉素引起的药物过敏性休克以及血清过敏性休克。

2. 呼吸道过敏反应　如因吸入尘埃、花粉、动物皮屑引起的过敏性鼻炎、支气管哮喘。

3. 消化道过敏反应　因食入高蛋白食物(如鱼、虾、乳、蛋等)引起过敏性胃肠炎。

4. 皮肤过敏反应　常见的有荨麻疹、血管神经性水肿。

二、Ⅱ型超敏反应

Ⅱ型超敏反应是抗体 IgG、IgM 和位于细胞表面的抗原结合后,在补体、巨噬细胞、NK

细胞参与下,造成靶细胞损伤,又称细胞毒型超敏反应或溶细胞型超敏反应。

（一）发生机制

当致敏机体的 IgG、IgM 抗体与靶细胞表面的固有抗原或组织细胞上吸附的外来抗原或半抗原结合后,便可通过三种方式杀伤靶细胞。

1. 活化补体溶解靶细胞　抗原抗体复合物经过经典途径激活补体系统,最后形成膜攻击单位,直接引起靶细胞溶解死亡。

2. 发挥调理、免疫黏附作用吞噬靶细胞　吞噬细胞表面有 IgG Fc 受体和 C3b 的受体,这样,IgG 的 Fc 段和补体激活后产生的 C3b 将抗原与吞噬细胞结合在一起,提高吞噬细胞的活性,最终吞噬靶细胞。

3. 通过 ADCC 作用破坏靶细胞　NK 细胞、单核-吞噬细胞上的 IgG Fc 受体与抗原抗体复合物上的 IgG Fc 段结合,发挥 ADCC 作用破坏靶细胞。

（二）临床常见疾病

1. 输血反应　临床上主要见于 ABO 血型不合而引起红细胞破坏。反复输血的患者体内会产生抗白细胞、抗血小板等表面 HLA 的抗体,从而使白细胞、血小板等其他血细胞破坏,发生非溶血性的输血反应。

2. 新生儿溶血症　临床上主要见于母亲血型为 Rh^-,胎儿为 Rh^+,在首次分娩时,胎儿血进入母体内,刺激母体产生以 IgG 类为主的抗 Rh 抗体。当再次妊娠时,抗 Rh 抗体经胎盘进入胎儿体内,与胎儿红细胞膜上的 Rh 抗原结合,红细胞被溶解破坏。有效的预防方法是初次分娩后 72h 内给母体注射抗 Rh^+ 血清,以清除进入体内的 Rh^+ 细胞。另外,母子间 ABO 血型不符引起的新生儿溶血症在我国并不少见,病情较轻,但至今尚无有效的预防措施。

3. 血细胞减少症　某些半抗原药物,如磺胺、青霉素等,能与人体的血细胞结合成为完全抗原刺激机体产生抗体,从而引起细胞溶解,如红细胞破坏的自身免疫性贫血、粒细胞减少症及血小板减少性紫癜。

4. 肺-肾综合征　即 Goodpasture 综合征,是由自身抗体引起的以肺出血和严重肾小球肾炎为特征的疾病。目前认为,可能是病毒或细菌感染使肺泡抗原发生改变,刺激机体产生 IgG 的自身抗体。肺泡和肾小球毛细血管基底膜具有共同抗原,抗体便与这个共同抗原结合,引起肺-肾综合征。

5. 抗共同抗原的抗体所致的疾病　链球菌细胞壁蛋白质与人的肾小球基底膜、心肌细胞上有共同抗原。链球菌感染后,机体产生抗链球菌细胞壁蛋白质的抗体便与上述共同抗原结合而引起肾小球基底膜损伤以及心肌损伤,即肾小球肾炎和风湿性心脏病。另外,链球菌感染还可引起风湿性关节炎。目前,链球菌感染后肾小球肾炎可由 Ⅱ、Ⅲ 型超敏反应引起,其中 Ⅱ 型占 20% 左右。

6. 甲状腺机能亢进　又称刺激型超敏反应或 Graves 病。甲状腺上皮细胞上有**甲状腺刺激素**（thyroid-stimulating hormone,TSH）受体。患者体内产生了针对该受体的自身抗体,TSH 的生理功能是刺激甲状腺上皮细胞产生甲状腺素。自身抗体与 TSH 受体结合的作用与 TSH 本身相同,因而导致对甲状腺上皮细胞产生过量甲状腺素,出现甲状腺功能亢进。目前认为它是 Ⅱ 型超敏反应的一种特殊表现形式。

三、Ⅲ型超敏反应

Ⅲ型超敏反应是抗原与抗体（IgG、IgM）结合成免疫复合物，在一定条件下，免疫复合物未被及时清除而沉积于毛细血管壁等组织，激活补体、血小板等，并吸引中性粒细胞聚集而引起的血管及周围炎症，又称免疫复合物型或血管炎型超敏反应。

（一）发生机制

免疫复合物的形成和沉积是引起Ⅲ型超敏反应的起始因素。很小的免疫复合物容易从肾排出；大的免疫复合物易被单核吞噬细胞吞噬和清除。当可溶性抗原物质在体内持续存在、抗原量与抗体相比轻度过剩时，会形成一定数量中等大小的免疫复合物，在血液流动缓慢的地方沉积。沉积的免疫复合物可以通过以下方式致病：

1. 补体的作用　　免疫复合物激活补体产生过敏毒素 C3a 和 C5a。过敏毒素引起肥大细胞脱颗粒、释放出组胺、趋化因子等生物活性介质，从而使血管通透性增加。趋化因子吸引中性粒细胞在局部浸润并释放溶酶体酶，损伤局部组织和加重炎症反应。抗原抗体复合物激活补体系统是Ⅲ型超敏反应中引起炎症反应和组织损伤的最主要原因。

2. 血小板的作用　　免疫复合物使血小板聚集并活化，释放出 5-羟色胺等血管活性胺以及形成血栓，导致局部组织缺血。

（二）临床常见疾病

1. 局部免疫复合物病

（1）Arthus 反应：Maurice Arthus 用马血清多次经皮内免疫家兔几周后，再次重复注射同样血清，发现在注射局部均出现红肿反应，3～6h 时反应达高峰。红肿程度随注射次数增加而加重。其机制是所注射的抗原与抗体形成可溶性免疫复合物并沉积在注射部位的血管壁上引起免疫复合物介导的血管炎。

（2）人类局部免疫复合物病：临床上见于长期注射胰岛素、生长激素等的患者，在注射部位会出现类似于 Arthus 反应的症状。

2. 全身免疫复合物病

（1）血清病：**血清病**是一种由循环免疫复合物引起的全身性的Ⅲ型超敏反应性疾病。有些病人在初次大量注射动物血清或某些药物后 7～10d 出现体温升高、全身皮疹、淋巴结肿大、关节肿痛等症状。这是由于注射的抗原量过大，致使机体产生的抗体与仍在血液循环中来不及降解的抗原形成中等大小的可溶性复合物。复合物附着在皮肤、关节、肾和心等处而引起组织损伤。

（2）感染后肾小球肾炎：此病一般发生于链球菌感染后 2～3 周。溶血性链球菌释放的各种可溶性抗原如外毒素等，与机体产生的抗体结合形成免疫复合物沉积于肾小球基底膜上激活补体等而发生肾小球肾炎。

（3）系统性红斑狼疮（SLE）和类风湿性关节炎：这两种疾病均与体内产生的自身抗体有关。SLE 患者体内产生抗自身 DNA、RNA 以及其他核物质的抗体，这种抗核抗体与核抗原结合沉积于皮肤毛细血管、关节滑膜、心脏瓣膜等处，引起全身各个部位的损伤。类风湿性关节炎患者体内不断产生抗自身变性 IgG 的抗体（类风湿因子，Rf），Rf 与变性 IgG 结合易反复沉积于全身关节滑膜处，引起关节的肿胀，严重者可能会致残。

四、Ⅳ型超敏反应

Ⅳ型超敏反应是由致敏的 T 细胞受到抗原再次刺激时造成的免疫病理过程,又称细胞介导型。因在接触抗原 24h 以后出现反应,故又称**迟发型超敏反应**(delayed type hypersensitivity,DTH)。

(一) 发生机制

Ⅳ型超敏反应的实质为细胞免疫,对注射入体内的蛋白质或细胞外的抗原主要由 $CD4^+$ TH1 细胞介导;抗病毒的 DTH 反应主要是由 $CD8^+$ T 细胞介导。整个过程分为两个阶段:

1. T 细胞致敏 抗原初次刺激时,$CD4^+$ TH 细胞识别 APC 表面 MHC-Ⅱ类分子提呈的抗原肽;$CD8^+$ Tc 识别靶细胞表面 MHC-Ⅰ类分子提呈的抗原肽,在协同刺激分子(第二刺激信号)的作用下,分别发生活化、增殖、分化为致敏的 $CD4^+$ TH1 和 $CD8^+$ Tc。

2. 致敏 T 细胞的效应阶段

(1) TH1 的作用:当抗原再次入侵刺激已经致敏的 TH1 细胞时,TH1 细胞会释放更多的 TNF-β、IFN-γ、IL-2 等,形成局部以淋巴细胞和单核细胞浸润为主的炎症。

(2) 致敏 Tc 的作用:释放穿孔素、丝氨酸蛋白酶和表达 FasL,导致靶细胞死亡。

(二) 临床常见疾病

1. 传染性超敏反应 在某些胞内寄生菌、病毒、真菌感染过程中,机体对相应病原体抗原出现迟发型超敏反应,由于是在传染过程中发生的,故称为传染性超敏反应。

2. 接触性皮炎 一些半抗原(如油漆、农药、化妆品)经皮肤进入机体,与表皮细胞的角质蛋白结合形成完全抗原,并使机体致敏,当机体再次接触同一抗原,局部皮肤可出现接触性皮炎症状,48h 后达高峰,严重者可发生剥脱性皮炎。

3. 移植排斥反应 移植物细胞上的 HLA 刺激机体产生致敏的淋巴细胞而引起超敏反应,使移植物受到损伤和坏死。

4. 脏器特异性自身免疫病 大多自身免疫的确切发病机制仍不明,很多器官特异性自身免疫病认为是由自身反应性 T 细胞引起的,细胞免疫造成的损伤常固定在某一特异性脏器。目前,有胰岛素依赖性糖尿病、变态反应性脑脊髓炎、自身免疫性甲状腺炎等疾病。

上述四型超敏反应各具特征,Ⅰ型主要由 IgE 抗体介导,故补体不参与,由肥大细胞等释放的介质引起组织损伤,症状发生和消退在四个型中最快,与遗传的关系也最明显。Ⅱ型由抗组织和细胞表面抗原的 IgG 或 IgM 类抗体介导,血细胞是主要靶细胞,补体活化与白细胞聚集并活化是导致细胞损伤的主要机制。Ⅲ型由循环可溶性抗原与 IgM 或 IgG 类抗体形成的复合物介导,补体参与反应,白细胞聚集和被激活是主要的损伤机制。Ⅰ~Ⅲ型均可经血清抗体转移。Ⅳ型超敏反应由 T 细胞介导,引起组织损伤的机制主要是单核吞噬细胞和淋巴细胞的局部浸润、活化及细胞因子的产生。

临床病例常可见两型或三型反应同存,可能以某一型为主或在疾病发展的不同阶段由不同型超敏反应所主宰。一种抗原在不同条件下可引起不同类型的超敏反应,如青霉素既可引起Ⅰ型过敏性休克,又可结合于血细胞表面而引起Ⅱ型反应;如与血清蛋白质结合可能出现Ⅲ型反应,还可出现Ⅳ型超敏反应中的接触性皮炎。

五、超敏反应的防治原则

对于超敏反应的预防以避免接触变应原为主,可通过询问过敏史和皮肤过敏试验来明确变应原,避免再次接触。另外,对皮试阳性且又急需应用抗毒素者可进行脱敏注射;对已查明变应原但又难以避免接触者,可采用减敏疗法。

对已经发生的变态反应可用药物治疗,用药物切断或干扰变态反应的某个环节,以防止或减轻反应的发生,如肾上腺素、苯海拉明、扑尔敏以及一些免疫抑制剂如甲氨喋呤等。

第六节　人工免疫和免疫学诊断

用人工方法使机体获得特异性的免疫力称为人工免疫,也称免疫预防。根据注入机体的物质不同,人工免疫分为人工主动免疫和人工被动免疫。

一、人工主动免疫

人工主动免疫是指给机体接种疫苗等抗原物质,刺激机体产生特异性免疫应答,以获得免疫力的方法,也称预防接种。其常用生物制品包括:

（一）疫苗

国际上把由细菌、病毒、立克次体、螺旋体制成的生物制品统称为疫苗。疫苗分为死疫苗和活疫苗。

1. **死疫苗**　将病原微生物灭活而制成的用于预防某些传染病的生物制品称死疫苗或灭活疫苗。如乙型脑炎疫苗、狂犬病疫苗等。

2. **活疫苗**　又称**减毒疫苗**,系采用人工变异或直接从自然界筛选出的减毒或无毒的病原微生物制成。如脊髓灰质炎疫苗、卡介苗等。

死疫苗与活疫苗的主要区别见表 4-1。

表 4-1　死疫苗与活疫苗的比较

比 较 项 目	死 疫 苗	活 疫 苗
接种剂量	较大	较少
接种次数	2 次或多次	多数只需一次
副作用	反应较大	反应较小
毒力回复突变	无	有
疫苗保存	较易保存	不易保存

（二）亚单位疫苗

亚单位疫苗指去除病原微生物中有害及与机体保护性免疫无关的成分,保留其抗原的有效成分所制成的疫苗。

（三）合成肽疫苗

合成肽疫苗指根据抗原有效成分的氨基酸序列设计和合成的多肽疫苗。

（四）基因工程疫苗

基因工程疫苗指使用重组 DNA 技术克隆并表达保护性抗原基因，利用表达的抗原产物或重组体本身制成的疫苗，有 DNA 疫苗、转基因植物口服疫苗等。

（五）类毒素

细菌外毒素经 0.3%～0.4% 甲醛处理后，失去毒性，保留其抗原性而制成的生物制品称类毒素，如白喉类毒素、破伤风类毒素。

二、人工被动免疫

人工被动免疫是给机体输入抗体制剂，使机体被动获得特异性免疫力。其常用生物制品主要包括：

（一）抗毒素

用类毒素免疫马，取其血清纯化、浓缩所制成的抗体制剂，如破伤风抗毒素、白喉抗毒素等。

（二）正常人丙种球蛋白

由健康产妇胎盘和正常人血浆中提取，其中含针对常见传染病病原体的抗体，主要用于麻疹、脊髓灰质炎及甲型肝炎的紧急预防以及丙种球蛋白缺乏症。

人工主动免疫与人工被动免疫的主要区别如表 4-2 所示。

表 4-2　人工主动免疫与人工被动免疫的比较

比 较 项 目	人工主动免疫	人工被动免疫
输入物质	抗原	抗体等免疫效应物质
生效时间	2～3 周后出现	注入后立即生效
免疫力维持时间	数月～数年	2～3 周
应 用	疾病的特异性预防	疾病治疗或紧急预防

三、免疫学诊断

体内抗原抗体的反应具有高度特异性，利用这一特点在体外一定条件下可用已知的抗原（或抗体）来检测未知的抗体（或抗原），因抗体常位于血清中，因此又称为血清学反应。临床常见的抗原抗体反应有凝集反应、沉淀反应、免疫比浊法、免疫标记技术（包括酶联免疫吸附试验、免疫荧光技术、放射免疫测定法、胶体金免疫技术等）。同样也可以对免疫细胞及其功能进行检测，如淋巴细胞转化试验、细胞因子检测等。

（郝　燕）

第二章

医学微生物学基础

第一节　绪　论

微生物(microorganism,microbe)是广泛存在于自然界中的一群肉眼不能直接看见,必须借助光学显微镜或电子显微镜放大数百倍、数千倍甚至数万倍才能观察到的微小生物的总称。它们具有体形微小、结构简单、繁殖迅速、容易变异、种类繁多、分布广泛、适应环境能力强等特点。

微生物的分类:种类繁多的微生物组成了一个生物多样性的微生物世界,按其细胞结构、分化程度和化学组成等特点,可分成三大类:

1. **真核细胞型微生物**(eukaryotic microbe)　细胞核的分化程度较高,有核膜、核仁和染色体;胞质内有完整的细胞器(如内质网、核糖体及线粒体等)。这类微生物如真菌。

2. **原核细胞型微生物**(prokaryotic microbe)　细胞核分化程度低,仅有 DNA 盘绕而成的拟核(nucleoid),没有核膜与核仁;细胞器不很完善。这类微生物种类众多,包括细菌、衣原体、支原体、立克次体、螺旋体和放线菌。

3. **非细胞型微生物**(acellular microbe)　没有细胞结构,亦无产生能量的酶系统,由单一核酸(RNA/DNA)和蛋白质衣壳组成,只能在活细胞内增殖。这类微生物如病毒。

现代微生物学是一个具有许多不同专业方向的大学科,它对医学、农学和食品科学、生态学、遗传学、生物化学和分子生物学都有重大影响。其中医学微生物学与公共卫生微生物学紧密相关,前者致力于鉴定引起感染疾病的因子、疾病传播的途径、将其消灭的措施、跟踪新的未辨别出的病原体;后者则致力于控制传染病的传播。

第二节　细菌的基本性状

细菌(bacterium)是属于原核型细胞的一种单细胞微生物。有广义和狭义两种范畴,广义泛指各类原核细胞型微生物,包括细菌、衣原体、支原体、立克次体、螺旋体和放线菌。狭义则专指其中数量最大、种类最多、最具代表性的细菌,即以下讨论的对象。

一、细菌的大小与形态

观察细菌常用光学显微镜,通常以**微米**(micrometer, μm; $1\mu m = 1 \times 10^{-3} mm$)作为测量单位。一般人肉眼的最小分辨率为 0.2mm,故观察细菌常要用光学显微镜放大几百倍到几千倍才能看到。

细菌的形态常因其生长的环境不同而异,按其外形主要有三类:球菌、杆菌、螺形菌(图4-2-1)。

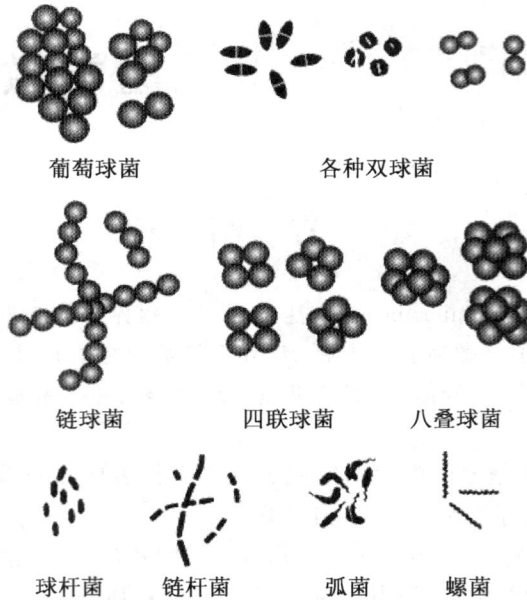

葡萄球菌　　　各种双球菌

链球菌　　　四联球菌　　　八叠球菌

球杆菌　　链杆菌　　弧菌　　螺菌

图 4-2-1　细菌的基本形态

（一）球菌

球菌(coccus)呈圆球形或近似球形,单个球菌的直径多数在 $1\mu m$ 左右。由于细菌繁殖时细胞分裂方向和分裂后粘连程度及排列方式不同可形成不同的排列方式,有一定的鉴别意义:

1. **双球菌**(diplococcus)　在一个平面上分裂,成双排列,如脑膜炎奈瑟球菌。

2. **链球菌**(streptococcus)　在一个平面上分裂,成链状排列,如乙型溶血性链球菌。

3. **四联球菌**(tetrads)　在两个相互垂直的平面上分裂,以四个球菌排成正方形,如四联加夫基菌。

4. **八叠球菌**(sarcina)　在三个互相垂直的平面上分裂,八个菌体重叠成立方体状,如藤黄八叠球菌。

5. **葡萄球菌**(staphylococcus)　在多个不规则的平面上分裂,菌体无一定规则地堆积在一起,似葡萄状,如金黄色葡萄球菌。

（二）杆菌

不同的**杆菌**(bacillus)其大小、长短、粗细差异较大。多数呈直杆状,有的菌体微弯,也有两端尖细或末端膨大呈棒状;杆菌的排列一般分散存在,无一定排列形式,偶有成对或链状,个别呈特殊的排列,如栅栏状或"V"、"Y"、"L"形。

（三）螺形菌

螺形菌(spiral bacterium)菌体弯曲,可分为:

1. **弧菌**(vibrio)　菌体只有一个弯曲,呈弧状或逗点状,如霍乱弧菌。

2. **螺菌**（spirillum）　菌体长且有数个弯曲，如鼠咬热螺菌。也有的菌体细长弯曲呈弧形或螺旋形，称**螺杆菌**（helicobacterium），如幽门螺杆菌。

细菌形态可受各种理化因素的影响，一般细菌在适宜的生长条件下培养 8～18h 形态较为典型，在细菌衰老或不利环境（如药物、抗生素、抗体、过高的盐分等）时，细菌常常出现梨形、气球状、丝状等不规则的多形性。

二、细菌的结构

细菌的结构分为基本结构和特殊结构。基本结构是各种细菌生存不可缺少的、通常都具有的结构。特殊结构为某些细菌在一定条件下所形成的特有结构（图 4-2-2）。

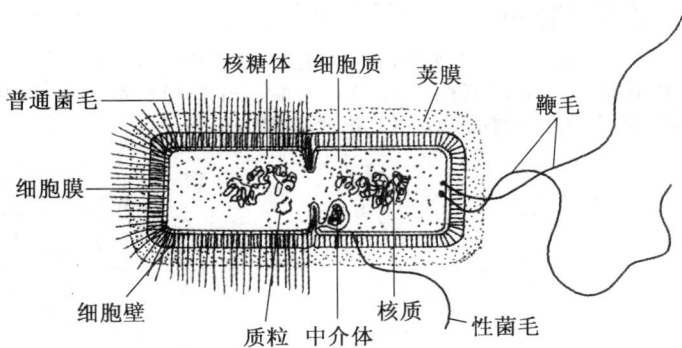

图 4-2-2　细菌细胞结构模式图

（一）细菌的基本结构

细菌的基本结构包括细胞壁、细胞膜、细胞质及核质。

1. **细胞壁**（cell wall）　位于细菌的最外层，是一种包绕在细胞膜周围、坚韧而有弹性的膜状结构；组成较复杂，随不同细菌而异。革兰染色法可将细菌分为两大类，即革兰阳性菌和革兰阴性菌。两类细菌细胞壁的共有组分为肽聚糖，但还各有其特殊组分。

（1）**肽聚糖**（peptidoglycan）：又称**粘肽**（mucopeptide），是细菌细胞壁中主要成分，为原核细胞所特有。革兰阳性菌的肽聚糖由聚糖骨架、四肽侧链和五肽交联桥三部分组成。革兰阴性菌的肽聚糖则仅由聚糖骨架和四肽侧链两部分组成。

聚糖骨架是由 N-乙酰葡萄糖胺和 N-乙酰胞壁酸两种氨基糖经 β-1，4 糖苷键连接并相间隔排列形成的多糖支架。各种细菌细胞壁的聚糖骨架均相同。在聚糖骨架的 N-乙酰胞壁酸分子上连接四肽侧链，四肽侧链的组成和连接方式随菌不同而异。如葡萄球菌（革兰阳性菌）四肽侧链的氨基酸依次为 L-丙氨酸、D-谷氨酸、L-赖氨酸和 D-丙氨酸；第三位上的 L-赖氨酸通过由五个甘氨酸组成的交联桥连接到相邻聚糖骨架四肽侧链末端的 D-丙氨酸上，组成一个机械性很强的三维立体结构。而大肠杆菌（革兰阴性菌）四肽侧链中，第三位的氨基酸被**二氨基庚二酸**（diaminopimelic acid，DAP）所取代，并由 DAP 直接与相邻四肽侧链中的 D-丙氨酸连接，但交联率低，且没有五肽交联桥，形成二维平面网状结构（图 4-2-3、4）。

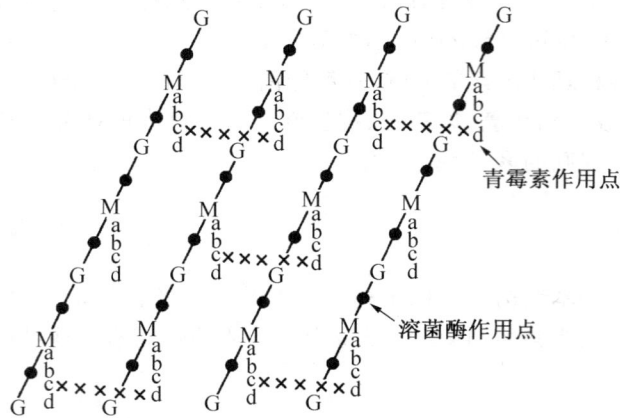

图 4-2-3 金黄色葡萄球菌细胞壁肽聚糖结构

●：β-1,4 糖苷键 a：L-丙氨酸 b：D-谷氨酸 c：L-赖氨酸 d：D-丙氨酸
×：甘氨酸 M：N-乙酰胞壁酸 G：N-乙酰葡萄糖胺

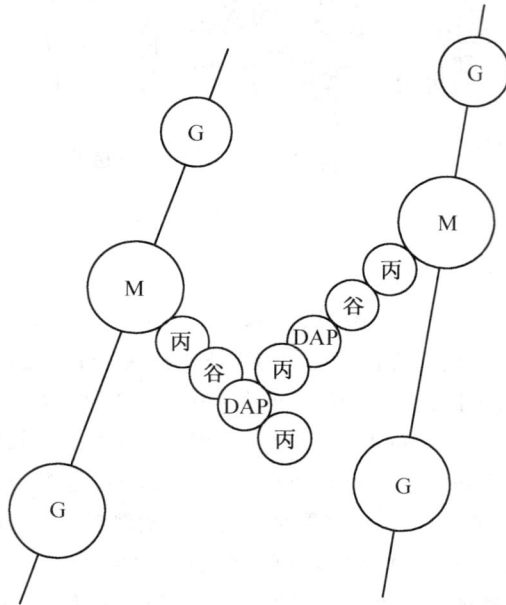

图 4-2-4 大肠杆菌细胞壁的肽聚糖结构
M：N-乙酰胞壁酸 G：N-乙酰葡萄糖胺

　　凡能破坏肽聚糖结构或抑制其合成的物质,都能损伤细胞壁而使细菌变形或杀伤细菌,例如溶菌酶能切断肽聚糖中 N-乙酰葡萄糖胺和 N-乙酰胞壁酸之间的 β-1,4 糖苷键之间的连接,破坏肽聚糖支架,引起细菌裂解。青霉素和头孢菌素能与细菌竞争合成胞壁过程所需的转肽酶,抑制四肽侧链上 D-丙氨酸与五肽桥之间的连接,使细菌不能合成完整的细胞壁,导致细菌死亡。人和动物细胞均无细胞壁结构,亦无肽聚糖,故溶菌酶和青霉素对人体细胞无毒性作用。除肽聚糖这一基本成分以外,革兰阳性菌和革兰阴性菌还各有其特殊结构成分。

（2）革兰阳性菌细胞壁特殊组分：细胞壁较厚（20～80nm），肽聚糖含量丰富，有 15～50 层，约占细胞壁干重的 50%～80%。此外，尚有大量特殊组分**磷壁酸**（teichoic acid），磷壁酸分壁磷壁酸和膜磷壁酸两种；磷壁酸为革兰阳性菌的重要表面抗原，与血清型分类有关；在调节离子通过黏肽层中起作用；也可能与某些酶的活性有关。某些细菌的磷壁酸，能黏附在人类细胞表面，其作用类似菌毛，可能与致病性有关（图 4-2-5）。

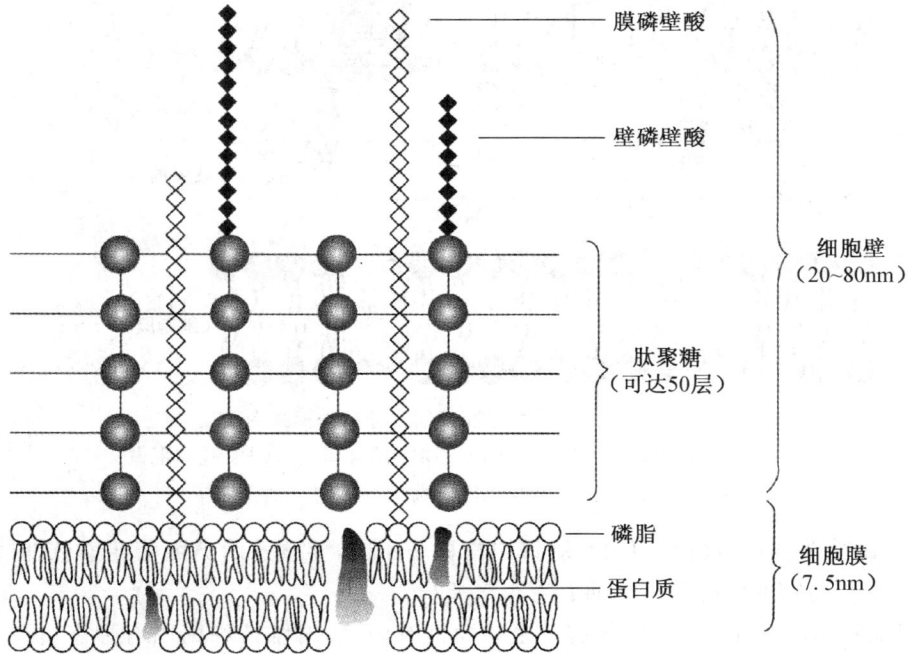

图 4-2-5　革兰阳性菌细胞壁结构模式图

（3）革兰阴性菌细胞壁特殊组分：细胞壁较薄，约 10～15nm，仅有 1～2 层肽聚糖，约占细胞壁干重的 5%～20%。但尚有特殊组分即外膜层位于细胞壁肽聚糖层的外侧，包括脂多糖、脂质双层和脂蛋白三部分，结构比较复杂。

1）**脂蛋白**（lipoprotein）：一端以蛋白质部分连接于肽聚糖的四肽侧链上，另一端以脂质部分连接于外膜上，其功能是稳定外膜并将之固定于肽聚糖层。

2）**脂质双层**：结构类似于细胞膜，功能除了转运营养物质外，还有屏障作用，能阻止多种物质透过并抵抗许多化学药物的作用。因此，革兰阴性菌对溶菌酶、青霉素等比革兰阳性菌具有较大的抵抗力。此外，外膜蛋白质还可作为某些噬菌体和性菌毛的受体。

3）**脂多糖**（lipopolysaccharide，LPS）：由脂质双层向细胞外伸出，包括类脂 A、核心多糖和特异性多糖三部分，习惯上将脂多糖称为细菌内毒素。① **类脂 A**（alipid A）：为脂多糖的毒性部分及主要成分，是革兰阴性菌的致病物质，无种属特异性，各种革兰阴性菌引起的毒性作用大致相同。② **核心多糖**（core polysaccharide）：位于类脂 A 的外层，由己糖、庚糖、2-酮基-3-脱氧辛酸（KDO）、磷酸乙醇胺等组成。经 KDO 与类脂 A 共价连接，具有属特异性，同一属细菌的核心多糖相同。③ **特异性多糖**（specific polysaccharide）：为脂多糖的最外层，是由数个至数十个低聚糖（3～5 单糖）重复单位所构成的多糖链。革兰阴性菌的菌体抗原（O 抗原）就是特异多糖。各种不同革兰阴性菌的特异性多糖因其种类、位置、排列顺序等各不相同,从而决定了细菌种的特异性(图 4-2-6)。

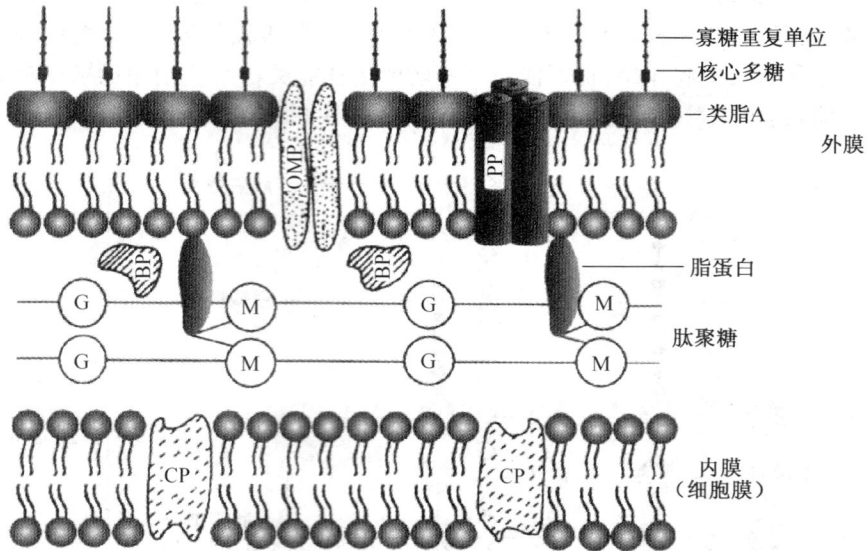

图 4-2-6　革兰阴性菌细胞壁结构模式图
OMP:外膜蛋白　PP:孔蛋白　BP:结合蛋白　CP:载体蛋白
M:N-乙酰胞壁酸　G:N-乙酰葡萄糖胺

　　革兰阳性菌和革兰阴性菌的细胞壁结构显著不同,导致这两类细菌在染色性、抗原性、毒性及对某些药物的敏感性等方面有着很大差异。

　　(4)细胞壁的功能:细菌的细胞壁坚韧而富有弹性,对维持细菌固有形态、保护细菌抵抗低渗环境、参与细胞内外物质交换、决定细菌菌体的抗原性等方面起了重要作用。

　　2.**细胞膜**(cell membrane)　位于细胞壁内侧,是包绕在细菌胞浆外具有弹性的半渗透性脂质双层生物膜,主要由磷脂及蛋白质构成;膜不含胆固醇是与真核细胞膜的区别点。细胞膜有选择性通透作用,与细胞壁共同完成菌体内外的物质交换;膜上有多种呼吸酶,参与细胞的呼吸过程;膜上还有多种合成酶,参与生物合成过程。

　　3.**细胞质**(cytoplasm)　为无色透明胶状物,由细胞膜包裹,基本成分是水、蛋白质、脂类、核酸及少量糖和无机盐。细胞浆中还存在一些重要结构。

　　(1)**质粒**(plasmid):是细菌染色体外的遗传物质,为双股闭合环状 DNA。质粒可携带细菌某些遗传信息,控制细菌某些特定的遗传性状。质粒能进行独立复制,失去质粒的细菌仍能正常存活;质粒可通过接合、转导等方式将有关性状传递给另一细菌。

　　(2)**核糖体**(ribosome):化学组成 70% 为 RNA,30% 为蛋白质,是细菌合成蛋白质的场所。细菌核糖体的沉降系数为 70S,由 50S 和 30S 两个亚基组成。链霉素能与细菌核糖体的 30S 亚基结合,而红霉素能与 50S 亚基结合,从而干扰细菌蛋白质的合成而导致细菌的死亡。真核细胞的核糖体为 80S,因此链霉素和红霉素对人体细胞无影响。

　　(3)**中介体**(mesosome):是细菌细胞膜内陷、折叠所形成的囊状物;多见于革兰阳性菌;电镜下才能观察到。中介体扩大了细菌细胞膜的面积,功能类似于真核细胞的线粒体,故又称为拟线粒体。

（4）**胞浆颗粒**：大多数为细菌的营养贮藏物,较为常见的是贮藏高能磷酸盐的**异染颗粒**(metachrometic granule),异染颗粒嗜碱性较强,用特殊染色法可以看得更清晰故名。根据异染颗粒的形态及位置,可以鉴别细菌。

4. **核质**(nnclear materal)　或称**拟核**(nucleoid),是细菌的遗传物质,由裸露的纤丝状DNA反复回旋盘绕而成,集中在细胞浆的某一区域;无核膜、核仁和有丝分裂器。核质具有染色体的功能,决定了细菌的各种遗传特征。

（二）细菌的特殊结构

细菌的特殊结构包括荚膜、鞭毛、菌毛和芽胞。

1. **荚膜**(capsule)　某些细菌胞壁外围绕一层较厚的黏液性物质,为多糖或蛋白质的多聚体,其厚度在$0.2\mu m$以上,普通显微镜可见,与四周有明显界限,称为荚膜,如肺炎奈瑟菌(图4-2-7)。厚度在$0.2\mu m$以下,在光学显微镜下不能直接看到,必须以电镜或免疫学方法才能证明的,称为**微荚膜**(microcapsule),如溶血性链球菌的M蛋白、伤寒杆菌的Vi抗原及大肠杆菌的K抗原等。

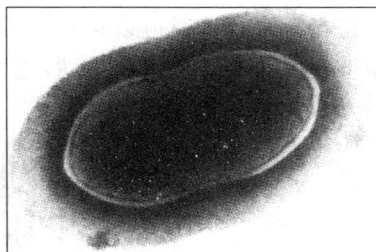

图4-2-7　肺炎奈瑟菌荚膜

细菌一般在机体内和在营养丰富的培养基中才能形成荚膜。有荚膜的细菌在固体培养基上形成光滑型(S型)或黏液型(M)菌落,失去荚膜后菌落变为粗糙型(R)。荚膜并非细菌生存所必需。

荚膜除对鉴别细菌有帮助外,还能保护细菌免遭吞噬细胞的吞噬和消化作用,因而与细菌的毒力有关。荚膜还具有黏附作用,可使细菌与特异的宿主组织结合。荚膜能贮留水分使细菌能抗干燥,并对其他因子(如溶菌酶、补体、抗体、抗菌药物等)的侵害有一定抵抗力。

2. **鞭毛**(flagellum)　在某些细菌菌体上具有细长并呈波状弯曲的丝状物,称为鞭毛。不同细菌鞭毛的数目、位置和排列不同,可分为单毛菌、双毛菌、丛毛菌、周毛菌(图4-2-8)。

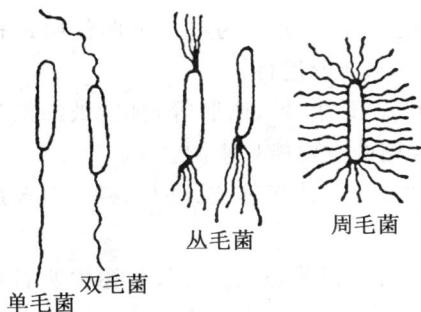

图4-2-8　细菌鞭毛的各种类型(示意图)

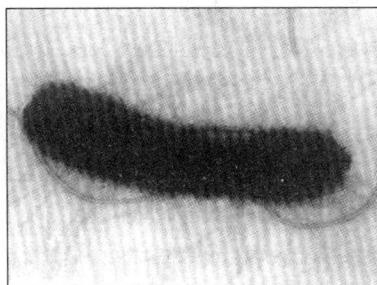

图4-2-9　大肠埃希菌的普通菌毛和性菌毛

鞭毛是细菌的运动器官,细菌的运动具有化学趋向性,能趋利避害。鞭毛的数量、分布可用以鉴别细菌。鞭毛抗原有很强的抗原性,通常称为H抗原,对某些细菌的鉴定、分型及分类具有重要意义。

3. **菌毛**(pilus)　菌毛是某些细菌菌体表面遍布的一种比鞭毛更细、短、直、硬、多的丝状物,在电镜下才能观察到。菌毛可分为普通菌毛和性菌毛两种(图4-2-9)。

（1）**普通菌毛**(ordinary pilus)：遍布菌细胞表面,每菌可达数百根,是细菌的黏附结构,能与宿主细胞表面的特异性受体结合,具有黏着细胞(红细胞、上皮细胞)和定居各种细胞表面的能力,故与细菌的致病性密切相关。

(2)**性菌毛**(sex pilus):量少,每菌1~4根,呈长而粗中空管状,仅见于少数革兰阴性菌。性菌毛由细菌质粒携带的一种致育因子(ferility factor)编码,故性菌毛又称F菌毛,参与F质粒的接合传递。此外,性菌毛也是某些噬菌体吸附于菌细胞的受体。

4. 芽胞(spore) 某些细菌在一定环境条件下,在菌体内部形成一个圆形或卵圆形小体,称为芽胞。芽胞是细菌的休眠形式,保持有细菌的全部生命活性。

芽胞具有多层厚而致密的胞膜;芽胞含水量少;芽胞还含有一些特有成分(吡啶二羧酸)和特殊的抗热酶。因此,芽胞对热力、干燥、辐射、化学消毒剂等理化因素均具有强大的抵抗力。进行消毒灭菌时应以芽胞是否被杀死作为判断灭菌效果的指标。此外,芽胞的直径和在菌体内的位置随菌种而不同,这种形态特点有助于细菌鉴别(图4-2-10)。

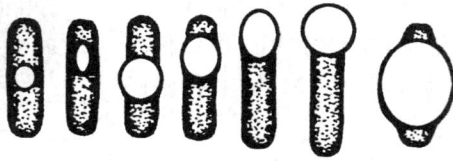

图 4-2-10 细菌芽胞的形状、大小和位置

三、细菌的生长繁殖与代谢

(一)细菌生长繁殖的条件

1. 营养物质 必须有充足的营养物质才能为细菌的新陈代谢及生长繁殖提供必需的原料和足够的能量。细菌从周围环境中吸收作为代谢活动所必需的有机或无机化合物称为营养物质。

(1)水:水是菌体的主要成分之一,细菌湿重的$80\%\sim90\%$为水。细菌代谢过程中所有的化学反应、营养的吸收和渗透、分泌、排泄均需有水才能进行。

(2)碳源:各种无机或有机的含碳化合物(CO_2、碳酸盐、糖、脂肪等)都能被细菌吸收利用,作为合成菌体所必需的原料,同时也作为细菌代谢的主要能量来源。

(3)氮源:细菌对氮源的需要仅次于碳源,主要用于合成菌体成分的原料。但多数病原菌是利用有机氮化物如氨基酸、蛋白胨作为氮源。

(4)无机盐:钾、钠、钙、镁、硫、磷、铁、锰、锌、钴、铜、钼等是细菌生长代谢中所需的无机盐成分。各类无机盐的作用为:① 构成菌体成分;② 调节菌体内外渗透压;③ 促进酶的活性或作为某些辅酶的组分;④ 某些元素与细菌的生长繁殖及致病作用密切相关。

(5)生长因子:很多细菌在其生长过程中还必需一些自身不能合成的化合物,称为**生长因子**(growth factor),包括维生素、某些氨基酸、脂类、嘌呤、嘧啶等。

2. 温度 病原菌均为嗜温菌,最适温度为人体的体温,即37℃。

3. pH 在细菌的新陈代谢过程中,酶的活性须在一定的pH范围才能发挥。多数病原菌最适pH为中性或弱碱性(pH7.2~7.6)。但个别细菌在碱性条件下生长良好,如霍乱弧菌在pH8.4~9.2时生长最好;也有的细菌最适pH偏酸,如结核杆菌(pH6.5~6.8)。

4. **气体** O₂ 和 CO₂ 与细菌生长有关。大多数细菌自身代谢所产生的 CO_2 即可满足需要。有些细菌,如脑膜炎奈瑟菌在初次分离时需要较高浓度的 CO_2(5%~10%)。另外,根据细菌对氧的需要不同,可分为四类:

(1) **专性需氧菌**(obligate aerobe):必须供给氧气,如结核杆菌。

(2) **微需氧菌**(microaerophilic bacteria):如空肠弯曲菌,宜在低氧压(5%~6%)下生长,氧压增高(>10%)对其有抑制作用。

(3) **兼性厌氧菌**(facultative anaerobe):在有氧或无氧环境中均能生长,但以有氧时生长较好,大多数病原菌属此类。

(4) **专性厌氧菌**(obligate anaerobe):如破伤风杆菌。专性厌氧菌在有氧环境中不能生长,其原因是:① 缺乏细胞色素与细胞色素氧化酶,因此不能氧化那些氧化还原电势较高的氧化型物质;② 缺乏过氧化氢酶、过氧化物酶和超氧化物歧化酶(superoxide dismutase,SOD),因此不能清除有氧环境下所产生的超氧根离子(O_2^-)和过氧化氢(H_2O_2),故难以存活。

(二) 细菌生长繁殖的方式与速度

1. **细菌生长繁殖的方式** 细菌一般以简单的**二分裂方式**(binary fission)进行无性繁殖。个别细菌如结核杆菌偶有分枝繁殖的方式。

2. **细菌个体的生长繁殖** 多数细菌繁殖速度极快,细菌分裂数量倍增所需要的时间,称为**代时**(generation time),多数细菌为 20~30min。个别菌较慢,如结核杆菌代时为 18~20h。

3. **细菌群体的生长繁殖** 细菌有着惊人的繁殖速度,故细菌繁殖的数量可庞大到难以计数的程度。但实际上,由于细菌繁殖中营养物质的消耗,毒性产物的积聚以及环境 pH 的改变,细菌绝不可能始终保持原速度无限增殖,经过一定时间后,细菌活跃增殖的速度会逐渐减慢,死亡细菌逐增、活菌率逐减。

将一定数量的细菌接种于适宜的液体培养基中,可发现细菌体外生长过程的规律。以培养时间为横坐标,培养物中活菌数的对数为纵坐标,可得出一条生长曲线(图 4-2-11)。

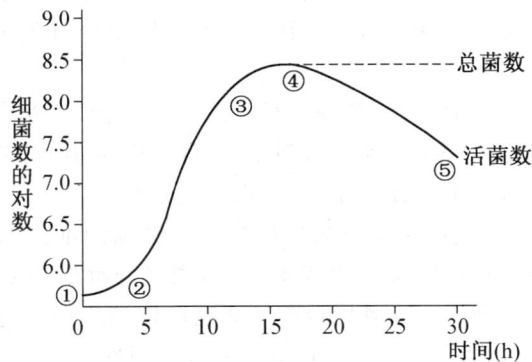

图 4-2-11 大肠埃希菌的生长曲线

细菌群体的生长繁殖可分为四期:

(1) **迟缓期**(lag phase):一般为培养后 1~4h,是细菌接种至培养基后,对新环境的一个短暂适应过程。此期细菌繁殖极少,但体积增大,代谢活跃,为细菌的分裂增殖合成、储备充足的酶、能量及中间代谢产物。

(2) **对数期**(logarithmic phase):一般为培养后 8～18h。此期细菌以稳定的几何级数增长,细菌形态、染色、生物活性都很典型,对外界环境因素的作用敏感,因此研究细菌性状以此期细菌最好。抗生素作用,对该时期的细菌亦效果最佳。

(3) **稳定期**(stationary phase):由于培养基中营养物质消耗,毒性产物(有机酸、H_2O_2 等)积累,pH 下降等不利因素的影响,细菌繁殖速度渐趋下降,相对细菌死亡数却开始逐渐增加,故此期细菌增殖数与死亡数渐趋平衡。该期细菌形态、染色、生物活性可出现改变,并产生相应的代谢产物,如外毒素、内毒素、抗生素以及芽胞等。

(4) **衰亡期**(decline phase):随着稳定期发展,细菌繁殖越来越慢,死亡菌数明显增多。此期细菌变长肿胀或畸形衰变,甚至菌体自溶,难以辨认其形态。

细菌的生长曲线所表现的体外细菌群体的生长规律,对相关医学研究具有指导意义。

(三) 细菌与医学相关的代谢产物

细菌分泌胞外酶可将多糖、蛋白质等大分子营养物质分解为单糖、短肽或氨基酸,然后吸收进入菌体,再经氧化或胞内酶分解形成菌体可利用的成分,此谓细菌的分解代谢。细菌以营养原料及生物氧化产生的能量,合成菌体及相应的代谢产物,此谓细菌的合成代谢。细菌在分解和合成代谢中能产生多种代谢产物,在细菌的鉴定及医学上有实际意义。

1. 细菌分解代谢产物的检测及其意义

(1) 细菌对糖的分解

1) **糖发酵试验**:细菌对各种糖的分解能力及代谢产物不同,可借以鉴别细菌。一般非致病菌能发酵多种单糖,如大肠杆菌能分解葡萄糖和乳糖,产生甲酸等产物,并有甲酸解氢酶,可将其分解为 CO_2 和 H_2,故生化反应结果为产酸产气,以"⊕"表示。伤寒杆菌分解葡萄糖产酸,但无解氢酶,故生化结果为产酸不产气,以"＋"表示。伤寒杆菌及一般致病菌大都不能分解乳糖,既不产酸又不产气,以"－"表示。

2) **VP 试验**:大肠杆菌与产气杆菌均分解葡萄糖"⊕",为区分两菌可采用 VP 试验及甲基红试验。产气杆菌能使丙酮酸脱羧、氧化(在碱性溶液中)生成二乙酰,后者可与含胍基的化合物反应,生成红色化合物,称 VP 阳性。大肠杆菌分解葡萄糖产生丙酮酸,VP 阴性。

3) **甲基红试验**:产气杆菌使丙酮酸脱羧后形成中性产物,培养液 pH>5.4,甲基红指示剂呈橘黄色,为甲基红试验阴性,大肠杆菌分解葡萄糖产生丙酮酸,培养液呈酸性,pH<5.4,指示剂甲基红呈红色,称**甲基红**(methyl red)试验阳性。

4) **枸橼酸盐利用试验**:能利用枸橼酸盐作为唯一碳源的细菌如产气肠杆菌,可在枸橼酸盐培养基上生长,它能分解枸橼酸盐生成碳酸盐,同时分解培养基的铵盐生成氨,由此使培养基变为碱性,该试验为阳性。大肠埃希菌不能利用枸橼酸盐作为唯一碳源,故在该培养基上不能生长,为**枸橼酸盐利用**(citrate utilization)试验阴性。

(2) 细菌对蛋白质的分解

1) **吲哚试验**:含有色氨酸酶的细菌(如大肠埃希菌、变形杆菌等)可分解色氨酸生成吲哚(indol,靛基质),若加入二甲基氨基苯甲醛并与吲哚结合,则形成玫瑰吲哚,呈红色,为吲哚试验阳性。

2）**硫化氢试验**：变形杆菌、沙门菌等能分解含硫氨基酸（如胱氨酸、甲硫氨酸等），生成硫化氢。硫化氢遇铅或铁离子生成黑色硫化物，可借以鉴别细菌。

3）**尿素分解试验**：变形杆菌具有尿素酶，可分解尿素产生氨，使培养基呈碱性，以酚红为指示剂检测呈红色，为尿素酶试验阳性。

吲哚（Ⅰ）、甲基红（M）、VP（V）、枸橼酸盐利用（C）四种试验，常用于鉴定肠道杆菌，合称之为 **IMViC** 试验。如大肠杆菌为"＋＋－－"，产气肠杆菌为"－－＋＋"。

2. 细菌的合成代谢产物及意义　　细菌通过新陈代谢不断合成菌体成分，如多糖、蛋白质、脂肪、核酸、细胞壁及各种辅酶等。此外，细菌还能合成很多在医学上具有重要意义的代谢产物。

（1）**热原质**：热原质即细菌菌体中的脂多糖，大多为革兰阴性菌产生。注入人或动物体内能引起发热反应，故名热原质（pyrogen）。热原质耐高温，高压蒸汽灭菌（121℃，20min）也不会被破坏，250℃干烤才能破坏热原质。一旦药液、注射用水等被细菌污染后，输入机体可引起严重发热反应。故在生物制品制备或使用注射药品过程中应严格遵守无菌操作，防止细菌污染。

（2）**毒素与侵袭性酶**：细菌可产生**内毒素**（endotoxin）、**外毒素**（exotoxin）两类毒素及具有侵袭性酶类，这些与细菌的致病性密切相关。

（3）**色素**：有些细菌能产生色素，对细菌的鉴别有一定意义。

（4）**抗生素**：某些微生物代谢过程中可产生一类能抑制或杀死某些其他微生物或肿瘤细胞的物质，称**抗生素**（antibiotics）。抗生素多由放线菌和真菌产生。细菌仅产生少数几种，如多粘菌素、杆菌肽等。

（5）**细菌素**：是某些细菌菌株产生的一种仅作用于与其有近缘关系的细菌的一种抗菌物质，称**细菌素**（bacteriocin）。细菌素为蛋白类物质，抗菌范围很窄，无治疗意义，但可用于细菌分型和流行病学调查。

（6）**维生素**：细菌能合成某些**维生素**（vitamin），除供自身需要外，还能分泌至菌体外。例如，大肠埃希菌在人体肠道中合成 B 族维生素和 K 族维生素，人体亦可吸收利用。

四、细菌的遗传与变异

细菌和其他生物一样，亦具有遗传性和变异性。细菌的形态、结构、新陈代谢、抗原性、毒力以及对药物的敏感性等性状都是由细菌的遗传物质所决定的。在一定的培养条件下这些性状在亲代与子代间表现为相同，为**遗传**（heridity）。然而也可出现亲代与子代、子代与子代间的差异，为**变异**（variation）。细菌的变异可能属基因型变异，也可能属表型变异。遗传使细菌保持种属的相对稳定性，而基因型变异则可使细菌产生变种或新种，有利于细菌的生存及进化。

（一）细菌的变异现象

在细菌生长繁殖过程中可观察到为数众多的变异现象。如在形态变异方面：细菌的大小可发生变异；在结构变异方面：有时细菌可失去荚膜、芽胞或鞭毛，有的细菌出现了细胞壁缺陷的 L 型细菌；在细菌的毒力变异方面：可表现为毒力增强或减弱。**卡介二氏**（calmette-guerin）将有毒力的结核杆菌在含有胆汁的甘油马铃薯培养基上连续传代，经 13

年 230 代获得了减毒但保持免疫原性的菌株,称为卡介苗,用于人工接种以预防结核病。在菌落变异方面:表现为菌落的 S(光滑型)与 R(粗糙型)变异。

（二）细菌遗传与变异的物质基础

细菌染色体(chromosome)是一个环状双螺旋 DNA 长链,按一定构型反复回旋而成的松散网状结构,决定细菌的基因型,控制细菌的各种遗传特性。

1. **质粒**(plasmid)　是细菌染色体以外的遗传物质,存在于细菌细胞质中,为环状闭合的双链 DNA,具有一些与染色体 DNA 不同的特性。如:

（1）可自我复制:质粒可不依赖染色体而自我复制及传代,也可整合于细菌染色体上,随细菌染色体一同复制。

（2）可自行丢失或经理化因素处理后消除,但细菌仍存活,而质粒所赋予细菌的性状则随之消失。

（3）可通过接合、转化、转导等方式在细菌间转移。

（4）可携带遗传信息,赋予细菌某些重要的生物学特性。医学上重要的质粒有以下几个:

1）**F 质粒**:编码细菌性菌毛。

2）**R 质粒**:编码细菌对数种抗菌药物和重金属的抗性。

3）**Col 质粒**:编码大肠埃希菌属产生大肠菌素。

4）**Vi 质粒**:编码肠道杆菌的毒力。

2. **噬菌体**(phage)　是寄生于细菌、真菌、放线菌和螺旋体的病毒,也是赋予宿主菌生物学性状的遗传物质。

3. **转位因子**(transposable element)　是一类可以在细菌的基因组(染色体、质粒、噬菌体)中从一个位置转移到另一个位置上的独特的 DNA 片段。它通过位置移动可以改变遗传物质的核苷酸序列,产生插入突变、基因重排或插入位点附近基因表达的改变。

（三）细菌变异的机制

细菌的遗传型变异包括基因突变和基因的转移与重组。

1. **基因突变**(mutation)　即细菌的基因结构发生突然而稳定的改变,从而使细菌出现新的特性或失去原有的某些特性,包括自发突变和诱发突变。

2. **基因的转移与重组**　是通过两个不同性质细菌之间发生遗传物质的转移和重组而实现。在基因转移中,提供 DNA 的细菌为供体菌,而接受 DNA 的细菌为受体菌。供体菌的 DNA 转移给受体菌的过程称为**基因的转移**(gene transfer)。转移的外源 DNA 能够复制或与受体菌 DNA 整合在一起,称为**基因的重组**(gene recombination)。基因的转移与重组的方式有转化、转导、接合和溶原性转换等。

（1）转化:受体菌直接摄取供体菌游离的 DNA 片段,获得新的遗传性状的过程为**转化**(transformation)。如从有毒力的Ⅲ型光滑型(有荚膜)肺炎链球菌人工提取的 DNA 与无毒的Ⅱ型粗糙型(无荚膜)肺炎链球菌共同孵育时,可使Ⅱ型粗糙型肺炎链球菌转化为Ⅲ型光滑型肺炎链球菌。

（2）转导:以噬菌体为媒介,把供体菌的 DNA 片段转移到受体菌内,使受体菌获得新的遗传性状的过程称为**转导**(transduction)。

（3）接合：细菌通过性菌毛相互连接沟通，将遗传物质（质粒或染色体 DNA）从供体菌转移给受体菌的过程为**接合**（conjugation）。

1）F 质粒的接合：F^+ 性菌通过性菌毛与 F^- 性菌接合，F 质粒中的双股 DNA 解链，一条 DNA 链通过性菌毛进入 F^- 性菌，接着供、受体菌分别以一条 DNA 链为模板，以滚环式复制另一条互补链，形成完整的双链 F 质粒，即原来的 F^+ 菌仍为 F^+，而 F^- 受体菌可转变成 F^- 菌（图 4-2-12）。

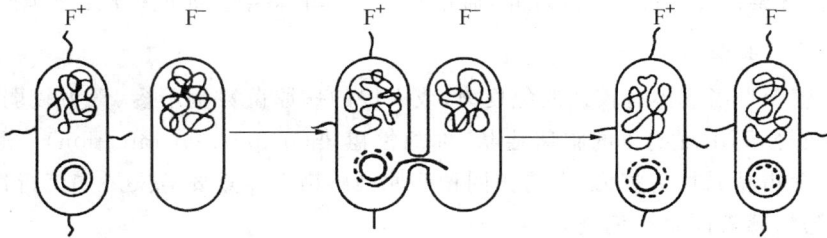

图 4-2-12　接合时 F 因子的转移与复制

2）R 质粒的接合：R 质粒由两部分构成，一是耐药性传递因子，能编码性菌毛；另一是耐药性决定子，赋予细菌耐药性，一个耐药性决定子可携带多个耐药基因。R 质粒通过接合方式可以在同一种属细菌间或不同菌属间传递。

（4）溶原性转换：噬菌体的 DNA 整合到细菌的染色体上，而使细菌获得新的遗传性状称为**溶原性转换**（lysogenic conversion）。溶原性转换可使某些细菌发生毒力变异或抗原性变异。

细菌的遗传变异在疾病诊断、治疗和预防方面，在检测致癌物质方面，在流行病学方面，在分子生物学方面，在基因工程等方面均具重要的理论意义和实用价值。

第三节　细菌的感染与致病机制

一、细菌的感染

细菌在一定条件下突破机体的防御机能，侵入机体的特定部位，与机体相互作用，引起不同程度的病理过程称为细菌的感染或传染。

（一）感染的来源与传播方式

1. 感染的来源

（1）**外源性感染**：是指由来自宿主体外的病原菌所引起的感染。传染源主要为病人、带菌者以及患病及带菌动物。

（2）**内源性感染**：是指由病人自身的正常菌群及少数曾感染过而潜伏下来的细菌又重新引起的感染。一般当机体免疫力降低时，或者由于外界因素的影响，如长期大量使用抗生素引起体内正常菌群失调，由此而造成的感染均称为内源性感染。

2. 传播方式与途径

（1）**呼吸道感染**：通过病人或带菌者含有病原菌的呼吸道分泌物排至空气中，经呼吸道引起的感染。如白喉、百日咳等。

（2）**消化道感染**：通过食入病原菌或其毒素污染的食物或水引起的感染。如菌痢、伤寒及食物中毒等。

（3）**接触感染**：通过与病人或带菌者的直接或间接接触而引起的感染。如麻风、淋病等。

（4）**创伤感染**：通过皮肤、黏膜细小裂缝或伤口引起的感染。如破伤风等。

（5）**虫媒感染**：以节肢动物为媒介，通过叮咬引起的感染。如流行性乙型脑炎等。

（二）感染的类型

1. 隐性感染　当机体有较强的免疫力，或入侵的病原菌数量不多、毒力较弱时，感染后对机体损害较轻，不出现明显的临床症状，称**隐性感染**（inapparent infection）。通过隐性感染，机体仍可获得特异性免疫力，在防止同种病原菌感染上有重要意义。如流行性脑脊髓膜炎等大多由隐性感染而获得免疫力。

2. 显性感染　当机体免疫力较弱，或入侵的病原菌毒力较强、数量较多时，病原菌可在机体内生长繁殖，产生毒性物质，经过一定时间相互作用（潜伏期），如果病原菌暂时取得了优势地位，而机体又不能维护其内部环境的相对稳定性时，机体组织细胞就会受到一定程度的损害，表现出明显的临床症状，称为**显性感染**（apparent infection），即一般所谓的传染病。

显性感染临床上按病情缓急可分为急性感染和慢性感染；按感染的部位分为局部感染和全身感染。

（1）**局部感染**（local infection）：是指病原菌局限于机体一定部位生长繁殖并引起病变的过程。如化脓性球菌引起的疖、痈等。

（2）**全身感染**（generalized infection）：感染发生后，病原菌及其代谢产物向全身播散，引起不同的全身症状。在全身感染过程中可能出现下列情况：

1）**菌血症**（bacteremia）：即病原菌自局部病灶不断地侵入血流中，但不在血流中大量生长繁殖，只是通过血液循环途径到达特定部位后进行繁殖而致病。如伤寒早期的菌血症。

2）**毒血症**（toxemia）：病原菌在局部生长繁殖过程中，细菌不侵入血流，但其产生的毒素进入血流，引起独特的全身中毒症状。如白喉、破伤风等。

3）**败血症**（septicemia）：病原菌不断侵入血流，并在血流中大量繁殖，释放毒素，造成机体严重损害，引起全身中毒症状。如不规则高热，皮肤、黏膜瘀血，肝、脾肿大等。革兰阳性菌和革兰阴性菌均可引起。

4）**脓毒血症**（pyemia）：化脓性细菌引起败血症的同时，由于细菌随血流扩散，在全身多个器官（如肝、肺、肾等）引起多发性化脓病灶。如金黄色葡萄球菌引起的脓毒血症。

3. 带菌状态　在隐性感染或传染病痊愈后，病原菌仍在体内继续存在，与机体免疫力形成相对平衡状态，并不断排出体外，称为**带菌状态**（carrier state）。处于带菌状态的人称**带菌者**（carrier）。带菌者无临床症状，但又不断排出病原菌，不易引起人们的注意，常成为传染病流行的重要传染源。

二、细菌的致病机制

凡能引起人类疾病的细菌,统称为**致病菌**或**病原菌**(pathogen)。细菌在人体内寄生、增殖并引起疾病的特性称为细菌的**致病性**或**病原性**(pathogenicity)。病原菌的致病作用与细菌的毒力、侵入机体的细菌数量、侵入途径及机体的免疫状态密切相关。

（一）细菌的毒力

毒力指细菌致病力的强弱程度。构成病原菌毒力的主要因素为细菌的侵袭力和毒素。

1. 侵袭力　　细菌的侵袭力(invasiveness)是指细菌突破机体的防御机能,在体内定居、繁殖及扩散、蔓延的能力。构成侵袭力的主要物质有侵袭性的酶和细菌的表面结构。

（1）侵袭性的酶：本身无毒性,但在细菌感染的过程中可起到保护细菌抵抗吞噬或协助细菌扩散的作用。如致病性金黄色葡萄球菌产生的血浆凝固酶、溶血性链球菌产生的透明质酸酶等。

（2）荚膜与其他表面结构物质：细菌的荚膜及其他表面物质或类似荚膜物质均具有抵抗吞噬及体液中杀菌物质的作用。

（3）黏附素：包括细菌的菌毛及非菌毛黏附素,后者如 A 群链球菌膜磷壁酸(LTA)、细菌的荚膜多糖等。不同细菌的黏附素可与相应靶细胞受体结合,有利于细菌的入侵及扩散。

2. 毒素　　按其来源、性质和作用的不同,**细菌毒素**(toxin)可分为外毒素和内毒素两大类。

（1）**外毒素**(exotoxin)：是某些细菌在代谢过程中产生并释放到菌体外的毒性蛋白质。产生外毒素的细菌主要是某些革兰阳性菌。外毒素具有以下特性：① 化学成分为蛋白质,不耐热并可被蛋白酶分解,遇酸发生变性；② 毒性强,是目前已知的最剧毒物,小剂量即能使易感机体致死；如 1mg 纯化的肉毒毒素可杀死 2 亿只小白鼠；③ 具亲组织性,能选择性地作用于某些组织和器官,引起特殊病变；④ 在甲醛作用下可以脱毒成类毒素,但保持抗原性,能刺激机体产生特异性的抗毒素。

（2）**内毒素**(endotoxin)：是革兰阴性菌细胞壁中的脂多糖(LPS)组分,细菌在生活状态时不释放出来,只有当菌体自溶或用人工方法使细菌裂解后才释放,故称内毒素。内毒素的化学成分为脂多糖,耐热。内毒素不能用甲醛脱毒制成类毒素。内毒素的毒性作用相对较弱,对组织细胞无选择性。不同革兰阴性菌产生的内毒素的致病作用基本相似：

1）致热反应：内毒素作为外源性致热原(即热原质)作用于白细胞,使之释放内源性致热原,引起发热。

2）白细胞反应：内毒素进入血液后,白细胞先急剧减少,这与其大量移行并黏附于组织毛细血管床壁有关。数小时后,骨髓中的中性粒细胞大量释放入血,使血液循环中白细胞数增高。

3）内毒素血症与休克：革兰阴性菌败血症时,内毒素大量释放入血,宿主会出现内毒素血症,并可引起休克的严重病理变化,包括弥漫性血管内凝血(DIC)。

（二）细菌侵入的数量和部位

感染的发生,除致病菌必须具有一定毒力外,还需有足够的数量和适当的侵入部位。有些病原菌毒力极强,极少量的侵入即可引起机体发病。如鼠疫杆菌,有数个细菌侵入就可发生感染。而对大多数病原菌而言,需要一定的数量,才能引起感染,少量侵入,易被机体防御机能所清除。

病原菌的侵入部位也与感染发生有密切关系,多数病原菌只有经过特定的部位侵入,并在特定部位定居繁殖,才能造成感染。如破伤风杆菌,只有经伤口侵入,厌氧条件下在局部组织生长繁殖,产生外毒素,引发疾病。但也有一些致病菌合适的侵入部位不止一个,如结核分枝杆菌,呼吸道、消化道、皮肤创伤等部位都可以造成感染。

第四节　细菌的分布与消毒灭菌

一、细菌的分布

(一)细菌在自然界的分布

细菌种类多、繁殖快、适应环境能力强,因此细菌广泛分布于自然界,在水、土壤及空气中存在着大量的细菌。

土壤是细菌生长的良好环境。土壤中的细菌来自天然生活在土壤中的自养菌和腐物寄生菌以及随动物排泄物及其尸体进入土壤的细菌。土壤中的微生物以细菌为主,放线菌次之,另外还有真菌、螺旋体等。土壤中的微生物绝大多数对人是有益的,进入土壤中的病原微生物容易死亡,但是一些能形成芽胞的细菌如破伤风杆菌、气性坏疽病原菌、肉毒杆菌、炭疽杆菌等可在土壤中存活多年。因此,土壤与创伤及战伤等厌氧性感染有很大关系。

水是细菌生长的天然环境。水中的细菌来自土壤、尘埃、污水、人畜排泄物及垃圾等。水中细菌种类及数量因水源不同而异。水中的病原菌如伤寒杆菌、痢疾杆菌、霍乱弧菌、钩端螺旋体等主要来自人和动物的粪便及污染物。因此,粪便管理在控制和消灭消化道传染病方面有重要意义。

空气是细菌生长的不良环境。空气中分布的细菌的种类和数量因环境不同有所差别。空气中的细菌来源于人畜呼吸道的飞沫及地面飘扬的尘埃。室内空气中常见的病原菌有脑膜炎奈瑟菌、结核分枝杆菌、溶血性链球菌、白喉杆菌、百日咳杆菌、军团菌等,可引起呼吸道传染病或伤口感染。

(二)细菌在正常人体的分布

人自出生后,外界的微生物就逐渐进入人体。通常我们称那些寄生在正常人的体表和与外界相通的开放性部位(如口腔、鼻咽腔、肠道和泌尿道)、一般情况下对机体有益无害的微生物群为**正常微生物群**(normal flora)。种类包括细菌、真菌、螺旋体、支原体等。在与宿主的长期进化过程中,在微生物群内部及其与宿主之间互相依存、互相制约的过程中,形成一个能进行物质、能量及基因交流的动态平衡的生态系统,见表 4-2-1。

表 4-2-1　人体各部位常见的正常菌群

部　位	主　要　菌　类
皮　肤	葡萄球菌、类白喉棒状杆菌、铜绿假单胞菌、丙酸杆菌、白假丝酵母菌、非致病性分枝杆菌等
口　腔	葡萄球菌、甲型和丙型链球菌、肺炎链球菌、非致病性奈瑟菌、卡他布兰杆菌、乳杆菌、类白喉棒状杆菌、放线菌、螺旋体、白假丝酵母菌、梭杆菌等
鼻烟腔	葡萄球菌、甲型和丙型链球菌、肺炎链球菌、非致病性奈瑟菌、卡他布兰杆菌、类杆菌、流感嗜血杆菌、铜绿假单胞菌等
外耳道	葡萄球菌、类白喉棒状杆菌、铜绿假单胞菌、非致病性分枝杆菌等
眼结膜	葡萄球菌、干燥棒状杆菌、非致病性奈瑟菌等
胃	一般无菌
肠　道	大肠埃希菌、产气肠杆菌、变形杆菌、铜绿假单胞菌、葡萄球菌、肠球菌、类杆菌、产气荚膜梭菌、破伤风梭菌、双歧杆菌、真杆菌、乳杆菌、白假丝酵母菌等
尿　道	葡萄球菌、类白喉棒状杆菌、非致病性分枝杆菌等
阴　道	乳杆菌、大肠埃希菌、阴道棒状杆菌、表皮葡萄球菌

但在某些情况下,正常菌群中的细菌也能导致疾病:

1. 当机体的防御功能减弱时,如皮肤黏膜受伤、身体受凉、过度疲劳、长期消耗性疾病等,可导致正常菌群的自身感染。

2. 当正常菌群寄居部位的改变时如大肠杆菌进入腹腔或泌尿道,可引起腹膜炎、泌尿道感染。此时,这些细菌称为条件致病菌。

3. 滥用抗生素等导致机体微生态平衡失调,使机体某一部位的正常菌群在数量和组成上发生异常变化,称为**菌群失调**(flora disequilibrium)。根据菌群失调的程度,临床上可分为一、二、三度,其中三度失调又可称为**菌群失调症**(dysbacteriosis),即原来的正常菌群大部分被抑制,只有少数菌种占绝对优势的状态。往往是在使用抗菌药物治疗或预防某些微生物感染过程中发生的一种新感染,亦称**二重感染**(superinfection)。如葡萄球菌与艰难梭菌引起的伪膜性肠炎等。

二、消毒与灭菌

消毒与灭菌是防止微生物感染和控制传染病的重要措施之一。细菌在自然界必然不断经受周围环境中各种因素的影响。当环境适宜时,细菌能进行正常的新陈代谢而生长繁殖;若环境条件变化,可引起细菌的代谢和其他性状发生变异;若环境条件改变剧烈,可使细菌生长受到抑制或导致死亡。因此,掌握微生物对周围环境的依赖关系,从而利用环境对细菌的不利因素,抑制或杀灭病原微生物,以达到消毒灭菌的目的。

消毒(disinfection)是杀灭病原微生物的方法。用以消毒的药物称为消毒剂。一般消毒剂在常用浓度下,只对细菌繁殖体有效。对于芽胞则需要提高消毒剂的浓度或延长作用时间。

灭菌(sterilization)是杀灭物体上所有微生物(包括病原微生物和非病原微生物的繁殖体和芽胞)的方法。

无菌（asepsis）是指不含活的微生物，多为灭菌的结果。防止微生物进入机体或其他物体的操作技术称为无菌操作或技术。如外科手术或微生物实验室的无菌操作等。

防腐是防止或抑制体外微生物生长繁殖的方法。用于防腐的化学药品称为防腐剂。一般化学药品在高浓度时为消毒剂，在低浓度时为防腐剂。

卫生处理指将被污染的无机物体表面的微生物减少至安全水平，主要指对住院病人污染用品的处理。

（一）物理消毒灭菌法

1. **热力灭菌** 高温对微生物有明显的致死作用。热力灭菌主要是利用热力使菌体蛋白质变性和核酸崩解，酶失去活性，从而使细菌死亡。

（1）**湿热灭菌法**

1）煮沸法：煮沸 100℃、5min 能杀死一般细菌的繁殖体。而芽胞需经煮沸 1～2h 才被杀死。煮沸法可用于食具、饮水和一般器械（刀剪、注射器等）的消毒。

2）流通蒸汽灭菌法：利用 100℃左右的水蒸气进行消毒，一般采用普通蒸笼或流通蒸汽灭菌锅，加热 15～30min，可杀死细菌繁殖体。

3）间歇灭菌法：利用连续多次流通蒸汽法，以达到灭菌的目的。方法是用流通蒸汽灭菌锅，100℃加热 15～30min，物品取出后放 37℃孵箱过夜，使芽胞发育成繁殖体，次日再蒸一次，如此连续三次以上。本法适用于不耐高温的营养物（如血清培养基）的灭菌。

4）巴氏消毒法：用低温杀灭液体中的病原菌和特定微生物，而不破坏物品（酒类、乳制品等）质量的消毒方法。方法为加热 61.1～62.8℃ 30min，或加热 72℃ 15s。巴氏消毒法常用于牛乳的消毒。

5）高压蒸汽灭菌法：在高压蒸汽灭菌器中进行，压力 103.4kPa，器内温度 121.3℃，维持 15～20min，可杀死包括细菌芽胞在内的所有微生物。高压蒸汽灭菌法是热力灭菌中使用最普遍、效果最可靠的一种方法。常用于耐高温、耐湿物品的灭菌，也用于污物和排泄物等的灭菌。

（2）**干热灭菌法**

1）干烤：利用干烤箱，加热至 160～170℃ 2h，可杀死所有微生物，包括芽胞菌。干烤主要用于耐高温的玻质物品、瓷器等的灭菌。

2）烧灼和焚烧：烧灼是直接用火焰灭菌，适用于微生物实验室的接种针、试管口、瓶盖、吸管等。焚烧是直接点燃或在焚烧炉内焚烧的一种彻底的灭菌方法，但只适用于废弃的污染物品或动物和人尸体等。

3）微波：为波长为 1～1000mm 的电磁波，可穿透玻璃、塑料薄膜和陶瓷等，但不能穿透金属表面。微波主要靠其热效应灭菌，但其热效应不均匀。微波主要用于食品、非金属器械、药杯等的消毒。

干热灭菌比湿热灭菌需要更高的温度与较长的时间，故湿热比干热灭菌效果好。其原因是：① 湿热中细菌蛋白质含水量高，更容易凝固变性；② 湿热的穿透力大；③ 湿热的蒸汽具有潜热效应。

2. **紫外线杀菌法** 波长范围为 200～300nm 的**紫外线**（ultraviolet radiation，UV）均具有杀菌作用，其中以 265～266nm 的杀菌作用最强。其杀菌原理是紫外线易被细菌核蛋白吸收,使细菌 DNA 的同一条螺旋体上相邻的碱基形成胸腺嘧啶二聚体,从而干扰细菌 DNA 的复制,导致细菌死亡或变异。但紫外线的穿透能力弱,适用于物体表面及空气的消毒。而日光是有效的天然杀菌法,其主要的作用因素为紫外线。

3. 滤过除菌法　是将液体或空气通过含有微细小孔的滤器,只允许小于孔径的液体或空气通过,大于孔径的则被阻留,达到无菌的目的。所用器具为**滤菌器**(filter),主要用于一些不耐高温的血清、毒素、抗生素、药液和空气等的除菌。而超净工作台、空气净化室和生物安全柜就是利用过滤除菌的原理去除空气中的细菌。该法一般不能除去病毒、支原体和细菌的 L 型。

(二)化学消毒灭菌法

1. 化学消毒剂的种类和用途　化学消毒剂的种类很多,其杀菌作用亦不尽相同。一般可根据用途与消毒剂的特点选择使用,见表 4-2-2 所示。

表 4-2-2　常用消毒剂种类、作用范围与用途

种类	常用消毒剂及使用浓度	作用范围				用途
		细菌繁殖体	细菌芽胞	真菌	病毒	
重金属盐类	1%硝酸银	+	+	+	+	新生儿滴眼,防治淋病奈瑟菌
	0.05%~0.1%升汞	+	+	+	+	非金属器皿的消毒
	2%红汞	+	+/-	+	+	皮肤黏膜小创伤感染
	0.01%~0.1%硫柳汞	+	+/-	+	+	生物制品防腐
酚类	3%~5%石碳酸	+	-	+	+	器具表面消毒
	2%煤酚(来苏)	+	-	+	+	器具表面消毒
醛类	10%甲醛	+	+	+	+	室内空气熏蒸,物体表面消毒
	2%戊二醛	+	+	+	+	内窥镜、手术缝合线消毒
醇类	70%~75%乙醇	+	-	+	=/-	皮肤、体温计消毒
卤素	100~1000ppm 氯(余氯0.3~0.5mg/L)	+	+/-	+/-	+	饮水、游泳池
	4ppm 二氯异氰尿酸钠(余氯0.3~0.4mg/L)	+	+/-	+/-	+	水消毒、游泳池
	30~50ppm 碘化物	+	-	-	+/-	皮肤消毒
烷化剂	50mg/L 环氧乙烷	+	+	+	+	手术器械,一次性灭菌用品
	0.05%~4%氯己定(洗必泰)	+	-	+/-	+	皮肤黏膜消毒,腹腔、膀胱、阴道冲洗

续　表

种类	常用消毒剂及使用浓度	作用范围				用　途
		细菌繁殖体	细菌芽胞	真　菌	病　毒	
氧化剂	0.1%～0.5%高锰酸钾	＋	－	＋	＋	皮肤黏膜消毒
	3%～25%过氧化氢	＋	＋	＋	＋	创口、皮肤黏膜消毒
	0.1%～2%过氧乙酸	＋	＋	＋	＋	塑料、人造纤维、玻璃器材消毒
表面活性剂	0.05%～0.1%苯扎溴铵	＋	－	－	＋	皮肤黏膜消毒，浸泡手术器械
	0.05%～0.1%度灭芬	＋	－	－	＋	创口冲洗,金属塑料器材和橡皮类消毒
酸碱类	5～10ml/m³ 醋酸加等量水蒸发	＋	－	－	＋	空气消毒
	12.5%～25%生石灰水	＋	＋	－	＋	地面、排泄物消毒

2. 化学消毒剂的杀菌机制

(1) 使菌体蛋白变性或凝固:通过改变菌体蛋白构型而扰乱多肽链的折叠方式,能造成菌体蛋白变性。这类消毒剂如乙醇、大多数重金属盐、氧化剂、醛类、染料和酸碱等。

(2) 干扰、破坏细菌的酶系统:通过与细菌代谢酶分子上的—SH基团结合而使其失去活性。这类消毒剂如某些氧化剂、重金属盐类等。

(3) 改变细胞膜通透性:作用后导致细菌胞浆膜结构紊乱并干扰其正常功能,使小分子代谢物质溢出胞外,影响细胞传递活性和能量代谢,甚至引起细胞破裂。这类消毒剂如表面活性剂、脂溶剂、酚类等。

3. 影响消毒剂效果的因素

(1) 消毒剂的性质、浓度与作用时间:各种消毒剂的理化性质不同,对微生物的作用效果也就各异。例如,表面活性剂只对细菌繁殖体和某些病毒有效,对细菌芽胞和真菌无效。而同一种消毒剂的浓度不同,其消毒效果也不一样,一般规律是消毒剂的浓度越高,作用时间越长,杀菌效果越好。但乙醇例外,70%～75%的乙醇消毒效果好于95%的乙醇,原因是高浓度的乙醇可使菌体蛋白表面迅速凝固,故影响了乙醇继续向菌体内渗透。

(2) 微生物的种类和数量:不同种类的微生物对消毒剂的敏感性不同。通常细菌芽胞的抵抗力最强;革兰阳性菌比革兰阴性菌对消毒剂更敏感;幼龄菌也比老龄菌敏感。一般细菌数量越大,所需消毒剂浓度越高,作用时间越长。

(3) 温度、酸碱度:一般情况下,消毒速度会随温度的升高而加快,所以温度越高消毒效果越好。此外,环境酸碱度的变化也可影响消毒剂杀灭微生物的作用,如表面活性剂在碱性环境中作用较强,而酚类在酸性环境中的杀菌效果最好。

(4) 环境中有机物的存在:当细菌和环境中的有机物特别是蛋白质、多糖和脂类(如血液、尿液、痰或浓汁)混在一起时,某些消毒剂的杀菌效果可受到明显影响。受有机物影响较大的消毒剂有表面活性剂、乙醇、重金属盐和氯化物等。

此外,影响消毒剂作用的因素还有湿度、表面张力及拮抗物质等。

第五节　病毒的基本性状

病毒（virus）是一类个体微小，仅具有一种核酸（DNA 或 RNA），严格的活细胞（真核或原核细胞）内复制增殖的一种非细胞型微生物。病毒在自然界分布非常广泛，可在人、动物、植物、昆虫、微生物中寄居并引起感染。病毒与人类疾病密切相关，其致病特点为传染性强、流行广泛、病情严重、死亡率高。此外，病毒可引起持续性感染，有的还与肿瘤、先天性畸形和自身免疫病的发生密切相关。

一、病毒的形态与结构

（一）病毒的大小与形态

一个成熟有感染性的病毒颗粒称"病毒体"（viron）。病毒个体微小，测量病毒大小的单位是**纳米**（nanometer，nm）。各种不同病毒体的大小差别很大，一般介于 20～250nm 之间，但绝大多数病毒都在 100nm 左右（图 4-2-13）。

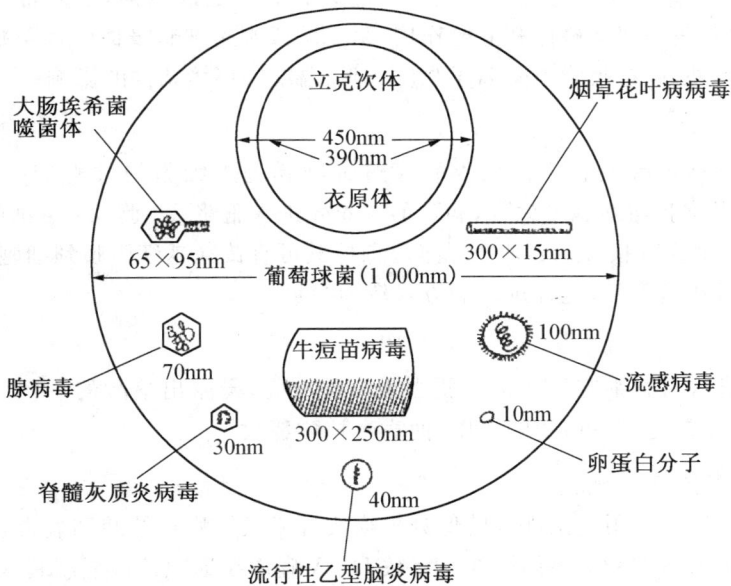

图 4-2-13　微生物大小的比较

病毒的形态多种多样，电镜下观察有球形和近似球形、弹形、砖形、杆状和蝌蚪形等形态。

（二）病毒的结构、化学组成与功能

病毒体的主要结构是由**核心**（core）和**衣壳**（capsid）构成的**核衣壳**（nucleocapsid），有些病毒的核衣壳外面还有包膜包裹。

1. **核心**　位于病毒体的中心，由一种类型的核酸构成，即 DNA 或 DNA，构成其**基因组**（genome），是病毒遗传信息的储藏所，主导病毒的生命活动、形态结构、遗传变异和感染性。

2. 衣壳　是核酸外面紧密包绕着的一层蛋白质,它是由许多壳微粒按一定几何构型集结而成。衣壳的功能是:① 保护病毒的核酸并赋予病毒固有的形状;② 具有抗原性,是病毒体的主要抗原成分;③ 具有辅助感染作用。

病毒的核酸与衣壳组成核衣壳,即**裸露病毒**(naked virus),如脊髓灰质炎病毒等。

3. 包膜　是病毒核衣壳外包绕着的一层脂质双层膜。包膜是病毒以"出芽"方式,从宿主细胞内释放过程中获得的细胞膜或核膜成分,故包膜含有宿主细胞的膜成分,也带有由病毒基因组编码的胞膜蛋白。包膜的功能是:① 维护病毒体结构的完整性及保护核衣壳;② 参与病毒的感染过程;③ 具有抗原性。

二、病毒的增殖

病毒必须侵入易感的宿主细胞,依靠宿主细胞的酶系统、原料和能量复制病毒的核酸;借助宿主细胞的核糖体翻译病毒的蛋白质;病毒的这种增殖方式称为**复制**(replication)。病毒的复制周期可分为吸附、穿入、脱壳、生物合成及装配与释放五个阶段。

(一)吸附

吸附是指病毒附着于易感细胞的表面。吸附是感染的起始期,是病毒与细胞接触和识别的过程,最初阶段是偶然碰撞和静电作用,第二阶段则是细胞表面受体与病毒表面结构成分特异结合。此外,病毒吸附也受离子强度、pH、温度等环境条件的影响。

(二)穿入

穿入是指病毒核酸或感染性核衣壳穿过细胞膜进入细胞的过程。主要有三种方式:① 融合:即病毒胞膜与细胞膜融合,病毒的核衣壳进入胞浆;② 胞饮:由细胞膜内陷整个病毒被吞饮入胞内;③ 直接穿入:某些裸露病毒核酸可直接穿越细胞膜到细胞浆中,而大部分蛋白质衣壳仍留在胞膜外,这种进入的方式较为少见。

(三)脱壳

脱壳是指进入易感细胞的病毒体脱去蛋白质衣壳,暴露出核酸的过程。不同病毒脱壳的方式不同,主要是通过一些酶的作用,使病毒核酸释放。

(四)生物合成

生物合成即病毒利用宿主细胞的低分子物质合成大量病毒核酸和病毒蛋白的过程。病毒生物合成部位因病毒种类不同而异。多数 DNA 病毒在细胞核内复制其核酸,在细胞质内合成其蛋白质;多数 RNA 病毒的核酸及蛋白质均在细胞质中合成。

(五)装配与释放

将生物合成的病毒核酸和蛋白在感染细胞内组合成子代核衣壳的过程称为装配;而成熟的病毒体以不同方式离开宿主细胞的过程称为释放。病毒释放的方式有:① **破胞释放**:宿主细胞裂解病毒释放到周围环境中。这种方式多见于无包膜病毒。② **芽生释放**:以出芽方式释放出成熟病毒。这种方式多见于有包膜病毒。另外病毒亦可通过细胞间桥或细胞融合在细胞间传播。

三、病毒的抵抗力

（一）物理因素

1. 温度 大多数病毒耐冷不耐热,50～60℃ 30min 或 100℃数秒钟即可被灭活;病毒对低温的抵抗力较强,通常在－70～－196℃条件下仍可保持感染性数月至数年;病毒对反复冻融较敏感。

2. pH 多数病毒在 pH5～9 范围内稳定,强酸或强碱条件下可被灭活。

3. 射线 紫外线、X射线和γ射线均可灭活病毒,这是因为射线可改变病毒核酸的分子结构,影响病毒核酸复制。但不同病毒对射线的敏感性不一。

（二）化学因素

1. 脂溶剂 胞膜病毒可迅速被脂溶剂(如乙醚、氯仿、去氧胆酸钠、阴离子去垢剂)破坏胞膜,失去吸附能力而灭活。故该类病毒通常不能在含有胆汁的肠道中引起感染。

2. 化学消毒剂 除强酸或强碱外,氧化剂、酚类、醇类、卤素等对病毒均有灭活作用,但效果不如细菌,并且不同病毒对化学消毒剂敏感性不同。

3. 抗生素 抗生素及磺胺对病毒无效。

第六节 病毒的感染与致病机制

一、病毒的感染

（一）病毒感染的来源与传播方式

1. 感染的来源 引起机体感染的病毒来自外环境,传染源主要为病人、病毒携带者和患病及带病毒的动物或中间宿主;医源性感染(即通过血液、血制品及医疗器械等造成的感染)也不能忽视。

2. 传播方式 病毒感染的传播方式有:

（1）水平传播:指出生后不同个体之间(包括通过呼吸道、消化道、经皮肤(虫媒)等途经)及动物与人之间(包括媒介或直接接触)的病毒传播。

（2）垂直传播:指病毒从宿主的亲代向子代的传播(包括通过生殖细胞、胎盘、产道等途径)。此种方式引起的感染称**垂直感染**(vertical infection),往往可致死胎、流产、早产或先天畸形,亦可成为无症状的病毒携带者。

（二）病毒感染的类型

病毒能否感染机体,一方面取决于病毒的毒力、一定的数量和合适的侵入门户;另一方面取决于机体的免疫力。故病毒的特性及机体的免疫状态决定了病毒感染机体的类型和结局。

1. 隐性感染 病毒感染后,不引起临床症状的感染称为**隐性病毒感染**(inapparent viral infection)。病毒隐性感染十分常见,是机体获得特异性免疫的主要来源。如脊髓灰质炎流行时,隐性感染者占了绝大多数。但隐性感染的人仍能向周围环境散布病毒,可成为重要的传染源,在流行病学上具有十分重要的意义。

2. 显性感染　病毒感染后,引起临床症状的感染称为**显性病毒感染**(apparent infection)。根据感染后症状出现的时间和症状持续时间的长短又可分为:

(1) 急性病毒感染:病毒侵入机体后,潜伏期短,起病急,病程数日或数周,除致死性疾病外,宿主一般能在症状出现后 $1\sim3$ 周内消除体内的病毒;也能在症状出现前后的一段时间内及病后数天到 2 周,从组织或分泌物中分离出病毒。如麻疹、乙型脑炎、流感、脊髓灰质炎、水痘等都为急性感染。

(2) 持续性病毒感染:病毒侵入机体后,可在机体内持续存在数月、数年,甚至数十年;可出现症状,也可不出现症状而长期带毒,成为重要的传染源;可引起慢性进行性疾病。持续性病毒感染包括潜伏感染、慢性感染及慢发性感染三种情况。

1) 潜伏性感染:是指经急性或隐性病毒感染后,病毒的基因组潜伏在宿主特定组织或细胞内,但不产生感染性病毒体。当机体受物理、化学、生理或环境因素的影响时,潜伏的病毒可被激活,引起感染,如单纯疱疹病毒。

2) 慢性感染:是指经显性或隐性病毒感染后,病毒持续存在于机体血液或组织中并不断排出体外,病程可长达数月或数十年,患者临床症状轻微或为无症状病毒携带者,机体可长期排毒,如乙型肝炎病毒。

3) 慢发病毒感染:是指经显性或隐性病毒感染后,病毒有很长的潜伏期,通常在数月、数年,甚至数十年,而后出现亚急性、进行性疾病,直至病人死亡,如人免疫缺陷病毒(HIV)。

二、病毒的致病机制

(一)病毒感染对宿主细胞的致病作用

1. 溶细胞作用　病毒在宿主细胞内复制增殖,成熟后在很短的时间内一次释放出大量病毒,以致宿主细胞裂解,这种作用称病毒的**杀细胞性效应**(cytocidal effect)。溶细胞作用主要见于无包膜病毒,多引起急性病毒感染。如脊髓灰质炎病毒。

2. 稳定状态感染　有包膜的病毒在宿主细胞内增殖,不阻碍宿主细胞本身的代谢;不改变溶酶体膜的通透性,故不会使细胞溶解死亡。此外,病毒是以"出芽"方式从感染的宿主细胞中释放,虽然可使细胞发生混浊肿胀、皱缩,出现轻微的细胞病变,但在一段时间内宿主细胞并不立即死亡,这种作用称病毒的**稳定状态感染**(steady state infection)。如流感病毒。

3. **细胞凋亡**(cell apoptosis)　是由细胞基因调控发生的程序性细胞死亡,属一种正常的生物学过程。某些病毒感染后,可直接或间接激活细胞凋亡基因,诱发细胞凋亡。

4. 细胞增生、转化与肿瘤的形成　某些病毒感染宿主细胞后可将其核酸整合到宿主细胞染色体中,可引起宿主细胞形态发生变化,失去细胞间接触性抑制并成堆生长等一系列生物学行为的改变,称为**细胞转化**(cell transformation)。具有细胞转化能力的病毒和病毒的致瘤潜能密切相关。

5. 包涵体形成　在某些受病毒感染的宿主细胞浆或细胞核内出现、光镜下可见的斑块状结构,称为**包涵体**(inclusion body)。包涵体是一种细胞病变形式,可破坏细胞的正常结构和功能,同时也可作为病毒感染诊断的依据。如狂犬病病毒的内基小体。

(二)病毒感染对机体免疫系统的致病作用

病毒感染对宿主免疫系统的致病作用包括:

1. 引起免疫抑制　许多病毒感染都能引起机体免疫应答降低或暂时性免疫抑制,如麻疹病毒感染能使患儿结核菌素试验阳性转为阴性反应。这可能与病毒直接侵犯免疫细胞有关。

2. 杀伤免疫活性细胞　某些病毒对免疫活性细胞具有较强的亲和性和杀伤性,使其数量大量减少,导致细胞免疫功能低下,如人类免疫缺陷病毒(HIV)。

3. 引起自身免疫病　病毒感染可导致机体免疫应答功能紊乱,失去对自身与非自身抗原的识别功能;也可使正常情况下隐蔽的抗原暴露或释放,从而发生自身免疫病。

（三）病毒感染造成的机体免疫病理损伤

病毒具有很强的抗原性,感染细胞后还会出现自身抗原,从而诱发机体的第Ⅱ、Ⅲ、Ⅳ型超敏反应及自身免疫,造成机体的免疫病理损伤。

第七节　真菌的基本性状

真菌(fungus)是一大类细胞结构完整、细胞核分化程度高、有核膜和核仁及完整的细胞器的真核细胞型微生物。

一、真菌的形态

1. 单细胞真菌　单细胞真菌主要包括酵母型和类酵母型真菌(如隐球菌、念珠菌),一般呈圆形或椭圆形,以芽生的方式繁殖,不产生菌丝。

2. 多细胞真菌　又称丝状菌或霉菌,由菌丝和孢子两部分组成。

（1）**菌丝**(hypha):由成熟孢子出芽并延长成丝状。菌丝分枝可交织成团形成**菌丝体**(mycelium)。根据菌丝的功能不同,可分营养菌丝体、气中菌丝体和生殖菌丝体三类。

（2）**孢子**(spore):是由生殖菌丝产生的一种繁殖体。一条菌丝可产生多个孢子,而孢子在适宜的生长环境条件下发芽形成菌丝。孢子是真菌的繁殖结构。真菌孢子按产生方式可分为有性及无性孢子两大类。有性孢子是由同一菌体或不同菌体的两个细胞或性器官融合,经减数分裂后所产生的孢子;无性孢子由菌丝上的细胞直接分化或出芽形成。

二、真菌的培养特性与菌落特征

大多数真菌营养要求不高,实验室常用**沙保培养基**(sabouraud medium)(含葡萄糖、蛋白胨、NaCl)培养,形态典型。真菌培育的最适 pH 值为 4~6,最适温度为 22~28℃(有些病原性真菌最适温度为 37℃),大多培养 1~4 周后出现典型菌落。真菌菌落一般有三种类型:

1. 酵母型菌落　为单细胞真菌的菌落,菌落特征类似细菌菌落,但较细菌菌落大而厚,不透明。如新型隐珠菌。

2. 类酵母型菌落　为单细胞真菌的菌落,外观似酵母型菌落,但可见伸入培养基中的假菌丝,它是由伸长的芽生孢子形成的。如白假丝酵母菌。

3. 丝状菌落　为多细胞真菌的菌落,菌落比细菌菌落大而疏松,由许多菌丝体组成。丝状菌落呈棉絮状、绒毛状、粉末状或石膏粉样,在表面和背面可显示不同颜色。

真菌的繁殖方式多样,包括无性繁殖和有性繁殖两类。无性繁殖是真菌的主要繁殖方式,通过芽生、裂殖、隔殖和菌丝断裂四种形式进行。与医学有关的真菌大多数均无有性繁殖方式。

三、真菌的变异与抵抗力

真菌易发生变异,在人工培养基中多次传代或孵育过久,可出现形态结构、菌落性状、色素及毒力等的改变。

真菌对热敏感,一般 60～70℃ 1h 可杀死真菌菌丝和孢子。真菌对干燥、日光、紫外线及一般化学消毒剂有抵抗力,对常用抗生素(青霉素、链霉素和磺胺类药物)不敏感。

第八节　真菌的感染与防治原则

一、真菌的感染

真菌感染同细菌感染一样,需要一定的毒力和致病条件。不同的真菌可以通过以下不同方式致病:

(一)致病性真菌感染

主要是外源性感染,由真菌侵入机体而致病。分浅部的致病性真菌感染(各种皮肤癣菌)和深部的致病性真菌感染。浅部的致病性真菌有亲嗜表皮角质特性,侵犯皮肤、指甲及须发等组织,顽强繁殖,发生机械刺激损害,同时产生酶及酸等代谢产物,引起炎症反应和细胞病变。而深部的致病性真菌则可侵犯皮下、内脏及脑膜等处,引起慢性肉芽肿及坏死,有时可引起全身性真菌感染。

(二)机会致病性真菌感染

主要是内源性感染(如白假丝酵母菌),亦有外源性感染(如曲霉菌)。机会致病性真菌感染与机体抵抗力、免疫力降低及菌群失调有关,常发生于长期应用抗生素、激素、免疫抑制剂、化疗和放疗的患者和临床上使用各种导管的患者。治疗效果不理想,预后较差。

(三)真菌超敏反应性疾病

由真菌性致敏原(如菌丝、孢子抗原)引发的各类超敏反应,如哮喘、过敏性鼻炎、荨麻疹及接触性皮炎等。真菌引起的超敏反应也是临床上超敏反应性疾病的重要组成之一。

(四)真菌性中毒

某些真菌可污染粮食、油料作物及食品并产毒,毒素可侵害肝、肾、脑、中枢神经系统及造血组织,引起多器官多系统的损伤,重者可危及生命。

此外,经研究不断发现某些真菌毒素与肿瘤的发生有关。

二、真菌感染的预防原则

真菌感染目前尚无特异性预防方法,故以一般性预防为主。如皮肤癣菌的预防主要是注意个人卫生,避免直接或间接接触传染源。而深部真菌感染的预防措施则主要是去除诱发因素,提高机体正常的防御能力及细胞免疫功能。

(韦跃宇)

第三章

人体寄生虫学基础

第一节 绪 论

人体寄生虫学(human parasitology)是研究与人类健康有关的寄生虫的形态结构、生活活动和繁殖的规律,研究寄生虫与人体及环境因素相互作用规律的科学。人体寄生虫学是属于预防医学的范畴,也是临床医学的重要基础课程之一。学习目的是为了了解和掌握我国常见寄生虫病的病原体、致病机理和防治措施,消灭或控制病原寄生虫以及与疾病有关的节肢动物,维护人类的健康。

寄生虫病对人类的危害,尤其是对热带和亚热带地区人民健康的危害十分严重,同时也阻碍了这些地区的经济发展。肠道寄生虫病的发病率已被认为是衡量一个国家或地区经济文化发展的基本指标。寄生虫的感染可导致热量消耗、营养不良、劳动力下降甚至死亡,尤其对儿童健康发育的影响更是严重。寄生虫病除了直接导致人类的健康损害以外,每年由于防治而耗费的经济损失和畜牧业减产而导致的收入减少更难以估量。即使在经济发达国家,由于人们生活方式和行为的影响,寄生虫病也是一个重要的公共卫生问题。在欧美国家,滴虫性阴道炎、阿米巴病、贾第虫病、粪类圆线虫病、隐孢子虫病、弓形虫病等传播疾病和机会致病性寄生虫病也受到普遍关注,是免疫功能受损者(如艾滋病、恶性肿瘤和器官移植等)并发感染和婴儿出生缺陷的主要原因。我国地跨亚热带和温带,自然条件和人们的生活习惯各异,寄生虫病种类多,分布广。

第二节 寄生现象与寄生虫

生物界是在普遍的联系中运动与发展的。各种生物都在一个大的**生态系统**(ecosystem)中生存繁衍,彼此相互联系,相互依存,从而建立了暂时的或永久的生物关系。从生物的营养和空间的利害关系看,生物共同生活的方式有如下三种类型:

1. **共栖**(commensalism) 两种生物生活在一起,其中一方受益,另一方既不受益,也不受害。例如,人类肠腔内的结肠内阿米巴,以细菌和食物颗粒为食,但对肠壁组织并无侵袭作用。

2. **共生**(mutualism) 两种生物生活在一起,彼此受益,彼此依赖,互为生存。例如,马的消化道内定居着大量的纤毛虫,纤毛虫为马提供消化酶类和蛋白质,同时马的消化道也为纤毛虫的生存提供了适宜的环境。

3. **寄生**(parasitism) 两种生物生活在一起,其中一方受益,另一方受害,彼此对立。例如病毒,部分细菌、真菌、立克次体和寄生虫侵入植物、动物或人体内才能生存繁殖,在此过程中从对方获取营养并给对方造成损害。

在寄生关系中,受益的一方称为寄生物,属于动物的寄生物即为**寄生虫**(parasite),如蛔虫。寄生虫的分类和命名根据国际动物命名法规定,学名采用双名制表示,即一个物种名由两个拉丁词组成,前者为属名,后者为种名。有的还附有亚种名,最后附以命名者的姓名和命名年份。拉丁学名在文献中应以斜体词表示,如阴道毛滴虫的学名为 *Trichomonas uaginalis* Donne 1837。

在寄生关系中,受害的一方称为**宿主**(host),如人。寄生虫成虫或有性生殖阶段寄生的宿主称为终宿主;寄生虫幼虫或无性生殖阶段寄生的宿主称为**中间宿主**(intermediate host),如具两个以上的中间宿主,则按先后顺序称为第一中间宿主、第二中间宿主,余类推。有些寄生虫不仅寄生在人体,还可寄生在其他哺乳动物体内,在流行病学上,这类除了人以外的脊椎动物称为**保虫宿主**(reservoir host)。有些寄生虫幼虫侵入非适宜宿主后,虽然能够生存,但不能继续发育至性成熟,待有机会进入适宜宿主后方能正常发育。这种不适宜寄生的宿生称为**转续宿主**(paratenic host)。

寄生虫生态学是研究寄生与外界环境、寄生虫与宿主之间相互关系的科学。外环境包括地理、气候(温度、湿度、光照等)及生物因素,在寄生阶段,寄生虫的外环境也是宿主的内环境。

一、寄生虫的生活史

寄生虫完成一代生长发育和繁殖的过程称为**生活史**(life cycle)。有些寄生虫完成一代的发育需要多次转换宿主,其中自生和寄生相互交替,寄生虫与宿主之间,它们与外界环境之间以及与其他种生物之间彼此相互制约、相互适应、相互联系。寄生虫种类繁多,生活史也多样,大致可分为以下两种类型:

直接型:生活史中不需要中间宿主。幼虫在外环境中发育至感染阶段后直接感染人。如小肠内的蛔虫卵随粪便排出体外,在土壤中发育成感染性虫卵,人是它们的唯一宿主。

间接型:生活史中需要中间宿主。幼虫在其体内发育至感染阶段后经中间宿主感染人。如丝虫幼虫(微丝蚴)必须首先入蚊体内,经发育成感染性幼虫后,随蚊吸血侵入人体淋巴系统,才能发育为成虫。蚊是其中间宿主,人是终宿主。

有些寄生虫生活史中只有无性生殖,如溶组织内阿米巴原虫、阴道毛滴虫等;有些寄生虫只有有性生殖,如蛔虫、钩虫、丝虫等;有些寄生虫兼具以上两种生殖方式完成一代的发育,称为**世代交替**,如疟原虫、弓形虫、吸虫等。

在流行病学上,常将具有直接型生活史的蠕虫称为土源性蠕虫;将具有间接型生活史的蠕虫称为生物源性蠕虫。两种寄生虫的防治策略和防治效果不同。

寄生虫的一切生物学性状都是遗传基因与环境相互作用的产物,即同一基因型在不同的环境条件下可产生不同的表现型。我们所认识的物种只不过是漫长生物演化史中的一瞬间的表现形式,实际上还存在着许多过渡状态的物种,在进行生物分类时不可一叶障目,必须多方位地观察、分析和比较,也可藉分子分类方法,以揭示物种间的遗传差异。

二、寄生虫的分类

通常按形态特点和寄生部位分类：

1. 按形态特点，将寄生虫分为三大类 ① 医学原虫：是指寄生在人体并致病的单细胞真核生物，包括鞭毛虫，如蓝氏贾第鞭毛虫；纤毛虫，如结肠小袋纤毛虫；阿米巴原虫，如溶组织内阿米巴；孢子虫，如疟原虫等四类。② 医学蠕虫：是指寄生人体并致病的多细胞软体动物，借身体肌肉的伸缩作蠕形运动，包括吸虫，如华支睾吸虫、日本血吸虫；绦虫，如猪带绦虫；线虫，如蛔虫、钩虫；棘头虫，如猪巨吻棘头虫等四类。③ 医学节肢动物：是指传播疾病和致病的节肢动物，分别属于 5 个纲，代表性种类有昆虫纲的蚊、蝇和蛛形纲的蜱、螨等，其中以昆虫对人类健康危害最为严重。

2. 按寄生部位，将寄生虫分为两类 ① 体表寄生虫：如虱、蚤、螨等；② 体内寄生虫，包括腔道寄生虫（如蛔虫、钩虫、鞭虫等）、血液及组织内寄生虫（如疟原虫、利什曼原虫、淋巴丝虫和并殖吸虫等）。有些自生生活的虫体在生活史中的某一发育阶段也可侵入人体营寄生生活，称为兼性寄生虫，如粪类圆线虫。还有一些寄生虫通常蛰伏在宿主体内，当宿主免疫功能受损时出现活化而致病，这类寄生虫称为机会致病性寄生虫，如弓形虫和隐孢子虫等，在艾滋病等免疫机能受损患者常可致严重疾病。

第三节 寄生虫与宿主的相互作用

寄生虫是高度特化了的低等生物，不论虫体大小如何，都具有完整的运动、营养、代谢和繁殖的生理功能。寄生虫从寻找并侵入宿主，组织内移行和定居后的生理活动和生化代谢是个复杂的过程。其中寄生虫和宿主双方都参与这个过程。

一、寄生虫对宿主的影响

1. 夺取营养 寄生虫生长、发育、繁殖所需的营养物质来源于宿主，例如小肠内的蛔虫以宿主半消化的食糜为养料；钩虫吸附于宿主肠黏膜，除了吸取血液外，还可致慢性失血和吸收功能障碍，从而导致宿主营养不良。

2. 机械性损害 在腔道、组织或细胞内的寄生虫和移行的幼虫可导致腔道阻塞、内脏器官的压迫、组织损伤或细胞的破裂，引起相应疾病。例如，蛔虫所致肠梗阻和胆道蛔虫症；棘球蚴在肝脏内的占位性损害；疟原虫导致红细胞的破坏等。

3. 毒性及免疫损害 寄生虫生长繁殖过程中不断排出代谢产物、组织溶解酶以及死亡虫体的分解产物，对宿主造成毒性损害。例如，肠道线虫的分泌代谢产物可引起中毒症状；有些蜱的涎液具有神经毒性，叮咬后可致宿主肌肉麻痹甚至瘫痪。

二、宿主对寄生虫的影响

宿主对寄生虫的影响主要表现为免疫反应，包括非特异性免疫（先天免疫）和特异性免疫（获得性免疫）。

1. 非特异性免疫 宿主对某种寄生虫具有的先天不易感性，即抗性。例如人类对牛囊尾蚴具有先天的不易感性,该抗性是受遗传基因决定的,具有种间的不相容性。此外有宿主的生理屏障、细胞吞噬、炎症反应、补体作用等。

2. 特异性免疫　寄生虫抗原刺激宿主的免疫系统诱导的特异性细胞免疫和体液免疫应答,其结果是排除、杀伤虫体或抑制寄生虫的发育和繁殖。特异性免疫是宿主抗寄生虫感染免疫的主要方面。

寄生虫感染的免疫是宿主识别寄生虫,产生免疫应答,继而排出或杀伤虫体,以维持自身平衡与稳定的生理功能。寄生虫结构和生活史的复杂性决定了寄生虫抗原的复杂性,因此,除了对极少数寄生虫,宿主感染后所产生的特异性免疫应答能够完全清除体内的感染,并对再感染产生完全的抵抗力(如皮肤利什曼病)外,大部分寄生虫感染后,宿主所产生的特异性免疫应答为非消除性免疫,主要表现为带虫免疫和伴随免疫。虽然能够在一定程度上抵抗再感染,但并不能完全消除体内已有的寄生虫,宿主保持低度感染。当药物清除体内的寄生虫后,获得性免疫逐渐消失,这种免疫类型称带虫免疫,在寄生虫免疫中较多见。有的寄生虫如血吸虫感染人体后,活的成虫使人体产生获得性免疫,但这种免疫力对成虫没有明显的影响,而对入侵的童虫有影响,可防止再次感染,这种免疫状态称伴随免疫。

3. 超敏反应　宿主对寄生虫产生免疫应答同时也对机体本身造成免疫病理损害,分为Ⅰ型超敏反应(蠕虫感染后的荨麻疹,尘螨性哮喘,细粒棘球蚴囊液所致的休克等)、Ⅱ型超敏反应(如某些疟疾患者的贫血)、Ⅲ型超敏反应(如疟疾和血吸虫患者的肾病)和Ⅳ型超敏反应(如血吸虫卵肉芽肿)四种类型。

寄生虫一般在人体内存活时间较长,急性感染后常转入慢性感染并出现虫体死亡、组织损伤和病变修复,如日本血吸虫病的慢性肝纤维化,丝虫病的象皮肿,细粒棘球蚴病的囊性肝肿大等。慢性感染的发病和转归常有免疫病理反应参与。

第四节　寄生虫病的流行与防治

寄生虫病的流行病学是从群体的水平研究寄生虫病的传播、分布和发展规律,从而制订出防治措施,消灭和控制寄生虫病。寄生虫病多分布在热带、亚热带地区,且虫种繁多。寄生虫病的流行与传播过程是寄生虫生活史中某一阶段离开宿主传入其他新宿主的过程,这个过程既是生物现象,也是社会现象,它与社会经济因素密切有关。

一种寄生虫病在一个地区流行,必须具有三个基本环节。

1. **传染源**　指有寄生虫感染,并能将病原体传入外界或另一新宿主(人或动物),包括患者、带虫者及保虫宿主。例如蛔虫病的传染源为人;华支睾吸虫病的传染源为人和猫等动物。

2. **传播途径**　是病原体从传染源到易感宿主的传播过程。常见有如下方式:

(1)经口感染:是最常见的感染途径。例如原虫的包囊、蠕虫的感染性虫卵等随污染的食物、蔬菜、饮水摄入,生吃或半生吃含有囊蚴的鱼、虾、蟹类或含有绦虫囊尾蚴的猪肉、牛肉而经口感染。

(2)经皮肤感染:存在于土壤中的钩虫丝状蚴以及存在于水中的血吸虫尾蚴,当与人体皮肤接触后可直接侵入人体。

(3)经媒介昆虫感染:疟原虫的子孢子和丝虫的感染期幼虫通过蚊虫的叮咬。

(4)经接触感染:阴道毛滴虫、疥螨等可分别通过性交、接吻、同床睡眠等直接接触,或通过洗浴具、衣物、被褥等间接接触而感染。

（5）经胎盘感染：如弓形虫、疟原虫。

3.　易感人群　指对某种寄生虫缺乏先天免疫和获得性免疫的人群。例如疟疾非流行区的人口进入疟区后，由于缺乏特异性免疫力而成为患者。

寄生虫病在一个地区流行还受到自然因素、生物因素以及社会因素等一些流行因素的影响，根据这些基本环节和流行因素，对寄生虫病采取综合性的措施，主要有以下 3 项措施：① **控制传染源**，普查普治寄生虫病人和带虫者，妥善处理保虫宿主，此外，还要注意自然疫源地的控制；② **切断传播途径**，搞好粪便和用水的管理，消灭中间宿主和传播媒介，注意环境卫生和个人卫生；③ **保护易感人群**，加强个人防护，免受寄生虫感染，做好群众宣传工作，提高人们的卫生知识水平。

第五节　线　虫

线虫属于线形动物门的线虫纲，因虫体呈圆柱形而得名，分布广泛，绝大多数营自生生活。营寄生生活的种类中，可寄生于人体并导致疾病的我国有 35 种，其中重要的有蛔虫、鞭虫、蛲虫、丝虫、钩虫等。其中离开人体后在外环境适宜的条件下生长发育成感染阶段，生活史中不需要中间宿主的线虫称为土源性线虫（如蛔虫、鞭虫、钩虫和蛲虫等）；而把需要在中间宿主体内发育后，再对人体具感染力的线虫称为生物源性线虫（如丝虫）。

一、似蚓蛔线虫

似蚓蛔线虫（ascaris lumbericoides）简称人蛔虫，是寄生于人体肠道最大的线虫，可引起**蛔虫病**（ascariasis）。

（一）形态与生活史

1. 成虫　外形似蚯蚓，长圆柱形，头尾两端较细，活时略带粉红色或黄色，位于虫体顶端的口裂周围有三个呈"品"字形排列的唇瓣，雌虫长 20～5cm，尾端直；雄虫长 15～31cm，尾端向腹面弯曲。

2. 虫卵　分受精卵和未受精卵，受精卵呈宽椭圆形，大小为(45～75)cm×(35～50)cm，外被一层棕黄色颗粒状的蛋白质膜。卵壳较厚，自外向内分别为受精卵膜、壳质层和蛔甙层。卵细胞两端与卵壳之间形成新月形空隙，未受精卵内充满大小不等的屈光颗粒。受精与未受精卵上的蛋白质膜可脱落，变成无色的脱蛋白质膜卵（图 4-3-1）。

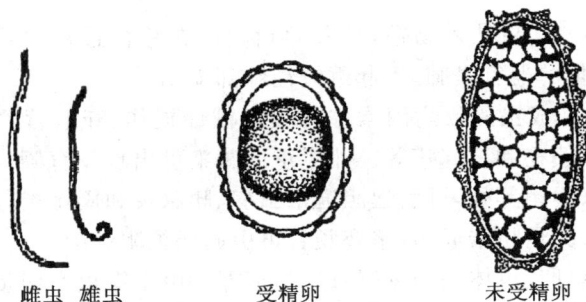

雌虫　雄虫　　　　　　　　受精卵　　　　　　　　未受精卵

图 4-3-1　蛔虫成虫与虫卵

　　成虫寄生于人体小肠,以空肠为多见,雌雄成虫交配后,雌虫产生的虫卵随粪便排出体外。在温度 25～30℃,潮湿、阴暗、氧气充分的泥土中,约经 2 周卵内细胞发育为幼虫,人误食含感染性虫卵的食物或水后,虫卵进入人体,在十二指肠消化酶作用下孵出幼虫,钻入肠壁,进入小血管和小淋巴管,经肝脏、右心,到达肺部,在肺泡内停留 5～7d 后,幼虫经支气管、气管到达咽部,被吞咽入食管,经胃到小肠而发育为童虫,再经数周,发育为成虫。自感染期虫卵感染人体到雌虫产卵,约需 60～75d(图 4-3-2)。蛔虫在人体内的寿命一般为一年左右。

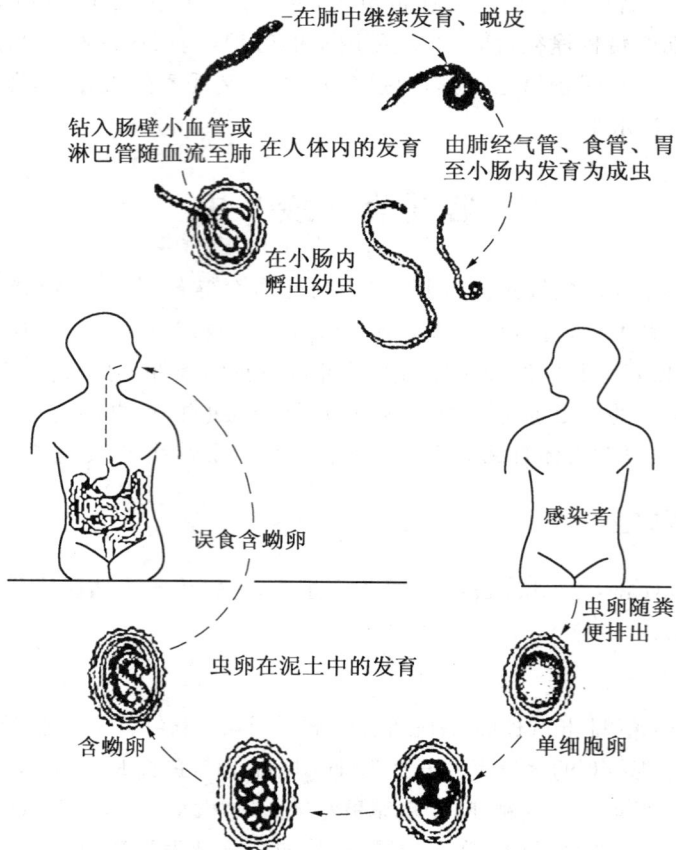

在肺中继续发育、蜕皮

钻入肠壁小血管或
淋巴管随血流至肺

在人体内的发育

由肺经气管、食管、胃
至小肠内发育为成虫

在小肠内
孵出幼虫

误食含蛔卵

感染者

虫卵随粪
便排出

虫卵在泥土中的发育

含蛔卵

单细胞卵

图 4-3-2　蛔虫生活史

（二）致病与实验诊断

　　1. 幼虫的致病性　幼虫钻入肠壁,经肝、肺移行,在移行过程中发育、蜕皮引起人体变态反应。人体最常受损的器官是肺,引起蛔蚴性肺部损伤。

　　2. 成虫的致病性　成虫的致病因素主要是机械性损伤、夺取营养和毒素作用,常引起腹痛、消化不良、腹泻、便秘和荨麻疹等。儿童重度感染可出现发育障碍。成虫有钻、穿的习性,如钻入胆道、胰管、阑尾等处,可引起胆道蛔虫症、胰腺炎和阑尾炎,严重者可穿通肠壁引起肠穿孔。此外,成虫大量扭结成团,堵塞肠管可引起肠梗阻。

　　在粪便中找到蛔虫卵、虫体是确诊蛔虫病的依据。由于蛔虫产卵量大,常用的病原诊断方法为直接涂片法,一般三张即可查获虫卵。

（三）流行与防治

蛔虫病分布广泛，主要流行于温暖、潮湿和卫生条件差的热带和亚热带地区，且流行特点为农村高于城市，儿童高于成人。

蛔虫病的防治工作应当采取综合措施，对病人和带虫者进行驱虫治疗，常用驱虫药为阿苯达唑，同时进行卫生宣传教育，管理好粪便和饮水，预防感染。

二、毛首鞭形线虫

毛首鞭形线虫（trichuris rtichiura）简称鞭虫，是常见的人体肠道寄生线虫之一，成虫寄生于人体盲肠，可引起**鞭虫病**（rtichriasis）。

（一）形态与生活史

成虫外形似马鞭，虫体前 3/5 呈细线状，后 2/5 粗如鞭柄。雌虫长 30～50mm，尾钝圆；雄虫稍小，长 30～45mm，尾端向腹面呈环状卷曲。虫卵呈腰鼓形，大小约（50～54）cm×（22～23）cm，棕黄色，卵壳较厚，其两端各有一透明栓，卵内含有 1 个卵细胞（图 4-3-3）。成虫寄生于盲肠，以其细长的前部完全钻入肠上皮层内，以血液和组织液为食。感染严重时也可寄生于结肠、直肠甚至回肠下端。虫卵随粪便排出，在温暖、潮湿的土

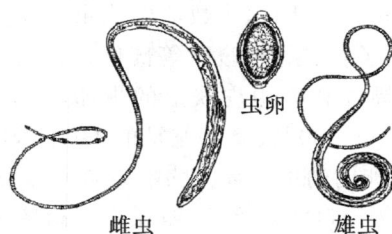

图 4-3-3　鞭虫成虫和虫卵

壤中，约经 3 周发育为含幼虫的感染期卵。感染期卵随污染的食物或饮水被人吞食，约 1h 幼虫从卵内孵出，钻入肠上皮内摄入营养，约经 8～10d 进入肠腔再移行至盲肠发育为成虫。鞭虫成虫自感染至产卵约需要 60d，成虫寿命约为 3～5 年。

（二）致病与实验诊断

成虫以细长前端钻入肠黏膜，引起肠黏膜点状出血、炎症或溃疡。如直肠受累，可出现黏膜水肿、出血，并常因肠套叠而出现直肠脱垂，此症常见于儿童。轻度感染一般无症状，重度感染时，因累及横结肠、降结肠、直肠及回肠远端，而表现食欲不振、恶心、呕吐、腹痛、腹泻、便血和贫血等。重度感染的儿童可出现发育迟缓和营养不良。也可因大量虫体集结成团导致急性盲肠梗阻。

根据上述临床症状，结合病原学诊断方法（常用饱和盐水浮聚法）即可确诊。

（三）流行与防治

鞭虫的感染率不及蛔虫高。在我国温暖、潮湿的南方某些地区人群感染率可达 50％以上，明显高于干寒的北方。儿童感染率高于成人，一般感染率较低。流行因素和防治原则与蛔虫基本相同。对于重症患者有营养不良、贫血、水肿、脱肛者应卧床休息，加强支持和对症治疗以改善患者基本状况。常用治疗药物有：阿苯达唑、甲苯达唑，其他驱虫药有氟苯达唑、酚嘧啶等。

三、蠕形住肠线虫

蠕形住肠线虫（enterobius vermicularis）简称蛲虫，主要寄生于人体小肠末端、盲肠和结肠，可引起蛲虫病。蛲虫病是儿童常见的寄生虫病，可在家庭和儿童集居群体中引起广泛传播。

（一）形态与生活史

成虫细小，乳白色呈线头样。雌虫大小约为(8～13)mm×(0.3～0.5)mm，虫体中部膨大，尾端长而尖细，雄虫较小，大小约为(2～5)mm×(0.1～0.2)mm，属端向腹面卷曲，雄虫在交尾后即死亡，一般不易见到。虫卵呈柿核形，一侧扁平，另一侧稍凸，大小约(50～60)mm×(20～30)mm，无色透明，卵壳较厚，可见内外两层，内含一蝌蚪期胚胎。

寄生于人体肠腔内的成虫，以肠腔内容物、组织或血液为食。雄虫子宫内充满虫卵，在肠内温度和低氧环境中一般不排卵或仅产少量虫卵。当宿主睡眠，肛门括约肌松弛时，雌虫移行至肛门外，产卵于肛门周围和会阴皮肤皱褶内，每条雌虫平均产卵万余个，产卵后雌虫大多自然死亡，少数活的雌虫可返回肠腔，也可误入阴道、子宫、尿道、腹腔等部位，引起异位寄生。黏附在肛门周围和会阴皮肤上的虫卵，在 34～36℃、相对湿度90%～100%、氧气充足的条件下，卵胚很快发育，约经6h卵内幼虫发育为感染期卵。感染期卵污染手指或食物等经口使人感染，卵在十二指肠内孵出幼虫，幼虫沿小肠下行，在结肠发育为成虫。从食入感染期卵至虫体发育成熟产卵，约需 2～4 周，雌虫寿命一般不超过 2 个月（图 4-3-4）。

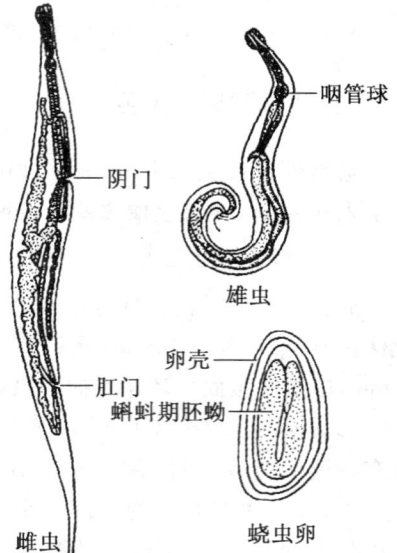

图 4-3-4　蛲虫成虫及虫卵

（二）致病

成虫寄生于肠道可造成肠黏膜损伤，重度感染可引起营养不良和代谢紊乱。雌虫在肛周、会阴处移行产卵，刺激局部皮肤，产生皮肤奇痒和继发性炎症，患者常表现为烦躁不安、失眠、食欲减退、消瘦。婴幼儿患者常表现半夜突发惊哭、睡不安宁、反复哭吵。长期反复感染，会影响儿童身心健康。另外，蛲虫有异位寄生现象，除侵入肠壁组织外，也可侵入生殖器，引起阴道炎、子宫内膜炎、输卵管炎；若虫体逸入腹腔，可导致蛲虫性腹膜炎和肉芽肿，常被误诊为肿瘤和结核病等；虫体侵入尿道可引起尿道感染，出现尿频、尿急、尿痛等尿道刺激症状。

（三）实验诊断

根据蛲虫在肛周产卵的特性，病原诊断主要采用肛门拭子法检查虫卵，常用方法有：① 透明胶纸法：用(4～5)cm×1cm 大小的透明胶纸粘贴肛门周围的皮肤，然后将有胶一面紧贴载玻片，镜检虫卵；② 棉签拭子法：用蘸有生理盐水的棉签擦拭肛周皮肤，然后浸入饱和盐水，用漂浮法或直接涂于载玻片上检查虫卵。检查应在清晨或午睡后便前进行，其中透明胶纸法效果较好，阳性率随检查次数增加而提高，一般至少查 3 次，如家庭成员或同班同学中有蛲虫病者，应考虑有相互感染的可能性，有助于该病的诊断性。

（四）流行与防治

蛲虫呈世界性分布，其感染率一般是城市高于农村，各个年龄人群均可感染，但以 5～7 岁幼童感染率较高，其分布具有儿童集体机构及家庭聚集性的特点，而且生活史简单，虫卵发育迅速，感染期虫卵抵抗力强，因而蛲虫病流行广泛。病人和带虫者是唯一的传染源，主要的传染方式是肛门-手-口直接感染和间接感染。

根据蛲虫病传播和流行的特点,应采取综合性防治措施,以防止相互感染和自身重复感染,教育儿童饭前便后要洗手的习惯,不吸手指,勤剪指甲,在托儿所、幼儿园和家庭应搞好环境卫生及衣被、玩具、食具的消毒,对家庭和集体机构的患者应同时接受治疗,以免相互感染,对蛲虫病流行的区域,因有计划地对儿童集居的成员进行普查普治,以彻底消灭传染源。常用的药物有阿苯达唑,另外,塞嘧啶和扑蛲灵(恩波酸吡维铵)均有一定疗效,局部外用药可用3%塞嘧啶软膏涂于肛周和肛门内。

四、十二指肠钩口线虫和美洲板口线虫

十二指肠钩口线虫(ancylostoma duodenale)简称十二指肠钩虫;**美洲板口线虫**(necator americanus)简称美洲钩虫。钩虫寄生于人体小肠,不断损坏肠黏膜,造成消化道功能紊乱,同时可使人体长期慢性失血,产生严重贫血,是我国五大寄生虫病之一。目前,全世界钩虫感染者9亿左右,我国的感染人数约2亿,仍是危害人们健康的重要寄生虫病之一。

(一)形态

1. 成虫　细长,约1cm,雌虫稍大于雄虫,活时为淡红色,半透明,死后呈灰白色。虫体前端较细,略向侧面弯曲。有一个发达的角质口囊,呈圆形或椭圆形,内有齿。与口囊相连的咽管为体长的1/6,管壁肌肉发达,肌纤维的交替收缩与松弛有利于吸食并挤入肠道。虫体前端两侧有一对头腺,能合成和分泌抗凝素和多种酶类,咽管壁有咽腺,分泌乙酰胆碱酯酶等多种蛋白酶。雄虫末端膨大,有角皮层向后延伸形成膜质交合伞,内有肌肉性状辐肋支持,分为背、侧和腹辐肋,交合伞内还有两根从泄殖腔伸出的细长可收缩的交合刺。末端呈圆锥形。两种钩虫成虫主要形态区别见表4-3-1所示。

2. 虫卵　两种钩虫卵形态相似,不易区别,呈椭圆形,大小约(57～76)μm×(36～40)μm,卵壳薄,无色透明,卵内通常含2～8个卵细胞,卵壳与卵细胞之间明显有空隙(图4-3-5)。

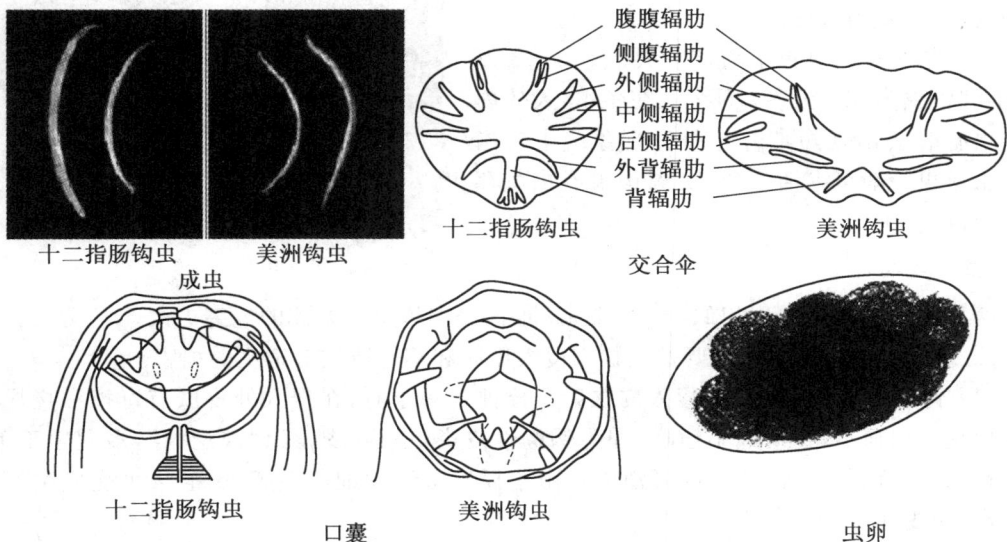

图 4-3-5　钩虫成虫和虫卵

表 4-3-1　两种钩虫主要形态鉴别

鉴 别 要 点	十二指肠钩虫	美 洲 钩 虫
体　　型	虫体呈"C"形	虫体呈"S"形
口　　囊	腹侧前缘有 2 对钩齿	腹侧前缘有 1 对板齿
交 合 伞	略圆形	扁平呈扇形

3. 幼虫　钩虫幼虫分为杆状蚴和丝状蚴。自卵内孵出的幼虫经 2 次蜕皮后发育为丝状蚴,虫体变细长,大小约 0.5mm×0.025mm,口腔封闭,不再进食,对人体具感染性。

（二）生活史

两种钩虫生活史基本相似,成虫寄生于人体小肠,用口囊内的钩齿或板齿咬附肠黏膜,并以宿主血液、淋巴液及脱落的肠上皮细胞为营养。雌雄成虫交配后产卵,虫卵随宿主粪便排出体外,进入自由生活期。在温度 25～30℃、相对湿度 60%～80%、荫蔽、含氧气充分的疏松土壤中,卵内细胞不断分裂,约经 24～48h,幼虫自卵内孵出,以土壤中细菌及有机物为食,经 7～8d 发育为丝状蚴,具有感染宿主的能力,又称感染期幼虫。

丝状蚴有明显的向温性和向湿性,当与人体皮肤接触后,受人体表温度刺激,幼虫活动能力增强,依靠其机械的穿刺运动及酶的化学作用,通过毛囊、汗腺或皮肤破损处进入皮肤时脱去鞘,约 0.5～1h 后穿过皮肤,在皮下组织内移行,24h 后进入小静脉或淋巴管,经右心至肺（图 4-3-6）。大部分幼虫穿过微血管进入肺泡,并借助于宿主呼吸道上皮细胞纤毛运动,沿支气管、气管上行至咽。一部分幼虫可随宿主痰液被吐出,大部分幼虫随宿主的吞咽活动,经食管、胃到达小肠。幼虫在小肠内迅速生长发育,经 2 次蜕皮发育为成虫。自幼虫钻入皮肤至成虫交配产卵约需 4～6 周或更久。

十二指肠钩虫雌虫平均日产虫卵 1 万～3 万个,美洲钩虫为 0.5 万～1 万个。在冬季,人体内的钩虫有时会出现短期停止排卵现象。十二指肠钩虫成虫一般可存活 7 年,美洲钩虫成虫可存活 5 年以上。

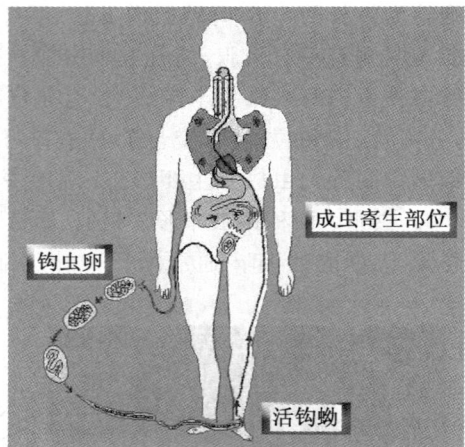

图 4-3-6　钩虫生活史

（三）致病

两种钩虫的致病作用相似,十二指肠钩虫比美洲钩虫对人体的危害更大。

1. 幼虫的致病作用　主要是丝状蚴侵入皮肤和移行造成对宿主的损害。

（1）钩蚴性皮炎:丝状蚴侵入皮肤后几分钟至一小时,在侵入处皮肤有奇痒和烧灼感,继而出现小出血点、丘疹或小疱疹,即为钩蚴性皮炎,俗称"粪毒"、"粪疙瘩",多发生于手指或足趾间、足背、踝部等,数日内可消失。由于抓痒可继发细菌性感染,疱疹可变成脓疱,最后结痂、脱皮而自愈。

（2）钩蚴性肺部损伤:幼虫移行到肺,穿破肺泡毛细血管,可引起肺局部出血和炎性细胞浸润。患者可出现咳嗽,痰中带血,伴有发热、畏寒等症状,有时也表现喉庠、声音嘶哑等。重者呈剧烈干咳和哮喘发作,表现为嗜酸性粒细胞增多性哮喘,胸部 X 线检查示肺浸润性病变。由于幼虫移行至肺为一过性,故常在受染后 3～5d 出现症状,经数日至 10 余日可自愈,长者可达 1～2 个月。

2. 成虫的致病作用

(1)消化系统病变:成虫口囊吸附于肠黏膜,造成散在的出血点和小溃疡等病灶,因常合并有细菌感染加重炎症病变程度。初期病人先有食欲亢进,乏力,或有上腹部不适、隐痛等。后期常因贫血、胃酸降低而食欲减退、恶心、呕吐、腹泻、腹痛或便秘。重度感染者大便隐血可呈阳性。

(2)缺铁性贫血:钩虫对人体损害表现最为严重的是成虫导致宿主长期慢性失血。患者轻度表现头昏、乏力、轻度气促、心悸等;中度患者表现皮肤黏膜苍白,下肢轻度水肿,明显气急、心悸、四肢乏力、耳鸣、眼花、头昏、心律增快等;重度患者上述症状加重,并可出现贫血性心脏病症状,劳动能力完全丧失等,此类患者目前已较少见。

(3)其他:少数患者表现喜食生米、生豆、茶叶、甚至食泥土、瓦片、碎纸、煤炭等,此种现象称为"**异嗜症**",给患者补充铁剂后,症状常会自行消失。儿童因钩虫寄生,引起长期营养不良,发育障碍,智力减退等。婴儿钩虫感染,早者可发生于出生后 10d 表现排柏油样便、腹泻、食欲减退、脸色苍白、精神不振,有时可出现突发的便血性腹泻,贫血多较严重。妇女患钩虫病严重者,可引起停经、流产等。

(四)实验诊断

根据钩虫病不同的临床表现,结合病原诊断,从粪便中检出虫卵或孵出钩蚴即可确诊,常用病原诊断方法有:

1. 饱和盐水浮聚法　其检出率远较直接涂片法为高,操作相对简单,故常作为首选方法。

2. 钩蚴培养法　检出率与饱和盐水浮聚法相似,此法可鉴别虫种,但需要培养 5～6d 才有结果。

3. 直接涂片法　是一种简单易行的定性诊断,适用于感染率比较高的地区,但易漏诊。

4. 改良加藤厚涂片法(改良 Kato 法)　采用定量板甘油孔雀绿玻璃纸透明计数的方法,方便简单,能检测感染度。

(五)流行与防治

钩虫分布遍及全世界,以热带、亚热带为甚,在我国分布也很广泛,以黄淮以南广大地区为主要流行区。虫种地域分布,美洲钩虫有自南向北逐渐降低的趋势,秦岭以北地区也不适合美洲钩虫的流行。十二指肠钩虫无明显规律,长江流域以十二指肠钩虫为主的混合感染区,但大多数地区常两种钩虫同时存在。

钩虫病患者和带虫者是唯一传染源,其粪便污染土壤,虫卵在温暖、潮湿等适宜的环境条件下,发育为感染期幼虫,造成对人体的感染。钩虫病的流行与下列因素密切相关:① 粪便污染土壤的程度;② 适宜虫卵和幼虫发育的自然条件;③ 人们在生活和生产过程中接触土壤的机会;④ 人们营养状况和免疫力等。

加强粪便管理,采取各种无害化处理,有效杀灭虫卵,是防治钩虫病流行的根本措施。常用驱虫药物有阿苯达唑、甲苯达唑等。

五、班氏吴策线虫和马来布鲁线虫

班氏吴策线虫（wuchereria bancrofti）又称班氏丝虫；**马来布鲁线虫**（brugiamalayi）又称马来丝虫。班氏丝虫和马来丝虫寄生于人体的淋巴系统，引起丝虫病。

（一）形态

1. 成虫　两种丝虫的成虫外形及内部结构相似，虫体细长如丝线，体表光滑，乳白色。雄虫尾端向腹面卷曲，雌虫尾部钝圆，略向腹面弯曲。班氏丝虫雌虫长 72～105mm，雄虫长 28～42mm。马来丝虫雌虫长 50～62mm，雄虫为 20～28mm。

2. 微丝蚴　虫卵在雌虫子宫内直接发育为幼虫，卵壳随幼虫的伸展而拉长，成为包被幼虫的鞘膜，这种幼虫即为微丝蚴。微丝蚴细长，头端钝圆，尾端尖细，外被鞘膜，体内有许多圆形或椭圆形的体核。头部无核部位称头间隙（图 4-3-7）。两种微丝蚴的区别见表 4-3-2。

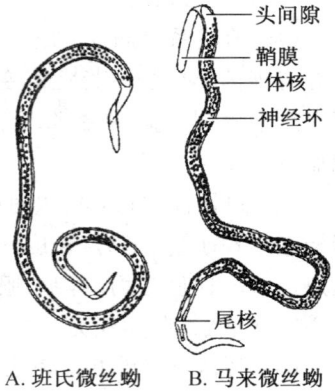

　　头间隙
　　鞘膜
　　体核
　　神经环

　　尾核

A. 班氏微丝蚴　　B. 马来微丝蚴

图 4-3-7　班氏微丝蚴和马来微丝蚴

表 4-3-2 两种微丝蚴形态鉴别

	班氏微丝蚴	马来微丝蚴
体　　态	柔和，弯曲较大	硬直，大弯上有小弯
头　间　隙	长度与宽度相等或仅为宽度一半	长度约为宽度的 2 倍
体　　核	圆形，较小，清晰可数	卵圆形，排列紧密，不易分清
尾　　核	无	有两个尾核，前后排列

（二）生活史

成虫寄生于人体的淋巴管、淋巴结内，马来丝虫多寄生在上、下肢浅部淋巴系统，以下肢多见；班氏丝虫除在浅部淋巴系统寄生外，更多寄生在深部淋巴系统中，主要见于下肢、阴囊、精索、腹股沟、肾盂等部位。在淋巴管、淋巴结中，雌、雄成虫互相缠绕，以淋巴液为食。雌雄交配后，雌虫产出的微丝蚴大多随淋巴液经胸导管进入血循环。微丝蚴在白天滞留于内脏毛细血管中（主要在肺毛细血管中），夜间才出现于外周血液，这种现象称为微丝蚴的夜现周期性。微丝蚴夜现周期性的原因，迄今尚未完全明了，但很可能与中枢神经系统的兴奋与抑制有关。两种微丝蚴出现于外周血的时间略有不同，马来微丝蚴出现的时间为夜间 8 时至次晨 4 时，班氏微丝蚴为夜间 10 时至次晨 2 时。微丝蚴在人体内可存活 2～3 个月。

当蚊虫刺吸丝虫病人或带虫者的血液时，微丝蚴随外周血液进入蚊胃，约经 1～7h 脱去鞘膜，穿过胃壁、经血腔侵入胸肌。经 2～4d，虫体缩短变粗，形如腊肠，称为腊肠蚴。以后虫体继续发育，成为细长、活动的丝状蚴。丝状蚴活动力强，离开胸肌进入血腔，其中大部分达蚊下唇。在温度为 20～30℃、相对湿度 75％ ～95％ 时，班氏微丝蚴在易感蚊体内发育至丝状蚴需 10～14d，而马来微丝蚴需 6～6.5d。

丝虫的感染阶段为丝状蚴。当感染丝虫的蚊刺吸人血时，丝状蚴自下唇逸出，经吸血的伤口或正常皮肤钻入人体。丝状蚴侵入人体后,一般认为先进入附近的淋巴管,然后移行到大淋巴管和淋巴结内寄居,经 2 次蜕皮发育为成虫(图 4-3-8)。成虫的寿命一般为 4~10 年,个别可达 40 年。

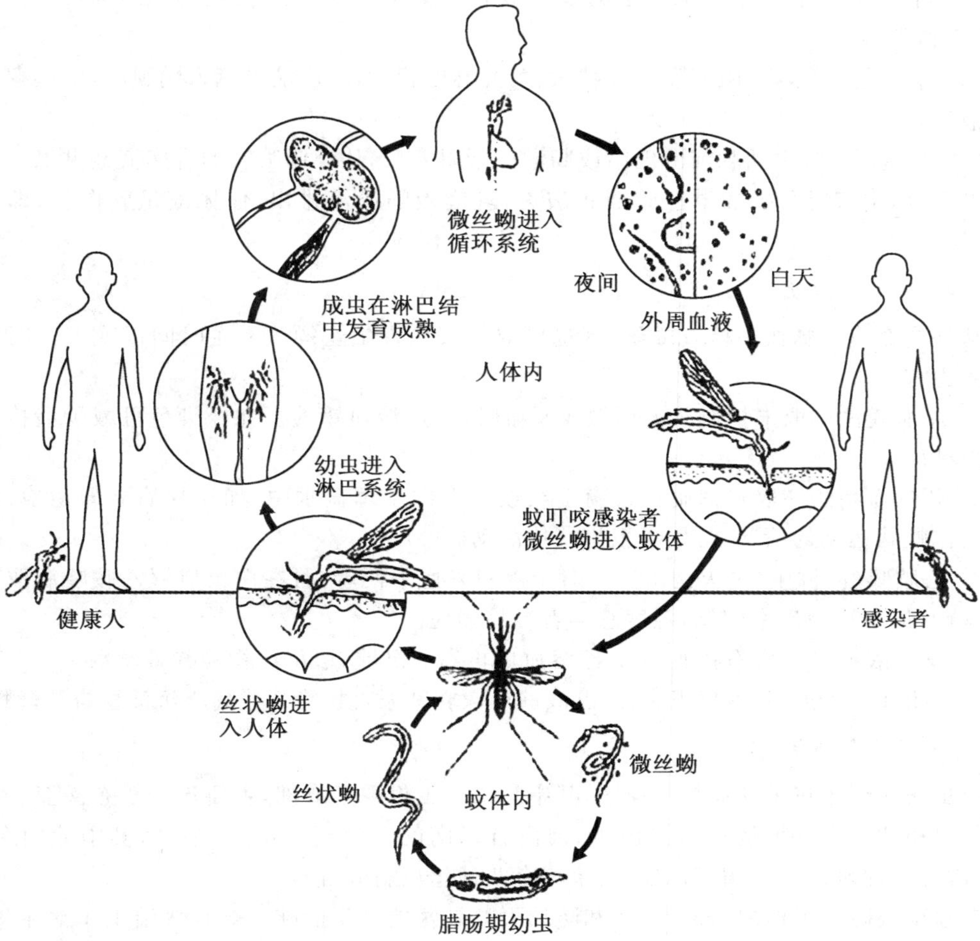

微丝蚴进入循环系统

成虫在淋巴结中发育成熟

夜间　白天

外周血液

人体内

幼虫进入淋巴系统

蚊叮咬感染者微丝蚴进入蚊体

健康人

感染者

丝状蚴进入人体

微丝蚴

丝状蚴

蚊体内

腊肠期幼虫

图 4-3-8　丝虫生活史

（三）致病

丝虫病的发生和发展取决于患者的免疫状况、感染与重复感染程度、丝虫寄生的部位及继发感染等因素。

1. 急性期超敏反应及炎症反应　幼虫和成虫的代谢产物、幼虫蜕皮液和蜕下的外皮、死虫及其分解产物等均可刺激机体产生超敏反应及炎症反应。临床表现为周期性发作的淋巴管炎、淋巴结炎、丹毒样皮炎。发生上、下肢淋巴管炎时,可见一条红线离心性延伸,即逆行性淋巴管炎,俗称流火。班氏丝虫病还可以出现精索炎、附睾炎及睾丸炎。同时常伴有畏寒、发热等症状,临床称为丝虫热。

2. 慢性淋巴系统阻塞病变　随着病情发展,症状反复发作,导致淋巴管和淋巴结内出现增生性肉芽肿,大量的纤维组织增生,引起淋巴管腔狭窄或阻塞,淋巴液回流受阻。由于阻塞部位以下的淋巴管内压力增高,以致淋巴管曲张甚至破裂,大量的淋巴液流入周围组织。阻塞部位的不同,临床表现也不同。

(1)象皮肿:淋巴液流入皮下组织,因淋巴液含蛋白质较多,刺激纤维组织增生,使局部皮肤和皮下组织增厚,粗糙变硬,类似象皮,故名象皮肿。多见于下肢和阴囊,也可发生于上肢、乳房和阴唇。

(2)睾丸鞘膜积液:阻塞发生在精索、睾丸淋巴管时,淋巴液可流入鞘膜腔,引起睾丸鞘膜积液。

(3)乳糜尿:腹主动脉前淋巴结或肠淋巴干阻塞后,从小肠吸收的乳糜液经淋巴干返流至肾淋巴管,引起肾乳头的淋巴管曲张破裂,乳糜液随尿液排出,使尿液呈乳白色,即为乳糜尿。

(四)病原学诊断

从外周血或静脉血中检查微丝蚴,也可取体液检查微丝蚴。采血时间以晚上 9 时至次晨 2 时为宜。

1. 厚血膜法　取末梢血 3 大滴做成厚血膜,干后溶血镜检。如经染色可减少漏检并可鉴别虫种。

2. 新鲜血滴法　取末梢血 1 大滴于载玻片上的生理盐水中,加盖片后立即镜检,观察微丝蚴作蛇状运动的情况,常用于卫生宣传活动。

3. 乙胺嗪(海群生)白天诱出法　对于夜间采血不便者,可在白天口服乙胺嗪后取血检查微丝蚴,但本法检出率较低,轻度感染者容易漏检。

4. 离心浓聚法　取静脉血 2ml,经溶血后再离心沉淀,取沉淀物检查微丝蚴。

5. 体液检查法　取鞘膜积液、淋巴液、腹水、乳糜尿直接涂片或离心沉淀检查微丝蚴。

(五)流行与防治

丝虫病流行于热带和亚热带地区,其中马来丝虫仅限于亚洲,主要流行于东南亚。我国班氏丝虫病和马来丝虫病流行于山东、河南省以南的 17 个省、市、自治区,其中除山东、海南、台湾为单纯班氏丝虫病流行外,其余均有两种丝虫病流行。

在丝虫病防治工作中,普查普治和防蚊灭蚊是两项主要措施。普查普治工作常在冬、春季进行,及早发现和治愈病人、带虫者,可减少丝虫病的传染源。常用药物有乙胺嗪等。在丝虫病流行区,全民服用海群生食盐,对于预防丝虫病有较好的效果。防蚊灭蚊应采用综合措施,可有效地切断丝虫病的传播途径。对象皮肿患者,除用乙胺嗪杀虫外,还可采用烘绑疗法或手术治疗;鞘膜积液患者常用手术治疗。

第六节　吸　虫

吸虫不分节,背腹扁平,两侧对称,呈叶状或长舌状,少数呈圆柱形,有两个吸盘,1 个位于虫体前端称口吸盘,1 个在虫体腹面称腹吸盘。除血吸虫外,均为雌雄同体。吸虫生活史较复杂,成虫期寄生在人体或哺乳动物体内,幼虫期寄生在多种水生动物体内。寄生于人体的吸虫主要有肝吸虫、姜片虫、肺吸虫和日本血吸虫等。

一、华支睾吸虫

华支睾吸虫因成虫寄生于肝胆管内，又俗称**肝吸虫**（liver fluker），可引起华支睾吸虫病，又名肝吸虫病。本病在国内分布广泛，危害较严重。

（一）形态与生活史

1. 成虫　　见于宿主的肝胆管内，形似葵花子状，体薄，半透明，前端尖细，后端钝圆。虫体长 $10\sim25$mm，宽 $3\sim5$mm。口吸盘在前，腹吸盘在后。消化道包括口、咽、食管及分叉的肠支。雌雄同体。睾丸 2 个，呈分支状前后排列，可见椭圆形的受精囊。卵巢位于睾丸之前，边缘分叶。卵黄腺为颗粒状，分布于虫体两侧。在腹吸盘和受精囊之间可见盘曲的子宫，因内含大量的虫卵而呈黄色。

2. 虫卵　　为粪便中查到的人体常见寄生蠕虫中最小的虫卵，在低倍镜下形似芝麻，黄褐色，大小为 $29\mu m\times17\mu m$。虫卵前端有盖，盖的两侧有肩峰样突起，后端有一结节样的突起称小疣，卵内含一毛蚴（图4-3-9）。

3. 囊蚴　　见于第二中间宿主淡水鱼类，圆形或椭圆形，平均大小 $138\mu m\times115\mu m$。囊内虫体可见口吸盘和腹吸盘及暗黑色排泄囊。活的囊蚴具有感染性。

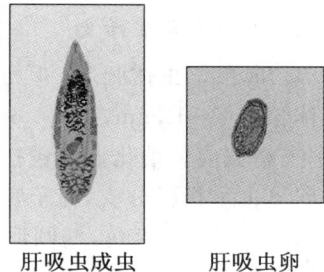

肝吸虫成虫　　肝吸虫卵

图4-3-9　肝吸虫成虫和虫卵

成虫寄生于人或哺乳动物（如猫）的肝胆管内。虫卵随胆汁进入消化道，随粪便排出体外。当虫卵进入水中，被第一中间宿主淡水螺（如豆螺）吞食后，在其体内经毛蚴、胞蚴、雷蚴发育为尾蚴。尾蚴自螺体内逸出，在水中游动，如遇到第二中间宿主淡水鱼类（如草鱼、青鱼及麦穗鱼等）或淡水虾，则侵入鱼虾体内发育成囊蚴。当人或猫等食入含有活囊蚴的鱼虾时，囊蚴在十二指肠内脱囊，脱囊后的童虫经胆总管移行至肝胆管，发育为成虫。成虫寿命约 $20\sim30$ 年。

（二）致病与病原学诊断

患者感染华支睾吸虫后主要表现为肝脏的损害。由于虫体的机械性刺激、阻塞和分泌代谢产物的影响，胆管上皮脱落、增生、管壁变厚、管腔狭窄，引起胆汁滞留和胆管扩张而导致阻塞性黄疸。肝胆管周围纤维结缔组织增生，严重时附近的肝实质萎缩，甚至导致肝硬化。胆汁引流不畅，易继发细菌感染，发生胆管炎。虫卵、死亡的虫体及脱落的胆管组织碎片可在胆道内构成结石的核心，引起胆管或肝胆管结石。

询问病人是否来自流行区，是否有生食或食入半生鱼虾的病史。在某些流行区儿童下河摸鱼时有用嘴叼鱼的习惯。在广东三角洲、港澳地区和东北朝鲜族居住区，当地居民有吃"鱼生粥"的习惯。临床表现和体征有助于本病的诊断。

发现虫卵是确诊肝吸虫病的依据。常用方法有：集卵法（如倒置沉淀法、水洗离心沉淀法、硫酸锌漂浮法、乙醚沉淀法等）、内窥镜胆汁离心沉淀法等。倒置沉淀法简便易行，检出率较高。在做胃镜检查时，可从十二指肠腹壶部吸取胆汁，离心沉淀检查虫卵，此法检出率高。

（三）流行与防治

华支睾吸虫病主要分布在亚洲，如中国、日本、朝鲜、越南和东南亚国家。根据湖北省江陵县战国楚墓古尸的研究，本病在我国流行至少有 2300 多年的历史。目前已知我国除西北省区外,各地均有不同程度的流行,人群感染率在$1\%\sim30\%$之间。本病在华东、华南地区分布较广泛。家猫的感染率很高,是该虫的重要保虫宿主和本病传染源。本病流行的关键在于当地居民有生吃未煮熟的鱼虾的习惯。

本病预防的关键是把好入"口"关,大力搞好卫生宣传教育,提高群众的饮食文化修养,普及本病传播的知识,讲究饮食卫生,自觉不生食或半生食鱼虾;此外应注意分开使用生食和熟食的刀具、砧板和器皿等。不用生鱼喂猫。积极搞好农村改水改厕,加强粪便管理,同时结合渔业生产清理塘泥。积极开展普查普治是减少传染源的重要措施。药物吡喹酮治疗效果最好。

二、卫氏并殖吸虫

卫氏并殖吸虫寄生于人或猫、犬等的肺部,故又名肺吸虫,引起肺吸虫病。

（一）形态与生活史

1. 成虫　虫体肥厚,背面隆起,腹面扁平。活时呈红褐色,半透明。固定标本呈椭圆形,体长$7.5\sim12mm$,宽$4\sim6mm$,厚$3.5\sim5.0mm$。口吸盘与腹吸盘大小略同,后者位于虫体中央略偏前。消化器官包括口、咽、食管及两肠支。睾丸一对,指样分支,并列于虫体后端处,卵巢也呈指样分支,与子宫并列于腹吸盘之后。

2. 虫卵　金黄色,椭圆形,卵盖大,常略倾斜,卵盖对端较窄而卵壳在此处多增厚,卵内含一个卵细胞和十余个卵黄细胞(图4-3-10)。

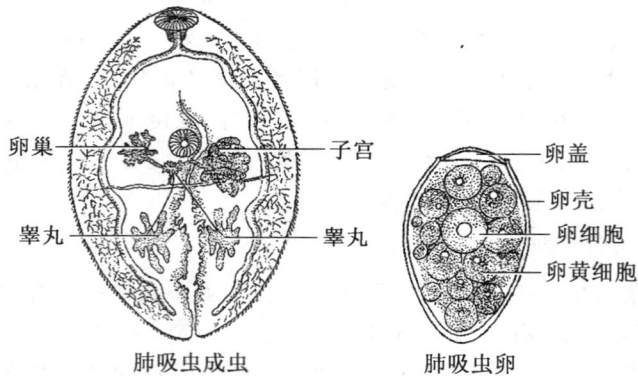

图 4-3-10　肺吸虫成虫和虫卵

卫氏并殖吸虫成虫寄生于终宿主肺部,形成的虫囊与支气管相通,虫卵经支气管随痰或吞咽后随粪便排出。虫卵入水后,在适宜的条件下约需3周孵出毛蚴。毛蚴在水中活动,如侵入川卷螺体内,经胞蚴、母雷蚴、子雷蚴的发育和增殖,形成许多尾部呈球形的尾蚴。成熟的尾蚴从螺体逸出,侵入淡水蟹或蝲蛄体内,在其肌肉或内脏中形成囊蚴。囊蚴呈球形,直径约为$300\sim400\mu m$,具有两层囊壁。人或哺乳动物食入含有活囊蚴的淡水蟹或饮用被囊蚴污染的生水而感染。

囊蚴进入人体后,经消化液作用,在小肠内幼虫脱囊而出,发育为童虫。童虫活动力甚强,穿过肠壁在腹腔内脏之间窜扰$1\sim3$周后,穿过膈肌进入胸腔,在肺部成囊定居。有些童虫及成虫还可侵入其他器官,如皮下、肝、脑、骨髓、眼眶等,引起异位寄生。自囊蚴进入人体至成虫产卵,约需$2\sim3$个月。成虫在人体一般可活$5\sim6$年,长者可达20年。

（二）致病与病原学诊断

卫氏并殖吸虫主要是童虫和成虫在人体组织和脏器内移行窜扰、寄居造成机械性损伤，以及虫体的代谢产物等抗原物质引起的免疫病理反应。临床表现有食欲不振、乏力、消瘦、咳嗽、胸痛、咳出血痰或铁锈色痰等。卫氏并殖吸虫主要寄生于肺，部分虫体可寄生于脑、腹腔、皮下、肝、脊髓、眼眶等，引起多组织和器官的损伤，如头晕、癫痫、偏瘫、视力障碍、皮下包块及结节等。

患者来自流行区并有生食或半生食石蟹、蝲蛄或饮用溪水史；出现长期咳嗽、咯铁锈色痰，或有癫病、头疼、持续嗜酸性粒细胞增多、或有皮下包块或结节等症状，应考虑到本病，需做病原和免疫学检查。

1. 病原学检查

（1）见痰或粪便虫卵即可确诊，常用的方法是粪便沉淀法。

（2）皮下包块或结节可手术摘除，如查获并殖吸虫童虫或根据典型的病理变化作出诊断。

2. 免疫学诊断　对早期感染、无血痰患者、脑型或皮肤型病例有辅助诊断价值。可用皮内试验、酶联免疫吸附试验、间接红细胞凝集试验等方法。

3. 流行与防治　卫氏并殖吸虫分布广泛，日本、朝鲜、菲律宾、马来西亚、印度、泰国、俄罗斯以及非洲、南美洲均有报道。在我国分布于浙江、江西、安徽、山东、福建、辽宁、黑龙江、广东、广西、四川、河南、吉林等 23 个省、自治区。

病人和保虫宿主是本病的传染源。保虫宿主包括家畜，如犬、猫、猪等；野生哺乳动物，如虎、豹、狐、野猫等。中间宿主的广泛存在以及生吃或半生吃溪蟹、蝲蛄的习惯导致了感染的机会增加。

不生食或半生食溪蟹、蝲蛄，不饮用疫区生水是预防本病最有效的方法，宣传教育是控制本病最重要的措施，常用治疗药物为吡喹酮。

三、布氏姜片吸虫

布氏姜片吸虫（fasciolopsis buski）简称姜片虫。成虫寄生于人或猪的小肠内，以十二指肠为多见，可引起**姜片虫病**（fasciolopsiasis）。

（一）形态与生活史

1. 成虫　成虫虫体肥厚，背腹扁平，呈长椭圆形，形似姜片，前窄后宽，肉红色，死后为灰白色。大小为（20～75）mm×（8～20）mm，厚为 0.3～3.0mm，是寄生人体肠道中的一种大型吸虫。口吸盘较小，位于前端，腹吸盘位于口吸盘下缘，比口吸盘大 4～5 倍，呈漏斗状，肌肉发达，肉眼可见。消化道的咽和食道较短，在腹吸盘前肠分左右各 1 支；卵巢 1 个，位于虫体中部子宫和睾丸之间；子宫盘曲在卵巢和腹吸盘之间；卵黄腺发达，呈滤泡状，布满虫体两侧。雌、雄生殖孔均位于腹吸盘前缘。

2. 虫卵　虫卵呈椭圆形，两端钝圆，淡黄色。大小为（130～140）μm×（80～85）μm，是人体中最大的寄生虫卵。卵壳较薄，卵的前端具有不太明显的卵盖。卵内靠卵盖下方为一尚未分裂的透明卵细胞，含卵黄细胞 30～50 个（图 4-3-11）。

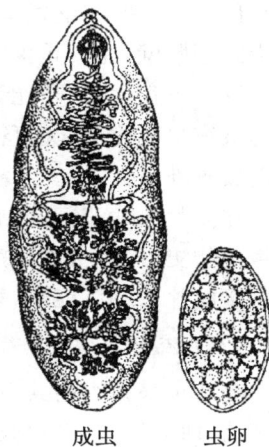

成虫　　虫卵

图 4-3-11　姜片虫成虫和虫卵

　　姜片虫成虫寄生于小肠内，虫卵随宿主粪便排出体外。虫卵入水中，在 26～30℃ 的适宜温度下 3～7 周发育为毛蚴逐渐孵出。毛蚴在水中侵入适宜的中间宿主扁卷螺体内，经 1～2 个月发育为尾蚴。成熟的尾蚴自螺体逸出，在附近的水生植物如菱角、荸荠等，或其他物体表面，分泌成囊物质形成囊蚴。尾蚴亦能在水面上形成囊蚴，或囊蚴从附着物上脱落漂浮于水面。当人或猪食入囊蚴后，在消化液的作用下脱囊后吸附在小肠黏膜上逐渐发育为童虫，摄取肠内营养物质，经 1～3 个月由童虫发育为成虫（图 4-3-12）。

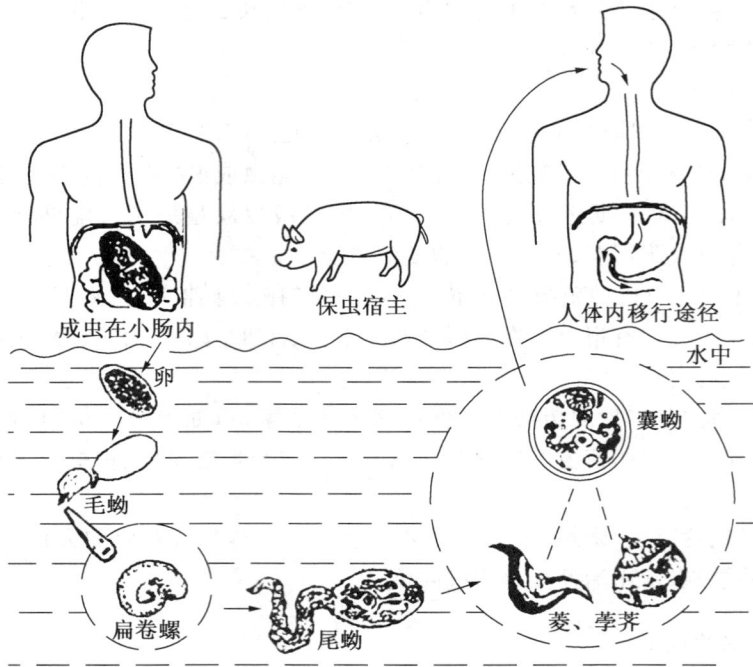

图 4-3-12　姜片虫生活史

（二）致病与病原学诊断

　　姜片虫吸盘的肌肉发达，吸附力强，容易造成被吸附的肠黏膜及其附近组织发生炎症、点状出血、水肿，因继发细菌感染而形成脓肿，也可进一步发生组织坏死、脱落形成溃疡。虫体吸附于肠壁，尤其是虫体量较多时可覆盖肠壁，妨碍肠道对营养物质的吸收，而造成不同程度营养不良，消化功能紊乱，导致白蛋白减少，各种维生素缺乏等。虫体的代谢产物和分泌物被宿主吸收后，又可引起超敏反应和嗜酸性粒细胞增加。大量虫体感染时，虫体成团，可造成肠梗阻。

　　在姜片虫病流行区，有慢性腹痛、腹泻、营养不良、贫血、浮肿等症状患者，特别是有生食水生植物史，均应考虑该病。粪检查获虫卵是确诊姜片虫感染的依据。常用粪便检查方法有直接涂片法和沉淀法，采用粪便沉淀法可提高检出率。

（三）流行与防治

　　姜片虫病是人猪共患寄生虫病，主要分布在亚洲温带和亚热带地区的各个国家。我国除东北、西北等省、自治区外的大部分地区均有姜片虫病的报道。猪姜片虫病的流行区较人姜片虫病流行区为广。大力开展卫生宣传教育，不生食未经洗刷或沸水烫过的水生食物，不喝生水;科学养猪,加强粪便管理,防止人、猪粪污染水体,都能有效切断传播途径。首选驱虫药物为吡喹酮,疗效较明显。

四、日本裂体吸虫

日本裂体吸虫(schistosoma japonicum)又称日本血吸虫,成虫寄生于人体门脉、肠系膜静脉系统内,引发血吸虫病。日本血吸虫病流行于中国、日本、菲律宾、印度尼西亚等国,我国长江流域及长江以南的省、市、自治区均有流行。寄生于人体的血吸虫,除日本血吸虫外,还有曼氏血吸虫、埃及血吸虫、间插血吸虫、湄公血吸虫及马来西亚血吸虫。我国仅有日本血吸虫病流行。

（一）形态

1. 成虫　雌、雄异体。雄虫活时为乳白色,长为 12～20mm,前端有发达的口、腹吸盘,腹吸盘以下,虫体向两侧延展呈扁平状,并向腹面卷曲,形成抱雌沟。雌虫形似线虫,前细后粗,长为 20～25mm,活时深褐色。口、腹吸盘位于虫体前端,腹吸盘稍大于口吸盘,略突出(图 4-3-10)。消化道有口、食管、肠管。肠管在腹吸盘前背侧分为两支,向后延伸到虫体后端 1/3 处汇合成单一盲管(图 4-3-13)。

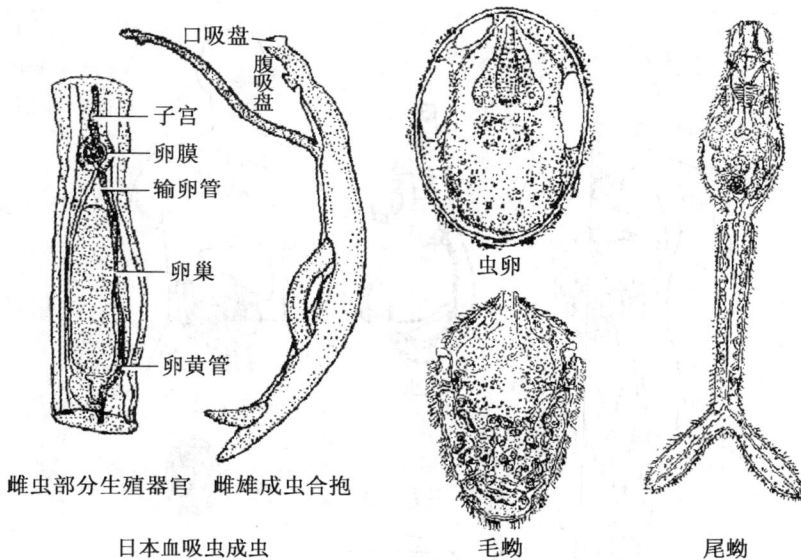

图 4-3-13　血吸虫各发育阶段

2. 虫卵　淡黄色,椭圆形,大小为(74～106)μm×(55～80)μm。壳薄,无盖,壳一侧有一小棘,因位置不定及虫卵表面常附有坏死组织等污染,有时不易见到小棘。成熟的虫卵内含有一毛蚴,毛蚴与卵壳之间有一些大小不等的油滴状头腺分泌物(图 4-3-13)。

3. 尾蚴　尾蚴分体部和尾部,尾部又分尾干与尾叉。体长 100～150μm,尾干长 140～160μm,尾叉达 50～70μm。尾叉长度小于尾干长度的 1/2 为日本血吸虫尾蚴的特征(图 4-3-13)。

（二）生活史

成虫寄生于人或牛等哺乳动物的门静脉及肠系膜静脉内，以血液为食。雌雄合抱的虫体可逆血流移行到肠黏膜下层的静脉末梢交配产卵。大部分虫卵沉积在肠壁小血管中，少量随血流进入肝。成熟虫卵内毛蚴分泌的溶组织物质能透过卵壳，破坏血管壁及周围肠黏膜组织。由于肠蠕动、腹内压力及血管内压力使虫卵随溃破组织落入肠腔，并随粪便排出体外。不能排出的虫卵沉积在局部组织中，逐渐死亡、钙化。

卵随粪便排出入水，在25～30℃的水中，毛蚴一般在2～32h内孵出，毛蚴在水中可存活1～3d，如遇中间宿主钉螺，即侵入钉螺体内。经母胞蚴、子胞蚴等无性生殖阶段，形成大量尾蚴，尾蚴是日本血吸虫的感染阶段。

当遇到人和哺乳动物时，尾蚴以吸盘附在皮肤上，凭借其尾叉的摆动和体部的伸缩推进，并利用穿刺腺分泌的溶蛋白酶类溶解皮肤组织，穿入宿主皮肤，脱去尾部成为童虫。童虫经小血管或淋巴管入血，随血流至右心，经肺、左心进入体循环，到达肠系膜上下动脉，穿过毛细血管进入门静脉，待发育到一定程度，雌、雄虫合抱，性器官发育成熟。合抱的虫体再回到肠系膜下静脉定居、交配、产卵（图4-3-14）。自尾蚴侵入人体到成虫产卵，约需24d。感染后7～9周可在宿主粪便中查到虫卵。成虫的寿命一般为4.5年，最长可达40年。

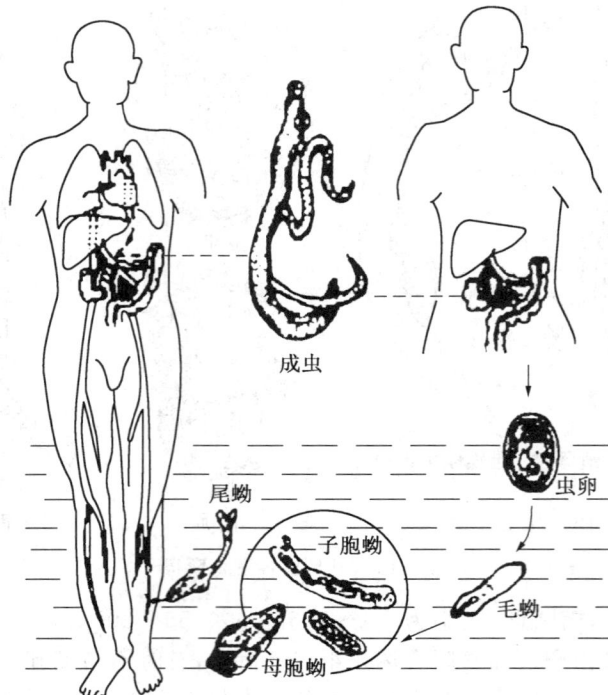

图4-3-14　血吸虫生活史

（三）致病

血吸虫发育的不同阶段，尾蚴、童虫、成虫和虫卵均可对宿主造成不同程度的损害，还可引起超敏反应，其中以虫卵的致病作用最为显著。

1. 尾蚴及童虫　尾蚴钻入人体皮肤后,可引起尾蚴性皮炎。局部出现丘疹、瘙痒等,属Ⅰ型与Ⅳ型超敏反应。童虫在体内移行过程中,损害组织及器官,最常受累的器官是肺,引起童虫性肺部损伤。

2. 成虫　成虫所致的病理损害一般较轻微,由于虫体对血管的刺激,引起寄生部位的静脉内膜炎和静脉周围炎。

3. 虫卵　虫卵沉积于肝和肠壁血管中,其分泌的可溶性虫卵抗原透过卵壳微孔缓慢释放,吸引巨嗜细胞、嗜酸性粒细胞及成纤维细胞等聚集到虫卵周围,形成肉芽肿,又称虫卵结节。肉芽肿常出现中心坏死,称嗜酸性脓肿。随着病程发展,卵内毛蚴死亡,脓肿逐渐被吸收,肉芽组织逐渐发生纤维化,形成瘢痕组织。

日本血吸虫病按病变的发展可分为急性、慢性和晚期血吸虫病。

1. 急性血吸虫病　常在接触疫水受大量尾蚴感染后1～2个月发病。雌虫大量产卵,肝、肠壁组织出现大量嗜酸性脓肿。患者除发热外,伴有腹痛、肝、脾肿大及嗜酸性粒细胞增多等。

2. 慢性血吸虫病　虫卵不断在肝、肠壁组织中沉积并损伤组织,但由于机体获得了一定的免疫力,慢性期患者的临床症状不明显,或只出现肝脾肿大、间歇性下痢、发热、贫血和消瘦等症状。

3. 晚期血吸虫病　随着病程的进展,肝、肠壁组织纤维化逐渐加重,临床表现为肝脾肿大、腹水、门脉高压、食管下段及胃底静脉曲张等症状。多因上消化道出血、肝昏迷死亡。儿童时期重度反复感染可导致生长发育障碍,出现侏儒症。严重感染时,成虫可在门脉系统以外的静脉内寄生,还可出现肝、肠以外的异味损害,常见于肺和脑。

（四）病原学诊断

1. 虫卵的检查及毛蚴孵化　直接涂片法检出率低,适用于重度感染的早期病人。水洗沉淀毛蚴孵化法检出率较高。

2. 肠黏膜活组织检查　适用于慢性血吸虫病患者及粪便检出率低的血吸虫病患者,对未经治疗的患者,检出的虫卵不论死活,均有诊断价值。对于经过治疗的患者,只有检出活虫卵或近期变性虫卵,才有诊断意义。

（五）流行与防治

日本血吸虫病流行于亚洲的中国、菲律宾及印度尼西亚。在我国流行于长江流域及以南的湖南、湖北、江西、安徽、浙江等13个省、市、自治区。防治血吸虫病应查治病人、病畜,减少传染源,治疗药物有吡喹酮、硝硫氰胺等;结合农田水利建设改造环境,消灭钉螺孳生地,辅以土埋、火烧、药杀等方法,积极消灭钉螺;管好人、畜粪便,防止血吸虫卵随粪便污染水源;流行季节加强个人防护,可涂擦防护药或口服预防药。

第七节　绦　虫

成虫大小以虫种而异,大至数米、小至数厘米。虫体无消化道,其体壁皮层具有吸收、分泌功能。成虫分头节、颈部和链体,头节具吸盘、小钩,每个节片都有雌雄生殖器官各一套,孕节内除充满虫卵的子宫外,其他生殖器官均无退化。绦虫的成虫寄生于脊椎动物的消化道,幼虫寄生在各种中间宿主的组织内,在人体肠道内寄生并以人为终宿主的原绦虫主要有4种:猪带绦虫、牛带绦虫、阔裂头绦虫和短膜壳绦虫。肠道寄生绦虫呈世界性分布,其流行有明显地域性,主要与流行区居民不良饮食习惯密切有关。肠道寄生虫绦虫均为食源感染,分别与生食或半生食猪肉、牛肉和鱼肉等有关。

一、链状带绦虫

链状带绦虫(taenia solium)又称猪带绦虫、猪肉绦虫或有钩绦虫。成虫寄生于人体小肠,可引起猪带绦虫病,幼虫可寄生于人体内脏器官和肌肉,引起囊尾蚴病。

（一）形态与生活史

1. 成虫　　成虫呈带状,前端较细,向后逐渐扁阔,乳白色,长约 2～4m,由 700～1000个节片组成,节片较薄略透明。头节近似球形,直径约 1mm,上有 4 个吸盘,头顶部具有能伸缩的顶突,顶突上有小钩,内外排成 2 圈。链体前端的幼节细小,生殖器官尚未发育;中部的成节近方形,具发育成熟的雌雄生殖器官各 1 套;孕节中充满虫卵的子宫呈树枝状。

虫卵　　虫卵似球形,卵壳薄而脆弱易破裂,常见虫卵外层为较厚的胚膜,呈棕黄色,具放射状条纹,内含 1 个六钩蚴。

2. 幼虫　　幼虫又称囊尾蚴,为白色半透明、卵圆形的囊状体,约(8～10)mm×5mm,囊内充满透明的囊液,囊壁凹入囊内呈白色米粒大小,为翻卷收缩的头节,其结构与成虫头节相同。

人是猪带绦虫唯一的终宿主,成虫寄生在人体小肠,以头节吸盘和小钩固着肠壁,孕节以单节或数节从链体脱落,随粪便排出体外。脱落的孕节有一定活动力,因蠕动受挤压在肠内破裂,虫卵散出,随粪便排出体外。当孕节或散出的虫卵被中间宿主猪吞食后,约经 24～72h 即可在小肠内孵出六钩蚴,六钩蚴钻入肠壁血管或淋巴管,随血流到达猪的全身组织,尤其是到活动度较大的股、头、颈、肋间和舌等肌肉中,亦可寄生在心脏、脑和眼等处。约经 60～70d 发育为囊尾蚴,含有囊尾蚴的猪肉俗称"米猪肉"、"豆猪肉"等,囊尾蚴在组织中可存活数年。人若误食带有活囊尾蚴的猪肉,在消化液的作用下,囊尾蚴翻出头节、吸附在肠壁上,约经 2～3 个月发育为成虫并可排出孕节或虫卵,成虫寿命可达 25 年。

人若误食虫卵或孕节后,可在人体各组织内发育成囊尾蚴,人亦成为中间宿主,其感染方式有 3 种:① 自体体内感染,如宿主消化道内有成虫寄生,当有恶心、呕吐等肠逆蠕动时,从链体脱落的孕节片或孕节片破裂逸出的虫卵返入胃中;② 自体体外感染,患者通过手指、食物等吞食自身虫体排出的虫卵而获感染;③ 异体感染,因误食外界的虫卵所致。

（二）致病与实验诊断

1. 成虫致病　　在人体寄生的成虫通常为 1 条,但也有多至 2～4 条。成虫致病作用一般较轻微,除摄取宿主营养外,还有机械性损伤,以及绦虫代谢产物刺激引起腹痛、腹泻、消化不良、体重减轻和头晕等,称为绦虫病。偶尔可引起肠梗阻、肠穿孔并引发腹膜炎等并发症。

粪便有节片排出常是患者求医的主要原因,根据病人这一主诉,了解是否有生食或半生食猪肉或"米猪肉"、"豆猪肉"的经历,对可疑患者应连续数天粪检虫卵,常用肛门拭子法。但虫卵无法鉴别虫种,如检获孕节片,将节片洗净后夹在两张载玻片间,轻压后观察子宫分支情况即可确诊。如采用试验性驱虫,应收集患者用药后 24h 粪便查找头节、孕节等节片、也有助于确诊。

2. 幼虫致病　幼虫寄生引起的囊尾蚴病或囊虫病,其危害性远比绦虫病严重。囊尾蚴在人体内寄生部位广泛,尤以皮下组织多见,其次是肌肉、脑、眼,以及心、肝、肺和腹膜等处,按寄生部位不同可将人体囊尾蚴病分为 3 类。

(1) 皮下及肌肉囊尾蚴病:囊尾蚴寄生皮下形成圆形或椭圆形结节,蚕豆大小,硬度似软骨,与组织无粘连、无压痛;寄生肌肉时,引起局部肌肉酸痛、发胀,或表现假性肌肥大症。病变部位多见于头部和躯干。可采用手术活检确诊。

(2) 眼囊尾蚴病:在眼部囊尾蚴绝大多数寄生在眼球深部玻璃体及视网膜下,常累及单眼。症状轻微者仅表现视力障碍;若虫体死亡崩解,则产生强烈刺激,引起视网膜炎、脉络膜炎或脓性眼球炎、视网膜剥离等,甚至失明。眼囊尾蚴可借助眼底镜检查。

(3) 脑囊尾蚴病:以虫体寄生在大脑皮层运动中枢较多见,刺激、压迫、破坏脑组织,也可引起邻近乳房组织和脑膜继发性炎症。临床上常表现癫痫发作为多见,颅内压增高而出现头痛、恶心、呕吐等症状,如虫体压迫视神经可造成视力障碍等。癫痫、颅内压增高、精神症状是脑囊尾蚴病的三大主要症状,临床上可分为多种表现型,其中以癫痫为多见。脑和深部组织囊尾蚴可用 X 线、B 超、CT、磁共振等影像技术检查,效果较好。

(三) 流行与防治

猪带绦虫为世界性分布,主要流行于欧洲、中美洲一些国家。在我国主要分布在华北、东北、西北和南方的广西、云南等省、自治区,其他各地可见散在感染,但有感染率上升的趋势。造成流行的主要因素是由于养猪方式不当,如散养、猪圈与厕所相连等;人随地大便、猪直接食入患者粪便,这些原因可造成猪囊尾蚴感染,有些地区猪的感染率达到 30% 以上。其次是食肉或烹调方法不当,流行区居民喜食生猪肉的习俗,如某些民族群众爱吃"生皮"、"剁生";烹调中生炒猪肉未熟透,火锅烫食猪肉,或使用污染囊尾蚴的刀具、砧板切熟食,均可误食入囊尾蚴而造成感染。

在流行区防治绦虫病要抓好"驱、管、检"。在普查基础上及时为患者驱虫治疗,常采用南瓜子槟榔法,吡喹酮和阿苯达唑也有良好的驱虫效果。要管理好厕所和猪圈,合理修建和使用厕所,禁止随地大小便,并禁止散放养猪。加强肉类检查,严格执行肉类检疫制度。去除吃生肉的习惯,讲究个人卫生和饮食卫生。

二、肥胖带吻绦虫

肥胖带吻绦虫(taenia safubara)又称牛带绦虫、牛肉绦虫和无钩绦虫。它与猪带绦虫在形态和生活史上都有许多相似之处,但人只是牛带绦虫的终宿主,成虫寄生在人体小肠,可引起牛带绦虫病,牛带绦虫的囊尾蚴只寄生于牛等动物。

(一) 形态与生活史

牛带绦虫在形态上与猪带绦虫相似,主要区别点见表 4-3-1 所示。

表 4-3-1　　两种带绦虫主要形态的区别

区　别　点	猪 带 绦 虫	牛 带 绦 虫
体　　　长	2～4m	4～8m
节　　　片	700～1000 节,较薄,略透明	1000～2000 节,较肥厚,不透明
头　　　节	球形,具顶突和小钩	略呈方形,无顶突和小钩
孕　　　节	子宫一侧分支约 7～13 支	子宫一侧分支约 15～30 支

两种带绦虫的虫卵在形态上无法区别。

人是牛带绦虫的唯一终宿生,成虫寄生于人体小肠小段,利用头节上的吸盘固着在十二指肠,孕节多节脱离链体,随粪便排出,每节片内约含虫卵 8 万～10 万个。自链体脱落的孕节仍具很强活动力,常可主动从宿主肛门逸出。孕节片较肥厚,在肠蠕动过程中一般不破裂,但在肛门逸出过程中受挤压,虫卵从孕节端挤出或节片破裂虫卵散落而黏附于肛门,钻入肠壁随血循环到全身各处,特别是运动较多的肌肉为甚,如股、头颈部、心舌等,经 60～70d 发育为囊尾蚴。人生食或半生食含活囊尾蚴牛肉后,囊尾蚴在消化液作用下,翻出头节吸附于肠壁,经 8～10 周发育为成虫,成虫在人体内多为 1 条寄生,但也有多条寄生现象,其在人体内的寿命为 20～30 年或更长。

（二）致病与实验诊断

寄生人体的成虫,对肠黏膜的损伤较轻,一般无明显症状。当寄生虫体数量较多时,压迫和损伤肠黏膜,局部有轻度亚急性炎症,表现为腹痛。当脱落节片沿肠活动,遇回盲部阻挡,使肠蠕动增强,肠痉挛而产生腹绞痛。虫体也可结团而造成肠梗阻,大量营养被虫体吸收而表现饥饿疼痛、贫血及维生素缺乏。临床上最常见症状为粪便中发现白色节片,或白色节片从肛门主动逸出,并表现肛门瘙痒症状。1/2 患者有上腹部疼痛,也可伴有恶心、呕吐、腹泻、消化不良等胃肠道症状。当有过敏性反应时,可有荨麻疹、皮肤瘙痒、哮喘等症状。

根据患者主拆"排虫史",仔细询问病史,了解其食牛肉习惯等都有助于诊断。粪检查获虫卵的机会较小,一般采用肛门拭子法;当检获孕节片时,置于两块载玻片之间轻压后,观察子宫分支即可鉴别虫种和确诊。

（三）流行与防治

牛带绦虫为世界性分布,在我国主要分布于新疆、内蒙、西藏、云南等。我国的流行区多为少数民族农牧区,造成牛带绦虫地方性流行的主要原因是病人或带虫者粪便污染牧草、水源,以及当地居民食用牛肉方法不当。防治原则和方法与猪带绦虫相同。牛带绦虫只有成虫寄生人体小肠,彻底驱除肠内成虫即可消灭传染源;加强卫生宣传教育,彻底改变生食牛肉的习惯;加强肉类检疫和肉食品制度;合理使用厕所和注意个人卫生,都能有效切断牛带绦虫的传播。

第八节　原　虫

原虫属于原生动物门,是最低等的单细胞真核动物,体积微小,具有独立进行生命活动的全部生理功能。原虫分布广泛,虫体的基本结构与真核细胞一样具有胞膜、胞质和胞核三个部分。常见的寄生于人体的原虫有疟原虫、溶组织内阿米巴、蓝氏贾第鞭毛虫等。

一、溶组织内阿米巴

溶组织内阿米巴（entamoeba histolytica）简称痢疾阿米巴，为致病型阿米巴病的病原体，主要寄生于结肠，引起阿米巴痢疾，也可引起各种肠外阿米巴病。现在每年有约 5000 万阿米巴病人，其中 50％的阿米巴病人分布在世界经济不发达地区，每年因阿米巴病死亡的人数约为 10 万。

（一）形态与生活史

1. 滋养体　是本虫的活动期，由于滋养体的致病性和寄生部位的不同，又分为大滋养体和小滋养体。

（1）大滋养体：寄生在组织内，吞噬、消化红细胞。形态多变而不规则，虫体运动时常伸出一伪足作定向运动，称阿米巴运动。大小约在 $20\sim40\mu m$，有的可达 $50\mu m$，常含有摄入的红细胞。

（2）小滋养体：圆形或椭圆形，大小约为 $10\sim30\mu m$，生活在肠腔、非腹泻粪便中，以细菌为食，不吞噬红细胞。

2. 包囊　是本虫的静止期。呈圆球形或类圆形，直径约 $5\sim20\mu m$，外包一厚而坚硬的囊壁，内含 $1\sim4$ 个细胞核。经铁苏木素染色后，可见呈棒状、两端钝圆的拟染色体，以及在染色过程中被溶解为空泡的糖原泡，核的结构与滋养体的核相似。成熟包囊为 4 个核，此时糖原泡和拟染色体均消失（图 4-3-15）。

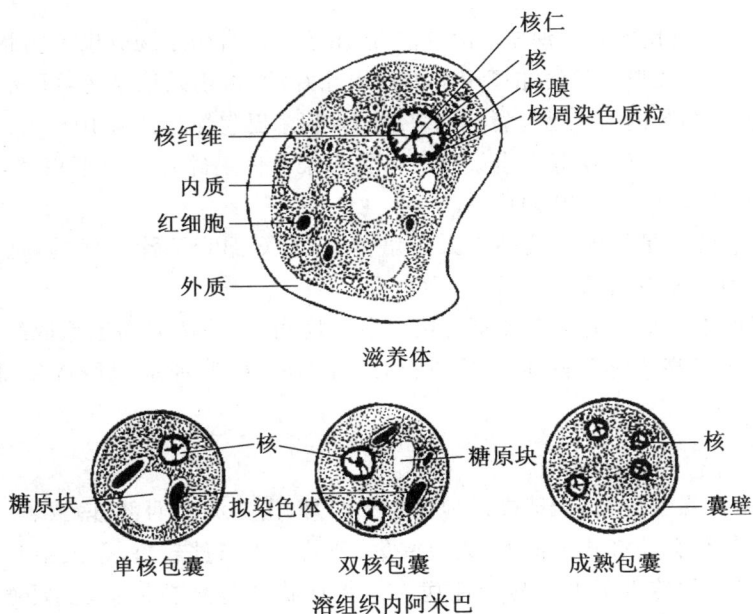

图 4-3-15　溶组织内阿米巴滋养体和包囊

溶组织内阿米巴生活史简单，包括包囊和滋养体两个阶段。随宿主粪便排出的 4 核包囊污染食物或饮水，经口感染新宿主，经过胃和小肠，移行至回肠末端或结肠，在肠内中性或碱性环境中，囊内虫体变得活跃，并在肠内酶的作用下，囊壁变薄，虫体脱囊而出为 4 核的滋养体,并很快分裂成 4 个单核的滋养体,再迅速分裂为 8 个滋养体,即在结肠上段摄食细菌和二分裂法不断增殖。当滋养体移行到横结肠后,由于肠内环境变化如水分被吸收、营养物减少、粪便开始成形等,滋养体停止活动,团缩成圆形的前包囊,并有外质分泌物形成囊壁而成为包囊,再经二次分裂形成四核包囊,随宿主粪便排出体外。当机体的抵抗力下降时,肠腔内的小滋养体依靠伪足及酶的作用侵入肠壁组织,以红细胞和肠组织为食物,虫体发育长大成为大滋养体。若大滋养体伴随黏液、血液落入肠腔,则转化为小滋养体,再形成包囊,排出体外。大滋养体在肠壁组织内可随血液到肝、肺、脑等脏器,大量增殖,但不形成包囊。

(二)致病与诊断

一般在宿主健康的情况下,阿米巴在肠腔中对宿主无明显损害,当宿主因各种原因造成肠蠕动失常而不通畅,可诱发滋养体的侵袭而成大滋养体。大滋养体对肠道的损害,是从局部肠黏膜损伤和黏膜下小脓肿,继而发展为黏膜下层液化坏死灶,形成口小底大的烧瓶样溃疡,继发溃疡多见于回盲部及乙状结肠,病灶自数毫米至 10mm,严重溃疡可达肌层,邻近溃疡融合致使大片黏膜脱落。在肠黏膜下层或肌层的滋养体一旦进入血流,经门静脉血流进入肝脏,或直接扩散,引起继发性阿米巴肝脓肿。肠壁溃疡病灶内的滋养体也可经血流或直接经横隔向胸腔穿破入肺而致肺脓肿;侵入脑、脾等部位均可引起脑脓肿和脾脓肿。腹腔局部脓肿近邻体表,脓肿也可穿孔侵袭皮肤而发生皮肤阿米巴溃疡。

肠阿米巴病可根据临床表现,结合病原检查作出诊断。一旦粪便中检获包囊或滋养体即可确诊。

1. 粪便检查　常用的是生理盐水涂片法,适用于急性直肠结肠炎患者的脓血便或黏液便检查活动的滋养体。成形的粪便亦可用生理盐水涂片后,再用碘液染色,可观察到包囊,也便于与肠道中共栖的结肠内阿米巴包囊鉴别。结肠内阿米巴包囊直径为 $10\sim30\mu m$,核 $1\sim8$ 个,成熟包囊的核 8 个或以上,铁苏木素染色后可见拟染色体呈碎片状或草束状,核膜内缘的核周染色质粒大小不均匀,核仁常偏位。

2. 人工培养法　是将标本接种于人工培养基,37℃温育后涂片镜检,适宜于标本虫体量少时应用,不宜作常规检查。

3. 活组织检查　是借助于内窥镜直接观察溃疡病灶,并从溃疡边缘取组织做生理盐水涂片或切片,检出率高。怀疑阿米巴肝脓肿时,可作肝穿刺,亦应取脓腔壁部,注意脓液性状,涂片镜检。

(三)流行与防治

阿米巴病呈世界性分布,全球高发地区在墨西哥、南美洲的西部、南亚、非洲西部和东南部,该病的流行与社会经济状况低下、人口密集、公共卫生条件较差、个人卫生习惯不良等因素有关。阿米巴病的传染源主要是慢性病人及无症状的包囊携带者,主要通过粪-口途径,居民点水源被污染常可造成该地区暴发性流行和高的感染率;其次是手指、食物或用具的污染;蝇及蟑螂等昆虫也能起一定的传播作用。人体对溶组织内阿米巴都易感。

查治病人和无症状的包囊携带者可控制传染源,首选药物为甲硝唑(灭滴灵)。加强粪便管理,保护水源为切断阿米巴病传播的主要环节。注意个人卫生和饮食卫生,做到饭前便后洗手,消灭蝇和蟑螂,搞好环境卫生,均是保护易感人群的重要措施。

二、蓝氏贾第鞭毛虫

蓝氏贾第鞭毛虫(giardia lamblia)简称贾第虫,主要寄生于人体小肠,引起贾第虫病,可表现为腹泻、营养不良等症状,为人体常见的肠道寄生虫之一。

（一）形态与生活史

贾第虫生活史中有滋养体和包囊两个阶段(图 4-3-16)。

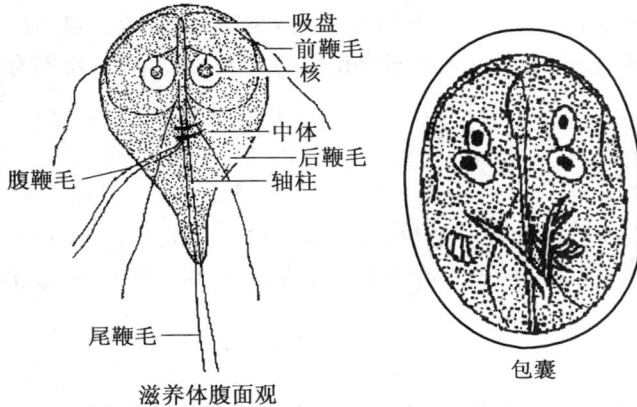

图 4-3-16　蓝氏贾第鞭毛虫滋养体和包囊

1. **滋养体**　滋养体正面观呈倒梨形,两侧对称,前端钝圆,后端稍尖,大小约(9.5～12.0)μm×(5.0～15.0)μm。侧面观背面隆起,腹面扁平,有一吸盘状陷窝。虫体有轴柱 1 对,纵贯虫体中部,两侧有 4 对鞭毛,分别为前侧鞭毛、后侧鞭毛、腹鞭毛和尾鞭毛,虫体以鞭毛摆动不断翻滚运动。

2. **包囊**　为椭圆形,大小约为(10.0～14.0)μm×(7.5～9.0)μm,囊壁较厚,囊壁与虫体之间有明显的空隙,未成熟包囊有 2 个核,成熟包囊具 4 个核,多偏于一端。囊内还可见鞭毛、丝状物和轴柱等。

滋养体寄生于人体的十二指肠,其次为空肠,有时也可寄生于阴道。虫体借助吸盘状陷窝附于肠壁,纵二分裂繁殖。落入肠腔的滋养体随肠内容物进入回肠下段或结肠内形成包囊,囊内核可再进行分裂,形成 4 个核的成熟包囊,可随粪便排出体外。成熟的包囊通过污染的食物和饮水,经口感染人体,在十二指肠虫体破囊逸出,分裂为 2 个滋养体,于小肠内不断繁殖。大量的滋养体吸附于小肠黏膜上,造成对肠壁的刺激和肠功能紊乱,肠蠕动亢进,虫体随粪便大量排出。

（二）致病与实验诊断

人体感染贾第虫后,虫体的机械性吸附作用和机械性阻隔造成肠黏膜损伤。免疫功能正常者感染后,在一定时间内疾病可自然缓解或消失,或仅表现排包囊而无临床症状,无临床症状者称带虫者。典型病人表现为以腹泻为主的吸收不良综合征,腹泻呈水样性,量多、恶臭、无脓血、含较多脂肪颗粒。儿童患者可由于腹泻,引起贫血及营养不良,导致生长滞缓。若不及时治疗,可发展为慢性反复发作,表现为周期性稀便、恶臭,病程可达数年。

在粪便中检测到病原体是确诊本病的依据。通常用碘液染色法在成形粪便内检查包囊;在病人腹泻时用生理盐水直接涂片法在粪便中发现滋养体。粪检多次阴性的临床可疑者,可采用十二指肠液或胆汁检查,以提高检出率。

（三）流行与防治

贾第虫呈世界性分布,尤其多见于环境卫生条件差和医疗水平低的地区。粪便内含有包囊的带虫者和患者为主要传染源。人体通过吞食包囊污染的食物或饮水而感染,特别以水源污染而引起贾第虫病流行。旅游者可因饮水不洁感染贾第虫病,故有"旅游者腹泻"之称。

治疗药物有甲硝唑,也可用甲硝酰咪唑,另外,痢特灵、阿苯达唑、吡喹酮均有一定疗效。加强粪便和水源管理,注意饮食卫生和养成良好的个人卫生习惯,均能有效防止贾第虫病的传播。

三、疟原虫

疟原虫寄生于人体红细胞和肝细胞内,引起疟疾。寄生于人体的疟原虫有 4 种,即间日疟原虫 plasmodium vivax、恶性疟原虫 P. falciparum、三日疟原虫 P. malariae 和卵形疟原虫 P. ovale。

（一）形态

4 种疟原虫在红细胞内的各期形态不尽相同,是诊断、鉴别各种疟原虫的依据。瑞氏或姬氏染色后,疟原虫的细胞质呈蓝色,细胞核呈红色,疟色素呈棕黄色。现将薄血片染色后的间日疟原虫和恶性疟原虫各期形态介绍如下:

1. 间日疟原虫(图 4-3-17)

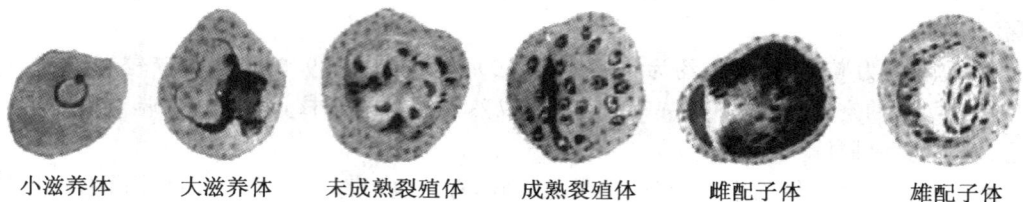

小滋养体　　大滋养体　　未成熟裂殖体　　成熟裂殖体　　雌配子体　　雄配子体

图 4-3-17　间日疟原虫红细胞内各期形态

（1）小滋养体:又称环状体,细胞质蓝色,呈环状,中间有一个染色较浅的大空泡。细胞核红色点状,位于虫体一侧。虫体直径约为红细胞直径的1/3。被寄生的红细胞无变化。

（2）大滋养体:细胞核增大,细胞质增多,内有 1 个或 2～3 个染色较浅的空泡,并出现伪足,虫体形状不规则。细胞质内开始出现细杆状、散在的棕黄色疟色素。被寄生的红细胞胀大、颜色变浅、出现鲜红色的薛氏小点。

（3）未成熟裂殖体:又称早期裂殖体,虫体继续增大,伪足和空泡消失,虫体变圆,细胞核分裂成 2～10 个,但细胞质尚未分裂。疟色素增多并开始集中。红细胞继续胀大、颜色苍白、薛氏小点更明显。

（4）成熟裂殖体:细胞核已分裂成 12～24 个,细胞质也随之分裂,并包绕每个核形成相应数目的裂殖子。裂殖子大小约 $1.5\mu m \times 1\mu m$。虫体占满肿胀的红细胞,疟色素聚集成块。红细胞的变化与未成熟裂殖体相似。

（5）雌配子体：圆形或卵圆形，虫体较大，占满胀大的红细胞。细胞质深蓝色，细胞核小而致密，呈深红色，常位于虫体一侧，疟色素均匀分布于细胞质内。

（6）雄配子体：圆形，虫体较小。细胞质浅蓝色，细胞核大而疏松，呈浅红色，多位于虫体中央，疟色素均匀分布于细胞质内。被雌、雄配子寄生的红细胞变化与大滋养体相似。

2. 恶性疟原虫　恶性疟原虫的大滋养体和裂殖体一般在皮下脂肪及内脏毛细血管的红细胞内发育，外周血液中仅能查到小滋养体和配子体。

（1）小滋养体：细胞质环状纤细，呈蓝色，虫体直径约为红细胞直径的1/5。细胞核1个或2个，呈红色，一个红细胞内常有2个或几个虫体寄生。被寄生的红细胞无变化。

（2）配子体：雌配子体呈新月形，两端稍尖，细胞质呈深蓝色；细胞核小而致密，呈深红色，位于虫体中央；疟色素深褐色，分布于核的周围。雄配子体腊肠形，两端钝圆，细胞质呈浅蓝色；核大较疏松，浅红色，位于虫体中央；疟色素黄褐色，分布于核的周围。

（二）生活史

疟原虫生活史包括在人体内和蚊体内两个发育时期，在人体内进行无性裂体增殖，有性配子生殖起始于人体而在雌性按蚊体内完成，然后进行无性的孢子生殖，形成子孢子。4种疟原虫生活史基本相同，以间日疟生活史为例，叙述如下：

1. 在人体内的发育　包括在肝细胞内的发育（即红细胞外期）和在红细胞内的发育（即红细胞内期）。

（1）红细胞外期：子孢子是感染阶段。当感染疟原虫的按蚊刺吸人血时，子孢子随唾液侵入人体血液内，约30min陆续侵入肝细胞，进行裂体增殖，形成裂殖体。数以万计的裂殖子胀破肝细胞，进入血窦，一部分被吞噬细胞吞噬，一部分则侵入红细胞内发育。间日疟原虫的子孢子分为速发型子孢子和迟发型子孢子，当两型子孢子同时进入肝细胞后，速发型子孢子先完成红细胞外期裂体增殖；迟发型子孢子则依种、株不同而经过一段或长或短的休眠期后，才完成红细胞外期的裂体增殖，再侵入红细胞内引起疟疾复发。

（2）红细胞内期：肝细胞释放出的裂殖子侵入红细胞，经小滋养体、大滋养体发育为裂殖体，约经48h，胀破红细胞，裂殖子散入血流，一部分被吞噬细胞吞噬，一部分侵入正常红细胞重复裂体增殖。间日疟原虫、恶性疟原虫裂体增殖一代为48h，三日疟原虫为72h，红细胞内期疟原虫经过几次裂体增殖后，部分裂殖子侵入红细胞不再裂体增殖，而是发育为雌、雄配子体。配子体在人体内存活30～60d。

2. 在按蚊体内的发育　当按蚊刺吸疟疾病人或带虫者血液时，疟原虫被吸入蚊胃，红细胞内期各发育阶段的疟原虫均被消化，只有雌、雄配子体继续发育为雌、雄配子。雌、雄配子受精形成圆球形的合子，继而发育为动合子，动合子穿过胃壁，在弹性纤维膜下形成囊合子，虫体在囊内迅速进行孢子增殖。成熟囊合子内含有数以千计甚至上万的子孢子，子孢子从囊壁微孔逸出，或破囊而出，通过蚊血淋巴到达涎腺中。当蚊再度刺吸人血时，子孢子随唾液侵入人体。疟疾的传播媒介是按蚊，我国以中华按蚊、嗜人按蚊、微小按蚊和大劣按蚊等为主。

（三）致病与实验诊断

1. 发作　红细胞内期疟原虫的裂体增殖，引起周期性寒热发作称疟疾发作。典型疟疾发作表现为周期性寒战、高热和出汗退热三个阶段。发作的原因主要是被寄生的红细胞破裂后,裂殖子、疟原虫的代谢产物、残余和变性的血红蛋白、红细胞碎片等进入血流;其中相当一部分可被多形核白细胞及单核吞噬细胞吞噬,刺激这些细胞产生内源性热原质,与疟原虫代谢产物共同作用于下丘脑的体温调节中枢引起发热。因此,疟疾发作的周期与疟原虫在红细胞内裂体增殖的周期一致,即间日疟为隔日发作一次,三日疟为隔两日发作一次。恶性疟原虫的发作周期应与间日疟原虫相同,但因恶性疟原虫大滋养体聚集在毛细血管及成熟裂殖体胀破红细胞时,均能刺激机体引起发作,故表现为天天发作或不规则发作。若同种疟原虫先后感染同一机体,或不同种疟原虫混合感染,可使发作的周期性不明显。

2. 再燃 疟疾的再燃是患者治疗不彻底或未经治疗,但由于机体的免疫力增强,使疟疾发作自动停止;经过一段时间后,红细胞内残存的疟原虫通过发生抗原变异等,疟原虫在红细胞内又大量繁殖,再次出现疟疾发作。

3. 复发 疟疾经治疗后,血内原虫被消灭,由于肝细胞中迟发型子孢子经过一段休眠期后,开始裂体增殖,裂殖子再次进入血流引起临床发作。恶性疟原虫和三日疟原虫无迟发型子孢子,不引起复发。

4. 凶险型疟疾 恶性疟患者可能出现一些凶险症状,以脑型多见,临床表现为剧烈头痛、谵妄、高热、昏迷等,病死率较高。其发生机制可能与被疟原虫寄生的红细胞与脑微血管内皮细胞发生粘连,引起脑血管阻塞,导致缺氧、脑细胞坏死。

5. 贫血与脾肿大 疟疾反复发作后,可引起贫血及脾肿大。

采末梢血作薄血膜和厚血膜涂片,经姬氏或瑞氏染色后镜检,检出疟原虫即可确诊。恶性疟应在发作开始采血,间日疟和三日疟应在发作后数小时至10h采血。免疫学诊断方法有间接荧光抗体等。

（四）流行与防治

本虫在世界上分布广泛,尤其是热带、亚热带和温带地区。我国分布最广的是间日疟原虫,其次是恶性疟原虫,三日疟原虫少见,卵形疟原虫罕见。间日疟原虫主要分布于长江以南、黄淮、江淮及黄河下游地区;恶性疟原虫多见于云南、海南等地。

防治疟疾应普查普治病人,包括现疟病人的治疗和休止期抗复发治疗。常用药物有氯喹、伯喹、乙胺嘧啶、磺胺多辛、青蒿琥酯和蒿甲醚等。对高危地区人群可有组织地服用氯喹或乙胺嘧啶加磺胺多辛。防蚊灭蚊可有效地切断疟原虫的传播途径。

（杨艳宏）

第五篇

病 理 学

5

第一章

细胞和组织的损伤与修复

细胞是构成人体器官和组织的基本单位,内、外环境中的许多因素都会造成细胞和组织的损伤,损伤的严重程度主要取决于损伤因素作用的强弱与持续时间的长短。如损伤因素轻微,作用缓慢,则表现为细胞的适应性改变,出现萎缩、肥大、增生及化生等变化。如果损伤因素的作用超过了细胞和组织的适应能力,就可以引起损伤,轻者产生可逆性损伤(变性),在损伤因子消除后细胞可恢复正常;若损伤因素的刺激很强或持续存在,则可引起细胞和组织的不可逆损伤而导致细胞的死亡。损伤造成机体部分细胞和组织丧失后,机体要对损伤所引起的缺损进行修补恢复。

第一节　细胞和组织的适应

适应(adaptation)是细胞、组织和器官在内、外环境刺激因素持续作用下发生的非损伤性应答反应。在适应性反应中,细胞、组织和器官通过改变其自身的代谢、功能和结构达到新的平衡,得以耐受各种刺激而存活,以避免损伤。在形态上,适应表现为萎缩、肥大、增生和化生。

一、萎缩

正常发育的器官和组织,因其实质细胞的体积变小而导致的体积缩小称为**萎缩**(atrophy)。器官的萎缩常伴有细胞数量的减少。

萎缩可以分为生理性和病理性两类。生理性萎缩是生命过程中的正常现象,如青春期以后的胸腺萎缩,女性绝经期后的乳腺、子宫内膜和卵巢的萎缩。心肌、脑的老年性萎缩兼有生理性和病理性萎缩(图 5-1-1)。

病理性萎缩按发生的原因可以分为以下几类:

1. 营养不良性萎缩　全身性营养不良性萎缩主要见于长期饥饿、慢性消耗性疾病,如慢性肺结核、糖尿病、恶性肿瘤等;局部缺血可引起局部器官的营养不良性萎缩,如动脉粥样硬化使血管腔变小,血流减少,引起心、脑、肾等相应器官萎缩。

2. 废用性萎缩　由于器官长期工作负荷减少,可导致组织器官的功能、代谢降低而发生萎缩。例如,骨折后用石膏固定引起的肢体肌肉萎缩。

3. 去神经性萎缩　指因运动神经元或轴突的损伤引起所支配的组织和器官发生萎缩。如脊髓灰质炎后遗症患者,由于脊髓前角运动神经元的损害导致其所支配的肢体肌肉萎缩。

4. 压迫性萎缩　器官或组织长期受到外力压迫所引起的萎缩。如因肿瘤或结石而造成输尿管阻塞,由此引起的肾盂积水可压迫肾皮质导致肾皮质的萎缩(图 5-1-2)。

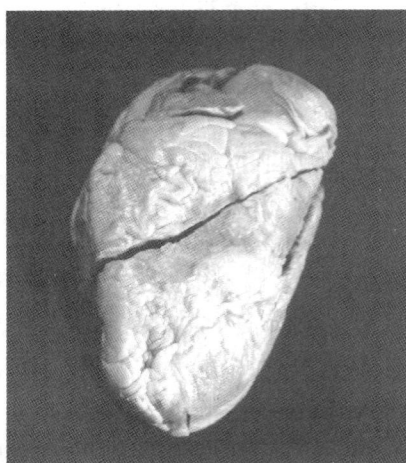

图 5-1-1 心脏萎缩
心脏体积缩小,心尖变尖,表面血管呈蛇形弯曲

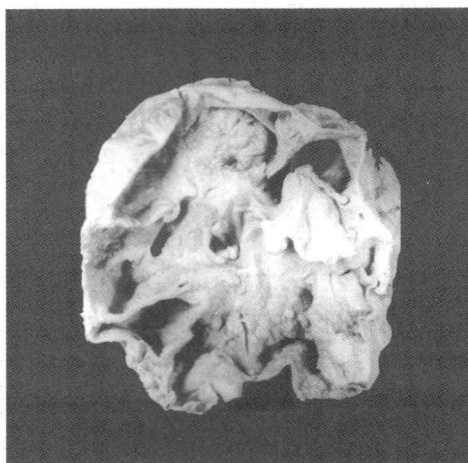

图 5-1-2 肾皮质压迫性萎缩
肾盂黏膜多发性乳头状瘤,肿瘤阻塞输尿管
开口引起肾盂积水,肾皮质受压而发生萎缩

5. 内分泌性萎缩 由于内分泌功能低下,引起相应靶器官发生萎缩。例如垂体损害,垂体功能降低引起的肾上腺、甲状腺和性腺等器官萎缩。

在临床上某器官或组织的萎缩可以是由于多种因素综合作用的结果,例如肾盂积水引起的肾皮质萎缩主要是压迫性的,但由于长期积水影响肾正常泌尿功能,因而也含有废用性因素,可能还包含营养性因素(受压后影响肾血液循环)。

萎缩的组织和器官的体积缩小,重量减轻,色泽加深。镜下,可见萎缩组织的实质细胞数量减少,体积缩小,胞质内可出现脂褐素,脂褐素颗粒是胞质内未被彻底消化的细胞器残体。

轻度病理性萎缩一般是可逆性的,病因及时去除,可逐渐恢复正常,但若萎缩持续存在,细胞可发生死亡。

二、肥大

细胞、组织或器官的体积增大称**肥大**(hypertrophy),可分为生理性肥大和病理性肥大。组织、器官的肥大通常是由于实质细胞的体积增大所致,可同时伴有细胞数量的增加。

由于组织、器官的工作负荷增加而导致的肥大称为代偿性肥大,例如举重运动员上肢肌肉的肥大;一侧肾切除后对侧肾肥大;患高血压时外周阻力增加使心脏阻力负荷增大引起的左心室心肌代偿性肥大等。

内分泌性肥大是由于内分泌激素作用于靶器官引起的肥大,如哺乳期的乳腺肥大、妊娠时子宫平滑肌肥大。

三、增生

组织、器官实质细胞数量增多称**增生**(hyperplasia),也可分为生理性增生和病理性增生。

1. 生理性增生　如月经周期的增生期时子宫内膜的增生和妊娠期子宫平滑肌的增生。

2. 病理性增生　包括① 代偿性增生：如肝部分切除后残存肝细胞的增生。② 激素性增生：如雌激素过多引起的子宫内膜增生；雄激素代谢产物二氢睾酮引起的前列腺腺体和间质增生及肥大。③ 再生性增生：为组织损伤后的修复性反应，如肝细胞坏死后局部肝细胞增生、皮肤溃疡时的表皮再生等。

增生通常是可复性的，一旦引起增生的原因消除后可以复原。但如增生过度而失去控制，则可演变为肿瘤性增生。

四、化生

一种已分化成熟的细胞被另一种分化成熟的细胞所替代的过程称**化生**（metaplasia）。化生非由分化成熟的细胞直接转变为另一种成熟细胞，而是由该处较幼稚的细胞（上皮的贮备细胞、结缔组织中的间叶细胞）向另一方向分化的结果。化生通常只发生在同源的细胞之间，即上皮细胞之间或间叶细胞之间。常见的化生有：

1. 上皮细胞的化生　其中以鳞状上皮化生最常见。如慢性萎缩性胃炎时，部分胃黏膜上皮转变为肠腺上皮，称为肠上皮化生。吸烟和慢性支气管炎时支气管的假复层纤毛柱状上皮转变为鳞状上皮。

2. 间叶组织的化生　成纤维细胞在损伤时可转变为骨母细胞或软骨母细胞，从而在正常不形成骨的部位形成骨或软骨，如骨化性肌炎时在肌肉内形成骨组织。

上皮组织化生在原因消除后可以恢复，而骨或软骨化生则是不可逆的。

化生的临床意义利弊兼而有之，如支气管黏膜鳞状上皮化生后，可增强局部抵抗外界刺激的能力，但鳞状上皮不具有纤毛结构，也就丧失了纤毛的排送异物的功能。还有可能在化生的基础上发生恶变，如支气管鳞化与肺鳞状细胞癌有关。

第二节　细胞和组织的损伤

一、组织损伤的原因

1. 缺氧　缺氧是导致细胞损伤最为常见和重要的原因之一。缺氧使得细胞的氧化磷酸化过程障碍，能量产生减少，甚至停止，从而引起细胞损伤，发生代谢、功能和形态的变化。

2. 生物因素　是细胞损伤的最常见因素，可引起细胞损伤的生物因素包括病毒、细菌、真菌、原虫、寄生虫等。细菌主要通过释放内、外毒素损伤细胞（如白喉杆菌外毒素能抑制细胞的氧化过程和蛋白合成），亦可释放破坏细胞膜的酶（如乙型溶血性链球菌释放溶血素以溶解红细胞的细胞膜），而结核杆菌则主要通过变态反应导致细胞的损伤。病毒通过整合到宿主 DNA，干扰细胞的代谢和功能，或经繁殖破坏细胞，或引起免疫反应损伤细胞。真菌、原虫、寄生虫等可通过毒素、代谢产物及分泌物或变态反应引起组织损伤。

3. 化学和药物因素　许多化学物质能通过不同途径引起细胞的损伤，这些物质被称为毒物,毒物最常见的损伤作用是通过各种方式抑制酶的活性,如有机磷农药中毒可抑制胆碱酯酶的活性。化学物质摄入过多(如酒精)或严重缺乏(如蛋白质、微量元素)都可导致细胞的损伤。药物使用不当可引起组织的损伤(如庆大霉素可引起肾脏的损伤,链霉素对内耳的损害而发生耳聋)。体内的某些代谢产物如尿素、肌酐、自由基也可引起组织的损伤。

4. 物理因素　机械性因素、高温、低温、电流、放射线、激光、超声波、噪音等都可引起细胞和组织的损伤。高温可使细胞内蛋白质变性。低温导致血管收缩,组织缺氧而损伤细胞。强电流造成局部组织烧伤,并引起心脏传导系统功能失常,心律紊乱。放射线作用于机体,水电离,产生大量自由基引发细胞损伤。机械性损伤可破坏细胞和组织的完整性。

5. 免疫因素　机体的免疫应答具有防御病原体侵袭、抑制细胞突变、维持自身稳定的功能,但免疫反应也可引起细胞损伤,如针对外来物质所发生的变态反应、对某些自身抗原造成自身免疫性疾病、免疫缺陷病。

6. 遗传因素　基因突变或染色体畸变可造成细胞结构、功能、代谢异常。

二、细胞、组织损伤的形态学改变

细胞在受到损伤因子作用后,首先产生细胞代谢的变化,继而出现组织化学和超微结构的变化,而后再出现光学显微镜或肉眼观察形态的改变。损伤可分为可逆性损伤(变性)和不可逆损伤(细胞死亡)。可逆性损伤在原因消除后可以恢复正常,严重损伤则是不可逆的,最终导致细胞的死亡。

(一) 变性

变性(degeneration)是由于细胞的物质代谢障碍,使细胞或细胞间质中出现异常物质或正常物质蓄积过多。下面介绍几种常见的变性。

1. **细胞水肿**(cellular swelling)　常是细胞轻度损伤后所发生的早期病变,好发于心、肝、肾等器官的实质细胞胞质内。

(1)原因:细胞水肿常见于缺氧、感染、中毒。其机制是细胞内外离子和水的平衡失调,如缺氧时线粒体受损,使 ATP 生成减少,细胞膜 Na^+/K^+ 泵功能障碍,导致细胞内钠和水增多。

(2)病理变化:肉眼观,病变器官体积增大,包膜紧张,切面边缘外翻,颜色苍白而无光泽,似开水煮过一样。镜下,细胞体积增大,胞质内出现细小红染的颗粒(图 5-1-3)。重度细胞水肿时细胞肿大如气球,胞质疏松透亮,称气球样变(图 5-1-4)。电镜下,胞质内的线粒体和内质网肿胀。

(3)结局:细胞水肿是一种轻度损伤,一般对器官的功能影响较小,原因消除后细胞可恢复正常。如病因持续作用,则可发展为坏死。

2. **脂肪变性**(fatty degeneration)　除脂肪细胞外,实质细胞的胞质内脂肪异常蓄积,称脂肪变性。脂肪变性多发生于肝、心、肾的实质细胞,其中以肝最为常见。

(1)原因:脂肪变性常见于营养障碍、感染、中毒、缺氧、酗酒和糖尿病等。下面以肝脂肪变性为例简要说明脂肪变性的发生机制:① 肝细胞胞质内脂肪酸增多:高脂饮食或体内

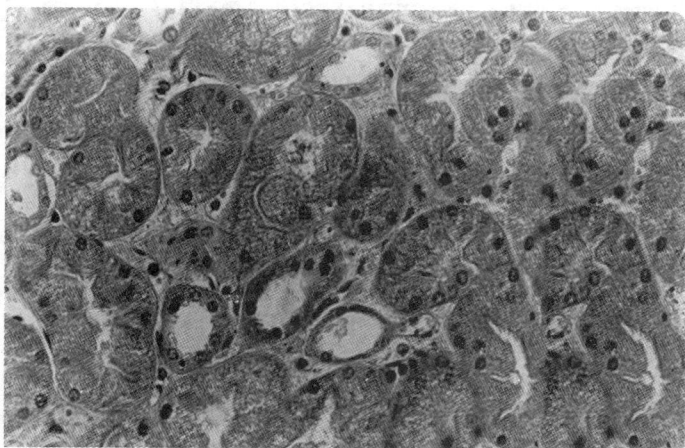

图 5-1-3　肾小管上皮细胞水肿

近曲小管上皮细胞肿胀,胞质内可见细小红染的颗粒

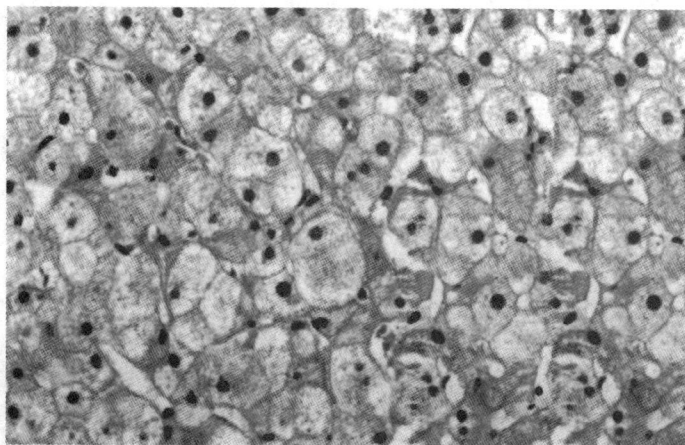

图 5-1-4　肝细胞气球样变

肝细胞明显肿胀,胞质淡染,其中有些肝细胞呈圆形气球样

脂肪大量分解(如糖尿病时),此时过多的脂肪酸经血进入肝脏;缺氧使肝细胞乳酸过多转化成脂肪酸;感染、中毒等使肝细胞脂肪酸氧化障碍。② 脂蛋白合成减少:缺氧、营养不良(如饥饿、糖尿病及蛋白缺乏等)和肝毒素(如四氯化碳)使肝合成脂蛋白和载脂蛋白减少,不能将进入肝的脂肪运出肝脏而蓄积于肝细胞内。③ 甘油三酯合成过多:如酗酒可以导致 α-磷酸甘油增多而使甘油三酯合成增加。

(2)病理变化:肉眼观,见病变器官肿大,颜色淡黄,切面触之有油腻感。脂滴的主要成分为中性脂肪(甘油三酯)。光镜下,细胞内的脂滴因 HE 染色的制片过程中,被有机溶剂溶解而表现为大小不等的圆形空泡(图 5-1-5)。可用冰冻切片及苏丹Ⅲ或锇酸染色来区别脂肪与其他物质,前者可将脂肪染成橘红色,后者可将脂肪染成黑色。

(3)结局:脂肪变性是可逆性损伤,病因及时消除,病变可消退,若进一步发展可发生坏

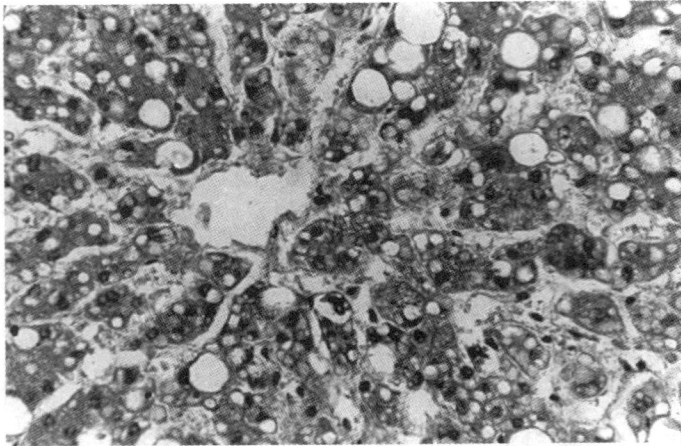

图 5-1-5　肝细胞脂肪变性

肝细胞体积增大,肝窦变窄,胞质可见大小不等的圆形脂肪空泡

死。如肝脂肪变性可发展成肝细胞坏死,甚至肝硬化。

3. **玻璃样变**(hyaline change)　又称**透明变性**(hyaline degeneration),是指细胞内、纤维结缔组织内或细动脉壁等部位出现均质、红染、半透明的蛋白质蓄积,是一组物理性状相同、而化学成分与发生机制各异的病变。

(1)结缔组织玻璃样变:常见于纤维瘢痕组织、纤维化的肾小球及动脉硬化时的纤维斑块等处。肉眼观,病变组织灰白色,质坚韧半透明。镜下,增生的结缔组织中纤维细胞和血管减少,胶原纤维相互融合增粗呈片状或索状(图 5-1-6)。

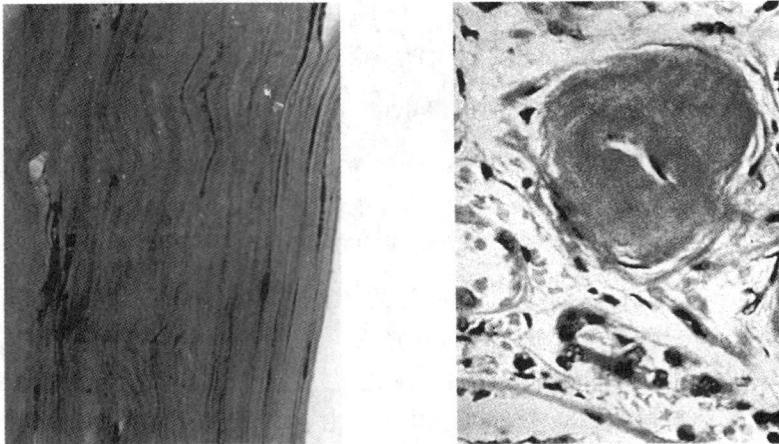

图 5-1-6　玻璃样变

左侧为结缔组织玻璃样变,右侧为肾小球入球动脉玻璃样变

(2)细动脉壁玻璃样变:又称细动脉硬化,最常见于缓进型高血压病病人的肾、脑、脾及视网膜等处的细动脉,是由于细动脉持续痉挛和血压持续升高,使内皮细胞损伤,通透性增高,血浆蛋白渗入血管壁内,形成均质红染无结构的物质,使血管壁增厚,质地变硬,管腔狭窄甚至闭塞(图 5-1-6)。

（3）细胞内玻璃样变：细胞胞质内出现大小不等的圆形红染玻璃样小滴。可见于多种疾病，如肾炎时肾近曲小管上皮内出现圆形红染小滴（从原尿中吸收的蛋白质）；酒精性肝病时肝细胞内 Mallory 小体等。

4. 黏液样变性（mucoid degeneration） 是指在细胞间质内有黏多糖（透明质酸等）和蛋白质蓄积。常见于间叶组织肿瘤、风湿病、动脉粥样硬化和营养不良的骨髓和脂肪组织等。镜下，间质疏松有多突起的星芒状细胞散在于蓝色黏液样基质中。

5. 病理性色素沉着（pathologic pigmentation） 是指有色物质（色素）在细胞内外异常沉积。沉着的色素主要是内源性的，如含铁血黄素、脂褐素、黑色素、胆红素等。也可为外源性的，如随着空气吸入肺内碳尘、纹身时注入皮内的色素。

（1）含铁血黄素：是血红蛋白代谢的衍生物，由铁蛋白微粒聚集而成，光镜下为大小形状不一的棕黄色颗粒。局部出血如血肿内或肺慢性淤血时肺泡腔内可出现含有含铁血黄素的巨噬细胞。溶血性疾病时，骨髓、淋巴结、脾脏、肝脏等器官可见含铁血黄素沉着。

（2）脂褐素：是一种不能被溶酶体消化的细胞器碎片的残体，为黄褐色色素。通常见于老年、营养不良和慢性消耗疾病病人的肝细胞、心肌细胞和神经元内。

（3）黑色素：是由黑色素细胞合成的一种黑褐色色素。正常时存在于皮肤、毛发、虹膜、脉络膜、软脑膜、卵巢、肾上腺髓质、膀胱及脑的黑质等处。色素痣、黑色素瘤、基底细胞癌可出现局部黑色素增多。Addison 病患者可出现全身性皮肤黑色素增多。

（4）**病理性钙化**（pathologic calcification）：是指在骨和牙齿以外的组织内有固体的钙盐沉积。肉眼观，钙化为灰白色颗粒状或团块状坚硬的质块，触之有砂粒感。镜下，钙化物HE 染色为蓝色颗粒或团块。其主要成分为磷酸钙和碳酸钙。按发生原因不同病理性钙化分为营养不良性钙化和转移性钙化。钙盐沉积于变性、坏死组织和异物内，称为营养不良性钙化，可见于结核坏死灶、血栓、动脉粥样硬化斑块、寄生虫虫体或虫卵等。由于全身钙磷代谢障碍，血钙增高而使钙盐沉积于正常组织内（如肾小管、胃黏膜等）称为转移性钙化，可见于甲状旁腺功能亢进、维生素 D 摄入过多和某些骨肿瘤等。

（二）细胞死亡

细胞死亡包括坏死和凋亡两种类型。

1. 坏死 活体内局部组织、细胞的死亡称**坏死**（necrosis）。坏死细胞代谢停止，功能丧失，并可引起周围组织的炎症反应。坏死可以是由变性发展而来，也可由严重损伤直接所致。坏死后细胞和组织的一系列形态变化主要是由坏死细胞被自身释放的溶酶体酶所致（自溶），也可由坏死引发急性炎症时渗出的中性粒细胞释放的溶酶体酶所引起（异溶）。

（1）坏死的基本病变：一般细胞死亡几小时后，在光镜下才能见到坏死细胞的自溶性改变。细胞坏死的主要形态标志是细胞核的改变。细胞核的形态一般先后呈现：① 核固缩：细胞核水分脱失，染色质凝聚，表现为细胞核缩小、嗜碱性增强，呈深蓝色；② 核碎裂：核膜破碎，染色质崩解成致密蓝染的碎屑，散在于胞质中；③ 核溶解：染色质中的DNA 和核蛋白被 DNA 酶和蛋白酶分解，核淡染，仅见甚至不见核的轮廓（图 5-1-7）。细胞质的嗜酸性增强，红染，细胞膜破裂、崩解，坏死细胞解体、消失；后期，间质内胶原纤维肿胀、崩解、液化，纤维性结构消失，最后坏死的细胞和崩解的间质融合成一片模糊的无结构红染物质。

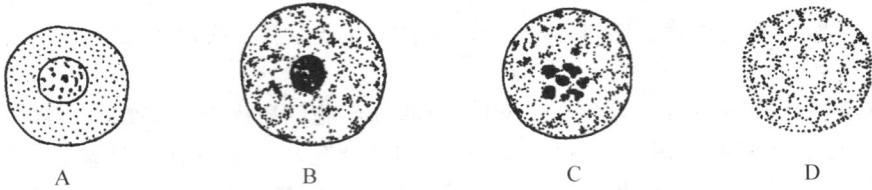

图 5-1-7　细胞坏死时细胞核的改变模式图
A. 正常细胞　B. 核固缩　C. 核碎裂　D. 核溶解

由于组织坏死需要经过一定时间才出现坏死的形态学,因此早期的坏死组织不易辨认,临床上一般将失去生活能力的早期坏死组织称失活组织,在治疗中必须及时清除。失活组织的一般特点有:① 组织失去原有光泽,颜色苍白、混浊;② 失去原有的弹性,刺激后回缩不良;③ 无血管搏动,切开后无新鲜血液流出;④ 失去了正常的感觉和运动功能。

(2)类型:由于引起坏死的原因和坏死组织本身的特性各异,因此坏死可表现出不同的形态特点。根据形态特征的不同,坏死可分以下几种类型:

1)**凝固性坏死**(coagulative necrosis):组织坏死后蛋白质变性凝固,坏死组织色灰白或淡黄、质实、干燥呈凝固状,称凝固性坏死。凝固性坏死常见于心肌、肝、脾、肾等器官。与健康组织有较明显的分界,镜下,细胞结构消失,但在一段时间内组织的轮廓仍可保存。

干酪样坏死因坏死灶内含脂质较多,故肉眼观色淡黄,质松软、细腻,形似奶酪而得名。镜下,原有的组织结构完全破坏,为无结构的颗粒状红染物。干酪样坏死主要见于结核病。

2)**液化性坏死**(liquefactive necrosis):坏死组织因酶性分解而变为液态称为液化性坏死。常发生于含蛋白质少而脂质多(如脑)和含蛋白酶多(如胰腺)的组织。化脓菌感染引起的脓肿、脑组织坏死形成的软化灶及由细胞水肿发展而来的溶解性坏死都属液化性坏死(图 5-1-8)。

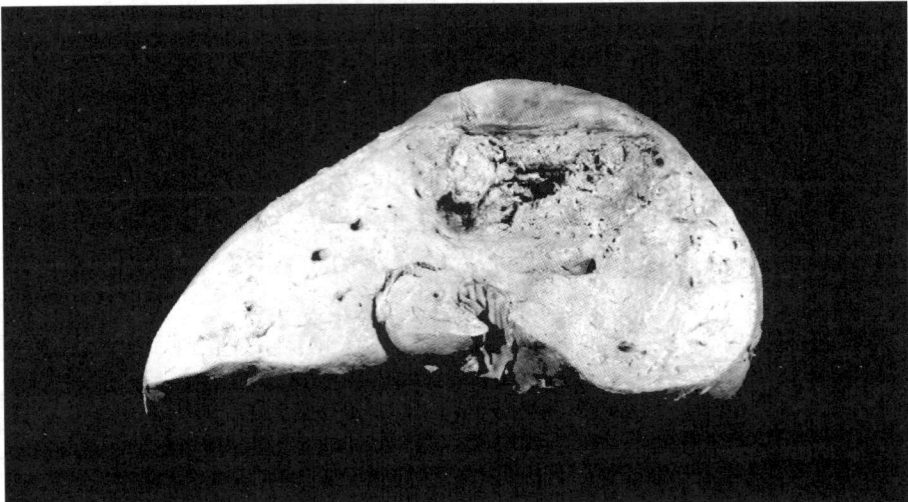

图 5-1-8　肝液化性坏死
阿米巴肝脓肿,肝右叶坏死组织液化分解,中央形成空腔

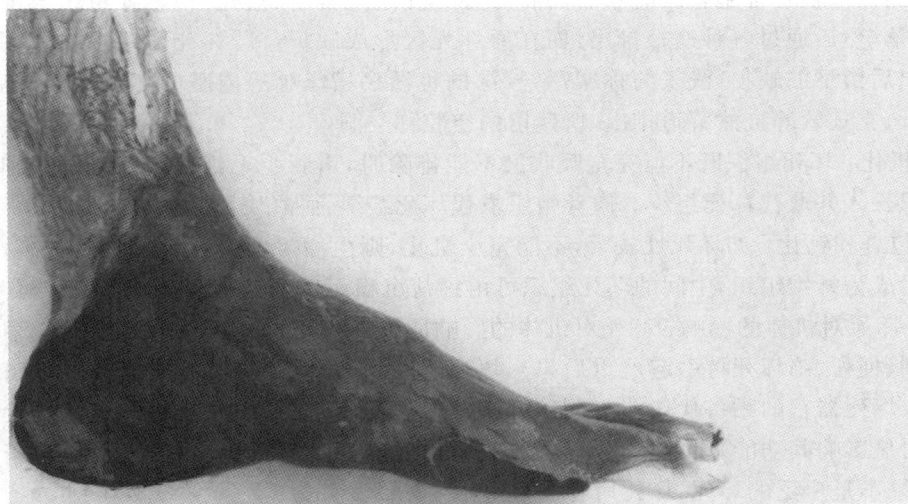

图 5-1-9　足干性坏疽
左足坏疽处干燥皱缩,呈黑色与周围组织分界清楚

3) **纤维素样坏死**(fibrinoid necrosis):曾称为纤维素样变性,是常发生于纤维结缔组织和血管壁的一种坏死。病变局部结构消失,形成染色深红的颗粒状、小条状或细丝状无结构物质,由于其染色性质与纤维素相似,故称为纤维素样坏死。纤维素样坏死常见于变态反应性疾病如风湿病、结节性动脉炎、红斑狼疮,也见于急进性高血压、胃溃疡病等。

4) **坏疽**(gangrene):是指大块组织坏死并继发腐败菌感染,常发生于肢体或与外界相通的内脏。坏死组织经腐败菌分解,产生硫化氢,具恶臭气味,硫化氢与红细胞分解出来的铁结合成硫化铁,使坏死组织呈黑色或暗绿色。根据形态不同,坏疽可分为三种类型:① 干性坏疽:多发生于四肢末端,尤其是下肢,因动脉粥样硬化、血栓闭塞性脉管炎等引起动脉阻塞而导致缺血性坏死。由于静脉未阻塞,血液回流仍通畅,故坏死组织水分少,加上坏死处水分蒸发,肢体干燥、皱缩,呈黑色。病变部位与正常组织间分界清楚。因为坏死组织干燥,不利于腐败菌生长繁殖,故病变发展缓慢,全身中毒症状轻(图 5-1-9)。② 湿性坏疽:多见于与外界相通的内脏,如肺、肠、阑尾、子宫、膀胱等,也可见动脉阻塞的同时又有淤血水肿的肢体。因坏死组织水分多,有利于腐败菌繁殖,故腐败菌感染严重,坏死处肿胀,呈黑色或暗绿色,与正常组织界限不清,有恶臭。由于坏死组织腐败菌分解产生的毒性产物被机体吸收,可产生全身严重的中毒症状。③ 气性坏疽:深达肌肉的开放性创伤合并厌氧菌感染(如产气荚膜杆菌)时,除组织坏死外,还产生大量气体,使坏死区呈蜂窝状,按之有捻发感。由于坏死组织分解产物和细菌毒素的大量吸收而引起全身严重的中毒症状。

(3)结局:

1)溶解吸收:坏死组织及坏死周围浸润的中性粒细胞释放的各种水解酶溶解、液化坏死组织,然后经淋巴管、血管吸收。不能吸收的细胞碎片则由巨噬细胞吞噬、清除。坏死范围较小时,溶解吸收后,通过修复而恢复结构和功能。如坏死灶较大,溶解液化后不能完全吸收,可形成囊腔。

2)分离排出:位于体表或与外界相通器官较大的坏死灶难以吸收时,其周围出现炎症反应,渗出的中性粒细胞释放的水解酶将局部坏死组织溶解、液化,使坏死组织与健康组织分离、脱落,然后通过各种途径排出,而在原坏死区形成缺损。若坏死发生在皮肤、黏膜,坏死物排出后留下的缺损,浅表的称糜烂,较深的称溃疡;肾、肺等内脏的坏死物液化后,可通过输尿管、支气管等自然管道排出,所残留的空腔称空洞。

3)机化:坏死组织既不能完全吸收又不能排除时,由新生毛细血管和成纤维细胞组成肉芽组织长入并取代坏死组织。肉芽组织取代坏死组织、血凝块及其他异物的过程称机化。

4)包裹和钙化:如坏死灶较大,不能完全机化,则由增生的肉芽组织将其包裹,肉芽组织老化后成为纤维组织,中间的坏死组织可由钙盐沉积而发生钙化。

(4)坏死对机体的影响:坏死对机体的影响取决于坏死的部位(如发生在重要器官的坏死,如心肌梗死、脑坏死可引起严重后果)、坏死病灶的大小(如肝细胞广泛坏死可引起肝功能衰竭)、坏死器官的贮备代偿能力(肾、肺等成对的器官贮备代偿能力强,即使较大的坏死也不会明显影响其功能)以及坏死所在器官的再生能力(如肝细胞、皮肤表皮等易于再生的细胞,如果不是广泛的坏死,坏死后容易再生修复)。

2. 细胞凋亡 是一种由基因控制的以凋亡小体形成为特征的,不引起周围组织炎症反应的,活体内单个细胞的有序死亡。死亡细胞的质膜(细胞膜和细胞器膜)不破裂,不引发死亡细胞的自溶。现已知凋亡是一种主动的、耗能的、经启动细胞内预存的死亡程序而引起细胞自杀,因此也有人称之为程序性细胞死亡。凋亡不仅与胚胎发生、发育、个体形成、器官的细胞平衡等有密切的关系,并在人类肿瘤、自身免疫性疾病、病毒感染、老年痴呆等疾病的发生上具有重要意义。

电镜下,凋亡细胞初期出现核内染色质在皱缩的核膜下凝集,而后染色质逐渐分裂为碎片,同时细胞器也发生失水浓缩,凋亡细胞皱缩,但胞膜完整,胞膜下陷包裹核碎片和细胞器形成凋亡小体。光镜下,凋亡小体多呈圆形或卵圆形,大小不等,胞浆浓缩,强嗜酸性,如病毒性肝炎时的嗜酸性小体。

第三节　损伤的修复

损伤导致机体部分细胞和组织丧失后,机体对所造成的缺损部分进行修补恢复的过程称修复。修复是通过细胞的再生来实现的。

一、再生

细胞和组织损伤后周围存活的细胞进行增殖,以完成修复的过程称**再生**(regeneration)。

(一)再生的类型

1. 生理性再生 指在生理过程中,有些细胞、组织不断衰老死亡后,由新生的同种细胞不断再生补充,始终保持着细胞、组织的原有结构和功能。如表皮角化层不断老化脱落,而基底细胞不断增生,补充;血细胞的更新,如红细胞平均寿命 120d,白细胞的寿命更短些,因而需要骨髓造血器官和淋巴器官不断输送大量新生的血细胞来补充;子宫内膜在月经期脱落后又被内膜基底层再生修复。

2. 病理性再生 是在病理情况下细胞、组织受损伤后发生的再生。如组织受损很轻或受损的组织有较强的再生能力,损伤由周围同种细胞来修复,组织完全恢复原有的结构和功能,称为完全再生。如果组织受损严重,缺损过大或再生能力弱的细胞死亡,则由纤维结缔组织再生、修补,最后形成瘢痕,不能恢复原有的结构和功能,称纤维性修复,也称瘢痕修复,属不完全再生。在多数情况下,由于多种组织同时发生损伤,故上述两种形式的再生修复常常同时存在。

（二）各种组织的再生能力

机体不同种类的细胞其细胞周期（细胞增殖一次所经历的活动和时间）时程长短不同,在单位时间里进行增殖的细胞数也不相同,因此具有不同的增生能力。一般说来,分化程度低的幼稚组织和生理状态下不断更新的组织以及平时易受损伤的组织再生能力较强。按再生能力的强弱,可将人体细胞分为三类。

1. 不稳定细胞　这类细胞有较强的再生能力,平时不断地在进行生理性再生以补充衰老、死亡的细胞,当发生损伤后也具有较强的再生能力。例如皮肤的表皮细胞,呼吸道、消化道和泌尿、生殖器官的黏膜被覆上皮,淋巴、造血细胞等。

2. 稳定细胞　这类细胞在生理情况下没有明显的再生现象,但具有再生潜力,当组织发生损伤时就显示出较强的再生能力,例如各种腺器官的实质细胞（肝、胰、内分泌腺、汗腺、皮脂腺及肾小管上皮细胞等）。属于此类细胞的还有成纤维细胞、血管内皮细胞、骨膜细胞、结缔组织中的原始间叶细胞,后者在一定条件下还有很强的分化能力,可分化为骨细胞、软骨细胞、脂肪细胞、成纤维细胞等。平滑肌细胞也属于稳定细胞,但一般情况下,再生能力较弱。

3. 永久性细胞　此类细胞基本上缺乏再生能力或再生能力很微弱。属于这类细胞的有神经细胞、心肌细胞和骨骼肌细胞。中枢神经细胞和神经节细胞在出生后不能再生,遭破坏后由神经胶质瘢痕补充,但不包括神经纤维,神经纤维在受损后,只要与之相连的神经细胞存活,则具有较强的再生能力。心肌细胞再生能力极弱,骨骼肌再生能力也很弱,损伤后均由纤维组织代替。

（三）各种组织的再生过程

1. 上皮组织的再生

（1）被覆上皮再生:体表的鳞状上皮缺损时,由创缘或底部残存的基底层细胞分裂增生,并向缺损中心推移,先形成单层上皮,然后增生分化为鳞状上皮。黏膜的柱状上皮如胃肠道黏膜的上皮缺损后,可由腺窝底部细胞分裂增生并向上推移进行修补。

（2）腺上皮再生:腺体受损后,如腺体的基底膜未遭破坏,可由残存腺上皮细胞分裂增生进行补充,可完全恢复腺体原有结构和功能;如腺体结构（包括基底膜）被完全破坏,则不能完全再生。

2. 纤维组织的再生　是通过成纤维细胞进行分裂、增生来实现的。成纤维细胞可由静止状态的纤维细胞转化而来,也可由间叶细胞分化而来。幼稚的成纤维细胞胞体肥胖,两端常有突起,突起亦可呈星状,胞浆略呈嗜碱性,胞核大,染色淡,有1～2个核仁。当成纤维细胞停止分裂后,开始合成并分泌前胶原蛋白,在细胞周围形成胶原纤维,成纤维细胞逐渐成熟,变成长梭形,胞质越来越少,细胞核变细长,越来越深染,成为纤维细胞。

3. 血管的再生　毛细血管的再生是以发芽方式来进行的。首先在蛋白分解酶的作用下基底膜分解,该处内皮细胞分裂增生突起形成幼芽,随着内皮细胞向前移动以及后续细胞的增生而形成一条实心的细胞索,逐渐相互连结成网,以后可出现管腔,并有血流通过,形成新生的毛细血管。增生的内皮细胞分化成熟,并分泌Ⅳ型胶原、层粘连蛋白和纤维连接蛋白等物质形成基底膜。新生的毛细血管基底膜不完整,内皮细胞间空隙较大,故通透性较高。为适应功能的需要,新生的毛细血管还可进一步改建,形成小动脉或小静脉,其管壁上的平滑肌等成分可能由血管外未分化间叶细胞分化而来。

大血管离断后需手术吻合以重建其连续性,吻合处两侧的内皮细胞通过分裂增生,互相连接,恢复原有内膜结构的完整性。但中膜离断的平滑肌则不易完全再生,可由结缔组织增生加以连接。

4. 神经组织的再生　　神经细胞破坏后不能再生,通常由神经胶质细胞增生取代,形成胶质瘢痕。周围神经受损时,若与其相连的神经细胞仍然存活,则可完全再生。神经纤维由神经细胞的轴突所构成,其外包绕有髓鞘及神经膜细胞。当神经离断后,断端附近及其远侧端的神经纤维出现髓鞘及轴突崩解和吸收。然后由两端的神经膜细胞增生形成带状的合体细胞,将断端连接并产生磷脂,近端轴突逐渐向远端生长,穿过神经鞘细胞带最后达到末梢鞘细胞,鞘细胞产生髓磷脂将轴索包绕形成髓鞘(图 5-1-10)。此过程常需数月以上的时间才能完成。若神经纤维离断的两端相距太远,或两端之间有瘢痕或其他组织阻隔,或由于截肢丧失远端,则再生轴突就不能到达远端,神经纤维就与增生的结缔组织混杂在一起,卷曲成团,称为创伤性神经瘤,局部可发生顽固性疼痛。

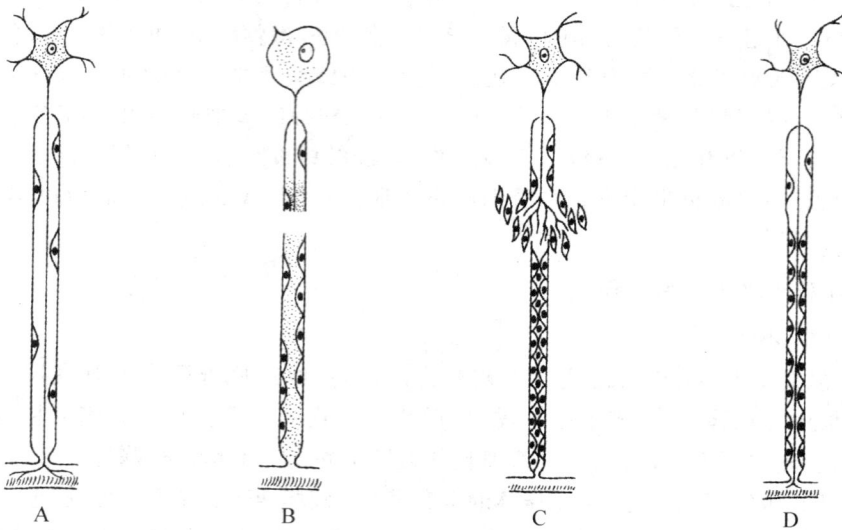

图 5-1-10　神经纤维再生模式图
A. 正常神经纤维　B. 神经纤维断离,远端及近端的一部分髓鞘及轴突崩解
C. 神经细胞膜再生,轴突生长　D. 神经轴突到达末梢,多余部分消失

二、纤维性修复

当各种疾病造成组织损伤时,如损伤程度轻或受损伤的组织再生能力强且组织结构未遭严重破坏,可以完全再生。反之,则通过不完全再生,即纤维性修复来完成修复。纤维性修复首先通过肉芽组织增生,清除损伤局部的坏死组织及其他异物,并填补组织缺损,然后

肉芽组织演变成以胶原纤维为主的瘢痕组织。

（一）肉芽组织

1. 肉芽组织（granulation tissue）的形态　主要由新生的毛细血管和增生的成纤维细胞所组成，并伴有多少不等的炎症细胞浸润，肉眼观，表面呈颗粒状、鲜红色、柔软、湿润，触之易出血，形似鲜嫩的肉芽，故名为肉芽组织。

镜下，可见由内皮细胞增生形成的实性细胞索及扩张的毛细血管，平行排列并与创面垂直生长，在近创口表面处互相吻合，形成弓状突起。毛细血管间为成纤维细胞以及多少不等的巨噬细胞和中性粒细胞、淋巴细胞等炎症细胞。肉芽组织中的有些成纤维细胞的胞质中含有肌细丝，除具有成纤维细胞的功能外，还有平滑肌的收缩功能，称为肌成纤维细胞，与肉芽组织和瘢痕组织的收缩有关。成纤维细胞能产生基质和胶原。肉芽组织早期无神经纤维，故无痛觉（图 5-1-11）。

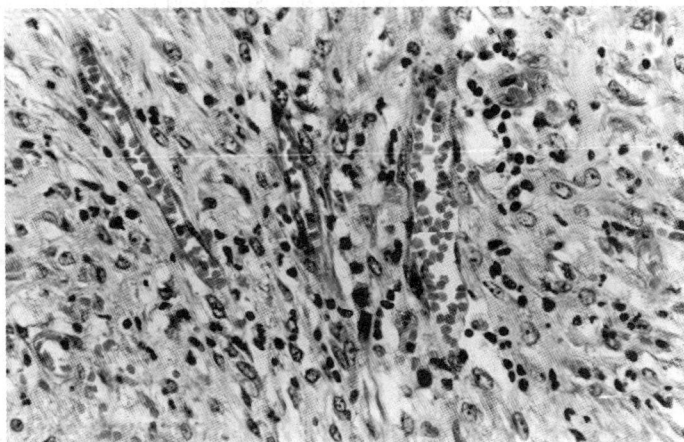

图 5-1-11　肉芽组织
主要由成纤维细胞和新生的毛细血管构成，淋巴细胞等炎性细胞散在浸润

2. 肉芽组织的作用和结局　肉芽组织在组织损伤修复中的重要作用有：① 抗感染保护创面；② 填补创口及其他组织缺损；③ 机化或包裹坏死组织、血栓、炎性渗出物和其他异物。

肉芽组织在组织损伤以后 2～3d 即可出现，自下向上或从周围向中心生长，填补伤口或机化，包裹异物。随着时间的推移，肉芽组织按其生长的先后顺序逐渐成熟，间质水分逐渐减少；炎症细胞减少并逐渐消失，其中部分毛细血管闭合，数量逐渐减少，部分毛细血管根据功能需要改建成为小动脉或小静脉；成纤维细胞转变为纤维细胞并产生大量胶原纤维。随着时间的推移，胶原纤维越来越多，并可发生玻璃样变，而细胞和毛细血管则越来越少，最终成熟为纤维结缔组织，并逐渐老化形成瘢痕组织。

3. 如何识别健康的肉芽组织　健康的肉芽组织对伤口愈合、表皮的再生十分重要，因为它给表皮再生提供营养和生长因子，如肉芽组织长时间不能将伤口填平则上皮的再生延缓，伤口愈合时间延长；而若因异物或感染等因素刺激使肉芽组织过度生长，高出皮肤表面，也会阻止表皮的再生而延缓创口的修复，临床需要将高出皮肤表面部分切除。因此，在临床上需要区分肉芽组织生长良好与否，以便及时进行处理，促使肉芽组织健康生长。健康的肉芽组织为鲜红色、柔软、湿润、表面渗出物少,呈均匀分布的颗粒状,触之易出血。而生长不良的肉芽组织则苍白、水肿、颗粒状不明显,表面有脓性渗出物覆盖。

（二）瘢痕组织

1. 瘢痕组织的形态　**瘢痕组织**（scar tissue）是指由肉芽组织经改建成熟所形成的纤维结缔组织。瘢痕组织主要由大量平行或交错分布的胶原纤维组成,胶原纤维可相互融合呈均质性红染,即玻璃样变。瘢痕组织内纤维细胞稀少,核细长而深染,血管较少。肉眼观,瘢痕组织颜色苍白或灰白半透明,质地硬韧而缺乏弹性。

2. 瘢痕组织的作用

（1）瘢痕组织对机体有利的影响：① 瘢痕组织能填补并连接损伤的创口或其他缺损,使器官保持完整性。② 因瘢痕组织中含有大量胶原纤维,虽然没有正常组织的抗拉力强,但其抗拉力比肉芽组织要强得多,有利于保持器官的坚固性。

（2）瘢痕组织对机体的不利影响：① 瘢痕收缩,如关节附近的瘢痕收缩可引起关节活动受限。② 瘢痕性粘连,造成器官之间或器官与体腔之间纤维性粘连,如腹膜炎时渗出物机化可引起肠粘连、肠梗阻;器官内大量瘢痕形成可发生器官硬化。③ 形成瘢痕疙瘩,少数有特殊瘢痕体质的患者,瘢痕组织增生过度在皮肤可形成隆起于皮肤的斑块,称瘢痕疙瘩。

三、创伤愈合

机体由于外力作用引起的组织断裂或缺损,通过细胞再生进行修复的过程称**创伤愈合**（wound healing）。

（一）皮肤的创伤愈合

1. 创伤愈合的基本过程

（1）伤口的早期变化：伤口局部组织有不同程度的坏死和血管破裂出血,小血管出血可自行停止,较大血管出血则需要人工止血。数小时后,伤口周围出现炎症反应,表现为局部充血、水肿,浆液和白细胞渗出。创口中的血液和渗出液中的纤维蛋白原很快凝固形成血凝块,对伤口起临时填充和保护作用。如无感染,2～3d 后炎症可逐渐消退。

（2）伤口收缩：2～3d 后伤口边缘的皮肤及皮下组织向中心移动,伤口缩小,以利于伤口的愈合。创口收缩是创口边缘的肌成纤维细胞的牵拉作用所致。

（3）肉芽组织增生和瘢痕形成：大约从第 3 天开始,伤口底部及边缘长出肉芽组织并伸入血凝块,填平伤口。第 5～6 天起成纤维细胞产生胶原纤维,随着胶原纤维越来越多,逐渐形成瘢痕,大约在伤后一个月瘢痕完全形成。

（4）表皮再生：创伤发生数小时后,伤口边缘表皮的基底细胞开始增生,并在血凝块下面向伤口中心移动,形成单层上皮覆盖于肉芽组织的表面。当这些细胞彼此相遇时,则停止迁移,并增生、分化成为鳞状上皮。皮肤附件如毛囊、汗腺、皮脂腺如完全破坏,则不能再生,而由瘢痕取代。

2. 创伤愈合的类型

（1）一期愈合：见于组织缺损少、创缘整齐、无感染、经粘合或缝合创面接合良好的伤口。例如外科无菌性手术切口,伤口裂隙很小或已严密缝合。其愈合基本过程是：首先伤口流出少量的血性液体并发生凝固将伤口暂时粘合,而后伤口出现轻微炎症反应,以吞噬和清除凝血块。表皮可以在 24～48h 内再生覆盖伤口,与此同时,创口边缘肉芽组织增生并填满伤口,成纤维细胞产生胶原纤维,最终形成少量瘢痕组织。这种类型愈合的伤口,愈合时间短,形成的瘢痕少(图 5-1-12)。

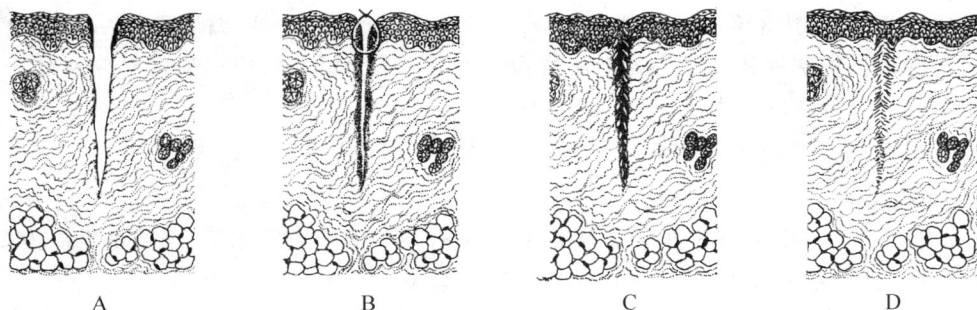

图 5-1-12 一期愈合模式图
A. 创缘整齐,组织破坏少 B. 经缝合,创缘对合,炎症反应轻
C. 表皮再生,少量肉芽组织从伤口边缘长入 D. 愈合后少量瘢痕形成

(2)二期愈合:主要见于组织缺损较大,创缘不整齐无法缝合,伴感染或异物的伤口。这种伤口因坏死组织多,或伴感染和异物,因而炎症反应明显,首先需要控制感染,清除异物后,肉芽组织才能开始生长,而且由于伤口缺损过大,需大量肉芽组织增生才能填满伤口,因此二期愈合比一期愈合所需时间长,形成瘢痕多,常可影响组织和器官的外形或功能(图 5-1-13)。

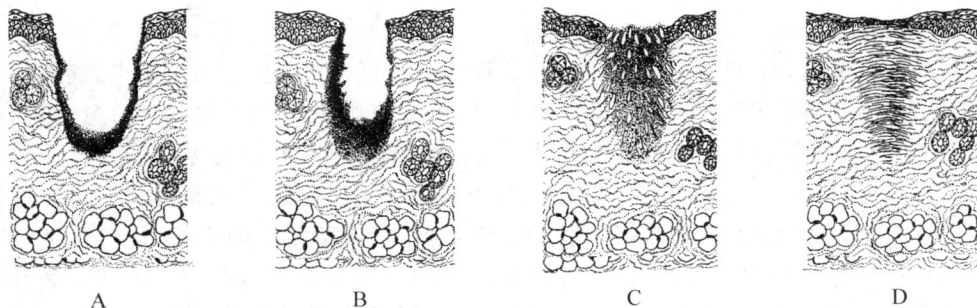

图 5-1-13 二期愈合模式图
A. 伤口大,创缘不整齐,组织破坏多,无法缝合 B. 伤口收缩,炎症反应重
C. 肉芽组织从创口底部及边缘生长将伤口填平,然后表皮再生 D. 愈合后形成的瘢痕大

(二)骨折愈合

骨组织的再生能力很强,发生骨折后,经过良好的复位和固定,可经两断端的骨组织再生修复而愈合,恢复骨的正常结构和功能。骨折愈合可分为以下几个阶段。

1. 血肿期 骨折后,骨折部位及周围血管破裂出血,形成血肿,数小时后血肿发生凝固,将骨的两个断端连接起来。同时,常发生轻度的炎症反应。

2. 纤维性骨痂期 骨折 2~3d 后,肉芽组织增生长入血肿,将血肿机化,形成由纤维结缔组织构成的纤维性骨痂。这一过程约需 2~3 周完成。

3. 骨性骨痂期 纤维性骨痂形成后,逐渐分化出骨母细胞,骨母细胞产生骨基质,形成骨样组织,并且在骨基质中有钙盐沉积转变为编织骨。此时,骨折的两个断端已经牢固地连接起来,具有一定的负重功能。但骨小梁排列紊乱,骨质较为疏松,因此仍达不到骨组织的正常功能要求。此期约需 4～8 周。

4. 骨痂改建期　骨性骨痂完成后,骨折断端虽已牢固结合,但编织骨的结构不够致密,骨小梁排列紊乱,尚达不到正常功能的要求,为了适应功能的需要,编织骨进一步改建成为成熟的板层骨。皮质骨和骨髓腔的正常关系以及骨小梁的正常结构排列也得以恢复。骨的结构和功能可完全恢复正常。

(三)影响再生修复的因素

1. 全身因素

(1)年龄:青少年组织的再生能力强,伤口愈合快。老年人则相反,组织再生能力弱,创伤愈合慢,可能与老年人血管硬化、血液供应减少有关。

(2)营养:各种营养物质缺乏,尤其是蛋白质和维生素缺乏时会影响创口的愈合。严重的蛋白质缺乏,尤其是含硫氨基酸(如甲硫氨酸、胱氨酸)缺乏时,肉芽组织及胶原纤维形成不足,可延缓伤口的愈合。维生素中以维生素 C 最为重要,因为维生素 C 具有催化羟化酶的作用,维生素 C 的缺乏可妨碍胶原的合成过程中氨基酸的羟化作用,从而影响胶原纤维的形成。维生素 D 及钙的缺乏可影响钙盐在骨内沉着,而延缓骨折的愈合。微量元素中锌对创伤愈合有重要作用,锌缺乏会延缓伤口的愈合。

(3)内分泌激素和药物:肾上腺皮质激素能抑制炎症渗出,还能抑制肉芽组织生长和胶原合成,加速胶原的分解。因此,在伤口愈合过程中,此类激素使用时应慎重。某些药物如青霉胺也可延缓伤口愈合。

2. 局部因素

(1)局部血液循环:良好的血液供应既能保证细胞再生所需要的氧和营养,又能促使坏死物质的吸收与排除。因此,改善局部血液循环,可加速组织的再生和伤口的愈合;而静脉曲张、动脉粥样硬化等病变造成局部血液循环不良时,就会使伤口愈合迟缓。

(2)感染与异物:伤口的继发感染及异物残留会严重影响创口的愈合。伤口继发感染时,细菌产生的毒素和酶能引起组织细胞的损伤,不利于肉芽组织的生长,伤口感染时产生的大量渗出物增加了局部伤口的张力,使感染难以局限化,甚至导致已缝合的伤口裂开。只有有效地避免和控制感染,才能使伤口顺利愈合。坏死组织和异物(如缝线、纱布、弹片等)对局部产生刺激并加重炎症反应,妨碍修复。在临床上,对创面较大,已被细菌污染,或伴有异物的伤口,常需进行外科清创手术,清除坏死组织、异物和细菌,在确定没有感染的情况下,缝合伤口以缩小创面,减少瘢痕形成,缩短愈合时间。

(3)神经支配:正常的神经支配对再生有一定的作用。例如麻风引起的溃疡不易愈合,是由于外周神经受累导致局部神经性营养不良所致。

3. 影响骨折愈合的因素　上述影响创伤愈合的因素均可影响骨折愈合过程。在骨折愈合的处理中,还需注意:① 骨折断端进行及时、正确的复位并做到牢靠的固定,这是因为若骨折断端在早期对位及固定不好,断端发生移位可损伤周围组织、血管和神经并使两断端发生软组织或异物的嵌塞,延缓骨折的愈合,甚至形成假关节。② 及早进行功能锻炼,保持局部良好的血液供应,这是因为骨折后需要复位和固定,长期固定不动会引起骨与肌肉的废用性萎缩、关节强直等不良后果。因此,在不影响局部固定的前提下,应尽早进行功能锻炼,促进骨折的愈合。

(钟本土)

第二章

局部血液循环障碍

正常健全的血液循环是保证机体正常代谢和生命活动的基本条件。在病理情况下,当心血管系统发生功能性或器质性改变,而机体的代偿功能不能及时建立或代偿不全时,即可发生血液循环障碍,引起有关的组织、器官代谢和功能异常,并伴有变性、坏死等形态结构的改变,是许多疾病的基本病理改变,严重者可导致机体死亡。

血液循环障碍可分成全身性和局部性两大类。前者指整个心血管系统功能发生紊乱(如心功能不全、休克等)。后者则包括:① 局部血容量异常,包括充血和缺血;② 血管内异常物质形成和阻塞,包括血栓形成和栓塞以及栓塞引起的梗死;③ 血管壁的通透性和完整性的改变,包括出血和水肿。本章仅叙述局部血液循环障碍。必须指出,全身性血液循环障碍必然有局部血液循环障碍,如心功能不全导致局部组织充血,而严重的局部循环障碍也将影响全身血液循环的功能,如心肌梗死可导致心功能不全。在现代社会中,血栓形成、栓塞、梗死都是人类死亡的主要原因,如心肌梗死、肺栓塞、脑出血等,因此本章所叙述的血液循环障碍在人类疾病谱中占有重要地位。

第一节 充 血

局部组织、器官内血管扩张,血液含量增多,称为**充血**(hyperemia),分为动脉性充血和静脉性充血两类。

一、动脉性充血

局部组织、器官的动脉内血液含量增多,称为动脉性充血,又称主动性充血,简称充血。根据引起充血的原因及机制不同,动脉性充血又可分为:

(一)生理性充血

见于组织或器官为适应生理需要和代谢增强而发生的充血,如饭后的胃肠道充血、肢体运动时的肌肉充血以及情绪激动时的"面红耳赤"等。

(二)病理性充血

病理性充血是指出现在各种病理状态下的充血,包括:① 炎性充血:炎症反应的早期阶段,局部组织、器官受到炎因子的刺激及炎症介质的作用而发生充血;② 减压后充血:长期受到外界压力的动脉,其管壁张力降低,当压力突然解除,该处动脉即发生扩张充血;③ 侧支性充血:原缺血组织已形成侧支循环,当周围吻合支动脉开放时,再引起该组织发生充血。

动脉性充血时,局部组织或器官体积可轻度增大,表面色泽鲜红(氧合血红蛋白含量增高),局部温度升高,镜下,可见局部细动脉及毛细血管扩张充血。由于动脉血富含氧和营养物质,对改善局部代谢,增强功能状态有积极的意义。但严重脑充血可引起头痛,管壁已有病变的动脉发生充血则可能引起破裂出血。

二、静脉性充血

由于静脉回流受阻,血液淤积在小静脉和毛细血管内,称为静脉性充血,又称被动性充血,简称**淤血**(congestion)。

（一）原因

1. 静脉受压　静脉管腔因受压而狭窄或阻塞,静脉回流受阻。如绷带包扎过紧、肿瘤压迫局部静脉,引起相应部位淤血;妊娠后期子宫压迫髂静脉引起下肢淤血水肿;肝硬化时肝内静脉分支受压引起门静脉高压,导致胃肠道淤血等。

2. 静脉腔阻塞　如静脉腔内血栓形成或肿瘤细胞瘤栓、静脉内膜炎引起的内膜增厚均可引起管腔阻塞及淤血。

通常组织内静脉的分支多,互相连接形成网状侧支循环,只有较大的静脉受压、阻塞或多条静脉受压,血液不能充分通过侧支回流时才会出现淤血。

3. 心力衰竭　左心衰时因肺静脉回流受阻而造成肺淤血;右心衰时可因上、下腔静脉回流受阻而引起肝、肾、胃肠道等器官和组织的全身性淤血。

（二）病理变化及其后果

淤血器官肿胀、体积增大、包膜紧张,表面呈暗红色或紫蓝色,局部温度降低;镜下见淤血组织内小静脉和毛细血管扩张,充满红细胞,有时伴有组织水肿和出血。

淤血的后果取决于淤血的程度、时间长短,以及组织或器官的特点等因素。由于缺氧和静脉压升高以及代谢产物堆积,血管壁基底膜变性,内皮细胞受损,血管壁通透性增高,血浆进入组织间隙形成淤血性水肿,如漏出液进入浆膜腔则引起胸水、腹水或心包积液;严重者,红细胞亦可漏出,形成淤血性出血;淤血组织中实质细胞可因缺氧及代谢产物的堆积而发生萎缩、变性或坏死;间质常发生网状纤维胶原化和纤维组织增生,使器官质地变硬,形成淤血性硬化。

（三）重要脏器淤血

1. 肺淤血　多因左心衰竭所致。眼观,肺体积增大,肺切面色泽暗红并有水肿液流出。镜下,急性肺淤血时肺泡壁增厚,毛细血管和小静脉高度扩张淤血,肺泡腔中有较多漏出的水肿液和不等量红细胞、巨噬细胞,随着病变的进展,一些巨噬细胞吞噬红细胞,将其分解,胞浆内形成棕黄色的含铁血黄素,称为"心力衰竭细胞"(图 5-2-1)。患者可出现气促、缺氧及咳粉红色泡沫痰等症状。长期的心力衰竭和慢性肺淤血会引起肺泡壁网状纤维胶原化和纤维结缔组织增生,加之大量含铁血黄素的沉积使肺组织变硬并呈棕黄色,故称之为肺褐色硬化。

2. 肝淤血　多因右心衰竭所致。镜下,肝小叶中央静脉和邻近血窦扩张、淤血,严重淤血时肝小叶中央静脉区肝细胞受压萎缩,甚至坏死。慢性肝淤血时,肝小叶中央区淤血明显,小叶外围的肝细胞因缺氧等而出现脂肪变性。肉眼见肝脏体积肿大,包膜紧张,小叶中央淤血区呈暗红色,周边区因肝细胞脂肪变性呈黄色,以至切面上可见红(淤血)黄(脂肪变

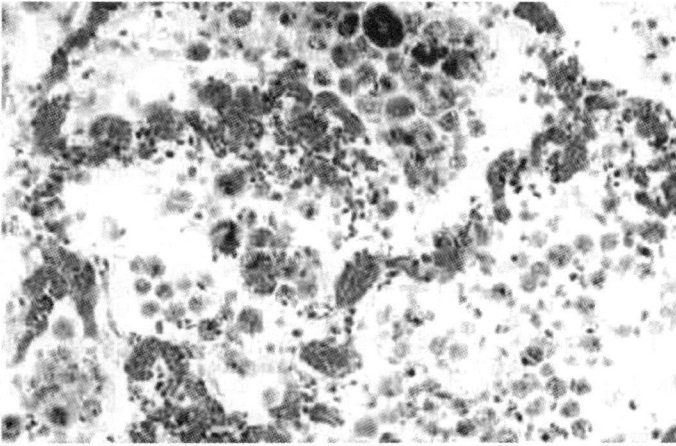

图 5-2-1 慢性肺淤血
肺泡壁毛细血管扩张,腔内充满心力衰竭细胞

性)相间的网络状条纹,状如槟榔的切面,称为"槟榔肝"。长期严重的肝淤血,小叶中央肝细胞萎缩消失,纤维组织明显增生,可形成淤血性肝硬化。

第二节 出 血

红细胞自心脏或血管外逸,称为**出血**(hemorrhage)。逸出的血液进入组织或体腔为内出血,流出体外为外出血。

一、病因及发病机制

根据血液逸出的机制可将出血分为破裂性出血和漏出性出血。

(一)破裂性出血

因血管或心脏破裂引起的出血称为破裂性出血。一般出血量较多,除机械损伤(如刀伤、枪伤)外,某些局部组织病变如结核性空洞、溃疡或肿瘤等也可侵蚀破坏血管壁。此外,由于血管壁本身的病变,不能承受管内压力,也会引起破裂性出血(如动脉粥样硬化、动脉瘤、静脉曲张、心肌梗死及室壁瘤导致的心脏与动脉破裂)。

(二)漏出性出血

血液在毛细血管及毛细血管后静脉处因通透性增加而漏出于血管外,称为漏出性出血。常见的原因有:① 血管壁受损,见于严重感染(如流行性出血热、流行性脑膜炎、鼠疫),变态反应(如链球菌感染等),毒物中毒(如蛇毒、一氧化碳、苯、磷等),淤血,缺氧,以及因维生素C缺乏引起内皮细胞间粘合质中透明质酸合成障碍,血管通透性因管壁受损而增加,导致出血;② 血小板减少或血小板功能障碍,如特发性血小板减少性紫癜、脾功能亢进、血小板因子的缺陷、尿毒症、白血病或再生障碍性贫血等疾病使血小板数量减少或功能障碍,引起出血;③ 凝血功能障碍,可见于先天性的凝血因子减少(如血友病),或因肝脏疾病致凝血因子Ⅶ、Ⅸ、Ⅹ等减少,或 DIC 时凝血因子消耗过多,引起广泛出血。

二、病理变化

新鲜的出血为红色，以后随红细胞降解形成含铁血黄素而转为棕黄色。镜下，出血部位组织的血管外见红细胞和巨噬细胞，部分巨噬细胞胞浆内可见被吞噬的红细胞或含铁血黄素，组织中也可见游离的含铁血黄素。较大的血肿常因吸收不全而发生机化或包裹。

三、后果

出血的后果取决于出血的量、速度和部位。漏出性出血过程较缓慢，一般出血量较少，多可被吞噬细胞清除，但若出血不止亦会危及生命。少量慢性出血则可引起缺铁性贫血。破裂性出血较迅速，若出血量超过全身循环血量的 20%～25%，则可出现出血性休克。重要器官的出血如心脏破裂、脑出血常危及生命，尤其是脑干出血，即使少量出血也会引起死亡。

第三节　血栓形成

在活体的心脏和血管内，血液凝固或血液中某些有形成分析出、凝集而形成固体质块的过程，称为**血栓形成**（thrombosis），所形成的固体质块称为**血栓**（thrombus）。

一、血栓形成的条件和机制

正常情况下心血管内血流之所以能保持液体状态，川流不息，是机体内部一整套凝血和抗凝血机制保持着动态平衡的结果。一旦失去平衡，凝血过程占优势便可导致血栓形成。血栓形成过程涉及心血管内皮、血流状态和凝血反应三方面的改变。

（一）心血管内皮细胞损伤

心血管内膜的内皮细胞具有抗凝和促凝两种特性。在生理情况下，以抗凝作用为主，从而使心血管内血液保持流体状态。

内皮细胞的抗凝作用为：① 屏障作用：内皮细胞把血小板、凝血因子与内皮下基质分隔开，防止血小板与后者接触而启动凝血过程；② 抗凝血酶或凝血因子作用：分泌膜相关肝素样分子能使凝血酶和凝血因子Ⅸa、Ⅹa 等失活；合成凝血酶调节蛋白，与凝血酶结合，激活蛋白 C，降解凝血因子Ⅷa、Ⅴa；③ 抗血小板黏集作用：合成前列腺环素（PGI_2）、一氧化氮（NO）和 ADP 酶，抑制血小板黏集；④ 促进纤维蛋白溶解，能合成组织型纤溶酶原活化因子（t-PA），降解纤维蛋白，从而增强抗凝作用（图 5-2-2）。

内皮细胞的促凝作用为：① 内皮细胞损伤时释放组织因子，激活外源性凝血过程；② 内皮细胞损伤时释放 von Willebrand 因子（vWF），辅助血小板与内皮下胶原的黏附；③ 分泌纤维蛋白溶解酶原激活物的抑制因子（PAIs），抑制纤维蛋白溶解。因此，完整的内皮细胞主要起抑制血小板黏集和抗凝作用，而在内皮细胞损伤或被激活时，则引起局部凝血。

心血管内膜损伤，是血栓形成最重要和最常见的原因。内皮细胞损伤，内皮下胶原纤维

促 凝　　　　　　　　　　　　　　　　　抗 凝

启动外源性凝血系统

失活凝血酶、凝血因子Ⅹa、Ⅸa

激活蛋白C,降解凝血因子Ⅷa、Ⅴa

纤维蛋白溶解

凝血酶

释放组织因子

抑制血小板聚集

血小板黏集　vWF

抗凝血酶Ⅲ

合成PGI2、NO及ADP酶

纤维蛋白

凝血酶

t-PA

内皮反应

胶原纤维　　　凝血酶调节蛋白　肝素样分子　凝血酶受体　血管内皮

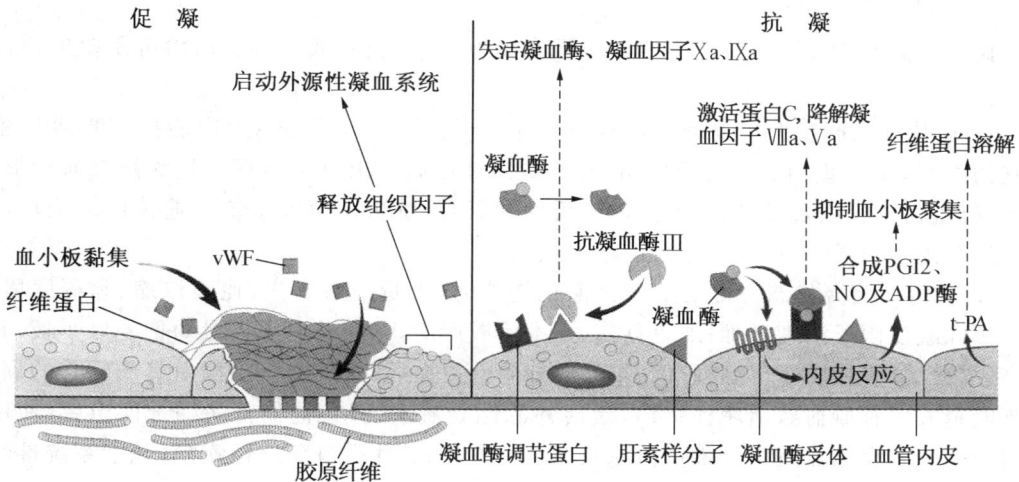

图 5-2-2　血管内皮细胞的抗凝和促凝作用

暴露,激活血小板和凝血因子Ⅻ,启动了内源性凝血系统;损伤的内皮细胞释放组织因子,启动了外源性凝血系统;内皮细胞损伤还可活化血小板,依次出现以下反应:① 黏附反应:血小板在 vWF 介导下黏附于内皮损伤处的胶原纤维,出现黏性变态;② 释放反应:黏附后,血小板内 a 颗粒和致密颗粒释放出 ADP、TXA_2、钙离子等,促使血小板相互黏集;③ 黏集反应:在 ADP、TXA_2、钙离子作用下,血流中血小板不断地相互黏集,同时又不断地释出 ADP 和 TXA_2,使更多的血小板彼此黏集成堆,称为血小板黏集堆。血小板还可与纤维蛋白和纤维连接蛋白黏附。血小板黏集堆初时是可逆的,随着内源性与外源性凝血系统激活、凝血酶的形成,使血小板黏集堆变成不可逆,成为血栓形成的起始点。

内皮细胞损伤是引起心血管特别是动脉系统血栓的重要因素,如心脏内血栓常见于风湿性和感染性心内膜炎病变的瓣膜上和心肌梗死区的内膜面。在动脉,血栓多发生在动脉粥样硬化斑块溃疡的基础上或见于动脉炎等病变。此外,高血脂、吸烟、免疫反应以及高血压等血液动力学因素也会造成内皮损伤,促进血栓形成。

（二）血流缓慢和涡流形成

正常的血液动力学使血液保持正常的流速,血液中血小板等有形成分保持在血流中央形成轴流,防止血小板与血管内皮接触、黏附和凝集。

血流缓慢和形成涡流时可导致下列后果:① 轴流被破坏,血小板靠边,接触内皮细胞;② 局部已存在的少量凝血活性物质不能被正常血流稀释、运走,致使此类物质的局部浓度升高;③ 流入局部血液中的凝血物质在局部滞留,促进血栓形成;④ 损伤内皮细胞,触发内源性和外源性凝血系统激活。

血流缓慢是导致静脉系统血栓形成的主要原因之一。由于血流缓慢,静脉瓣处易出现涡流。因此,静脉血栓的发生率明显高于动脉血栓,下肢静脉血栓又比上肢静脉易于发生。心力衰竭、手术后及久病卧床者均因静脉血流缓慢而易致血栓形成。心脏和动脉在某些病理情况下也会出现血流缓慢及涡流,如风湿性心瓣膜病二尖瓣狭窄,左心房扩张,血流缓慢,涡流形成及常伴有心房颤动更加剧了血液动力学的紊乱,易在左心房或左心耳形成血栓。

（三）血液凝固性增强

血液凝固性增强是指血液中的血小板和凝血因子增多，或纤维蛋白溶解系统的活性降低。

1. 遗传性高凝状态 很少见，主要有 V 因子基因突变，其编码蛋白能抵抗激活 C 蛋白对它的降解，使 C 蛋白失去抗凝作用，血液凝固性增高。患者常出现反复深静脉血栓形成。其次，抗凝血酶Ⅲ以及 C 蛋白、S 蛋白先天性缺乏，纤维蛋白溶解系统的遗传性缺陷均可导致血液凝固性增强。

2. 获得性高凝状态 常发生于大面积烧伤时，大量血浆丧失、血液浓缩、黏稠度增高、血小板和凝血因子浓度增加；严重创伤、手术后或产后，血液补充了大量幼稚的血小板，其黏度高，易聚集；晚期肿瘤（如胰腺癌、早幼粒细胞性白血病）及一些已浸润血管或转移的癌肿，可不断释放一种凝血致活酶样物质，激活外源性凝血系统；其他如肾病综合征患者、使用口服避孕药的妇女等血浆中纤维蛋白原浓度常常升高；某些自身免疫性疾病（包括系统性红斑狼疮）患者可产生抗磷脂抗体和高凝状态（抗磷脂抗体综合征）。

上述血栓形成的三个条件，往往合并存在，但以某一条件为主。

二、血栓形成的过程与血栓的形态

血栓形成的过程是以血小板黏附于内膜裸露的胶原开始的，血小板黏集堆的形成是血栓形成的第一步，嗣后血栓形成的过程及血栓的形态、组成、大小都取决于血栓发生的部位和局部血流速度。血栓类型有以下 4 种。

（一）白色血栓

在受损的内膜上，首先少量血小板黏附与凝集，并释放 ADP 和 TXA$_2$，使更多的血小板凝集，形成血小板小丘，即为血栓头部。肉眼观：血栓呈灰白色，质实，与血管壁粘连紧密，故称为白色血栓。镜下主要成分为血小板。

（二）混合血栓

血栓头形成后，致使血流形成涡流，继续使血小板析出和凝集，上述过程沿血流方向一再重复发生，凝集的血小板渐形成珊瑚状的小梁，其表面常黏附很多白细胞。血小板小梁间又有大量的纤维蛋白交错粘连成网，使血流更趋缓慢，血小板小梁间的网眼中网罗凝固了大量红细胞，形成肉眼观的圆柱状的血栓体部，表面粗糙干燥，并有灰白与暗红色相间的条纹状结构，称为混合血栓。静脉血栓在形成过程中不断沿血管延伸而增长，又称延续性血栓。

（三）红色血栓

随着混合血栓逐渐增大，最终阻塞管腔，局部血流停止，血液发生凝固，形成血栓的尾部。肉眼呈红色，故称为红色血栓（图 5-2-3）。

（四）透明血栓

发生在微循环血管内，只能在显微镜下看到，又称微血栓。主要由纤维蛋白构成，又称为纤维蛋白性血栓。最常见于**弥散性血管内凝血**（disseminated intravascular coagulation，DIC）。

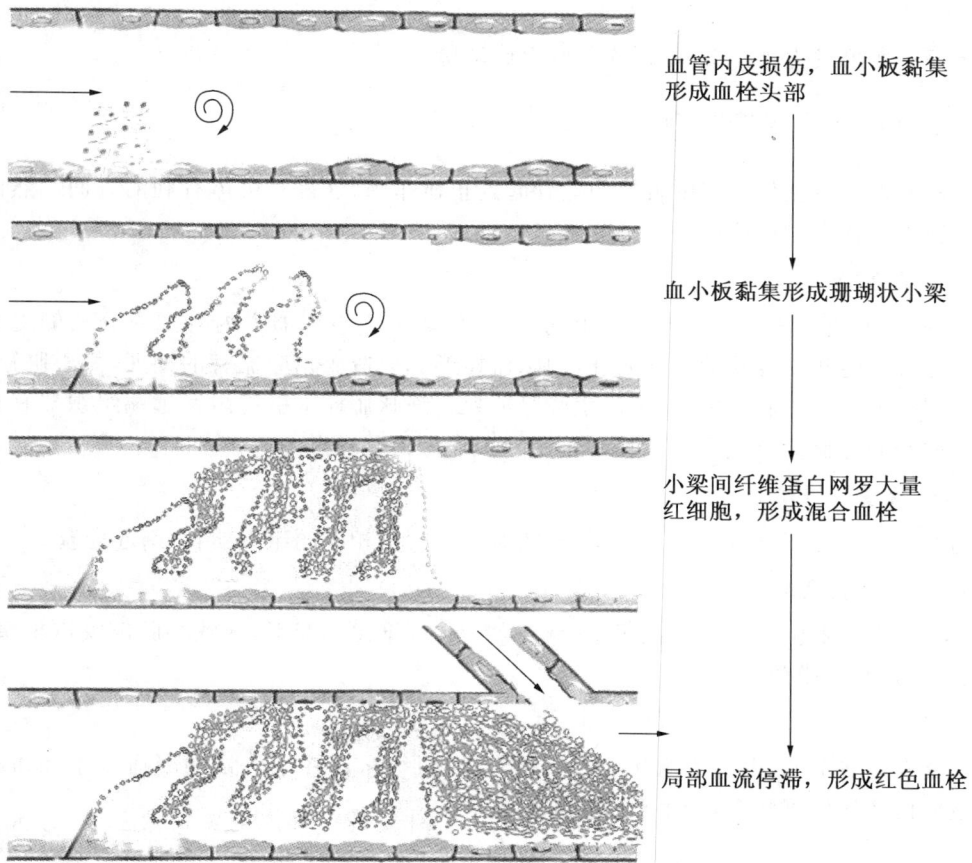

血管内皮损伤，血小板黏集
形成血栓头部

血小板黏集形成珊瑚状小梁

小梁间纤维蛋白网罗大量
红细胞，形成混合血栓

局部血流停滞，形成红色血栓

图 5-2-3　血栓形成过程示意图

三、血栓的转归

（一）溶解、吸收

血栓形成过程中，血液中的纤溶酶系统激活，加上白细胞崩解释放蛋白水解酶，使血栓自溶，变成均匀一致无结构的物质，继之变成细小颗粒或液化，可被完全吸收或被血流冲走。

（二）脱落

较大的血栓不能完全溶解，多为部分溶解、软化，在血流的冲击下脱落，随血流运行到组织器官中，造成血栓栓塞。

（三）机化与再通

大的血栓自血栓附着处的血管内膜长出肉芽组织，逐渐伸入血栓并取而代之，称为血栓机化。与此同时，血栓收缩，形成许多裂隙，以后由血管内皮覆盖，形成新的管腔，能使已被阻塞的血管部分地重新恢复血流，此过程称为再通。

（四）钙化

干缩的血栓发生钙盐沉积，形成静脉石或动脉石。

四、血栓对机体的影响

血栓的形成对创伤过程中破裂的血管起到止血作用，这是对机体有利的方面。然而，在多数情况下血栓会对机体产生不利的影响。

（一）阻塞血管

动、静脉血栓形成主要引起血管阻塞，其后果取决于组织器官内有无充分的侧支循环。如果缺乏或不能建立有效的侧支循环，动脉血栓形成会造成相应器官的梗死，如心脏冠状动脉分支粥样硬化合并血栓形成，可产生心肌梗死。静脉血栓常引起阻塞远端组织器官淤血、水肿。如门静脉血栓形成可导致脾淤血性肿大和胃肠道淤血。

（二）栓塞

动静脉的血栓部分可脱落形成栓子，随血流运行至相应的组织器官，引起栓塞。

（三）心瓣膜变形

心瓣膜上的赘生物常因机化而引起瓣膜增厚、纤维化和变形，导致心脏瓣膜口狭窄或关闭不全，导致心瓣膜病。

（四）出血

主要发生在 DIC，由于微循环内广泛的微血栓形成，消耗了大量的凝血因子和血小板，从而造成血液的低凝状态，产生全身广泛出血。

第四节　栓　塞

在循环血液中出现不溶于血液的异常物质，随血流运行，阻塞血管腔的过程，称为**栓塞**（embolism）。引起栓塞的异物称为**栓子**（embolus）。栓子可以是固体（如血栓栓子、恶性肿瘤细胞、寄生虫及虫卵、细菌、粥样斑块中的粥样物和脂肪）、液体（如羊水）和气体（如空气）。其中以血栓脱落形成栓子最常见。

一、栓子运行的途径

栓子运行的途径一般与血流方向一致。

1. 来自左心和主动脉系统的栓子　随动脉血流运行，阻塞于各组织器官中相应大小口径的动脉分支，常见于脑、脾、肾等器官。

2. 来自右心和体静脉系统的栓子　随血流阻塞于肺动脉主干及其分支。

3. 来自肠系膜静脉等门静脉系统的栓子　常阻塞于肝内门静脉的各级分支中。

4. 交叉性栓塞　有房间隔或室间隔缺损者，心腔内的栓子偶尔可由压力高的一侧通过缺损进入另一侧心腔，再随动脉血流栓塞相应的分支。

5. 逆行性栓塞　极罕见，静脉内栓子可由较大的静脉逆行至较小的静脉，引起栓塞。如下腔静脉内栓子由于患者剧烈咳嗽或呕吐引起腹腔内压力突然升高时，可能逆血流方向运行,栓塞下腔静脉所属分支(图 5-2-4)。

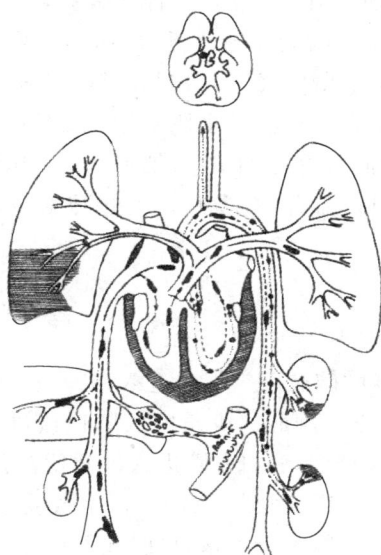

图 5-2-4 心血管内栓子运行示意图

二、栓塞的类型及其后果

(一) 血栓栓塞

血栓或血栓的一部分脱落所引起的栓塞,称为血栓栓塞。这是最常见的一种栓塞。

1. 肺动脉栓塞 95%的血栓栓子来自下肢静脉,少数是盆腔静脉,偶尔来自右心。肺动脉栓塞的后果取决于栓子的大小、数量和患者有无心肺疾患。① 少量中小栓子多栓塞于肺动脉小分支,由于肺具有肺动脉和支气管动脉双套循环及丰富的吻合支,一般不引起明显的后果。若在栓塞前,肺已有严重的淤血,肺静脉内压力明显升高,使支气管动脉血供受阻,可引起肺梗死;② 大量小栓子的栓塞,可广泛栓塞肺动脉小分支,引起右心衰竭甚至死亡;③ 大的栓子阻塞肺动脉主干,或虽未阻塞主干,但使肺循环血量减少 50%以上,可引起患者突然出现呼吸困难、发绀、休克甚至猝死,称肺动脉栓塞症。

猝死的机制尚未完全清楚,可能与以下有关:① 肺循环机械性阻塞;② 血栓栓子刺激肺动脉壁引起迷走神经反射,导致支气管和肺动脉痉挛;③ 血栓栓子中的血小板释放大量 5-羟色胺(5-HT),后者可使冠状动脉、肺和支气管动脉广泛痉挛,导致心肌缺血和肺循环的进一步衰竭。

2. 体循环动脉系统栓塞 栓子大多来自左心,栓塞多见于脑、肾、脾和下肢。当栓子栓塞于较小的动脉且有足够的侧支循环建立时,常不造成严重后果。如栓子栓塞于较大动脉,又未能建立足够有效的侧支循环时,局部组织发生急性缺血,引起梗死。重要脏器的梗死,如脑梗死,可导致严重的后果。

(二) 脂肪栓塞

脂肪栓子主要来源于长骨骨干骨折或广泛软组织挫伤、烧伤。脂肪细胞破裂,游离出的脂滴经破裂的小静脉进入血流而引起脂肪栓塞。其后果取决于进入血循环的脂滴大小及数量。一般直径大于 $20\mu m$ 的脂滴可阻塞肺部毛细血管,引起肺栓塞,大量脂滴引起肺动脉栓塞可导致肺水肿、出血或肺不张。脂滴直径小于 $20\mu m$ 时,可通过肺部毛细血管,进入体循环引起全身各器官的栓塞和小梗死灶,尤其是在脑组织,可发生点状出血和脑水肿,甚至脑梗死。组织中脂肪栓子可用冰冻切片苏丹Ⅲ脂肪染色显示出来。少量脂滴引起的肺栓塞并不引起严重后果,但大量脂滴栓塞于肺部毛细血管,引起肺循环血量锐减,可致急死。脂肪栓子中的游离脂肪酸可损伤血管内皮细胞,引起肺水肿,患者可出现呼吸困难和心率加快。

（三）气体栓塞

气体栓塞包括空气栓塞和氮气栓塞。

1. 空气栓塞　多发生在静脉破裂后空气的进入,特别在颈部或胸部的外伤或手术因胸腔的负压而使空气从破损血管进入静脉。少量空气随血流进入肺组织可以被吸收,不引起严重后果。偶尔部分小气泡可经肺部毛细血管进入体循环,而造成脑栓塞,病人可发生抽搐和昏迷。当大量空气(一次 100ml 左右)进入右心室,空气受血流冲击,形成无数小气泡,随心脏收缩而压缩,导致右心和肺动脉出口阻塞,可引起循环中断而发生猝死。

2. 氮气栓塞　氮气栓塞主要见于减压病,发生在深海潜水员过快浮上水面时或发生在座舱未密闭的飞行器中的人员在飞行器快速升高时,当气压骤降时,溶解于血液和组织中的氧、二氧化碳和氮气迅速游离,形成气泡,氧和二氧化碳可以再溶解或经呼吸排出体外,但氮气不易溶解。无数小气泡往往引起多脏器的氮气栓塞。

肺气体栓塞可引起肺水肿、肺出血或肺不张等,并导致呼吸困难;四肢和腹部血管的气体栓塞可引起肌肉、关节和腹部的痉挛性疼痛;脂肪组织和骨髓可因气体栓塞发生缺血坏死;脑部气体栓塞则可发生灶性坏死,导致患者意识不清、昏迷、失明甚至死亡。

（四）羊水栓塞

羊水进入母体血液循环造成栓塞,称为羊水栓塞。主要发生在分娩过程中子宫的强烈收缩,羊膜破裂又逢胎儿头阻塞阴道口时,羊水经破裂的子宫壁静脉窦进入血管并进入肺循环,造成羊水栓塞。镜下,在肺的毛细血管和小血管内有角化上皮、胎毛、胎脂和胎粪等羊水成分。少量羊水也可通过肺微循环到左心,引起全身各器官的栓塞。此外,羊水还可作为抗原物质引起机体变态反应性休克以及羊水内凝血物质诱发 DIC,常常导致产妇死亡。

（五）其他栓塞

肿瘤细胞侵入血管可形成瘤细胞栓子,引起远处器官的栓塞并形成转移瘤。细菌、寄生虫及虫卵均可成为栓子,形成栓塞,如肝内血吸虫虫卵可栓塞肝内门静脉分支,引起门静脉高压及肝硬化。

第五节　梗　死

组织或器官的血液供应减少或中断称为缺血。由于血管阻塞引起的局部组织或器官的缺血性坏死,称为**梗死**(infarction)。多数是由动脉阻塞引起,静脉回流中断或静脉和动脉先后受阻亦可引起梗死。

一、梗死的病因和条件

任何引起血管管腔阻塞,导致局部血液循环中止或缺血的原因均可引起梗死。

（一）梗死形成的原因

1. 血栓形成　血栓形成是梗死最常见的原因,如脑动脉粥样硬化时常合并血栓形成,可引起脑组织梗死及脑出血。伴有血栓形成的动脉炎如血栓闭塞性脉管炎,可引起下肢梗死。静脉内血栓形成一般不发生梗死,偶尔见于肠系膜静脉主干血栓形成而又未能建立有效的侧支循环的情况下。DIC 中微血栓有时可造成微小梗死。

2. 动脉栓塞　大多数为血栓栓塞,也可是气体、羊水、脂肪栓塞等,常引起脑、肾、脾等实质脏器的梗死。

3. 动脉痉挛　强烈而持久的动脉痉挛可引起组织脏器的缺血梗死。如在冠状动脉粥样硬化的基础上再发生强烈的痉挛可导致心肌梗死。

4. 血管受压闭塞　多见于静脉,如嵌顿性肠疝、肠套叠、肠扭转等常引起肠系膜动静脉受压阻塞,造成肠梗死。

（二）梗死形成的条件

梗死形成还与下列因素有关:

1. 组织血管的类型　脾、肾等实质器官为终末动脉供血器官,是梗死常见部位;心脏和脑虽有一些侧支循环,但吻合支管腔狭小,一旦动脉血流被迅速阻断就很容易发生梗死;有双重血液供应的器官,如肺、肝脏,其中一条动脉阻塞,另一条血管可以维持血供,通常不易发生梗死,但若在严重静脉淤血时,再有一支动脉血管被阻,也会发生梗死。

2. 血流阻断的速度　血流阻断的速度缓慢,吻合支血管会扩张变粗,形成侧支循环,可以防止梗死;但如病变发展较快或急速发生的血流阻断(如血栓栓塞),侧支循环不能及时建立或建立不充分则发生梗死。

此外,梗死形成还与组织对缺血缺氧的耐受性等因素有关。

二、梗死的类型与形态

梗死是局部组织器官中血管阻断所致,因此梗死的范围及肉眼形态与该器官血管的分布有关。多数器官的血管呈树枝状从其门部向器官深部伸入,每支血管所供应的区域常呈锥体形。如肺、肾、脾等,一旦其中一条动脉阻塞发生梗死,梗死灶也常呈锥体形或楔形,切面呈三角形,尖端指向被阻塞的动脉,底部靠近器官的表面。但心脏冠状动脉分支是不规则的,故心肌梗死形状多呈不规则状。肠系膜血管呈扇形分支,故肠梗死呈节段形。

根据梗死区的形态特点可分为贫血性梗死和出血性梗死。

（一）贫血性梗死

贫血性梗死主要是动脉阻塞的结果,常发生在组织结构比较致密和侧支血管细而少的器官,如脾、肾、心、脑等脏器。新鲜梗死由于梗死区内毛细血管破坏,少量血液溢入坏死区,以后由于病灶周围小动脉反射性痉挛,血供完全中断,组织发生坏死。原有少量血液被挤出或溶解,使梗死灶呈灰白色,故称贫血性梗死或白色梗死,其边缘常有一充血出血带围绕。

镜下,脾、肾、心贫血性梗死表现为凝固性坏死,脑贫血性梗死常为液化性坏死,形成脑软化灶。

(二) 出血性梗死

出血性梗死指在梗死区内有严重的出血,因此又称为红色梗死。出血性梗死常发生在肺、肠等脏器。肺有肺动脉和支气管动脉的双重血供,肠系膜上动脉和下动脉之间有丰富的吻合支,因此单纯的动脉阻塞不致引起上述脏器的严重缺血。出血性梗死的形成,除动脉阻塞外,尚须有下列条件: ① 严重的静脉淤血,组织器官局部静脉和毛细血管内压升高阻碍了有效的侧支循环的建立,当一支动脉血流阻断,组织就可出现坏死。② 组织疏松,肺、肠组织疏松,淤积在梗死区内的血液不被挤出,同时,原来淤积于静脉和毛细血管内的血液可以从破坏的血管中流出,再进入坏死组织内,形成出血性梗死。

三、梗死对机体的影响

梗死对肌体的影响取决于梗死的器官及梗死灶的部位、大小及有无细菌感染。常见的肾梗死可出现血尿和腰痛,但通常不影响肾功能;肠梗死常出现剧烈的腹痛、血便,甚至发生腹膜炎;心、脑器官的梗死常后果严重,心肌梗死严重者可导致心力衰竭或猝死。

(葛建荣)

第三章

炎　症

第一节　概　述

一、炎症的概念

炎症(inflammation)是具有血管系统的活体组织对损伤因子的刺激所发生的防御性反应。炎症只发生于具有血管系统的脊椎动物和人类,由于具有血管系统,因此机体对损伤的反应除了保留单细胞或某些多细胞生物的吞噬和清除反应外,更进一步发生以血管反应为主要特征的防御反应。血管反应是炎症的中心环节,血管反应导致血液中液体和白细胞的渗出,吞噬、清除损伤因子,吸收坏死组织,并通过细胞的再生来修复组织损伤。所以,致炎因子对机体的损伤和机体抗损伤反应贯穿了炎症反应的全过程。

炎症是人类疾病中一种非常常见而重要的病理过程,许多疾病如阑尾炎、肝炎、肺炎、心肌炎、某些过敏性疾病和传染病等均属于炎症范畴。

二、炎症的原因

凡能导致组织和细胞损伤的因子都能引起炎症,致炎因子种类繁多,可概括为以下几类。

(一) 生物性因子

生物性因子是引起炎症的最常见原因,包括细菌、病毒、立克次体、原虫、真菌、螺旋体和寄生虫等。生物性因子导致炎症的机制不尽相同,有的因其所产生的毒素的损伤,也可通过其抗原性诱发变态反应,或通过在细胞内复制繁殖而致细胞损伤引起炎症。

(二) 物理性因子

物理性因子如高温、低温、机械性损伤、紫外线和放射线等。

(三) 化学性因子

化学性因子包括外源性的化学物质如强酸、强碱、毒物等,以及体内坏死组织的分解产物、堆积于体内的代谢产物如尿素、尿酸等。

(四) 异常免疫反应

不适当或过度的免疫反应可造成组织损伤而导致炎症,如荨麻疹、肾小球肾炎、慢性盘状红斑狼疮、天疱疮等。

致炎因子作用于机体后是否发生炎症反应,以及炎症反应的类型、强度与损伤因子的性质、损伤的强度和作用时间长短有关,也与机体对损伤因子的反应性、抵抗防御能力有关。

三、炎症的基本病理变化

炎症的基本病理变化包括变质、渗出和增生。一般急性炎症或炎症早期，以变质和渗出为主，慢性炎症及炎症后期则以增生为主。

（一）变质

变质（alteration）是指炎症局部组织发生的变性和坏死。实质细胞常出现的变质包括细胞水肿、脂肪变性、凝固性坏死或液化性坏死等。间质纤维结缔组织则可发生黏液变性和纤维素样坏死等。

（二）渗出

渗出（exudation）是炎症局部组织血管内的液体和白细胞，通过血管壁进入组织间隙、体腔或黏膜表面和体表的过程。渗出是炎症最具特征的变化，具有重要的防御功能。所渗出的液体和白细胞总称为渗出物。炎症的渗出过程主要表现为血液动力学改变、血管通透性升高、液体和白细胞渗出。

（三）增生

在致炎因子、组织崩解产物等因素的作用下，炎症局部组织内可出现巨噬细胞、内皮细胞和成纤维细胞**增生**（proliferation）。在某些情况下，实质细胞也可发生增生，如慢性子宫颈炎时黏膜的上皮和腺的增生、慢性肝炎中肝细胞的再生。炎症增生是一种防御反应，具有限制炎症蔓延和修复组织损伤的作用，但有时也可能会产生某些不利的影响，如风湿性心内膜炎时心瓣膜的粘连、慢性肝炎时可形成肝硬化。

四、炎症的临床局部表现和全身反应

（一）炎症的临床局部表现

炎症的局部临床表现有红、肿、热、痛和功能障碍，在急性炎症较为明显。

炎症局部组织发红，温度升高是由于炎症局部血管扩张充血、血流速度加快、代谢增强、产热增多所致；炎性充血、血液成分渗出以及某些慢性炎症时细胞和组织的增生，均可导致局部肿胀；疼痛则是炎性渗出物压迫或炎症介质作用的结果；炎症灶内细胞的变性、坏死，渗出物的压迫，疼痛等原因都可以引起器官的功能障碍。

（二）炎症的全身反应

急性炎症的全身反应常表现为发热和外周血白细胞数量增多。

发热可由外源性致热原和内源性致热原引起。一定程度的发热，可促进抗体的形成、单核巨噬细胞系统细胞增生和吞噬作用增强，从而增强机体的防御功能。但是，体温过高会影响机体的正常代谢，导致各系统的功能紊乱。

外周血白细胞增多是机体防御机能的一种表现，常可反映患病机体的抵抗力和炎症的病变程度。增多的白细胞种类与感染的病原体有关，急性化脓性炎症以中性粒细胞增多为主；一些慢性炎症和病毒感染，则常见淋巴细胞增多；寄生虫和变态反应性疾病以嗜酸性粒细胞增多为主。但某些感染性疾病如伤寒、流行性感冒时外周血白细胞不但不增多，反而减少。

第二节　急性炎症

根据炎症持续时间(病程)的长短,一般可将炎症分为急性炎症和慢性炎症两大类。急性炎症起病急、病程较短,常常持续数天,一般不超过一个月,局部基本病变以变质和渗出为主,炎症灶内浸润的炎症细胞以中性粒细胞为主。慢性炎症持续时间较长,可长达数月至数年,病变以增生为主,浸润的炎症细胞以淋巴细胞和单核细胞为主。

急性炎症最突出的变化是炎症局部的血管反应和白细胞的渗出,使得抗体和白细胞进入损伤部位,中和毒素、消灭病原体,并为损伤的修复创造条件。

一、渗出

渗出,尤其是白细胞的渗出是急性炎症的重要标志,渗出物在炎症过程中发挥重要的防御功能。渗出过程主要包括血液动力学改变、血管通透性升高、液体成分的渗出和白细胞的渗出。

(一)血流动力学变化

局部组织发生损伤后,在神经和体液因素的作用下,很快发生血流动力学(血管口径和血流状态)的变化,血流动力学变化一般按下列顺序发生(图 5-3-1)。

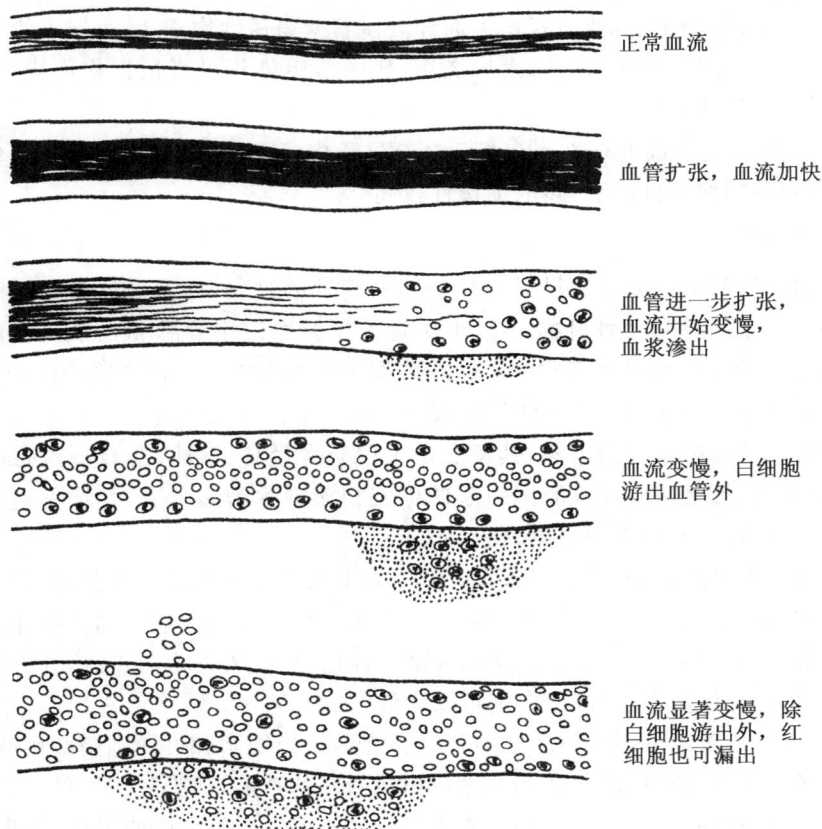

正常血流

血管扩张,血流加快

血管进一步扩张,血流开始变慢,血浆渗出

血流变慢,白细胞游出血管外

血流显著变慢,除白细胞游出外,红细胞也可漏出

图 5-3-1　炎症时血流动力学变化模式图

1. 细动脉短暂收缩 损伤后机体可通过神经反射使肾上腺素能神经兴奋或化学介质作用,发生细动脉短暂收缩。

2. 血管扩张和血流加速 细动脉短暂收缩后随即扩张,血流加快,进入局部组织的血流量增加导致动脉性充血,局部组织鲜红色、温度升高、代谢增强。

3. 血流速度减慢 在血管扩张的基础上,血管通透性升高,血浆渗出,使红细胞浓集、血液黏稠度增高,血流阻力增加,致使血流速度减慢甚至发生血流停滞。这种变化为白细胞的边集和附壁、黏附、游出创造了有利条件。

(二)血管通透性升高

在炎症过程中血管壁通透性增高是导致液体和蛋白成分渗出的最主要原因,引起血管壁通透性增高的机制主要有:

1. 内皮细胞收缩 组胺、缓激肽、P物质及其他化学介质与内皮细胞表面的相应受体结合,引起内皮细胞收缩、细胞连接分离,内皮细胞间缝隙形成,这种反应仅持续 15～30min,称为速发短暂反应,仅发生于细静脉。在细胞因子如白细胞介素-1、肿瘤坏死因子、干扰素-γ及内皮细胞缺氧的介导下,内皮细胞骨架蛋白重组,使内皮细胞收缩,内皮间隙增大,这一反应发生较晚,但持续时间较长,称为迟发持续反应。

2. 内皮细胞穿胞作用增强 内皮细胞胞质内存在着相互连接的囊泡,形成穿胞通道,富含蛋白质的液体经穿胞通道穿越内皮细胞称穿胞作用。急性炎症时,内皮细胞生长因子等可使穿胞通道数量增加和/或口径增大而导致血管壁通透性增高。

3. 内皮细胞损伤 各种损伤因素如烧伤、化脓菌感染等可直接损伤内皮细胞,内皮细胞坏死脱落,血管通透性增高。

4. 新生毛细血管的高通透性 在炎症修复过程中,新生的毛细血管其内皮细胞间连接不健全,且有较多的血管介质受体,故通透性较高。

(三)液体渗出

血液中的液体和蛋白成分通过血管壁到达血管外的过程,称为液体渗出。液体渗出的主要原因是:① 血管壁通透性升高;② 小血管扩张充血使小静脉和毛细血管流体静压升高;③ 血浆小分子蛋白质进入间质使血管外的胶体渗透压增高;④ 炎区组织崩解使大分子蛋白质分解成小分子多肽和氨基酸使组织胶体渗透压升高。

炎症时渗出的液体称为渗出液,其特点是蛋白质含量高、混浊、易自凝、白细胞数多、比重高;而心力衰竭、低蛋白血症等原因引起的体腔积液则称为漏出液,其特点是蛋白质含量低、澄清透明、不易自凝、白细胞数少、比重低。

渗出液具有重要的防御意义:① 稀释毒素,减轻毒素对局部的损伤作用,并为炎症局部带来营养物质和带走代谢产物;② 渗出物中所含的抗体和补体有利于消灭病原体;③ 渗出物中的纤维蛋白原所形成的纤维蛋白交织成网,可阻止病原微生物的扩散,并有利于白细胞发挥吞噬作用,在炎症后期,纤维蛋白网可成为修复的支架。

然而,渗出液过多也可对机体产生不利的影响:① 组织水肿可加剧局部血液循环障碍,严重的喉头水肿可引起窒息;② 体腔积液可影响器官的功能,如胸腔积液可引起呼吸困难,心包积液可限制心脏的搏动;③ 若渗出物中纤维素不能完全溶解吸收,则可发生机化粘连,影响器官的功能,如胸膜炎后的胸膜粘连、腹膜炎后的肠粘连和肠梗阻等。

（四）白细胞渗出及其作用

白细胞从血管内穿过管壁到达损伤部位的过程称为白细胞渗出。炎症时渗出的白细胞称为炎性细胞。白细胞出现在炎症组织间隙的现象称为炎性细胞浸润。白细胞渗出是炎症反应最重要的形态学特征，是炎症防御反应的中心环节。

白细胞的渗出包括白细胞边集和附壁、黏附、游出，随后在趋化因子的作用下运动到炎症灶等一系列复杂的过程，到达炎症灶后发挥吞噬、免疫等防御功能。

1. 白细胞的渗出过程（图 5-3-2）

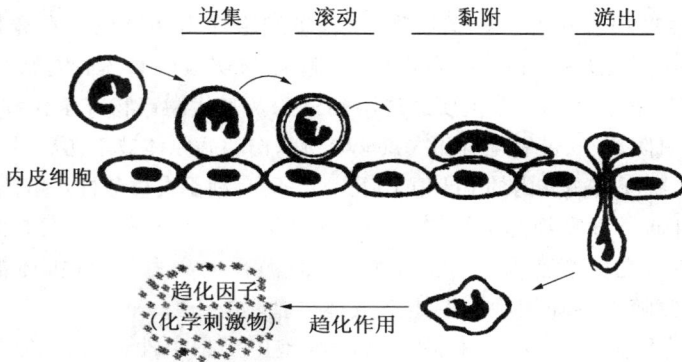

图 5-3-2　炎症时中性粒细胞游出和聚集模式图

（1）白细胞边集和附壁：在正常情况下，白细胞在血流的轴流中运动，炎症时由于血管扩张、血流缓慢，白细胞离开血管中心的轴流，靠近血管壁，称为白细胞边集。开始时白细胞可沿着内皮细胞表面滚动，随后贴附在内皮细胞上出现附壁现象。

（2）白细胞黏附：附壁的白细胞与内皮细胞的贴附并不牢固，只有当白细胞和内皮细胞牢固粘着后才有可能进一步游出。黏附是通过存在于白细胞和内皮细胞表面的黏附分子及其受体相互识别，特异性结合来完成的。炎症过程中介导白细胞黏附的机制包括受体再分布、诱导新的黏附分子合成以及增加黏附分子的亲和性。

（3）白细胞游出：白细胞通过血管壁进入周围组织的过程，称白细胞游出。黏附的白细胞胞质突起形成伪足伸入到内皮细胞间隙，然后整个白细胞以阿米巴样运动方式穿过内皮细胞连接，游出血管。

（4）白细胞在损伤部位聚集：游出后的白细胞通过阿米巴样运动向炎症病灶中心聚集，这是由于白细胞受到趋化作用影响的缘故。**趋化作用**（chemotaxis）是指白细胞沿着浓度梯度向炎症组织的化学刺激物作定向移动。这些能吸引白细胞作定向移动的化学刺激物称为趋化因子。趋化因子具有特异性，有些趋化因子只吸引中性粒细胞，而有的趋化因子只吸引单核细胞或嗜酸性粒细胞。趋化因子分外源性和内源性两大类。最常见的外源性化学性因子是细菌产物。内源性趋化因子包括补体、白细胞三烯和细胞因子等。

在炎症的不同阶段，渗出的白细胞有所不同，急性炎症的早期以中性粒细胞浸润为主，后期则以单核细胞浸润为主。致炎因子不同，渗出的白细胞也不同，如金黄色葡萄球菌、溶血性链球菌感染主要是中性粒细胞浸润，病毒感染则以淋巴细胞浸润为主，某些过敏性炎症或寄生虫感染则以嗜酸性粒细胞浸润为主。

2. 白细胞的作用　炎症病灶中的白细胞主要发挥吞噬作用、免疫作用,也可对组织产生损伤作用。

（1）吞噬作用：游出到炎症病灶中的白细胞吞入、杀伤和降解病原体及组织碎片的过程称为**吞噬作用**（phagocytosis）。

1）吞噬过程：吞噬过程包括识别和附着、吞入及杀伤和降解三个阶段。

① 识别和黏着：吞噬细胞首先通过调理素识别并黏着被吞噬物。调理素是存在于血清中的一类能增强吞噬细胞吞噬功能的蛋白质,主要是抗体的 Fc 段和补体 C3b。吞噬细胞通过表面的 Fc 受体和 C3b 受体识别并黏着被调理素包裹的细菌。

② 吞入：被吞噬颗粒黏着于吞噬细胞后,吞噬细胞伸出伪足包绕吞噬物,形成由吞噬细胞细胞膜包围吞噬物的泡状小体,称吞噬体。吞噬体与初级溶酶体融合形成吞噬溶酶体。

③ 杀伤和降解：被吞噬的细菌主要通过溶酶体酶及其代谢产物来杀伤和降解,细菌可被活性氧代谢产物如超氧阴离子、过氧化氢和次氯酸等所杀伤。病原体被杀伤后可被溶酶体水解酶降解。细菌被吞入后,吞噬溶酶体内的 pH 值下降至 $4\sim5$,有利于发挥酸性水解酶的降解作用。

多数病原体可通过吞噬细胞的吞噬作用被消灭,但如果被吞噬的病原微生物毒力强,如结核杆菌等被吞噬后在白细胞内处于静止状态,但仍有生命力,一旦机体抵抗力下降,结核杆菌又可能繁殖,并随着吞噬细胞的游走造成体内播散。

2）吞噬细胞的种类和功能：人体内的吞噬细胞主要是中性粒细胞和巨噬细胞。

① 中性粒细胞：又称小吞噬细胞,来自血液,具有活跃的运动能力与较强的吞噬能力,可吞噬多种细菌、坏死组织碎片。中性粒细胞常见于急性炎症及炎症早期。细胞质内含丰富的中性颗粒,即电镜下的溶酶体,含有酸性水解酶、中性蛋白酶、溶菌酶等多种酶类,具有杀灭、消化和降解病原体和组织碎片的作用。

② 巨噬细胞：巨噬细胞可来自血液和组织,炎症灶中的巨噬细胞主要直接来自于血液。巨噬细胞常出现在急性炎症后期、非化脓性炎症（如结核病、伤寒）、原虫感染等。巨噬细胞具有很强的吞噬能力,主要清除炎症灶内死亡的细菌、细胞,崩解的组织碎片及不能被消化的异物;还可吞噬并处理抗原,并把抗原信息递呈给淋巴细胞。需要时,巨噬细胞可形成多核巨细胞发挥作用。

③ 嗜酸性粒细胞：来自血液,吞噬能力较弱,能吞噬抗原抗体复合物,其胞质内嗜酸性颗粒中含有对寄生虫有毒性的蛋白。嗜酸性粒细胞浸润多见于寄生虫疾病和某些变态反应性疾病。

（2）免疫作用：参与免疫反应的白细胞主要是淋巴细胞和巨噬细胞。巨噬细胞可吞噬处理抗原信息并将抗原信息传递给 T 淋巴细胞或 B 淋巴细胞。在抗原刺激下,T 淋巴细胞产生细胞因子,B 淋巴细胞转化为浆细胞并产生抗体,发挥免疫作用。淋巴细胞和浆细胞浸润,常见于慢性炎症和病毒感染。

（3）组织损伤作用：在白细胞吞噬过程中及白细胞坏死崩解后,可向细胞外基质释放溶酶体酶、活性氧自由基及某些损伤性炎症介质而引起组织的损伤。

二、炎症介质

局部组织的急性炎症反应可由致炎因子直接引起,但许多急性炎症反应主要由细胞或血浆产生或释放的内源性化学因子介导来实现的,这类化学因子称为**炎症介质**（inflammatory mediator）。炎症介质在炎症的发生、发展中发挥重要的作用,这些物质可以促进血管扩张、使血管通透性增高、对白细胞具有趋化作用,导致炎性充血和渗出等变化的发生。有的炎症介质还可引起发热、疼痛和组织损伤等。主要的炎症介质有：

（一）细胞释放的炎症介质

细胞释放的主要炎症介质有：

1. 血管活性胺　包括组胺和 5-羟色胺。其主要作用是导致血管壁通透性增高和对嗜酸性粒细胞有趋化作用。

2. 花生四烯酸代谢产物　主要有前列腺素和白细胞三烯，前者的作用主要是使血管扩张、通透性增高，并有引起发热和疼痛的作用；后者能引起强烈的血管收缩、支气管痉挛和血管壁通透性升高。

3. 白细胞产物　如溶酶体酶、氧自由基等，可促进炎症反应和破坏组织。

4. 细胞因子　主要由激活的淋巴细胞和巨噬细胞产生，也可由上皮、内皮和结缔组织中的细胞产生。来自淋巴细胞的淋巴因子和来自单核细胞的单核因子，参与免疫反应，也在炎症过程中发挥重要作用。在细胞因子中白细胞介素-1 和肿瘤坏死因子是介导炎症的主要细胞因子，它们具有促进白细胞与内皮细胞黏附、促进中性粒细胞的趋化、损伤组织和引起发热等作用。

（二）血浆中产生的炎症介质

1. 激肽系统　激肽系统中能发挥炎症介质作用的是缓激肽。其主要作用是增加血管的通透性，还可引起血管以外的平滑肌痉挛和引起局部疼痛。

2. 补体系统　是存在于血清和体液中的一组具有酶活性的蛋白质，由 20 种蛋白质组成。补体系统具有增加血管通透性、白细胞趋化作用和调理素化的作用。

3. 凝血系统和纤维蛋白溶解系统　Ⅻ因子的激活在启动激肽系统的同时，还启动凝血系统和纤维蛋白溶解系统。凝血酶使纤维蛋白原形成纤维蛋白并释放出纤维蛋白多肽，还可促进白细胞黏附和成纤维细胞增生。纤维蛋白多肽能诱导血管通透性升高，对白细胞有趋化作用。纤维蛋白溶解系统激活可降解 C3 为 C3a，C3a 和纤维蛋白降解产物可引起血管通透性增高。

现将炎症介质的主要作用小结于表 5-3-1。

表 5-3-1　主要炎症介质的作用

功　能	炎　症　介　质　种　类
血管扩张	组胺、前列腺素、缓激肽、一氧化氮
血管通透性增高	组胺、缓激肽、白细胞三烯、补体 C3a 和 C5a、活性氧化代谢产物
趋化作用	补体 C5a、白细胞三烯、白细胞介素、肿瘤坏死因子
发　热	前列腺素、白细胞介素、肿瘤坏死因子
疼　痛	前列腺素、缓激肽
组织损伤	溶酶体酶、氧代谢产物、一氧化氮

三、急性炎症的类型及其病理变化

（一）浆液性炎

浆液性炎（serous inflammation）是以血浆成分渗出为主的炎症，其中混有少量白细胞和脱落的上皮细胞。浆液性炎常发生于黏膜、浆膜、皮肤和疏松结缔组织。浆液渗入组织间隙,局部形成炎性水肿。

发生在表皮和表皮下的浆液性炎可形成水疱,如皮肤Ⅱ度烧伤、天疱疮;发生在浆膜时可形成积液,如结核性渗出性胸膜炎、浆液性心包炎;发生在黏膜时,渗出物可排出体外,如感冒初期的清鼻涕。

浆液性炎一般较轻,炎症容易消退。但浆液渗出过多也可产生不利影响,甚至引起严重后果,如喉头浆液性炎所引发的喉头水肿可引起窒息。胸膜和心包腔大量浆液积聚可影响肺、心的正常功能。

（二）纤维素性炎

纤维素性炎(fibrinous inflammation)是以大量纤维蛋白原渗出为主,继而在凝血酶作用下形成纤维蛋白(又称纤维素)的炎症。纤维蛋白在光镜下呈红染交织的网状、条状或颗粒状,常混有中性粒细胞和坏死细胞的碎片。纤维素性炎常由细菌毒素(如白喉杆菌、痢疾杆菌、肺炎球菌的毒素)、化学性毒物(如尿毒症的尿素、汞)所引起。常发生于黏膜、浆膜和肺组织。

1. **黏膜的纤维素性炎** 常发生于上呼吸道和肠道,渗出的纤维蛋白原形成的纤维素和坏死组织及中性粒细胞一起形成灰白色膜状物(假膜)覆盖于黏膜表面,故又称假膜性炎,如白喉、细菌性痢疾(图 5-3-3)。

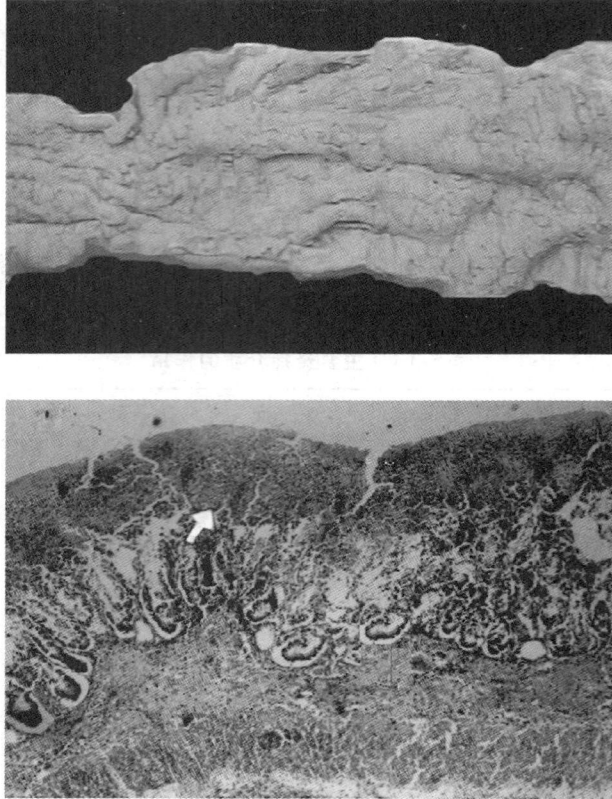

图 5-3-3　细菌性痢疾(示假膜性炎)
上图见结肠黏膜表面为灰白色膜状物覆盖,下图为假膜性炎的镜下观,箭头所指处
肠黏膜表面可见由纤维素和渗出的白细胞及坏死脱落的黏膜上皮细胞构成的假膜

2. 浆膜的纤维素性炎　　常见于胸膜和心包,如结核病的纤维素性胸膜炎和风湿性心外膜炎。风湿性心外膜炎时,大量渗出的纤维蛋白在心脏搏动的影响下形成无数绒毛状物,覆盖于心脏表面,故有"绒毛心"之称(图5-3-4)。

3. 肺的纤维素性炎　　见于大叶性肺炎,此时肺泡腔内充满大量的纤维蛋白和中性粒细胞(详见第五章)。

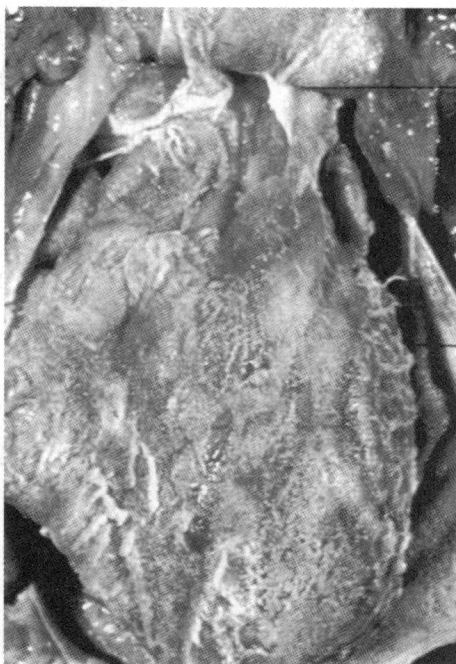

图 5-3-4　纤维素性心外膜炎
心脏表面有绒毛状的纤维素性渗出物覆盖

纤维素性炎时,渗出的纤维蛋白可被中性粒细胞释放的蛋白水解酶溶解、吸收。如纤维蛋白过多、中性粒细胞渗出过少,或组织内抗胰蛋白酶过多时纤维蛋白难以完全吸收,可由肉芽组织长入发生机化,从而引起浆膜的纤维性粘连、大叶性肺炎肉质变。

（三）化脓性炎

化脓性炎(purulent inflammation)是以中性粒细胞大量渗出为主,并有不同程度的组织坏死和脓液形成为特征的炎症。多由化脓菌(如葡萄球菌、链球菌、脑膜炎双球菌、大肠杆菌等)感染所致,炎症灶内的中性粒细胞释放出蛋白水解酶将自身及坏死组织溶解液化的过程称为化脓。化脓过程中形成的液体称为脓液。脓液中变性和坏死的中性粒细胞称为脓细胞。脓液中除脓细胞外,还含有细菌、坏死组织碎片和少量浆液。依据病因和发生部位的不同,化脓性炎可分为表面化脓和积脓、蜂窝织炎和脓肿三种类型。

1. 表面化脓和积脓　　发生在黏膜、浆膜及脑膜的化脓性炎称表面化脓,其特点是中性粒细胞主要向黏膜或浆膜表面渗出,深部组织的中性粒细胞浸润不明显,如化脓性脑膜炎、化脓性胆囊炎等。当此种炎症发生在浆膜、胆囊、阑尾和输卵管时,脓液蓄积于管腔内则称为积脓。

2.　**蜂窝织炎**(phlegmonous inflammation)　　是指发生在疏松结缔组织的弥漫性化脓性炎,常见于皮肤、阑尾和肌肉。蜂窝织炎多由溶血性链球菌引起,该细菌能分泌透明质酸酶,分解疏松结缔组织中的透明质酸,还能产生链激酶,溶解纤维蛋白,因而细菌容易通过组织间隙和淋巴管扩散。其特点为病变组织内大量中性粒细胞弥漫性浸润,与周围组织无明显的界限,但局部组织一般不发生明显的坏死和溶解,故单纯的蜂窝织炎痊愈后多不留痕迹(图 5-3-5)。

3.　**脓肿**(abscess)　　是一种局限性化脓性炎症,其主要特点是局部组织溶解坏死,形成充满脓液的腔。脓肿常发生于皮下和内脏,主要由金黄色葡萄球菌引起,其产生的毒素使局部组织坏死,继而大量中性粒细胞浸润并释放蛋白水解酶将坏死组织液化,形成含有脓液的腔。金黄色葡萄球菌产生的血浆凝固酶可使渗出的纤维蛋白原转变为纤维蛋白,阻止病原菌的扩散,故而病变较为局限。脓肿形成后,周围可有肉芽组织增生包绕形成脓肿膜,如经久不愈,多量肉芽组织和纤维组织增生形成较厚的脓肿膜,则称慢性脓肿。小脓肿可以吸收消散,较大的脓肿由于脓液过多,难以吸收,需要切开排脓或穿刺抽脓。脓液排出后,脓腔可由肉芽组织长入,形成瘢痕(图 5-3-6)。

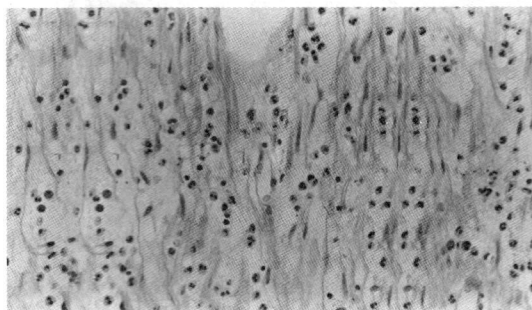

图 5-3-5　化脓性阑尾炎
阑尾肌层水肿疏松,肌纤维之间有多量中性粒细胞弥漫性浸润

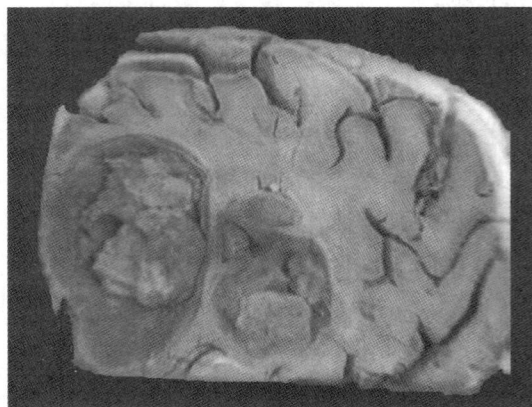

图 5-3-6　脑脓肿
脑组织切面可见两个脓腔,腔内脓液已流出,残留有坏死组织,周围形成脓肿膜

深部脓肿向体表或自然管道穿破,可形成
窦道或瘘管(图 5-3-7)。窦道是指脓肿向体表、
体腔或自然管道穿破,形成只有一个开口的病
理性盲管。瘘管是指脓肿一端向体表穿破,另
一端向自然管道穿破(消化道或呼吸道等),或
两个有腔器官之间沟通,形成有两个或两个以
上开口的病理性管道。

（四）出血性炎

出血性炎(hemorrhagic inflammation)的特点是
血管损伤较严重,渗出物中含有大量红细胞。常与其他类型炎症混合存在,如浆液性出血性、纤维
素性出血性炎、化脓性出血性炎。主要见于流行性出血热、钩端螺旋体病和鼠疫等急性传染病。

图 5-3-7　肛门周围脓肿、窦道和瘘管形成模式图

上述各型炎症可单独发生,亦可合并存在,如浆液性纤维素性炎、纤维素性化脓性炎等。在炎
症的发展过程中一种炎症可转变成另一种炎症,如浆液性炎可转变成纤维素性炎或化脓性炎。

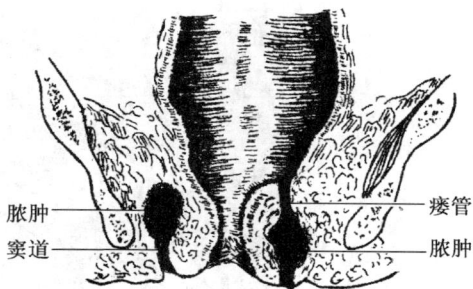

第三节　慢性炎症

慢性炎症包括非特异性慢性炎和肉芽肿性炎两大类。

（一）非特异性慢性炎

非特异性慢性炎的特点是:① 炎症灶内浸润的炎细胞以淋巴细胞、浆细胞和单核细胞为主;
② 常有较明显的纤维结缔组织、血管,以及上皮细胞、腺体和实质细胞的增生;③ 炎症组织中变
性、坏死和渗出较为轻微;④ 当非特异性慢性炎是活动性炎时,组织破坏和炎症修复常同时出现。

非特异性慢性炎的增生,有时可形成有一定形态特征的病变,例如:① 炎性息肉:是在
致炎因子的长期刺激下,局部黏膜上皮、腺体和肉芽组织增生形成向黏膜表面突出、带蒂的
肿物,如鼻息肉、宫颈息肉。② 炎性假瘤:是由组织的炎性增生形成的一个境界清楚的肿瘤
样团块,其肉眼和 X 线检查的形态与肿瘤相似,常发生于眼眶和肺。

（二）肉芽肿性炎

炎症局部以巨噬细胞及其演化的细胞增生为主,形成境界清楚的结节状病灶,称为**肉芽肿
性炎**(granulomatous inflammation)。肉芽肿性炎多为慢性炎症,但也有少数急性炎症可表现为
肉芽肿性炎,如伤寒的伤寒肉芽肿、风湿病的 Aschoff 小体。各种病因引起的肉芽肿可表现出
不同的形态特征,部分肉芽肿具有形态特异性,可根据病理组织学形态作出病理诊断。如找到
典型的结核结节就能诊断结核病,找到典型的 Aschoff 小体就可诊断为风湿病。

按照致病因子和发生机制的不同,肉芽肿可分为感染性肉芽肿和异物性肉芽肿。

1. 感染性肉芽肿　由生物病原体如结核杆菌、伤寒杆菌、麻风杆菌、梅毒螺旋体、真菌
和寄生虫等感染引起的肉芽肿。如结核性肉芽肿(结核结节)主要由上皮样细胞和朗汉斯巨
细胞组成。伤寒肉芽肿(伤寒小结)主要由单核的巨噬细胞(伤寒细胞)构成。Aschoff 小体主
要由风湿细胞组成。这些肉芽肿性炎的镜下特殊形态为疾病的病理诊断提供了形态学依据。

2. 异物性肉芽肿　由外科缝线、粉尘、滑石粉等异物引起,病灶中心为异物,周围有多少不
等的多核异物巨细胞以及成纤维细胞和淋巴细胞等,形成结节状的肉芽肿病变(图 5-3-8)。

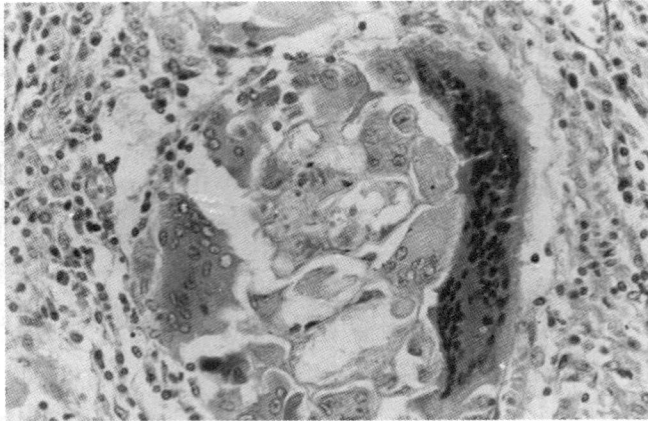

图 5-3-8　异物肉芽肿
在异物周围可见两个多核异物巨细胞

第四节　炎症的经过和结局

（一）痊愈

经过适当治疗和机体的防御反应，病因被消除，炎性渗出物及坏死组织被溶解吸收、或排出体外，病灶周围的细胞再生进行修复，如完全恢复原来的组织结构和功能则称为完全痊愈，若损伤范围较大，由肉芽组织增生修复，最后形成瘢痕者称为不完全痊愈。

（二）迁延为慢性炎症

如致炎因子不能在短期内清除，持续作用，不断地损伤组织，造成炎症迁延不愈，使急性炎症转变成慢性炎症。

（三）蔓延扩散

在机体抵抗力低下，或病原微生物毒力强、数量多的情况下，病原微生物可沿组织间隙或脉管系统向周围组织或全身蔓延扩散。

1. 局部蔓延　炎症局部的病原微生物，可沿着组织间隙或自然管道向周围组织和器官蔓延。

2. 淋巴道蔓延　炎症灶内的病原微生物可随炎性渗出液回流或直接侵入淋巴管，随淋巴液流动，导致淋巴管炎和局部淋巴结炎。

3. 血行播散　病原微生物及其毒性产物入血，可引起菌血症、毒血症、败血症和脓毒败血症。

（1）菌血症：细菌从局部病灶入血，全身无中毒症状，但从血液中可查到细菌。

（2）毒血症：细菌的毒性产物或毒素被吸收入血，临床上可出现高热、寒颤、中毒性休克等全身中毒症状，并可伴有心、肝、肾等器官的实质细胞变性、坏死。

（3）败血症：细菌入血，在血液中大量繁殖并产生毒素，引起高热、寒颤、中毒性休克、皮肤、黏膜出血点、脾脏和淋巴结肿大等全身中毒症状。

（4）脓毒败血症：化脓菌所引起的败血症可进一步发展成为脓毒败血症。此时，除有败血症的表现外，血中的细菌可随血流到达全身各处，在皮下、软组织及肺、肾、肝等脏器形成多发性小脓肿。

（钟本土）

第四章

肿　瘤

肿瘤（tumor，neoplasm）是一种常见病、多发病。肿瘤可分为良性肿瘤与恶性肿瘤，恶性肿瘤是严重危害人类健康的疾病之一。在欧美一些国家，癌症的死亡率仅次于心血管系统疾病而居第二位。在我国，随着人口老龄化，肿瘤的发病率和死亡率都有增加趋势。城市居民恶性肿瘤死亡率已居死因第一位，农村居民恶性肿瘤死亡率也居死因第三位。我国常见的恶性肿瘤的死亡率依次为胃癌、肝癌、肺癌、食管癌、大肠癌、白血病及淋巴瘤、子宫颈癌、鼻咽癌、乳腺癌、膀胱癌。城市发病率略高于农村。城市前5位高死亡率恶性肿瘤是肺癌、肝癌、胃癌、食管癌、大肠癌；农村则为胃癌、肝癌、食管癌、肺癌、大肠癌。

肿瘤的预防、诊断和治疗，是医学科学十分重要的组成部分，形成一个专门的分支——肿瘤学。肿瘤发生发展机制和肿瘤的病理诊断是病理学和肿瘤学的重要内容。

第一节　肿瘤的概念

肿瘤是机体在致瘤因素的作用下，局部组织的细胞在基因水平上失去了对其生长的正常调控，导致克隆性异常增生而形成的新生物。这种新生物常形成局部肿块，因而得名。肿瘤细胞由正常细胞转化而来，但是，肿瘤细胞具有与正常细胞不同的特点：细胞不同程度地失去分化成熟的能力，表现出形态、代谢、功能的异常；即使致瘤因素已不存在，仍继续相对无止境地生长；对机体有害无益。特别是恶性肿瘤具有浸润及转移能力而严重破坏组织、器官。肿瘤这些特点的产生，主要是由于瘤细胞的遗传物质基因、DNA在结构和功能上发生了变异，变异的遗传物质使肿瘤获得不断生长的能力并将其特性传给子代细胞，使瘤细胞不断繁衍。

细胞、组织的增生也可以由于炎症、损伤修复时细胞的增殖而引起。这类增生是针对损伤发生的防御性、修复性反应。增生的细胞、组织分化成熟，能恢复原来正常组织的结构和功能。增生有一定限度，一旦病因消除后不再继续生长。所以，与肿瘤具有的上述特点是完全不同的。

第二节　肿瘤的一般形态和结构

一、肿瘤的肉眼观形态

1. 肿瘤的外形　肿瘤的形状多种多样，有息肉状、蕈状、乳头状、菜花状、溃疡状、弥漫肥厚状、结节状、浸润包块状、分叶状、囊状等（图5-4-1）。肿瘤的形状一般与其发生部位、组织来源、生长方式和肿瘤的良恶性有关。

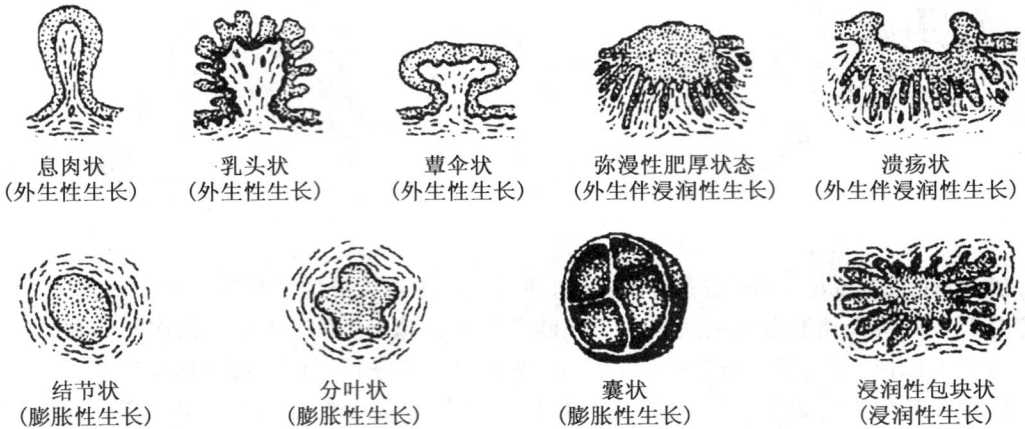

息肉状	乳头状	蕈伞状	弥漫性肥厚状态	溃疡状
（外生性生长）	（外生性生长）	（外生性生长）	（外生伴浸润性生长）	（外生伴浸润性生长）

结节状	分叶状	囊状	浸润性包块状
（膨胀性生长）	（膨胀性生长）	（膨胀性生长）	（浸润性生长）

图 5-4-1　肿瘤的形状和生长方式模式图

2. 肿瘤的颜色　一般来说,肿瘤的切面多呈灰白色或灰红色。如肿瘤富含血液(血管)呈灰红色、暗红色;富含脂肪呈黄色;富含黑色素则呈黑色、灰褐色。有时,可根据肿瘤的颜色大致推测肿瘤的来源。如出现变性、坏死、出血、纤维增生等,则可呈现不同的颜色。

3. 肿瘤的硬度　肿瘤的硬度与组织来源、肿瘤实质与间质比例以及有无变性、坏死、出血等因素有关,如脂肪瘤质地软,骨肿瘤质地硬,纤维瘤则质地韧。间质(纤维组织)多则质韧、硬;实质(肿瘤细胞)多则质软。瘤组织发生坏死时变软,钙化、骨化时变硬。

4. 肿瘤的大小　取决于肿瘤的良恶性、部位和时间。如卵巢良性肿瘤,可生长几十年,长到数十千克;椎管内肿瘤,很小就可以压迫脊髓,短期内即出现症状;原位癌,肉眼看不到,只有在显微镜下才能发现。体积很大的肿瘤,通常生长缓慢,生长时间较长,多为良性。恶性肿瘤生长迅速,短期内即可危及生命,一般不会长得很大。

5. 肿瘤的数目　通常只有一个,也可以在一个或多个器官内同时或先后出现多个肿瘤,如多发性子宫平滑肌瘤等。

二、肿瘤的镜下组织结构

肿瘤的组织结构一般可分为实质和间质两个部分。

1. 肿瘤的实质　肿瘤的实质指肿瘤细胞。它决定肿瘤的病理学特性和临床特点。肿瘤细胞不同程度地与起源细胞相似,因此可依据这一特点推测肿瘤的组织起源,并进行命名和分类。肿瘤的实质在形态上与起源组织相似,即分化程度高,常为良性肿瘤;反之则多为恶性肿瘤。所以,瘤细胞的形态不仅与起源有关,也与它们的分化程度有关。确定分化程度主要根据实质细胞。大多数肿瘤只有一种实质细胞,少数肿瘤可有多种实质细胞。

2. 肿瘤的间质　肿瘤的间质指结缔组织和血管,有时还有淋巴管,它们主要起支持和营养作用。血管丰富时肿瘤生长迅速,反之则缓慢。血管形成是肿瘤生长、转移的重要条件,抑制其生长则可达到治疗肿瘤的目的。肿瘤细胞产生的血管生成因子是导致血管增生的主要原因,也是目前研究的热点;间质内有淋巴细胞浸润时预后较好,是机体免疫反应较强的表现;有的肿瘤可产生肌成纤维细胞,有收缩和产生胶原纤维的能力,一方面可遏止瘤细胞播散,另一方面也可导致诸如乳腺癌时乳头下陷、回缩,食管癌、肠癌的管腔狭窄等改变。

第三节　肿瘤的异型性

肿瘤组织在组织结构和细胞形态上与起源的正常组织之间的差异称为**肿瘤异型性**(aty-pia)。异型性的大小反映了瘤细胞成熟的程度(分化程度)。在肿瘤学中,分化是指肿瘤组织(细胞)与其起源组织(细胞)的相似程度。异型性是显微镜下判断良、恶性肿瘤的主要依据。良性肿瘤异型性小,分化程度高(成熟),肿瘤组织与正常组织相似;恶性肿瘤异型性大,分化程度低(不成熟),与正常组织差异大。

间变(anaplasia)性肿瘤是指缺乏明确的分化且异型性显著的肿瘤,在 HE 染色下往往难以确定其来源。如有时难以区别肿瘤是癌还是淋巴瘤,就把它叫作小圆或梭形细胞肿瘤。间变性肿瘤是一种高度恶性的肿瘤。

一、肿瘤组织结构的异型性

任何组织都由特定的细胞按照一定的数量、排列方式、极向、层次组合而成。肿瘤的组织结构不同于起源组织的构筑规则即认为具有异型性。良、恶性肿瘤都有不同程度的组织结构的异型性。良性肿瘤细胞的异型性较小,与起源组织十分相似,因此诊断良性肿瘤的主要依据是其组织结构的异型性。如纤维瘤,瘤细胞与正常的纤维细胞非常相似,但瘤细胞失去正常的排列方式而呈编织状、旋涡状排列。恶性肿瘤组织结构的异型性大,如腺癌形成的腺体形态不规则,上皮层次增多,极向紊乱,甚至腺腔消失呈实心条索状,比较容易识别。

二、肿瘤细胞的异型性

良性肿瘤细胞的异型性小,一般与其起源的正常细胞相似。恶性肿瘤细胞具有高度的异型性,表现为:

1. 肿瘤细胞的多形性　指肿瘤细胞的形态、大小不一致。在多数情况下,瘤细胞比正常的细胞大,大小不一,有时出现瘤巨细胞。少数分化很差的肿瘤,其瘤细胞比正常细胞小,大小较一致,呈小圆、小梭形。

2. 肿瘤细胞核的多形性　指核的形态、大小、染色不一致。瘤细胞核大、深染、核浆比例失调(正常细胞为 $1:4\sim1:6$;恶性肿瘤细胞可达 $1:1$),核增大而胞浆很少时称裸核状。核染色质常呈粗颗粒状,分布不均匀,多聚集在核膜下,使核膜增厚。核仁肥大,数目可增多。核分裂像增多,常出现病理性核分裂像,对诊断恶性肿瘤有十分重要的意义(图 5-4-2)。

3. 肿瘤细胞胞浆的改变　胞浆内核蛋白体增多,胞浆呈嗜碱性;瘤细胞胞浆内可根据细胞来源不同出现不同的结构及代谢产物,如肌节、黏液、脂质、角质、糖原、色素等,可据此存在判断其组织起源。

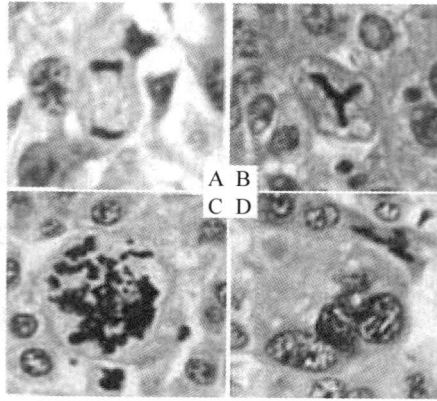

图 5-4-2　瘤细胞的异型性

A. 正常核分裂　B、C. 病理性核分裂　D. 瘤巨细胞

　　肿瘤细胞核的多形性对判断肿瘤的良、恶性,而胞浆内特殊结构和产物对判断组织起源有重要的应用价值。

第四节　肿瘤的生长与扩散

　　具有局部浸润和远处转移的能力是恶性肿瘤最重要的特点,也是恶性肿瘤致死的主要原因。

一、肿瘤生长的生物学

　　肿瘤细胞遗传学研究证实,肿瘤是由一个转化细胞不断增生、繁衍而形成的。肿瘤细胞自然生长史可分为以下几个阶段:一个细胞恶性转化→单克隆性增生形成肿瘤→局部浸润→远处转移。整个过程直接影响到肿瘤的生长、演进与扩散。

　　(一)肿瘤生长动力学

　　各种肿瘤的生长速度差异很大,主要取决于瘤细胞分化程度。分化高的良性肿瘤生长慢,可以生长几年至几十年。如果其生长速度突然加快,应考虑发生恶性变的可能。分化低的恶性肿瘤生长快,短期即可危及生命。生长快的肿瘤由于血供不足可发生坏死、出血等继发性改变。

　　肿瘤细胞的生长速度与下列因素有关:

　　1. 瘤细胞倍增时间　指完成一个细胞周期所用的时间。恶性转化细胞的生长周期与正常细胞一样,分为 G_0、G_1、S、G_2 和 M 期。多数恶性肿瘤细胞的倍增时间与正常细胞相似或长于正常细胞。

　　2. 生长分数　指瘤细胞群体中,处于增殖阶段($S+G_2$期)细胞与所有瘤细胞的比例。在细胞恶性转化初期,绝大多数的细胞处于复制期,生长分数很高。随着肿瘤的形成、生长、分化,大多数瘤细胞处于 G_0 期。所以,即使生长迅速的肿瘤其生长分数也只在 20% 左右。

　　3. 瘤细胞的生成与丢失　肿瘤由于营养供应不足、坏死脱落、凋亡以及机体抗肿瘤反应等因素的影响,有相当一部分瘤细胞消亡。所以,瘤细胞的生成与丢失的程度共同影响着肿瘤的生长。在生长分数相对较高的肿瘤(如急性白血病和小细胞肺癌),瘤细胞的生成远大于丢失,生长速度较快。生长分数较低的肿瘤,瘤细胞的生成稍超过丢失(如高分化结肠癌),生长速度则相对较慢。

研究表明,肿瘤的生长速度决定于生长分数和肿瘤细胞的生成和丢失之比,而与倍增时间关系不大。肿瘤的细胞动力学概念在肿瘤的化学治疗上有重要的意义。目前几乎所有的抗癌药物均针对处于增殖期的细胞。因此,高生长分数的肿瘤(如高度恶性的淋巴瘤)对于化学治疗特别敏感;低生长分数的实体癌(如结肠癌),对化学治疗不够敏感。临床上治疗这些肿瘤的策略是先用放射或手术治疗将肿瘤缩小或去除,让残存的瘤细胞从 G_0 期进入增殖期后再用化学药物治疗。

(二) 肿瘤的血管形成

如果没有新生的血管供给营养,肿瘤在达到 $1\sim2mm$ 时(10^7 个细胞)不再增大。肿瘤的血管形成是由血管生成因子和抗血管生成因子共同控制的。瘤细胞和巨噬细胞能产生血管生成因子,最主要的是**碱性成纤维细胞生长因子**(basic fibroblastic growth factor,b-FGF)和**血管内皮细胞生长因子**(vascular endothelial growth factor,VEGF),它们能促进血管内皮细胞分裂、毛细血管出芽、生长,形成新的毛细血管,为肿瘤生长提供营养,也为转移准备了条件。研究发现瘤细胞还能诱导抗血管生成因子形成,如**血管抑素**(angiostatin)、**脉管抑素**(vasculostatin)等具有抑制血管形成的作用。

(三) 肿瘤的演进与异质化

恶性肿瘤在生长过程中变得越来越富有侵袭性的现象称**肿瘤的演进**(progression),包括生长加快、浸润、转移等特性。这些生物学行为的出现与**肿瘤的异质化**(heterogeneity)有关。单克隆来源的肿瘤细胞在生长过程中形成不同的亚克隆,在侵袭能力、生长速度、对激素和抗癌药物的敏感性等方面的差异叫肿瘤的异质化。由于肿瘤在生长过程中,出现附加的基因突变,使亚克隆瘤细胞获得不同的特性。在此过程中,机体的抗肿瘤反应可杀死那些具有较高抗原性的亚克隆瘤细胞,而抗原性低的亚克隆瘤细胞则可躲过机体的免疫监视。因此,部分亚克隆瘤细胞在生长过程中,能保留适应存活、生长、浸润、转移及耐药等特性,形成了肿瘤的异质化。异质化的过程实际上是基因改变而出现新克隆瘤细胞的过程。

二、肿瘤的生长方式

肿瘤可呈膨胀性、外生性和浸润性生长。

1. **膨胀性生长** 为发生于深部组织的良性肿瘤的生长方式,像吹气球一样,把周围组织推开,呈结节状,周围常形成完整包膜,界限清楚,易推动。肿瘤容易手术摘除,不复发。对局部组织器官起压迫、阻塞作用。一般破坏组织结构不明显。

2. **浸润性生长** 为大多数恶性肿瘤的生长方式,瘤组织像蟹足状或树根长人泥土、石缝一样侵人周围组织或血管淋巴管内,常无明显的界限及包膜。有时在肿瘤周围出现纤维组织增生,肿瘤细胞浸润其中,形成"假包膜"。肿瘤不易推动,不易手术切净,易复发。浸润性生长是诊断恶性肿瘤的重要指征之一。常破坏脏器的结构和功能,易引起出血、感染。

3. **外生性生长** 体表及管腔表面的良、恶性肿瘤都可呈外生性生长。良性肿瘤常呈息肉状、蕈状、乳头状等;恶性肿瘤在上述特点的基础上还出现浸润性生长,外生性部分常坏死、脱落而形成癌性溃疡。

三、肿瘤的扩散

一般而言,扩散是恶性肿瘤才具有的特性。扩散的方式有两种。

(一) 直接蔓延

恶性肿瘤从原发部位连续不断地沿着组织间隙、淋巴管、血管、神经周围间隙侵入邻近的器官或组织继续生长叫直接蔓延。例如,晚期宫颈癌可通过直接蔓延到直肠和膀胱;晚期乳腺癌可侵犯胸肌、胸壁进入胸腔。

(二) 转移

部分肿瘤细胞脱离原发部位,通过血管、淋巴管或体腔,迁徙到另一个地方继续生长,形成与原发肿瘤相同类型的新肿瘤,这种过程叫**转移**(metastasis)。所形成的新肿瘤称为转移瘤或继发瘤。常见的转移途径有以下三种:

1. 淋巴道转移 癌多由淋巴道转移。癌细胞侵入淋巴管后,随淋巴液到达局部淋巴结。例如,乳腺癌首先转移到同侧腋窝淋巴结;肺癌则转移到肺门淋巴结。癌细胞到达淋巴结后,先聚集于边缘窦,然后累及整个淋巴结。受累淋巴结肿大、变硬,切面灰白色;多个淋巴结受累可互相融合成团块状。癌细胞可从近处淋巴结向远处淋巴结转移,如进入胸导管则可以进入血流发生血道转移。转移肿大的淋巴结应与炎症性肿大的淋巴结相鉴别。

2. 血道转移 肉瘤常见的转移方式,癌经血道发生远隔转移也不少见。血道转移途径与栓子运行途径相似,即肿瘤细胞侵犯小静脉而入血后,经右心到肺,在肺内形成转移性肿瘤。肺内的瘤细胞侵入肺静脉进入左心引起脑、骨、肾上腺等处转移。胃肠道的肿瘤细胞侵入门静脉引起肝内转移。侵入胸、腰、骨盆的瘤细胞可通过吻合支进入脊椎静脉丛,直接转移到脑。血道转移瘤的形态特点是:边界清楚、多发性、散在分布的圆形结节状病灶。位于器官表面的转移瘤,由于中央区域出血、坏死而下陷,可形成"癌脐"。

血道转移最重要的脏器是肺和肝。临床上,肺部和肝脏的影像学检查是发现转移性肿瘤的重要方法。

3. 种植性转移 胸、腹腔内脏的恶性肿瘤侵犯到浆膜,肿瘤细胞可以脱落,像播种一样种植在脏器表面,在浆膜上形成转移瘤。如胃腺癌,可穿破浆膜,种植在大网膜、腹膜、卵巢等处。胃肠道的印戒细胞癌经种植转移到卵巢,叫**克鲁根勃瘤**(Krukenberg 瘤)。由于浆膜下淋巴管或小静脉受阻和受刺激可有液体渗出,如同时有小静脉破裂则形成血性腹水。肿瘤细胞通过手术操作、器械等污染造成的局部转移叫医源性种植,应注意避免。

四、恶性肿瘤浸润和转移的机制

恶性肿瘤浸润和转移的机制目前尚未完全明了,一般认为是由一系列步骤组成的连续的复杂过程。具有侵袭能力的亚克隆瘤细胞的出现和肿瘤内血管形成,对肿瘤的局部浸润和转移起重要作用。下面以癌为例,简述其浸润和转移的机制。

(一) 局部浸润

恶性肿瘤局部浸润和蔓延大致可归纳为四个步骤:

1. 癌细胞表面黏附分子减少　正常上皮细胞之间有各种细胞黏附分子,其中的上皮黏连素可将其彼此黏着在一起而不分离。肿瘤细胞表面的黏附分子减少,彼此之间的黏着力减少而分离。

2. 癌细胞与基底膜的黏着增加　某些癌细胞有较多被称为整合素的黏附分子,密布于癌细胞的整个表面,使癌细胞更容易与基底膜黏附。此外,癌细胞还可通过多种受体与配体的结合来实现与基质成分的黏附。

3. 细胞外基质的降解　细胞外基质的成分可被癌细胞直接分泌的蛋白溶解酶所溶解,使基底膜产生局部缺损,以利于癌细胞通过。

4. 癌细胞的移出　癌细胞借助于自身的阿米巴样运动通过被溶解的基底膜缺损处游出。近来发现,肿瘤细胞产生的自分泌移动因子,可介导瘤细胞的移动。基质成分(如胶原、蛋白多糖)的降解产物对癌细胞也有化学趋化性。癌细胞穿过基底膜后,溶解结缔组织,在间质中移动。到达血管壁时,以同样的方式穿过血管的基底膜进入血管。

（二）血道播散

进入血管的癌细胞能够形成新的转移灶的可能性小于千分之一。单个癌细胞通常被机体的自然杀伤细胞消灭。但是,被血小板凝集成团的癌细胞形成的瘤栓却不易被消灭并可与形成栓塞处的血管内皮细胞黏附,然后穿过血管内皮和基底膜,形成新的转移灶。由于肿瘤的异质化而选择出来的高侵袭性的亚克隆瘤细胞,容易引起血道播散。

某些肿瘤的血道转移,对于某些器官来说,具有特殊亲和性,如肺癌易转移到肾上腺和脑,甲状腺癌、肾癌和前列腺癌易转移到骨,乳腺癌常转移到肺、肝、骨、卵巢和肾上腺等。

（三）肿瘤转移的分子遗传学

目前尚未发现一个单独的与转移有关的基因。已发现,肿瘤抑制基因 $nm23$ 的表达水平与肿瘤的侵袭和转移能力有关。在小鼠模型中,$nm23$ 的表达高者具有低转移性,$nm23$ 表达低于正常 10 倍者,伴有高转移。人类的 $nm23$ 基因定位于第 17 号染色体,在侵袭性强的肿瘤中 $nm23$ 基因丢失。临床上对人乳腺癌的观察发现,淋巴结转移少于三个者,$nm23$ 蛋白表达水平高;广泛转移者 $nm23$ 蛋白表达的水平一般均低。

第五节　肿瘤的分级与分期

分级和分期只用于恶性肿瘤,良性肿瘤不分级也不分期。分级的目的是确定肿瘤的恶性程度。主要根据肿瘤细胞分化高低、异型性大小及核分裂像的多少来确定级别。多采用三级分类法:Ⅰ级:分化良好,低度恶性;Ⅱ级:分化中等,中度恶性;Ⅲ级:分化低,高度恶性。这种分级法简单易行,但缺乏定量标准,受主观因素影响较大。

分期的目的,是确定肿瘤的发展阶段,即确定肿瘤的早、中、晚期。分期原则,根据原发肿瘤的大小、浸润深度、范围,是否累及周围组织,有无淋巴结转移、血道转移、远处转移等因素来划分。所以,肿瘤的分期必须结合各种恶性肿瘤各自的生物学特性以及病人的全身情况综合考虑。小的病理活检组织、标本不能分期,只能分级,应引起注意。

肿瘤分期目前有不同的方案,国际上广泛采用 TNM 分期系统。T 指肿瘤的原发灶,肿瘤不断增大依次用 $T_1 \sim T_4$ 来表示;N 指累及局部淋巴结,无累及时用 N_0 表示,淋巴结受累程度和范围加大时,依次用 $N_1 \sim N_3$ 表示;M 指血道转移,无血道转移者用 M_0 表示,有血道转移者用 M_1 或 M_2 表示。肿瘤的分级和分期对临床医师制定治疗方案和估计预后有一定参考价值。

第六节　肿瘤对机体的影响

肿瘤因其良、恶性不同,生长部位及大小不同而对机体的影响有所不同。

一、局部影响

1. 压迫和阻塞　良、恶性肿瘤长到一定大小都会压迫脏器和阻塞管腔。例如,颅内或椎管内肿瘤可压迫脑和脊髓;胰头癌压迫总胆管,引起阻塞性黄疸。

2. 破坏器官的结构和功能　恶性肿瘤生长到一定程度,都可能破坏器官的结构和功能。例如,肝癌可广泛破坏肝脏组织,引起肝功能障碍;骨肉瘤可破坏骨组织造成病理性骨折。

3. 出血与感染　多见于恶性肿瘤。肿瘤的浸润性生长可导致血管破裂、出血。例如,鼻咽癌导致鼻出血;膀胱癌引起血尿;直肠癌可出现便血。

4. 疼痛　一般为晚期恶性肿瘤的症状,常为顽固性疼痛。其原因是肿瘤压迫或侵犯神经组织。例如,肝癌时肝包膜受累引起疼痛;鼻咽癌累及三叉神经时产生疼痛。

二、全身影响

1. 发热　肿瘤的代谢产物、坏死崩解吸收、继发性感染均可引起发热。

2. 恶病质　是一种综合症状,常出现于恶性肿瘤的晚期,包括严重的消瘦、贫血、衰竭等表现。其原因是:肿瘤消耗了大量的营养物质;疼痛、少食、失眠;出血、坏死、感染、坏死物吸收;巨噬细胞产生的肿瘤坏死因子(TNF);分解代谢增加等因素。食管癌、肝癌、胃癌等还可因严重影响进食和吸收使恶病质出现早而严重。

3. 激素增多症候　某些内分泌腺肿瘤可产生激素。如胰岛细胞瘤,产生胰岛素,引起阵发性低血糖。弥散性神经内分泌系统的肿瘤,如神经内分泌癌、嗜铬细胞瘤等,也可产生多肽激素,有时引起内分泌紊乱。

一些非内分泌腺肿瘤能产生激素或激素样物质称为异位内分泌肿瘤。以恶性肿瘤多见,尤其是癌,如肺癌、胃癌、肝癌、胰腺癌、结肠癌;也可见于纤维肉瘤、平滑肌肉瘤、横纹肌肉瘤等。它们可以产生两种以上激素,如促肾上腺皮质激素(ACTH)、甲状旁腺素(PTH)、抗利尿激素(ADH)、绒毛膜促性腺激素(HCG)、生长激素(GH)、促甲状腺激素(TSH)、**胰岛素**(insulin)、**降钙素**(calcitonin)等。患者常出现内分泌紊乱症状,称之为异位内分泌综合征。

4. 副肿瘤综合征　由于肿瘤的产物或异常免疫反应或其他不明原因,引起内分泌、神经、消化、造血、肾脏、骨关节、皮肤等系统发生病变,出现相应的临床表现,称为副肿瘤综合征。这些表现不是由原发瘤或转移瘤直接引起,而是通过产生某些产物间接引起的。异位内分泌肿瘤属于副肿瘤综合征。有关产生副肿瘤综合征的机制不明,可能与瘤细胞内基因表达异常有关。认识此类肿瘤及相应综合征对早期发现肿瘤和判断肿瘤治疗效果有十分重要的意义。

第七节 良性肿瘤与恶性肿瘤的区别

良性肿瘤和恶性肿瘤在生物学特点上有明显不同,对机体的影响也不同。良性肿瘤一般对机体影响小,易于治疗,效果好;恶性肿瘤危害较大,治疗措施复杂,效果不理想。如果把恶性肿瘤误诊为良性肿瘤,就会延误治疗,治疗不彻底造成复发、转移。相反,如把良性肿瘤误诊为恶性肿瘤,进行一些不必要的治疗,患者遭受不应有的痛苦、伤害和精神负担。区别良、恶性肿瘤,对于正确的诊断和治疗具有重要的实际意义。良、恶性肿瘤的区别见表5-4-1所示。

表 5-4-1 良性肿瘤与恶性肿瘤的区别

	良 性 肿 瘤	恶 性 肿 瘤
组织分化程度	分化好,异型性好,与原有组织的形态相似	分化不好,异型性大,与原有组织的形态差别大
核分裂像	无或稀少	多见,可见病理性核分裂像
生长速度	缓慢	较快
生长方式	膨胀性或外生性生长,前者常有包膜形成,与周围组织分界清楚,可推动	浸润性或外生性生长,无包膜,常与周围组织分界不清,不能推动,后者常伴浸润性生长
继发改变	很少发生出血、坏死	常形成出血、坏死、溃疡形成等
转 移	不转移	可有转移
复 发	手术切除后很少复发	多有复发
对机体影响	较小,主要为局部压迫或阻塞,如发生在重要脏器也可引起严重后果	较大,除压迫、阻塞外,还可破坏组织,引起出血、坏死、合并感染,甚至造成恶病质

必须指出的是,表5-4-1所列各项指标,单就某一项来说都是相对的,必须综合判断。良性肿瘤与恶性肿瘤之间有时并无绝对界限。有些肿瘤的组织形态介乎两者之间,称为**交界性肿瘤**(borderline tumor),如卵巢交界性浆液性乳头状囊腺瘤和黏液性囊腺瘤,它们可有腺上皮细胞层次增加,并有一定的异型性,但尚无间质浸润。此类肿瘤有恶变倾向,在一定的条件下可逐渐向恶性发展,临床上应加强随访。此外,肿瘤的良恶性也并非一成不变,有些良性肿瘤如不及时治疗,有时可转变为恶性肿瘤,称为恶变,如结肠息肉状腺瘤可恶变为腺癌。而个别恶性肿瘤(如黑色素瘤),有时由于机体免疫力加强等原因,可以停止生长甚至完全自然消退。又如儿童的神经母细胞瘤的瘤细胞有时能发育成为成熟的神经细胞,有时甚至转移灶的瘤细胞也能继续分化成熟,使肿瘤停止生长而自愈。但是,这种情况毕竟是极少数,绝大多数恶性肿瘤不能自然逆转为良性,应及时治疗。

第八节　肿瘤的命名和分类

一、命名原则

人体任何部位、器官和组织都可以发生肿瘤,因此种类繁多,命名也比较复杂。命名的一般原则是:根据其组织来源(分化方向)和生物学行为(良恶性)来命名。

(一) 良性肿瘤的命名

来源的组织名称后加"瘤"(-oma)字,例如,**脂肪瘤**(lipoma)、纤维瘤、平滑肌瘤、神经纤维瘤、腺瘤等。有时可结合形态命名,如,来源于皮肤鳞状上皮的良性肿瘤,外观呈乳头状,称为(鳞状上皮)乳头状瘤。

(二) 恶性肿瘤的命名

1. **癌**(carcinoma)　来源于上皮组织的恶性肿瘤称为癌。命名时在其来源的组织名称之后加"癌"字,例如,鳞形细胞癌、腺癌、移行细胞癌。有时癌既向鳞状上皮分化,又向腺上皮分化,则称为腺鳞癌。

2. **肉瘤**(sarcoma)　来源于间叶组织(包括纤维结缔组织、脂肪、肌肉、脉管、骨、软骨组织等)的恶性肿瘤称为肉瘤。命名时在其来源的组织名称之后加"肉瘤",例如,脂肪肉瘤、纤维肉瘤、平滑肌肉瘤、横纹肌肉瘤。

在病理学上,癌是指上皮组织的恶性肿瘤。所谓**癌症**(cancer),泛指所有的恶性肿瘤,包括癌和肉瘤。一个肿瘤中含有癌和肉瘤两种成分称癌肉瘤。

(三) 肿瘤的特殊命名

有少数肿瘤不按上述原则命名。来源于幼稚组织的肿瘤称为"母细胞瘤",恶性者如神经母细胞瘤、视网膜母细胞瘤、髓母细胞瘤、肾母细胞瘤;良性者如骨母细胞瘤、软骨母细胞瘤和脂肪母细胞瘤。有些恶性肿瘤成分复杂或由于习惯沿袭,则在肿瘤的名称前加"恶性"二字,如恶性畸胎瘤、恶性脑膜瘤、恶性周围神经鞘瘤等。有些恶性肿瘤冠以人名,如尤文(Ewing)瘤、霍奇金(Hodgkin)淋巴瘤;或根据肿瘤细胞的形态命名,如透明细胞肉瘤、肺燕麦细胞癌。至于白血病、精原细胞瘤等则是少数采用习惯名称的恶性肿瘤,虽称为"病"或"瘤",实际上都是恶性肿瘤。"瘤病"多用于多发性良性肿瘤,如神经纤维瘤病,或在局部呈广泛弥漫生长的良性肿瘤,如脂肪瘤病和血管瘤病。

二、肿瘤的分类

肿瘤分类的原则通常是根据组织来源(分化方向)和生物学行为来分。一般根据组织来源可分为上皮组织肿瘤、间叶组织肿瘤、淋巴造血组织肿瘤、神经组织肿瘤及其他肿瘤,每类肿瘤再根据生物学行为分为良性肿瘤与恶性肿瘤。

第九节　常见肿瘤举例

本文仅介绍常见上皮组织及间叶组织肿瘤。

一、上皮性肿瘤

上皮组织发生的肿瘤最为常见,其中恶性上皮组织肿瘤(癌)对人类的危害最大,人体的恶性肿瘤大部分来源于上皮组织。

（一）良性上皮肿瘤

1. 乳头状瘤　由鳞状上皮、移行上皮组织起源。瘤体多呈指状或乳头状突起,也可呈菜花状、绒毛状外观。常有蒂与正常组织相连,切面可见到乳头中央有血管、纤维性轴心(图5-4-3)。膀胱、外耳道、阴茎的乳头状瘤易恶变,应引起注意。

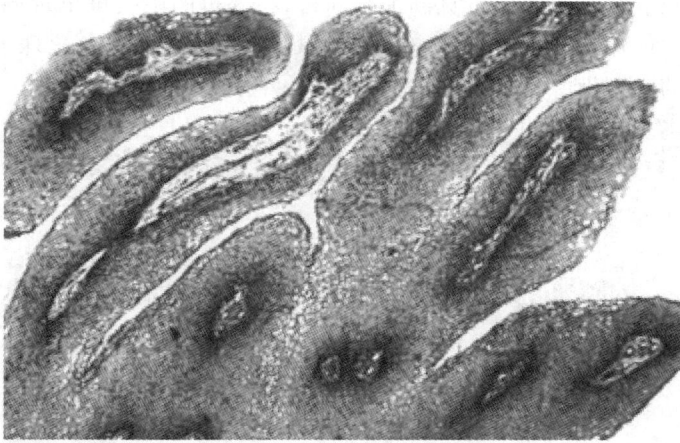

图 5-4-3　皮肤乳头状瘤
鳞状上皮呈乳头状生长,中央为纤维血管轴心

2. 腺瘤　由腺体、导管、分泌性上皮发生的良性肿瘤,多见于甲状腺、卵巢、乳腺、涎腺和肠等处。腺瘤的腺体与其起源腺体不仅在结构上十分相似,而且常具有一定的分泌功能。根据腺瘤的组成成分或形态特点,可将其分为以下类型。

（1）囊腺瘤:由于腺瘤组织中的腺体分泌物淤积,腺腔逐渐扩大并互相融合而成。肉眼可见到大小不等的囊腔而得名。囊腺瘤常发生于卵巢,亦偶见于甲状腺及胰腺。

（2）纤维腺瘤:常发生于女性乳腺,是乳腺常见的良性肿瘤。除腺上皮细胞增生形成腺体外,同时有大量纤维结缔组织增生,两者共同构成肿瘤实质。间质为血管及其周围少量的纤维组织。

（3）多形性腺瘤:常发生于涎腺,特别常见于腮腺。过去曾称之为混合瘤。目前认为,此瘤是由腮腺闰管上皮细胞和肌上皮细胞发生的一种腺瘤。由于分散的肌上皮细胞之间可出现黏液样基质,并可化生为软骨样组织,从而构成多形性特点。本瘤生长缓慢,但切除后较易复发。

（4）息肉状腺瘤:又称腺瘤性息肉。多见于直肠和结肠。发生于黏膜,呈息肉状,有蒂与黏膜相连,特别是表面呈乳头状或绒毛状者恶变率较高。结肠多发性腺瘤性息肉病常有家族遗传性,不但癌变率很高,并易早期发生癌变。

（二）恶性上皮组织肿瘤

由上皮发生的恶性肿瘤统称为癌,多见于 40 岁以上的人群,是人类最常见的一类恶性肿瘤。

癌常以浸润性生长为主,故与周围组织分界不清。发生在皮肤、黏膜表面的癌外观上常呈息肉状、蕈伞状或菜花状,表面常有坏死及溃疡形成;发生在器官内的常为不规则的结节状,呈树根状或蟹足状向周围组织浸润,质地较硬,切面常为灰白色,较干燥。镜下,癌细胞可呈巢状、条索状或腺状排列,与间质分界清楚。网状纤维染色时,网状纤维存在于癌巢周围,癌细胞之间则无。上皮下有较多的淋巴管,所以癌在早期一般多经淋巴道转移,到晚期才发生血道转移。

癌的常见类型有以下几种:

1. **鳞状细胞癌**　简称鳞癌,常发生于皮肤、口腔、唇、子宫颈、阴道、食管、喉、阴茎等处。有些部位如支气管、胆囊、肾盂等处,可以通过鳞状上皮化生而发展为鳞状细胞癌。肉眼观,常呈菜花状,也可坏死脱落而形成溃疡。癌组织同时向深层作浸润性生长。镜下,在分化好的鳞状细胞癌的癌巢中,细胞间还可见到细胞间桥,在癌巢的中央可出现同心圆排列的层状角化物,称为角化珠或癌珠(图 5-4-4)。分化较差的鳞状细胞癌无角化珠形成,也无细胞间桥,瘤细胞呈明显的异型性并见较多的核分裂像。

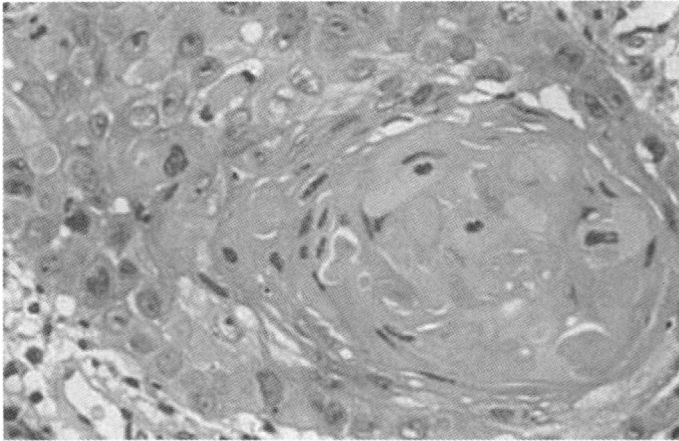

图 5-4-4　鳞状细胞癌(Ⅰ级)
癌细胞呈巢状排列,中央可见癌珠

2. **基底细胞癌**　多见于老年人面部如眼睑、颊及鼻翼等处,由该处表皮原始上皮芽或基底细胞发生。癌巢主要由浓染的基底细胞样的癌细胞构成,边缘细胞常呈栅栏状排列。肿瘤生长缓慢,表面常形成溃疡,并可浸润破坏深层组织,但很少发生转移,对放射治疗很敏感,临床上呈低度恶性的经过。

3. **泌尿上皮癌**　好发于膀胱或肾盂等处的泌尿上皮,常多发性,呈乳头状,可溃破形成溃疡或广泛浸润膀胱壁。镜下,癌细胞似泌尿上皮,呈多层排列,异型性明显。

4. **腺癌**　是从腺体、导管、分泌性上皮发生的恶性肿瘤。根据其形态结构和分化程度,可分为管状腺癌、实性癌和黏液癌。

(1)管状腺癌:见于胃肠、胆囊、子宫体等处。癌细胞形成大小不等、形状不一、排列不规则的腺样结构,细胞常不规则地排列成多层,核大小不一,核分裂像多见(图 5-4-5)。当腺癌伴有大量乳头状结构时称为乳头状腺癌;腺腔高度扩张呈囊状的腺癌称为囊腺癌;伴乳头状生长的囊腺癌称为乳头状囊腺癌。

(2)黏液癌:分泌大量黏液的腺癌称为黏液癌,又称为胶样癌,常见于胃和大肠。镜

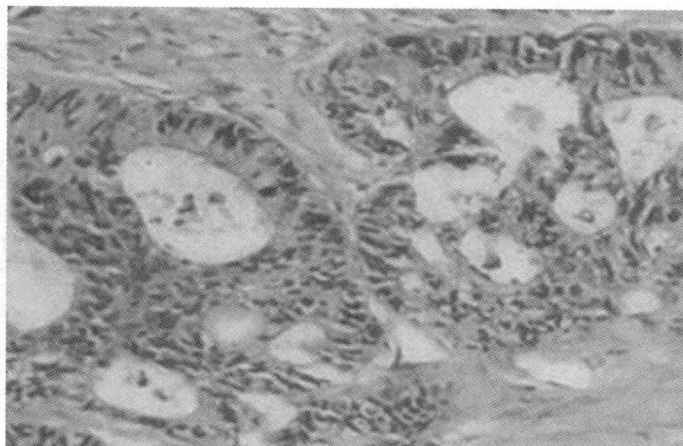

图 5-4-5　结肠腺癌
癌细胞呈腺管样排列,腺管大小、形态不一,层次不等

下,初时黏液聚积在癌细胞内,将核挤向一侧,使该细胞呈印戒状,故一般称之为印戒细胞。以后黏液堆积在腺腔内,并可由于腺体的崩解而形成黏液池(湖)。此时,往往可见小堆或散在印戒状癌细胞漂浮其中。肉眼观,癌组织呈灰白色,湿润,半透明如胶冻样,胶样癌因此而得名。当印戒细胞为主要成分呈广泛浸润时则称印戒细胞癌。

(3)实性癌:属低分化腺癌,恶性程度较高,多发生于乳腺,少数可发生于胃及甲状腺。癌巢为实体性,无腺腔样结构,癌细胞异型性高,核分裂像多见。有的实性癌癌巢少而小,间质结缔组织多,质地硬,称硬癌;有的类型,癌巢较大甚至成片,质软如脑髓,间质结缔组织相对较少,其中有多量淋巴细胞,称为髓样癌。

(三)癌前病变、非典型性增生及原位癌

正确识别癌前病变、非典型性增生及原位癌是防止肿瘤发生发展及早期诊断肿瘤的重要环节。

1. **癌前病变**(precancerous lesion)　癌前病变是指某些在统计学上具有癌变可能,如不及时治愈有可能转变为癌的疾病和病变。因此,早期发现与及时治愈癌前病变,对肿瘤的预防具有重要的实际意义。临床上常见的癌前病变有以下几种:① 黏膜白斑;② 慢性子宫颈炎伴子宫颈糜烂;③ 乳腺增生性纤维囊性变;④ 结肠、直肠的息肉状腺瘤,尤其是遗传性的家族性腺瘤性息肉病,更易发生癌变;⑤ 慢性萎缩性胃炎及胃溃疡;⑥ 慢性溃疡性结肠炎;⑦ 皮肤慢性溃疡;⑧ 肝硬化,尤其是由于慢性乙型病毒性肝炎所致的肝硬化。

必须指出,癌的形成往往经历一个漫长的,逐渐演进的过程,平均为 15～20 年,而且并非所有癌前病变都必然转变为癌;也并非所有的癌都有明确的癌前病变,这方面的研究在肿瘤的预防上具有重要意义。

2. **不典型性增生**(dysplasia,atypical hyperplasia)　上皮细胞增生,形态出现一定的异型性,但还不足以诊断为癌,称为不典型性增生。镜下表现为增生的细胞大小不一,形态多样,核大而深染,核浆比例增大,核分裂可增多但多属正常核分裂像。细胞排列较乱,极向消失。非典型性增生多发生于皮肤或黏膜表面被覆的鳞状上皮,也可发生于腺上皮。根据其异型性程度和累及范围可分为轻、中、重三级。轻度和中度的非典型性增生(分别累及上皮层下部的 1/3

和 2/3 处),在病因消除后可恢复正常。而累及上皮 2/3 以上尚未达到全层属重度非典型性增生(图 5-4-6),病变很难逆转,常转变为癌。癌前病变多通过非典型性增生而发生癌变。

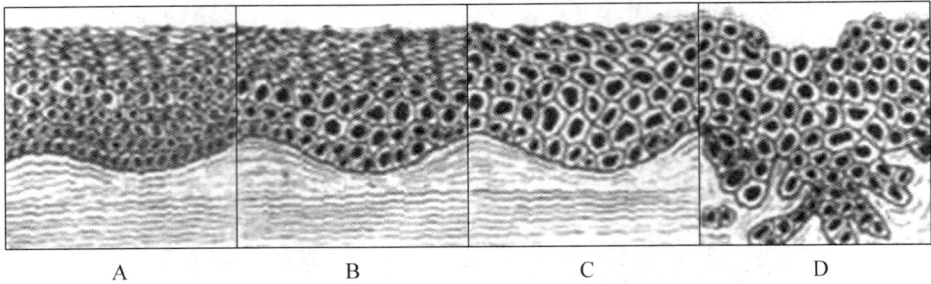

图 5-4-6　不典型增生、原位癌、浸润性癌模式图
A. 正常鳞状上皮　B. 不典型增生　C. 原位癌　D. 浸润性癌

3. 原位癌(carcinoma in situ)　一般指不典型性增生累及上皮全层,但尚未突破基底膜者称原位癌。例如子宫颈、食管及皮肤的原位癌。此外,当乳腺小叶腺泡发生癌变而尚未侵破基底膜者,亦可称为小叶原位癌。原位癌是一种早期癌,早期发现和积极治疗,可防止其发展为浸润性癌,提高其治愈率。

目前较多使用**上皮内瘤变**(intraepithelial neoplasia,IN)这一概念来描述上皮从非典型性增生到原位癌这一连续的过程,将轻度、中度非典型性增生分别称为上皮内瘤变Ⅰ级和Ⅱ级,重度非典型性增生和原位癌统称为上皮内瘤变Ⅲ级,这是因为重度非典型性增生和原位癌两者很难截然分开,而临床上的处理原则基本一致。

二、间叶组织肿瘤

(一) 良性间叶组织肿瘤

这类肿瘤的分化成熟程度高,其组织结构、细胞形态等均与其起源的正常组织相似。肿瘤生长慢,呈膨胀性生长,一般都具有包膜。现将其中比较常见的类型分述如下:

1. 脂肪瘤　最常见的部位为背、肩、颈及四肢近端的皮下组织。外观为扁圆形或分叶状,有包膜,质地柔软,切面色淡黄,似正常的脂肪组织。肿瘤大小不一,直径由几厘米至儿头大或更大,常为单发性,亦可为多发性。镜下结构与正常脂肪组织的主要区别在于有包膜,瘤组织呈不规则的分叶状,并有纤维组织间隔存在。脂肪瘤一般无明显症状,但也有引起局部疼痛者。手术易切除。

2. 脉管瘤　可分为血管瘤及淋巴管瘤两类,其中以血管瘤最为常见,多为先天性发生,故常见于儿童。血管瘤可以发生在任何部位,但以皮肤为多见,一般分为毛细血管瘤(由增生的毛细血管构成)、海绵状血管瘤(由扩张的血窦构成)及混合型血管瘤(即两种改变并存)三种。肉眼无包膜,呈浸润性生长。在皮肤或黏膜可呈突起的鲜红肿块,或仅呈暗红或紫红色斑。内脏血管瘤多呈结节状。发生于肢体软组织的弥漫性海绵状血管瘤可引起肢体增大。血管瘤一般随身体的发育而长大,成年后即停止发展,甚至可以自然消退。

3. 平滑肌瘤　最多见于子宫,其次为胃肠道。瘤组织由形态比较一致的梭形平滑肌细胞构成。细胞排列成束状,互相编织,核呈长杆状,两端钝圆,同一束内的细胞核有时排列成栅栏状,核分裂像少见。

4. 骨瘤 好发于头面骨及颌骨,也可累及四肢骨,形成局部隆起。镜下见主要由成熟的骨质组成,但失去正常骨质的结构和排列方向。骨瘤发生在颅骨内板者,可凸向颅腔,引起颅神经压迫症状。发生于眼眶、鼻窦或颌骨者可引起相应部位压迫症状。

（二）恶性间叶组织肿瘤

恶性间叶组织肿瘤统称为肉瘤。肉瘤比癌少见,多发生于青少年。肉眼观呈结节状或分叶状。由于其生长较快,除浸润性生长外,也可挤压周围组织形成假包膜。肉瘤体积常较大,质软,切面多呈灰红色,均质性,湿润,外观多呈鱼肉状,故称为肉瘤。

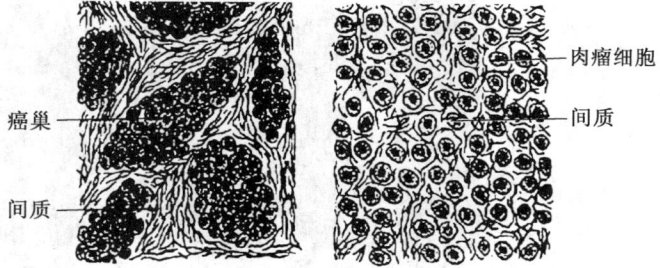

图 5-4-7 癌与肉瘤的区别（镜下模式图）

肉瘤易发生出血、坏死、囊性变等继发性改变。镜下,肉瘤细胞大多弥漫排列,不形成细胞巢,与间质分界不清（图 5-4-7）,网状纤维染色可见网状纤维穿插于肉瘤细胞之间。肿瘤间质的结缔组织少,但血管较丰富,故肉瘤多先由血道转移。上述各点均与癌的特点有所不同,见表 5-4-2 所示。正确掌握癌与肉瘤的特点,对临床诊断和治疗均有实际意义。

表 5-4-2 癌与肉瘤的区别

	癌	肉 瘤
组织来源	上皮组织	间叶组织
发病率	较常见,约为肉瘤的 9 倍,多见于 40 岁以上成人	较少见,大多见于青少年
大体特点	质较硬,色灰白,实干燥	质软,色灰红,湿润,鱼肉状
组织学特征	多形成癌巢,实质与间质分界清楚	肉瘤细胞弥漫分布,实质与间质分界不清,间质内血管丰富
网状纤维	癌细胞间多无网状纤维	肉瘤细胞间多有网状纤维
转 移	多经淋巴道转移	多经血道转移

常见的肉瘤有以下几种:

1. 恶性纤维组织细胞瘤 肿瘤最好发于下肢,其次是上肢的深部软组织和腹膜后等处,少见于内脏器官。为老年人最常见的软组织肉瘤。肿瘤细胞可有多种类型,镜下,主要见成纤维细胞和组织细胞样细胞,此外尚见原始间叶细胞、肌成纤维细胞、含有细小脂滴的黄色瘤细胞和多核瘤巨细胞。异型性往往十分明显,核分裂像多见（图 5-4-8）。绝大多数肿瘤可见中等量到多量的慢性炎性细胞浸润。有的区域见成纤维细胞可呈束状交织排列或排列成车辐状,后者被认为有一定诊断价值;有的区域多形性明显,见多种瘤细胞混杂分布,无一定排列形式,而且异型性十分突出,可见形态怪异、具有丰富嗜伊红胞浆的瘤巨细胞;有的区域黏液变性明显。关于此瘤的组织发生,有研究认为是由原始间叶细胞向不同方向分化所成。此瘤的恶性程度较高,切除后易复发和转移。

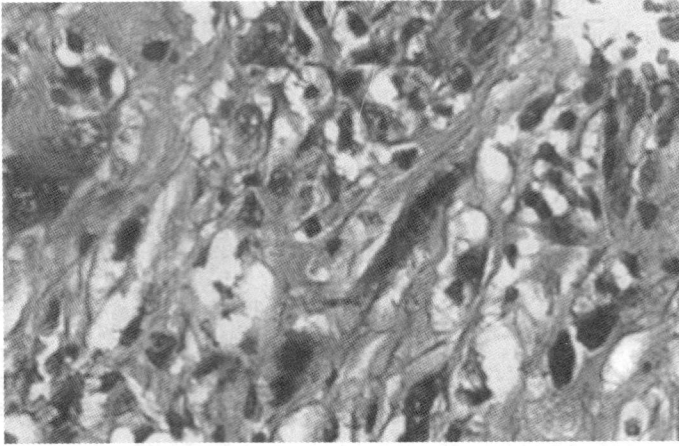

图 5-4-8　恶性纤维组织细胞瘤

2. 脂肪肉瘤　为肉瘤中较常见的一种类型。多发生于大腿及腹膜后软组织深部。与脂肪瘤的分布相反,极少从皮下脂肪层发生。肿瘤来自原始间叶组织,这说明脂肪肉瘤极少是由脂肪瘤恶变而来,而是一开始即具恶性特征。本瘤多见于 40 岁以上成人,极少见于青少年。肉眼观,大多数肿瘤呈结节状或分叶状,表面常有一层假包膜,似一般的脂肪瘤,亦可呈黏液样外观,或均匀一致呈鱼肉样。本瘤的瘤细胞形态多种多样,可见分化差的星形、梭形、小圆形或呈明显异型性和多形性的脂肪母细胞,胞浆内可见多少和大小不等的脂滴空泡,也可见分化成熟的脂肪细胞。

3. 横纹肌肉瘤　最好发于头、颈、泌尿生殖道及腹膜后,偶可见于四肢,是较常见而且恶性程度很高的肉瘤。主要发生于 10 岁以下的婴幼儿和儿童,少见于青少年和成人。肿瘤由不同分化阶段的横纹肌母细胞组成。分化较高者红染的胞浆内可见纵纹和横纹,用磷钨酸苏木素染色更易显示。横纹肌肉瘤均生长迅速,易早期发生血道转移,如不及时诊断治疗,预后极差,约 90% 以上在五年内死亡。

4. 平滑肌肉瘤　多见于子宫及胃肠,偶可见于腹膜后、肠系膜、大网膜及皮下软组织。患者多为中老年人。平滑肌肉瘤的瘤细胞有轻重不等的异型性,核分裂像的多少对判断其恶性程度有重要意义。恶性程度高者,手术后易复发,可发生血道转移至肺、肝及其他器官。

5. 骨肉瘤　好发于青少年的四肢长骨,尤其是股骨下端和胫骨上端。骨肉瘤起源于骨母细胞,为最常见的骨恶性肿瘤。肉眼观,肿瘤位于长骨干骺端,呈梭形膨大,切面灰白色鱼肉状,常见出血坏死,侵犯破坏骨皮质。其表面的骨外膜常被掀起,可见肿瘤上下两端的骨皮质和掀起的骨外膜之间形成三角形隆起,内有由骨外膜产生的新生骨。在 X 线上称为 Codman 三角。此外,由于骨膜被掀起,在骨外膜和骨皮质之间可形成与骨表面垂直的放射状反应性新生骨小梁。在 X 线上表现为日光放射状阴影,这种现象与上述的 Codman 三角在 X 线上对骨肉瘤的诊断具有特征性。镜下见肿瘤由明显异型性的梭形或多边形肉瘤细胞组成,瘤细胞可直接形成肿瘤性骨样组织或骨组织,是诊断骨肉瘤的最重要的组织学证据。骨肉瘤呈高度恶性,生长迅速,常在发现时已经由血行转移至肺。

第十节　肿瘤的病因学和发病学概述

肿瘤的形成是一个十分复杂的过程，其病因及发病机制尚未完全清楚。

肿瘤的病因即肿瘤发生的始动因素，主要包括环境致癌因素和遗传性致癌因素。环境致癌因素有：① 化学致癌因素，包括多环芳烃、芳香胺类与氨基偶氮染料、亚硝胺类、真菌毒素等间接致癌物，烷化剂、酰化剂、某些金属元素等直接致癌物；② 物理性致癌因素，主要是电离辐射、紫外线、慢性炎症刺激等；③ 病毒和细菌，人乳头状瘤病毒、EB 病毒、乙型肝炎病毒、人类 T 细胞白血病/淋巴瘤病毒 1、幽门螺杆菌等与人类某些肿瘤的形成密切相关。遗传因素对肿瘤发生的作用在动物实验中已得到证实，人类肿瘤是否有遗传性，以及遗传因素到底在肿瘤发生上起多大作用，是人们普遍关注的话题。不同的肿瘤可能有不同的遗传方式，真正直接遗传的只是少数不常见的肿瘤，在大多数肿瘤的发生中，遗传因素的作用只表现为对致癌因素的易感性或倾向性。

目前对肿瘤发病机制的研究表明，肿瘤从本质上来说是基因病。环境和遗传性致癌因素是引起基因改变的始动环节，两者可能以协同或序贯的方式引起细胞非致死性 DNA 损伤，从而激活原癌基因或/和灭活肿瘤抑制基因，继而附加细胞周期调控基因、凋亡调节基因和/或 DNA 修复基因表达的改变，使靶细胞发生转化（图 5-4-9）。被转化的细胞先呈多克隆增生，经过漫长的多阶段演进过程，其中一个克隆相对无限制地增生，然后通过附加突变，选择性地形成具有不同特点的亚克隆，从而获得浸润和转移能力，形成恶性肿瘤。

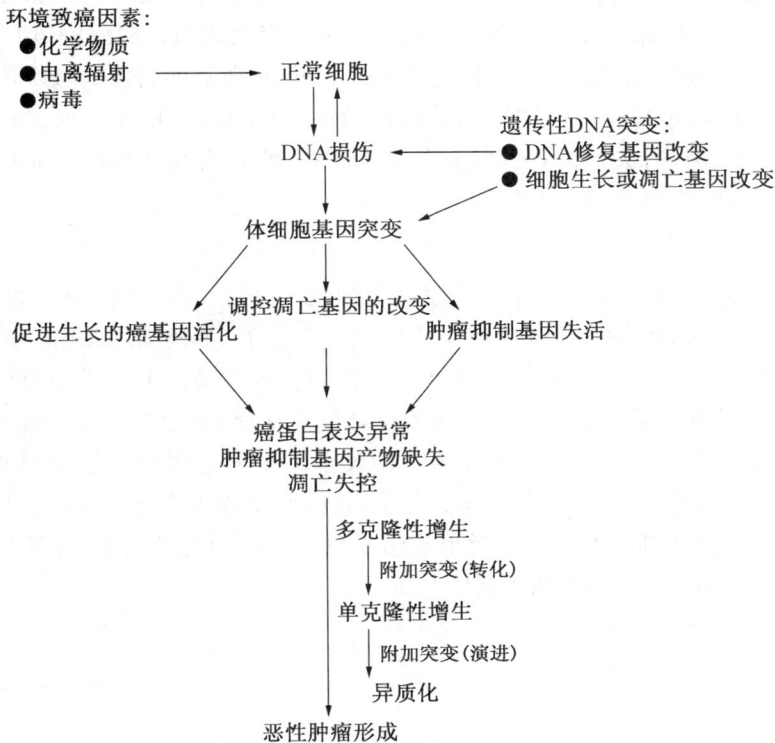

图 5-4-9　恶性肿瘤的病因和发病的分子机制示意图

（葛建荣）

第五章

几种常见疾病病理学

第一节　动脉粥样硬化

动脉粥样硬化(atherosclerosis，AS)是一种与血脂异常及血管壁成分改变有关的动脉疾病。主要累及大、中动脉，病变特征是血中脂质沉积在动脉内膜中，引起内膜灶性纤维性增厚及粥样斑块形成，并使动脉壁变硬，管腔狭窄。动脉粥样硬化常引起心、脑等重要器官缺血性改变。

一、病因和发病机制

（一）病因

AS 的确切病因仍不清楚。下列因素被视为危险因素：① 高脂血症，指血浆总胆固醇和/或甘油三酯的异常增高。低密度脂蛋白(LDL)或低密度脂蛋白胆固醇(LDL-C)、极低密度脂蛋白(VLDL)和乳糜微粒(CM)可促进 AS 的发病，而高密度脂蛋白(HDL)或高密度脂蛋白胆固醇(HDL-C)可抑制 AS 发病。此外，载脂蛋白 B(apo B)增高和载脂蛋白 A(apo A)的降低亦与 AS 的发病有关；② 高血压；③ 吸烟；④ 糖尿病及高胰岛素血症；⑤ 遗传因素；⑥ 其他因素，如性别、年龄、体重等。

（二）发病机制

AS 的病变主要发生在动脉内膜。内膜表面的内皮细胞出现功能、形态的改变，进而可发生坏死、脱落。病变的早期，血浆中的脂质沉积于内皮下，单核细胞黏附于内皮细胞表面并穿入至内皮下，吞噬脂质形成单核源性泡沫细胞；此外，中膜的平滑肌细胞增生并迁入内膜，亦可吞噬脂质形成肌源性泡沫细胞。之后泡沫细胞坏死，大量的脂质特别是胆固醇沉积于内膜基质中，加之平滑肌细胞转型产生大量的胶原纤维等，使血管内膜增厚并硬化。形成上述病变的机制目前尚未完全明了，其学说很多，包括脂质渗入学说、血栓镶嵌学说、损伤应答学说、炎症学说、内膜细胞群和新内膜形成学说以及血液动力学说等，但任何一种学说均不能单独而全面地解释 AS 的发病机制。

二、病理变化

（一）基本病变

AS 主要发生于大、中动脉。动脉分叉、分支开口、血管弯曲凸面为好发部位。典型病变的发生发展经过 4 个阶段：

1. 脂纹　AS 早期病变。肉眼观：动脉内膜见黄色斑点或长短不一的条纹,宽约 1～2mm,长 1～5cm,平坦或略为隆起。镜下：脂纹处内皮细胞下有大量泡沫细胞聚集。此外,可见较多的基质,数量不等的合成型平滑肌细胞,少量淋巴细胞,中性粒细胞等。病灶内的泡沫细胞来源于从血中迁入内膜的单核细胞和由中膜迁入内膜的平滑肌细胞吞噬脂质而形成的,其体积较大,胞质呈空泡状。

脂纹最早可出现于儿童期,但并非都发展为纤维斑块,是一种可逆性病变。

2. 纤维斑块　脂纹进一步发展演变为纤维斑块。肉眼观：纤维斑块初为隆起于内膜表面的灰黄色斑块,后因斑块表层胶原纤维的增多及玻璃样变性而呈瓷白色,状如蜡滴,并可融合。镜下：斑块表层由大量胶原纤维、平滑肌细胞、弹力纤维及蛋白聚糖形成纤维帽。纤维帽下方可见多少不等的泡沫细胞、平滑肌细胞及炎细胞。

3. 粥样斑块　亦称粥瘤。肉眼观：动脉内膜面见明显隆起的灰黄色斑块。切面见纤维帽下方有黄色粥糜样物。镜下：在玻璃样变的纤维帽的深部为大量无定形坏死物质,其中可见胆固醇结晶(HE 切片中为针形或梭形空隙)及钙化。坏死物底部及周边可见肉芽组织、少量泡沫细胞和淋巴细胞。病灶处中膜平滑肌受压萎缩,中膜变薄(图 5-5-1)。

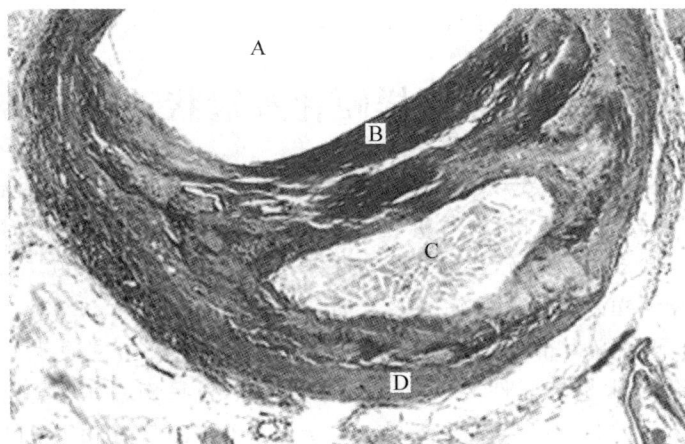

图 5-5-1　粥样斑块(Masson's 三色染色)
A. 动脉管腔　B. 纤维帽　C. 无定形物质及胆固醇裂隙　D. 萎缩的中层平滑肌

4. 继发性病变　在纤维斑块或粥样斑块的基础上可出现继发病变,包括：

(1) 斑块内出血：斑块内新生的毛细血管受血流冲击或坏死物腐蚀作用可发生破裂出血,形成斑块内血肿,使斑块迅速增大并突入管腔,甚至使管径较小的动脉完全闭塞,导致急性供血中断,致使该动脉供血器官发生缺血性坏死。如冠状动脉粥样硬化伴斑块内出血,可致心肌梗死。

(2) 斑块破裂：破裂常发生在斑块周边部位,因该处纤维帽最薄,抗张力差。斑块破裂粥样物自裂口处排入血流,遗留粥瘤性溃疡。入血的粥样物成为栓子可导致栓塞。

(3) 血栓形成：病灶处内皮细胞受损和粥瘤性溃疡,使动脉壁胶原纤维暴露,引起血小板黏附、聚集形成血栓,从而加重病变动脉的狭窄,甚至阻塞管腔导致梗死形成,如心和脑的梗死。

(4) 钙化：钙化多发生在陈旧的病灶内。钙盐沉着在纤维帽及粥瘤灶内。钙化导致动脉壁变硬变脆,易于破裂。

(5)动脉瘤形成:严重粥样斑块由于其底部中膜平滑肌萎缩变薄,弹性减弱,不能承受血流压力而向外扩张隆起,形成动脉瘤,动脉瘤破裂可致大出血。另外,血流可从粥瘤溃疡处侵入主动脉中膜,或中膜内血管破裂出血,均可造成中膜撕裂,形成夹层动脉瘤。

(三)主要动脉粥样硬化及后果

1.冠状动脉粥样硬化　详见下文。

2.脑动脉粥样硬化　病变最常见于基底动脉、大脑中动脉和 Willis 环。纤维斑块和粥样斑块常导致管腔狭窄,并可因继发改变加重管腔狭窄甚至闭塞。脑实质因长期供血不足,发生脑萎缩;急性供血中断可致脑梗死;如脑小动脉瘤破裂可引起脑出血。

3.肾动脉粥样硬化　病变最常发生在肾动脉开口处及主干近侧端,亦可累及弓形动脉和叶间动脉。常引起顽固性肾血管性高血压;亦可因斑块内出血或血栓形成致肾组织梗死,梗死机化后形成较大瘢痕,使肾体积缩小,称为动脉粥样硬化性固缩肾。

4.四肢动脉粥样硬化　主要发生在下肢动脉。当四肢动脉粥样硬化导致管腔狭窄时,可因供血不足,行走时引起疼痛,休息后好转,即所谓间歇性跛行。当动脉管腔完全阻塞、侧支循环又不能建立时,引起足趾部干性坏疽。

第二节　冠状动脉粥样硬化及冠状动脉性心脏病

冠状动脉性心脏病(coronary heart disease,CHD)简称**冠心病**,是指因冠状动脉狭窄、供血不足而引起的心肌功能障碍和/或器质性病变,故又称缺血性心肌病。CHD 是所有冠状动脉病的结果,但冠状动脉粥样硬化症占 CHD 的绝大多数(95%~99%),因此,习惯上把CHD 视为冠状动脉粥样硬化性心脏病的同义词。

冠状动脉粥样硬化好发部位以左冠状动脉前降支最多,其余依次为右主干、左主干或左旋支、后旋支。病变常呈节段性,多发生于血管心壁侧,呈新月形,管腔呈偏心性狭窄。按管腔狭窄程度可分为 4 级:Ⅰ级,≤25%;Ⅱ级,26%~50%;Ⅲ级,51%~75%;Ⅳ级,>76%。

冠状动脉粥样硬化常伴有冠状动脉痉挛,痉挛可使原有的管腔狭窄程度加重,甚至导致供血的中断,引起心肌缺血,并出现心绞痛、心肌梗死、心肌纤维化等病变,严重者造成心源性猝死。

一、心绞痛

心绞痛是冠状动脉供血不足和/或心肌耗氧量骤增致使心肌急剧的、暂时性缺血、缺氧所引起的临床综合征。表现为胸骨后部位压榨性或紧缩性疼痛感,常放射至左肩和左臂。每次发作 3~5min,可数日一次,也可一日数次。可因休息或用硝酸酯制剂而缓解消失,亦可因体力活动、情绪激动而发作。

心绞痛的发生是由于缺血、缺氧造成心肌内代谢不全的酸性产物或多肽类物质潴积,刺激心内交感神经末梢,信号传至大脑,产生痛觉,引起相应脊髓段脊神经分布的皮肤区域的紧缩感。

二、心肌梗死

心肌梗死指冠状动脉供血中断引起局部心肌坏死,临床上有剧烈而较持久的胸骨后疼痛,休息及硝酸酯类药物不能完全缓解,伴白细胞增高、发热、血沉加快,可并发心律失常、休克或心力衰竭。

(一)原因

心肌梗死绝大多数由冠状动脉粥样硬化引起。在此基础上并发血栓形成或持续性痉挛,使冠状动脉血流进一步减少或中断;过度劳累使心脏负荷加重,导致心肌缺血。

(二)好发部位和范围

心肌梗死的部位与冠状动脉供血区域一致,心肌梗死多发生在左心室,其中约50%的心肌梗死发生于左室前壁、心尖部及室间隔前2/3,这些部位是左冠状动脉前降支供血区;约25%发生于左室后壁、室间隔后1/3及右心室大部,相当于右冠状动脉供血区;15%~20%见于左冠状动脉旋支供血区的左室侧壁。心肌梗死极少累及心房。

(三)类型

根据梗死灶占心室壁的厚度将心肌梗死分为两型:① 透壁性梗死:累及心室壁全层,梗死部位与闭塞的冠状动脉支供血区一致,梗死面积大小不一,多在 $2.5\sim10cm^2$ 之间。该型梗死远比心内膜下梗死常见。如梗死未累及全层而深达室壁2/3以上则称厚层梗死。② 心内膜下心肌梗死:心内膜下心肌梗死指梗死仅累及心室壁内层1/3的心肌,并波及肉柱及乳头肌。

(四)病理变化

心肌梗死的形态变化是一个动态演变过程。肉眼观:梗死发生6h后,梗死灶心肌呈苍白色;8~9h后呈土黄色;4d后梗死灶外周出现充血出血带;2~8周后梗死灶机化形成地图形瘢痕。镜下:梗死6h后,梗死边缘心肌纤维呈波浪状;8~9h后心肌纤维呈凝固性坏死改变和中性粒细胞浸润;4d后,梗死周围血管充血和中性粒细胞浸润,心肌纤维肿胀、空泡变,胞浆内出现颗粒及不规则横带,肌原纤维及核溶解消失,肌纤维呈空管状;7d后,边缘出现肉芽组织。

(五)继发变化及后果

心肌梗死,尤其是透壁性梗死,可合并下列病变:① 心脏破裂,心室内血液进入心包,造成心脏填塞,引起猝死;② 室壁瘤,由梗死心肌或瘢痕组织在心室内压力作用下形成局限性的向外膨隆;③ 附壁血栓形成;④ 急性心包炎;⑤ 心源性休克;⑥ 心律失常等。

三、心肌纤维化

心肌纤维化是由中、重度冠状动脉粥样硬化性狭窄引起持续性和反复加重的心肌缺血缺氧所产生的结果,导致心脏增大,所有心腔扩张,心壁见有多灶性白色纤维条块,心内膜增厚并失去光泽,有时可见机化的附壁血栓。

临床上可表现为心律失常或心力衰竭。目前,倾向于称之为缺血性心肌病或慢性缺血性心脏病。

第三节　肺　炎

　　肺炎(pneumonia)通常是指肺的急性渗出性炎症。肺炎可由不同的致病因子引起,根据病因可将肺炎分为感染性(如细菌性、病毒性、支原体性、真菌性、寄生虫性)肺炎、理化性(如放射性、吸入性、类脂性)肺炎以及变态反应性(如过敏性)肺炎;根据炎症发生部位、累及范围,可将肺炎分为间质性肺炎、小叶性肺炎、大叶性肺炎;根据病变性质,可将肺炎分为浆液性、化脓性、出血性、干酪性及肉芽肿性肺炎等不同类型。本节仅叙述细菌性肺炎。

　　细菌性肺炎包括大叶性肺炎和小叶性肺炎。

一、大叶性肺炎

　　大叶性肺炎(lobar pneumonia)指主要由肺炎链球菌引起的以肺泡内弥漫性纤维蛋白渗出为主的急性炎症。典型者病变起始于肺泡,迅速扩展到一个肺段乃至整个大叶,使大叶实变。临床主要表现为起病急、寒战、高热、胸痛、咳嗽、咳铁锈色痰、呼吸困难等症状,并有肺实变体征及白细胞增高等。病程约7～10d,高热骤退,症状消失。本病多发生于青壮年,以冬、春季节多见。

　　1. 病因和发病机制　　95％以上大叶性肺炎由肺炎链球菌感染引起,尤以 3 型毒力最强。少数由肺炎杆菌、金黄色葡萄球菌、溶血性链球菌和流感嗜血杆菌引起。肺炎链球菌可寄生在正常人鼻咽部,带菌的正常人可成为本病主要传染源。上呼吸道感染、受凉、疲劳、醉酒、麻醉、胸部外伤、糖尿病、肝和肾疾病均可为本病的诱因。当呼吸道的防御功能被削弱、机体抵抗力下降,细菌从上呼吸道向下蔓延,进入肺泡,并在其中繁殖,并通过肺泡间孔或呼吸性细支气管迅速向邻近肺组织扩散,从而波及肺段或整个大叶。

　　2. 病理变化及临床病理联系　　大叶性肺炎病变特点为肺组织的纤维蛋白性炎,一般发生在单侧肺,常见于左肺下叶,也可累及两个以上肺叶。典型的大叶性肺炎,按病变发展过程,一般可分为四期。

　　(1) 充血水肿期:发病第 1～2 天。肉眼观:病变肺叶肿大,重量增加,呈暗红色,切面能挤出带泡沫的血性浆液,胸膜表面光滑。镜下:肺泡壁毛细血管扩张充血,肺泡腔内有较多的浆液性渗出物及少许红细胞、中性粒细胞、巨噬细胞。渗出物中可检出致病菌。此期病人表现为寒战、高热和外周血白细胞计数升高,X 线胸透呈片状分布稍模糊的阴影。听诊可闻及呼吸音减弱和湿性啰音。

　　(2) 红色肝样变期:发病后 3～4d。肉眼观:病变肺叶继续肿大,呈暗红色,重量增加,质地坚实如肝,故称为红色肝样变期。切面呈颗粒状,胸膜表面有纤维蛋白性渗出物覆盖。镜下:肺泡壁毛细血管显著扩张充血,肺泡腔内充满含大量红细胞、一定量纤维蛋白、少量中性粒细胞和巨噬细胞的渗出物。肺泡腔内的纤维蛋白互相交织成网,并常穿过肺泡间孔与相邻肺泡中的纤维蛋白网相连接。肺泡的渗出物中能检出多量的肺炎链球菌。临床上,由于肺泡内红细胞被巨噬细胞吞噬,血红蛋白被分解,转变成含铁血黄素,随痰排出,故病人常咳铁锈色痰。由于胸膜表面纤维蛋白性渗出,引起纤维蛋白性胸膜炎,患者常感胸痛、咳嗽,深呼吸时加重。由于病变肺叶肺泡换气和通气功能降低,动脉血中氧分压下降,病人出现呼吸困难和紫钳。胸透可见大片致密阴影。听诊可闻及胸膜摩擦音和支气管呼吸音。叩诊实变肺叶呈浊音。

（3）灰色肝样变期：发病后 5～6d 进入此期。肉眼观：病变肺叶仍肿大,切面呈颗粒状,实变区转变为灰白色,质实如肝,故称为灰色肝样变期。胸膜表面仍有纤维蛋白性渗出物覆盖。镜下：肺泡壁毛细血管受到肺泡腔渗出物压迫,以致毛细血管管腔狭窄或闭塞,呈贫血状。肺泡腔内纤维蛋白渗出更明显,纤维蛋白网眼中有大量中性粒细胞,而红细胞几乎消失(图 5-5-2)。相邻肺泡中纤维蛋白经肺泡间孔互相连接的情况更为明显。本期虽然病变区肺泡内仍无气体,但因肺泡壁毛细血管受压,流经病变肺叶的血液减少,故静脉血氧合不足的情况反而减轻,呼吸困难状况有所改善。此期患者体内对病原体的抗体已形成,临床症状好转,病人咳出的痰液由铁锈色逐渐转变为黏液脓样痰。叩诊、听诊及 X 线检查所见与红色肝样变期相同。

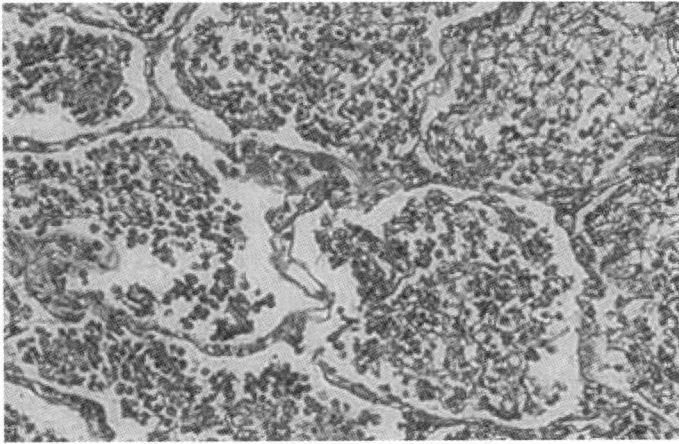

图 5-5-2　大叶性肺炎(灰色肝样变期)：
肺泡壁毛细血管受压变窄,腔内大量纤维蛋白及中性粒细胞渗出

（4）溶解消散期：发病后第 7 天左右进入此期,并持续若干天。肉眼观：病变肺叶质地变软,渐近黄色,切面颗粒状外观消失,加压时有脓样混浊液体流出。胸膜表面纤维蛋白性渗出物开始被溶解吸收。镜下：肺泡腔中的中性粒细胞变性坏死,巨噬细胞明显增多。肺泡腔中的纤维蛋白被中性粒细胞释放的蛋白溶解酶逐渐溶解、液化。溶解物一部分通过支气管咳出,一部分经肺泡壁淋巴管吸收或被巨噬细胞吞噬,最后渗出物被完全清除。本期患者体温降至正常,实变体征消失,由于渗出物溶解液化,痰量增多。听诊可闻及湿性啰音。胸透,病变部位阴影密度逐渐减低,透亮度增加,呈散在不规则片状阴影。

由于抗生素的广泛应用,目前这种典型病例已经少见。大叶性肺炎各期病变的发展是一个连续过程,彼此并无绝对界限,同一肺叶的不同部分可呈不同阶段的病变。

3. 并发症

（1）肺肉质变：极少数病人因中性粒细胞渗出过少,坏死崩解后释出的蛋白溶解酶少,不足以及时溶解和清除肺泡腔内纤维蛋白等渗出物,于是由肺泡壁或细支气管壁增生的肉芽组织机化,使病变部位肺组织变成褐色肉样纤维组织,称肺肉质变。

（2）中毒性休克：严重感染引起的中毒症状和微循环衰竭时可发生休克,是大叶性肺炎的严重并发症,常见于重症大叶性肺炎的早期,肺部病变可不典型,病死率较高。

（3）败血症或脓毒血症：发生在少数严重感染的患者，当机体抵抗力下降或病原菌毒力强时，肺炎链球菌侵入血流并大量繁殖形成败血症或脓毒血症。

（4）肺脓肿及脓胸：多见于金黄色葡萄球菌引起的肺炎。

二、小叶性肺炎

小叶性肺炎（lobular pneumonia）是由化脓菌感染引起的以细支气管为中心的急性化脓性炎症。本病起始于细支气管，然后经细支气管向纵深蔓延到所属的肺泡管与肺泡，形成以肺小叶为单位的肺组织炎症，故又称支气管肺炎。病变呈多发性灶状分布。临床上，病人有发热、咳嗽、咳痰、呼吸困难等症状。小叶性肺炎多发生于小儿和年老体弱者。

1. 病因和发病机制　　常由多种细菌混合感染所致。引起小叶性肺炎的致病菌有金黄色葡萄球菌、肺炎链球菌、流感嗜血杆菌、绿脓杆菌、肺炎克雷伯杆菌等，尤其是致病力较弱的肺炎链球菌的 4、6、10 型为多见，致病菌经呼吸道吸入支气管至肺泡而致病，这些细菌通常是口腔或上呼吸道内致病力较弱的常驻菌，如患者机体抵抗力下降，呼吸系统防御功能受损，常驻菌就可能侵入细支气管及末梢肺组织生长繁殖引起小叶性肺炎。小叶性肺炎常是某些传染病的并发症，如流行性感冒、麻疹、百日咳、白喉等感染时易并发小叶性肺炎。

2. 病理变化　　小叶性肺炎的病变散布于两肺各叶，尤以两肺下叶和背侧多见，病变是以细支气管为中心的一种化脓性炎症。肉眼观：两肺表面和切面可见散在灰黄色实变病灶，通常以下叶背侧多见。病灶大小不等，直径常小于 1cm，相当于小叶范围。形状不规则，质地较实，与周围组织分界不清，病变中央可见发炎的细支气管断面，挤压可见脓性渗出物从断面流出。病变严重者，病灶可互相融合，形成融合性支气管肺炎。胸膜表面光滑。镜下：病变早期，病变中心的支气管、细支气管管腔内有浆液、中性粒细胞渗出，可见脱落的支气管黏膜上皮细胞；管壁充血、水肿，并有中性粒细胞浸润；病变细支气管周围的肺泡内有浆液、中性粒细胞渗出和少量红细胞、纤维蛋白及脱落的肺泡上皮细胞；肺泡壁毛细血管充血、水肿及少量中性粒细胞浸润（图 5-5-3）。病变后期，渗出物变成脓性，病变周围肺组织呈代偿性肺气肿改变。严重时病灶相互融合。

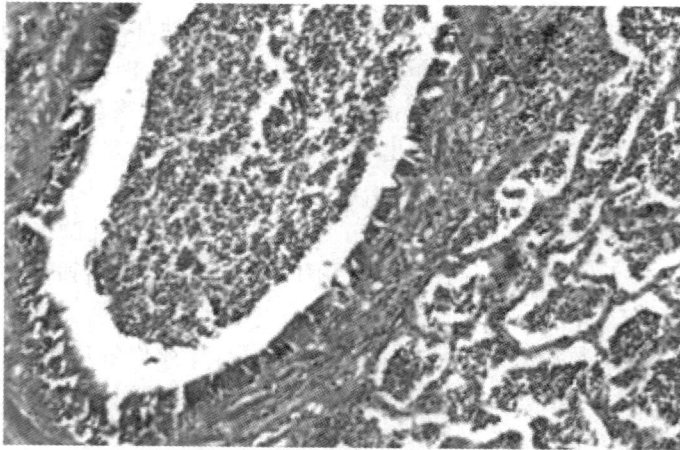

图 5-5-3　小叶性肺炎
细支气管及周围的肺泡内充满以中性粒细胞为主的炎性渗出物

3. 临床病理联系 小叶性肺炎的临床表现取决于病因、累及范围和肺组织损伤程度。患者均可表现不同程度咳嗽、咳痰，痰多为黏液脓性或脓性。听诊病变部位可闻及湿性啰音，叩诊无明显实变体征，X线检查可见散在灶状阴影。较重患者可出现呼吸困难、紫绀等症状。如及时治疗，本病多数可治愈。婴幼儿、老年人和久病卧床者预后较差。常见并发症有：① 呼吸衰竭，若病变广泛，严重影响通气与换气，可引起呼吸衰竭；② 心力衰竭，肺病变导致肺循环阻力增加，缺血、中毒可使心肌变性，引起心力衰竭；③ 肺脓肿和脓胸：多见于由金黄色葡萄球菌感染引起的小叶性肺炎；④ 支气管扩张症：如支气管壁损伤严重，管壁结构破坏，可导致支气管扩张症。

（葛建荣）

第四节 病毒性肝炎

病毒性肝炎是由肝炎病毒引起的以肝细胞变性坏死为主要病变的传染病。病毒性肝炎的分布遍及全世界，发病率有不断升高的趋势。我国为甲型及乙型肝炎的高发地区，人群HBsAg 携带率约为 10%。

一、病因及发病机制

现已证实的肝炎病毒有 6 种，见表 5-5-1。

表 5-5-1 肝炎病毒的特点

肝炎病毒分型	病毒性质	传染途径	转成慢性肝炎
HAV	RNA	肠道（粪-口途径）	无
HBV	DNA	输血、注射及体液	5%～10%
HCV	RNA	同上	＞50%
HDV	缺陷性 RNA	同上	共同感染＜5% 重叠感染 80%
HEV	RNA	肠道	无
HGV	RNA	输血、注射	无

注：共同感染：HDV 和 HBV 同时感染；重叠感染：慢性 HBV 感染的基础上重叠感染 HDV。

肝炎病毒引起肝损害的机制还不十分清楚，其中研究得最多的是 HBV。目前认为，乙型肝炎主要是通过细胞免疫反应引起病变的，HBV 进入机体后，在肝细胞内复制，而后释放入血，并在肝细胞表面留下病毒抗原，此时并不引起明显的肝细胞损伤。当病毒入血后，刺激机体的免疫系统，致敏淋巴细胞，致敏的 T 细胞和肝细胞表面的病毒抗原结合，发挥细胞毒作用，B 细胞产生特异性抗体中和血中的病毒并与肝细胞表面的抗原起反应，在消灭病毒的同时也使被病毒感染的肝细胞造成损伤，发生变性和坏死。乙型肝炎的发病与病毒的量、毒力和机体的免疫反应有关。免疫功能正常，病毒量少而毒力较弱时发生急性（普通型）肝炎；病毒量多、毒力强，机体免疫强时发生重型肝炎；免疫功能不足，不能完全清除感染的病毒，导致肝细胞反复受损，形成慢性肝炎；免疫耐受或缺陷不能清除病毒,受病毒感染的肝细胞又不受损伤时,则成为无症状病毒携带者。HAV、HDV可能直接损害肝细胞。

二、基本病变

各型肝炎基本病变相同,都以肝细胞的变性、坏死为主,同时伴有不同程度的炎细胞浸润、肝细胞再生及纤维组织增生。

1. 肝细胞变性、坏死

(1)肝细胞变性:

1)细胞水肿:由肝细胞损伤后细胞内水分增多所致。开始时肝细胞体积增大,胞质疏松呈网状,半透明,称胞浆疏松化。进一步发展肝细胞肿大如球形,胞质几乎完全透明,称气球样变(图5-5-4)。

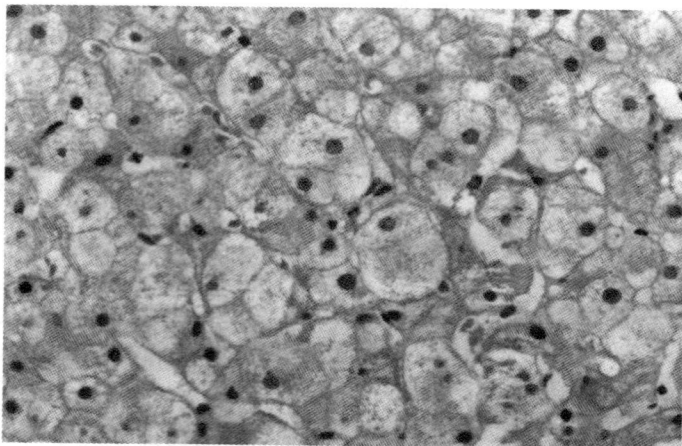

图5-5-4　肝细胞气球样变
肝细胞明显肿胀,胞质淡染,其中部分肝细胞呈圆形气球样,肝窦变窄

2)嗜酸性变:多累及单个或几个肝细胞,散布于肝小叶内。病变肝细胞的胞质因水分脱失而浓缩,嗜酸性增强,红染。

(2)肝细胞坏死:

1)嗜酸性坏死:是在嗜酸性变的基础上,胞质更加浓缩,胞核也浓缩乃至消失,最终形成深红染色的圆形小体。为单个细胞死亡,属于凋亡。

2)溶解性坏死:高度气球样变进一步发展,细胞核固缩、消解、消失,最后细胞膜破裂,细胞解体。溶解性坏死根据坏死的范围又可分为:① 点状坏死:仅累及单个或几个肝细胞的溶解性坏死;常见于急性肝炎。② 碎片状坏死:肝小叶周边界板肝细胞的灶性坏死;常见于慢性肝炎。③ 桥接坏死:指发生于肝小叶与门管区之间、两个肝小叶之间或两个门管区之间的肝细胞坏死带;常见于慢性肝炎。④ 大片坏死:指累及肝小叶大部或整个肝小叶的大范围肝细胞坏死;常见于重型肝炎。

2. 炎细胞浸润　在门管区或坏死灶内有不同程度的炎细胞浸润。浸润的主要为淋巴细胞和单核细胞。

3. 肝细胞再生 肝细胞坏死后,由邻近的肝细胞再生修复。

4. 间质反应性增生 Kupffer 细胞增生、肥大,成为游走的吞噬细胞;间叶细胞、成纤维细胞增生参与肝损伤的修复。

三、临床病理类型

各型肝炎病毒引起的肝炎的临床表现和病理变化基本相同。目前常用的分类如下:

(一)急性(普通型)肝炎

急性肝炎最常见,临床上又分为黄疸型和非黄疸型两种,两者的病变基本相同。镜下主要为广泛的肝细胞变性,以胞浆疏松化和气球样变为主。坏死轻微,肝小叶内散在点状坏死及少数嗜酸性小体(图 5-5-5)。门管区和肝小叶坏死灶内有轻度的炎细胞浸润。由于坏死灶内网状支架保持完整,所以该处通过肝细胞再生可完全恢复原来的结构和功能。黄疸型者,坏死稍重,毛细胆管内可有胆栓形成。

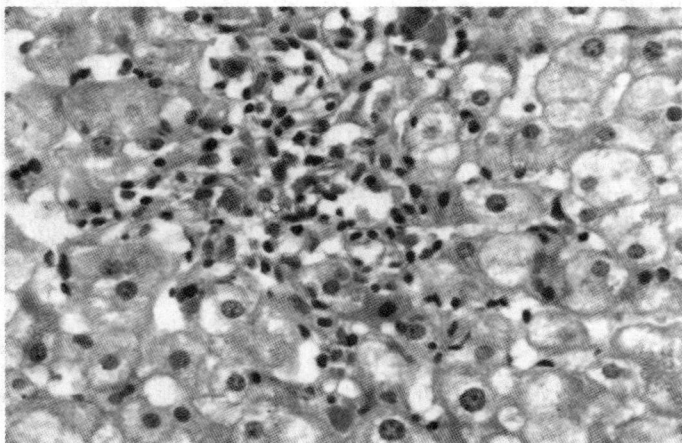

图 5-5-5 急性肝炎
肝细胞水肿,个别呈嗜酸性变,中央见一点状坏死灶

由于肝细胞弥漫性变性肿胀,使肝体积增大,被膜紧张,故临床表现为肝肿大、肝区疼痛和压痛。因肝细胞坏死,细胞内的酶类释放入血,使血清谷丙转氨酶升高。还可引起多种肝功能异常。较重的可出现黄疸。

急性肝炎大多在 6 个月内可逐渐恢复。但乙型、丙型肝炎恢复较慢。乙型肝炎有5％～10％,丙型肝炎有约 50％可发展为慢性肝炎。极少数可恶化为重型肝炎。

(二)慢性(普通型)肝炎

病毒性肝炎病程持续半年以上者即为慢性肝炎。根据炎症、坏死和纤维化程度的不同分为轻、中、重三类。

1. 轻度慢性肝炎 点状坏死,偶见轻度碎片状坏死,门管区周围少量纤维增生,肝小叶结构完整。

2. 中度慢性肝炎 中度碎片状坏死,桥接坏死,肝小叶内有纤维间隔形成,但肝小叶结构大部分保存。

3. 重度慢性肝炎　重度的碎片状坏死及大范围的桥接坏死,坏死区内出现肝细胞不规则再生,纤维间隔分隔肝小叶结构。晚期肝小叶结构紊乱,形成假小叶,可演变为肝硬化。

（三）重型肝炎

较少见,根据起病缓急和病变程度,可分为急性重型和亚急性重型两种。

1. 急性重型肝炎　肝细胞坏死严重而广泛,出现弥漫性的大片坏死,仅小叶周边残留少数变性的肝细胞,门管区、小叶内淋巴细胞、巨噬细胞浸润。残留的肝细胞再生现象不明显。肉眼观,肝体积显著缩小,重量减轻,质地柔软,被膜皱缩。切面呈黄色或红褐色,故又称急性黄色肝萎缩或急性红色肝萎缩(图 5-5-6)。

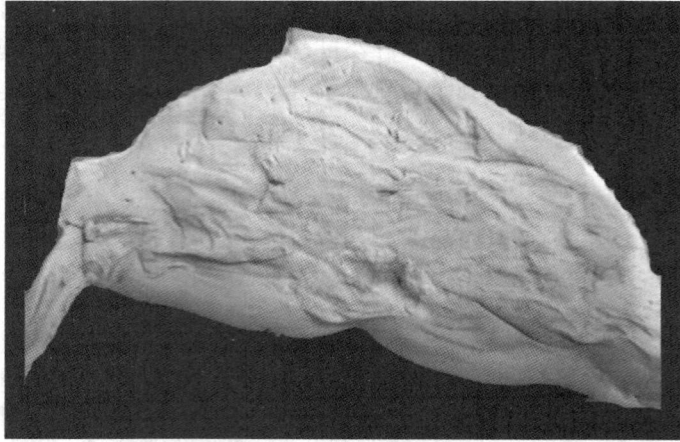

图 5-5-6　急性重型肝炎
肝体积显著缩小,包膜皱缩

由于大量肝细胞溶解坏死而导致黄疸、出血倾向、肝功能衰竭、DIC 等。本型肝炎可在短期内引起死亡。如渡过急性期,部分病例可发展成为亚急性重型肝炎。

2. 亚急性重型肝炎　多由急性重型迁延而来,或一开始就呈亚急性经过,少数由急性(普通型)肝炎恶化而来。其病变的特点是既有大片的肝细胞坏死,又有肝细胞结节状再生。肉眼观,肝不同程度的缩小,被膜皱缩,呈黄绿色(亚急性黄色肝萎缩)。如治疗及时,有停止进展和治愈的可能,多数转变为肝硬化。

第五节　肝硬化

肝硬化是一种常见的慢性、进行性肝病,由多种病因引起肝细胞弥漫性变性、坏死,继而出现纤维组织增生和肝细胞结节状再生,这三种病变反复交错进行而导致肝小叶正常结构破坏和假小叶形成,使肝脏变形、变硬。临床上早期可无症状,后期可出现门脉高压症和肝功能障碍。

肝硬化的分类比较复杂,迄今尚无统一的分类。按病理形态,可分为小结节型肝硬化、大结节型肝硬化、大小结节混合型和不全分隔型肝硬化。按病因,可分为病毒性、肝炎性、酒精性、胆汁性、淤血性、寄生虫性和隐原性肝硬化等。

一、病因及发病机制

凡是能持续或反复引起肝实质损害的各种因素,都可以导致肝硬化的发生。病毒性肝炎、慢性酒精中毒、营养缺乏、毒物及药物中毒、胆汁淤积、血吸虫病、肝慢性淤血和代谢性疾病等均可引起肝硬化。在我国,慢性病毒性肝炎,尤其是乙型肝炎和丙型肝炎是导致肝硬化的主要原因,肝硬化患者肝组织的 HBsAg 阳性率高达 76.7%,丙型肝炎发展为肝硬化者可高达 20%~30%。在西方国家,慢性酒精中毒是肝硬化的主要原因,60%~70%的肝硬化由长期酗酒引起。

上述各种病因引起肝细胞反复的变性、坏死及炎症,继而在肝内导致纤维组织增生。胶原纤维来自于肝细胞坏死后,肝小叶网状支架塌陷,融合形成胶原纤维、贮脂细胞增生,并转变为成纤维细胞和门管区成纤维细胞增生。如纤维化原因消除,纤维化尚可逐渐吸收和逆转;如病变继续进展,纤维组织分割、破坏肝小叶,残存的肝细胞结节状再生形成假小叶,使肝小叶结构和血液循环途径改建而形成肝硬化。

二、病理变化

肉眼观:早、中期因肝实质尚无明显减少或因肝细胞脂肪变性,肝体积正常或略大,质地稍硬。后期随着肝实质的不断破坏,肝体积缩小,重量减轻,质地变硬,表面与切面呈结节状,结节周围为灰白色纤维间隔包绕(图 5-5-7)。根据结节的大小可分小结节型(结节直径大多<3mm、大结节型(结节直径大多>3mm)和大小结节混合型。肝硬化早期或血吸虫性肝硬化则被纤维组织不完全分隔成互相吻合的不规则形结节。

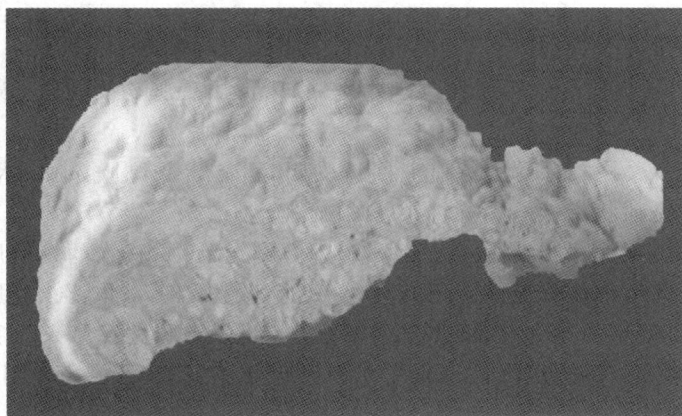

图 5-5-7　肝硬化(肉眼观)
肝体积缩小,表面呈弥漫性颗粒状,切面呈小结节状,结节周围为增生的纤维组织包绕

镜下观:正常肝小叶的结构被破坏,由大小不等、圆形或类圆形的肝细胞再生结节(假小叶)所取代。假小叶内肝细胞排列紊乱,小叶中央静脉缺如、偏位或有两个以上,肝细胞常有不同程度的变性或坏死。弥漫增生的纤维组织间隔可宽可窄,围绕在假小叶周围,其中有数量不等的淋巴细胞、巨噬细胞浸润,并见增生的小胆管(图 5-5-8)。

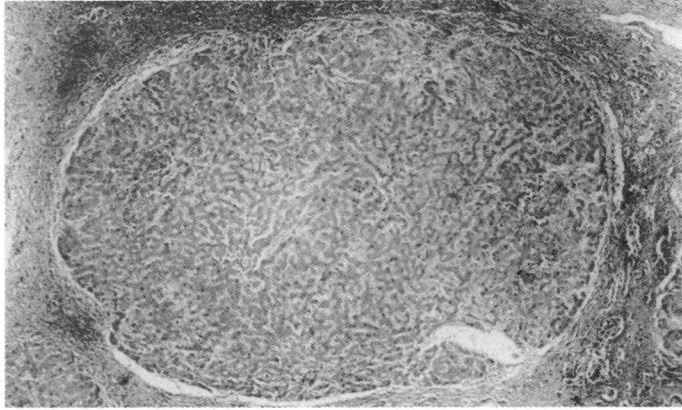

图 5-5-8　肝硬化(镜下观)
图中央有一椭圆形假小叶,中央静脉偏位,肝索排列紊乱,周围为增生的纤维组织包绕

三、临床病理联系

肝脏具有较强的代偿能力,因此早期肝硬化患者可无明显症状,随着病变的进展可出现门脉高压症和肝功能障碍两方面临床表现。

(一)门脉高压症

门脉高压的原因主要有:① 假小叶压迫小叶下静脉,使肝血窦血液回流受阻;② 肝纤维化使肝血窦闭塞;③ 肝内门静脉分支与肝动脉分支之间形成吻合支,使肝动脉血液流入门静脉。

门脉高压症的主要表现如下:

1. 脾肿大　门脉高压导致脾淤血、脾肿大。临床常出现脾功能亢进,表现为贫血、白细胞及血小板减少。

2. 胃肠道淤血、水肿　胃肠静脉血液回流受阻,引起胃肠黏膜淤血、水肿,临床上出现食欲不振和消化不良症状。

3. 腹水　指腹腔内积聚大量淡黄色、澄清液体(漏出液)。腹水的发生原因有:① 门脉高压使门静脉系统的毛细血管流体静压升高,管壁通透性增高,液体漏入腹腔;② 中央静脉及小叶下静脉受压,肝窦内压升高,液体自窦壁漏出,部分经肝被膜漏入腹腔;③ 肝合成白蛋白减少,使得血浆胶体渗透压降低;④ 肝对激素灭活作用减弱,使醛固酮和抗利尿激素增多,造成钠水潴留。

4. 侧支循环形成　门脉高压使部分正常需经门静脉回流的血液经门-体静脉吻合支回流,主要途径及引起的后果有:① 食管下端丛曲张(门静脉—胃冠状静脉—食管静脉丛—奇静脉—上腔静脉),如破裂可引起上消化道大出血;② 直肠静脉丛曲张(门静脉—肠系膜下静脉—痔静脉—髂内静脉—下腔静脉),破裂可发生便血;③ 腹壁和脐周静脉曲张(门静脉—脐静脉—腹壁静脉—上、下腔静脉)(图 5-5-9)。

(二)肝功能障碍

1. 肝对雌激素灭活作用减弱　出现肝掌、蜘蛛痣,男子睾丸萎缩、乳房发育,女子月经

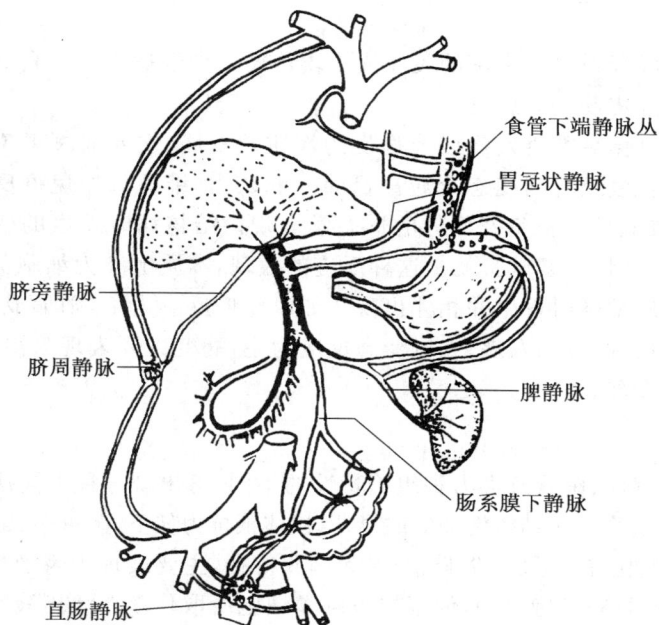

图 5-5-9 肝硬化侧支循环模式图

不调、不育。

2. 出血倾向 患者可有皮肤、黏膜出血。主要与肝凝血因子合成减少及脾功能亢进引起的血小板减少有关。

3. 血浆蛋白合成障碍 血浆白蛋白合成减少，出现低蛋白血症。

4. 黄疸 肝对胆红素的摄取、处理和排泄能力降低，而使血胆红素升高。

5. 肝性脑病 是肝硬化最严重的并发症，也是肝硬化患者常见的死亡原因之一。

四、结局

肝硬化从形态结构上难以恢复正常，但肝有强大的代偿能力，经及时治疗，患者的病变可在相当长时间内处于稳定状态。发展到晚期，患者可因肝性脑病、食管下端静脉曲张破裂出血、继发感染及合并肝癌而导致死亡。

第六节 结核病

结核病（tuberculosis）是由结核杆菌引起的一种慢性传染病。全身各器官均可发生，但以肺结核最为常见。其特征性病变是结核结节形成并伴有不同程度的干酪样坏死。

一、概述

（一）病因和发病机制

结核病的病原菌是结核分枝杆菌，简称结核杆菌，对人类致病的主要是人型和牛型。结核杆菌既不产生内、外毒素，也无侵袭性酶类，其致病性主要与菌体的类脂成分诱发的迟发型变态反应有关。

结核病主要经呼吸道吸入带菌的飞沫或尘埃传染。少数病人可因食入带菌的食物经消化道传染。偶尔可经皮肤伤口感染。

人体感染结核杆菌后是否发病以及病变的性质及发展,主要取决于感染的菌量及其毒力的强弱和机体的免疫反应与变态反应。目前一般认为,结核病的免疫反应以细胞免疫为主,结核结节的形成就是细胞免疫反应的形态学表现。结核病时发生的变态反应属于IV型(迟发性)变态反应,结核菌素试验就是这种反应的表现,本质上亦为细胞免疫反应。结核病免疫反应和变态反应常同时发生并相伴出现。如以免疫反应为主,则形成结核结节,病灶局限,疾病向好转和愈合的方向发展;如以变态反应为主,病变主要表现为渗出和干酪样坏死,疾病向恶化的方向发展。

(二) 基本病变

由于机体的反应性、菌量及毒力和组织特性的不同,可出现三种不同病变类型。

1. 渗出为主的病变　于结核性炎症的早期,机体抵抗力低下,菌量多、毒力强,或变态反应较强时出现。此型变化好发于肺、浆膜、滑膜和脑膜等处,主要表现为浆液性或浆液纤维素性炎。早期病灶内有中性粒细胞浸润,但很快被巨噬细胞所取代。在渗出液和巨噬细胞内可查见结核杆菌。渗出性病变可完全吸收不留痕迹,也可转变为以增生为主或以坏死为主的病变。

2. 增生为主的病变　发生在菌量较少、毒力较低或人体免疫反应较强时,形成具有病理诊断特征的结核结节。**结核结节**(tubercle)由**上皮样细胞**(epithelioid cell)、**郎罕**(Langhans)巨细胞加外围局部集聚的淋巴细胞和少量反应性增生的成纤维细胞构成,典型的结核结节中央常有干酪样坏死。巨噬细胞吞噬结核杆菌后,体积增大逐渐转变为类上皮细胞,呈梭形或多角形,胞浆丰富,染淡伊红色,境界不清,核呈圆或卵圆形,染色质甚少,甚至可呈空泡状,核内可有1～2个核仁。多个上皮样细胞互相融合形成郎罕巨细胞,为一种多核巨细胞,体积很大,胞浆丰富,核与类上皮细胞核相似,核数由十几个到几十个不等,有超过百个者,核排列在胞质的周围呈花环状、马蹄形或密集在胞体的一端(图 5-5-10,11)。

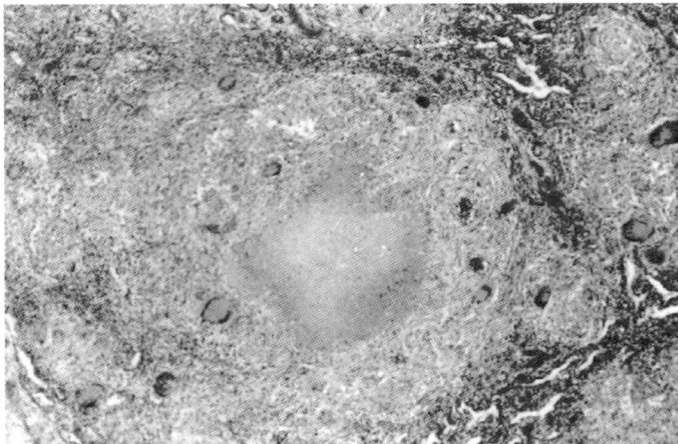

图 5-5-10　结核结节
结节中央为红染的干酪样坏死,周围为上皮样细胞和郎罕巨细胞,外围散在淋巴细胞浸润

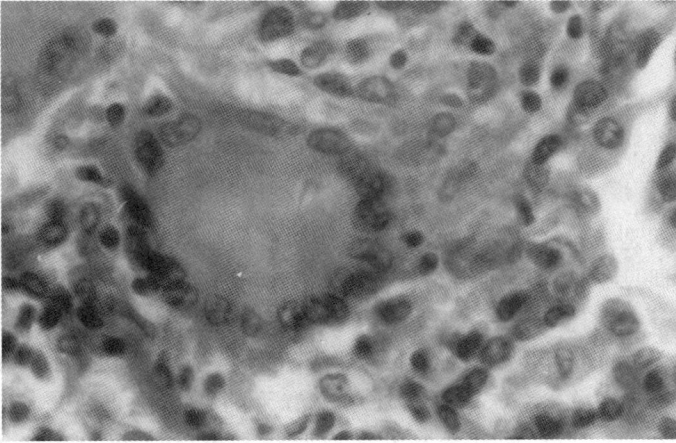

图 5-5-11　结核结节
示上皮样细胞与郎罕巨细胞

3. 坏死为主的病变　在结核杆菌数量多、毒力强，机体抵抗力低或变态反应强烈的情况下，上述渗出性和增生性病变均可发生干酪样坏死。由于坏死组织含脂质较多而呈淡黄色，均匀细腻，质地较实，状似奶酪，故称干酪样坏死。镜下，为红染无结构的颗粒状物。干酪样坏死对结核病的病理诊断具有一定的意义。坏死物中大多含有一定量的结核杆菌。

以上三种变化往往同时存在，而以某一种改变为主，且可互相转化。如渗出性病变可因适当治疗或机体免疫力增强而转化为增生性病变；反之，在机体免疫力下降或变态反应较强时，原来的增生性病变则可转变为渗出性、坏死性病变。因此，在同一器官或不同器官中的结核病变是复杂多变的。

（三）基本病变的转化规律

结核病变的发展和结局取决于机体抵抗力和结核菌致病力之间的矛盾关系。当人体抵抗力增强时，细菌可被抑制、消灭，病变转向愈合；反之，则转向恶化。

1. 转向愈合

（1）吸收消散：为渗出性病变的主要愈合方式。渗出物逐渐通过淋巴道吸收，病灶缩小或完全吸收消散。

（2）纤维化、纤维包裹及钙化：增生性病变和小的干酪样坏死灶由成纤维细胞长入，可完全纤维化；较大难以完全纤维化的坏死灶由周围纤维组织增生加以包裹，以后干酪样坏死逐渐干燥浓缩，并有钙盐沉积而发生钙化。在被包裹和钙化的干酪样坏死灶中仍有少量结核菌，病变只处于相对静止状态，当机体抵抗力下降时病变仍可复发进展。

2. 转向恶化

（1）病灶扩大：在病灶周围出现渗出性病变（病灶周围炎），范围不断扩大，并继发干酪样坏死，坏死区又随渗出性病变的扩延而增大。

（2）溶解播散：干酪样坏死物发生溶解液化后，可经体内的自然管道（如支气管、输尿管等）排出，致使局部形成空洞。空洞内液化的干酪样坏死物中含有大量结核杆菌，可通过自然管道播散到其他部位，引起新的结核性病灶。结核杆菌还可经淋巴道蔓延到淋巴结，经血道播散至全身各器官。

二、肺结核病

结核杆菌主要经呼吸道传染,故结核病中最常见的是肺结核病。可根据初次感染和再次感染结核菌时肺部病变的不同特点,将肺结核病分为原发性和继发性两大类。

（一）原发性肺结核病

原发性肺结核病是指第一次感染结核杆菌所引起的肺结核病,多发生于儿童,故又称儿童型肺结核病。也偶见于未感染过结核杆菌的青少年或成人。

1. 病变特点　结核杆菌被吸入肺后,最先引起的病变称为原发灶。原发灶通常只有一个,多位于通气较好的上叶下部或下叶上部靠近肺膜处,右肺多见。肉眼观,原发灶常呈圆形,直径多在 1cm 左右,色灰黄。病灶中央有干酪样坏死。结核杆菌很快侵入淋巴管,循淋巴液流到肺门淋巴结,引起结核性淋巴管炎和淋巴结炎。肺的原发灶、淋巴管炎和肺门淋巴结结核三者合称为**原发综合征**（primary complex）,是原发性肺结核病的特征性病变。

2. 结局

（1）痊愈：绝大多数（约 98%）原发性肺结核病患者由于机体免疫力逐渐增强,病灶经纤维化、纤维包裹和钙化而自然痊愈。

（2）恶化：少数患儿因营养不良或患其他传染病如流感、麻疹、百日咳等等而使机体抵抗力下降,肺内及肺门淋巴结病灶继续扩大,并可经以下途径播散：

1）支气管播散：肺原发灶扩大,干酪样坏死液化并侵及相连的支气管,沿支气管播散至同侧或对侧肺叶,引起小叶性干酪样肺炎。

2）淋巴道播散：结核杆菌可经淋巴管到达肺门淋巴结和支气管淋巴结,继而蔓延到颈部、纵隔等处淋巴结,也可逆流到达腹膜后及肠系膜淋巴结,引起广泛的淋巴结结核。

3）血道播散：结核杆菌侵入血流后经血道播散可引起血源性结核病,形成：① 全身粟粒性结核病：大量结核杆菌侵入肺静脉,经左心至大循环,可播散到全身各器官如肺、脑、脑膜、肝、脾、肾等处,形成粟粒性结核,称为急性全身粟粒性结核病。如急性期不能及时控制,病程迁延三周以上,则形成慢性全身粟粒性结核病。② 肺粟粒性结核病：又称血行播散型肺结核病。急性粟粒性肺结核病常是全身粟粒性结核病的一部分,有时病变可仅限于肺。慢性粟粒性肺结核病多见于成年人,结核杆菌由肺外结核病灶较长期、间歇性地进入血流,播散于肺内,形成新旧不等的病变（图 5-5-12）。③ 肺外器官结核病：大多是原发性肺结核病细菌经血道播散的结果。原发灶内少量结核杆菌血流,在肺外某些器官（如骨关节、泌尿生殖器官、脑膜等）形成潜伏的结核病灶,当机体抵抗

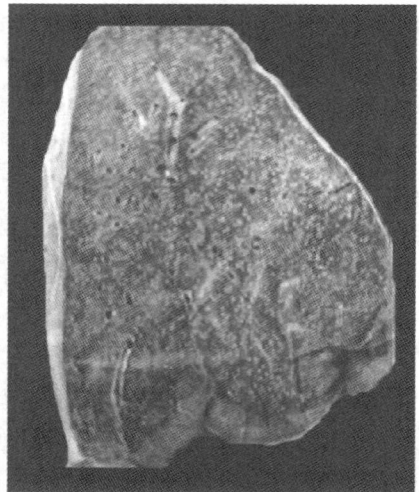

图 5-5-12　肺粟粒性结核病
肺叶切面可见弥漫性分布的粟粒大小的黄白色干酪样坏死灶

力下降时可恶化进展为肺外器官结核病。

（二）继发性肺结核病

继发性肺结核病（secondary pulmonary tuberculosis）是指再次感染结核菌所引起的肺结核病，多见于成年人，故又称成人型肺结核病。病变常开始于肺尖，称再感染灶，其形成机制有以下两种学说：① 外源性再感染学说，认为是由外界结核杆菌重新感染所致，与原发性肺结核无关；② 内源性再感染学说，认为再感染灶大多是由原发性肺结核病血源性播散时在肺尖部形成的潜伏病灶，当机体免疫力下降时，发展为继发性肺结核病。目前比较公认的是内源性再感染学说。

继发性肺结核病与原发性肺结核病的不同特点，见表 5-5-2 所示。

表 5-5-2　原发性和继发性肺结核病的比较

	原发性肺结核病	继发性肺结核病
结核杆菌感染	初次	再次
发病人群	儿童	成人
特异性免疫力和过敏性	先无，随病程逐渐产生	有
病理特点	原发综合征	病变多样，新旧病灶并存，较局限
起始部位	上叶下部，下叶上部近胸膜处	肺尖部
病变性质	以渗出和坏死为主	以结核结节形成和坏死为主
播散途径	多为淋巴道和血道	多为支气管
病　程	短，大多自愈	长，慢性迁延，需治疗

根据病变特点和临床经过，继发性肺结核病可分为以下几种主要类型：

1. 局灶型肺结核　为继发性肺结核病的早期病变，多位于肺尖，右肺多见。病灶可为一个或数个，直径约 0.5～1cm 大小，多数以增生性病变为主，中央有干酪样坏死。临床上病人常无明显自觉症状，多在体检时发现。病灶可纤维化、钙化而痊愈。如病人免疫力降低时，则可发展成为浸润型肺结核。

2. 浸润型肺结核　是临床上最常见的一种活动性肺结核。大多是由局灶型肺结核发展而来，少数也可一开始即为浸润型肺结核。病变以渗出为主，肺泡内充满浆液、单核细胞、淋巴细胞及少数中性粒细胞，病灶中央有干酪样坏死。病人常有低热、盗汗、食欲不振、全身无力、咳嗽和咯血等症状。X 线检查锁骨下可见边缘模糊的云雾状阴影。

如能及时适当治疗，可通过纤维化、包裹和钙化而痊愈。若病人免疫力差或未及时进行适当治疗，病变可继续发展，干酪样坏死灶扩大，坏死物质液化经支气管排出后形成急性空洞，洞壁坏死层中有大量结核杆菌，经支气管播散，可引起干酪样肺炎。急性空洞一般较易愈合，经适当治疗，空洞可通过洞壁肉芽组织增生而逐渐缩小，最终形成瘢痕而治愈。如急性空洞经久不愈，则可演变为慢性纤维空洞型肺结核。

3. 慢性纤维空洞型肺结核　多在浸润型肺结核形成急性空洞的基础上发展而来。其病变特点是：① 在肺内形成一个或多个厚壁空洞，多位于肺上叶，大小不一，呈不规则形，壁厚。镜下，空洞壁分三层：内层为干酪样坏死物质，其中含有大量结核杆菌；中层为结核性肉芽组织；外层为增生的纤维组织。空洞与支气管相通,成为结核病的传染源,故此型又有开放性肺结核之称。② 在同侧和对侧肺组织,特别是肺下叶可见由支气管播散引起的很多新旧不一、大小不等、病变类型不同的病灶,部位愈下病变愈新鲜。③ 后期因肺组织遭到严重破坏,可导致肺组织的广泛纤维化,使肺体积缩小、变形、变硬、肺膜广泛增厚并与胸壁粘连,可严重影响肺功能。最终可演变为硬化型肺结核。肺广泛纤维化还可导致肺动脉高压,引起肺源性心脏病(图 5-5-13)。

4. 干酪样肺炎　　常发生于机体抵抗力差,对结核菌的变态反应过高的病人,可由浸润型肺结核恶化进展而来,或由急、慢性空洞内的细菌经支气管播散所致。按病变范围大小可分为小叶性和大叶性干酪样肺炎。眼观,肺叶肿大变实,切面呈淡黄色干酪样,坏死物质液化排出后可见有急性空洞形成。镜下,肺泡腔内有大量浆液纤维素性渗出物,内含巨噬细胞为主的炎性细胞,且见广泛的干酪样坏死。抗酸染色可查见大量结核菌。患者病情危重,死亡率高。

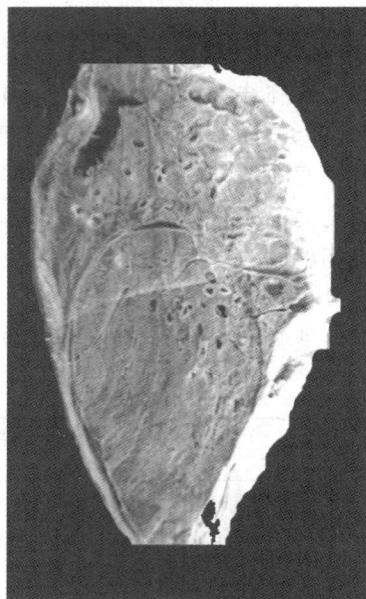

图 5-5-13　慢性纤维空洞型肺结核
肺上叶有一 1.5cm×3cm 大小的空洞,壁厚 0.3cm,洞壁内附干酪样坏死物。肺切面可见自上而下沿支气管播散的病灶

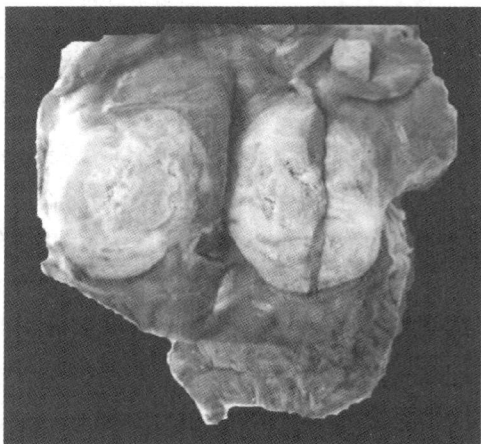

图 5-5-14　结核球
肺叶切面有一病灶直径约 3cm,周围为增生的纤维结缔组织,中央有干酪样坏死

5. 结核球　　又称**结核瘤**(tuberculoma),是孤立的有纤维包裹、境界分明的球形干酪样坏死灶,直径约 2～5cm,多为一个,常位于肺上叶。结核球为相对静止的病变,但亦可恶化进展。由于结核球干酪样坏死灶较大,又有纤维包裹,药物不易发挥作用,故临床上多采取手术切除(图 5-5-14)。

6. 结核性胸膜炎　　根据病变性质可分为渗出性和增生性两种。

(1) 渗出性结核性胸膜炎:较常见,患者多为年轻人。病变主要为浆液纤维素性炎。经适当治疗,可完全吸收而痊愈。如渗出物中纤维蛋白较多,则可因机化而使胸膜增厚和粘连。

(2) 增生性结核性胸膜炎:是由肺膜下结核病灶直接蔓延至胸膜所致。常发生于肺尖,多为局限性。病变以增生性变化为主,一般通过纤维化而痊愈,可导致胸膜增厚、粘连。

三、肺外器官结核病

肺外器官结核病除皮肤结核和消化道结核可由直接感染引起外,其他各器官的结核病多为原发性肺结核病经血道或淋巴道播散所形成的潜伏病灶进一步发展的结果。

（一）肠结核病

肠结核病可分为原发性和继发性两型。原发性者很少见，常见于小儿，一般是由于饮用带有结核菌的牛奶而感染，并形成与原发性肺结核相同的原发综合征（肠的原发性结核性溃疡、结核性淋巴管炎及肠系膜淋巴结炎）。绝大多数肠结核继发于活动性空洞型肺结核病，因反复咽下含结核菌的痰液所致。

肠结核好发于回盲部（约占85%）。根据病变特点的不同可分为两型：

1. 溃疡型　结核菌侵入肠壁淋巴组织形成结核结节，以后结节逐渐融合并发生干酪样坏死，破溃后形成溃疡。因细菌随肠壁环形淋巴管播散，所以典型的肠结核溃疡多呈带状，其长轴与肠轴相垂直。溃疡边缘参差不齐，底部有干酪样坏死物，其下为结核性肉芽组织。溃疡愈合后常因瘢痕形成和收缩引起肠腔狭窄。

2. 增生型　较少见。以肠壁内大量结核性肉芽组织形成和纤维组织显著增生为特征，肠壁高度肥厚、肠腔狭窄，黏膜可有浅在溃疡或息肉形成。临床上表现为慢性不完全低位肠梗阻。右下腹常可触及肿块，需与肠癌相鉴别。

（二）结核性腹膜炎

结核性腹膜炎多见于青少年，慢性结核性腹膜炎大多继发于溃疡型肠结核、肠系膜淋巴结结核或结核性输卵管炎，由腹膜外结核灶经血道播散至腹膜者少见。可分为干、湿两型，但通常所见多为混合型。湿型以大量结核性液体渗出为特征。干型的特点是腹膜上大量纤维素性渗出物，机化后引起腹腔器官粘连。

（三）结核性脑膜炎

结核性脑膜炎多见于儿童，主要由结核杆菌经血道播散引起。在成人除肺结核病外，骨关节结核和泌尿生殖道结核病也可血行播散至脑膜；也可因脑实质内的结核球液化破溃，大量结核菌进入蛛网膜下腔所致。

病理变化以脑底最明显。在脑桥、脚间池、视神经交叉及大脑外侧裂等处之蛛网膜下腔内，有多量灰黄色混浊胶冻样渗出物积聚。脑室脉络丛及室管膜有时也可有结核结节形成。镜下，蛛网膜下腔内炎性渗出物主要为浆液、纤维蛋白、巨噬细胞、淋巴细胞，常有干酪样坏死，偶见典型结核结节形成。病变严重者可累及脑皮层而引起脑膜脑炎。蛛网膜下腔渗出物机化可引起蛛网膜粘连，使第四脑室上中孔和外侧孔堵塞，可导致脑积水。

（四）泌尿生殖系统结核病

1. 肾结核病　最常见于20～40岁的男性。多为单侧性。病变大多始于肾皮、髓质交界处或乳头体内。最初为局灶性结核病变，继而病变扩大并发生干酪样坏死，破坏肾乳头而溃破入肾盂形成结核性空洞。随着病变蔓延，可在肾内形成多个结核空洞。由于液化的干酪样坏死物可随尿液下行，感染常累及输尿管和膀胱。输尿管结核性肉芽组织增生使管壁增厚、管腔狭窄，甚至阻塞而引起肾盂积水或积脓。临床上，可因肾实质破坏而出现血尿。液化之干酪样坏死物在排出时可形成脓尿，尿中可查见结核菌。

2. 生殖系统结核病　男性生殖系统结核多由泌尿系统结核蔓延而来。结核菌可经尿道感染精囊和前列腺，而后可蔓延到输精管、附睾，睾丸偶尔也可受累。血源感染较少见。病变器官有结核结节形成和干酪样坏死。

女性生殖系统结核多由血道或淋巴道播散所致,也可由邻近器官结核病的直接蔓延而来,以输卵管结核最多见,其次为子宫内膜、卵巢。

生殖系统结核常为男性不育、女性不孕的原因之一。

（五）骨与关节结核病

骨、关节结核病多由血源播散所致,常见于儿童和青少年。

1. 骨结核　多见于脊椎骨、指骨及长骨骨骺(股骨下端和胫骨上端)等处。病变常由松质骨内的小结核病灶开始,以后可发展为干酪样坏死型和增生型:干酪样坏死型较多见,可见明显的干酪样坏死,破坏骨质而形成死骨。病变常累及骨周围的软组织,引起干酪样坏死和结核性肉芽组织形成。干酪样坏死液化后可在骨旁形成结核性"脓肿",但局部并无红、热、痛,故又称冷脓肿。穿破皮肤后可形成经久不愈的窦道。增生型较少见,主要形成结核性肉芽组织,无明显的干酪样坏死和死骨形成。

脊椎结核是骨结核中最常见者,多侵犯第 10 胸椎至第 2 腰椎。病变起于椎体,常发生干酪样坏死,随着病变的发展可破坏椎间盘和邻近椎体。由于病变椎体不能负重,发生塌陷而造成脊柱后凸畸形(驼背)。若病变穿破骨皮质,可在脊椎两侧形成冷脓肿。

2. 关节结核　多侵犯髋、膝、踝、肘等关节。多继发于骨结核,病变通常开始于骨骺或干骺端,发生干酪样坏死。当病变发展侵入关节软骨和滑膜时则成为关节结核。关节滑膜内有结核性肉芽组织形成,关节腔内有浆液、纤维素性渗出物。关节结核痊愈时,由于关节腔内大量纤维组织增生,造成关节强直。

（六）淋巴结结核病

多见于儿童和青年,以淋巴结颈部最常见,其次是支气管和肠系膜淋巴结。病原菌可来自肺门淋巴结结核,亦可来自口腔、咽喉部结核病灶。淋巴结内有结核结节形成和干酪样坏死。淋巴结逐渐肿大,当炎症累及淋巴结周围组织时,淋巴结彼此粘连,形成较大的包块。颈淋巴结结核干酪样坏死物液化后可穿破皮肤,在颈部形成经久不愈的窦道。

（钟本土）

第六章

水、电解质代谢紊乱

水和电解质是机体体液的重要组成成分,广泛分布于细胞内外,且在神经-内分泌系统的调节作用下,保持着动态平衡。正常人体液总量约占体重的60%,其中40%是细胞内液,20%是细胞外液。在细胞外液中血浆占5%,组织间液占15%。水、电解质参与体内多种重要功能代谢,在生命活动过程中,起着极为重要的作用。

水、电解质代谢紊乱在临床上十分常见。外界环境的变化,某些医源性因素如药物使用不当等,均可引起水、电解质代谢紊乱。水、电解质代谢紊乱一旦发生,可导致机体一系列功能代谢障碍,对患者的危害性大。因此,学习和掌握水、电解质代谢紊乱的基本理论对临床工作有非常重要的意义。

第一节　水、钠代谢紊乱

在临床上,水、钠代谢紊乱常同时或相继发生,两者关系密切。水、钠代谢紊乱的分类方法较多,为了便于理解,临床上通常采用以水紊乱为主的分类方法,如脱水(包括失钠)和水中毒等。

一、脱水

脱水(dehydration)是指各种病因引起机体的体液总量明显减少的水、钠代谢紊乱。根据脱水后细胞外液的渗透压不同,可分为高渗性脱水、低渗性脱水、等渗性脱水三种类型,见表5-6-1。正常血浆渗透压为280～310mmol/L,由于 Na^+ 占血浆阳离子的90%以上,其正常含量为130～150mmol/L,所以血浆渗透压的高低主要受 Na^+ 的影响,因此在临床上一般用测量血清钠含量来判断血浆渗透压的高低。

表 5-6-1　脱水类型及其主要特征

类型	失水部位	水、钠丢失比例	血钠浓度 (mmol/L)	血浆渗透压 (mmol/L)
高渗性脱水	细胞内为主	失水＞失钠	＞150	＞310
低渗性脱水	细胞外为主	失钠＞失水	＜130	＜280
等渗性脱水	细胞内外液均失	水、钠成比例丢失	130～150	280～310

(一)高渗性脱水

高渗性脱水(hypertonic dehydration)的特点是:水钠都在丢失,但失水的量大于失钠的量,致使血清钠浓度高于150mmol/L,血浆渗透压高于310mmol/L。细胞外液量和细胞内液量均减少。

1. 病因和机制

(1) 水分的摄入不足,常见于:① 水源断绝,比如沙漠迷路和海上作业的人;② 有水不能喝或不会喝的病人,如吞咽困难或呕吐病人以及婴幼儿和极度衰弱的病人,当护理不周,水分入量不足时;③ 渴感缺失的病人,比如下丘脑口渴中枢损伤的患者和昏迷的患者。

(2) 水分丢失过多,常见于:① 经肾丢失大量的水分,如尿崩症患者,其由于中枢和肾脏本身的病变使肾脏的远曲小管和集合管对水的重吸收减少;各种原因引起的渗透性利尿,如反复应用甘露醇、山梨醇以及高渗葡萄糖等;还有给予鼻饲的患者蛋白质浓度过高时,也可以使原尿的渗透压升高而致水分经肾丢失。② 从胃肠道丢失,如腹泻和呕吐的患者。③ 从皮肤和呼吸道丢失水分,常见于高热、大量出汗和甲状腺功能亢进等,均可丢失大量水分。汗液 Na^+ 5～50mmol/L,是低渗液。体温每升高 1.5℃,经皮肤蒸发的水每天约增加 500ml。大汗时每小时可丢失水分约 800ml。④ 经呼吸道丢失水分,任何原因引起的过度通气如癔病、代谢性酸中毒等,均可经呼吸道丢失大量水分,如果持续时间长又没有补充水分,由于损失的都是低渗液体,故可引起高渗性脱水。

2. 机能代谢变化 高渗性脱水出现的所有机能代谢变化均与体液总量减少,失水大于失钠以及血浆钠含量和细胞外液渗透压升高有密切关系。

(1) 细胞外液高渗:由于细胞外液高渗,可以使:① 细胞内水外移,从而导致细胞内液明显减少,出现细胞脱水。细胞脱水可以引起细胞代谢紊乱,甚至细胞结构分解破坏;汗腺细胞脱水时,汗液分泌减少,这种因脱水导致机体散热障碍引起的体温升高称为脱水热;脑细胞脱水使其功能障碍,严重时脑体积显著缩小,颅骨和皮层之间的血管受到牵张,易发生小血管破裂,特别是婴幼儿易出现脑内出血和蛛网膜下腔出血等,并引起烦躁、抽搐、昏迷等中枢神经系统功能紊乱的神经精神症状。② 刺激下丘脑口渴中枢而产生渴感,使患者主动饮水,但衰弱的患者和老年人口渴反应不明显。③ 刺激下丘脑渗透压感受器引起 ADH 分泌增多,使肾远曲小管和集合管对水重吸收增多,从而引起少尿和尿比重增高。

(2) 体液总量减少,尤其是严重脱水时:可使血容量和肾血流量明显减少,醛固酮分泌增多而使尿钠排出减少,尿钠含量可降低。但是在早期或轻症患者,由于机体的代偿血容量减少不明显,肾血流量变化不大,尿钠含量因水分重吸收增多而偏高。

(3) 血钠浓度增多:可使醛固酮合成和分泌减少,这在早期患者表现相对明显。

对于高渗性脱水的患者,由于细胞内水的外移,患者饮水并且尿量减少等有利代偿,可使患者细胞外液的容量有一定程度的补充,故轻度脱水患者发生外周循环衰竭者较少;重度脱水(失水量相当于体重的 6％以上)时,血容量明显减少,则可出现外周循环衰竭。当失水量达到体重的 15％时,可引起死亡。

3. 防治原则

(1) 防治原发病,去除病因。

(2) 补给体内缺少的水分,不能经口进食者可由静脉滴入 5％～10％葡萄糖溶液,但要注意,补水过多有引起水中毒的危险,输液过多过快可能加重心脏的负担。

(3) 适当补钠:虽然患者血钠浓度升高,但体内总钠量是减少的,可适当给予生理盐水与 5％～10％的葡萄糖混合液。

(4) 适当补钾:由于细胞内脱水,K^+ 从细胞内释出,引起血 K^+ 升高,尿中排 K^+ 也增多,尤其当患者的醛固酮增加时,如果只补盐水和葡萄糖溶液,可使细胞外钾内移,易出现低钾血症,所以应适当补钾。

（二）低渗性脱水

低渗性脱水(hypotonic dehydration)的特点是水钠同时丢失,但失钠多于失水,出现血清 Na^+ 浓度低于 130mmol/L,血浆渗透压低于 280mmol/L,伴有细胞外液量的减少。

1. 原因和机制　常见的原因是经肾或肾外丢失大量体液后处理措施不当,只补充水,没有补充电解质所致。

（1）经肾丢失液体:见于以下情况:① 连续使用排 Na^+ 性利尿剂,如氢氯噻嗪、呋塞米及依他尼酸等,抑制肾小管对钠、水的重吸收,如再加上限制钠盐摄入,则缺钠会更明显;② 急性肾功能衰竭多尿期时,由于代谢物质的渗透性利尿,使肾小管上皮细胞对钠、水重吸收减少;③ 慢性间质性肾疾患,髓质结构破坏,髓祥功能受损,影响钠的重吸收;④ 肾上腺皮质功能不全,如 Addison 病时,由于醛固酮分泌不足,使小管对钠重吸收减少;⑤ 肾小管性酸中毒,是一种以肾小管排酸障碍为主的疾病,主要发病环节是集合管分泌 H^+ 功能降低, H^+-Na^+ 交换减少,或是由于醛固酮分泌不足,导致 Na^+ 随尿排出增加。

（2）经肾外丢失体液:① 经消化道丧失大量的消化液,如呕吐、腹泻,或胃、肠引流时丢失消化液,而仅给饮水或输注葡萄糖;② 经皮肤丢失水分,当大量出汗、大面积烧伤时,只补充水或葡萄糖,可导致失钠大于失水;③ 体腔内大量液体积聚时,如胸水或腹水形成时,没有正确纠正。

2. 对机体的影响　体液总量的减少,细胞外液的低渗,血钠浓度降低是基本环节。

（1）细胞外液的低渗,可使水分从细胞外移动到渗透压相对较高的细胞内,导致细胞水肿;由于血浆渗透压较低,患者没有口渴的感觉,不思饮水;同时由于低渗透压还可使 ADH 合成和分泌减少,使远曲小管对水的重吸收减少,尤其在脱水的早期或轻症脱水时,患者的尿量不减少反而增多,综合以上因素,可使患者的细胞外液明显减少,易发生低血容量性休克,外周循环衰竭症状出现较早,表现为直立性眩晕、血压下降、四肢厥冷、脉搏细速等。

（2）组织脱水征:细胞外液减少,血容量减少使血液浓缩,血浆胶体渗透压升高,组织间液向血管内转移,结果组织间液减少更为明显,患者可出现明显的脱水征,如皮肤弹性减退,眼窝和婴儿囟门凹陷。

（3）尿的变化:早期患者仍可排出较多的低渗尿,尿比重降低;严重时,因血容量不足,可刺激容量感受器而使 ADH 分泌增多,肾重吸收水分增多,此时尿量反而减少,比重升高;经肾失钠者,尿钠含量增多(高于 20mmol/L);肾外失钠者,由于细胞外液低钠,引起醛固酮分泌增多,使得肾小管上皮细胞对钠的重吸收增强,尿中 Na^+ 和 Cl^- 减少。

（4）脑细胞水肿:由于细胞内液增多,严重时可发生脑细胞水肿,导致中枢神经系统功能紊乱,表现为神志恍惚、嗜睡甚至昏迷等。

3. 防治原则

（1）去除病因,积极防治原发病。

（2）对于低渗性脱水的患者,可使用等渗（轻、中度低渗性脱水）或高渗（严重低渗性脱水）盐溶液纠正细胞外液的容量和渗透压。使用高渗盐溶液治疗时,要控制补液速度,防止血钠浓度回升过快对心、脑造成损害,最好随时监控血钠浓度,控制血清钠浓度每小时升高 0.5mmol/L,直到达 120mmol/L 为宜。休克者须及时抢救,并注意纠正酸中毒。使用单纯葡萄液是危险的,这会导致致命的脑水肿。

（三）等渗性脱水

等渗性脱水（isotonic dehydration）的特点是：水与钠按其正常血浆中的含量成比例丢失，或经机体调节后，其钠含量仍在 130～150mmol/L，渗透压保持在280～310mmol/L。

1. 原因

（1）胃肠液大量丢失，见于呕吐、腹泻和肠梗阻等。

（2）大量血浆丢失，见于大面积烧伤等。

（3）大量抽放胸水和腹水。

（4）治疗过程中的高渗或低渗性脱水转化而来。

2. 对机体的影响

（1）细胞外液减少，血浆容量及组织液量减少。重者可出现皮肤弹性下降、眼窝和婴儿囟门内陷、血压下降、休克等低渗性脱水的表现。

（2）尿的变化，患者由于体液总量减少，ADH 和醛固酮分泌增多，使得肾对钠、水的重吸收增多，这样使细胞外液的量可以得到一定的补充，患者尿量减少，尿中 Na^+ 和 Cl^- 减少。

（3）细胞内液变化不明显。

（4）等渗性脱水的患者，如未曾得到及时正确的处理，则可因不感蒸发，继续丢失水分而转变为高渗性脱水，或因只补水不补钠而转变为低渗性脱水。

3. 防治原则

（1）去除病因，防治原发病。

（2）输注渗透压偏低的氯化钠溶液，其渗透压为等渗的 1/3～2/3 为宜。

二、水中毒

水中毒（water intoxication）是指在某些病理或治疗方法不当的情况下，水的入量超过肾脏的排水量，以致低渗性体液在细胞内外潴留过多的一种水钠代谢紊乱。其特点是：血钠浓度下降，低于 130mmol/L，血浆渗透压低于 280mmol/L，但总钠量可以正常或增多，体液总量明显增多。对于下丘脑后叶、肾上腺皮质和肾功能正常的人，即使饮入较多的水，也可以通过一系列调节机制，排出过多的水，从而维持水和电解质的平衡。

（一）原因和机制

关键环节在于：过多的低渗体液在体内潴留造成细胞内外液的量都增多，从而引起重要器官功能障碍。

1. 水的摄入过多　如从静脉输入含盐少或不含盐的液体过多过快，超过肾脏的排水能力，尤其是婴幼儿对水、电解质的调节能力差，更易发生；还有不论精神性还是医源性持续大量饮水的患者，也易发生。

2. 水的排出减少　常见于 ADH 分泌过多的患者，由于一些恶性肿瘤、中枢神经系统的疾患、疼痛、创伤、大手术后应激反应期、某些药物引起的 ADH 分泌和释放增多时，如果再给予大量水分时，可引起水中毒。还可见于肾排水不足，急性肾功能衰竭少尿期的患者，慢性肾功能衰竭晚期的患者以及严重心功能衰竭和肝硬化患者也易发生水中毒。

3. 低渗性脱水晚期的患者　由于细胞外液低渗，水向细胞内转移，引起细胞内水肿。此时，如果输入大量水分也可引起水中毒。

（二）对机体的影响

其始动环节是：体液总量的明显增多，细胞内外液低渗液的积聚。

1. 细胞外液量增加，血液稀释　细胞外液因水过多，其钠浓度和渗透压均下降，而肾不能将过多的水及时排出，水分转向渗透压相对较高的细胞内，导致细胞水肿，从而使细胞内、外液容量均增多且为低渗。

2. 细胞内水肿　特别是脑细胞水肿，致颅内压升高，可发生神经精神症状，如烦躁、精神错乱、定向障碍、嗜睡，并可出现视乳头水肿，严重时可出现脑疝。

3. 慢性水中毒患者　发病缓慢，症状不明显，多被原发病的症状掩盖，常有头痛、恶心、呕吐、软弱无力或肌肉痉挛等症状。

4. 可凹性水肿　由于大部分水积聚在细胞内，所以轻度的水中毒患者可以无明显的皮下水肿征象，严重者可于身体的下垂部见凹性水肿。

（三）防治原则

1. 对因治疗，治疗原发病，从而防治水中毒。

2. 轻症患者，暂停或限制水入量，造成水的负平衡后可自行恢复。

3. 重症或急症患者，不仅要严格限制水的入量，同时还应给予高渗盐水，以尽快纠正脑水肿，或静脉给予甘露醇等渗透性利尿剂，同时配以其他快速利尿剂以排出体内水分。

4. 对于肾功能衰竭的患者，可以采用透析疗法，以便在短时间内排出体内过多的水分和代谢产物。

（宋维芳）

第二节　钾代谢紊乱

正常人体内钾的总含量约为 $50\sim55$ mmol/kg 体重。其中 98% 存在于细胞内，其浓度约为 $140\sim160$ mmol/L；2% 存在于细胞外液中，浓度为 $3.5\sim5.5$ mmol/L。正常人每天可从食物（如肉类、水果和蔬菜等）中摄入 $2\sim4$ g 钾，足够生理需要。摄入的钾 90% 经肾脏随尿排出，少量随粪便、汗液排出。肾脏排钾的特点是："多进多排，少进少排，不进仍排"。如长期饥饿或无钾摄入时，最初阶段，每日仍有 $20\sim40$ mmol 的 K^+ 随尿排出；$2\sim3$ 周后，每日还有 $5\sim10$ mmol 的 K^+ 排出。

钾代谢紊乱主要是指细胞外液 K^+ 浓度的异常变化，根据血钾浓度的高低分为低钾血症和高钾血症。临床上许多疾病在发生发展过程中都可伴发钾代谢紊乱。钾代谢紊乱一旦发生，需及时处理，否则会加重病情，甚至可危及生命。

一、低钾血症

血清钾浓度低于 3.5 mmol/L 称为**低钾血症**（hypokalemia）。

（一）原因和发生机制

1. 摄入不足　见于不能进食或手术后禁食患者，或在静脉输液时未同时补钾，致使 K^+ 来源缺乏，而肾脏每天仍继续排 K^+，使血钾降低。

2. 丢失过多　主要经消化道和肾丢失，这是引起低钾血症最主要的原因。

（1）经消化道失钾：大量消化液的丢失是临床上引起低钾血症的常见原因。见于频繁呕吐、严重腹泻、胃肠减压、胆瘘、肠瘘等患者。

（2）经肾失钾：引起肾脏排 K^+ 增多的原因很多：① 利尿剂的使用不当：噻嗪类或髓袢利尿剂的大量使用，可使肾排钾增多引起失钾。这类利尿剂主要抑制髓袢升支对水、Na^+ 和 Cl^- 的重吸收，使进入远曲小管的尿液流速增快，Na^+ 量增多，K^+-Na^+ 交换加强，促进 K^+ 的分泌排泄。② 肾功能不全：急性肾功能衰竭多尿期因排尿素增多，或治疗性高渗液（甘露醇、高渗葡萄糖等）的使用，均可引起渗透性利尿，使远端小管液体流速加快导致肾排 K^+ 增多。Ⅰ型肾小管性酸中毒（又称远端肾小管性酸中毒），主要由于集合管泌 H^+ 障碍，导致 K^+-Na^+ 交换增加，使肾排 K^+ 增多。Ⅱ型肾小管性酸中毒（又称近端肾小管性酸中毒），是因近曲小管对 HCO_3^- 重吸收障碍，使远曲小管内负离子（HCO_3^-）增多，导致肾排 K^+ 增多。③ 肾上腺皮质激素过多：见于原发性或继发性醛固酮增多症，及长期大量使用糖皮质激素或盐皮质激素的患者，其机制是肾上腺皮质激素可促进肾排 K^+ 增多。④ 镁缺乏可因髓袢升支肾小管上皮细胞的 Na^+-K^+-ATP 酶失活，引起钾重吸收障碍，肾排 K^+ 增加。

（3）经皮肤失钾：汗液含钾不多（约 $0\sim10mmol$），故一般出汗不会引起低钾血症，但大量出汗可导致 K^+ 丢失过多。

3. 钾分布异常　　钾分布异常是指细胞外钾进入细胞内过多，引起低钾血症，但体钾总量并不减少。促使细胞外液 K^+ 转移进入细胞内的因素有：

（1）碱中毒：碱中毒时，作为酸碱平衡的一种代偿机制，细胞内 H^+ 移出，细胞外 K^+ 移入细胞内，使血钾降低；另外，碱中毒时，肾排 K^+ 也增多。

（2）某些药物、毒物的作用：① 胰岛素使用过量：糖尿病患者大剂量应用胰岛素可引起低钾血症，其发生机制是：胰岛素促进肌、肝等组织细胞合成糖原，K^+ 随葡萄糖进入细胞增多；同时，胰岛素又能激活细胞膜 Na^+-K^+-ATP 酶活性，细胞摄 K^+ 增加。② β-受体激动剂（如肾上腺素、舒喘宁等）的过多使用：β-受体激动剂能激活细胞膜 Na^+-K^+-ATP 酶活性，细胞摄 K^+ 增加。③ 某些毒物（如钡中毒、粗制棉籽油中毒等）能引起钾通道阻滞，钾外流受阻。

（3）低钾性周期性麻痹：属常染色体显性遗传性疾病，表现为一过性的肢体瘫痪。发作时细胞外钾突然进入细胞，使血钾降低；这与发作时细胞膜 Na^+-K^+-ATP 酶活性增高或细胞合成糖原增加有关。

（二）对机体的影响

低钾血症对机体的影响通常与血钾降低的速度、程度和持续的时间有关，并有明显的个体差异。低钾血症对机体的影响主要有：

1. 对神经-肌肉的影响　　这是低钾血症的突出表现。一般当血钾浓度低于 $3mmol/L$ 时，可出现四肢软弱无力；低于 $2.5mmol/L$ 时，可出现下肢肌肉弛缓性麻痹、瘫痪，严重时可累及躯干和上肢，但引起呼吸肌麻痹而发生呼吸衰竭者少见。

胃肠道平滑肌也受到影响，表现为肠蠕动减弱，肠鸣音减少或消失，腹胀、食欲减低和便秘等症状，严重时可出现麻痹性肠梗阻。

低钾血症引起上述症状的主要机制是：当细胞外液钾浓度急剧降低时，细胞内外钾浓度差（即 $[K^+]_c / [K^+]_e$ 比值）增大，细胞膜静息电位（E_m）负值增大，静息电位与阈电位（E_t）的距离加大，膜电位出现超极化，使细胞兴奋性降低，严重时兴奋性可消失。慢性低钾血症时,因细胞外液钾浓度下降缓慢,细胞内钾外逸的补充使细胞内 K^+ 也减少,$[K^+]_c/[K^+]_e$ 比值变化不大,故症状不明显。

2. 对心脏的影响 低钾血症可引起心律失常,如窦性心动过速、房性或室性早搏等,严重时可出现心室纤维颤动。心电图特征性的变化:S-T 段压低,T 波低平、增宽,T 波后常出现 U 波。低钾血症严重时,可出现 P-R 间期延长、QRS 增宽。

低钾血症引起心脏变化的机制,主要是低钾对心肌细胞电生理特性的影响:

(1)心肌兴奋性增高:急性低钾血症时,心肌细胞膜的钾电导降低,即膜对 K^+ 的通透性降低,细胞内钾外流减少,静息电位变小,与阈电位距离接近,心肌兴奋性增高。

(2)心肌传导性降低:急性低钾血症时,心肌静息电位变小,使动作电位 0 相去极化速度和幅度降低,兴奋扩布减慢,心肌传导性降低。

(3)心肌自律性增高:自律性的产生依赖于自律细胞在舒张期的自动去极化(主要是 Na^+ 内向电流大于 K^+ 外向电流,使细胞逐步去极化,直到阈电位)。急性低钾血症时,心肌细胞膜的钾电导降低,K^+ 外流减慢,使心肌 4 相自动去极化的速度增快,心肌自律性增高。

(4)心肌收缩性增强:急性低钾血症时,细胞外液 K^+ 对 Ca^{2+} 内流的抑制作用减弱,Ca^{2+} 内流增加,兴奋-收缩耦联增强,心肌收缩性增强。严重的慢性低钾血症因心肌代谢障碍,可使其变性、坏死和瘢痕形成,引起心肌收缩性减弱。

3. 对酸碱平衡的影响 低钾血症可引起代谢性碱中毒,但尿液呈酸性。其发生机制:① 低钾血症时,细胞内 K^+ 外流,细胞外的 H^+ 和 Na^+ 进入细胞,导致细胞外液 H^+ 浓度降低而引起代谢性碱中毒;② 低钾血症时,因细胞外液 H^+ 与细胞内 K^+ 交换,使肾小管上皮细胞内 H^+ 增多而 K^+ 减少,促使肾泌 H^+、排 NH_4^+ 和重吸收 HCO_3^- 增加,出现血液为碱性而尿液呈酸性的现象,即反常性酸性尿。

4. 对肾脏的影响 主要见于长期、慢性缺钾患者,表现为多尿、尿渗透压偏低等尿浓缩功能降低的症状。其发生机制是:远曲小管和集合管上皮细胞受损,对 ADH 的反应性降低;另外,髓袢升支粗段重吸收 NaCl 减少,肾髓质渗透梯度形成障碍。

5. 对中枢神经系统的影响 轻度低钾血症患者常出现精神萎靡、反应淡漠等症状;重症患者可出现嗜睡、昏迷。其发生机制可能与神经细胞膜电位改变、糖代谢障碍及 ATP 生成减少有关。

(三)防治和护理原则

1. 去除病因,积极治疗原发疾病,尽快恢复患者的饮食和肾功能。

2. 补钾最好口服,如因恶心、呕吐或有严重的并发症需作紧急处理时,才用静脉滴注补钾,切忌直接静脉推注。静脉内给钾的条件是每天尿量必须在 500ml 以上,并严格掌握补钾的总量和输入液体中 K^+ 浓度及补液的速度。细胞内缺钾恢复较慢,常需补钾 4～6 日以上,细胞内、外 K^+ 才能达到平衡,故不可操之过急。

二、高钾血症

血清钾浓度超过 5.5mmol/L 称为**高钾血症**(hyperkalemia)。

(一)原因和发生机制

1. 钾摄入过多 由于肾脏具有很强的排钾能力,所以即使钾摄入过多,一般也不会引起高钾血症。但当静脉内过多过快输钾,特别是在肾功能降低时,可发生严重的高钾血症。

2. 肾排钾障碍 这是引起高钾血症最主要的原因,常见于:

(1)肾功能衰竭:见于急性肾功能衰竭少尿期和慢性肾功能衰竭的末期,因肾小球有效滤过率明显减少使 K^+ 滤出受阻,引起高钾血症。无尿患者在不摄入钾的情况下,血清钾每天约可增加 0.7mmol/L,常成为主要的死亡原因之一。

(2)利尿剂使用不当:长期大量使用安体舒通、氨苯喋啶等保钾利尿剂可引起高钾血症。

(3)醛固酮分泌减少:肾上腺皮质功能减退(Addison 病)和双侧肾上腺切除后,因醛固酮分泌减少而引起 K^+ 潴留。

3. 细胞内 K^+ 移到细胞外 细胞内 K^+ 在病因的作用下迅速转移至细胞外,当超过肾排 K^+ 能力时,可引起血钾升高,此时体钾总量并不一定增加,相反有时会低于正常。常见于:

(1)酸中毒:酸中毒时一方面引起细胞内、外 K^+-H^+ 交换加强,导致细胞外 K^+ 增高;另一方面远曲小管上皮细胞内 H^+ 增多而 K^+ 减少,促使 H^+-Na^+ 交换加强,K^+-Na^+ 交换减弱而致肾排 K^+ 减少。

(2)大量溶血和严重组织损伤:大量血管内溶血、严重而广泛的肌肉组织损伤、淋巴瘤和白血病患者化疗或放疗后等,均可引起组织细胞内钾大量释出。

(3)组织缺氧:严重缺氧时,因 ATP 生成不足,细胞膜 Na^+-K^+-ATP 酶活性降低,细胞内 K^+ 大量逸出。

(4)高血糖合并胰岛素缺乏:胰岛素缺乏、高血糖形成的血浆渗透压增高、糖尿病酮症酸中毒,均可促进细胞内 K^+ 外流,使血 K^+ 升高。

(5)高钾性周期性麻痹:也是一种少见的常染色体显性遗传性疾病。发作时因细胞内 K^+ 释出而使血钾升高(血 K^+ 浓度一般为 5~6mmol/L)。其临床表现与低钾性周期性麻痹相似。但血钾升高与骨骼肌麻痹的因果关系尚未确定。

(6)某些药物:如 β-受体阻滞剂(心得安)、洋地黄类药物中毒等,均能抑制细胞膜 Na^+-K^+-ATP 酶活性,使细胞内 K^+ 外逸增多,血钾升高。

(二)对机体的影响

1. 对神经-肌肉的影响 急性轻度高钾血症(5.5~7.0mmol/L)时,因 $[K^+]_c/[K^+]_e$ 比值变小,细胞膜静息电位负值变小,与阈电位的距离缩短,肌细胞兴奋性增高。临床表现为手足感觉异常、肌肉刺痛震颤、腹痛腹泻等症状。急性严重高钾血症(>8mmol/L)时,由于静息电位过低,快钠通道失活,肌细胞兴奋性降低,出现肌肉软弱无力,甚至发生弛缓性麻痹等症状。

慢性高钾血症时,由于血钾浓度升高缓慢,细胞外过多的钾可代偿性地向细胞内转移,使细胞内、外钾浓度均升高,$[K^+]_c/[K^+]_e$ 比值变化不明显,细胞兴奋性也无明显改变。

2. 对心脏的影响 高钾血症对心脏有明显的毒性作用,主要表现为:心率减慢,心律失常(如传导阻滞等)、心肌收缩力减弱;严重者可发生心室颤动和心跳骤停,成为重症高钾血症的主要危险。心电图上特征性的变化是:T 波高尖,P 波、QRS 波低平增宽等。

高钾血症引起心律失常的机制,主要是高钾对心肌细胞电生理特性的影响:

(1)心肌兴奋性呈双相变化:急性轻度高钾血症(5.5~7.0mmol/L)时,细胞内、外钾浓度差减少,静息电位负值变小,与阈电位的距离接近,心肌兴奋性增高。严重高钾血症（＞7.0mmol/L）时，由于静息电位负值过低，处于去极化阻滞状态，使心肌兴奋性降低甚至消失。

（2）心肌传导性降低：高钾血症时，静息电位负值变小，与阈电位距离接近，使动作电位0相去极化减慢，心肌传导性降低。

（3）心肌自律性降低：高钾血症时，心肌细胞对钾的通透性增高，自动去极化减慢，心肌自律性降低。

（4）心肌收缩性减弱：高钾血症时，细胞外液 K^+ 浓度增高可抑制 Ca^{2+} 内流，心肌收缩性减弱。

3. 对酸碱平衡的影响　高钾血症可引起代谢性酸中毒，但尿液呈碱性。高钾血症时，因细胞外液 K^+ 增多而移入细胞内，细胞内 H^+ 移至细胞外，引起代谢性酸中毒；此时，肾小管上皮细胞 K^+-Na^+ 交换增强，H^+-Na^+ 交换减弱，结果引起肾排 H^+ 减少，尿液呈碱性，即反常性碱性尿。

（三）防治和护理原则

1. 去除病因，积极治疗原发疾病，轻度高钾血症患者多能自行缓解。

2. 对重度高钾血症患者，应迅速采取有力措施，降低血钾浓度，保护心脏。可采用：

（1）静脉注射高渗葡萄糖溶液加胰岛素或静脉注射碱性药（如乳酸钠、碳酸氢钠），可促使 K^+ 进入细胞内而降低血钾浓度。

（2）静脉注射葡萄糖酸钙、高渗钠溶液（如氯化钠），提高心肌的兴奋性、传导性、自律性和收缩性，拮抗 K^+ 对心脏的毒性作用。

（3）应用离子交换树脂，必要时使用腹膜或血液透析，以加速 K^+ 从体内排出。

（陈维亚）

第七章

水　肿

过多的液体在组织间隙或体腔内积聚，称为**水肿**(edema)。正常体腔内只有少量液体，当体腔内液体过多积聚时，又称为**积水**(hydrops)，如心包积水、胸腔积水、腹腔积水、脑积水等。水肿不是独立的疾病，而是许多疾病在发生发展过程中可能出现的一种重要病理过程或体征。

水肿的分类：按水肿分布的范围可分全身水肿和局部水肿；按水肿发生的组织器官分为脑水肿、肺水肿、皮下水肿等；按水肿发生的病因分为肾性水肿、肝性水肿、心性水肿、营养性水肿、静脉阻塞性水肿、淋巴水肿、炎症性水肿等。

第一节　水肿的发生机制

正常人体液容量和组织液容量是相对恒定的，这种恒定依赖于机体对血管内外液体交换平衡和机体内外液体交换平衡的完善调节。如果这种平衡遭到破坏，出现组织液的生成大于回流和/或钠、水潴留时，即可引起水肿。

一、血管内外液体交换失衡导致组织液生成大于回流

在生理情况下，组织间液与血管内液交换保持着动态平衡。这种动态平衡是由以下几方面决定的（图 5-7-1）。

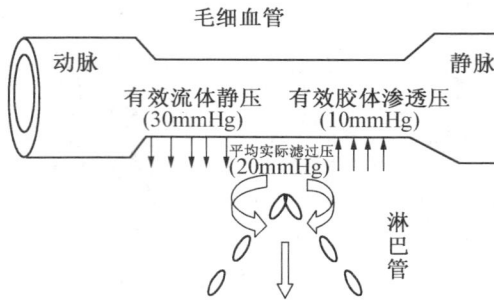

图 5-7-1　血管内外液体交换示意图

1. 平均有效流体静压　这是驱使液体滤出毛细血管的力量。平均有效流体静压＝毛细血管流体静压（平均 20mmHg）－组织间隙的流体静压（－10mmHg），约为 30mmHg。

2. 有效胶体渗透压　这是促使液体回吸收入毛细血管的力量。有效胶体渗透压＝血浆胶体渗透压（25mmHg）－组织间液的胶体渗透（15mmHg），约为 10mmHg。

3. 淋巴回流　上述这两种力量之差称为平均有效滤过压（20mmHg），可见正常情况下组织液的生成大于回流，这部分剩余组织液由毛细淋巴管运走，再进入血液循环。

若上述平衡失调,造成组织液生成超过回流,就会发生水肿。引起组织液生成大于回流的因素有:

（一）毛细血管流体静压增高

毛细血管流体静压增高,可导致组织液生成增多,当超过淋巴回流的代偿限度,就会引起水肿。毛细血管流体静压增高,主要由静脉压升高或血容量增多引起。例如,静脉内血栓形成或静脉受肿瘤压迫,可直接引起相应部位静脉压增高。心力衰竭和肝硬变时,由于血液回流受阻,分别使全身静脉压和门静脉压升高,而造成心性水肿和腹水。其次,动脉扩张充血也可引起毛细血管流体静压增高,这是炎性水肿发生的原因。

（二）血浆胶体渗透压降低

血浆胶体渗透压的大小主要取决于血浆蛋白的含量。血浆蛋白含量降低,血浆胶体渗透压相应下降,组织液生成大于回流,引起水肿。一般认为血浆蛋白低于 20g/L 时,就会发生水肿。引起血浆蛋白降低的主要原因有:① 摄入不足,见于营养不良、禁食及胃肠道消化功能降低;② 合成障碍,见于严重肝硬化等,因肝细胞功能障碍,血浆蛋白合成减少;③ 丢失过多,见于肾病综合征等,因大量蛋白质从尿中排出使血浆蛋白降低;④ 分解代谢增强,见于慢性消耗性疾病如慢性感染、恶性肿瘤等。

（三）微血管壁通透性增加

正常毛细血管只容许微量血浆蛋白滤出,平均不超过 5%,其他微血管则完全不容许蛋白滤过,因而毛细血管内外胶体渗透压梯度很大。在病理情况下,各种因素如感染、创伤、烧伤、冻伤、放射损伤、化学损伤或昆虫咬伤以及某些变态反应(荨麻疹、药物过敏等)、缺氧、酸中毒等,均可通过直接损伤或间接损伤(各种致炎因子的间接作用)使毛细血管壁通透性增高,血浆蛋白滤出增多,造成血浆胶体渗透压下降,组织间液胶体渗透压增高,组织液生成多于回流,引起水肿。这类水肿液的特点是蛋白含量较高,可达 30~60g/L。

（四）淋巴回流受阻

在生理情况下,淋巴回流不仅能把组织液及其所含的少量蛋白质回收到血液循环中,而且在组织液生成增多时,还能代偿地加强回流,把增多的组织液回收到血液,以防止液体在组织间隙中过多积聚,故可把它看成一种重要的抗水肿因素。当淋巴回流受阻时,组织液及其所含蛋白经淋巴管返回入血障碍,增加了组织液的渗透压,促进水肿形成。淋巴回流受阻的常见原因有:淋巴管受肿瘤、瘢痕的压迫,淋巴管被丝虫成虫或肿瘤细胞阻塞;行恶性肿瘤根治术时,进行广泛淋巴结摘除(如乳腺癌根治术,摘除腋窝部淋巴结)等均可引起相应部位的水肿。这种水肿,非蛋白液体可由毛细血管回收,但蛋白质却可滞积,故水肿液中蛋白浓度可达 40~50g/L。

二、机体内外液体交换失衡导致钠水潴留

正常人钠、水的摄入量与排出量处于动态平衡,从而保持体液量的相对恒定。这个动态平衡主要在神经-内分泌的调节下,通过肾脏排泄功能来实现。肾脏又通过肾小球滤过率和肾小管的重吸收率两者之间的紧密联系(球-管平衡)来完成。当某些因素导致球-管平衡失

调,便可发生钠、水潴留,引起水肿。所以球-管失衡是钠、水潴留的基本机制,主要有以下几种。

1. 肾小球滤过率降低 当肾小球滤过率减少,而不伴有肾小管重吸收相应减少(即球-管失衡)时,就会引起钠、水潴留和水肿。引起肾小球滤过率降低的常见原因有:① 广泛的肾小球病变,如急性肾小球肾炎、慢性肾小球肾炎等;② 有效循环血量明显减少,如充血性心力衰竭、肾病综合征等。

2. 肾小管重吸收钠、水总量增多 在生理情况下,通过肾小球滤过的钠、水总量,约99%以上被肾小管重吸收,其中65%～70%由近曲小管主动重吸收;远曲小管和集合管对钠、水的吸收主要受激素的调节,最后只有0.5%～1%以尿液的形式排出体外。因此,不论肾小球滤过率有无减少,只要肾小管和集合管对钠、水重吸收增多,均可引起球-管失衡。这是全身性水肿时钠、水潴留的重要发病环节。肾小管和集合管对钠、水重吸收功能增强的因素有:

(1)滤过分数升高:肾小球滤过率与每分钟肾血浆流量之比称滤过分数,正常值约为19%。在生理情况下,肾小管周围的毛细血管内胶体渗透压和流体静压的高低决定了近曲小管的重吸收功能。当心力衰竭、肾病综合征等引起有效循环血量减少、肾缺血时,肾血管收缩,且出球小动脉的收缩比入球小动脉更为明显,肾小球滤过压升高,滤过率相对增加,故滤过分数增高。此时,出球小动脉内的血液因钠、水滤出而相对浓缩,使肾小管周围的毛细血管内胶体渗透压升高,毛细血管内的流体静压降低,两者均可促使近曲小管对钠、水的重吸收增加,引起钠、水潴留。

(2)醛固酮、抗利尿激素分泌增多:醛固酮、抗利尿激素(ADH)在调节肾小管和集合管对钠、水重吸收方面具有重要作用。在某些病理过程中,由于醛固酮、抗利尿激素增多,引起钠、水潴留。如充血性心力衰竭、肝硬变伴腹水,都可使有效循环血量减少,肾入球小动脉压力降低,刺激小动脉壁牵张感受器,使近球细胞分泌肾素增多;同时,有效循环血量减少,肾小球滤过率下降,使流经致密斑的钠量减少,也可使肾素分泌增多。肾素分泌增多,进而激活肾素-血管紧张素-醛固酮系统,使醛固酮分泌增加,引起钠潴留。血钠浓度增高,使血浆渗透压升高,以及上述的有效循环血量减少,均可促进抗利尿激素的释放增多,造成水在体内潴留。此外,肝功能不全时,肝脏对醛固酮和抗利尿激素的灭活能力降低,使体内醛固酮和抗利尿激素增加,发生钠、水潴留。

(3)肾血流重分布:当充血性心力衰竭或肾病综合征等使有效循环血量减少,从而引起肾血流量减少时,由于交感神经兴奋,肾素分泌增多,引起肾小动脉收缩,基于肾皮质和近髓肾单位的特点,致使皮质肾单位的血流量明显减少,髓旁肾单位血流量明显增多。因近髓肾单位髓袢长,深入髓质高渗区,故重吸收钠、水增多,导致钠、水潴留。

(4)心房肽分泌减少:心房肽具有提高肾小球滤过率,抑制肾小管重吸收钠的作用。当有效循环血量明显减少时,心房肽分泌减少,近曲小管对钠、水的重吸收增强,促进水肿的发生。

以上是导致水肿发生的几个基本因素。但水肿是一个复杂的病理过程,由单一因素引起的水肿并不多见。临床上常见的水肿往往是以某一因素为主,伴有多个因素综合作用的结果。

第二节　水肿的特点及对机体的影响

一、水肿的特点

（一）水肿液的性状

水肿液含血浆的全部晶体成分，但蛋白质含量，视引起水肿的原因而异，主要取决于微血管通透性，通透性越高，蛋白质渗出越多，含量就越多，故水肿液的比重也越大；相反，则蛋白质含量较低（常低于 20g/L），水肿液比重也较低。临床上习惯把比重低于 1.015 的水肿液称**漏出液**（transudate），比重高于 1.018 的称**渗出液**（exudate），后者见于炎症性渗出液。但也有例外，如淋巴水肿时虽微血管通透性不增高，但水肿液比重可不低于渗出液。

（二）水肿组织器官和皮肤的特点

水肿器官的体积增大，重量也增加，包膜被牵引而紧张发亮。

皮下水肿是全身或躯体局部水肿的重要体征。当皮下组织有过多体液积聚时，皮肤肿胀，皱纹变浅。临床上为验证有无水肿，常用手指按压皮肤，观察解压后有无留下凹陷，如有，表明已有**显性水肿**（frank edema），也称**凹陷性水肿**（pitting edema）。但此法对**隐性水肿**（recessive edema）不敏感，因为组织间隙中存在的胶体网状物对液体有强大吸附力和膨胀性。液体被吸附呈凝胶态就不能自由移动，受到压力时也不易移动；只有当积聚的液体量超过凝胶体结构的吸附力和膨胀度后，过多的液体才能呈游离状态。游离液体在组织间隙中具有高度移动性，当聚集到一定量时，用手指按压该部皮肤，游离液从按压点向周围散开，于是出现凹陷（压痕）。解压后经数秒钟才自然平复。

（三）体重变化

全身水肿时，体重能敏感地反映细胞外液容量的变化，因而动态检测体重的增减，是观察水肿消长最有价值的指标，它比观察皮肤凹陷体征更敏感。

（四）全身水肿的分布特点

常见的全身性水肿有心性、肾性和肝性水肿，其水肿的分布各有特点，有助于鉴别诊断。右心衰竭时水肿先出现于机体低垂部，立位时以下肢尤其足踝部最早出现且较明显，然后向上扩展；肾性水肿先出现于面部，尤以眼睑部明显，然后向下扩展；肝性水肿多以腹水最显著，躯体部不明显。这些不同分布特点主要取决于：① 组织结构特点：组织致密度和伸展性在一定程度上影响水肿液积聚的早晚和程度。有些部位（如眼睑部）的皮下组织很疏松，皮肤伸展性大，容易容纳水肿液，另一些部位（如手指、足趾尤其掌侧）因皮下组织比较致密，皮肤较厚而伸展性小，不易容纳水肿液。因此，肾性水肿由于不受重力影响首先发生在组织疏松的眼睑部，故肾性水肿患者晨起时眼睑水肿比较明显；② 重力和体位：毛细血管流体静压受重力效应的影响，故离心脏水平面向下垂直距离越远的部位，外周静脉血压及毛细血管流体静压就越高。因此，右心衰竭的水肿患者，低垂部比较容易和较早出现水肿；③ 局部血液动力因素：特定的局部血液动力因素可参与水肿的形成。如肝性水肿时，由于肝静脉回流受阻，腹水往往比下肢水肿明显得多。

二、水肿对机体的影响

(一)水肿的有利效应

1. 水肿是循环系统的"安全阀" 在血容量明显增加时,水肿的出现可防止循环系统压力急剧上升,从而减免引起血管破裂和急性心力衰竭的危险。故可把水肿看成机体调节血容量的一种"安全阀"。

2. 炎性水肿的防御意义 感染引起的炎性水肿对机体有一定的防御意义:① 水肿液能稀释毒素;② 水肿液的大分子物质能吸附有害物质,阻碍其入血;③ 水肿液中纤维蛋白原形成纤维蛋白之后,在组织间隙中形成网状物或堵塞淋巴管腔,能阻碍细菌扩散,又有利于吞噬细胞游走;④ 通过渗出液可把抗体或药物运输至炎症灶。

此外,在特定条件下,如对缺血的组织,水肿液的短时间积聚,在某种程度上起着营养液的作用,可延缓组织坏死和有利于细胞修复。

(二)水肿的不利影响

1. 细胞营养障碍 水肿液大量积聚使组织间隙扩大,增大了细胞与毛细血管间的距离,使营养物质在细胞间弥散的距离加大,导致水肿区细胞营养不良。另外,受骨壳或坚实包膜限制的器官或组织,急速发展的重度水肿可压迫微血管,使营养血流减少,导致细胞变性;慢性水肿促进水肿区纤维化,对血管也有压迫作用,可引起水肿区细胞营养不良,以致皮肤容易发生溃疡,伤口难以修复。水肿区对感染的抵抗力下降,易合并感染。

2. 器官组织功能活动障碍 水肿对器官组织功能活动的影响,视水肿发展速度及程度而定。急速发展的重度水肿,因来不及适应或代偿,比缓慢发展的水肿引起的功能活动障碍更为严重。若为生命活动的重要器官,常可造成严重后果。如脑水肿引起颅内高压、喉头水肿引起气道阻塞、肺水肿引起外呼吸功能障碍等常常可威胁生命。

(陈维亚)

第八章

酸碱平衡紊乱

人体体液具有一定的酸碱度,适宜的酸碱度是机体组织细胞进行正常代谢活动的基本条件。体液的酸碱度用动脉血 pH 表示。正常人动脉血 pH 为 7.35~7.45,平均为 7.40,是一变动范围狭窄的弱碱性环境。在生命活动过程中,机体经常摄入一些酸性和碱性物质,同时体内也不断生成酸性或碱性代谢产物,而体液酸碱度却相对稳定,这种通过体内各种缓冲系统的缓冲、肺和肾的调节维持体液酸碱度相对稳定的过程,称为**酸碱平衡**(acid-base balance)。

病理情况下,许多原因可引起酸碱负荷过度、严重不足或调节机制障碍,导致内环境酸碱平衡破坏,这一病理变化称为**酸碱平衡紊乱**(acid-base disturbance)。

第一节　酸碱的概念、来源及平衡的调节

一、酸碱的概念

在化学反应中,能释放出 H^+ 的化学物质称为酸,例如 HCl、H_2SO_4、H_2CO_3、$CH_3CHOHCOOH$(乳酸)、NH_4^+、HPr(蛋白酸)等;反之,凡能接受 H^+ 的化学物质称为碱,如 OH^-、HCO_3^-、NH_3 等。

二、酸碱物质的来源

体液中的酸碱性物质多数来源于组织细胞的分解代谢,少数来自摄入的食物。正常人在普通膳食条件下,体内酸性物质的产量远远多于碱性物质。

（一）酸的来源

体液中的酸性物质按其特性分为**挥发性酸**(volatile acid)和**固定酸**(fixed acid)。

1. 挥发性酸　糖、脂肪、蛋白质在分解代谢过程中不断产生 CO_2,CO_2 非酸非碱,但与水(H_2O)结合形成碳酸(H_2CO_3),这一反应可在**碳酸酐酶**(carbonic anhydrase, CA)的催化下完成。碳酸不稳定,在体内可释出 H^+,也可形成二氧化碳气体(CO_2)由肺呼出,故称为挥发性酸。肺对 H_2CO_3(CO_2)排出量的调节,称为酸碱平衡的呼吸性调节。碳酸(H_2CO_3)是机体代谢过程中生成最多的酸性物质。

2. 固定酸　是指不能变成气体由肺呼出,而只能通过肾脏随尿排出的酸性物质,又称**非挥发性酸**(unvolatile acid)。肾对固定酸排出量的调节,称为酸碱平衡的肾性调节。固定酸主要来自体内糖、脂肪、蛋白质分解代谢过程中产生的丙酮酸、乳酸、乙酰乙酸、β-羟丁酸、硫酸、磷酸、尿酸等。

（二）碱的来源

机体从食物中获得的碱性物质主要来源于蔬菜、水果中含有的有机酸盐，如苹果酸盐、柠檬酸盐、草酸盐等。这些有机酸盐在代谢过程中，与细胞内 H^+ 结合生成有机酸，再经三羧酸循环氧化生成 CO_2、H_2O 和碱性盐。如：

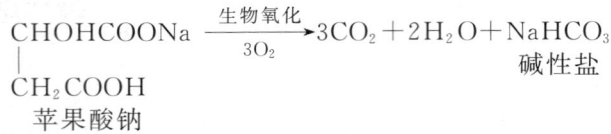

$$\begin{array}{l} CHOHCOONa \\ | \\ CH_2COOH \end{array} \xrightarrow[3O_2]{\text{生物氧化}} 3CO_2 + 2H_2O + \underset{\text{碱性盐}}{NaHCO_3}$$

苹果酸钠

三、酸碱平衡的调节机制

尽管机体不断地摄取和生成酸性或碱性物质，但生理情况下，血液 pH 并没有发生显著变化，仍能维持在正常范围内。这种血液 pH 相对稳定性的维持是机体酸碱平衡调节机制进行调节的结果。体内酸碱平衡的调节机制主要包括体液缓冲系统、肺及肾的调节等。

（一）血液的缓冲作用

缓冲作用是指向溶液中加入酸或碱时具有防止 H^+ 浓度发生显著变动的作用，即减轻溶液 pH 的变动程度。缓冲作用主要由缓冲系统来实现。血液的缓冲系统是由弱酸及其共轭碱组成的，主要有 4 种，见表 5-8-1。其中以碳酸氢盐缓冲系统（HCO_3^-/H_2CO_3）最为重要，这是因为：① 含量最多，占血液缓冲总量的 1/2 以上；② 为开放体系，HCO_3^- 和 H_2CO_3 可通过肾和肺的调节得到补充或排泄，从而增加其缓冲能力；③ 可以缓冲所有的固定酸。

但是碳酸氢盐缓冲系统不能缓冲挥发性酸，挥发性酸的缓冲主要靠非碳酸氢盐缓冲系统，特别是血红蛋白和氧合血红蛋白缓冲系统的缓冲。

表 5-8-1 全血的缓冲系统

缓 冲 体 系	构 成	占全血缓冲系统百分比（%）
碳酸氢盐缓冲系统	$H_2CO_3 \rightleftharpoons HCO_3^- + H^+$	53（其中血浆 35，细胞内 18）
血红蛋白缓冲系统	$HHbO_2$ 及 $HHb \rightleftharpoons HbO_2^-$ 及 $Hb^- + H^+$	35
蛋白质缓冲系统	$HPr \rightleftharpoons Pr^- + H^+$	7
磷酸盐缓冲系统	$H_2PO_4^- \rightleftharpoons HPO_4^{2-} + H^+$	5

总之，血液缓冲系统的缓冲作用反应迅速，一旦体内酸碱负荷过度或不足，缓冲系统马上起缓冲作用，将强酸或强碱转变成弱酸或弱碱，同时缓冲系统自身被消耗。因此，血液缓冲系统具有反应迅速，缓冲作用不持久的特点。

（二）肺的调节作用

肺在酸碱平衡中的调节作用是通过改变肺泡通气量控制 CO_2 排出量来调节血浆 H_2CO_3 浓度，维持血液 pH 值的相对恒定。这种调节作用发挥较快，数分钟内即可见明显效果。但仅对 CO_2 有调节作用，不能缓冲固定酸。

肺泡通气量是受延髓呼吸中枢控制的，延髓呼吸中枢接受来自中枢化学感受器和外周化学感受器的刺激。中枢化学感受器能够感受脑脊液中 H^+ 浓度、$PaCO_2$ 的变化，H^+ 浓度

和 $PaCO_2$ 增加可以兴奋呼吸中枢使肺泡通气量增加。当 $PaCO_2$ 超过正常值 40mmHg (5.3kPa)时,肺泡通气量可明显增加;若 $PaCO_2$ 增加到 60mmHg(8kPa)时,肺泡通气量可增加 10 倍,使 CO_2 排出显著增多。但当 $PaCO_2$ 超过 80mmHg(10.7kPa)时,呼吸中枢反而受到抑制,称为**二氧化碳麻醉**(carbon dioxide narcosis)。

外周化学感受器(主要指主动脉体和颈动脉体)能感受缺氧、pH 和 CO_2 的刺激,当 PaO_2 降低、pH 降低、$PaCO_2$ 升高时均可通过外周化学感受器反射性兴奋呼吸中枢,呼吸加深加快,增加肺泡通气量,CO_2 排出增多;反之,呼吸变浅变慢,CO_2 排出减少。但外周化学感受器比中枢化学感受器反应迟钝,只有当 PaO_2 低于 60mmHg(8kPa)时,才能感受刺激引起兴奋。

（三）肾的调节作用

肾脏主要通过排出体内过多的酸或碱来调节血浆 HCO_3^- 浓度,从而维持血液 pH 的相对恒定。由于正常人在普通膳食条件下,体内产生的酸性物质远远多于碱性物质,因此肾脏在调节酸碱平衡中的主要作用是排酸保碱。肾脏的调节作用比较缓慢,常在酸碱平衡紊乱发生数小时后才开始发挥作用,3～5d 达到高峰,但效能高、作用持久。

肾脏调节酸碱平衡的主要机制如下:

1. 近曲肾小管对 $NaHCO_3$ 的重吸收　血浆中的 $NaHCO_3$ 经肾小球滤过时,90％在近曲小管被重吸收,小部分在远曲小管和集合管被重吸收,排出体外的 $NaHCO_3$ 仅为滤出量的 0.1％。这是因为近曲小管刷状缘富含碳酸酐酶。肾小球滤过的 HCO_3^- 和肾小管分泌的 H^+ 在肾小管内结合生成 H_2CO_3,H_2CO_3 在碳酸酐酶的催化下生成 H_2O 和 CO_2,H_2O 随尿液排出,CO_2 则弥散入细胞内。肾小管上皮细胞内含有碳酸酐酶,能催化 CO_2 和 H_2O 生成 H_2CO_3,H_2CO_3 又解离成 HCO_3^- 和 H^+,H^+ 通过近曲小管上皮细胞膜上的 H^+-Na^+ 交换被分泌入管腔中,同时把管腔中的 Na^+ 交换进细胞。H^+-Na^+ 交换所需的能量由基侧膜上 Na^+-K^+-ATP 酶间接提供。Na^+-K^+-ATP 酶能将细胞内的 Na^+ 主动泵入细胞间隙,使细胞内 Na^+ 浓度维持在一个较低水平,这有利于细胞外 Na^+ 向浓度低的细胞内扩散,同时促进细胞内 H^+ 泵出。近曲小管上皮细胞内形成的 HCO_3^-,由基侧膜 Na^+-HCO_3^- 载体返回血液循环。因此,H^+-Na^+ 交换有利于管腔液中 HCO_3^- 的重吸收。碳酸酐酶在 H^+-Na^+ 交换、HCO_3^- 被重吸收的过程中起着重要作用。当 pH 降低时碳酸酐酶活性增高,近曲小管 H^+-Na^+ 交换增强,$NaHCO_3$ 重吸收增多;反之,这一作用减弱(图 5-8-1)。

2. 远曲小管和集合管对 $NaHCO_3$ 的重吸收和磷酸盐的酸化　在远曲小管和集合管上皮细胞,H^+ 主要通过管腔膜上的 H^+-ATP 酶被泵入管腔,而管腔中的 Na^+ 则通过钠通道进入细胞,同时在基侧膜以 Cl^--HCO_3^- 交换的方式重吸收 HCO_3^-,使尿液酸化,这种作用称为远端酸化作用。远曲小管和集合管分泌的 H^+ 还可与管腔滤液中的 Na^+ 交换,将碱性 Na_2HPO_4 转变成酸性 NaH_2PO_4,使尿液酸化,将 H^+ 排出体外,但这种缓冲是有限的,当尿液 pH 降至 4.8 左右时,两者比值(HPO_4^{2-} / $H_2PO_4^-$)由原来的 4:1 变为 1:99,表明尿液中几乎所有的 HPO_4^{2-} 都已转变为 $H_2PO_4^-$,就不能进一步发挥缓冲作用了(图 5-8-1)。

3. NH_4^+ 的排出　近曲小管上皮细胞是产铵(NH_4^+)的主要场所。细胞内谷氨酰胺在谷氨酰胺酶的水解作用下产生氨(NH_3),NH_3 是脂溶性分子,能自由弥散,但弥散的量及方向依赖于体液 pH,通常肾小管腔液的 pH 较低,所以 NH_3 易向管腔内弥散,并与管腔内 H^+ 结合生成 NH_4^+。而 NH_4^+ 是水溶性的,不易通过细胞膜返回细胞,且进一步与强酸盐

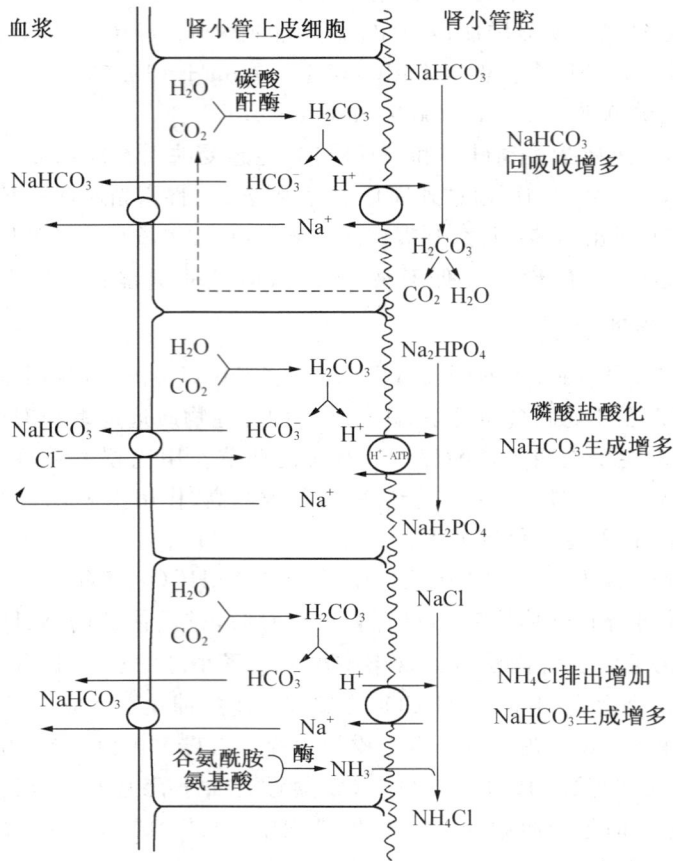

图 5-8-1　肾在酸碱平衡中的调节作用

（NaCl）的负离子（Cl^-）结合成铵盐（NH_4Cl）随尿排出。而强酸盐（NaCl）解离后的正离子（Na^+）通过 H^+-Na^+ 等方式进入肾小管上皮细胞，与 HCO_3^- 一起返回血液。由于铵的生成和排泄是 pH 依赖性的，所以酸中毒越严重，肾排 NH_4^+ 越多（图 5-8-1）。

综上所述，肾脏对酸碱的调节主要通过肾小管上皮细胞的活动来实现。酸中毒时，由于碳酸酐酶、谷氨酰胺酶等活性增强，肾脏的这三种调节作用（近曲肾小管对 $NaHCO_3$ 的重吸收、远曲肾小管对 $NaHCO_3$ 的重吸收、NH_4^+ 的排出）均增强；反之，碱中毒时，这三种调节作用减弱。

（四）组织细胞的调节作用

机体大量的组织细胞是酸碱平衡的缓冲池。组织细胞的缓冲作用主要通过细胞内、外离子交换（如 H^+-K^+、Cl^--HCO_3^- 等）的方式完成。如酸中毒时，细胞外液过多的 H^+ 通过 H^+-K^+ 交换进入细胞内，被细胞内缓冲碱缓冲，而 K^+ 从细胞内逸出，导致血钾升高，反之亦然。当 HCO_3^- 升高时，Cl^--HCO_3^- 交换很重要，因为 Cl^- 是可以交换的自由离子，HCO_3^- 的排泄只能通过 Cl^--HCO_3^- 交换完成。

此外，肝可以通过尿素的合成清除 NH_3 调节酸碱平衡。骨骼钙盐的分解有利于对 H^+ 的缓冲，如：$Ca_3(PO_4)_2 + 4H^+ \longrightarrow 3Ca^{2+} + 2H_2PO_4^-$。

第二节 酸碱平衡紊乱的分类及常用检测指标

一、酸碱平衡紊乱的分类

根据血液 pH 值的变化可将酸碱平衡紊乱分为两大类,即酸中毒(pH<7.35)和碱中毒(pH>7.45)。血液 HCO_3^- 含量主要受代谢因素影响,因此,由血液 HCO_3^- 浓度原发性降低或增高引起的酸碱平衡紊乱,称为代谢性酸中毒或代谢性碱中毒;H_2CO_3 含量主要受呼吸因素影响,由血液 H_2CO_3 浓度原发性降低或增高引起的酸碱平衡紊乱,称为呼吸性碱中毒或呼吸性酸中毒。患者体内只存在一种酸碱平衡紊乱称为单纯型酸碱平衡紊乱;若同时发生两种或两种以上单纯型的酸碱平衡紊乱,则称为混合型酸碱平衡紊乱。在单纯型酸碱平衡紊乱中,由于机体的调节代偿作用,虽然体内酸或碱的含量已经发生变化,但 $[HCO_3^-]/H_2CO_3$ 的比值仍维持在 20:1,即血液 pH 在正常范围,这种单纯型的酸碱平衡紊乱称为代偿性酸碱平衡紊乱;如果血液 pH 已偏离正常范围,则称为失代偿性酸碱平衡紊乱。

二、反映酸碱平衡紊乱的常用指标及意义

(一) pH 和 H^+ 浓度

血液 pH 通常是指动脉血中 H^+ 浓度的负对数,根据 Henderson-Hasselbalch 方程式可以得出血浆 pH 主要取决于 HCO_3^- 与 H_2CO_3 的比值,正常为 20:1。

正常人动脉血 pH 值为 7.35~7.45,平均 7.40。pH 值低于 7.35 为失代偿性酸中毒,pH 值高于 7.45 为失代偿性碱中毒。pH 是判断失代偿性酸碱平衡紊乱的首要检测指标,但不能区分其代谢性还是呼吸性,要确定还需进一步检测血浆 HCO_3^- 和 H_2CO_3 的浓度。

因 pH 取决于血液中 HCO_3^- 与 H_2CO_3 的比值,所以当动脉血 pH 值在正常范围时,可能有以下三种情况:(1) 酸碱平衡状态;(2) 代偿性酸碱平衡紊乱;(3) 某些混合型酸碱平衡紊乱。因此,血液 pH 正常,不能排除存在酸碱平衡紊乱的可能性。

(二) 动脉血二氧化碳分压($PaCO_2$)

动脉血二氧化碳分压($PaCO_2$)是指血浆中以物理状态溶解的 CO_2 分子所产生的张力,正常值为 33~46mmHg(4.39~6.25kPa),平均为 40mmHg(5.32kPa)。动脉血 $PaCO_2$ 的高低直接反映肺泡通气量。当 $PaCO_2$<33mmHg(4.39kPa)时,表明通气过度,CO_2 呼出过多,见于呼吸性碱中毒或代偿后的代谢性酸中毒;反之,当 $PaCO_2$>46mmHg(6.25kPa)时,表明通气不足,体内有 CO_2 潴留,见于呼吸性酸中毒或代偿后的代谢性碱中毒。因此,$PaCO_2$ 是反映呼吸性酸碱紊乱的重要指标。

(三) 标准碳酸氢盐和实际碳酸氢盐

标准碳酸氢盐(standard bicarbonate, SB)是指全血标本在标准条件(即温度 38℃,血红蛋白氧饱和度为 100%,用 $PaCO_2$ 40mmHg 的气体平衡)下所测得的血浆 HCO_3^-

的量。正常值为 $22\sim27\text{mmol/L}$，平均为 24mmol/L。由于测定 HCO_3^- 时排除了呼吸因素的影响，所以 SB 是反映代谢性酸碱紊乱的重要指标。代谢性酸中毒时 SB 降低，代谢性碱中毒时 SB 升高。但在呼吸性酸或碱中毒时，由于肾脏的代偿也可发生继发性增高或降低。

实际碳酸氢盐（actual bicarbonate，AB）是指隔绝空气的血标本，在被检者实际的 $PaCO_2$、体温和血氧饱和度的条件下测得的血浆 HCO_3^- 浓度。AB 受呼吸和代谢两方面因素的影响，因此 AB 与 SB 的差值反映了呼吸因素对酸碱平衡的影响。正常人 AB＝SB。当 AB＞SB 时，表明体内有 CO_2 潴留；反之，AB＜SB，说明 CO_2 排出过多。

（四）缓冲碱

缓冲碱（buffer base，BB）是指血液中一切具有缓冲作用的负离子（如 HCO_3^-、Hb^-、HbO_2^-、HPO_4^{2-}、Pr^- 等）的总和。正常值为 $50\pm5\text{mmol/L}$。代谢性酸中毒时 BB 减少，而代谢性碱中毒时 BB 升高。BB 是反映代谢性酸碱紊乱的指标。

（五）碱剩余

碱剩余（base excess，BE）是指在标准条件下，用酸或碱滴定血标本至 pH7.40 时所需的酸或碱的量。正常值为 0 ± 3 mmol/L。当代谢性碱中毒时，BE 正值增加；当代谢性酸中毒时，BE 负值增加。在呼吸性酸或碱中毒时，由于肾的代偿作用，BE 也可高于或低于正常。

（六）阴离子间隙

阴离子间隙（anion gap，AG）是指血浆中**未测定的阴离子**（undetermined anion，UA）与**未测定的阳离子**（undetermined cation，UC）的差值，即 AG＝UA－UC。由于细胞外液阴、阳离子总量相等，所以 AG 可以根据血浆中已测定的 Na^+、Cl^- 和 HCO_3^- 算出，即 AG＝Na^+－（HCO_3^-＋Cl^-）＝140－（24＋104）＝12mmol/L（图 5-8-2A），故 AG 的正常值为 $12\pm2\text{mmol/L}$。在病理情况下，AG 可增高也可降低，但增高的意义较大，常见于乳酸堆积、酮症酸中毒等固定酸增多的情况（图 5-8-2B、C）。目前多以 AG＞16mmol/L 作为判断是否存在 AG 增高型代谢性酸中毒的界限。总之，AG 是评价酸碱平衡的重要指标，检测 AG 有助于区分代谢性酸中毒的类型和诊断混合型酸碱平衡紊乱。

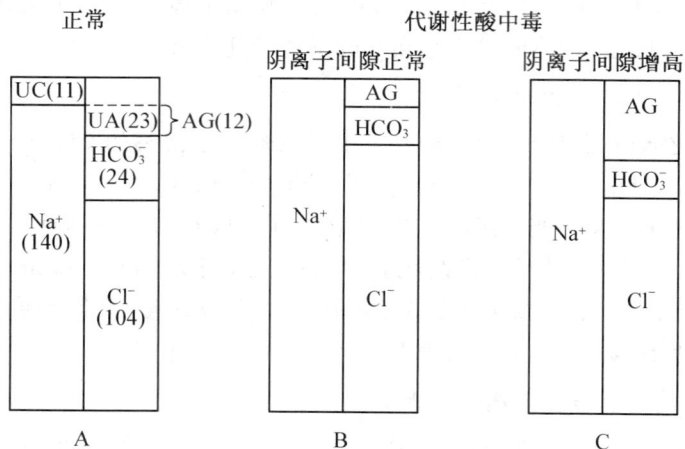

图 5-8-2　正常和代谢性酸中毒时阴离子间隙（单位 mmol/L）

第三节　单纯型酸碱平衡紊乱

一、代谢性酸中毒

代谢性酸中毒(metabolic acidosis)是指细胞外液 H^+ 增加和(或)HCO_3^- 丢失而引起的以血浆 HCO_3^- 原发性减少为特征的酸碱平衡紊乱。

根据 AG 值的变化，将代谢性酸中毒分为 AG 增高型代谢性酸中毒和 AG 正常型代谢性酸中毒两类。

(一)原因和机制

1. AG 增高型代谢性酸中毒　是指除了含氯以外的任何固定酸在血浆中浓度增大时的代谢性酸中毒。特点是：HCO_3^- 降低，AG 增大，血氯正常(图 5-8-2C)。

(1)乳酸酸中毒：任何原因引起的缺氧，都可使细胞内糖酵解增强，乳酸生成增多，引起乳酸酸中毒。常见于休克、严重贫血、肺部疾患、心跳呼吸骤停、心力衰竭等。此外，乳酸酸中毒还可见于各种原因引起的乳酸利用障碍，如严重肝脏疾患使乳酸通过糖异生合成葡萄糖和糖原障碍，导致血中乳酸堆积。

(2)酮症酸中毒：体内大量脂肪被迅速分解是引起酮症酸中毒的主要原因。见于糖尿病、严重肝病、饥饿和酒精中毒等情况。大量脂肪分解，可导致体内酮体生成增加(酮体中的乙酰乙酸和 β-羟丁酸都是强酸性物质)，当超过外周组织的氧化能力和肾排出能力时，发生酮症酸中毒。

(3)肾脏排泄固定酸障碍：严重肾功能衰竭患者，由于肾小球滤过率降低，体内固定酸不能随尿排出，特别是硫酸和磷酸在体内积蓄，H^+ 浓度增加，HCO_3^- 因中和 H^+ 而降低，同时体内硫酸根和磷酸根浓度增加。

(4)水杨酸中毒：大量摄入水杨酸制剂(如阿司匹林)可引起酸中毒。经缓冲，HCO_3^- 浓度降低，水杨酸根潴留。

上述原因均可引起体内固定酸过多。这些固定酸的 H^+ 被 HCO_3^- 缓冲，使血浆 HCO_3^- 浓度降低，其酸根(如乳酸根，β-羟丁酸根、乙酰乙酸根、SO_4^{2-}、$H_2PO_4^-$、水杨酸根等)升高，这部分酸根均属于未测定的阴离子，所以 AG 值增大，而 Cl^- 浓度正常，故又称为正常血氯代谢性酸中毒。

2. AG 正常型的代谢性酸中毒　是指各种原因引起血浆 HCO_3^- 浓度降低并伴有 Cl^- 浓度代偿性升高，而 AG 无明显变化的一类代谢性酸中毒。特点是：HCO_3^- 降低、AG 正常、血 Cl^- 增高，所以又称为高血氯性代谢性酸中毒(图 5-8-2B)。

(1)消化道丢失 HCO_3^-：肠液、胰液和胆汁中的 HCO_3^- 含量均高于血浆，因此，严重腹泻、肠瘘、胆道瘘、肠道引流等均可引起 HCO_3^- 大量丢失。随着血液和原尿中 HCO_3^- 浓度的降低，肾小管 H^+-Na^+ 交换减少，Na^+ 以 NaCl 形式吸收增多，使血 Cl^- 升高。

(2)肾脏泌 H^+ 功能障碍：肾小管性酸中毒是一种以肾小管排 H^+ 和重吸收 $NaHCO_3$ 障碍为主的疾病，而肾小球功能正常。近端肾小管性酸中毒(RTA-Ⅱ)是由于近曲小管上皮细胞重吸收 HCO_3^- 功能障碍，导致血浆 HCO_3^- 浓度降低。远端肾小管性酸中毒(RTA-Ⅰ)

是由于集合管泌 H^+ 功能障碍,导致 H^+ 在体内蓄积。此外,碳酸酐酶抑制剂(乙酰唑胺等)的大量使用,醛固酮的分泌不足或肾小管对其反应性的降低,亦可引起肾脏泌 H^+ 功能障碍。上述原因引起的酸中毒尿液呈碱性或中性。

(3)含氯的成酸性药物摄入过多:过量摄入含氯的盐类药物如氯化铵、盐酸精氨酸、盐酸赖氨酸等,可引起 AG 正常型的代谢性酸中毒。因为这些物质在体内易解离出 H^+ 和 Cl^-,使血浆 HCO_3^- 消耗的同时,血 Cl^- 含量增加。

(4)高钾血症:血钾增高使细胞内外 H^+-K^+ 交换增强,导致细胞内 H^+ 外逸,引起代谢性酸中毒。此时,肾小管上皮细胞因细胞内 H^+ 浓度降低而泌 H^+ 减少,尿液呈碱性,即反常性碱性尿。

(二)机体的代偿调节

1. 血液的缓冲作用 代谢性酸中毒时,血液中过多的 H^+ 立即被血浆 HCO_3^- 及其他缓冲碱缓冲,其结果缓冲碱不断被消耗而减少。

2. 肺的代偿调节作用 血液 H^+ 浓度增加,可通过刺激外周化学感受器,反射性引起呼吸中枢兴奋,呼吸加深加快。呼吸加深加快是代谢性酸中毒的主要临床表现,其代偿意义是增加 CO_2 的排出量,使血液 H_2CO_3 浓度继发性降低,以维持 HCO_3^- / H_2CO_3 的正常比值,使 pH 趋向正常。呼吸的代偿反应非常迅速,酸中毒数分钟后即可见深大呼吸,12～24h 可达代偿高峰,代偿最大极限是 $PaCO_2$ 降到 10mmHg(1.33kPa)。

3. 肾的代偿调节作用 除了肾功能障碍和高钾血症引起的代谢性酸中毒外,其他原因引起的代谢性酸中毒,肾脏均能起代偿调节作用。代谢性酸中毒时,肾小管上皮细胞中的碳酸酐酶和谷氨酰胺酶活性增强,促使肾泌 H^+、泌 NH_4^+ 和重吸收 HCO_3^- 增多,尿中可滴定酸和 NH_4^+ 排出增多,尿液呈酸性;HCO_3^- 重吸收增多,使血液 HCO_3^- 浓度有所回升,从而起到代偿调节作用。肾的代偿作用一般在酸中毒持续数小时后开始,3～5d 达到最大效应,排酸量可高达正常时的 10 倍左右。可见,肾的代偿调节能力相当强大。

4. 细胞内外离子交换和细胞内缓冲 H^+ 浓度升高 2～4h 后,约有 1/2 的 H^+ 通过 H^+-K^+ 交换方式进入细胞内被细胞内缓冲系统缓冲,K^+ 逸出细胞,导致血钾增高。

通过上述调节,如果能使 HCO_3^- 与 H_2CO_3 的比值维持在20∶1,血 pH 仍在正常范围,这种代谢性酸中毒称为代偿性代谢性酸中毒。如代偿后 HCO_3^- 与 H_2CO_3 的比值低于20∶1,则血 pH 低于 7.35,这种代谢性酸中毒称为失代偿性代谢性酸中毒。

代谢性酸中毒的血气分析参数变化如下:

代谢性酸中毒的基本特征是血浆 HCO_3^- 浓度原发性减少,所以 pH、AB、SB、BB 值均降低,BE 负值加大;通过呼吸代偿,$PaCO_2$ 继发性下降,AB＜SB。

(三)对机体的影响

代谢性酸中毒主要引起心血管系统和中枢神经系统的功能障碍。

1. 心血管系统功能障碍 代谢性酸中毒对心血管系统的功能影响主要表现为:

(1)心律失常:代谢性酸中毒时出现的心律失常主要与血钾升高有关。酸中毒引起血钾升高的机制:① 细胞外 H^+ 进入细胞内,与细胞内 K^+ 交换,K^+ 逸出细胞;② 肾小管上皮细胞泌 H^+ 增加,排 K^+ 减少:严重高钾血症对心脏有明显的毒性作用,可引起心脏传导阻滞、心室纤维性颤动,甚至心脏停搏。

（2）心肌收缩力减弱：轻度酸中毒时，由于肾上腺髓质释放肾上腺素增多，表现为心率加快、心肌收缩力增强等心脏的正性肌力作用。但严重酸中毒时，过多的 H^+ 可阻断这一作用，使心肌收缩力减弱，心输出量减少，尤其在 $pH<7.20$ 时更为明显。酸中毒引起心肌收缩力减弱的机制：① H^+ 竞争性地抑制 Ca^{2+} 与肌钙蛋白结合；② 影响 Ca^{2+} 内流；③ 影响心肌细胞内肌浆网释放 Ca^{2+}。

（3）血管对儿茶酚胺的反应性降低：酸中毒时，外周血管尤其是毛细血管前括约肌对儿茶酚胺的反应性降低，引起血管扩张。大量毛细血管网开放可使回心血量减少、血压下降，出现低血压和休克。所以，休克时，首先要纠正酸中毒，才能改善血流动力学。

2. 中枢神经系统改变　代谢性酸中毒对中枢神经系统功能的影响主要表现为抑制，可出现乏力、倦怠、嗜睡、昏迷等症状。其发生机制为：① 能量供应不足：酸中毒时参与生物氧化的酶类活性受到抑制，导致 ATP 生成减少，脑组织能量供应不足；② γ-氨基丁酸生成增多：γ-氨基丁酸是中枢神经系统主要的抑制性递质，参与维持中枢兴奋抑制的平衡。酸中毒时谷氨酸脱羧酶活性增强，使抑制性神经递质 γ-氨基丁酸生成增多，加重中枢神经系统的抑制效应。

（四）代谢性酸中毒的防治原则

治疗代谢性酸中毒的基本原则是：密切观察病情，防治原发疾病，去除引起代谢性酸中毒的原因。针对原发性 HCO_3^- 减少，治疗的主要措施是补充碱性药物。注意纠正水、电解质紊乱，及时补钾补钙，防治低血钾和低血钙的出现。

二、呼吸性酸中毒

呼吸性酸中毒（respiratory acidosis）是指 CO_2 排出障碍或吸入过多引起的以血浆 H_2CO_3（$PaCO_2$）浓度原发性升高为特征的酸碱平衡紊乱。

根据 CO_2 潴留的时间，呼吸性酸中毒可分为急性呼吸性酸中毒和慢性呼吸性酸中毒两类。慢性呼吸性酸中毒一般是指 CO_2 潴留持续达 24h 以上。

（一）原因和机制

引起呼吸性酸中毒的原因是 CO_2 排出障碍或 CO_2 吸入过多。

1. CO_2 排出障碍

（1）呼吸中枢抑制：颅脑外伤、脑肿瘤、脑炎、脑血管意外及一些药物如麻醉剂、镇静剂等的大量使用或使用不当，均可引起呼吸中枢抑制，导致肺泡通气量减少，CO_2 潴留。

（2）呼吸肌功能障碍：见于脊髓灰质炎、多发性神经根炎、有机磷中毒、重症肌无力、低钾血症或家族性周期性麻痹、高位脊髓损伤等。由于呼吸运动减弱或丧失，导致 CO_2 潴留。

（3）肺部疾病：这是引起呼吸性酸中毒的最常见原因，它包括肺部广泛性炎症、肺气肿、肺纤维化、肺水肿、慢性阻塞性肺疾病、支气管哮喘等。这些病变均能严重妨碍肺泡通气。

（4）气道阻塞：异物阻塞、喉头痉挛和水肿、溺水等常引起急性呼吸性酸中毒。而**慢性阻塞性肺部疾患**（chronic obstructive pulmonary disease，COPD）、支气管哮喘等是引起慢性呼吸性酸中毒的常见原因。

（5）胸廓病变：常见的有胸部创伤、严重气胸、胸腔粘连、严重胸廓畸形，如脊柱后、侧凸等。胸廓异常均可影响通气功能。

2. CO_2 吸入过多 见于通风不良的环境,如坑道作业、人群聚集等;因空气中 CO_2 浓度过高,使机体吸入过多,引起呼吸性酸中毒,但比较少见。

(二)机体的代偿调节

肺通气功能障碍是导致呼吸性酸中毒的最主要环节。所以在呼吸性酸中毒时,呼吸系统的代偿调节作用往往难以发挥,血浆中增高的 H_2CO_3 浓度也不能靠碳酸氢盐缓冲系统缓冲。此时的代偿主要靠血液非碳酸氢盐缓冲系统和肾脏的代偿调节来完成。

1. 细胞内外离子交换和细胞内缓冲 这是急性呼吸性酸中毒的主要代偿方式。急性呼吸性酸中毒时,由于肾脏的代偿作用起效十分缓慢,体内不断增多的 CO_2 主要靠细胞内外离子交换和细胞内缓冲。其缓冲机制如下:

(1)血浆 HCO_3^- 的生成:急性呼吸性酸中毒时,潴留的 CO_2 使血浆 H_2CO_3 升高,H_2CO_3 解离为 H^+ 和 HCO_3^-。H^+ 通过 H^+-K^+ 交换进入细胞内,进而被蛋白质缓冲系统缓冲,细胞内 K^+ 交换出细胞以维持电中性,结果导致血钾增高;而 HCO_3^- 则留在细胞外液起一定代偿作用。

(2)红细胞内 HCO_3^- 的生成:血浆中急剧增加的 CO_2 弥散入红细胞,在碳酸酐酶的催化下生成 H_2CO_3,然后解离为 H^+ 和 HCO_3^-。H^+ 被血红蛋白缓冲系统缓冲,HCO_3^- 则与血浆中的 Cl^- 交换,交换结果为:血浆 HCO_3^- 增加,而血 Cl^- 降低(图 5-8-3)。

但是这种代偿能力十分有限,急性呼吸性酸中毒患者往往处于失代偿状态。

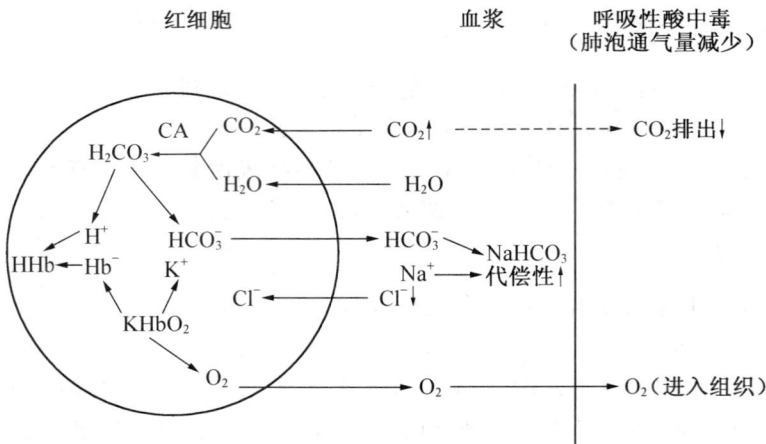

图 5-8-3 呼吸性酸中毒时红细胞内外离子交换和血红蛋白的缓冲作用

2. 肾的代偿调节作用 这是慢性呼吸性酸中毒的主要代偿方式。肾脏在慢性呼吸性酸中毒时的代偿机制与代谢性酸中毒相同,表现为肾小管上皮细胞泌 H^+、泌 NH_4^+ 和 HCO_3^- 重吸收增加。但由于肾脏的代偿起效慢,3~5d 后才达到高峰,因此,急性呼吸性酸中毒时肾脏往往来不及代偿;慢性呼吸性酸中毒时,由于肾脏具有强大的排酸保碱作用,所以代偿较有效。因此,轻、中度慢性呼吸性酸中毒患者有时可处于代偿阶段。

呼吸性酸中毒的血气分析参数变化如下:

急性呼吸性酸中毒多为失代偿性,血 pH 降低,$PaCO_2$ 原发性升高,$AB > SB$;由于肾脏来不及发挥代偿作用，AB 可略升高，SB、BB 与 BE 变化不大。

慢性呼吸性酸中毒可根据肾的代偿程度分为代偿性（血 pH 正常）或失代偿性（血 pH 降低）两类。$PaCO_2$ 原发性升高，AB＞SB；通过肾脏等代偿后，代谢性指标 AB、SB、BB 值均继发性升高，BE 正值加大。

（三）对机体的影响

1. 对中枢神经系统功能的影响　呼吸性酸中毒尤其是急性呼吸性酸中毒引起的中枢神经系统功能紊乱较代谢性酸中毒更为严重，其机制为：

（1）CO_2 易通过血脑屏障：CO_2 是脂溶性的，能迅速通过血脑屏障，引起脑内 H_2CO_3 浓度增高；而 HCO_3^- 是水溶性的，通过血脑屏障缓慢。因此，呼吸性酸中毒时脑脊液 pH 值降低的程度较代谢性酸中毒更为明显。

（2）CO_2 扩张脑血管：CO_2 能直接扩张血管，但高浓度 CO_2 能刺激血管运动中枢，间接引起血管收缩，其强度大于直接的扩血管作用。但由于脑血管壁上无 α-受体，故 CO_2 潴留可直接扩张脑血管，使脑血流量增加，引起颅内高压、脑水肿等。患者可出现持续性头痛，这种头痛以晨起、夜间为重。

当 $PaCO_2$ 大于 80mmHg(10.7kPa) 时，可出现 CO_2 麻醉现象。CO_2 麻醉的初期症状是持续头痛、烦躁不安、焦虑等，进一步发展可表现为精神错乱、震颤、嗜睡、抽搐直至昏迷。因呼吸衰竭引起的中枢神经系统功能障碍称为**肺性脑病**（pulmonary encephalopathy）。

2. 对心血管功能的影响　呼吸性酸中毒对心血管方面的影响与代谢性酸中毒相似，因为这两类酸中毒均有 H^+ 浓度的升高和由此引起的高钾血症。但呼吸性酸中毒易出现肺动脉高压，这是因为呼吸性酸中毒时常伴有缺氧，缺氧可引起肺小动脉收缩，而 $PaCO_2$ 升高和 pH 值降低又可增强肺小动脉对缺氧的敏感性。

（四）呼吸性酸中毒的防治原则

积极治疗原发病，改善肺的通气功能，促使潴留的 CO_2 尽快排出。必要时可作气管插管、气管切开或使用人工呼吸机，慎用碱性药物，特别是通气尚未改善前，这是因为呼吸性酸中毒发生后，体内代偿机制已开始发挥作用，HCO_3^- 代偿性升高，此时若再给予碱性药物治疗，可引起代谢性碱中毒，加重病情。

三、代谢性碱中毒

代谢性碱中毒（metabolic alkalosis）是指细胞外液碱增多或 H^+ 丢失而引起的以血浆 HCO_3^- 原发性增多为特征的酸碱平衡紊乱。

根据对盐水治疗的不同反应，代谢性碱中毒可分为两类：盐水反应性碱中毒和盐水抵抗性碱中毒。盐水反应性碱中毒常见于呕吐、胃液吸引及利尿剂应用不当等情况，由于细胞外液减少、有效循环血量不足、低钾和低氯血症的存在，影响肾排泄 HCO_3^- 的能力。这类碱中毒若给予等张或半张盐水治疗，既能扩充细胞外液，又能补充 Cl^-，促进肾脏排泄 HCO_3^-，使代谢性碱中毒得到纠正。盐水抵抗性碱中毒多见于原发性醛固酮增多症、严重低血钾、全身水肿等情况，这类代谢性碱中毒，单独用盐水治疗没有效果。

（一）原因和机制

凡能使 H^+ 丢失或 HCO_3^- 进入细胞外液增多的因素都可引起代谢性碱中毒。

1. 氢离子丢失过多

（1）经胃丢失：见于频繁呕吐和胃液引流等任何原因引起的胃液大量丢失。胃液中 HCl 浓度很高，胃液丢失可导致 HCl 大量丧失。正常胃黏膜壁细胞富含碳酸酐酶，能将 CO_2 和 H_2O 催化生成 H_2CO_3。H_2CO_3 解离为 H^+ 和 HCO_3^-，H^+ 与来自血浆的 Cl^- 形成 HCl，进食时分泌到胃腔中，而 HCO_3^- 则返回血液，使血液 HCO_3^- 浓度升高，称为"餐后碱潮"。但这种"碱潮"是一过性的，当酸性食糜进入十二指肠后，在 H^+ 的刺激下，十二指肠上皮细胞和胰腺生成 H_2CO_3，H_2CO_3 解离为 H^+ 和 HCO_3^-，H^+ 返回入血与血液中的 HCO_3^- 中和；而 HCO_3^- 分泌入肠腔与消化液中的 H^+ 中和。这样，H^+ 和 HCO_3^- 彼此在血液和消化道内得到中和，使血液 pH 保持相对恒定。当胃液（HCl）大量丢失时，上述平衡破坏，致使血液、肠腔中的 HCO_3^- 得不到中和，造成血液 HCO_3^- 浓度升高，发生代谢性碱中毒。

此外，胃液大量丢失同时伴有 Cl^-、K^+ 的丢失和细胞外液容量减少，这些因素也参与代谢性碱中毒的发生。

（2）经肾丢失：① 肾上腺皮质激素过多，肾上腺皮质激素尤其是醛固酮能促进肾远曲小管和集合管对 H^+ 和 K^+ 的排泄，增强 $NaHCO_3$ 的重吸收，从而引起代谢性碱中毒，同时伴有低钾血症。肾上腺皮质激素过多见于原发性皮质激素分泌增多症、Cushing 综合征和有效循环血量减少等引起的继发性醛固酮增多症。② 长期过量使用髓袢利尿剂，如速尿等。这类利尿剂主要抑制髓袢升支对 Cl^-、Na^+、H_2O 的重吸收。H_2O 重吸收减少，导致远端肾小管流量增大，流速加快，由于冲洗作用，使小管内 H^+ 浓度急剧降低，促进了 H^+ 的排泌；Na^+ 重吸收减少，Na^+ 在远端肾小管内含量增多，从而促进肾远曲小管和集合管泌 H^+、泌 K^+ 和 $NaHCO_3$ 重吸收增加，导致血浆 HCO_3^- 浓度增高；Cl^- 则以氯化铵的形式排出，引起低氯性碱中毒，此类碱中毒其尿液 Cl^- 浓度升高。此外，过度利尿也可导致有效循环血量不足，引起醛固酮分泌增多，发生代谢性碱中毒和低钾血症。③ 任何原因引起的血氯降低，在肾小管中 Cl^- 是唯一易于与 Na^+ 相继重吸收的阴离子。当原尿中 Cl^- 浓度降低时，Na^+ 相继重吸收减少，此时，肾小管必然通过加强排 H^+、K^+ 以换回原尿中的 Na^+，Na^+ 被重吸收后即与肾小管上皮细胞生成的 HCO_3^- 一起入血，导致低氯性碱中毒，此类碱中毒其尿液 Cl^- 浓度降低。

2. HCO_3^- 过量负荷　以医源性为多见。常见于：① 消化道溃疡病患者服用过量碳酸氢钠；② 纠正酸中毒时，输入过多的碳酸氢钠；③ 大量输入库血，因为库血常用枸橼酸盐抗凝，枸橼酸盐在体内经代谢产生 HCO_3^-。1L 库血所含的枸橼酸盐经代谢可产生 30mmol HCO_3^-。但应指出，肾脏具有较强的排泄 $NaHCO_3$ 能力，正常人每日摄入 1000mmol 的 $NaHCO_3$，两周后血浆 HCO_3^- 浓度只见轻微上升。故只有当肾功能受损后摄入过量碱性药物才会引起代谢性碱中毒。

3. H^+ 向细胞内移动　机体缺钾常可引起代谢性碱中毒。其机制为：细胞外液 K^+ 浓度降低，细胞内 K^+ 通过离子交换（H^+-K^+）移至细胞外，而细胞外 H^+ 则交换入细胞内。同时，肾小管上皮细胞内因缺钾，使 K^+-Na^+ 交换减弱，H^+-Na^+ 交换增强，致使肾排 H^+ 增多，引起代谢性碱中毒。一般代谢性碱中毒时尿液呈碱性，而低钾血症引起的碱中毒，因肾排 H^+ 增多，尿液反而呈酸性，称反常性酸性尿。这是缺钾性碱中毒的一个特征。

（二）机体的代偿调节

1. 血液的缓冲作用　血液对代谢性碱中毒的缓冲能力较弱，这是因为：① 代谢性碱中毒时,原发性增多的 HCO_3^- 可被缓冲系统中的弱酸缓冲,生成 H_2CO_3。但在大多数缓冲系统的组成中,碱性成分远多于酸性成分(如 HCO_3^- / H_2CO_3 的比值为 20∶1),故血液对碱性物质的缓冲能力有限。② 碱中毒时,细胞外液 H^+ 浓度降低,OH^- 浓度升高,OH^- 可被缓冲系统中的弱酸(H_2CO_3、$H_2PO_4^-$、HPr、HHb、$HHbO_2$ 等)缓冲,如 $OH^- + H_2CO_3 \rightarrow HCO_3^- + H_2O$,$OH^- + HPr \rightarrow Pr^- + H_2O$,缓冲的结果是 HCO_3^- 和缓冲碱(Pr^-)均增加。

2. **肺的代偿调节作用**　血浆 H^+ 浓度降低,可抑制呼吸中枢,呼吸变浅变慢,肺泡通气量降低,CO_2 排除减少,引起 $PaCO_2$ 或血浆 H_2CO_3 继发性升高,以维持 HCO_3^- / H_2CO_3 的比值接近正常。呼吸的代偿调节作用发挥较快,数分钟内即可出现,12～24h 后可达代偿高峰。但是这种代偿是有限的,很少能达到完全代偿,这是因为当 $PaCO_2 > 55mmHg(7.3kPa)$ 或肺泡通气量减少引起 $PaO_2 < 60mmHg(8kPa)$ 时,可兴奋呼吸中枢,继而引起肺泡通气量增加。因此,$PaCO_2$ 继发性上升的代偿极限是 55mmHg(7.3kPa)。

3. **细胞内外离子交换和细胞内缓冲**　碱中毒时细胞外液 H^+ 浓度降低,细胞内 H^+ 通过离子交换(H^+-K^+)移至细胞外,细胞外 K^+ 交换入细胞,使血钾降低。同时肾小管上皮细胞因 H^+ 浓度降低,使 H^+-Na^+ 交换减弱,K^+-Na^+ 交换增强,导致肾排 K^+ 增多,引起低钾血症。

4. **肾的代偿调节作用**　代谢性碱中毒时,肾小管上皮细胞的碳酸酐酶和谷氨酰胺酶活性受到抑制,肾泌 H^+、泌 NH_4^+ 减少,HCO_3^- 重吸收减少,使血浆 HCO_3^- 浓度有所下降,尿呈碱性。若由缺钾、缺氯和醛固酮分泌增多引起的代谢性碱中毒,因肾泌 H^+ 增多,尿液反而呈酸性,称反常性酸性尿。肾脏的代偿调节作用起效较慢,需 3～5d 才发挥最大效能,因此,急性代谢性碱中毒时肾的代偿调节不是主要的。

代谢性碱中毒的血气分析参数变化如下:

代谢性碱中毒的基本特征是血浆 HCO_3^- 浓度原发性增多,所以 pH、AB、SB、BB 值均升高,BE 正值加大;通过呼吸代偿,$PaCO_2$ 继发性升高,AB>SB。

(三) 对机体的影响

轻度代谢性碱中毒患者通常缺乏典型的症状和体征,临床表现常被原发疾病所掩盖。但急性或严重的代谢性碱中毒可出现如下变化:

1. **中枢神经系统功能障碍**　急性代谢性碱中毒患者可出现烦躁不安、精神错乱、谵妄、意识障碍等中枢神经系统症状。其发生机制可能为:① γ-氨基丁酸减少:碱中毒时脑组织内谷氨酸脱羧酶活性降低,γ-氨基丁酸转氨酶活性增高,导致 γ-氨基丁酸生成减少、分解加强。由于 γ-氨基丁酸含量减少,对中枢神经系统的抑制作用减弱,从而出现兴奋症状。② 脑组织缺氧:血液 pH 升高使血红蛋白氧离曲线左移,引起脑组织供氧不足,脑组织对缺氧特别敏感,易引起中枢神经系统功能障碍。

2. **对神经肌肉的影响**　急性碱中毒患者可出现腱反射亢进、面部和肢体肌肉抽动、手足搐搦、惊厥等神经肌肉应激性增高症状。其发生机制主要与血浆游离钙(Ca^{2+})浓度降低有关。血钙分为结合钙和游离钙,两者之间的相互转变受 pH 值的影响。当血浆 pH 升高时,结合钙增多而游离钙减少,但血总钙量不变。游离钙能稳定细胞膜电位,对神经肌肉的应激性有抑制作用。因此,碱中毒时,由于血浆游离钙浓度降低,使神经肌肉阈电位下降,兴奋性增高。此外,碱中毒引起的惊厥可能与脑组织 γ-氨基丁酸含量减少有关。

当代谢性碱中毒同时伴有低钾血症时,上述游离钙降低引起的症状可被掩盖,患者表现为肌无力、肌麻痹、腹胀甚至麻痹性肠梗阻等低钾血症症状。此时,若仅纠正低钾血症,则上述低钙引起的抽搐症状即可发生。

3. 低钾血症　低钾血症可引起代谢性碱中毒,而其他原因引起的代谢性碱中毒亦常伴有低钾血症。代谢性碱中毒引起血钾降低的主要机制是:细胞外液 H^+ 浓度降低,细胞内 H^+ 与细胞外 K^+ 交换,引起细胞内 K^+ 浓度升高,细胞外 K^+ 浓度降低;同时,肾脏发生代偿作用,使 H^+-Na^+ 交换减弱,K^+-Na^+ 交换增强,肾排 K^+ 增多,导致低钾血症,尿呈碱性。

4. 血红蛋白氧离曲线左移　碱中毒时,血液 H^+ 浓度下降,血红蛋白对 O_2 的亲和力增强,血红蛋白氧离曲线左移,使血液流经组织时氧合血红蛋白不易释放 O_2,导致组织缺氧。

（四）代谢性碱中毒的防治原则

积极治疗原发病,纠正碱中毒。对盐水反应性碱中毒患者,给予等张或半张盐水治疗,以恢复有效循环血量,促进血液中过多的 HCO_3^- 从尿中排出。失氯,失钾引起的代谢性碱中毒,则还需补充氯化钾。对肾上腺皮质激素过多引起的代谢性碱中毒,可用醛固酮拮抗剂,以减少 H^+、K^+ 从肾脏排出。严重的代谢性碱中毒患者可酌量给予弱酸性药物或酸性药物治疗。

四、呼吸性碱中毒

呼吸性碱中毒（respiratory alkalosis）是指肺泡通气过度引起血浆 H_2CO_3（$PaCO_2$）浓度原发性减少为特征的酸碱平衡紊乱。

呼吸性碱中毒按发病时间分为急性和慢性两类。急性呼吸性碱中毒一般是指 $PaCO_2$ 在 24h 内急剧下降而导致 pH 升高,常见于低氧血症、高热和人工呼吸机使用不当等情况。慢性呼吸性碱中毒常见于慢性颅脑疾病、肺部疾病、肝脏疾病等引起的 $PaCO_2$ 持久下降。

（一）原因和机制

肺泡通气过度是各种原因引起呼吸性碱中毒的基本发生机制。

1. 低氧血症　各种原因引起的外呼吸功能障碍和/或吸入气中氧分压过低,均可因 PaO_2 降低而引起通气过度。通气过度是机体对缺氧的代偿,但同时可造成 CO_2 排出过多,发生呼吸性碱中毒。

2. 呼吸中枢受到直接刺激　许多因素可直接引起呼吸中枢兴奋,使肺泡通气过度,例如:① 癔病发作、剧烈疼痛、小儿哭闹等引起的精神性通气过度;② 中枢神经系统疾病（如颅脑损伤、脑炎、脑血管障碍、脑肿瘤等）可刺激呼吸中枢引起通气过度;③ 某些药物（如水杨酸、氨等）可兴奋呼吸中枢;④ 机体代谢旺盛（如高热、甲状腺功能亢进等）因血温过高和机体分解代谢亢进可刺激呼吸中枢,引起肺泡通气过度。其他还可见于肝功能衰竭引起的血氨增高和某些细菌感染引起的败血症如革兰阴性杆菌等,可刺激呼吸中枢引起通气过度。

3. 肺疾患　许多肺部疾病（如肺炎、肺水肿、间质性肺疾病、肺栓塞等）可引起呼吸性碱中毒。其发生机制主要与肺疾患导致的缺氧、刺激牵张感受器和肺毛细血管旁感受器,反射性引起通气过度有关。

4. 人工呼吸机使用不当　因吸气、呼气比例失调引起通气过度,导致呼吸性碱中毒。

（二）机体的代偿

呼吸性碱中毒的发生机制是肺泡通气过度。若刺激肺泡通气过度的原因持续存在,则肺的调节作用不明显。需通过以下方式进行代偿:

1. 细胞内外离子的交换和细胞内缓冲　这是急性呼吸性碱中毒的主要代偿方式。急性呼吸性碱中毒时,由于血浆 H_2CO_3 浓度迅速降低,HCO_3^- 浓度相对增高。细胞内 H^+ 与细胞外 K^+ 交换,H^+ 外移并与细胞外 HCO_3^- 结合生成 H_2CO_3,导致血浆 HCO_3^- 浓度有所下降,H_2CO_3 浓度有所回升;细胞外 K^+ 交换入细胞,引起血钾降低。此外,血浆中部分 HCO_3^- 与红细胞内 Cl^- 交换,HCO_3^- 进入红细胞,并与红细胞内的 H^+ 结合生成 H_2CO_3,H_2CO_3 分解为 CO_2 和 H_2O,CO_2 自红细胞弥散入血形成 H_2CO_3,促使血浆 H_2CO_3 浓度回升;由于红细胞内 Cl^- 交换入血,可造成血 Cl^- 浓度升高(图 5-8-4)。

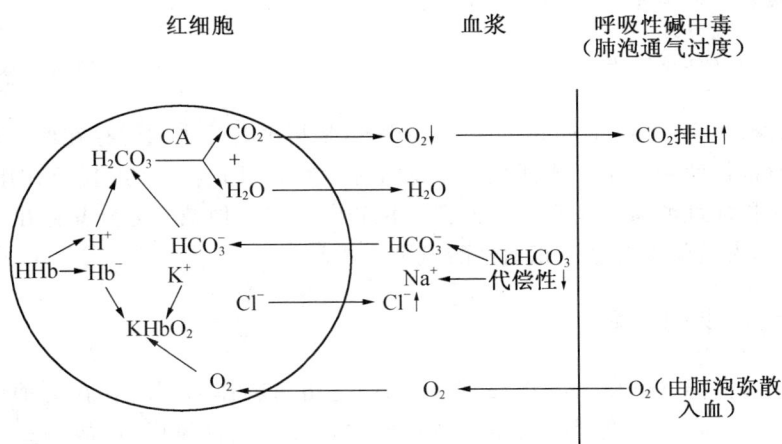

图 5-8-4　呼吸性碱中毒时红细胞内外离子交换和血红蛋白的缓冲作用

但这种缓冲作用十分有限。急性呼吸性碱中毒患者往往处于失代偿状态。

2. 肾的代偿调节作用　肾脏的代偿调节起效慢,一般需 3～5d 才能达到最大效应,故它是慢性呼吸性碱中毒的主要代偿方式。慢性呼吸性碱中毒时,肾小管上皮细胞内的碳酸酐酶和谷氨酰胺酶活性降低,肾泌 H^+、泌 NH_4^+ 和重吸收 HCO_3^- 均减少,尿液呈碱性。慢性呼吸性碱中毒时由于有充分的时间进行肾的代偿调节和细胞内缓冲,其代偿调节作用较急性呼吸性碱中毒显著,从而有效地避免血浆 pH 大幅度升高。

呼吸性碱中毒的血气分析参数变化如下:

急性呼吸性碱中毒多为失代偿性,血 pH 升高,$PaCO_2$ 原发性降低,AB＜SB;由于肾脏的代偿调节尚未起效,AB 可略降低,SB、BB 与 BE 基本不变。

慢性呼吸性碱中毒可根据肾的代偿程度分为:代偿性(血 pH 正常)或失代偿性(血 pH 升高)两类。$PaCO_2$ 原发性降低,AB＜SB;AB、SB、BB 均继发性降低,BE 为负值加大。

（三）对机体的影响

呼吸性碱中毒对机体的影响与代谢性碱中毒相似,但更易出现窒息感、气促、眩晕、四肢和口周感觉异常、手足搐搦(与血浆游离 Ca^{2+} 降低有关)等症状。呼吸性碱中毒引起的神经系统功能障碍除与碱中毒对脑功能的损伤外,还与低碳酸血症引起脑血管收缩导致脑血流量减少有关。据报道，$PaCO_2$ 下降 20mmHg(2.6kPa)，脑血流量可减少 35%～40%。

（四）呼吸性碱中毒的防治原则

积极治疗原发病，去除引起通气过度的原因。对急性呼吸性碱中毒患者可给予吸入含 5% CO_2 的混合气体，也可用面罩或纸袋罩于患者口鼻使其再吸入呼出的气体（含 CO_2），以维持血浆 H_2CO_3 浓度。对精神性通气过度患者可酌情给予镇静剂。有手足抽搐的患者，可静脉补充钙剂。使用呼吸机的患者应及时调整吸、呼气比例。

第四节　混合型酸碱平衡紊乱

混合型酸碱平衡紊乱（mixed acid-base disorders）是指患者体内同时存在两种或两种以上单纯型的酸碱平衡紊乱。主要有以下几类：

一、双重性酸碱失衡

双重性酸碱失衡（double acid-base disorders）是指患者体内同时存在两种单纯型的酸碱平衡紊乱。通常把两种酸中毒或两种碱中毒合并存在，pH 向同一方向移动的酸碱失衡称为酸碱一致型或相加性酸碱平衡紊乱。而把一种酸中毒与一种碱中毒合并存在，pH 变动不大的酸碱失衡，称为酸碱混合型或相消性酸碱平衡紊乱。

二、三重性酸碱失衡

三重性酸碱失衡（triple acid-base disorders）是指患者体内同时存在三种单纯型酸碱平衡紊乱。因同一患者不可能同时发生呼吸性酸中毒和呼吸性碱中毒，故三重性酸碱失衡只有两类：① 呼吸性酸中毒合并 AG 增高型代谢性酸中毒和代谢性碱中毒；② 呼吸性碱中毒合并 AG 增高型代谢性酸中毒和代谢性碱中毒。

总之，混合型酸碱平衡紊乱的病理变化较为复杂，要作出正确的判断，必须充分了解原发疾病及进行一系列相关的实验室检查。

（陈维亚）

第九章

缺　氧

氧是生命活动所必需的物质。正常成年人在静息状态下每分种的耗氧量约为 250ml，人体内所贮存的氧量仅有 1500ml，因此呼吸、心跳一旦停止，数分钟内即可因缺氧而危及生命。我们把由于组织供氧不足或利用氧的能力障碍所引起的机体功能、代谢和形态结构方面异常变化的病理过程称为**缺氧**(hypoxia)。缺氧是造成组织细胞损伤的常见原因，也是存在于多种疾病中的基本病理过程之一。

第一节　常用的血氧指标及其意义

外界的氧通过外呼吸功能进入血液，血液中的氧通过血液循环输送到全身各组织细胞，然后经内呼吸的方式将其利用。在临床上我们是这样衡量组织的供氧量和耗氧量的：

组织的供氧量＝动脉血氧含量×组织血流量；

组织耗氧量＝(动脉血氧含量－静脉血氧含量)×组织血流量。

因此，血氧指标是反映组织供氧量与耗氧量的重要指标，常用的血氧指标有：

（一）氧分压

氧分压(partial pressure of oxygen, PO_2)是指溶解于血液中的氧所产生的张力。正常人动脉血氧分压(PaO_2)约为 100mmHg(13.3kPa)，主要取决于吸入气体中的氧分压和肺的外呼吸功能。静脉血氧分压(PvO_2)约为 40mmHg(5.33 kPa)，它可以反映内呼吸功能。

（二）氧容量

氧容量(oxygen binding capacity, $CO_2 \max$)是指 100ml 血液中的 Hb 的最大带氧量。正常值为 20ml/dL，它主要取决于血液中的 Hb 的质(Hb 与氧的亲合力)和量(数量)。

（三）氧含量

氧含量(oxygen content, CO_2)是指 100ml 血液的实际带氧量，包括结合于血红蛋白中的氧量和血浆中溶解的氧。由于溶解的氧量仅有 0.3ml/dl，故血氧含量主要是指 100ml 血液中的血红蛋白所结合的氧量，主要取决于血氧分压和血氧容量。正常时动脉血氧含量(CaO_2)约为 19ml/dl，静脉血氧含量(CvO_2)约为 14ml/dl。

（四）氧饱和度

氧饱和度(oxygen saturation, SO_2)是指 Hb 的氧饱和度，即血红蛋白与氧结合的百分数。氧饱和度的计算公式为：

$$SO_2 ＝ (氧含量－溶解的氧量)/氧容量×100\%$$

由于溶解的氧量很少，临床上在计算时一般用下列公式：

$$SO_2 = 氧含量/氧容量 \times 100\%$$

正常时,动脉血氧饱和度(SaO$_2$)约为 95%,静脉血氧饱和度(SvO$_2$)约为 70%,氧饱和度主要取决于血氧分压,两者的关系可用氧合血红蛋白解离曲线表示(图 5-9-1)。由于 Hb 结合氧的生理特点,氧离曲线呈 S 形,当红细胞内 2,3-二磷酸甘油酸(2,3-DPG)增多、酸中毒、CO$_2$ 增多及血温增高时,血红蛋白与氧的亲和力降低,SO$_2$ 减小,氧解离曲线右移;反之,SO$_2$ 增大,氧解离曲线左移。

P$_{50}$ 是 Hb 氧饱和度为 50% 时的氧分压,反映 Hb 与氧的亲合力。P$_{50}$ 正常值为 26~27mmHg。影响氧离曲线右移或左移的因素,均会改变 P$_{50}$ 的大小,氧离曲线右移时 P$_{50}$ 值增大;反之则减小。

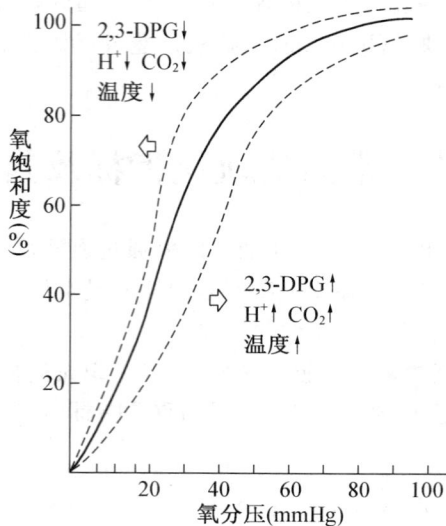

图 5-9-1　氧合血红蛋白解离曲线及其影响因素

（五）动-静脉血氧含量差

动-静脉血氧含量差即 CaO$_2$ 与 CvO$_2$ 的差值,是指血液循环一次每 100ml 的血液释放给组织的氧量,其主要取决于血流的速度和组织摄氧能力,正常值约为 5ml/dl。

第二节　缺氧的原因、类型与特点

根据缺氧的原因和发病环节的不同,一般将缺氧分为四种类型:

一、低张性缺氧

低张性缺氧(hypotonic hypoxia)是指各种病因导致动脉血氧分压降低的缺氧,又称**乏氧性缺氧**(anoxic hypoxia)。

（一）病因

1. 吸入气中的氧分压过低　多发生于海拔 3000m 以上的高原或高空,也可发生于通风不畅的坑道或矿井,由于吸入气中氧分压过低,导致动脉血氧分压降低,故又称大气性缺氧。

2. 外呼吸功能障碍　由于肺的通气和换气功能障碍所致,又称为呼吸性缺氧。具体见"呼吸衰竭"一章。

3. 静脉血流入动脉血中　常见于某些先天性心脏病,如房或室间隔缺损伴有肺动脉狭窄或肺动脉高压,出现右向左的分流;也可见于通气血流比例失调,静脉血流入动脉血中。

（二）血氧变化的特点

低张性缺氧时,PaO_2、CaO_2 及 SaO_2 均降低,动-静脉血氧含量差减小;$CO_2 max$ 正常或略高于正常(如慢性缺氧时红细胞代偿性增多);此外,因动脉血氧分压降低,可使毛细血管血液中脱氧血红蛋白浓度增加,当脱氧血红蛋白浓度超过 $50g/L$ 时,皮肤黏膜可以呈现青紫色,称为发绀,它是缺氧的一种临床表现,但是缺氧的病人不一定都发绀,发绀的病人也不一定缺氧。

二、血液性缺氧

血液性缺氧（hemic hypoxia）是指 Hb 数量减少或性质改变,使血液携氧能力降低所引起的缺氧。主要特点是 $CO_2 max$ 降低,CaO_2 下降而 PaO_2 正常,又称**等张性缺氧**（isotonic hypoxia）。

（一）原因

1. 贫血　因 Hb 数量减少引起的缺氧,称为贫血性缺氧,这种类型的缺氧,即使严重缺氧,病人也无发绀表现。

2. 一氧化碳（CO）中毒　CO 与 Hb 结合形成碳氧血红蛋白（HbCO）,从而失去携氧能力,CO 与 Hb 的亲和力比 O_2 大 210 倍,当吸入气中含 0.1% 的 CO 时,血液中的 Hb 就可能有 50% 变成 HbCO,从而导致中枢神经系统和心脏的严重损伤,甚至可以危及生命。此外,CO 还可抑制 RBC 内糖酵解,以致 2,3-DPG 生成减少,ODS 左移,HbO_2 难以释放出 O_2。

3. 高铁血红蛋白血症　在亚硝酸盐、过氯酸盐等氧化剂的作用下,Hb 中的 Fe^{2+} 可以被氧化成 Fe^{3+},称为高铁血红蛋白。高铁血红蛋白分子结构中的 Fe^{3+} 与羟基牢固结合而不能携氧,此外还可使 Fe^{2+} 与 O_2 亲和力增大,使 ODS 左移,加重组织细胞缺氧。常见于食用大量含硝酸盐的腌菜,在肠道细菌的作用下可将其中的硝酸盐还原为亚硝酸盐,从而形成大量的高铁血红蛋白,此时患者的皮肤黏膜可以出现类似紫绀的颜色,临床上将这种高铁血红蛋白血症称为肠源性发绀。

4. Hb 与 O_2 的亲合力异常增加　常见于输入大量的库血或碱性液体,使 ODS 左移,Hb 与氧的亲和力增大,氧的释放减少。

（二）血氧变化特点

由于外呼吸功能正常,所以 PaO_2 和 SO_2 正常,但是因为 Hb 的质和量发生改变,使 $CO_2 max$ 降低,所以 CaO_2 也降低。贫血的病人不会出现发绀;CO 中毒的病人皮肤、黏膜可以呈现樱桃红色。

三、循环性缺氧

循环性缺氧（circulatory hypoxia）是指由于组织血流量减少所致的缺氧。其基本发病环节是心排出量降低,组织灌流量减少,或静脉淤血,血流速度减慢所致,又称为低动力性缺氧或低血流性缺氧。

（一）原因

循环性缺氧可分为缺血性缺氧和淤血性缺氧，也可分为全身性缺氧和局部性缺氧。

1. 全身性因素　见于心力衰竭和休克等。

2. 局部因素　多见于栓塞和血管病变。

（二）血氧变化特点

局部因素引起的循环性缺氧的血氧变化特点是 PaO_2、SaO_2 和 CaO_2 正常，血流缓慢，血液流经毛细血管的时间较长，PvO_2、CvO_2 和 SvO_2 均降低，致使动-静脉血氧含量差增大，且该病人可出现发绀；当全身性循环障碍伴发呼吸衰竭时，可出现 PaO_2 与 CaO_2 下降。

四、组织性缺氧

组织性缺氧（histogenous hypoxia）是指组织细胞利用氧的能力障碍导致的缺氧，又称为氧利用障碍性缺氧。

（一）原因

1. 组织中毒　见于氰化物、硫化物、砷化物等中毒。氰化物进入机体时，其中的 CN^- 与氧化型细胞色素氧化酶中的 Fe^{3+} 结合，形成氰化高铁细胞色素氧化酶，从而失去其传递电子的能力，致使呼吸链中断，细胞氧利用障碍。此外，硫化物、砷化物等也可抑制细胞色素氧化酶的活性，中断呼吸链的递电子功能，从而使组织细胞氧利用障碍。

2. 线粒体损伤　线粒体是生物氧化的场所，当放射线照射、细菌毒素或组织严重缺氧时，都可以从不同环节损伤线粒体，从而影响到氧的利用。

3. 维生素缺乏　许多维生素是生物氧化过程中一些酶的辅酶，当这些维生素严重缺少时，可妨碍组织细胞的氧利用。

（二）血氧变化特点

组织性缺氧时 PaO_2、SaO_2、CaO_2 及 $CO_2\max$ 均正常，因组织利用氧障碍，故静脉血氧含量较高，动-静脉血氧含量差减小。这类病人由于毛细血管血液内 HbO_2 含量较高，其皮肤、黏膜可呈现玫瑰红色。

临床上所见的缺氧往往不是单一的，常为混合性的，如：感染性休克时主要是循环性缺氧，并发休克肺时可以出现低张性缺氧，线粒体受损时，可以发生组织性缺氧。

现将各种类型缺氧的血氧变化特点总结于表 5-9-1、图 5-9-2 中。

表 5-9-1　各种类型缺氧的血氧变化特点

缺氧的类型	动脉血氧分压	动脉血氧饱和度	血氧容量	动脉血氧含量	动-静脉血氧含量差
低张性缺氧	降低	降低	正常	降低	降低或正常
血液性缺氧	正常	正常	降低或正常	降低或正常	降低
循环性缺氧	正常	正常	正常	正常	升高
组织性缺氧	正常	正常	正常	正常	降低

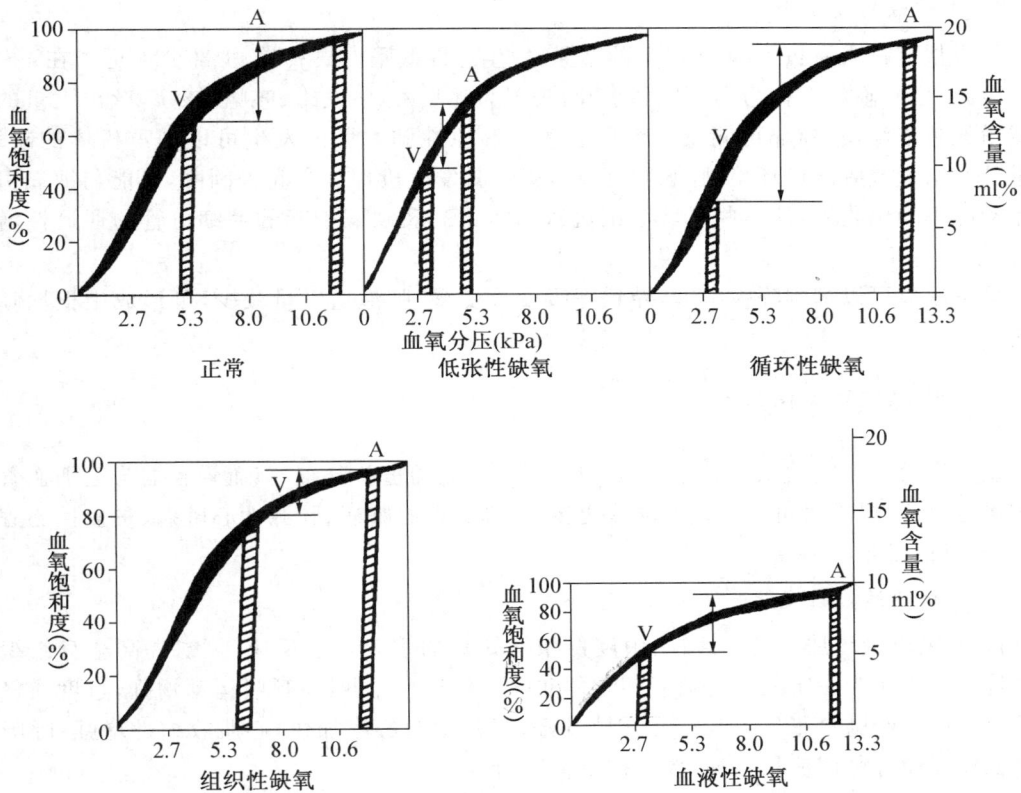

图 5-9-2　各型缺氧的血氧变化特点

第三节　缺氧时机体的功能代谢变化

缺氧时机体的功能代谢变化,包括机体对缺氧的代偿适应性变化及严重缺氧引起的损伤性变化。不同类型的缺氧引起的功能代谢变化不完全相同,以下主要以低张性缺氧为例来说明机体功能代谢的变化。

一、呼吸系统的变化

(一)代偿适应性变化

轻度缺氧呼吸系统主要表现为:呼吸加深加快,肺泡通气量增加。其机理主要是:动脉血氧分压低于 8.0kPa(60mmHg)时,可以刺激颈动脉体和主动脉体化学感受器,反射性地兴奋呼吸中枢所致,这样可以使肺泡通氧量增多,动脉血氧分压增高。另外,胸廓运动增强,胸内负压加大,静脉回流增多,心输出量增加,从而促进氧的运输,以对抗缺氧对机体的不良影响。单纯血液性缺氧和组织中毒性缺氧时,由于动脉血氧分压的变化不大,呼吸运动的变化也不大。循环性缺氧如累及肺循环,可由于动脉血氧分压降低而使呼吸加深加快。

（二）呼吸功能不全

如果快速进入海拔 4000m 以上的高原，发生急性低张性缺氧时，少部分人可以在 1～4d 内发生肺水肿，临床上称为高原性肺水肿，表现为呼吸困难、发绀、咳嗽、咳痰，咳出大量的白色或粉红色泡沫痰，肺部可闻及湿性啰音等。高原性肺水肿的发生可以加重机体的缺氧。如果及时给氧或脱离该环境，肺水肿可以缓减。其发生机理至今尚未阐明，可能与缺氧引起肺小动脉不均匀收缩，使有些区域毛细血管内压升高及缺氧引起的毛细血管的通透性增加有关。

严重缺氧可以抑制呼吸中枢，导致呼吸变浅变慢，肺泡通气量减少，可形成中枢性呼吸衰竭。

二、循环系统的变化

缺氧作为一种应激原可引起心排出量增加，血液的重新分布、肺血管收缩与毛细血管增生等代偿反应，严重时可以出现心功能受损，如高原性心脏病、肺源性心脏病、贫血性心脏病等，甚至可以发生心力衰竭。

（一）代偿适应性变化

1. 心输出量增加　是急性轻、中度低张性缺氧的主要代偿反应，可以提高全身组织的氧供量。其机制为一定程度的缺氧刺激颈动脉体化学感受器，使呼吸运动增强，过度通气所致的肺膨胀又经肺牵张反射兴奋心交感神经，于是引起心率加快，心肌收缩性增强；呼吸运动增强还促使静脉回流量增加，故心排出量增加。

2. 血液的重新分布　急性缺氧时，由于交感神经兴奋，皮肤、内脏血管收缩，心、脑血管不收缩，血流增加。这种血液的重新分布有利于重要器官的氧供，因而具有代偿意义。

3. 肺血管收缩　肺血管对缺氧很敏感，当肺的病变使局部肺泡通气量减少时，该部肺血管收缩，血流量也相应减少；当全肺的肺泡缺氧时，则全肺的小血管收缩，因而肺动脉压升高，这可使肺尖部通气良好的肺泡血流量增加，这样有利于维持肺泡通气与血流比例。但长期肺泡缺氧引起肺小动脉持续收缩，可导致肺小动脉硬化，表现为小动脉中层平滑肌增厚，细动脉中层出现平滑肌，从而使肺动脉压力持续地增高，这样可以加重右心后负荷，可导致右心肥大，甚至衰竭，这是肺源性心脏病的主要发病环节。缺氧时导致肺血管收缩的机制至今尚未完全阐明，可能与以下因素有关：① 交感神经作用：缺氧引起的交感神经兴奋作用于肺血管 α 受体，可引起血管收缩；② 体液因素的作用：缺氧可使肺组织内肺泡巨噬细胞、血细胞、血管内皮细胞等释放可使血管收缩的血管活性物质，如白三烯（LTs）、血栓 A_2（TXA_2）、内皮素（ET）等；③ 直接作用：缺氧使肺血管平滑肌细胞膜对 Na^+、Ca^{2+} 的通透性增高，从而使 Na^+、Ca^{2+} 内流增加，导致肌细胞兴奋性与收缩性增高。

4. 毛细血管增生　长期慢性缺氧可促使毛细血管增生，特别是心、脑和骨骼肌毛细血管增生更显著，这样有利于增加组织细胞的供氧量。

（二）循环功能障碍

重度全身性缺氧可导致循环功能障碍，甚至可以发生心力衰竭。比如高原性心脏病的发生就与长期肺血管收缩引起肺动脉高压、缺氧直接使心肌结构破坏，并且可以抑制呼吸中枢，使呼吸运动减弱、静脉回流减少等因素有关。

三、中枢神经系统的变化

脑的重量仅为体重的 2% 左右,而脑血流量却可占到心输出量的 15% 左右。脑的能量供应主要来自葡萄糖的氧化,脑的耗氧量约占人体总耗氧量的 23%,而脑内葡萄糖和氧的贮备很少,因此脑对缺氧很敏感。缺氧可以直接损害中枢神经系统的功能,急性缺氧时,随着缺氧的加重可先后出现兴奋、欣快感、定向障碍、头痛及运动不协调等,更为严重时可以发生惊厥、昏迷,甚至死亡。慢性缺氧时,表现为易疲劳、注意力不集中、嗜睡和精神抑郁等症状。

缺氧引起中枢神经系统功能障碍与脑水肿和脑细胞受损有关。其机制主要有以下几个方面:① 脑细胞缺氧,能量供应不足,神经细胞膜电位降低,神经递质合成减少,神经冲动传导受阻;② 神经细胞膜钠泵功能障碍,脑细胞水肿;③ 缺氧与酸中毒使脑内微循环血管通透性增高、液体渗出,加重脑水肿的发生;④ 细胞内游离 Ca^{2+} 增多,溶酶体酶释放等都可以使神经系统功能障碍和神经细胞变性坏死。

四、血液系统的变化

(一)红细胞增多

急性缺氧时,由于交感神经兴奋,脾、肝等储血器官收缩,储存的血液进入体循环,使血液中红细胞快速增多;慢性缺氧时可使骨髓造血功能增强,从而使红细胞增多。这是由于当低氧血流经肾近球小体时,能刺激近球细胞生成并释放促红细胞生成素,后者可以促使造血干细胞分化为原红细胞,并进一步分化、增殖和成熟,促进骨髓内网织红细胞和红细胞释放入血液。红细胞增多可增加血液的血氧容量和血氧含量,从而增加组织的供氧量。

(二)氧离曲线右移

缺氧时 RBC 内糖酵解过程的中间产物 2,3-DPG 增加,导致 ODS 右移,从而使 Hb 与氧的亲和力降低,有利于给组织供氧。

五、组织细胞的变化

(一)代偿适应性变化

1. 组织细胞利用氧的能力增强 尤其是慢性缺氧时,细胞内线粒体数量增多,膜表面积增大,呼吸链中的酶含量增多、活性提高,使组织细胞利用氧的能力增强。

2. 糖酵解增强 缺氧时,ATP 生成减少,ATP/ADP 比值降低,可激活糖酵解的限速酶——磷酸果糖激酶,使糖酵解增强,在一定程度上可以弥补能量的不足。

3. 肌红蛋白增加 慢性缺氧的患者骨骼肌内肌红蛋白含量增多,肌红蛋白与氧的亲和力明显高于血红蛋白与氧的亲和力,从而提高机体的储氧功能。

4. 低代谢状态 缺氧可抑制细胞的各种合成代谢和离子泵功能,使之耗能减少,呈低代谢状态,从而有利于机体在缺氧环境中生存。

近年来研究表明,细胞缺氧时不但从改变能量代谢方面来适应在缺氧环境中生存,而且有些细胞还对缺氧发生一些特殊的反应,如颈动脉体化学感受器在缺氧时分泌神经递质,引起反射性呼吸运动增强;血管平滑肌细胞对缺氧发生的舒缩反应,可改变血流分布;细胞缺氧时血管内皮生长因子基因表达增强,促进血管增生等,这些细胞反应都可以提高机体对缺氧的适应能力。

（二）细胞损伤

1. 细胞膜的损伤　缺氧时,细胞膜离子泵功能发生障碍、膜通透性增加、膜流动性下降和膜受体功能障碍。此时可以出现：① Na^+ 内流增多；② K^+ 外流加快,直接造成细胞内缺钾,合成代谢障碍,各种酶的生成减少,进一步妨碍离子泵的功能和减少 ATP 的生成；③ Ca^{2+} 增多,可以抑制线粒体的呼吸功能,加速磷脂的分解,造成溶酶体被破坏,自由基生成增多,结果加重了细胞的损伤。

2. 线粒体变化　重度缺氧可以明显抑制线粒体功能和氧化过程,此外还可使其肿胀、崩解、外膜破裂等超微结构的改变。

3. 溶酶体的变化　缺氧所致的酸中毒可提高磷脂酶的活性,使溶酶体膜的磷脂分解,膜通透性增高,出现溶酶体肿胀、破裂,溶酶体酶大量释放,以至细胞及其周围组织溶解、坏死等。

第四节　影响机体对缺氧耐受性的因素

在不同条件下机体对缺氧的耐受性不同,这些因素可归纳为两点,即机体的代谢耗氧率和代偿能力。

一、机体的代谢耗氧率

机体代谢率越高,耗氧量越大,对缺氧的耐受性越低；反之,代谢率越低,耗氧量越少,就可以提高机体对缺氧的耐受性。如安静、体温降低、中枢神经抑制、低温麻醉等均可使耗氧量减少,从而提高对缺氧的耐受性。

二、机体的代偿能力

缺氧时机体呼吸、循环、血液系统和组织细胞发生一系列代偿适应反应。如果代偿适应能力减弱,对缺氧的耐受性就降低。有心、肺疾病及血液病者对缺氧的耐受性低；老年人因为肺和心脏的功能储备降低、骨髓的造血干细胞减少、外周血液红细胞数减少,以及细胞某些呼吸酶活性降低等,均可使其对缺氧的适应能力下降。此外,代偿能力是通过锻炼提高的。如要进入高原的健康人,逐渐增加海拔高度和运动量,比快速进入高原者能更好地适应。

第五节　缺氧的防治原则

一、缺氧的基本治疗原则

根据缺氧的原因制定相应的治疗措施,同时进行合理的氧疗,处理缺氧的并发症。降温、镇静、安眠等可降低机体的耗氧量,提高机体对缺氧的耐受性,有利于缓减缺氧损伤的发生。

二、氧疗

凡有明显缺氧的患者均可给予吸氧治疗,但氧疗的方法、效果因缺氧的类型而异。对低张性缺氧患者,尤其是动脉血氧分压低于 8kPa 的患者,由于吸氧可提高肺泡血氧分压和动脉血氧分压,使动脉血氧饱和度和血氧含量增加,故可提高对组织的供氧,效果最好。但应注意,肺通气功能障碍所致的缺氧常伴有二氧化碳的潴留,吸氧宜采用低浓度(30%)、低流量(1～2L/min)和持续给氧的原则,使动脉血氧分压上升至 8kPa 即可,这样可以保持轻度缺氧对呼吸中枢的刺激。血液性、循环性或组织性缺氧时,由于动脉血氧分压和动脉血氧饱和度正常,吸氧不能提高动脉血氧饱和度,但能提高动脉血氧分压,使血浆溶解的氧量增多以改进组织的供氧量。CO 中毒时可吸入纯氧,在有条件的地方,可在高压氧舱内进行。对高铁血红蛋白血症患者,应在吸氧的同时给予还原剂治疗。氰化物中毒,主要采用亚硝酸盐和硫代硫酸钠联合治疗,再配以吸氧,但吸氧效果欠佳。对循环性缺氧,吸氧有一定的效果。

三、氧中毒

氧中毒(oxygen intoxication)是指因吸入气氧分压过高(大于 0.5 个大气压)或吸入高浓度氧过久所致的一种临床综合征。其发生机理主要与活性氧在吸入高浓度和高氧分压时后大量产生,然后对组织细胞产生损害作用。氧中毒有肺型和脑型两种:

1. 肺型氧中毒　发生于吸入 1 个大气压左右的氧 8h 以后,出现胸骨后疼痛、咳嗽、呼吸困难、肺活量减少、动脉血氧分压下降、肺充血、水肿、出血、肺不张及炎细胞浸润等。

2. 脑型氧中毒　指因吸入 2 个至 3 个大气压以上的氧所致的氧中毒。以视觉及听觉障碍、恶心、抽搐、晕厥等为常见临床表现,严重者昏迷,甚至死亡。对氧中毒者应控制吸氧,但对缺氧性脑病者则应加强氧疗。

(宋维芳)

第十章

发　热

第一节　概　述

　　人体正常的体温是相对恒定的,这种体温的相对稳定是依赖于体温调节中枢的调控而实现的,通过这种调控从而适应正常生命活动的需要。正常成人体温相对恒定在37℃左右。一昼夜上下波动不超过1℃。一般腋下温度为36.5℃、口腔温度为37.0℃、直肠温度为37.5℃为正常值。

　　传统上常把体温向上波动超过0.5℃统称为**发热**(fever),并认为发热是体温调节功能紊乱的结果,这一概念不完全确切。根据调定点的概念,发热是指在致热原的作用下,体温调节中枢的调定点上移而引起的调节性体温升高(高于正常值0.5℃)。发热时,体温调节功能是正常的,是一种主动性的体温升高,而非调节性体温升高是调定点并未上移,主要是由于体温调节功能障碍、或散热障碍及产热器官功能异常等引起。在这些情况下,体温调节中枢不能将体温控制在与调定点相适的水平,体温被动性升高,超出了体温调定点的水平,故应称之为**过热**(hyperthermia)。另外,某些生理情况下也能出现体温升高,如剧烈运动、月经前期以及妊娠期等,这些不属于发热,而是生理性体温升高。具体分类如图5-10-1所示。

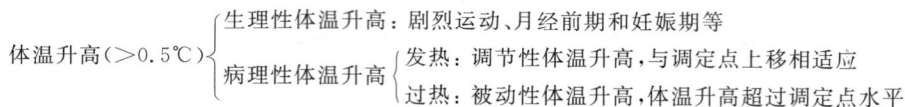

体温升高(>0.5℃){生理性体温升高:剧烈运动、月经前期和妊娠期等；病理性体温升高{发热:调节性体温升高,与调定点上移相适应；过热:被动性体温升高,体温升高超过调定点水平}

图5-10-1　体温升高的分类

　　发热不是独立的疾病,而是多种疾病的病理过程和临床表现。在整个病程中,体温的变化往往反映病情的变化,故其对判断病情、评价疗效和估计预后,都有重要的参考价值。

第二节　发热的原因

　　发热的原因也称**发热激活物**(pyrogenic activator),也就是引起人和动物发热的物质,其可来源于体外,也可在体内形成。

（一）病原微生物

1. 细菌

（1）G⁺细菌:如葡萄球菌、链球菌、肺炎球菌、白喉杆菌和枯草杆菌等,其菌体和代谢产物都引起发热,如葡萄球菌释放的可溶性外毒素,白喉杆菌释放的白喉毒素,此类细菌感染是常见的发热原因。

(2) G⁻细菌:主要有大肠杆菌、伤寒杆菌、淋球菌、脑膜炎球菌和志贺氏菌等,其菌体外的菌壁含脂多糖,也称其为内毒素,耐热性很高,一般的灭菌方法不能将其清除,通常需 160℃、干热 2h 才能灭活,且在自然界中分布较广,因此是外环境中主要的致热物质,致热性不能被蛋白酶破坏。在临床输液或输血过程中,患者有时出现寒战、高热等反应,多因输入的液体或输液器具被内毒素污染所致,应引起注意。此外,结核杆菌的菌体及细胞壁中所含的肽聚糖、多糖和蛋白质都具有致热作用。

2. 病毒 常见的有流感病毒病毒、麻疹病毒、柯萨奇病毒等,这些病毒的全病毒体及其所含的血细胞凝集素、毒素样物质导致发热。

3. 真菌 常见的有白色念珠菌、组织胞浆菌和新型隐球菌等。其致热因素是全菌体、荚膜多糖和蛋白质。

4. 螺旋体 常见的有钩端螺旋体、回归热螺旋体和梅毒螺旋体等,螺旋体的致热因素是其代谢产物、裂解产物、毒素和细胞毒因子等。

5. 疟原虫 其感染人体后,它的潜隐子进入红细胞并发育成裂殖子,当细胞破裂时,大量的裂殖子和代谢产物(疟原素等)释放入血,从而引起发热。

(二) 体内产物

1. 抗原-抗体复合物 如自身免疫性疾病时出现的发热,实验证明,抗原-抗体复合物对产内生致热原细胞有激活作用。

2. 致炎物和炎症灶激活物 如硅酸结晶、尿酸结晶等。

3. 类固醇 体内某些类固醇产物有致热作用,如睾酮的中间代谢产物本胆烷醇酮。

此外,还有石胆酸等也有致热作用。

第三节 发热的机制

目前认为,发热是发热激活物作用于机体后,激活机体的产内生致热原细胞,产生**内生致热原**(endogenous pyrogen,EP),EP 再通过某些介质作用于体温调节中枢,使调定点上移,引起调节性体温升高。

一、内生致热原的产生和释放

内生致热原的产生和释放是一个复杂的细胞信息传递和基因表达调控过程。这一过程包括产内生致热原细胞的激活、内生致热原的产生和释放。

内生致热原是产内生致热原细胞被发热激活物激活后,产生和释放的内源性致热物质。长期以来,人们致力于寻找引起发热的基本物质。早在 1948 年,Beeson 从正常家兔无菌性腹腔渗出液粒细胞中获得一种物质,将其给正常家兔静脉注射后 10～15min 体温开始上升,1h 前后达高峰。由于该物质来自白细胞,故称其为**白细胞致热原**(leukocyte pyrogen,LP)。1955 年,Atkins 和 Wood 证明,在注射了内毒素的家兔循环血中出现一种与 LP 有同样特性的致热物质。因其来自体内,故称其为内生致热原。所有能够产生和释放内生致热原的细胞都称为产内生致热原细胞。产内生致热原细胞主要有单核细胞、巨噬细胞(如肝星状细胞、肺泡巨噬细胞及脾巨噬细胞等)、内皮细胞、淋巴细胞、脑胶质细胞和肿瘤细胞等。发热激活物与这些细胞结合后,经过细胞信息传递和基因表达的调控过程,产生和释放出内生致热原。例如,内毒素的主要致热成分脂多糖通过与血清中的脂多糖结合蛋白结合形成复合物,再与单核/巨噬细胞表面的 CD14 结合,形成三重合物,从而启动细胞内的内生致热原合成过程。脂多糖通过信号转导途径,激活核转录因子,使内生致热原的基因表达,在细胞内合成内生致热原并释放入血。

二、内生致热原的种类

现已发现很多种内生致热原,被公认的有:

1. **白细胞介素-1**(interleukin-1,IL-1) 是由单核细胞、巨噬细胞、内皮细胞、星状细胞及肿瘤细胞等在发热激活物的作用下所产生的多肽类物质。IL-1 的分子量为 17000,目前已发现其有两种亚型:IL-1α(酸性)、IL-1β(中性)。其受体广泛分布于脑内**视前区下丘脑前部**(preoptic anterion hypothalamus,POAH)密度最大。IL-1 注射后呈双峰热,其不耐热,多次注射不发生耐受。

2. **肿瘤坏死因子**(tumor necrosis factor,TNF) 是由巨噬细胞、淋巴细胞等产生的肽类物质。其致热活性与 IL-1 类似,有 α、β 两种亚型,多种激活物如葡萄球菌、链球菌、内毒素可诱导巨噬细胞、淋巴细胞产生 TNF。将其注入大鼠或家兔静脉,可引起明显发热。它可在体内和体外都能刺激 IL-1 的产生。

3. **干扰素**(interferon,IFN) 是一种具有抗病毒、抗肿瘤作用的蛋白质,主要由白细胞产生,有多种亚型,其中 α、γ 亚型与发热有关。

4. **白细胞介素-6**(interleukin-6,IL-6) 是由单核细胞、成纤维细胞和内皮细胞等分泌的细胞因子。内毒素、病毒、IL-1、TNF、血小板生长因子等都可诱导其产生和释放,它还能引起各种动物的发热反应,但作用弱于 IL-1 和 TNF。

5. **巨噬细胞炎症蛋白-1**(macrophage inflammatory protein-1,MIP-1)、白细胞介素-2、白细胞介素-8、内皮素等也被认为与发热有一定的关系,有待进一步的研究。

三、内生致热原引起发热的机制

发热的机制比较复杂,目前认为,内生致热原进入血液后可通过血-脑脊液屏障,作用于**视前区下丘脑前部**的体温调节中枢的热敏神经受体,使下丘脑局部的前列腺素 E(PGE)、cAMP 水平和 Na^+/Ca^{2+} 比值提高,引起体温调节中枢的调定点上移。体温中枢发出冲动,一方面通过运动神经引起骨骼肌紧张度增强,使产热增多;另一方面经交感神经系统引起皮肤血管收缩,使散热减少。由于以上两方面的因素,使体温上升直至与调定点新的高度相适应(图 5-10-2)。

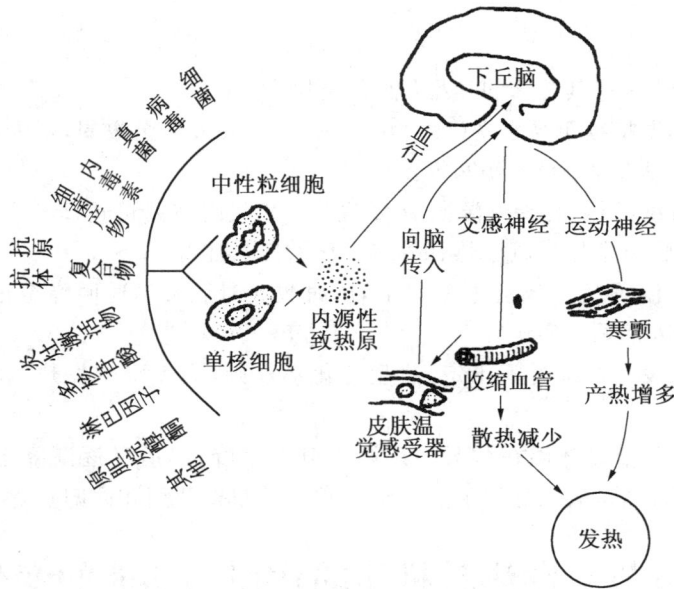

图 5-10-2　发热发病机制示意图

第三节　发热的分期和热型

一、分期

发热机体的体温变化一般大致可分为三期,每期有不同的临床和热代谢特点。

1. **体温上升期**　此期体温调节中枢的调定点上移,发热机体的产热大于散热,体温开始快速或逐渐上升。病人常感畏寒,并可出现皮肤苍白、"鸡皮"和寒战等。皮肤苍白是皮肤血管收缩使血流减少所致,由于浅层血流减少,皮温下降并刺激冷感受器,信息传入中枢而使患者自感发冷;严重时骨骼肌出现不随意的周期性收缩,称为寒战。与此同时,经交感神经传出的神经冲动引起皮肤立毛肌收缩,因而出现"鸡皮"。

2. **高热持续期或稽留期**　此期热代谢的特点是体温调节中枢调定点维持在新水平,不再继续上升,产热与散热在高水平上保持相对平衡,体温保持在较高水平。此期病人的皮肤颜色发红,自感酷热和皮肤干燥。由于皮肤血管从收缩转为舒张,从而使皮肤血流量增多,所以皮肤发红。皮温升高刺激热感受器,冲动传入中枢,故病人自觉酷热。高热使机体水分蒸发增多,因而皮肤和口唇黏膜较为干燥。不同的发热性疾病,高峰期持续时间长短不一。疟疾仅为几小时,大叶性肺炎可持续几天,伤寒持续一周以上。

3. **体温下降期**　此期热代谢特点是由于发热激活物、内生致热原等被清除,体温调节中枢的调定点回降到正常水平,散热大于产热,体温开始下降,直至恢复到正常。此期由于血温高于调定点水平,故从下丘脑发出降温冲动,皮肤血管进一步扩张,汗腺分泌增加,从而引起大量出汗,严重者引起脱水。体温在 24h 内退至正常的称为骤退,体温在数天内退至正常的称渐退。

二、热型

许多疾病的发热具有其特殊的热型,常见的热型如下:

1. 稽留热　体温持续于高水平(39~40℃左右)达数天甚至数周,每天波动幅度不超过1℃。临床上常见于大叶性肺炎、伤寒等。

2. 弛张热　持续高热,每天体温波动大于1℃,24h内体温可达2~3℃,但最低温度仍在正常体温以上。临床常见于风湿热、败血症、化脓性炎症等。

3. 间歇热　体温骤然上升至39℃以上,历时数小时后又迅速回降至正常水平,每日或隔日复发一次。临床常见于疟疾等。

4. 不规则热　发热持续时间不定,热型变化不规则,为无定型发热。临床常见于系统性红斑狼疮、结核病等。

5. 周期热　其特点是体温在数天内逐渐上升至高峰,然后又逐渐降至常温状态,数天后又复发,呈波浪起伏状,故又称波浪热。临床常见于布鲁菌病和回归热等。

第三节　发热时机体的代谢与功能的变化

（一）物质代谢的变化

发热时机体的分解代谢增强,一般体温每升高1℃,物质代谢率可提高13%。

1. 糖代谢　发热时,由于产热增强,能量消耗明显增高,糖的分解代谢加强,糖原贮备减少,同时由于氧的供应不足,无氧酵解加强,ATP生成减少而乳酸生成增多,患者可出现肌肉酸痛。

2. 脂肪代谢　发热时,因能量消耗,糖原贮备不足,加上发热病人营养摄入不足,机体动员脂肪贮备,脂肪分解明显加强,使患者渐渐消瘦;另一方面,脂肪的分解代谢增强和氧化不全,患者可以出现酮血症和酮尿。

3. 蛋白质代谢　发热时蛋白质分解代谢加强及摄入和吸收蛋白质减少,可使长期发热患者的蛋白质降低,出现负氮平衡。这除了与体温升高有关外,还与内生致热原的作用有关。实验证明,白细胞致热原可通过促进前列腺素E合成增多使骨骼肌蛋白大量分解。

4. 水、电解质代谢　在体温上升期,由于肾血流量减少,使尿量减少,Na^+和Cl^-的排出减少。在高温持续期,皮肤和呼吸道水分丢失增加,严重者可以出现脱水。在体温下降期,因尿量的恢复和大量出汗,Na^+和Cl^-的排出增加,可加重脱水。而发热时分解代谢增强,使K^+从细胞内释出,可致细胞外液钾浓度升高。代谢紊乱又使乳酸、酮体等酸性物质增多,可出现代谢性酸中毒。

（二）生理功能的变化

1. 中枢神经系统功能变化　发热初期,患者常有头痛、头晕等。发热使神经系统兴奋性增高,特别是高热(40~41℃)时,病人常出现明显头痛、烦躁、谵妄、幻觉等。小儿高热容易引起抽搐,这可能与小儿中枢神经系统尚未发育成熟有关。有些患者高热时因中枢神经系统功能抑制而出现淡漠、嗜睡等。

2. 心血管系统功能变化　发热时病人心率加快。通常情况下,体温每升高1℃,心率约增加 18 次/min,儿童增加得更快。心率加快主要是由于热血对窦房结的刺激所致。一定范围内的心率加快可增加心输出量,但心率过快,心输出量反而下降。在体温上升期,由于外周血管收缩和心率增快,血压可稍微升高;在高热持续期,由于血管舒张可使血压轻度下降;在体温下降期,可因大量出汗而导致虚脱,甚至循环衰竭。

3. 呼吸功能的变化 发热病人可出现呼吸加快、加深,这与体温升高、CO_2 生成增多、氧耗量增加等因素对呼吸中枢的刺激有关。这样有利于摄入氧和排出二氧化碳,也利于散热。

4. 消化系统功能改变 发热时,消化液分泌减少,各种消化酶活性降低,患者可出现食欲减弱、口干舌燥、腹胀、便秘等表现。这些变化与交感神经兴奋、副交感神经抑制以及水分丢失有关。

5. 泌尿功能的变化 体温上升期和高热期,患者可表现尿量减少和尿比重增加,与抗利尿激素分泌增加有关。

(三)防御功能改变

发热对机体防御功能的影响,既有有利的一面,也有不利的一面。

1. 抗感染能力的改变 一些研究表明,有些致病微生物对热比较敏感,一定高温可将其灭活。如淋球菌和梅毒螺旋体,就可被人工发热所杀灭。不过梅毒患者无明显发热。一定高温也可抑制肺炎球菌。许多微生物生长繁殖需要铁,内生致热原可使循环内铁的水平降低,因而使微生物生长繁殖受到抑制。这些都可以说明发热能提高动物的抗感染能力。此外,有资料报道,发热时某些免疫细胞功能加强。人淋巴细胞孵育在 39℃ 比在 37℃ 中有更强的代谢能力,能摄取更多的胸腺核苷。人和豚鼠的白细胞最大吞噬活性分别在 38～40℃ 和 39～41℃。也有报道提示,中性粒细胞功能在 40℃ 时加强;巨噬细胞的氧化代谢在40℃时明显增加。然而,也有资料表明,发热可降低免疫细胞功能,如抑制自然杀伤细胞的活性;降低机体的抗感染能力,如人工发热可降低感染了沙门菌的大鼠的生存率,提高内毒素中毒动物的死亡率等。

2. 对肿瘤细胞的影响 发热时产内生致热原细胞所产生的大量内生致热原除了发热外,大多具有一定程度的抑制或杀灭肿瘤细胞的作用。

3. 急性期反应 急性期反应是机体在细菌感染和组织损伤时所出现的一系列急性时相反应。已经认定,内生致热原在诱导发热的同时,也引起急性期反应,主要包括急性期蛋白的合成增多、血浆微量元素浓度的改变及白细胞计数的改变。

第四节 发热的防治原则

(一)治疗原发病

首先必须治疗原发病。

(二)一般处理原则

对于体温在 40℃ 以下的患者,如果没有其他严重并发症,可不急于解热,主要以补充足够的营养物质、维生素和水。发热作为疾病的信号,可通过体温曲线的变化反映病情,因而对某些原因不明的发热,如果过早解热,可能会掩盖病情,延误原发病的诊断和治疗。对于能加重病情的发热、体温高于40℃的患者,尤其是小儿,高热易诱发惊厥,应及时解热。对心功能不全及心肌损害的患者,因发热时心率加快,耗氧量增加,心肌负荷加重,容易诱发心力衰竭,也应及早解热。对妊娠期发热的妇女应及时解热,因为在妊娠早期,发热耗氧量增加,有致畸胎的危险;妊娠中期、晚期,循环血量增多,心肌负荷较重,发热会进一步加重心肌负荷,有诱发心力衰竭的可能性。

（三）解热措施

1. 药物解热　如应用阿司匹林、糖皮质激素等药物,可通过抑制内生致热原的合成和释放、抑制免疫反应、炎症反应发挥降热作用。

2. 物理降温　在高热或情况紧急时,可用酒精擦浴、冰帽、冰袋等物理方法配合药物降温。

（宋维芳）

第十一章

休　克

机体受到各种强烈致病因子作用后引起的急性循环障碍,特别是微循环障碍,从而导致组织细胞受损和重要脏器功能代谢紊乱的一种全身性危重的病理过程称为**休克**(shock)。休克的主要临床表现：血压下降、脉搏细速、脸色苍白、四肢湿冷、呼吸加快、尿量减少和神志淡漠等。

第一节　休克的原因和分类

引起休克的原因很多,分类方法也不统一,临床上较为常用的分类是：

一、按休克的原因分类

1. **失血失液性休克**　见于各种原因引起的大量失血(如外伤、消化道溃疡、肝脾破裂、宫外孕、食道静脉曲张破裂、产后大出血等)或因剧烈呕吐、腹泻、肠梗阻、大汗等引起的大量体液丢失。当快速失血量超过机体总血量的 20% 时,即可引起休克,若超过 50% 可导致迅速死亡。

2. **创伤性休克**　严重创伤如骨折、挤压伤、战伤和大手术等引起的休克称为创伤性休克。其发生与大量失血、疼痛和脏器损伤等有关。

3. **烧伤性休克**　大面积烧伤引起大量血浆渗出导致的休克,称为烧伤性休克。烧伤早期发生休克与疼痛、低血容量有关,晚期可因继发感染,发展为感染性休克。

4. **感染性休克**　细菌、病毒、霉菌、立克次体等各种微生物严重感染引起的休克,称感染性休克。其中由革兰阴性菌及其内毒素引起的休克称内毒素休克;感染性休克常伴有败血症,故又称败血症休克。

5. **过敏性休克**　过敏体质的人在注射某些药物(如青霉素)、血清制品(如破伤风抗毒素)或疫苗时所发生的休克,称过敏性休克。这类休克属Ⅰ型变态反应,发生机制与 IgE 及抗原在肥大细胞表面结合,引起组胺和缓激肽大量释放入血,造成血管床容量增大和毛细血管通透性增加有关。

6. **心源性休克**　因急性心泵功能障碍,心输出量锐减,使有效循环血量和组织灌流量下降所引起的休克称为心源性休克。见于大面积急性心肌梗死、急性心肌炎、心包填塞等。

7. **神经源性休克**　强烈的神经刺激如剧烈疼痛、高位脊髓麻醉或损伤等,因全身阻力血管扩张和血管床容量增大,导致循环血量相对不足引起的休克,称为神经源性休克。

二、按休克时血流动力学的特点分类

1. 低排高阻型休克　这类休克的血流动力学特点是心输出量降低,总外周阻力增高,皮肤血管收缩、温度降低,故又称为低动力型休克或"冷休克"。失血失液性休克、创伤性休克、心源性休克和大多数感染性休克均属此类。

2. 高排低阻型休克　这类休克的血流动力学特点是心输出量增高,总外周阻力降低,皮肤血管扩张、温度略升,故又称为高动力型休克或"暖休克"。少数感染性休克早期属此类。

第二节　　休克的发生机制

一、休克发生的始动环节

不同原因引起的休克虽各有特点,但组织有效灌流量减少是休克发生的共同基础。各种病因一般通过下列三个始动环节影响组织有效灌流量,并最终引起休克。

(一)血容量降低

大量失血、失液、严重创伤、烧伤等均可引起血容量急剧降低,使组织有效灌流量减少引起休克。这是低血容量性休克的始动环节。

(二)血管床容量增加

过敏、剧烈疼痛、高位脊髓麻醉等可引起全身微血管扩张致血管床容量急剧增加,使血液在微循环内淤滞,进而导致组织有效循环血量相对不足。这是部分感染性休克、过敏性休克和神经源性休克的始动环节。

(三)心泵功能障碍

心泵功能障碍,心输出量急剧减少可导致休克,这是心源性休克的始动环节。

二、休克的发展过程及其发生机制

不同类型的休克,因引起的原因和始动环节不同,其发生机制和发展过程也有一定的差异,但有效循环血量减少而致的微循环障碍是多数休克发生的基本环节。现以失血失液性休克为例,根据其微循环的变化,将休克分为以下三期:

(一)休克早期(微循环缺血性缺氧期)

1. 微循环的改变　此期微循环变化的特点是以缺血为主,主要表现为小动脉、微动脉、后微动脉、毛细血管前括约肌等小血管强烈收缩。真毛细血管网内血液灌流出现少灌少流,灌少于流的状况,血液通过直接通路和动-静脉吻合支回流,组织灌流量明显减少,故又称为微循环缺血性缺氧期。本期机体动员多种机制来维持血压稳定和保证重要器官的血液灌流量,因此又称为休克代偿期。

2. 微循环改变的机制　休克早期微循环出现缺血性变化主要与交感-肾上腺髓质系统兴奋及多种缩血管物质增多有关。各种致休克病因通过不同的途径引起交感-肾上腺髓质系统的强烈兴奋,儿茶酚胺大量释放。儿茶酚胺既刺激 α-受体,导致微血管收缩,同时又刺

激 β-受体,引起微循环动-静脉短路开放,使微循环营养通路中血流量明显减少。此外,休克时机体产生的其他体液因子,如血管紧张素Ⅱ、ADH、血栓素 A_2、内皮素和心肌抑制因子等也参与缩血管作用。

3. 微循环改变的代偿意义　休克早期,不同原因引起的交感-肾上腺髓质系统的兴奋对机体具有明显的代偿意义,主要表现在以下几方面:

(1)维持重要器官的血液供应:不同组织血管对儿茶酚胺的反应性不同,肾、皮肤和腹腔内脏的血管 α-受体密度大,对儿茶酚胺的敏感性较高,当休克早期儿茶酚胺大量分泌时,可引起肾、皮肤和腹腔内脏等器官的微血管痉挛性收缩。而冠状动脉和脑血管的舒缩活动主要受心肌与脑组织局部代谢产物(如 H^+、CO_2、腺苷等)的影响;神经调节是次要因素。因此,在休克早期,这种微循环的不同反应,保证了心、脑重要生命器官的血液供应。

(2)动脉血压的维持:休克早期患者的血压下降不明显或者不下降,甚至略微升高。其机制为:① 交感神经的正性肌力作用使心率加快、心肌收缩能力增强导致心输出增加;加之末梢血管收缩引起外周阻力增大。② 容量血管收缩回心血量增加:毛细血管和微静脉属于容量血管,可容纳总血量60%～70%,休克早期由于儿茶酚胺等缩血管物质大量释放引起容量血管收缩,迅速而短暂地增加回心血量,此现象又称"自我输血"。③ 组织间液向血管内回流增加:毛细血管前括约肌和微动脉等收缩明显高于微静脉(即毛细血管前阻力明显高于后阻力),毛细血管内流体静压降低使得组织间液回流增加。据测定,中度失血性休克时,组织液以50～120ml/h的速度回流入血管,此现象又称"自我输液"。④ 血容量增加:休克早期,肾素-血管紧张素-醛固酮系统兴奋和抗利尿激素的分泌,增加肾脏远曲小管和集合管对 Na^+、水的重吸收增多使血容量增加。

4. 主要临床表现　此期患者的临床表现主要与交感-肾上腺髓质系统的兴奋有关。典型的变化有:烦躁不安、血压正常或略高、脉压缩小、面色苍白、四肢湿冷、出冷汗、脉搏细速、尿量减少等(图5-11-1)。

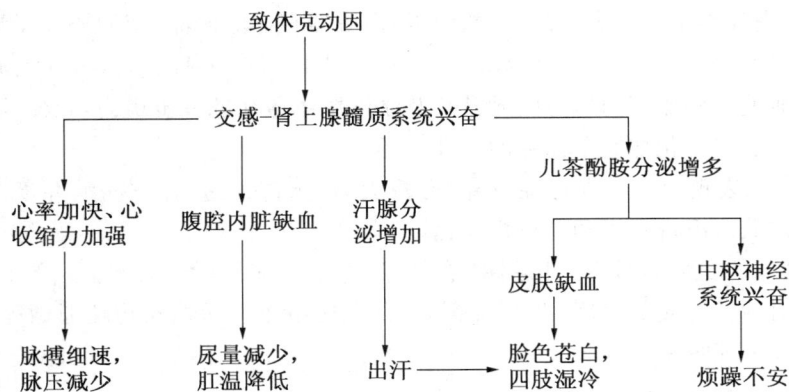

图 5-11-1　休克早期主要临床表现及机制

休克早期为休克的可逆阶段,应尽早消除休克的动因,控制病情发展的条件,及时恢复血容量和循环血量,防止向休克期继续发展。

（二）休克期（微循环淤血性缺氧期）

如果在休克早期未给予适当、及时的处理,病情将继续发展进入休克期。

1. 微循环的改变 此期微循环表现为小动脉、微动脉、后微动脉、毛细血管前括约肌扩张,血液大量涌入真毛细血管网;而微静脉、小静脉端却出现血流缓慢,红细胞聚集,白细胞滚动、贴壁、嵌塞,血小板黏附、聚集等血液泥化淤滞现象,导致真毛细血管网内血液淤滞,故此期亦称为微循环淤血性缺氧期。微循环变化的主要特点是：多灌少流,灌而不流;组织细胞发生严重的淤血性缺氧。

2. 微循环改变的机制 休克时微循环改变的主要机制：

（1）酸中毒：持续性微血管收缩引起组织长时间缺血缺氧、组织氧分压下降、CO_2 和乳酸堆积,发生酸中毒。酸中毒导致血管平滑肌对儿茶酚胺的反应性降低,微血管由痉挛转向扩张。

（2）局部舒血管代谢产物增多：长期缺血缺氧使 ATP 的分解产物腺苷增多,微血管周围肥大细胞释放组胺增多、细胞分解时释出的 K^+ 增多、激肽系统激活使激肽类物质生成增多（如缓激肽）等,这些因素均可造成血管扩张和毛细血管通透性增高。

（3）内毒素作用：除革兰阴性菌感染引起感染性休克,出现内毒素血症外,其他类型休克晚期常有肠源性细菌产生的内毒素入血。内毒素可通过激活激肽系统、补体系统、白细胞等多种途径促进体内扩血管物质（如缓激肽、组胺、一氧化氮等）产生增多,引起血管扩张。

（4）血液流变学的改变：血液流变学的改变在休克期循环淤血的发生发展中起着非常重要的作用。休克期白细胞在黏附分子的介导下,出现滚动、贴壁、黏附并嵌塞于血管内皮的现象,导致毛细血管后阻力增大。此外,由于毛细血管壁通透性增高,血浆外渗,血液浓缩,红细胞压积增大,红细胞聚集,血小板黏附聚集,血黏度增大,造成微循环静脉端血流缓慢,血液泥化淤滞,甚至停止。

3. 微循环改变的后果 此期不但没有代偿意义,而且组织缺血缺氧更趋严重,是休克发展过程中的失代偿阶段。由于缺氧、酸中毒、内脏器官血液淤滞,使回心血量减少,心输出量和动脉血压进行性下降。当平均动脉压低于 6.7kPa（50mmHg）时,可导致心、脑功能障碍。此外,淤血使毛细血管内压力明显升高及血管壁通透性进一步增高,致使组织液生成增多和血液浓缩,这些变化加重了休克的恶性循环。

4. 主要临床表现 血压进行性下降,心搏无力,脉搏细速,神志淡漠并逐渐转入昏迷,少尿或无尿,皮肤可出现紫绀和花斑样变化。

此期微循环的变化仍属于"可逆性"阶段,除了给予病因学治疗外,还应注意纠正酸中毒,提高血管对活性物质的反应,补充血容量,合理使用血管活性药物疏通微循环。若治疗得当,可大大降低死亡率。

（三）休克晚期（微循环衰竭期）

1. 微循环的改变 休克晚期微循环的变化特点为微血管麻痹性扩张,微循环血流停止,出现不灌不流状态,对血管活性药物失去反应,并可发生弥散性血管内凝血（DIC）,故此期又称为微循环衰竭期、难治期或 DIC 期。

2. 微循环改变的机制和结果

（1）微血管麻痹：休克晚期微血管发生麻痹性扩张,其机制尚未阐明,主要与酸中毒和炎症介质生成增多有关。

（2）DIC 形成：休克晚期常发生 DIC，其机制如下：① 血管内皮细胞受损：缺血缺氧、酸中毒等原因损伤血管内皮细胞，内皮下胶原纤维暴露，启动内源性凝血系统；② 组织因子释放入血：严重创伤、烧伤和外科大手术等引起组织破坏，组织因子释放入血，启动外源性凝血系统；③ 血液流变学改变：由于微循环淤血不断加重，血流缓慢，血流黏滞性增高，血小板和红细胞聚集并形成团块，这种微循环的"泥化"现象加强了凝血过程，促进 DIC 的发生；④ 其他促凝物质释放：如红细胞大量破坏时释出的红细胞素和 ADP，易诱发 DIC。

DIC 一旦发生，又可促进休克发展，使病情恶化。其机制为：① 微血栓阻塞了微循环通道，使回心血量锐减；② 凝血与纤溶过程中的产物（如 FDP、某些补体成分等）使血管通透性增加，并加重微血管舒缩功能的紊乱；③ DIC 引起的出血，导致血量进一步减少；④ 单核吞噬细胞系统的封闭和功能降低，使内毒素和各种有害物质的清除障碍；⑤微血栓造成器官栓塞、梗死，加剧了器官功能障碍。

（3）重要器官功能衰竭：某些休克患者在重度持续性低血压后，组织细胞功能代谢障碍，形态受损，加之酸中毒、缺血缺氧及某些体液因子（特别是溶酶体、氧自由基等）的作用，机体重要器官如脑、心、肺、肝、肾发生"不可逆性"损伤，甚至发生多系统器官功能衰竭。

3. 主要临床表现 病情突然恶化，血压进一步下降，休克期所有的临床症状加重，同时还出现 DIC 和多系统器官功能衰竭等表现。

第三节 休克时机体的代谢与功能变化

一、细胞代谢障碍及细胞损伤

近年来人们对休克的认识逐步深入到细胞分子水平，认为休克过程中缺血缺氧和酸中毒可引起细胞继发性损伤；同时一些研究发现，休克时细胞损伤可以是原发的，并提出了休克发生的细胞机制和**休克细胞**（shock cell）的概念。

（一）细胞代谢障碍

由于引起休克的原因众多，所以在休克时细胞代谢改变比较复杂，主要有：

1. 能量代谢障碍 休克时，由于微循环严重障碍，导致组织低灌流和细胞缺氧，ATP 生成显著减少，细胞膜上的钠泵功能障碍，细胞内 Na^+ 增多，而细胞外 K^+ 增多，从而导致细胞水肿和高血钾。

2. 代谢性酸中毒 休克常引起代谢性酸中毒，其发生机制：① 缺氧引起糖酵解加强，乳酸生成增多；② 肝缺血缺氧导致乳酸利用障碍；③ 微循环灌流障碍，酸性产物不能及时清除；④ 肾功能障碍，排酸保碱功能降低。酸中毒可加重微循环紊乱和器官功能障碍，使病情恶化。

（二）细胞损伤

1. 细胞膜的变化 细胞膜是休克最早发生损伤的部位。休克时，由于缺氧、酸中毒、ATP 减少、高血钾、溶酶体酶的释放、自由基等，均可造成细胞膜损伤，出现膜离子泵功能障碍，水、Na^+ 和 Ca^{2+} 内流及细胞内水肿，跨膜电位明显下降等变化。

2. 线粒体的变化　　线粒体最早出现的变化是呼吸功能障碍和氧化磷酸化障碍,使 ATP 合成进一步减少。此后才发生超微结构的改变,如线粒体肿胀、致密结构和嵴消失、钙盐沉积直至崩解破坏。

3. 溶酶体的变化　　休克时缺血、缺氧、酸中毒可引起溶酶体肿胀,溶酶体酶释放。溶酶体释放的酶(如酸性蛋白酶、中性蛋白酶等)可造成细胞自溶,并产生毒性多肽,如心肌抑制因子。溶酶体的非酶性成分可引起肥大细胞脱颗粒,释放组胺,增加毛细血管的通透性和吸引白细胞,加重休克的病理过程。

二、重要器官功能障碍

(一)肾功能的变化

休克时,肾脏是最早最易受损伤的器官。休克伴发急性肾功能衰竭称为**休克肾**(shock kidney),临床表现为少尿、无尿、氮质血症、高钾血症及代谢性酸中毒。休克早期由于肾灌流明显减少,肾小管重吸收水、钠增加,出现少尿和氮质血症,称为功能性肾功能衰竭。随着休克的进一步发展,持续的肾缺血或肾毒素作用可引起急性肾小管坏死,此时即使恢复肾灌流,肾功能也不能在短期内恢复,称为器质性急性肾功能衰竭。肾功能的改变常作为判断休克患者预后的重要指标。

(二)呼吸功能的变化

休克早期,由于呼吸中枢兴奋,呼吸加深加快,可引起呼吸性碱中毒。严重休克患者晚期,在脉搏、血压和尿量平稳后,可发生急性呼吸衰竭,称为**休克肺**(shock lung),属于急性呼吸窘迫综合征(ARDS)的范畴。发生机制与休克动因通过补体—白细胞—氧自由基损伤肺泡毛细血管膜有关。患者表现为进行性低氧血症和呼吸困难。严重者可出现肺水肿、肺出血、肺不张、肺毛细血管内微血栓形成、肺泡内透明膜形成等病理变化。休克肺是导致患者死亡的重要原因之一,据统计,在休克死亡的患者中,约 1/3 的人死于休克肺。

(三)心功能的变化

休克早期,由于机体的代偿作用,冠状动脉血流量和心输出量暂不减少,心泵功能一般不受到明显的影响(心源性休克除外)。随着休克的发展,可出现心力衰竭,其机理:① 休克时动脉血压降低和心率加快使冠脉血供减少,心肌缺血缺氧;② 酸中毒和高钾血症使心肌收缩性减弱,并引起心律失常;③ 内毒素及心肌抑制因子(MDF)直接抑制心肌收缩功能;④ 交感-肾上腺髓质系统兴奋引起心脏活动增强,心肌的耗氧量增加。

(四)脑功能的变化

休克早期,由于血液的重新分布和脑循环的自身调节,脑血流量无明显变化。随着休克的发展,血压降低或脑循环内 DIC 的形成,脑血流量明显降低,出现神志淡漠,甚至昏迷等脑功能障碍的表现。脑组织的缺血、缺氧和毛细血管通透性增高,可发生脑水肿和颅内压增高。

(五)胃肠道和肝功能的变化

休克时胃肠道因微循环障碍而出现功能紊乱,主要表现为:消化液分泌抑制,胃肠运动减弱,胃肠黏膜发生变性坏死,严重者可引起胃肠道溃疡和出血;肠道细菌大量繁殖,所产生的内毒素可因黏膜屏障功能的削弱而大量入血,使病情加重。

休克时,肝因缺血、淤血导致功能障碍,对来自肠道的细菌内毒素不能充分解毒,引起内毒素血症。同时乳酸也不能转化为葡萄糖或糖原,加重了酸中毒。这些改变促使病情进一步恶化。

三、多器官功能障碍综合征

多器官功能障碍综合征(multiple organ dysfunction syndrome,MODS)又称**多器官功能衰竭**(multiple organ failure,MOF)或**多系统器官功能衰竭**(multiple system organ failure,MSOF),是指在严重创伤、感染和休克时,原无器官功能障碍的患者同时或在短时间内相继出现两个以上器官系统的功能障碍。休克晚期常出现 MODS,是患者致死的重要原因。

第四节 休克的防治原则

休克在临床上是一种危重的综合征,对休克患者必须紧急抢救。休克的防治应在去除病因的前提下,采取综合措施。

(一)去除病因,及早预防

积极防治原发疾病,去除休克的原始动因,如控制感染、止血、输血输液、镇痛等。在注射一些易引起过敏反应的药物或血清制剂前应认真做好皮试,输血前认真做好交叉配血试验等,减少休克的发生率。

(二)改善微循环,纠正酸中毒

1. 补充血容量 除心源性休克外,补充血容量、改善微循环是抢救休克患者的中心环节。目前采取充分扩容的方法,即“需多少,补多少”。尽早补足血容量。但补液过多过快会引起肺水肿,所以补液一定要量需而入。因此,在护理工作中,应该密切观察患者的静脉充盈程度、尿量、血压和脉搏等指标的变化。

2. 合理应用血管活性药物 应用血管活性药物,调节微血管,目的是提高组织微循环血液灌流量。

3. 纠正酸中毒 休克常引起代谢性酸中毒,代谢性酸中毒又加重微循环障碍,同时也是促使休克恶化的重要因素,因此必须及时纠正。

(三)改善细胞代谢,防止细胞损害

改善微循环、去除病因是保护细胞防止细胞损伤的主要措施之一。此外,临床上还采用能量合剂和稳膜治疗来减轻细胞损害。

(四)加强护理,防治器官功能衰竭

密切观察患者的血压、心率、呼吸、神志状态、尿量等;根据需要可作中心静脉压、血气分析等监测。积极改善心功能,改善肾血流,防止再灌注损伤及 DIC 的发生。防止器官功能衰竭。

(陈维亚)

第十二章

心力衰竭

在各种致病因素的作用下,心脏的收缩和(或)舒张功能发生障碍,使心输出量绝对或相对减少,不能满足全身组织代谢需要的病理过程或综合征称为**心力衰竭**(heart failure),亦称**泵衰竭**(pump failure)。**心功能不全**(cardiac insufficiency)与心力衰竭本质上是相同的,只是在程度上有所区别,心力衰竭一般是指心功能不全的晚期,患者有明显的心力衰竭的临床症状,而心功能不全则指病情从轻到重的全过程。

第一节 心力衰竭的病因、诱因、分类

一、病因

心力衰竭在临床上十分常见。基本病因归纳如下:

(一)原发性心肌收缩、舒张功能障碍

1. 心肌损伤 如心肌炎、心肌梗死、心肌病等,直接损害心肌。

2. 心肌代谢障碍 如心肌缺血、缺氧、严重维生素 B 缺乏、糖尿病性心肌病、心肌肥大等。

(二)心脏负荷过度

心脏负荷可分为前负荷和后负荷两种,前负荷或容量负荷是指心脏在收缩之前所承受的负荷,相当于心脏舒张末期的容量,前负荷的大小决定了心肌收缩的初长度;后负荷或压力负荷是指心腔在收缩时所必须承受的负荷,相当于心腔壁在收缩时的张力,但一般常以主动脉压作为左心室后负荷的指标。心脏负荷过度是心力衰竭的常见原因,主要有:

1. 压力负荷过度 又称后负荷过度,左室压力负荷过度常见于高血压病、主动脉瓣狭窄、主动脉狭窄等;右室压力负荷过度常见于肺动脉高压、肺动脉瓣狭窄及慢性阻塞性肺疾患等。

2. 容量负荷过重 又称前负荷过度,常见于主(肺)动脉瓣或二(三)尖瓣关闭不全、慢性贫血、甲状腺功能亢进等引起的全身高动力循环状态等。

二、诱因

促使心力衰竭发生发展的因素称为诱因。诱因很多,常见的有:

(一)感染

各种感染特别是上呼吸道感染是引起心力衰竭的最常见的诱因。感染诱发心力衰竭的主要机制:① 发热时交感神经兴奋,代谢率增高;② 内毒素直接抑制心肌;③ 心率加快,增

加心肌耗氧,缩短心室舒张期;④ 呼吸道感染时,可引起缺氧,使肺血管收缩、阻力增加。

(二)酸碱平衡及电解质代谢紊乱

酸碱平衡及电解质代谢紊乱是心力衰竭的重要诱因,严重时甚至可直接引起心力衰竭。如酸中毒、高钾血症等,都是心力衰竭的常见诱因。

(三)心律失常

心率过快(>150 次/min)或过缓(<40 次/min)、频繁的早搏、严重的房室传导阻滞等,可因心肌耗氧量增加、心室充盈障碍、冠脉灌流减少等导致心输出量降低,诱发心力衰竭。

(四)妊娠和分娩

妊娠和分娩可诱发心力衰竭,主要由于:① 妊娠期血容量增多,使心脏负荷加重;② 心率加快和心搏出量增加,使心肌耗氧量增大;③ 分娩时宫缩阵痛、精神紧张及腹内压升高等因素,都可加重心脏负荷和增加心肌耗氧量。

此外,劳累、情绪激动、过多过快的输液、洋地黄中毒等都可成为心力衰竭的诱因。

三、分类

心力衰竭常用的几种分类法:

(一)按心力衰竭发生的部位分类

1. 左心衰竭 多见于冠心病、高血压性心脏病、主动脉瓣狭窄或关闭不全、二尖瓣关闭不全等。左心室搏出功能障碍,心输出量减少,还可出现肺淤血、水肿。

2. 右心衰竭 见于肺心病、三尖瓣关闭不全、肺动脉瓣或二尖瓣狭窄等,并常继发于左心衰竭。右心室搏出功能障碍,引起体循环淤血、静脉压增高和水肿等变化。

3. 全心衰竭 左、右心都发生衰竭称为全心衰竭。见于持久的左心衰竭使右心负荷长期加重而导致右心衰竭;心肌炎、心肌病等病变如发生于全心,亦可引起全心衰竭。临床上同时有左右两侧心力衰竭的表现。

(二)按心力衰竭发生的速度分类

1. 急性心力衰竭 起病急,发展迅速,心输出量急剧减少,机体来不及充分发挥代偿作用。常可伴有心源性休克。见于急性心肌硬死、严重的心肌炎等。

2. 慢性心力衰竭 较常见。这类心衰起病缓慢,病程长,机体充分代偿,患者长期处于一种持续的心力衰竭状态,并伴有静脉淤血和水肿。常见于心瓣膜病、高血压病、肺动脉高压等。

(三)按心力衰竭时心输出量的高低分类

1. 低心输出量性心力衰竭 此类心衰时,心输出量低于正常。常见于冠心病、高血压病、心肌病、心脏瓣膜病等引起的心力衰竭。

2. 高心输出量性心力衰竭 这类心衰常继发于代谢增高或心脏后负荷降低的疾病,如甲状腺机能亢进症、贫血、维生素 B_1 缺乏病(脚气病)和动-静脉瘘等。由于循环血量增多或循环速度加快,心室前负荷增加,心输出量代偿性地增高,但心肌耗能过多而发生相对供能不足,容易导致心力衰竭。这种心力衰竭发生时,心输出量比心力衰竭前有所降低,但仍稍高于正常水平。由于组织需氧量增高、外周血管扩张、动-静脉短路等原因,组织供氧量仍然不足。

第二节　心力衰竭时机体的代偿反应

在心肌受损或心脏负荷过度的初期,由于机体和心脏具有强大的适应代偿能力,通过这些代偿活动可使心血管系统的功能维持于相对正常状态。通过代偿如果能使心排出量完全满足机体正常活动的需要,称为完全代偿,此时机体一般不发生心力衰竭。如果通过代偿只能满足机体安静状况下的心排出量需要,称为不完全代偿,此时已有轻度的心力衰竭。如果通过代偿仍不能满足机体安静状况下的心排出量需要,则称为失代偿,表明已发生明显的心力衰竭。机体的代偿反应在很大程度上决定心力衰竭是否发生,以及病情进展的快慢和轻重。如急性心肌梗死,由于起病急,机体来不及充分动员代偿机制,患者在短时间内发生严重的心力衰竭;相反,肺源性心脏病发生心力衰竭前,常常有数年甚至几十年的代偿期,患者仍能维持相对正常的生命活动。代偿主要分为心脏和心脏以外的代偿。

一、心脏的代偿

(一) 心率加快

这是一种快速而不经济的代偿反应,是由于心输出量降低时交感神经兴奋、儿茶酚胺释放增多所引起的。一定程度的心率加快,可提高心输出量而具有代偿意义,但心率过快(>150~170 次/min),可导致失代偿,促使心力衰竭的发生,其机制为:① 心肌耗氧量增加;② 舒张期明显缩短,心室充盈不足、冠脉灌流降低。

(二) 心脏扩张

心力衰竭时心脏的扩张有两种:紧张源性扩张和肌源性扩张。紧张源性扩张是一种代偿作用的扩张,而肌源性扩张是代尝失调后出现的扩张。正常心脏具有异长自身调节心搏出量的机制,在回心血量增加时,由于心室舒张末期容积及压力增加,随着前负荷及心肌初长度增大,按照 Frank-Starling 定律,此时心肌收缩力加强,心搏出量增加。心功能不全时,由于心泵功能减弱,心输出量减少,故心室舒张末期容积增加,心肌初长度增大,如肌节初长度不超过 $2.2\mu m$,则心肌收缩力有所加强使搏出量增加,称为紧张源性扩张。这是对急性血液动力学变化的一种重要代偿。若心脏过度扩张,使肌节长度$>2.2\mu m$,粗、细丝重叠程度减少,则心肌收缩力下降,称为肌源性扩张,无代偿意义。

(三) 正性肌力作用

心力衰竭时,由于交感神经兴奋,去甲肾上腺素和血管紧张素 II 增多,使心肌内在收缩性增强而显示正性肌力作用。心肌收缩力加强的机制,可能由于:去甲肾上腺素和血管紧张素 II 分别与心肌细胞膜 β 受体和血管紧张素 II 受体结合,触发细胞膜 Ca^{2+} 通道开放(Ca^{2+} 内流加速)及肌浆网释放 Ca^{2+} 增加,使胞浆中 Ca^{2+} 浓度迅速升高,心肌收缩力加强。

(四) 心肌肥大

心肌肥大指心肌细胞体积增大、重量增加。这是心脏长期处于压力或容量负荷过度情况下逐渐发展起来的一种慢性代偿机制。心肌肥大可在两方面发挥代偿作用:① 增加心肌的收缩力,有助于维持心输出量;② 降低室壁张力,降低心肌耗氧量,有助于减轻心脏负担。

因此,心肌肥大有积极的代偿作用。但心肌肥大也存在一定的负面影响,当心肌过度肥大时,可由于心肌相对缺血、缺氧、能量代谢障碍等,使心功能由代偿转为失代偿,促使心力衰竭的发生。

二、心脏以外的代偿

(一)血容量增加

血容量增加是慢性心力衰竭的一种代偿方式,是钠水潴留的结果,可增加心室充盈、提高心输出量和维持血压,有积极的代偿意义。但血容量增加过多,加重了心脏前负荷及心肌耗氧量,失去代偿意义。

心功能不全时引起钠水潴留的主要机制是:由于有效循环血量减少,通过交感-肾上腺系统的兴奋、肾素-血管紧张素-醛固酮系统的激活、抗利尿激素作用的加强和心房肽作用的减弱,使肾小球滤过率降低以及肾小管对钠水的重吸收增强。

(二)血液重分布

心力衰竭时由于交感-肾上腺系统兴奋,可出现血液重分布,以保证重要脏器心、脑的供血。但是,外周器官的长期供血不足可导致脏器的功能紊乱,如肝、肾功能不全,同时外周血管长期收缩,阻力上升可引起心脏后负荷增大。

(三)组织利用氧的能力增加

慢性心力衰竭时,组织细胞内线粒体的数量增多,线粒体的呼吸酶活性增强,使组织利用氧的能力增强。

(四)红细胞增多

缺氧可使血液细胞数和血红蛋白量增多,提高血液携氧的能力,有助于改善周围组织的供氧,有积极的代偿意义,但红细胞过多,可引起血液黏度增大,心脏负荷增加。

第三节 心力衰竭的发生机制

心力衰竭的发生机制较复杂,迄今尚未完全阐明。但心力衰竭发生的基本机制不外乎心肌收缩性能或(和)舒张性能障碍。

一、心肌收缩性减弱

(一)心肌结构破坏

心肌结构的完整性是心泵功能的物质基础,当心肌细胞受到各种病因的损害,如严重缺血引起心肌细胞坏死,急性炎症引起心肌变性、坏死,以及心肌凋亡等,均可导致心肌收缩蛋白大量破坏,从而引起心肌收缩性显著减弱。

(二)心肌能量代谢障碍

心肌舒缩是一个主动耗能过程,因此心肌能利用各种能源物质包括脂肪酸、葡萄糖等的有氧氧化而获得能量。心肌的能量代谢过程大致分为能量生成、储存、利用三个阶段,其中任何一个环节发生障碍,都可导致心肌收缩性减弱,甚至引起心力衰竭。但最常见的是能量生成和利用障碍。

1. 能量生成障碍　严重的贫血、冠状动脉硬化等所引起的心肌缺氧,是导致心肌细胞内能量生成不足的常见原因。维生素 B_1 缺乏时,由于焦磷酸硫胺素(丙酮酸脱羧酶的辅酶)生成不足,丙酮酸的氧化发生障碍,故也可引起心肌能量生成不足。肥大的心肌也可因心肌缺氧而导致能量生成不足。

2. 能量利用障碍　心肌细胞产生的 ATP,在心肌兴奋-收缩偶联过程中受到肌球蛋白头部 ATP 酶的作用而水解,为心肌收缩提供能量。在心肌负荷过重而发生心肌肥大时,心肌收缩蛋白的结构发生变化,肌球蛋白头部 ATP 酶的活性降低,ATP 水解发生障碍,使心肌利用 ATP 中的化学能作机械功的过程发生障碍,即心肌的能量利用发生障碍,引起心肌收缩性减弱。

（三）兴奋-收缩偶联障碍

正常心肌在 Ca^{2+} 的参与下,通过心肌收缩蛋白和调节蛋白的变化,改变肌节长度,从而引起心肌的收缩和舒张。正常心肌在复极化时,心肌细胞内肌浆网的 ATP 酶(钙泵)被激活,从而使胞质中的 Ca^{2+} 逆着浓度差被摄取到肌浆网中储存;同时,另一部分 Ca^{2+} 则从胞质中被转运到细胞外,于是心肌细胞胞质 Ca^{2+} 浓度降低,心肌舒张。心肌除极化时,肌浆网向胞质释放 Ca^{2+},同时又有 Ca^{2+} 从细胞外液进入胞质,因而胞质中 Ca^{2+} 浓度增高,心肌收缩。近年来,在心力衰竭的发病机制中,因 Ca^{2+} 运转失常引起的心肌兴奋-收缩偶联障碍,受到了很大重视,其主要发生机制有:

1. 肌浆网摄取、储存和释放 Ca^{2+} 减少　在过度肥大的心肌中,肌浆网 ATP 酶的活性降低,以致复极化时肌浆网摄取和储存 Ca^{2+} 的量减少,除极化时肌浆网向胞质释放的 Ca^{2+} 也因之减少,这可能是心肌收缩性减弱的重要原因。此外,心肌细胞酸中毒时,H^+ 也可影响肌浆网对 Ca^{2+} 的摄取和释放。

2. Ca^{2+} 内流受阻　Ca^{2+} 运转受细胞外液 H^+ 和 K^+ 的影响,在心力衰竭时有一定程度的缺血缺氧,故可有细胞外液 H^+ 和 K^+ 浓度增高,使 Ca^{2+} 内流减慢,引起心肌兴奋-收缩偶联障碍。

3. 肌钙蛋白与 Ca^{2+} 结合障碍　心力衰竭时,可伴有心肌细胞酸中毒,细胞内增多的 H^+ 竞争抑制 Ca^{2+} 与肌钙蛋白的结合,使肌钙蛋白与 Ca^{2+} 结合障碍,导致心肌兴奋-收缩偶联障碍。

二、心室舒张功能障碍

心脏收缩后,如果没有正常舒张,心室没有足够血液充盈,新输出量必然减少。因此,心脏的收缩与舒张对正常心输出量是同等重要的。据研究,约 30% 的心力衰竭是由舒张功能障碍所致。导致心室舒张功能异常的机制主要有:

（一）钙离子复位延缓

在心肌缺血缺氧等情况下,往往可出现细胞内钙超载,复极化时胞浆中 Ca^{2+} 过多,使 Ca^{2+} 难以与肌钙蛋白脱离,以致心肌仍处于不同程度的收缩状态,舒张功能受到限制。引起细胞浆 Ca^{2+} 过多的机制可能是由于:① 细胞膜通透性增加,细胞外 Ca^{2+} 顺浓度差大量内流；② 肌浆网摄取 Ca^{2+} 不足,过多的 Ca^{2+} 积聚在胞浆中；③ 线粒体受损,ATP 生成减少,使钙泵功能障碍,胞内 Ca^{2+} 持续升高。

(二) 肌球-肌动蛋白复合体解离障碍

Ca^{2+} 与肌钙蛋白脱离、肌球-肌动蛋白复合体解离是正常心肌舒张的前提。肌球-肌动蛋白复合体解离是一个主动耗能过程,任何原因造成心肌能量缺乏,均可使肌球-肌动蛋白复合体解离障碍,从而引起心肌舒张障碍,引发心力衰竭。

(三) 心室顺应性降低

心肌肥大和(或)室壁有炎症细胞浸润、水肿、间质增生以及心肌纤维化等,可引起心室顺应性降低；此外,也可见于心包炎、心包填塞等,因心脏舒张受限,也可引起心室顺应性降低,妨碍心室舒张期的充盈,进而降低心泵功能。

第四节 心力衰竭时机体的功能代谢变化

心脏泵功能降低、心输出量减少、动脉系统充盈不足、静脉系统血液淤滞,是心力衰竭时机体一系列功能代谢变化的根本原因。

一、心血管系统的变化

(一) 心功能变化

心功能变化是心力衰竭时最根本的变化,主要表现为心脏泵功能低下,从而可引起一系列血液动力学的变化。通常用于评价心脏泵功能的指标都发生显著的改变：

1. 心输出量减少 心力衰竭时每搏及每分心输出量均降低。正常人**心输出量**(cardiac output,CO)为 3.4～5.5L/min,心力衰竭时往往低达 2.5L/min 以下(指低输出量心力衰竭)。

2. 心脏指数降低 **心脏指数**(cardiac index,CI)是单位体表面积的每分心输出量(CO/m^2),正常值为 2.5～3.5L/(min·m^2),心力衰竭时心脏指数降低,多数在 2.5L/(min·m^2)以下。

3. 射血分数降低 **射血分数**(ejection fraction,EF)是**每搏输出量**(stroke volume,SV)与**心室舒张末期容积**(ventricular end diastolic volume,VEDV)的比值,正常为 0.56～0.78。心力衰竭时,由于心肌收缩性减弱,每搏输出量减少,因而心室收缩末期余血较多,心室舒张末期容积也必然增大,故 EF 降低。

4. 心室舒张末期压力(或容积)增高 心力衰竭时心室舒张末期容积(VEDV)增大。这是心力衰竭时出现较早的变化,包括：① 左室舒张末期压力或肺动脉楔压(PAWP)增高：常用 PAWP 的高低来判断左心衰竭的发生及其严重程度；② 右室舒张末期压力增高：常以中心静脉压(CVP)反映右房压并估计右室舒张末期压力。CVP>1.18kPa(12cmH₂O)表示为 CVP>1.18kPa(12cmH_2O),表明回心血量过多,或右室射血功能降低,但在伴有外周循环衰竭时,因回心血量减少,故 CVP 可不升高甚至下降。

(二) 动脉血压的变化

急性心力衰竭(如急性心肌梗死)时,由于心输出量急剧减少,动脉血压可以下降,甚至可以发生心源性休克。但在慢性心力衰竭时。机体可通过窦弓反射使外周小动脉收缩和心率加快,以及通过血量增多等代偿活动,使动脉血压维持于正常水平。动脉血压的正常维持有利于保证心、脑的血液供应,有重要的代偿意义;然而,外周阻力的增高使心脏的后负荷加重,心率加快使心肌的耗氧量增多,血量的增多又使心脏的前负荷加重,这些又是对机体不利的。

（三）器官、组织血流量的改变——血液重分布

心力衰竭早期心输出量的减少,可使动脉系统充盈不足,同时又通过窦弓反射引起外周小血管收缩,故可使器官组织的血液量减少。由于各脏器的血管对交感神经兴奋的反应不一致,因而发生血液的重分布。肾脏的血流量减少最显著,其次是皮肤和肝脏等。脑血管并不收缩而冠状血管反有所舒张,故脑和心脏的血液供应可不减少。这种血液的重分布具有重要的代偿意义。

（四）静脉压升高

心力衰竭时,由于钠、水潴留使血量增加,又因静脉回流障碍,使血液在静脉系统淤滞,导致静脉压升高。静脉压升高的另一原因是交感神经的兴奋,小静脉发生收缩。

左心衰竭引起肺静脉压升高、肺淤血和肺水肿。肺淤血和肺水肿可引起呼吸困难。右心衰竭引起体循环淤血和静脉压增高。体循环淤血是引起许多器官功能代谢变化的重要原因。此外,淤血和静脉压升高也是引起心性水肿的重要原因之一。

二、呼吸功能变化

呼吸功能改变是左心衰竭时最早出现的症状,主要表现为呼吸困难。

（一）呼吸困难的发生机制

呼吸困难主要由肺淤血、肺水肿所致,其发生机制如下:

1. 肺毛细血管旁感受器(J-感受器)受刺激,经迷走神经传入而使呼吸中枢兴奋,呼吸运动增强,感到呼吸费力。

2. 肺的顺应性降低,呼吸时做功和耗能增大,患者感到呼吸费力,即出现了呼吸困难。

3. 肺淤血水肿时,支气管静脉内血液含量增多,支气管黏膜肿胀,呼吸道阻力增大,患者感到呼吸费力。

4. 肺泡毛细血管与肺泡间气体交换障碍,动脉血氧分压降低,反射性地引起呼吸中枢兴奋,呼吸运动增强,感到呼吸费力。

5. 呼吸肌血流量减少,使其供血、供氧不足,易引起呼吸肌疲劳,患者感到呼吸费力。

（二）呼吸困难的表现形式

1. 劳力性呼吸困难　左心衰竭较轻时,患者只在体力活动时发生呼吸困难,称为劳力性呼吸困难。由于剧烈活动或体力劳动时,循环速度加快,回心血量增加,肺淤血和缺氧加重,出现呼吸急促。

2. 端坐呼吸　左心衰竭严重时,患者在安静情况下也有呼吸困难,甚至不能平卧,必须采取坐位才能减轻呼吸困难,即**端坐呼吸**(orthopnea)。主要是由于平卧位时,下半身静脉血液回流量增多,加剧肺的淤血水肿,当患者被迫采取端坐位时,肺部淤血水肿减轻;同时,采取端坐位使膈肌下降,胸腔容积增大,有利于呼吸,呼吸困难可有所减轻。

3. 夜间阵发性呼吸困难 左心衰竭特别是已经生发端坐呼吸的患者,夜间入睡后突然感到气闷而惊醒,并立即坐起喘气和咳嗽,称**夜间阵发性呼吸困难**(paroxysmal nocturnal dyspnea),如果患者在发作时伴有哮鸣音,则称为**心性哮喘**(cardac asthma)。其发生机制是:① 患者卧位入睡后,下半身静脉血液回流增多,肺部的淤血水肿明显加剧;② 卧位时,膈肌上抬,肺活量减小;③ 入睡时迷走神经中枢紧张性升高,支气管口径变小,通气阻力增大;④ 熟睡时神经反射的敏感性降低,因而只有当肺淤血发展到比较严重的时候,才能刺激呼吸中枢,引起突然发作的呼吸困难。

三、肝脏和消化系统功能的改变

肝脏和消化系统功能的障碍,主要由体循环静脉淤血所引起,当然也与这些器官的动脉血液灌流不足有关。右心衰竭时肝脏因淤血而肿大,并可伴有压痛和上腹部不适感;长期肝淤血可引起肝脂肪变性,甚至引起黄疸和淤血性肝硬变。胰腺淤血和供血不足可影响其内分泌和外分泌功能,从而可使糖代谢和食物的消化发生障碍。胃肠道的淤血可引起食欲不振、消化和吸收不良以及胃肠道刺激症状,如恶心、呕吐、腹泻等等。

四、肾脏功能的改变

左心衰竭和右心衰竭都可使肾血流量减少而导致少尿。尿钠含量低而比重高。除了严重而持久的右心衰竭以外,肾功能仅有轻度的障碍,也可伴有一定程度的氮质血症。

五、水、电解质和酸碱平衡紊乱

心力衰竭时水、电解质平衡紊乱主要表现为钠、水潴留。钠、水潴留的机制在于:① 肾小球滤过率减少:心输出量减少时,各器官中以肾脏血液量的减少最为显著,而右心衰竭引起的肾淤血,也可使肾脏血流量减少。肾血流量的减少即可使肾小球滤过率减少。② 肾小管重吸收功能加强:心输出量减少以及通过窦弓反射使肾小血管收缩以致肾血流量减少时,可通过肾素-血管紧张素-醛固酮系统的激活和抗利尿激素的增多、肾内血流重分布、肾小球滤过分数的升高而使肾小管对钠、水的重吸收加强。

上述两方面的因素,特别是肾小管重吸收机能的加强就可引起钠、水潴留。钠、水潴留一方面可引起血量增加,一方面也是导致心性水肿的重要因素之一。

心力衰竭时,体循环静脉淤血和血流速度减慢可引起循环性缺氧,肺淤血、水肿则又可引起低氧血症性缺氧。缺氧往往引起代谢性酸中毒,而酸中毒和伴随发生的血钾升高又可进一步使心肌收缩性减弱。

第五节 心力衰竭的防治原则

防治原发病,及时消除各种诱因(如发热、感染等),改善心脏舒缩功能,减轻心脏前、后负荷,控制水肿,改善组织的供氧。密切观察患者,必要时进行心电图监测。

(陈维亚)

第十三章

呼吸衰竭

人体的呼吸过程包括：外呼吸、气体在血液中的运输和内呼吸。其中外呼吸过程包括外界空气与肺泡气之间的气体交换（肺通气）和肺泡气与毛细血管血液之间的气体交换（肺换气）。

正常机体通过外呼吸过程摄取氧和排出二氧化碳，以维持动脉血氧分压（PaO_2）与二氧化碳分压（$PaCO_2$）在正常范围。正常人静息时的动脉血氧分压随年龄及所在海拔高度的不同而异，在海平面正常成年人静息时的动脉血氧分压正常范围约为$(13.3-0.043×年龄)±0.66kPa$，动脉血二氧化碳分压极少受年龄的影响，其正常范围约为$(5.33±0.67)kPa$。

呼吸衰竭（respiratory failure）是指外呼吸功能严重障碍，导致动脉血氧分压（PaO_2）降低，伴有或者不伴有二氧化碳分压（$PaCO_2$）增高的病理过程。判断呼吸衰竭的主要血氧指标是 PaO_2 低于 8kPa（60mmHg），$PaCO_2$ 高于 6.67kPa（50mmHg）。

呼吸衰竭的分类：

（1）按血气变化特点分为Ⅰ型呼衰（只有低氧血症）和Ⅱ型呼衰（低氧血症伴有高碳酸血症）。

（2）按原发病变部位不同分为中枢性和外周性呼吸衰竭。

（3）按病程的急缓可分为急性呼吸衰竭和慢性呼吸衰竭。

第一节　呼吸衰竭的病因

凡是能够影响肺通气和换气的因素都可作为呼吸衰竭的病因，概括起来临床上常见的有：

1. 呼吸中枢受损或抑制　常见于脑外伤、脑出血、脑水肿、颅内肿瘤、脑炎、镇静剂或麻醉剂使用过量等。

2. 外周神经损伤　主要见于多发性神经根炎、高位脊髓损伤、有机磷农药中毒等。

3. 呼吸肌活动障碍　常见于重症肌无力、肌营养不良、严重的低钾血症、多发性肌炎等。

4. 胸廓和胸膜病变　见于严重的脊柱畸形、多发性肋骨骨折、胸腔积液积气以及血胸和胸膜纤维化粘连等都可以使胸廓扩张受限。

5. 肺和肺血管的病变　见于肺气肿、肺不张、肺纤维化、肺炎以及多发性肺动脉炎、肺小动脉栓塞和各种心脏疾患引起的肺淤血、水肿等。

6. 气道病变　常见于喉头水肿、白喉、气道异物、慢性支气管炎、慢性阻塞性肺气肿等所致的呼吸道狭窄或阻塞。

第二节 呼吸衰竭的发病机制

呼吸衰竭是肺通气或（和）换气功能严重障碍的结果。

（一）肺通气功能障碍

肺通气是指肺泡气与外界气体间的交换。正常成人在静息时有效通气量约为 4L/min，肺通气障碍使肺泡通气不足，据其原因和机制的不同可分为：

1. 限制性通气不足（restrictive hypoventilation） 是指吸气时肺泡的扩张受限引起的肺泡通气不足。其原因有：

（1）呼吸动力减弱：见于呼吸中枢抑制和损伤、外周神经损伤和呼吸肌病变等。

（2）胸廓的顺应性降低：严重的胸廓畸形、胸膜纤维化等。

（3）肺的顺应性降低：如严重的肺纤维化或肺泡表面活性物质减少时都可降低肺的顺应性，从而使肺泡扩张受限。

（4）胸腔积液和气胸：胸腔内大量的积液和气胸均可压迫肺，使肺扩张受限。

2. 阻塞性通气不足 指因气道阻塞或狭窄，使气道阻力增加而引起的通气障碍。影响气道阻力的因素很多，其中最为重要的是气道的口径，当气管异物、气道痉挛、呼吸道黏膜炎症水肿以及气道受压时均可使气道内径变小，从而使气道阻力增加，发生阻塞性通气不足。不同部位的阻塞其病因和对病人的影响有所不同。气道阻塞可分为：

（1）中央气道阻塞：是指从气道开口到气管分叉处以上的气道阻塞，多见于喉头水肿、声带麻痹、气管内异物和炎症等。急性且严重的阻塞可引起窒息，对生命构成严重的威胁。如果阻塞位于中央气道的胸外，吸气时气道内压明显低于大气压，气道内径可变窄，阻力增大，吸气困难；呼气时因气道内压大于大气压，气道内径变宽而使阻力减轻，所以患者可以表现为吸气性呼吸困难；如果阻塞位于中央气道的胸内，吸气时因胸内负压增加而使气道内径增大，呼气时胸内负压值降低，用力呼气时胸内压可以增至正值，从而压迫气道，致使气道内径变小，故病人可表现出呼气性呼吸困难（图 5-13-1）。

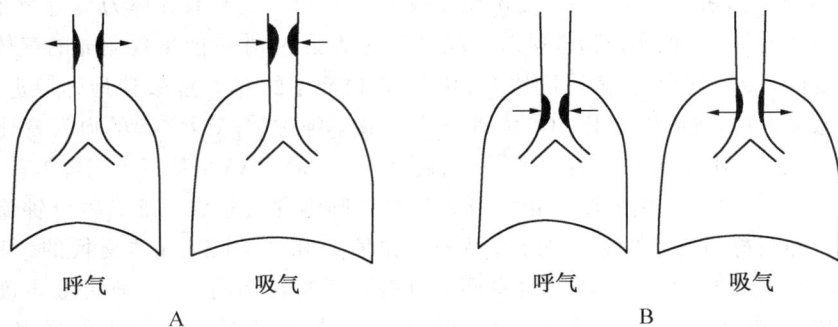

图 5-13-1 中央气道不同部位阻塞时呼气与吸气时气道阻力变化示意图
A. 阻塞位于胸外 B. 阻塞位于胸内

（2）外周气道阻塞：是指发生于内径小于 2mm 的细小支气管的阻塞，这部分支气管的结构特点是小支气管软骨为不规则的块片，细支气管由软骨支撑，管壁薄，又与周围的肺泡结缔紧密相连,随着呼吸时肺泡的扩大和回缩,这部分气道内径相应增大和缩小。吸气时随着肺泡的扩张,细小支气管受周围弹性组织的牵拉,使其内径扩大同时伴有管道的伸长;反之,呼气时则细小气道内径变小,气道缩短,故患者表现出呼气性呼吸困难。最常见的原因是慢性支气管炎、支气管哮喘和阻塞性肺气肿等。

不管是限制性通气不足还是阻塞性通气不足,都可以使肺泡通气量减少,肺泡气氧分压降低,二氧化碳分压升高,致使流经该部分肺泡壁的毛细血管的血液得不到足够的 O_2 和排出应排出的 CO_2,从而导致 PaO_2 降低和 $PaCO_2$ 升高,发生 II 型呼吸衰竭。

(二)肺换气功能障碍

肺换气功能是指肺泡气和肺泡壁毛细血管血液间的气体交换,是一个物理弥散过程。气体弥散量取决于气体的弥散速度、血液与肺泡接触的时间以及合适肺泡通气/血流比值,而气体弥散速度则与呼吸膜两侧的气体分压差、肺泡膜面积、厚度和气体的弥散能力有关。

1. 弥散功能障碍 主要是由于肺泡膜弥散面积减少或肺泡膜厚度增加而引起的气体(主要是氧气)交换障碍。

(1)肺泡膜面积减少:正常成人肺泡膜总面积约 $80m^2$,静息时参与换气的面积仅有 $35\sim40m^2$,运动时参与换气的面积增大,由此可见,只有当肺泡膜面积减少一半以上时才会引起换气功能障碍,常见于肺实变、肺不张、肺叶切除、肺气肿等。

(2)肺泡膜厚度增加:肺泡与毛细血管之间的气体交换是通过肺泡膜来实现的,肺泡膜主要是由肺泡上皮、毛细血管内皮及两者共有的基底膜所构成,其厚度不到 $1\mu m$,故在正常时气体交换很快。当肺水肿、肺纤维化、肺透明膜形成、硅沉着病、间质性肺炎、肺胶原性疾病时,可使肺泡膜厚度增加,使气体弥散距离加大,弥散速度变慢,表现为肺泡气氧分压与 PaO_2 间的差值增大。

此外,某些已有弥散面积减少或距离增加的患者,可因体力负荷加重,血流速度加快,使血液与肺接触的时间缩短而导致气体交换不充分而发生低氧血症。

肺泡膜面积减少或厚度增加或伴有血液与肺泡接触时间缩短的患者在静息状态下一般不出现血气异常,虽然可以导致弥散速度减慢,但是仍可以在正常的接触时间(0.75s)内达到血液氧分压与肺泡氧分压的平衡,而不至于发生血气异常。只有在体力负荷增加等使心输出量增加和肺血流加快、血液和肺泡接触时间过短的情况下,才可能出现明显的气体弥散障碍而发生低氧血症。由于 CO_2 弥散速度比 O_2 快,所以血液中的 CO_2 能较快地弥散进入肺泡,只要患者肺泡通气正常,就可以使 $PaCO_2$ 大致正常。故单纯弥散障碍引起的血气变化特点是只有低氧血症,属于 I 型呼吸衰竭,如果存在代偿性通气过度时,$PaCO_2$ 甚至可以降低。

2. 肺泡通气与血流比例失调 正常成人每分钟肺泡通气量为 4.2L,每分钟流经肺泡的血流量为 5L,即安静时肺泡的通气/血流(V/Q)比值为 0.84,此时气体交换的效率最高,小范围的 V/Q 比值的改变可经机体的自身调节维持在正常范围内,某些肺疾患导致肺病变程度与分布不均匀,使各部肺泡的通气与血液比例不一致,从而造成比较重的通气/血流比例失调,导致换气功能障碍。

(1)静脉血掺杂增加(V/Q 比值小于 0.84):当部分肺泡通气不足,而血流未相应减少时,会引起静脉血未经氧合或氧合不全就流入体循环动脉血中,这种情况类似动-静脉短路,被称为**静脉血掺杂**(venous admixture)或**功能性分流**(functional shunt)。正常成人由于肺内通气分布不均,有功能性分流存在,但仅占肺血流量的 3% 左右,当肺疾患时,若病变部分肺出现通气障碍时就可能发生静脉血的掺杂增加,严重时可以影响到肺的换气功能。

静脉血掺杂的另一种情况是静脉血流经动-静脉交通支时直接流入肺静脉与体循环,称为**解剖学分流**(anatomic shunt)。正常人有一部分静脉血由支气管静脉和心内最小静脉流入肺静脉与左心,但其仅占心排出量的 2%～3%,对血气影响不大。在严重创伤、休克、烧伤以及支气管扩张等疾患时,动静脉短路大量开放,引起解剖学分流增加,静脉血掺杂大量增多,引起 PaO_2 明显降低,导致呼吸衰竭,从总体上看具有肺泡 V/Q 比值减少的特点。肺严重病变,如肺实变、肺不张等时,病变部分可完全无通气,但仍有血流,流经的血液未曾进行气体交换就掺入动脉血,这种情况类似解剖学分流,临床上常将这样的分流和解剖学分流统称为**真性分流**(true shunt),以便于和 V/Q 比值降低但仍有气体交换的功能性分流相区分。吸入纯氧对真性分流者的动脉血氧分压无显著影响,而可提高功能性分流者的动脉血氧分压,用这种方法可以鉴别功能性分流和真性分流。

(2) 死腔样通气增加(V/Q 大于 0.8):肺动脉分支栓塞、肺小血管痉挛、收缩、弥散性血管内凝血、闭塞性肺动脉炎等病变时,都可使部分肺泡血流不足,由于其肺泡通气量并没有发生相应降低,故可出现 V/Q 比值明显大于正常,肺泡通气不能被充分利用,类似死腔通气,称之为**死腔样通气**(dead space like ventilation)。正常人生理死腔约占潮气量的 30%,疾病时死腔样通气可显著增加,可高达潮气量的 60%～70%,从而导致呼吸衰竭。

在临床病例中,部分肺泡 V/Q 比值降低和部分肺泡 V/Q 比值增高总是会在肺的不同部位同时存在。CO_2 与 O_2 相比,具有高溶解性并且易通过脂膜进行弥散,其弥散能力比 O_2 大 20 倍,故 V/Q 比值失调引起的换气功能障碍常常以低氧血症为主,即主要引起 I 型呼吸衰竭。有时甚至因缺氧引起的呼吸加深加快而使 $PaCO_2$ 降低。肺泡 V/Q 比值失调见(图 5-13-2)。

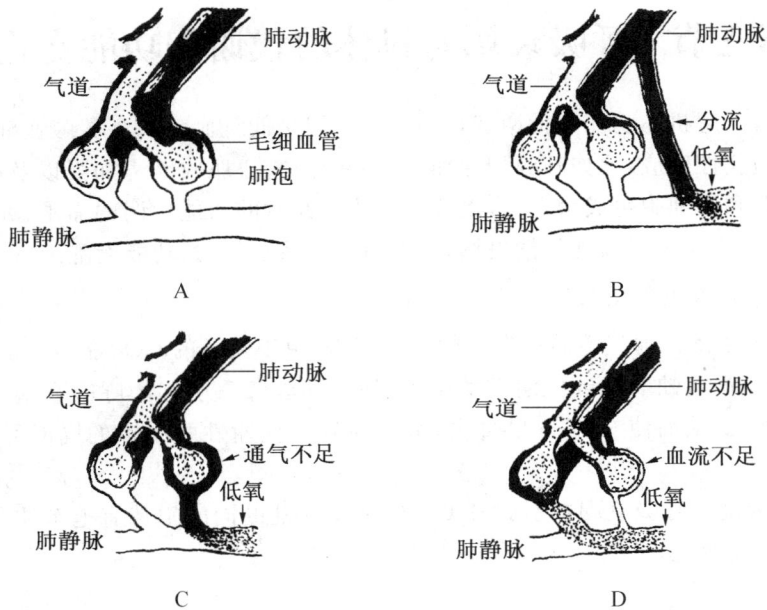

图 5-13-2 通气/血流(V/Q)比值关系示意图
A. 正常 B. 解剖学分流 C. 功能性分流 D. 死腔样通气

在临床疾病上,一般都是几个因素同时或相继发生作用而导致呼吸衰竭的,单一机制引起的呼吸衰竭很少见。比如在慢性支气管炎出现阻塞性肺气肿时,随着病情的发展,以下各因素都参与了呼吸衰竭的发生和发展:① 支气管腺体增生、肥大,黏液分泌增多,管壁充血、肿胀、痉挛和纤维组织增生等,可使气管阻塞,引起阻塞性通气不足,这是主要因素;② 肺纤维化和胸膜增厚、粘连等,可以使肺和胸廓顺应性降低,引起限制性通气不足;③ 由于肺内炎症、水肿、纤维化可引起呼吸膜损伤,导致弥散膜面积减少和厚度增加;④ 肺内不同部位受累程度和病变发展的不均匀,部分肺泡有肺不张,肺泡通气减少或消失,该部位功能性分流较明显,而部分肺泡壁毛细血管闭塞,肺血流不足,该部位死腔样通气就较为明显,表现为严重的 V/Q 比值失调。因此,对不同疾病引起呼吸衰竭的机制必须进行具体分析。

此外,**急性呼吸窘迫综合征**(acute respiratory distress syndrome,ARDS)是由急性肺损伤引起的一种急性呼吸衰竭,引起急性肺损伤的常见原因有大面积烧伤、休克、败血症、吸入毒气、输液过量、体外循环和氧中毒等。急性肺损伤的发生机制很复杂,至今仍没有完全阐明。不同病因引起的肺损伤的机制不同,有些致病因子可以直接作用于肺泡膜引起肺损伤;有的还可以通过激活中性粒细胞和血小板间接引起肺损伤。急性肺损伤进一步发展,可出现呼吸衰竭,其机制是由于:① 肺泡-毛细血管膜损伤、通透性增加引起肺水肿,导致气体弥散功能障碍;② 肺泡Ⅱ型上皮细胞损伤使表面活性物质减少;水肿液中的蛋白酶使表面活性物质破坏增多,从而使肺的顺应性降低,甚至可致肺不张;③ 肺水肿、肺不张以及炎症介质生成增多引起的支气管痉挛,都可以引起肺内分流,炎性介质增多,还可以导致肺血管收缩并可能伴发 DIC,从而出现死腔样通气。以上因素主要是导致 PaO_2 降低,故 ARDS 患者通常发生Ⅰ型呼吸衰竭,V/Q 比值失调是 ARDS 患者发生呼吸衰竭的主要机制,但如果肺部病变范围大时,可导致严重通气障碍,也可以出现Ⅱ型呼吸衰竭。

第三节 呼吸衰竭时机体的代谢和功能变化

呼吸衰竭时引起机体功能和代谢变化的直接原因是低氧血症和高碳酸血症。首先是引起一系列代偿适应性反应,比如呼吸加深加快、心率加快、心肌收缩力加强以及心输出增加、血液的重新分布和红细胞生成增多等,以适应机体在此时的功能代谢的需求;如果病情继续向重的方向发展,机体可以出现代偿失调,从而引起各系统代谢、功能紊乱。

(一)酸碱平衡及电解质代谢紊乱

1. 酸碱平衡紊乱 通气障碍所引起的呼吸衰竭,由于大量的 CO_2 潴留可引起呼吸性酸中毒,且同时由于严重缺氧可致代谢性酸中毒;换气功能障碍引起的呼吸衰竭,可因缺氧导致代偿性过度通气,从而使 CO_2 排出过多,可以在发生代谢性酸中毒的同时并发呼吸性碱中毒。

2. 电解质紊乱 呼吸衰竭在引起各类酸碱平衡紊乱的同时常伴有电解质代谢异常,主要是钾和氯的代谢紊乱。

(二)呼吸系统的变化

呼吸衰竭时出现的低氧血症、高碳酸血症以及酸中毒,早期(PaO_2 小于 8kPa,60mmHg)可以通过刺激外周化学感受器或中枢化学感受器从而兴奋呼吸中枢,使呼吸加深加快,以增加肺泡的通气量,适应机体功能代谢的需要。但严重的低氧血症(PaO_2 小于 4kPa,30mmHg)和高碳酸血症可以使呼吸中枢严重缺氧和酸中毒,从而抑制呼吸中枢,此时患者可以出现呼吸变慢变浅,呼吸节律紊乱,如出现潮式呼吸、间歇呼吸、抽泣样呼吸、叹气样呼吸等,最终可导致呼吸停止。需要说明的是:动脉血二氧化碳分压升高主要作用于中枢化学感受器,使呼吸中枢兴奋,呼吸加深加快,但当动脉血二氧化碳分压高于 10.7kPa (80mmHg)后,反而抑制呼吸中枢,此时呼吸中枢兴奋性的维持主要是依靠低氧对外周化学感受器的刺激,如果此时给病人吸入高浓度氧,反而可以抑制呼吸。

呼吸衰竭患者早期的呼吸幅度、频率及节律形式主要与原发病有关。限制性通气障碍的患者表现为呼吸浅快;阻塞性通气障碍的患者由于气道阻力增加,可以出现呼吸深而慢;中枢病变引起的呼吸衰竭可以出现浅而慢的呼吸,并且节律不齐,可以出现潮式呼吸、间歇性呼吸、抽泣样呼吸、叹气样呼吸等异常节律的呼吸。

（三）循环系统的变化

低氧血症和高碳酸血症对心血管的影响大体相同,两者具有协同作用,轻度的低氧血症和高碳酸血症,都可以刺激颈动脉体和主动脉体化学感受器,反射性地兴奋交感神经和心血管中枢,使心率加快,心肌收缩力增强,同时呼吸运动的加强,可促使静脉回流,这些都可以增加心排出量。严重的缺氧和二氧化碳潴留却可以抑制心血管中枢,导致心肌收缩力减弱、心律失常和血压下降等。

呼吸衰竭常常会累及心脏,临床上以右心衰竭较为多见,这种由呼吸衰竭引发的心功能障碍,称为肺源性心脏病。其主要发病机制是:

1. 肺动脉高压 缺氧和 CO_2 潴留以及血中 $[H^+]$ 增高等,可引起肺小动脉收缩,肺动脉压力升高;其次,缺氧时红细胞增多,血液黏度增加,可以使心脏的后负荷增加;长期的肺小动脉收缩,可致肺血管壁平滑肌细胞和成纤维细胞肥大、增生,胶原蛋白和弹性蛋白合成增加,可引起肺动脉管壁增厚和硬化,管腔变窄,导致慢性肺动脉高压。

2. 心肌受损 缺氧、高碳酸血症以及酸中毒和高钾血症等都可使心肌损伤;呼吸衰竭时常伴有明显的呼吸困难,在吸气时胸内负压增加使心脏收缩阻力增大,呼气时胸内正压增加使心脏的扩张阻力加大,长期心脏负荷过度和严重的心肌受损都可以导致右心功能衰竭。

（四）中枢神经系统的变化

呼吸衰竭时中枢神经系统的变化主要表现为:早期精神恍惚、注意力不集中、记忆力下降、失眠、头痛和性格改变等,随着病情的加重患者可以出现烦躁不安、精神错乱、行为异常、幻觉、谵语、嗜睡等,严重病变的患者可以出现抽搐、昏迷甚至死亡。这种由呼吸衰竭引起的脑功能障碍称为肺性脑病(pulmonary encephalopathy)。其发机制可能与下列因素有关:

1. 高碳酸血症与酸中毒 迅速而严重的 CO_2 增高可引起一系列中枢神经系统功能障碍,当 $PaCO_2$ 增高 1 倍(10.7kPa,80mmHg)时患者可以出现嗜睡、意识模糊等表现,当 $PaCO_2$ 增高 2 倍(16.0kPa,120mmHg)时患者可以发生昏迷,临床上称之为二氧化碳麻醉。这可能与高碳酸血症不仅可以抑制呼吸中枢,而且还可以扩张脑血管,使毛细血管通透性增高,导致间质性脑水肿,甚至可以出现脑疝有关;同时 CO_2 潴留还可使脑脊液内出现酸中毒,酸中毒可以进一步损害脑细胞。

2. 低氧血症 缺氧也可使脑血管扩张,毛细血管通透性增高,导致间质性脑水肿;缺氧也可以出现酸中毒、能量生成障碍、泵功能降低，从而导致脑细胞水肿。此外，由于缺氧、酸中毒均可使脑血管内皮细胞损伤引起血管内凝血，这些都是肺性脑病发生的不可忽视的因素。

（五）肾功能的变化

缺氧可使肾功能受损，尿中可出现蛋白、管型、红细胞和白细胞，严重时可以出现少尿、氮质血症，甚至可以发生肾功能衰竭。其机制可能是缺氧和高碳酸血症引起肾血管收缩、肾小球滤过率下降所致。

（六）胃肠道的变化

呼吸衰竭的患者可以出现胃黏膜糜烂、溃疡，甚至可以出现消化道出血，其发生机制可能与严重缺氧使胃壁血管收缩，降低胃黏膜的屏障作用和 CO_2 潴留增强胃壁细胞碳酸酐酶的活性有关。

第四节　呼吸衰竭的防治原则

（一）防治和消除原发病和诱因

对因治疗的同时，积极消除诱因，比如抗感染。

（二）对症治疗

1.改善肺通气　清除呼吸道分泌物，解除支气管痉挛，控制呼吸道感染，必要时可以使用呼吸兴奋剂、建立人工气道和辅助呼吸机。

2.合理给氧　Ⅰ型呼吸衰竭的患者可以吸入较高浓度的氧，但不要超过50％；Ⅱ型呼吸衰竭的患者应低流量（1～2L/min）、低浓度（30％）持续吸氧，使动脉血氧分压上升到8kPa（60mmHg）即可。

（三）防治并发症

注意及时纠正水、电解质和酸碱平衡紊乱；注意加强身心护理，尤其是气管切开的患者更应加强心理支持，从而减轻病人心理负担；对于严重呼吸衰竭且病程比较长的患者，应预防弥散性血管内凝血的发生，且要重视营养支持和心脑、肾等各器官功能的保护。

（宋维芳）

第十四章

肝功能不全

肝脏是具有多种生理功能的腺体器官。肝脏的主要功能是参与物质代谢、生物转化、胆汁的生成与排泄、凝血、屏障解毒和免疫等。肝脏的代偿适应能力和再生能力很强,程度较轻的损害,一般通过肝脏的代偿,不会发生明显的肝功能异常;只有当损害严重且广泛时,才导致肝功能不全。

各种病因严重损害肝细胞,使其代谢、分泌、合成、解毒与免疫等功能发生严重障碍,并出现黄疸、出血、继发性感染、肾功能障碍和肝性脑病等一系列相应的临床症状,这种综合征称为**肝功能不全**(hepatic insufficiency)。**肝功能衰竭**(hepatic failure)一般是指肝功能不全的晚期阶段。肝功能衰竭的主要临床表现为肝性脑病和肝肾综合征。肝肾综合征是指肝硬化失代偿期或急性重症肝炎时,继发于肝功能衰竭基础上的功能性肾功能衰竭,主要表现为突然或逐渐发生少尿和氮质血症。

第一节　肝功能不全的病因和分类

引起肝功能不全的原因很多,主要有:生物性因素(如细菌、病毒感染)、理化性因素(如化学药品、酒精中毒等)及其他因素(如遗传、免疫、营养等)。

肝功能不全按病情经过分为急性和慢性两类。

1. 急性肝功能不全　起病急、病程短、病情凶险、死亡率高。主要由肝细胞广泛变性、坏死,导致解毒功能降低或丧失引起。一般在发病12~24h后出现黄疸,2~4d后即由嗜睡进入昏迷状态,并有明显的出血倾向,常见于暴发性病毒性肝炎、重症肝中毒等。

2. 慢性肝功能不全　病情进展缓慢,病程较长,往往在诱因的作用下病情加重并发展为昏迷,常见于肝硬化的失代偿期及肝癌晚期。

第二节　肝性脑病

一、肝性脑病的概念

肝性脑病(hepatic encephalopathy)是继发于严重肝脏疾病的神经精神综合征。肝性脑病可根据病情的进展情况(包括从轻微的精神、神经症状到深度昏迷的整个过程),分为四期:一期有轻微的性格和行为改变;二期出现精神错乱,行为异常,定向、睡眠障碍,并具有特征性的扑翼样震颤;三期主要以昏睡和精神严重错乱为主;四期患者意识完全丧失进入深度昏迷状态,临床上称为**肝昏迷**(hepatic coma)。肝昏迷是肝性脑病的最后阶段,是肝功能衰竭的终末表现。

二、发病机制

临床和实验资料显示,肝性脑病发生时脑组织并无明显的特异性形态学改变,因此,多数学者主张肝性脑病的发生主要是脑组织的代谢和功能障碍所致。肝性脑病的发生机制至今尚未阐明,目前比较公认的学说有:

(一)氨中毒学说

正常人血氨浓度低于 $59\mu mol/L$,并且氨的来源和去路保持着动态平衡。肝性脑病患者约 $80\% \sim 90\%$ 有血氨升高,且血氨的升高往往与临床症状相平行。有资料显示,肝硬化患者在摄入大量含氮物质(如口服铵盐、尿素等)或高蛋白质饮食后,血氨浓度明显升高,易诱发肝性脑病;相反,若给予降氨治疗病情好转。同样给门-体分流术后的动物注入氯化氨可诱发肝性脑病。这些均说明肝性脑病的发生与血氨升高有密切关系。

1. 血氨升高的原因和机制　在正常情况下,血氨的来源和清除保持着动态平衡。肝性脑病患者血氨升高的主要原因是:肝脏清除氨的功能障碍或氨生成过多超过其清除能力。

(1)氨清除不足:在生理情况下,氨的清除主要在肝内经鸟氨酸循环合成尿素排出体外。这是一个由多酶参与的耗能过程(通常生成 1mol 尿素、清除 2mol 氨、消耗 3mol ATP)。肝功能严重障碍时,由于肝内多酶系统受损,导致 ATP 供给不足、鸟氨酸循环障碍,血氨经肝脏合成尿素的能力降低,导致血氨升高。此外,在已建立侧支循环的肝硬化患者或门-体静脉吻合术后的患者,其血氨升高主要是来自肠道的氨绕过肝脏直接进入体循环所致。

(2)氨产生过多:肝功能障碍时,引起血氨产生过多的因素有:① 肝功能障碍患者常发生上消化道出血,血液蛋白质在肠道细菌的作用下产氨增多;② 肝硬化时,由于门静脉回流受阻,致使消化道淤血、水肿,消化液分泌减少,食物的消化、吸收和排空都发生障碍,细菌生长活跃,肠内未经充分消化的蛋白质和从血液弥散来的尿素在细菌的作用下产氨增多;③ 肝硬化晚期并发肾功能障碍导致氮质血症,血中尿素大量堆积并向胃肠道弥散,在肠道细菌尿素酶的作用下产氨剧增;④ 肝性脑病前期,患者高度不安与躁动,肌肉活动增强,肌肉组织中腺苷酸分解产氨增强。

除上述产氨增多外,肠道氨的吸收对血氨也有影响。肠道氨的吸收与肠道 pH 密切相关。当肠腔 pH 较低时 NH_3 与 H^+ 结合生成 NH_4^+,NH_4^+ 不易吸收随大便排出体外。此外,肾脏排氨也受 pH 的影响,当尿液 pH 偏低时,进入肾小管的 NH_3 与 H^+ 结合生成 NH_4^+ 而被排出。

2. 血氨升高对脑的毒性作用　血氨升高,通过血脑屏障进入脑细胞内的氨也增多,并产生如下作用:

(1)干扰脑的能量代谢:氨中毒能干扰脑的能量代谢,使脑组织 ATP 生成减少、消耗过多,导致脑细胞功能障碍,甚至出现昏迷。其作用机制尚未完全清楚,可能是:① 大量氨与 α-酮戊二酸结合,形成谷氨酸,α-酮戊二酸被大量消耗,而血液中的 α-酮戊二酸又不易通过血脑屏障加以及时补充,结果导致三羧酸循环障碍,ATP 生成减少;② 氨与 α-酮戊二酸结合生成谷氨酸,谷氨酸与氨结合生成谷氨酰胺,这是一个耗能过程,ATP 被大量消耗;③ 氨与谷氨酸形成过程中,消耗了大量还原型辅酶Ⅰ(NADH),阻碍了呼吸链中的递氢过程,使

ATP 生成不足(图 5-14-1)。

(2) 干扰脑内神经递质间的平衡：氨中毒可干扰正常神经递质间的平衡,使脑内兴奋性神经递质(谷氨酸、乙酰胆碱)减少、抑制性神经递质(γ-氨基丁酸、谷氨酰胺)增多,导致中枢神经系统功能发生紊乱(图 5-14-1)。其机制可能是：① 氨能抑制丙酮酸脱羧酶的活性,使乙酰辅酶 A 生成不足,导致乙酰胆碱(兴奋性递质)合成减少；② 氨和谷氨酸结合生成谷氨酰胺,使脑内重要的兴奋性递质谷氨酸减少,而抑制性递质谷氨酰胺增加；③ 高浓度氨能抑制 γ-氨基丁酸转氨酶的活性,导致 γ-氨基丁酸转化为琥珀酸的过程障碍,使中枢神经系统抑制性递质 γ-氨基丁酸在脑组织内蓄积,而引起脑功能抑制。

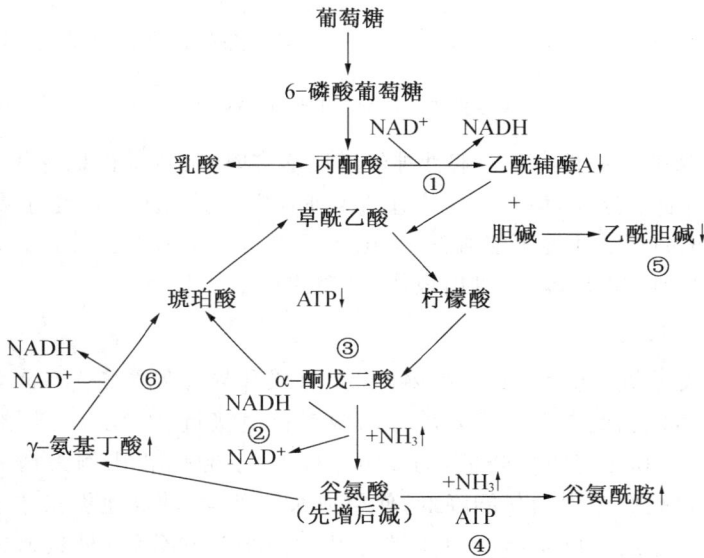

图 5-14-1　氨对脑组织的毒性作用示意图

(3) 对神经细胞膜的抑制作用：目前认为高浓度氨能干扰神经细胞膜 Na^+-K^+-ATP 酶活性,并影响 Na^+、K^+ 在神经细胞膜内外的正常分布,从而导致膜电位变化和兴奋及神经传导等功能的异常。

(二) 假性神经递质学说

临床和实验研究发现,部分肝性脑病患者血氨并不升高或降氨治疗的效果差,这表明肝性脑病的发生还存在其他一些因素的作用。1970 年 Parkes 首先报道左旋多巴治疗肝昏迷获得成功。1971 年 Fischer 等在此基础上提出了假性神经递质学说。该学说的主要论点是：脑干网状结构上行激动系统对维持大脑皮层的兴奋,保持机体的觉醒具有特殊作用,其正常递质是去甲肾上腺素和多巴胺。当肝功能障碍时,由于假性神经递质(苯乙醇胺、羟苯乙醇胺)生成增多并堆积在脑干网状结构的神经突触部位取代正常神经递质,导致神经冲动传递障碍发生昏迷。

1. 假性神经递质的产生　在正常情况下,机体摄入的蛋白质在肠道分解成氨基酸(如苯丙氨酸和酪氨酸),再经肠道细菌脱羧酶的作用下形成胺类(苯乙胺和酪胺),经门静脉至肝内,被单胺氧化酶氧化解毒。当肝功能衰竭或有门-体侧支循环建立时,肠道来的胺类因单胺氧化酶解毒障碍或绕过肝脏随体循环进入中枢,在脑细胞非特异性 β-羟化酶的作用下被羟化,形成化学结构与正常的神经递质去甲肾上腺素和多巴胺极为相似,但传递信息的生理功能远较去甲肾上腺素为弱的假性神经递质(苯乙醇胺和羟苯乙醇胺)(图 5-14-2)。

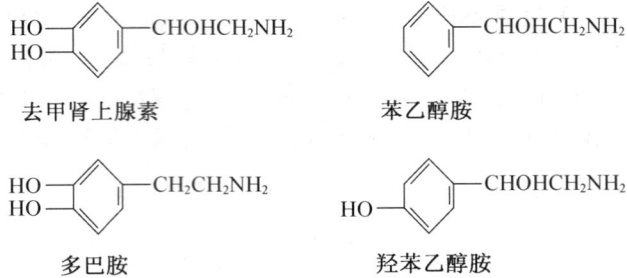

图 5-14-2　正常和假性神经递质

2. 假性神经递质与肝性脑病　假性神经递质增多时,可竞争性地取代脑干网状结构上行激动系统的正常神经递质,但其传递信息的生理效应远弱于正常神经递质,导致脑干网状结构上行激动系统的唤醒功能不能维持,大脑皮层兴奋性降低发生昏迷。如果锥体外系中的神经递质被假性神经递质取代,可出现扑翼样震颤。

（三）血浆氨基酸失衡学说

正常人血浆支链氨基酸(主要是缬氨酸、亮氨酸和异亮氨酸等)的含量多于芳香族氨基酸(主要是苯丙氨酸、酪氨酸和色氨酸等),两者比值接近 3～3.5。当肝功能衰竭或门-体侧支循环形成后,其比值明显降低,为 0.6～1.2。引起两者比例失衡的主要原因是肝脏灭活胰岛素和胰高血糖素的功能降低,使得血浆胰岛素、胰高血糖素浓度增高。高浓度的胰岛素可增强骨骼肌和脂肪组织对支链氨基酸的摄取和分解,导致血浆支链氨基酸浓度下降。而胰高血糖素明显升高,可使组织蛋白分解增强,产生大量芳香族氨基酸。芳香族氨基酸主要在肝内降解、转化,当肝功能严重障碍时,降解能力下降,血浆芳香族氨基酸增多。支链氨基酸和芳香族氨基酸是由同一载体转运系统通过血脑屏障并被脑细胞摄取的(两者有竞争作用)。肝功能严重障碍时,血浆支链氨基酸浓度下降、芳香族氨基酸明显增多,使得芳香族氨基酸竞争性地进入脑内增多,并在脑组织内形成假性神经递质,引起肝性脑病。

（四）GABA 学说

γ-氨基丁酸(γ-aminobutyric acid,GABA)是谷氨酸在谷氨酸脱羧酶作用下脱羧产生的物质,是哺乳类动物脑内主要的抑制性神经递质。在正常情况下,中枢神经系统的 GABA主要由突触前神经元合成,储存在细胞质的囊泡内(此时无生物活性),当突触前神经元兴奋,将 GABA 释放至突触间隙并与突触后神经元的 GABA 受体结合后,引起膜对 Cl^- 的通透性升高,使突触后膜发生超极化,产生抑制作用。血液中的 GABA 主要来自肠道,并在肝内分解清除。血液中的 GABA 不易穿过血脑屏障。

目前认为 GABA 与肝性脑病的发生密切有关。有资料显示,肝性脑病患者血清 GABA水平可高达正常者 10 倍左右,这是由于:① 肝功能衰竭时,大量肝细胞坏死,肝脏不能清除肠源性 GABA,或肠源性 GABA 通过门-体侧支循环绕过肝脏进入体循环,使血液中 GABA 浓度增高；② 肝功能衰竭伴有上消化道出血时,血液在肠道细菌的作用下产生 GABA 增多。此外发现肝功能衰竭时,中枢神经系统的 GABA 受体数增多,且血脑屏障对 GABA 的通透性增强,使血液中 GABA 易进入中枢神经系统,造成中枢神经系统功能的抑制。

三、肝性脑病的诱因

慢性肝功能衰竭患者,常在诱因的作用下发生肝性脑病。诱发肝性脑病的因素很多,熟悉这些诱因将有助于肝性脑病的防治。

(一) 消化道出血及高蛋白饮食

肝硬化患者常因食道下端或胃底静脉曲张破裂引起上消化道出血,大量血液进入消化道(每升血液中约含蛋白质 150～200g),经肠道细菌作用产生大量氨、硫醇和其他毒性产物。此外,出血还可引起有效循环血量减少,损害脑、肝、肾等器官功能,诱发脑病。这是肝硬化患者的常见并发症,也是肝性脑病常见的重要诱因。同样,给慢性肝功能衰竭患者高蛋白饮食,也能引起血氨升高,诱发肝性脑病。

(二) 某些药物的使用不当

过多使用利尿剂,除导致低血容量和肾前性肾功能衰竭外,有些利尿剂还能引起低钾性碱中毒,碱中毒有利于氨通过血脑屏障,增强氨对脑的毒性作用。此外,肝功能衰竭患者使用止痛、镇静、麻醉药易诱发肝性脑病,其原因是：肝脏生物转化功能障碍导致这类药物的蓄积,对脑有直接抑制作用。

(三) 感染

肝功能障碍患者合并感染时,可因细菌、毒素直接损伤肝细胞,加重肝功能障碍。此外,感染引起缺氧、发热使组织分解代谢增强,血氨升高；过度通气可发生呼吸性碱中毒,使血氨进入脑内增多。

(四) 其他诱因

1. 肝功能衰竭合并肾功能不全的患者,因氮质血症导致大量尿素弥散入肠,产氨增多。

2. 肝硬化腹水患者,可因过多过快腹腔放液,致使有效循环血量减少、腹内压骤降、门脉血管扩张,加重肝、肾功能障碍和脑缺血,诱发肝性脑病。

3. 便秘可使肠道氨及其他含氮物质产生和吸收增加。另外,外科手术、严重创伤、低血糖、饮酒、腹泻等均可促进肝性脑病的发生。

第三节　肝功能不全的防治原则

肝性脑病是许多因素综合作用的结果。因此,采取综合性防治措施才能收到良好的效果。

(一) 防止诱因

防止诱因的出现,对防治肝性脑病十分重要。主要措施有：限制蛋白质饮食,防治上消化道出血,控制感染,慎用止痛、镇静、麻醉药和利尿剂,防治便秘,防止和纠正水、电解质与酸碱平衡紊乱等。

（二）降低血氨

降低血氨主要从控制氨的产生和促进氨的排泄上着手。口服乳果糖，乳果糖可在结肠内形成乳酸和乙酸，使肠腔内 pH 下降，减少氨的形成和吸收，促使血氨向肠腔弥散，以利于氨的排出。另外，口服不易被肠道吸收的广谱抗生素（如新霉素），也能抑制肠道细菌并减少氨的产生。

（三）促进神经传导功能恢复

可给予左旋多巴治疗，因左旋多巴易于通过血脑屏障，在脑内转化为去甲肾上腺素和多巴胺，取代假性神经递质。可输入支链氨基酸为主的氨基酸混合液，纠正血液支链氨基酸/芳香族氨基酸的比值，防治肝性脑病。临床已证明，给慢性肝性脑病患者输入复方氨基酸溶液（FO_{80}），能获得较好疗效。

（四）加强护理、密切观察

对肝性脑病患者应密切观察其中枢神经系统功能状态和一般状况；定时检测血氨和脑电图；严格控制蛋白质的摄入和镇静剂、利尿剂的使用；昏迷患者注意保持呼吸道通畅；防治感染；注意维持水、电解质和酸碱平衡。

（陈维亚）

第十五章

肾功能不全

　　肾脏是生成尿液的器官,它以泌尿的形式排出体内各种代谢废物,维持水、电解质和酸碱平衡,保持机体内环境稳定。此外,肾脏也是一个重要的内分泌器官,可分泌肾素、前列腺素、促红细胞生成素、合成 $1,25\text{-}(OH)_2\text{-}D_3$,并能灭活某些激素如胃泌素、甲状旁腺激素(PTH)等,参与机体多种代谢活动。当各种病因造成肾功能严重障碍时,机体会发生内环境紊乱,出现代谢产物蓄积,水、电解质和酸碱平衡紊乱,以及肾脏内分泌功能障碍等一系列临床表现,这一病理过程称为**肾功能不全**(renal insufficiency)。

　　肾功能不全与**肾功能衰竭**(renal failure)没有本质的区别,只是程度上的差异。肾功能不全是指肾功能障碍由轻到重的全过程,而肾功能衰竭是肾功能不全的晚期阶段。根据发病急缓、病程长短,肾功能衰竭可分为急性和慢性两类。急、慢性肾功能衰竭发展到最严重阶段时,血中非蛋白氮含量显著增多,并出现明显的中毒症状,称为**尿毒症**(uremia)。

第一节　急性肾功能衰竭

　　急性肾功能衰竭(acute renal failure,ARF)是指各种原因在短期内引起肾脏泌尿功能急剧降低,导致机体内环境严重紊乱的病理过程。临床主要表现为氮质血症、高钾血症和代谢性酸中毒,多数患者常伴有少尿或无尿,称少尿型 ARF;也有少数患者尿量减少不明显,但已存在肾脏排泄功能障碍和氮质血症,称为非少尿型 ARF。ARF 病情凶险,是临床上较为常见的一种危重病症,但若及时诊治,预后较好。

一、原因和分类

　　引起急性肾功能衰竭的原因很多,按其原因可将急性肾功能衰竭分为肾前性、肾性和肾后性三类。

　　(一)肾前性急性肾功能衰竭

　　各种原因引起的肾血流量急剧减少所致的急性肾功能衰竭称肾前性急性肾功能衰竭。休克早期是引起肾前性急性肾功能衰竭的最主要因素,故凡能引起休克的病因(如失血、失液、严重感染、心力衰竭等,详见"休克"一章)都有可能导致肾前性急性肾功能衰竭的发生。

　　(二)肾性急性肾功能衰竭

　　各种原因导致肾实质病变而引起的急性肾功能衰竭称肾性急性肾功能衰竭。常见因素:① 肾脏疾病(如急性肾小球肾炎、急性肾盂肾炎)、恶性高血压、肾动脉硬化及栓塞、肾移植排斥反应等;② 休克引起的肾持续性缺血;③ 某些药物、有机溶剂、重金属、生物毒素、内源性肾毒性物质等引起的急性肾中毒。

（三）肾后性急性肾功能衰竭

肾后性因素引起急性肾功能衰竭较少见。主要继发于尿路结石、肿瘤、前列腺肥大、药物结晶、血凝块、尿路损伤后炎症及水肿等原因造成尿路急性梗阻。由此发生的急性肾功能衰竭则称为肾后性急性肾功能衰竭。

总之，急性肾缺血和急性肾中毒是引起 ARF 的两个关键因素。急性肾缺血早期可表现为肾脏的功能改变，导致肾小球滤过率急剧降低，而肾小管功能尚属正常，肾无器质性病变，故一旦肾血流量恢复，则肾功能也迅速恢复，所以又称为功能性急性肾功能衰竭。若持续性肾缺血或引起肾急性中毒的毒物随肾小球滤液流经肾小管时，就会引起**急性肾小管坏死**（acute tubular necrosis，ATN）。此时，肾功能衰竭即由功能性肾功能衰竭转为器质性肾功能衰竭。这两种急性肾功能衰竭有着本质的区别，治疗上也截然不同。

二、急性肾功能衰竭的发生机制

不同原因引起的急性肾功能衰竭，其发生机制有所不同，但中心环节是肾小球有效滤过率（GFR）降低。GFR 降低不仅与肾血管因素、肾小球因素、肾小管因素有关，还与肾细胞的损伤密切相关。这里主要讨论因肾缺血和肾毒物引起的急性肾功能衰竭的发病机制。

（一）肾小球有效滤过率降低

1. 肾缺血　肾血流量减少是急性肾功能衰竭初期的主要发病机制。引起肾血流量减少的主要原因有：

（1）肾灌注压下降：任何原因引起动脉血压低于 $6.67\sim9.33$ kPa（$50\sim70$mmHg）时，肾血流失去自身调节作用而明显减少，导致 GFR 降低。

（2）肾血管收缩：休克、创伤或肾中毒可导致体内儿茶酚胺水平升高、肾素-血管紧张素系统激活；肾损伤使前列腺素 E_2（PGE_2）、激肽等扩血管物质产生减少，引起肾血管收缩（特别是皮质肾单位的入球动脉收缩更为明显）。入球动脉收缩可先于全身血管收缩，而且比较持久，当血压恢复后，入球动脉痉挛仍然维持，所以全身血压不能反应肾血流动力学的改变。入球动脉收缩的结果导致肾小球灌注压降低，使有效滤过压下降，引起少尿或无尿，以及相应肾单位的肾小管缺血。

2. 肾小球病变　各种肾小球病变如急性肾小球肾炎、狼疮性肾炎等，均可因肾小球血管内皮细胞肿胀、炎性渗出等引起肾小球滤过面积减少，有效滤过率降低。

（二）肾小管损伤

1. 肾小管阻塞　肾缺血、肾中毒致肾小管上皮细胞坏死时脱落的碎片，溶血性疾病产生的血红蛋白，挤压综合征释放的肌红蛋白，其他如磺胺结晶、尿酸盐结晶等均可阻塞肾小管，使管腔内压增高，造成肾小球有效滤过压降低而发生少尿。

2. 肾小管原尿返漏　肾缺血、肾中毒导致肾小管上皮细胞广泛坏死脱落、基底膜断裂，使原尿经受损的部位进入肾间质，发生间质水肿。间质水肿压迫肾小管和管周毛细血管，从而加重肾小管阻塞和肾缺血，使 GFR 进一步降低，肾损害进一步加重。目前认为 ARF 患者即使恢复肾血流量，仍持续少尿，其机制与肾小管阻塞、原尿返漏和肾间质水肿有关。

综上所述，肾血管收缩致肾缺血在急性肾功能衰竭初期和功能性肾功能衰竭阶段起主导作用。当病因持续作用并造成肾小管损害时，肾小管阻塞、原尿返漏和肾间质水肿则起重要作用。近期研究发现,除肾小管细胞损伤外,其他细胞(如内皮细胞、系膜细胞等)的损伤所出现的功能代谢、形态结构紊乱是 GFR 持续降低和内环境紊乱的基本机制。

三、急性肾功能衰竭时机体的功能代谢变化

根据患者尿量减少与否,急性肾功能衰竭分为少尿型(成人尿量少于 400ml/d)和非少尿型(成人尿量在 400~1000ml/d)两种类型。

(一)少尿型急性肾功能衰竭

少尿型 ARF,一般分为少尿期、多尿期和恢复期。

1. 少尿期 发病后 24h 内出现尿量突然减少、甚至无尿,表明已进入少尿期。此期是 ARF 病情最危重的阶段,病程一般持续 1~2 周,持续时间愈长,预后愈差。此期机体内环境严重紊乱,主要功能代谢变化如下:

(1)尿的变化:① 少尿、无尿,24h 尿量少于 400ml 为少尿,少于 100ml 为无尿。其发生机制已如前述。② 尿成分改变,功能性急性肾功能衰竭少尿期与器质性急性肾功能衰竭少尿期的尿成分改变有本质差别,其主要治疗措施也截然不同,见表 5-15-1 所示。

表 5-15-1 两种急性肾功能衰竭的主要区别

尿 指 标	功能性急性肾功能衰竭	器质性急性肾功能衰竭
尿比重	>1.020	<1.015
尿渗透压(mmol/L)	>500	<350
尿钠(mmol/L)	<20	>40
尿肌酐/血肌酐	>40	<20
尿蛋白	阴性或微量	+~++++
尿常规	正 常	坏死脱落的上皮细胞、红细胞和白细胞、各种管型、蛋白尿
主要治疗措施	补充血容量	严格控制补液量,量出而入

(2)氮质血症:在少尿期,由于肾脏不能充分排出体内蛋白质代谢产物,使尿素、肌酐、尿酸等非蛋白含氮物质在血中含量显著增高,称为氮质血症。一般认为,血尿素氮和血肌酐升高,是诊断 ARF 的可靠依据。

(3)水中毒:少尿期由于肾排水减少,体内分解代谢加强致内生水增多,或因补液稍多等原因,造成稀释性低钠血症,即水中毒。水中毒时大量水分转移入细胞引起细胞水肿,严重者可引起急性肺水肿、脑水肿和心力衰竭。因此,对少尿期患者应严格观察,记录出入水量,控制补液速度和补液量,防止水中毒的发生。

(4)高钾血症:高钾血症是 ARF 少尿期最严重的并发症,是致死的最主要原因。引起高钾血症的主要因素:① 少尿、无尿使钾排出减少;② 组织分解代谢增强,细胞内钾大量释放至细胞外;③ 酸中毒使细胞内 K^+ 向细胞外转移。高钾血症可引起心肌中毒、心律紊乱,严重时导致心室颤动或心脏停搏而死亡。

（5）代谢性酸中毒：因体内分解代谢加强、GFR降低以及肾小管排酸保碱功能障碍，使酸性代谢产物如硫酸盐、磷酸盐、有机酸等固定酸在体内蓄积，引起代谢性酸中毒。酸中毒可抑制心血管系统和中枢神经系统的功能，促进高钾血症的发生，使病情更为严重。

2. 多尿期　当尿量逐渐增加并超过 400ml/d 时，标志患者已进入多尿期。多尿期尿量明显增多，可达 3～5L/d 或更多。产生多尿的机制是：① 肾血流量和肾小球滤过功能逐渐恢复；② 损伤的肾小管上皮细胞虽已开始再生修复，但其浓缩功能仍然低下，原尿不能充分浓缩；③ 少尿期时潴留在血中的代谢产物（如尿素等）从肾小球大量滤出，引起渗透性利尿；④ 肾小管阻塞解除，肾间质水肿消退。

应注意的是：在多尿期早期，尿量虽有所增加，但氮质血症、高钾血症和代谢性酸中毒等仍然存在，不能很快改善。一直到多尿期后期，这些变化才能逐渐纠正，但此时由于多尿又可引起脱水、低钾血症、低钠血症等水、电解质紊乱，故应及时补充。多尿期一般持续 1～2 周，即可进入恢复期。

3. 恢复期　多尿期后，患者进入恢复期。此期肾功能已显著改善，尿量逐渐恢复正常，血尿素氮、血肌酐也接近正常水平。但肾功能恢复到正常约需 3 个月至 1 年或更长时间。一般而言，少尿期越长，肾功能恢复需要的时间也越长。少数病人因治疗不当或病情迁延可发展为慢性肾功能衰竭。

（二）非少尿型急性肾功能衰竭

非少尿型急性肾功能衰竭是指：发病初期尿量减少不明显，每天尿量一般保持在 400～1000ml 左右，也无明显的多尿期，但却存在氮质血症和内环境紊乱的临床综合征。此型 ARF 的特点是：病理损害较轻，GFR 下降程度不严重，肾小管部分功能保留，主要以尿的浓缩功能障碍为主。因尿量减少不明显，一般不出现高钾血症，但由于 GFR 已下降，体内仍存在氮质血症、代谢性酸中毒等 ARF 的一般表现。

非少尿型 ARF 临床症状较轻，病程相对较短，预后较好。但若不及时治疗或治疗不当，可转变为少尿型 ARF，使病情恶化，预后不良。

第二节　慢性肾功能衰竭

慢性肾功能衰竭（chronic renal failure，CRF）是指各种病因作用于肾脏，使肾单位发生进行性破坏，以致有功能的肾单位日益减少，不能充分排出代谢废物和维持内环境恒定，导致代谢产物在体内积聚，水、电解质及酸碱平衡紊乱，肾内分泌功能障碍等一系列临床综合征。CRF 是一种常见的临床综合征，病程迁延并呈渐进性发展，最后可导致尿毒症而死亡。近年来，由于透析疗法的广泛应用和肾移植的开展，可明显延长患者的生命。

一、慢性肾功能衰竭的病因

凡能引起肾实质进行性破坏的疾病，均可引起 CRF。常见的有以下几类：

1. 肾脏疾病　慢性肾小球肾炎、慢性肾盂肾炎、肾结核、肾肿瘤、多囊肾、全身性红斑狼疮等均可引起 CRF。其中以慢性肾小球肾炎最为常见，约占 CRF 的 50%～60%。

2. 肾血管疾病　如高血压性肾小动脉硬化、结节性动脉周围炎、糖尿病性肾小动脉硬化症等。

3. 尿路慢性梗阻　如尿路结石、前列腺肥大、肿瘤、尿道狭窄等。

二、慢性肾功能衰竭的发展进程

慢性肾功能衰竭的病程是进行性加重的,根据病变发展和肾功能损害程度,可将 CRF 分为以下四期:

1. 肾储备功能降低期(代偿期)　此期肾实质破坏并不严重,肾单位减少 25%～50%,内生性肌酐清除率在正常的 30% 以上,肾脏仍能维持内环境稳定,临床上无症状。但肾脏储备能力已降低,若发生水、钠、钾负荷过度,易出现内环境紊乱。

2. 肾功能不全期　此期是肾功能失代偿早期,肾单位减少 50%～70%,内生性肌酐清除率降至正常的 25%～30%。肾脏已不能维持内环境稳定,出现夜尿和多尿,轻度氮质血症和贫血等临床症状。

3. 肾功能衰竭期　肾单位减少 75%～90% 时,内生性肌酐清除率已降至正常的 20%～25%,表明肾功能已严重障碍。临床表现为:较重的氮质血症;多尿、夜尿明显;代谢性酸中毒;高磷、低钙血症;严重贫血;亦可有轻度的高钾血症等。

4. 尿毒症期　肾单位减少 90% 以上,内生性肌酐清除率降至正常的 20% 以下,有明显的水、电解质和酸碱平衡紊乱,全身性中毒症状,并出现继发性甲状旁腺功能亢进和各系统功能障碍。

三、慢性肾功能衰竭的发生机制

慢性肾功能衰竭的病程是进行性加重的,其发生机制十分复杂,至今尚未完全明了,目前主要有以下几种学说:

1. 健存肾单位学说　该学说认为,慢性肾脏疾病导致肾单位进行性破坏,健存的肾单位则发生代偿性肥大,肾小球滤过功能和肾小管重吸收分泌功能也增强,以进行代偿。但随着病情的加重,健存的肾单位日趋减少,即使加倍工作也难以排出代谢废物、维持内环境的恒定,出现肾功能衰竭的临床表现。

2. 矫枉失衡学说　矫枉失衡学说是指矫正过度而出现新的失衡,即指机体对肾小球滤过率降低的适应过程中发生新的失衡,这种新的失衡使机体进一步受到损害。例如,慢性肾功能衰竭时甲状旁腺激素(PTH)水平升高是说明矫枉失衡学说的一个典型例子(图 5-15-1)。

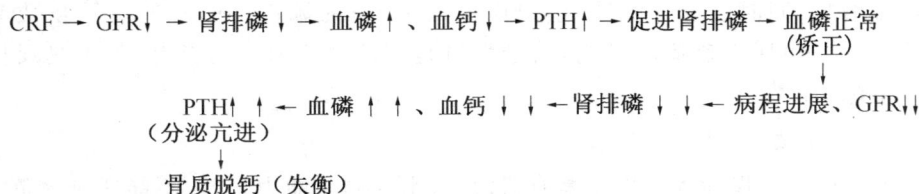

CRF → GFR↓ → 肾排磷↓ → 血磷↑、血钙↓ → PTH↑ → 促进肾排磷 → 血磷正常
（矫正）

PTH↑↑ ← 血磷↑↑、血钙↓↓ ← 肾排磷↓↓ ← 病程进展、GFR↓↓
（分泌亢进）

骨质脱钙（失衡）

图 5-15-1　矫枉失衡和钙磷代谢紊乱

四、慢性肾功能衰竭的功能代谢变化

(一) 尿的变化

慢性肾功能衰竭患者早期突出的表现是夜尿、多尿。

1. 夜尿　正常成人白天尿量约占总尿量的 2/3,夜间尿量占 1/3。在 CRF 早期,可出现夜间尿量与白天尿量相接近,甚至超过白天的现象,这称为夜尿。其发生机制目前尚不清楚。

2. 多尿　每日尿量超过 2000ml 称为多尿。CRF 发生多尿的机制:① 原尿生成增多:肾单位大量破坏后,健存的肾单位发生代偿性血流量增多,滤过的原尿量超过正常量;② 肾小管重吸收不足:增多的原尿在通过肾小管时因其流速加快,导致肾小管重吸收减少;③ 渗透性利尿:在滤出的原尿中,由于溶质(尤其是尿素)浓度较高,引起渗透性利尿;④ 肾浓缩功能障碍:肾髓质病变以及肾小管重吸收功能障碍,影响髓质高渗梯度的形成,使肾浓缩功能障碍,出现多尿。

3. 少尿、无尿　慢性肾功能衰竭晚期,肾单位极度减少,尽管健(残)存的单个肾单位生成尿液仍多,但每日终尿总量还是少于 400ml,称为少尿。终末期每日尿量少于 100ml,称为无尿。

4. 尿渗透压的变化　正常人尿比重为 1.002~1.035。CRF 早期,肾浓缩功能减退而稀释功能正常,出现低比重尿或低渗尿(此时尿比重低于 1.020)。CRF 晚期,肾浓缩和稀释功能均丧失,尿比重固定在 1.008~1.020 之间,尿渗透压为 266~300mmol/L,因接近血浆晶体渗透压,故称为等渗尿。

5. 尿成分的变化　由于肾小球滤过膜和肾小管损伤,使蛋白滤出增多而重吸收减少,出现轻度至中度蛋白尿。当肾小球严重损伤时,尿中还可出现红细胞和白细胞。上述成分在肾小管内可形成各种管型,随尿排出。

(二) 氮质血症

慢性肾功能衰竭患者可出现不同程度的氮质血症,其发生机制主要是 GFR 下降,含氮的代谢终产物如尿素、肌酐、尿酸等的排泄发生障碍,在体内蓄积。氮质血症是反映肾功能衰竭发展的重要症状。其中最能反映肾小球滤过率变化的是血浆肌酐的浓度(因为其浓度与蛋白质摄入无关,主要与肌肉中磷酸肌酸分解产生的肌酐量和肾排泄肌酐的功能有关),故临床上常用内生肌酐清除率来判断肾单位损害的程度。尿素氮虽是体内主要的含氮代谢产物,但只有当肾小球滤过率降低到正常值 20% 以下时,血浆尿素氮才明显增高,同时还受外源性(蛋白质摄入量)与内源性(感染、肾上腺皮质激素的应用、胃肠出血等)尿素负荷的影响,故尿素氮是判断氮质血症的指标,但不是反应肾功能的敏感指标。

(三) 水、电解质、酸碱平衡紊乱

1. 水代谢障碍　慢性肾功能衰竭晚期,肾对水的调节能力很差,不能适应水负荷的突然变化,易发生水代谢紊乱。在摄水不足或伴有呕吐等原因丢失水分过多时,因肾对尿的浓缩功能丧失,易引起脱水;当摄水过多时,因肾无稀释能力,又可导致水潴留和水肿。因此,对 CRF 晚期患者,应严密控制液体摄入量。

2. 电解质代谢紊乱

（1）钾代谢障碍：慢性肾功能衰竭患者，虽肾小球滤过率降低，但由于醛固酮分泌增加及肾小管上皮细胞 Na^+-K^+-ATP 酶的活性增强，使远端肾小管泌钾代偿性增多，故只要尿量不减少，血钾可长期维持正常。有些患者因进食少或腹泻，可出现严重的低钾血症。但当肾小球滤过率极度降低、肾小管泌钾功能障碍、组织分解加强、严重酸中毒时可促进高钾血症的发生。不论高钾血症还是低钾血症均可影响神经肌肉和心脏功能，严重时可危及生命。

（2）钠代谢障碍：慢性肾功能衰竭时，可引起低钠血症。低钠血症发生的机制是：① 渗透性利尿，加重尿钠丢失；② 肾小管受抑或受损，重吸收钠减少；③ 过多限制钠盐的摄入。故有人称 CRF 的肾为"失盐性肾"，因此对 CRF 患者可适当补充钠盐，以防低钠血症的发生。但 CRF 晚期，肾已丧失调节钠的能力，常因尿钠排出减少而致血钠增高，故补钠应慎重。

（3）镁代谢障碍：慢性肾功能衰竭患者，当肾小球滤过率$<30ml/min$ 时，镁排出减少，引起血镁升高。部分患者因高血压采用硫酸镁治疗，如用量过大或时间过久也可引起高镁血症。

（4）钙、磷代谢障碍：慢性肾功能衰竭时可发生血磷升高，血钙降低。血磷升高的机制是：① CRF 晚期，残存肾单位太少，虽有继发性 PTH 分泌增多，也不足以使磷充分排出，故血磷显著升高；② PTH 的增多又加强溶骨活动，促使骨磷释放增多，从而形成恶性循环，导致血磷上升。血钙降低的机制是：① 血浆$[Ca]\times[P]$为一常数，高血磷时，必然会导致血钙下降；② 血磷增高，磷从肠道排泄增多，并在肠内与食物中的钙结合，生成难溶解的磷酸钙排出，妨碍钙的吸收；③ 肾实质破坏，$1,25-(OH)_2-D_3$ 的生成减少，影响肠道对钙的吸收；④ 体内某些毒性物质的潴留，可使小肠黏膜受损，影响钙的吸收。

3. 代谢性酸中毒　在慢性肾功能衰竭早期（肾小球滤过率尚未低于正常的 25%），代谢性酸中毒主要由肾小管上皮细胞分泌 H^+ 和 NH_3 的能力下降或丧失引起。严重或晚期的肾功能衰竭患者（肾小球滤过率降低至正常的 20% 以下），代谢性酸中毒是由于体内酸性代谢产物（如硫酸、磷酸、有机酸等）从尿中排泄障碍引起。

（四）肾性骨营养不良

肾性骨营养不良是指：慢性肾功能衰竭时，由于钙磷及维生素 D_3 代谢障碍、继发性甲状旁腺功能亢进、酸中毒等所引起的骨病。肾性骨营养不良包括儿童的肾性佝偻病、成人的纤维性骨炎、骨软化、骨质疏松等。其发病机制为：① 钙磷代谢障碍和继发性甲状旁腺功能亢进；② 维生素 D_3 代谢障碍（见"钙磷代谢障碍"部分所述）；③ 酸中毒：CRF 常伴有代谢性酸中毒，由于动员骨盐缓冲持续升高的 H^+，使骨盐溶解、骨质脱钙。

（五）肾性高血压

由肾脏疾病引起的高血压称为肾性高血压。引起肾性高血压的主要原因和发生机制如下：

1. 钠水潴留　慢性肾功能衰竭时，因肾排水、排钠功能降低，体内出现钠水潴留，引起血容量增加和心输出量增多，产生高血压，这种高血压称为钠依赖性高血压。对这类患者使用低盐饮食、利尿等治疗，能控制高血压。

2. 肾素-血管紧张素系统的活性增强　　慢性肾小球肾炎、肾动脉硬化症等引起的 CRF，常伴有肾素-血管紧张素系统的活性增强。血中血管紧张素 II 含量增加，引起小动脉收缩，外周阻力增加；醛固酮分泌增多可导致钠水潴留，从而引起血压升高，这种高血压称为肾素依赖性高血压。对这类患者给予血管紧张素转化酶抑制剂，可使血压回降。

3. 肾分泌的抗高血压物质减少　　生理情况下，肾脏能生成前列腺素 A_2（PGA_2）和 E_2（PGE_2）等抗高血压物质，这些物质具有舒张血管、排水排钠、抑制肾素分泌等作用。在 CRF 时，上述抗高血压物质产生减少，导致高血压。

（六）肾性贫血

约 97% 的慢性肾功能衰竭患者都伴有贫血。其发生机制是：① 肾组织受损，导致促红细胞生成素分泌减少；② 潴留的毒性物质抑制骨髓造血功能；③ 消化吸收不良使造血原料（铁、蛋白等）供给不足；④ 潴留的毒性物质使红细胞膜上 ATP 酶活性下降，钠泵失灵，以致红细胞内 Na^+、水潴留，脆性增加，易于破坏；⑤ CRF 患者常有出血倾向和出血，使贫血加重。

（七）出血倾向

慢性肾功能衰竭患者常伴有出血倾向，临床表现为皮下淤血、黏膜出血（如齿龈出血、鼻出血、胃肠道出血等）。发生机制主要是：毒性物质的潴留使血小板第三因子释放受到抑制，使凝血酶原激活物生成减少；血小板的黏附、聚集功能降低，使出血时间延长。

第三节　尿毒症

在急、慢性肾功能衰竭的最严重阶段，由于肾单位大量破坏，代谢产物和内源性毒性物质在体内潴留，水、电解质和酸碱平衡紊乱以及内分泌功能失调，而引起一系列自体中毒症状，称为**尿毒症**（uremia）。

一、发生机制

近年来，已从尿毒症患者血浆中分离出 200 多种代谢产物或毒性物质，其中多种物质为尿毒症患者所独有。研究表明，尿毒症的发生主要与这些毒素的蓄积有关，并且是多种毒性物质和代谢障碍等综合作用的结果。下面是几种比较公认的尿毒症毒物。

1. 甲状旁腺激素（PTH）　　是一种主要的尿毒症毒素。经观察，几乎所有尿毒症患者都有继发性甲状旁腺功能亢进、PTH 增多。尿毒症时出现的许多症状、体征均与 PTH 含量密切有关。PTH 升高所致的尿毒症症状和体征主要包括：神经系统功能障碍，软组织钙化、坏死，肾性骨营养不良，皮肤瘙痒，胃酸分泌增多，氮质血症，高脂血症与贫血等。

2. 胍类化合物　　是一类非蛋白含氮物质，主要有甲基胍、胍基琥珀酸等。其中以甲基胍毒性最强，可引起呕吐、腹泻、肌肉痉挛、嗜睡、红细胞寿命缩短、心室传导阻滞等尿毒症的表现。胍基琥珀酸可抑制血小板功能、促进溶血等作用。

3. 尿素　　尿素增多可引起头痛、厌食、恶心、呕吐、糖耐量降低、出血倾向等多种尿毒症表现。近年来研究表明尿素的毒性与其代谢产物氰酸盐有关，氰酸盐能使蛋白质氨基甲酰化，从而抑制多种酶的活性影响细胞功能。

二、机体功能和代谢变化

尿毒症时,除了水、电解质、酸碱平衡紊乱、氮质血症、贫血、出血倾向、高血压等症状进一步加重外,还出现全身各系统的功能、代谢障碍。

1. 神经系统 神经系统症状是尿毒症的主要表现。临床表现为头痛、头昏、疲乏、淡漠、注意力不集中、理解力和记忆力减退等中枢抑制症状;严重者可出现烦躁不安、惊厥、精神错乱、嗜睡,最后昏迷,称为尿毒症性脑病。其发生与血中毒性物质的蓄积、能量代谢障碍、Na^+-K^+-ATP 酶活性降低和脑循环障碍等有关。

周围神经病变表现为下肢远端发麻、刺痛、痛觉过敏,运动后消失,故患者常活动腿。严重者可出现深腱反射减弱或消失、运动障碍等。发病与胍基琥珀酸、PTH 等增多对外周神经的损害有关。

2. 消化系统 消化系统症状是尿毒症患者最早、最突出的临床表现,主要有食欲不振、恶心、呕吐、腹泻、口腔溃疡、消化道出血等症状。其发生与尿毒症毒素引起的纤维素性(假膜性)胃肠炎及溃疡有关。

3. 心血管系统 心血管系统并发症是尿毒症患者的重要死亡原因之一。尿毒症时,肾性高血压、酸中毒、高钾血症、贫血、毒性物质的蓄积等可引起心力衰竭、心律失常和心肌损害。此外,尿毒症晚期由于尿素的刺激可出现尿毒症性心包炎(纤维素性心包炎),临床体检可闻及心包摩擦音。

4. 呼吸系统 尿毒症患者常伴有酸中毒,出现深大呼吸(Kussmaul 呼吸)。由于细菌分解唾液中的尿素而形成氨,故呼出的气体有氨味(即尿臭味)。严重患者可出现肺水肿、纤维素性胸膜炎或肺钙化等病变。

5. 皮肤症状 皮肤瘙痒是尿毒症患者常见症状,可能与毒性物质刺激皮肤感觉神经末梢和继发性甲状旁腺功能亢进使钙盐沉积在皮肤和神经末梢有关;并常有皮肤色素沉着、皮炎和尿素霜(尿素从汗腺排泄时在汗腺开口处形成细小白色结晶,称为尿素霜)。

6. 免疫系统 尿毒症患者体液免疫功能基本正常,细胞免疫功能障碍,故极易并发感染,感染也是其主要死因之一。

7. 其他系统 如内分泌紊乱表现为 $1,25$-$(OH)_2$-D_3、促红细胞生成素、睾丸酮等分泌减少,催乳激素、黄体生成激素、胃泌素、醛固酮、胰高血糖素、甲状旁腺激素等分泌增加,并引起一系列相应的临床症状。代谢障碍表现为糖耐量降低、高脂血症、负氮平衡和低蛋白血症等。

第四节 肾功能衰竭的防治原则

一、急性肾功能衰竭的防治原则

1. 治疗原发病 积极治疗原发疾病、消除病因,如尽快补足血容量、清除肾毒物、疏通尿路等。避免使用肾毒性药物。防治感染。

2. 对症治疗 鉴别功能性和器质性 ARF(表 5-15-1),以便采取不同的治疗措施。

（1）少尿期：严格控制输液量，避免发生水中毒；防治高钾血症、氮质血症；纠正代谢性酸中毒。必要时可采用透析疗法（如腹膜透析和血液透析）。

（2）多尿期：除上述治疗外，还需注意补充水、电解质，防治脱水、低钠血症和低钾血症。

3．护理原则　密切观察病情，仔细记录每天水的出、入量。避免使用含钾较多的食物及药物，禁用库血，防治高钾血症。预防感染，做好口腔、皮肤及泌尿道的清洁护理工作。做好急救准备。

二、慢性肾功能衰竭及尿毒症的防治原则

1．治疗原发疾病，防治肾实质的进一步损害。

2．消除加重肾负荷的诱因，如控制感染、降低高血压、避免使用血管收缩药和肾毒性药物，及时纠正水、电解质和酸碱平衡紊乱。

3．饮食和肠道清除疗法，限制高蛋白饮食；对水肿、高血压和少尿患者限制食盐的摄入。防治便秘，以便及时排出肠道内蛋白质分解产生的代谢产物，减少非蛋白氮在体内的潴留。

4．透析疗法，采用腹膜和血液透析疗法，能替代肾的排泄功能，延长患者寿命；但不能替代肾的内分泌和代谢功能。

5．肾移植是目前治疗 CRF 和尿毒症的最根本方法，可以恢复肾功能、纠正尿毒症引起的代谢异常。随着高效免疫抑制剂的应用，以及器官移植研究的发展，肾移植的存活率已明显提高。

（陈维亚）

第六篇

药　理　学

6

第一章

绪　论

第一节　药理学的性质和任务

药物(drug)是指能对机体原有生理功能或生化过程产生影响,并用于治疗、预防和诊断疾病的化学物质。药物不同于一般的化学物质,它有其明确的作用、适应证、用法、用量。药物可来源于植物、动物、矿物质,也可由人工合成。药物与毒物之间并无严格界限,毒物是指较小剂量就能损害人体健康的化学物质。任何药物的剂量过大都可能产生毒性反应。

药理学(pharmacology)是研究药物与机体(含病原体)间相互作用规律及其原理的一门学科。药理学研究在指导临床合理用药与新药开发研制中起着重要作用,它是基础医学与临床医学,医学与药学的桥梁。

药理学的研究内容包括:

1. **药物效应动力学**(pharmacodynamics)　简称药效学,主要研究药物对机体的作用及其规律,阐明药物防治疾病的机制。

2. **药物代谢动力学**(pharmacokinetics)　简称药动学,主要研究机体对药物处置过程的动态变化,包括药物在体内的吸收、分布、转化(代谢)和排泄的过程,特别是血药浓度随时间而变化的规律。

药效学及药动学两个过程是同时进行又相互联系的,并受很多因素影响,故药理学还要研究影响药效学及影响药动学的因素。

药理学的学科任务是:① 在阐明药效学及药动学的基础上,为临床合理用药防治疾病提供理论依据,以充分发挥药物治疗效果,尽量避免或减少不良反应;② 药理学研究是新药研究的重要组成部分,为开发新药、老药新用,确保药品质量做贡献;③ 药理学的研究进展为解释一些生命现象提供科学资料,是推动生命科学发展的重要学科之一。

第二节　药理学发展简史

远古时代,人们为了生存从生活经验中得知某些天然物质可以治疗疾病与伤痛。这些实践经验有不少流传至今,例如饮酒止痛、大黄导泻、楝实祛虫、柳皮退热等。以后人们将民间医药实践经验的累积和流传集成本草,这在我国及埃及、希腊、印度等均有记载,例如在公元 1 世纪前后我国的《神农本草经》及埃及的《埃伯斯医药籍》等。公元 7 世纪(659 年),唐代的《新修本草》是我国、也是世界上第一部由政府颁布的药典,收载药物 884 种。明代伟大的医药学家李时珍,汇集 16 世纪以前 800 多种先贤典籍,博采众长、亲身实践、三易其稿,历时27 载终于在 1596 年完成巨著《本草纲目》,全书共 52 卷,约 190 万字,收载药物 1892 种、插

图 1160 幅,附方 11000 余条,并提出了药物科学分类法。该书不仅是传统医药经典著作,也是世界闻名的药物学巨著,早已译成英、法、德、日、俄等七种文字流传世界,对促进祖国医药及世界药学的发展,做出了杰出贡献,至今仍有重要参考价值。

药理学的建立和发展与现代科学技术的发展密切相关。19 世纪初,由于有机化学、生物学、实验生理学的发展,促进了实验药理学的建立。1803 年德国化学家 Sertumer 首先从鸦片中提取出吗啡,并用狗进行镇痛研究。1819 年法国人 Magendie 用青蛙经典实验确定了士的宁的作用部位。以后相继从植物药中不断提纯多种有效成分,如依米丁、奎宁、阿托品等,并利用整体动物及其离体器官开展药理试验。1878 年英国人 Langley 根据阿托品与毛果芸香碱对猫唾液分泌的拮抗作用研究,提出了受体概念,这些都为现代药理学的建立与发展做出了巨大贡献。

20 世纪初,德国人 Ehrlich 用自制的砷凡钠明治疗梅毒,Domagk 发现磺胺药能治疗细菌感染,从此开创了化学合成药物的新纪元。英国人 FIeming 及 Folorey 对青霉素的发现和成功用于临床,使人类步入伟大的抗生素时代。20 世纪中叶以来,随着生物化学、生物物理学、免疫学及分子生物学的迅猛发展,受体学说的日趋完善以及新技术如电子技术、波谱技术、同位素扫描和细胞培养、细胞免疫等的广泛应用,使药理学的发展得到了重大突破,出现了许多前所未有的药理学新领域和新药,如抗精神病药、抗组胺药、抗肾上腺素药等。药物作用机制的研究,已从器官水平深入到细胞、亚细胞和分子水平,随之药理学在深度和广度上出现了许多分支学科,如生化药理学、分子药理学、精神药理学、遗传药理学、免疫药理学、时辰药理学、生殖药理学以及临床药理学等。展望未来,利用现代分子生物学的理论与技术,如 DNA 重组、分于克隆等技术,必将推动现代药理学向更深层发展,为临床药物治疗学的创新展示出更广阔的前景。

第三节　药理学在新药开发和研究中的重要作用

人们生活水平的提高要求开发更多更好的新药,药物科学的发展为新药开发提供了理论基础和技术条件,市场经济竞争也促进了新药的快速发展。临床有效的药物都具有相应的药理效应,但具有肯定药理效应的药物却不一定都是临床有效的药物。例如,抗高血压药都能降低血压,但降压药并不都是抗高血压药,更不一定是能减少并发症、延长寿命的好药。因此,新药的开发研究必须有一个逐步选择与淘汰的过程。为了确保药物对病人的疗效和安全性,新药开发不仅需要可靠的科学实验结果,各国政府还对新药生产上市的审批与管理制定了法规,对人民健康及工商业经济权益予以法律保障。

新药来源包括天然产物、半合成及全合成化学物质。过去选药的主要方法是依靠实践经验,现在可以根据有效药物的植物分类学找寻近亲品种进行筛选或从有效药物化学结构与药理活性关系推断,定向合成系列产品,然后进行药理筛选。近年来对于机体内在抗病物质(蛋白成分)利用 DNA 基因重组技术,即将 DNA 的特异基因区段分离并植入能够迅速生长的细菌或酵母细胞,以获得大量所需蛋白药物。此外,还可对现有药物进行化学结构改造(半合成)或改变剂型,也可获得疗效更好、毒性更小或应用更方便的药物。

新药研究过程大致可分三步,即临床前研究、临床研究和售后调研。临床前研究包括用动物进行的系统药理研究及急慢性毒性观察。对于具有选择性药理效应的药物,在进行临床试验前还需要测定该药物在动物体内的吸收、分布及消除过程。临床前研究是要弄清新药的作用谱及可能发生的毒性反应。在经过药物管理部门的初步审批后才能进行临床试验,目的在于保证用药安全。

临床研究首先在 10～30 例正常成年志愿者中观察新药耐受性,找出安全剂量,再选择有特异指征的病人按随机分组、设立已知有效药物及空白安慰剂双重对照(对急重病人不得采用有损病人健康的空白对照),并尽量采用双盲法(病人及医护人员均不能分辨治疗药品或对照药品)观察,然后进行治疗结果统计分析,客观地判断疗效。与其同时,还需进行血药浓度监测计算药动学数据。受试病例数一般不应少于 300 例,先在一个医院以后可扩大至三个以上医疗单位进行多中心合作研究。对那些需要长期用药的新药,应有 50～100 例病人累积用药半年至一年的观察记录。由此制定适应证、禁忌证、剂量疗程及说明可能发生的不良反应后,再经过药政部门的审批才能生产上市。

(赵建波)

第二章

药物效应动力学

第一节　药物作用的基本规律

一、药物作用

药物作用（drug action）是指药物与机体大分子的初始作用，而药物的**效应**（effect）是药物初始作用的结果，是机体生理、生化功能或形态发生的变化。如去甲肾上腺素激动血管平滑肌上的 α 受体，结果使血管收缩、血压上升。药物作用是动因，效应是结果。通常作用与效应两词互相通用。

兴奋与抑制作用是药物效应的基本类型，使原有功能增强称**兴奋**（excitation），如咖啡因兴奋中枢；使原有功能减弱称**抑制**（inhibition），如地西泮催眠。同一药物也可表现出相反或双向效应，如阿托品因解除迷走神经对心脏的抑制而使心率加快，但对肠平滑肌则引起抑制。甚至有的药对同一类组织亦可产生不同的效应，如肾上腺素使骨骼肌血管舒张，而对内脏血管则引起收缩。

此外，有些药物是通过抑制或杀灭病原体而发挥药理效应，如抗生素等化学治疗药。各种维生素及无机盐类药物是补充机体的不足。

二、药物作用的方式

1. 直接作用和间接作用　药理效应可以是药物直接对所接触的部位产生作用（直接作用），也可以是通过反射机制或生理性调节间接产生作用（间接作用）。如去甲肾上腺素，直接作用使血管收缩、血压升高，属于直接作用；而同时又反射性引起心率变慢，属于间接作用。

2. 局部作用和吸收作用　根据药物作用范围又分为局部作用与吸收作用。前者指药物无须吸收入血，就在用药局部呈现的直接作用，如普鲁卡因的局部麻醉作用。后者指药物吸收入血液循环后，分布到各组织器官而呈现的作用，又称全身作用。

3. 药物作用的选择性　药理效应的专一性称为**选择性**（selectivity），或指药物往往只对少数组织器官或病原体产生明显的作用。药物选择性作用的机制尚不清楚，可能与药物在体内的分布有关，与各组织细胞的结构及生化特点的差异有关。选择性低的药物，作用范围广，可影响机体多种功能，临床应用时针对性不强，副作用较多，如阿托品。选择性高的药物作用范围窄，应用时针对性强，副作用也较少。但选择性作用具有相对性，随剂量增加效应也会变得广泛，如咖啡因选择性兴奋大脑皮层引起苏醒，剂量过大亦可兴奋脊髓而致惊厥。

药物作用的选择性是对药物进行分门别类的基础，也是临床选择用药的根据。

三、药物作用的双重性

(一) 治疗作用

凡符合用药目的,达到防治疾病的作用称**治疗作用**(therapeutic action),根据治疗目的的不同分为:

1. **对因治疗**(etiological treatment)　指消除原发致病因子的治疗,以达到彻底治愈疾病的目的。如抗生素杀灭体内致病微生物。

2. **对症治疗**(symptomatic treatment)　指改善疾病症状的治疗,如阿司匹林的解热镇痛作用。

一般讲对因治疗更重要,但对诊断不明或一些重危急症,如休克、心力衰竭、脑水肿、高热、惊厥等,对症治疗对维持重要的生命指标,争取对因治疗的时间更为迫切。因此,临床用药应根据病人的具体情况,急则治标(对症)、缓则治本(对因)、或标本兼治的原则,妥善处理好两者相辅相成的关系。

3. **补充治疗或替代治疗**(replacement therapy)　用药目的在于补充体内营养物或代谢物质不足。

(二) 不良反应

凡不符合药物治疗目的或给病人带来不适,甚至有危害的反应,称为**不良反应**(adverse reaction, ADR)。多数不良反应是药物固有作用的延伸,一般可预知,但不一定可以避免。少数较严重的不良反应,难以恢复者称**药源性疾病**(drug-induced disease),如庆大霉素引起耳聋。

1. **副作用**(side effect)　是指药物在治疗量时,出现了与治疗目的无关的作用。产生副作用的原因是药物作用选择性低,作用广泛所致,当某些效应被用作治疗目的时,其他效应就成了副作用,故可预知不易避免,但可设法纠正。如阿托品有松弛内脏平滑肌(用于缓解胃肠痉挛)和抑制腺体分泌(用于全身麻醉前给药)的作用,当其中一种作用被用作治疗目的时,药物的另一种作用就成为副作用。

2. **毒性反应**(toxic reaction)　是指用药剂量过大或蓄积过多时发生的危害性反应。毒性反应一般较重,但可预知,也是一种可以避免的不良反应。有时由于病理状态、遗传缺陷或合并用药使机体敏感性增加,即使治疗量也可出现毒性反应。毒性反应又可分为:① 急性毒性:是指短期内用药过量引起的毒性,以损害呼吸、循环和神经系统为主;② 慢性毒性:是指长期用药体内药物蓄积过多而逐渐产生的毒性,常损伤肝、肾、骨髓及内分泌功能。

致畸(teratogenesis)、**致癌**(carcinogenesis)、**致突变**(mutagenesis)的"三致"反应属慢性毒性范畴,是药物损伤了细胞遗传物质所致的特殊毒性作用,可用来评价药物的安全性。

3. **后遗效应**(residual effect)　指停药后血药浓度已降至阈浓度以下时仍残存的药理效应。如服用长效巴比妥类催眠药后,次晨仍感困倦乏力的现象。

4. **停药反应**(withdrawal reaction)　指长期用药后突然停药,使原有疾病加剧的反应,又称"反跳"。如久服可乐定降血压,停药次日血压又急剧回升。

5. **变态反应**(allergic reaction)　是一类免疫反应,药物可作为抗原或半抗原经接触致敏后所引起的病理性免疫反应,也称过敏反应,常见于过敏性体质的病人。不同的药物、不同的个体其过敏反应的临床表现差异很大,症状轻重不一,轻则皮炎、皮疹、药热,重则骨髓抑制,肝、肾功能损害,休克甚至死亡,一般停药后可恢复,再次用药可再次发生。防止变态反应的主要措施,是全面了解患者的过敏史及熟悉可能引起变态反应的药物。有些药用前应进行皮肤过敏试验,如青霉素、链霉素,皮试阳性者禁用。

6. **特异质反应**(idiosyncratic reaction)　指少数特异质患者对某些药物的反应特别敏感,是由先天遗传性异常而致。反应性质与药物固有作用基本一致,反应的程度与剂量成比例。如葡萄糖-6-磷酸脱氢酶缺乏者,服伯氨喹或磺胺药后极易引起急性溶血。

第二节　药物的量效关系

在一定范围内药物药理效应的强弱与剂量大小或浓度高低呈一定比例关系,即**量效关系**(dose-effect relationship)。因药理效应与血药浓度更密切,故也常用**浓度-效应关系**(concentration-effect relationship)。通过量效关系研究,可定量分析和阐明药物剂量(或浓度)与效应的规律,有助于深入认识药物作用的性质,为临床正确用药提供参考。

一、药物的剂量与效应

用药的 **分量称剂量**(dose)。按剂量大小与药效的关系,剂量又分为:

1. 无效量　即药物剂量过小,在体内达不到有效浓度,不能引起药理效应的剂量。

2. 最小有效量(阈剂量)　指引起效应的最小剂量。

3. 治疗量或常用量　是对大多数人安全而有效的剂量,是比最小有效量大,比最小中毒量小得多的剂量。医生按患者具体情况一般在常用量范围内增减。

4. 极量　是药典对剧毒药品规定的最大允许用量,又称最大治疗量。它大于常用量,小于最小中毒量,是临床安全用药的极限,超过极量很容易引起毒性反应,因此处方时一般不用极量,更不得超过极量,否则造成意外事故,医生应负法律责任。

5. 中毒量及致死量　超过极量引起毒性反应的剂量称中毒量,引起毒性反应的最小剂量称最小中毒量。引起中毒致死的剂量称致死量,引起死亡的最小剂量称最小致死量。

二、量效曲线

量效关系用图解说明,以药理效应的强度为纵坐标,药物剂量(或浓度)为横坐标,绘制出的"S"形曲线,即量效曲线。

1. 量反应量效曲线　指药理效应的强弱呈连续性量的变化,效应指标可用具体数值或最大反应百分率表示者称量反应(属计量资料),如心率快慢、血压高低、血糖水平、肌肉张力程度等,以效应强度作纵坐标,横坐标改用对数剂量(或浓度)所得曲线呈对称"S"形(图 6-2-1),称量反应量效曲线。

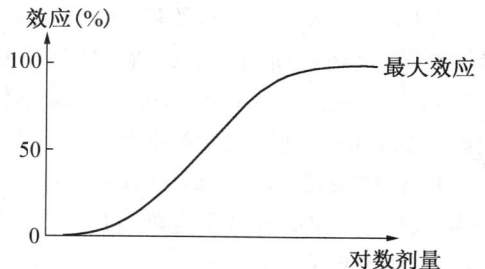

图 6-2-1　量反应量效曲线

　　该曲线可定量表示药物反应特点,可用于测定药物的最大效应(E_{max})、测定 50％最大效应($0.5E_{max}$)及最小效应。曲线中段斜率最大(陡),说明剂量稍有增减其效应变化随之明显变化。斜率大的药物提示药效较猛烈,曲线平坦药效较温和。

　　2. 质反应量效曲线　观察药理效应只能用阳性或阴性(如死亡、惊厥、麻醉、哮喘等出现与否)的性质变化来表示者称质反应(属计数资料)。质反应量效曲线如以阳性反应发生频数为纵坐标,对数剂量(或浓度)为横坐标,则呈正态分布型;如以累加阳性率与对数剂量(或浓度)作图,则质反应量效曲线也呈对称"S"形(图 6-2-2)。

　　能使群体中有半数个体出现某一效应的剂量称半数有效量(ED_{50}),因采用反应指标的不同,又有半数中毒量(TD_{50})及半数致死量(LD_{50})等。

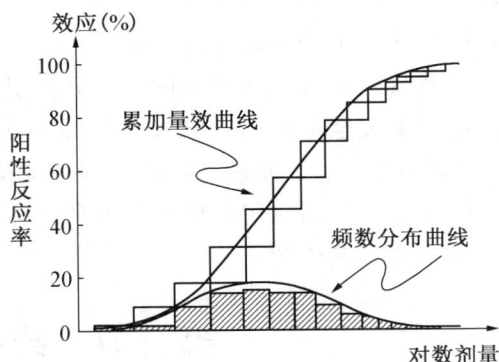

图 6-2-2　质反应量效曲线

三、效能与效价

　　在量效关系中,效能与效价强度常用于评价两个药物或两个以上药物的作用特点。

　　1. **效能**(efficacy)　指在最高允许剂量时所能产生的最大效应(E_{max}),此时再增加剂量效应也不会增强,反而只能引起毒性。效能反映药物的内在活性,由药物固有性质所决定。高效能药物所产生的效应,是低效能药物无论多大剂量也无法产生的。如吗啡是高效能镇痛药能解除剧痛,而阿司匹林只能缓解轻度及中度疼痛。

　　2. **效价强度**(potency)　指引起同等效应(如 $0.5E_{max}$)时所需剂量的大小。所需剂量越小,效价强度越大,即效价强度与等效剂量成反比。如吗啡有效剂量每次 10mg,而哌替啶(度冷丁)是 100mg,效价强度前者是后者的 10 倍。

　　效价强度与效能之间无相关性,两者反应药物的不同性质,在药物的药效学评价中具有重要意义。如氢氯噻嗪排钠利尿的效价强度大于呋塞米,但后者的最大效能却远大于前者,故重症水肿时宜选用高效能的呋塞米可获较好利尿效果。在临床治疗时,药物的效价强度与效能可作为选择药物和确定药物剂量的依据。

四、药物的安全性评价

　　每种药物的作用都有双重性,临床用药时要权衡利弊,评价药物安全性的指标主要有以下几个:

　　1. **半数致死量**(LD_{50})　半数致死量是使 50％动物出现死亡的剂量,LD_{50} 越大,药物毒性越小,常用于临床前药理研究检测药物毒性大小。

　　2. **治疗指数**(therapeutic index,TI)　用药物的半数致死量(LD_{50})与半数有效量(ED_{50})的比值来反映药物的安全性,即治疗指数(TI)＝LD_{50}/ED_{50},一般讲 TI 越大越安全。鉴于治疗指数未考虑到药物达到最大效应时的毒性情况,故单用治疗指数不能完全严格地反映药物的安全性。假设两药(A 和 B 药)的 LD_{50} 与 ED_{50} 相同，TI 也相同，但如果两药的量效曲线的斜率并不相同，B 药表示疗效的曲线与表示毒性的曲线首尾有重叠，即 LD_5 小于 ED_{95}，未达最大效应时已有 5％动物死亡；而 A 药首尾无重叠，在 ED_{95} 和 ED_{99} 时仍无动物死亡，此时 A、B 两药虽然 TI 相同，但实际是 A 药比 B 药安全，因此认为安全范围及可靠安全系数是更理想的药物安全性指标。

3. **安全范围**(margin of safety)　安全范围指 ED_{95} 与 LD_5 之间的距离，距离越大越安全。

4. **可靠安全系数**(certain safety factor)　可靠安全系数是指 LD_1 与 ED_{99} 比值，若系数<1，说明有效量与致死量仍有重叠，是不安全的。

在临床上，有时也用药物的最小有效量和最小中毒量之间的距离，表示药物的安全范围，其距离越大越安全。

第三节　药物的作用机制

药物作用机制研究药物如何与机体不同靶细胞结合，又如何发挥作用的，有助于深入阐明药物双重作用的本质，指导临床用药，是药效学的重要内容。

一、非特异性药物作用机制

有些药物以其本的身理化性质与靶细胞间通过沉淀、吸附、络合、脂溶、酸碱中和或改变渗透压等简单的理化作用而产生药理效应，这类作用机制与化学结构关系不大。如口服抗酸药中和胃酸治疗溃疡病；静脉注射甘露醇提高血浆渗透压，使组织脱水治疗脑水肿。

二、特异性药物作用机制

特异性药物作用与其化学结构密切相关，是通过药物分子自身结构的特异性与机体生物大分子的功能基团结合，引起一系列生物效应。

1. 参与或干扰细胞代谢　有些药物是补充缺乏，参与到机体代谢过程治疗相应的缺乏病，如铁盐、钙盐、钾盐以及各种维生素。另有些药物的化学结构与机体或病原体的正常代谢物质很相似，作为伪代谢物掺入到代谢过程，干扰该物质代谢而起作用，如抗代谢药类抗癌药。

2. 影响酶的活性　药物对酶的影响可以是抑制、激活、诱导或复活作用。如奥美拉挫抑制胃黏膜 H^+-K^+-ATP 酶抑制胃酸分泌，苯巴比妥诱导肝药酶，氯磷定恢复胆碱酯酶的活性。有些药本身就是酶，如胃蛋白酶。

3. 影响生理物质的合成、释放与转运　如阿司匹林通过抑制前列腺素合成起解热镇痛作用；小剂量碘促进甲状腺激素合成，而大剂量碘则阻止其释放起抗甲状腺作用。细胞膜上主要有 Ca^{2+}、K^+、Na^+ 及 Cl^- 等离子通路。有些药直接作用离子通道改变其构象，使通道开放或关闭，影响离子转运而发挥作用。如硝苯地平抑制 Ca^{2+} 通道，减少 Ca^{2+} 内流，使血管平滑肌舒张而起治疗高血压的作用。

4. 作用于受体　许多药物是通过受体机制发挥作用的。

第四节　药物与受体

一、受体概念与受体特性

(一)受体与配体

1. **受体**(receptor，R)　是存在于细胞膜或细胞内,能识别、结合特异性配体(如药物、激素、神经递质等),并产生特定生物效应的大分子物质,大多数是糖蛋白或脂蛋白。

2. **配体**(ligand)　能与受体特异结合的物质称配体。药物即外源性配体,内源性配体包括神经递质、激素、自体活性物质、抗原和抗体等。能激活受体的配体称激动剂,能阻断受体活性的配体称拮抗剂。

3. **受点**　受体上与配体分子结合的化学基团称结合位点或受点。

(二)受体的特性

1. **高度特异性**　特定的受体只能选择特定的配体结合,产生特定的效应。

2. **敏感性**　受体只需与微量的配体($10^{-15}\sim10^{-12}\,mol/L$)结合,就能产生显著的效应。

3. **饱和性**　每个细胞或一定量组织内受体数量是有限的,当配体达到一定浓度,其最大结合值不再随配体浓度的增加而增大。配体间存在着竞争性结合现象。

4. **可逆性**　配体与受体的结合一般是可逆的,配体解离出来仍是原型而非代谢产物。

5. **多样性**　同一类型受体可广泛分布在不同的细胞而产生不同的效应。受体的多样性是受体亚型分类的基础。

二、药物与受体相互作用

受体的基本功能是与配体结合和传播信息。按质量作用定律,药物与受体结合的一般表达:

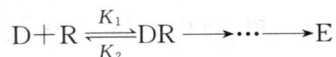

$$D+R \underset{K_2}{\overset{K_1}{\rightleftharpoons}} DR \longrightarrow \cdots \longrightarrow E$$

式中:D 为药物,R 为受体,DR 为药物受体复合物,E 为效应,K_1 结合速率常数,K_2 为解离速率常数。

药物与受体的结合力称**亲和力**(affinity),药物与受体结合的量越多其作用越强,故效应的相对强弱与 DR 相对结合量成比例,而药物与受体结合的多少,取决于受体周围的药物浓度和单位容积内的受体总数。

药物与受体结合,多数通过分子间引力、氢键、离子键等形式,故结合不牢固且是可逆的,当结合与解离的反应达到平衡时,用下式表达:

$$K_d = \frac{[D][R]}{[DR]} \qquad (式中[\quad]表示摩尔浓度)$$

式中:K_d 为解离常数,反映药物与受体的亲和力,K_d 越小说明药物与受体的亲和力越大,即两者成反比。如果以 K_d 的负对数($-\lg K_d$)即 pD_2(亲和力常数)来表示,则 pD_2 值与亲和力成正比。

药物与受体结合产生效应,不仅药物要具有亲和力,还需具有**内在活性**(intrinsic activity),后者决定药物与受体结合时药物发生效应的能力大小,所以内在活性又称**效应力**(efficacy)。此外,当药物亲和力相等时,其最大效应取决于内在活性的大小;当内在活性相等时,效价强度取决于亲和力的大小。

三、作用于受体的药物分类

根据药物与受体结合后所产生效应的不同,习惯上将作用于受体的药物分为激动药、部分激动药和拮抗药(阻断药)三类。

1. **激动药**(agonist)　指对受体既有亲和力又有内在活性的药物,它们与受体结合并激动受体而产生效应。根据内在活性大小的不同,又分为完全激动药及部分激动药,前者对受体有强的亲和力和强的内在活性;后者对受体有较强亲和力,但内在活性不强。如吗啡是阿片受体的完全激动药,能发挥强大镇痛效应,镇痛新是阿片受体的部分激动药,只能引起较弱的镇痛效应,但成瘾性小。

2. **拮抗药**(antagonist)或称**阻断药**(blocker)　指对受体有强的亲和力而无内在活性的药物,反而因它占据受体而妨碍了激动药与受体结合和效应的发挥。如纳络酮是阿片受体的拮抗药。

根据拮抗药与受体结合是否有可逆性,又将拮抗药分为以下两类:

(1) **竞争性拮抗药**(competitive antagonist):能与激动药相互竞争相同受体,且结合是可逆的,通过增加激动药的剂量,最终仍可达到单用时的最大效应。

(2) **非竞争性拮抗药**(non-competitive antagonist):通过共价键与受体不可逆结合,改变受体构型,干扰激动药与受体正常结合,减少了能结合的受体数目,故加大激动药剂量也不能达到原来的最大效应。

四、受体类型

根据受体蛋白结构、信息转导过程、效应性质、受体位置的特点,受体主要分成以下5类:

1. **G 蛋白耦联受体**　是一类由 GTP 结合调节蛋白组成的受体超家族,可将配体带来的信号传送至效应蛋白,产生生物效应。如肾上腺素、乙酰胆碱、多巴胺、阿片类、前列腺素及胰高血糖素等,与相应受体结合后,只有通过 G 蛋白转导,才能影响细胞内 cAMP、Ca^{2+}、磷酸肌醇等第二信使的水平而产生效应。

2. **配体门控离子通道受体**　由配体结合部位及离子通道两部分组成,主要存在于快反应细胞膜上。当与配体结合后,受体变构使通道开放或关闭,改变膜内、外离子流动状态,引起细胞膜去极化或超极化,产生兴奋或抑制效应。前者如 N-胆碱受体,后者如 γ-氨基丁酸受体。

3. **酪氨酸激酶受体**　胰岛素及一些生长因子的受体本身具有酪氨酸蛋白激酶活性,称为酪氨酸激酶受体。该类受体由三部分组成,膜外有配体结合部位,中间为跨膜段,胞内有可被磷酸化的酪氨酸残基。当胰岛素与受体结合后受体变构,酪氨酸磷酸化,进而激活胞内蛋白激酶,加速核酸及蛋白质合成,引起细胞生长分化等效应。

4. 细胞内受体 甾体激素、甲状腺激素等脂溶性高,易入细胞内与相应受体结合。如糖皮质激素与胞浆相应受体结合后,分出一个磷酸化蛋白以去除抑制,然后进入细胞核与特异 DNA 碱基区段结合,促进相关基因转录诱导生成介质蛋白,发挥调节生长发育等生理功能。甲状腺激素受体存在于细胞核内。

5. 其他酶类受体 鸟苷酸环化酶(GC)也是一类具有酶活性的受体,存在两类 GC,一类为膜结合酶,另一类存在于胞浆中。心钠肽可兴奋鸟苷酸环化酶,使 GTP 转化为 cGMP 产生生物效应。

五、细胞内信号转导

第一信使是指多肽激素、神经递质及细胞因子等细胞外信使物质,第一信使与其相应受体结合后,必须通过第二信使,将信息放大、分化、整合并传给效应物(如酶),才能产生特定的生理功能及药理效应。第二信使是第一信使作用于靶细胞后,刺激胞浆内产生的信息分子,是细胞外信息与细胞内效应之间必需的中介物,目前已肯定的第二信使有 cAMP 与 cGMP,肌醇磷脂(PI)和二酰甘油 (DAG)及 Ca^{2+}。

六、受体的调节

受体并非固定不变,而是在不断地更新,受体的数量及反应性经常受到各种生理、病理因素及药物的调节,调节的方式主要有受体脱敏和增敏两种类型。

1. 受体脱敏 是指长期应用激动药后,组织或细胞对激动药的敏感性或反应性下降的现象。分为激动药特异性脱敏及激动药非特异性脱敏,前者指仅对一种类型的受体激动药反应性降低,后者指对一种类型激动药脱敏后,对其他类型受体激动药也不敏感。激动药特异性脱敏可能是受体自身的变化(受体磷酸化或内移);激动药非特异性脱敏可能是因为所有受影响的受体拥有一个共同反馈调节机制,或者受到调节的是它们信号转导通路上的某个共同环节。

2. 受体增敏 是与受体脱敏相反的一种现象,可因受体激动药水平降低或长期应用拮抗药而造成。如长期使用 β 受体拮抗药普萘洛尔阻断 β 受体,则可引起受体增敏,突然停药时会出现病情加剧的反跳现象。

受体调节若只涉及受体数量的变化,分别称向下调节或向上调节。

(赵建波)

第三章

药物代谢动力学

第一节 药物的体内过程

药物在体内的过程可概括为药物的转运(吸收、分布和排泄)及转化(代谢)过程,其中药物都要通过各种生物膜,因此药物的跨膜转运涉及药物的吸收、分布、生物转化和排泄等过程。常见的跨膜转运方式有:

1. 简单扩散 是指药物以浓度梯度为动力使药物通过生物膜的一种被动转运方式,不消耗能量,各药物之间无竞争抑制现象,是大多数药物的主要转运方式。扩散速率除取决于膜的性质、面积及膜两侧的浓度梯度外,还与药物的性质有关,相对分子质量小(200 以下)、脂溶性大、非离子型(极性小)药物较易通过。药物多是弱酸性或弱碱性有机化合物,其离子化程度受其解离常数及其所在溶液的 pH 的影响,非离子型药物可以透过生物膜,而离子型药物就被限制在膜的一侧,这种现象称为离子障。在药物的吸收方面,弱酸性药物在酸性胃液中解离少,可从胃黏膜吸收;而弱碱性药物则相反。在药物排泄方面,如弱酸性药物苯巴比妥在酸性尿液中,非离子型药物增多,易通过肾小管的细胞膜扩散而被再吸收,而在碱性尿液中则相反,不易被再吸收而容易随尿排泄。所以,碱化尿液是治疗巴比妥类药物中毒的重要措施之一。

2. 易化扩散 是靠载体顺浓度梯度跨膜转运的另一种被动转运方式,无需耗能,如葡萄糖的吸收,吸收速率较快。

3. 主动转运 是逆浓度梯度或逆电化学梯度进行的载体转运方式,需要耗能。药物与载体的结合具有选择性和饱和性,如两个药物经同一载体转运,则两药之间发生竞争性抑制现象,这一主动转运机制与药物在体内分布及肾排泄关系比较密切。

一、药物的吸收

药物的**吸收**(absorption)是指药物自给药部位进入血液循环的过程。多数药物通过被动转运吸收,少数药物经主动转运吸收。

(一)口服

口服给药是最常用的给药途径。小肠吸收面积大、血流丰富,是主要吸收部位,少数弱酸性药物可在胃中吸收。胃肠吸收药物需通过毛细血管经肝门静脉再到体循环。有些药物首次通过胃肠壁和肝脏时可被酶代谢失活,使进入体循环的药量减少,这种现象称**首关消除**(first pass elimination)。首关消除多的药物,生物利用度低。舌下含服及直肠给药虽可减轻首关消除,吸收也较迅速,但吸收不规则,较少应用。

（二）注射给药

静脉注射可使药物迅速而准确地进入体循环，没有吸收过程。肌内注射及皮下注射吸收完全，一般比口服快，其吸收速率取决于局部血液循环，血管收缩药则可延长药物的局部作用，减少吸收。动脉注射可将药物输送至该动脉分布部位发挥局部疗效以减少全身反应，如将溶纤药直接用导管注入冠状动脉以治疗心肌梗死。注射给药还可将药物注射至身体任何部位发挥作用，如局部麻醉。注射给药需要医护人员进行，作用发挥快，但因其以很高的浓度、极快的速率到达靶器官，故也最危险。

（三）吸入

经口、鼻吸入的药物可以从肺泡吸收。肺泡表面积大（达 200m²），与血液只隔肺泡上皮及毛细血管内皮各一层，血流丰富，药物只要能到达肺泡，就可迅速吸收。除了气态麻醉药和其他一些治疗性气体经吸入给药外，容易气化的药物也可采用吸入途径给药，如沙丁胺醇。有的药物如色苷酸钠可制成直径约 5μm 的极微细粉末以特制的吸入剂气雾吸入。

（四）局部用药

局部用药的目的是在皮肤、眼、鼻、咽喉和阴道等部位产生局部作用。经皮给药既可发挥局部作用，也可发挥全身作用。除汗腺外，皮肤不透水，但高脂溶性的药物可以缓慢通透。利用促皮吸收剂如氮酮可与药物制成贴皮剂，促使药物透皮吸收，产生全身疗效，如硝苯地平贴皮剂。直肠给药以产生局部抗炎作用，但大部分直肠给药是为了产生吸收作用。

（五）舌下给药

舌下给药可避免首关消除，直接进入全身循环，故应用比口服小得多的剂量即可有效，如硝酸甘油。

二、药物的分布

分布（distribution）是指药物从血液循环进入细胞间液和细胞内液的过程。药物的分布与药物的理化性质、组织的血流量、药物与组织的亲和力以及一些特殊屏障有关。

（一）血浆蛋白结合率

药物进入体循环后部分与血浆蛋白结合，药物的血浆蛋白结合率是指血液中药物与血浆蛋白结合的百分率。弱酸性药物主要与白蛋白结合，弱碱性药物除了可与白蛋白结合外，还常与脂蛋白及 α_1-酸性糖蛋白结合。药物与血浆蛋白的结合是可逆的，结合后的药物药理活性暂时消失，分子变大不能通过毛细血管壁而暂时"储存"在血液中，结合型药物不能被代谢或排泄，而游离型药物可跨膜转运到各组织或作用部位产生药理效应。当血浆中游离型药物因分布或消除而浓度降低时，部分结合型药物解离为游离型药物，两者始终处于动态平衡状态。药物与血浆蛋白结合特异性低，而血浆蛋白结合位点有限，两个药物可能竞争性结合同一蛋白而发生置换现象。假如某药结合率达 99%，若被另一药置换而下降 1%，则游离型（具有药理活性）药物浓度在理论上将增加 100%，可能导致中毒。药物也可能与内源性代谢物竞争性结合血浆蛋白，如磺胺药竞争性结合血浆蛋白而将胆红素置换，使血中游离胆红素浓度升高，在新生儿可能导致核黄疸症。血浆蛋白过少（如肝硬化）或变质（如尿毒症）时，因药物与血浆蛋白结合率下降，也容易发生毒性反应。

（二）药物与组织的亲和力

药物在体内的分布有明显的选择性，多数呈不均匀分布。药物与组织的亲和力和药物分布的多少有关。如碘主要集中在甲状腺，钙沉积于骨骼。给药一段时间后，血药浓度趋向"稳定"，分布达到"平衡"，但各组织中药物并不均等，血浆药物浓度与组织内浓度也不相等，这种"平衡"称为假平衡，是由于药物与组织蛋白亲和力不同所致。但临床仍可通过测定血浆药物浓度来反映靶器官药物浓度高低，并决定药物效应的强弱。

（三）器官血流量

人体各组织器官的血流量是不均一的，血流量相对较多的组织器官如肝、肾、脑、肺等药物分布速率快，而血流量少的组织器官分布速率慢。药物较快、较多地分布到血流丰富以及与药物亲和力高的组织，然后向血流量小以及与药物亲和力较低的组织转移，这种现象称为**再分布**（redistribution），如硫喷妥先在血流量大的脑中发挥麻醉效应，然后向脂肪等组织转移，效应很快消失。

（四）pH 的影响

在生理情况下，细胞细胞内液 pH 约为 7.0，略低于细胞外液（pH 约 7.4），由于弱酸性药物在较碱性的细胞外液中解离增多，因而在细胞外液浓度略高，相反，弱碱性药物在细胞内液浓度略高。如果改变体液 pH 值，则可改变药物的分布。据此，弱酸性药物苯巴比妥中毒时用碳酸氢钠碱化血液及尿液可使脑细胞中药物向血浆转移并加速自尿排泄，是临床苯巴比妥中毒时的解救措施之一。

（五）体内屏障

1. **血脑屏障**（blood-brain barrier） 血脑屏障由血-脑组织、血-脑脊液及脑脊液-脑组织三种屏障组成。实际上能阻碍药物穿透的主要是前两者。构成血-脑脊液脑屏障的毛细血管内皮细胞间紧密联结，基底膜外还有一层星状细胞包围，药物较难穿透。只有脂溶性高的药物才能以简单扩散的方式通过血脑屏障。血脑屏障的通透性也并非一成不变，如炎症可改变其通透性。

2. **胎盘屏障**（placental barrier） 胎盘屏障是胎盘绒毛与子宫血窦间的屏障，其通透性与一般毛细血管无显著差别，几乎所有药物都能穿透胎盘屏障进入胚胎循环，只是到达胎盘的母体血流量少，进入胎儿循环较慢而已。妊娠期间用药要谨慎，禁用对胎儿发育有影响的药物。

三、药物的代谢

药物的**代谢**（metabolism）是指药物在体内发生化学结构和药理活性的变化，也称生物转化。肝脏是药物代谢的主要器官，其次是肠、肾、肺和血浆等。药物经代谢后作用一般降低或完全消失，药物的脂溶性降低，水溶性提高，肾小管的再吸收减少，有利排泄；但也有经代谢后药理作用或毒性（包括致突变、致癌、致畸在内）反而增高者。药物代谢与排泄统称为**消除**（elimination）。

（一）药物代谢的步骤

药物的代谢分两步进行：第一步为氧化、还原、水解（Ⅰ相反应，phase Ⅰ reaction），Ⅰ相反应使多数药物灭活，但少数转化为活性或毒性代谢物，故生物转化不能称为解毒过程。

第二步为结合反应（Ⅱ相反应，phase Ⅱ reaction），Ⅰ相反应形成的代谢产物与体内的葡萄糖醛酸、乙酰基、甘氨酸及硫酸等结合，结合后药物活性减弱或消失，极性和水溶性增加，更易从肾排泄。

（二）药物代谢酶系

1. 专一性酶　是针对特定的化学结构基团发挥作用的特异性酶，分别存在于肝、肾、肺、肠、神经组织及血浆中，如胆碱酯酶水解乙酰胆碱。

2. 非专一性酶　为肝脏微粒体混合功能氧化酶系统，简称肝药酶或药酶。其主要的氧化酶为细胞色素 P_{450} 酶系统。P_{450} 酶系成员众多，是一个超家族，依次分为家族、亚家族和酶个体 3 级，现已分离出 70 余种，为单加氧酶，能对数百种药物起反应。肝药酶具有以下特性：① 专一性低，药物间有竞争性；② 个体差异大；③ 酶活性有限；④ 其活性易受药物的诱导或抑制。

（三）酶的诱导与抑制

1. 酶诱导剂　凡能增加肝药酶系统活性或增加肝药酶生成的药物，称为肝药酶诱导剂。如苯巴比妥能促进光面肌浆网增生，使其中 P_{450} 酶系统活性增加，加速药物生物转化，这是其自身耐受性及与其他药物交叉耐受性的原因。

2. 酶抑制剂　凡能抑制肝药酶活性或减少肝药酶生成的药物，称为肝药酶抑制剂。如西咪替丁抑制 P_{450} 酶系统活性，故可抑制地西泮、华法林等药物的转化。

四、排泄

药物排泄（excretion）是指药物原型及其代谢产物从排泄器官排出的过程。药物可通过肾、胆汁、肺及腺体（如乳腺、唾液腺）等排泄，其中以肾最重要。

（一）肾排泄

肾是最重要的药物排泄器官，肾脏对药物的排泄方式包括肾小球滤过、肾小管重吸收和肾小管分泌，其中肾小管重吸收是对已经进入尿内药物的回收再利用过程。

1. 肾小球滤过　肾小球毛细血管通透性较大，血中游离型药物及其代谢物都可通过肾小球滤过，经肾小管随尿排泄。

2. 肾小管重吸收　肾小管上皮为类脂质屏障，脂溶性高、极性低、非离子型药物可在肾小管通过细胞膜扩散而被再吸收，排泄慢；反之，脂溶性低、极性高、离子型药物则不易被再吸收，排泄快。因此，改变尿液 pH 可影响药物排泄，碱化尿液可使弱酸性药物离子型增多加速其排泄；而酸化尿液可使弱碱性药物离子型增多，排泄加快。

3. 肾小管分泌　近曲小管细胞能以主动方式将少数药物自血浆分泌入肾小管，排泄速率较快。自肾小管分泌的药物可分为弱酸性和弱碱性两大类，分别由弱酸性或弱碱性载体转运。

肾功能不良时，主要经肾消除的药物，剂量适当减少，以免产生蓄积中毒。

（二）胆汁排泄

某些药物可经载体转运排入胆汁，胆汁进入肠腔后随粪便排泄出去。**肝肠循环**（hepatoenteral circulation）是指自胆汁排入十二指肠的结合型药物，在肠中经水解后再吸收的过程。肝肠循环多的药物血药浓度下降缓慢，作用时间延长。

（三）其他排泄途径

乳汁 pH 略低于血浆，弱碱性药物可随乳汁排泄。某些非离子型药物亦可通过汗腺、唾液腺和泪腺排泄。某些挥发性药物，如乙醇等可经肺排泄。因胃液的 pH 很低，某些生物碱（如吗啡）即使是注射给药，也可向胃液内扩散，故中毒时可通过洗胃加速其排泄。

第二节　药物的速率过程

药物的速率过程是指药物体内浓度随时间变化而变化的动态过程。药动学参数的计算能够定量地反映药物在体内的这种动态变化规律，是临床制定和调整给药方案的重要依据。

一、时量关系

时量关系（time-concentration relationship）即体内药量随时间而变化的规律，是药动学研究的中心问题。通常以血浆药物浓度作为纵坐标，以时间为横坐标作图，即为**时量曲线**（time-concentration curve）。

整体动物一次非血管途径给药的时量曲线见图 6-3-1。曲线升段主要是吸收过程，曲线降段主要是消除过程，但实际药物在体内的吸收、分布、代谢、排泄过程同时进行。峰值浓度（C_{max}）是指用药后所能达到的最高浓度，达峰时间（t_{peak}）是指给药至峰值浓度的时间。血药浓度超过最小有效浓度而低于最小中毒浓度的时间称为有效期。曲线下面积（AUC）与吸收入体循环的药量成比例，反映进入体循环药物的相对量。

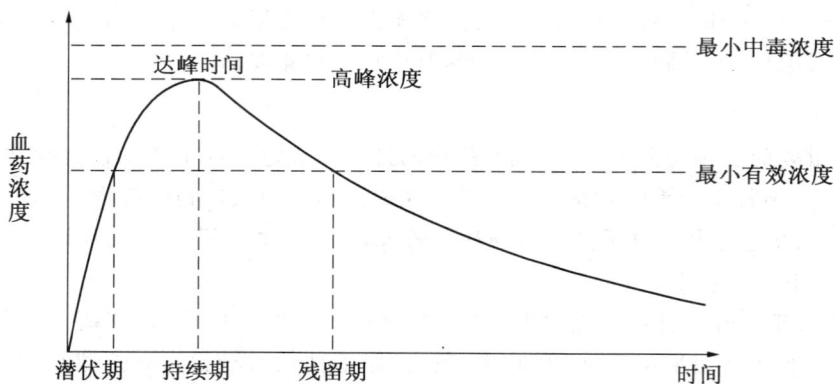

图 6-3-1　非血管途径给药的时量曲线

二、药动学基本参数

（一）生物利用度

生物利用度（bioavailability）是指经任何给药途径给予一定剂量的药物后到达全身血循环内药物的百分率，用 F 表示，计算公式为：

$$F=(A/D)\times100\%$$

式中：A 为进入体循环的量，D 为用药剂量。

生物利用度可分为绝对口服生物利用度和相对生物利用度,由于吸收入血的药物相对量常用 AUC 衡量,而静脉注射后全部药物进入血循环,故:

$$绝对口服生物利用度 = \frac{口服等量药物后的 AUC}{静注等量药物后的 AUC} \times 100\%$$

由于药物剂型不同,口服吸收率不同,故可以某一制剂为标准,与受试药比较,称为相对生物利用度。

$$相对生物利用度 = \frac{受试药物 AUC}{标准药物 AUC} \times 100\%$$

生物利用度还反映药物进入全身循环的速率。一般来说,应用不同剂型的药物后,在血内达到最高浓度的时间先后反映了生物利用度的速率差异。吸收快的血药浓度达峰时间短且峰值高。

影响生物利用度的因素较多,包括药物颗粒的大小、晶型、填充剂的紧密度、赋型剂及生产工艺等,生物利用度是药物制剂质量的一个重要指标。

（二）表观分布容积

表观分布容积（apparent volume of distribution，V_d）指药物在体内分布达到平衡或稳态时,体内药物总量（A）按血药浓度（C）推算,理论上应占有的体液容积,计算公式为:

$$V_d = A/C$$

表观分布容积并不代表体液的真实容量。表观分布容积的意义在于反映药物在体内分布的广泛程度或药物与组织成分的结合程度。其意义有: ① 推测药物的分布范围:对一个 70kg 体重的正常人,如 $V_d \approx 5L$,表示主要分布于血浆;$V_d = 10 \sim 20L$,表示分布于细胞外液;$V_d = 40L$,表示分布全身组织器官;$V_d = 100 \sim 200L$,则表示药物有组织器官浓集现象。② 推测药物排泄速率:V_d 越小,排泄越快;V_d 越大,排泄越慢。③ 推测体内药物的总存量或达到某一有效血药浓度时的药物剂量。计算公式为:

$$D = C \times V_d$$

（三）房室模型

将机体视为一个系统,系统内部按动力学特点分为若干房室,房室被视为一个假设空间,它的划分与解剖学部位或生理学功能无关,只要体内某些部位的转运速率相同,均视为同一室。因在多数情况下,药物可进、出房室,故称为开放性房室系统。通常有两种开放性模型,即开放性一室模型和开放性二室模型。

1. 一室模型　药物在体内转运速率高,在全身体液和各组织器官分布可迅速达到动态平衡,此时的整个机体可视为单一房室,此房室的容积就是表观分布容积。

2. 二室模型　药物在体内转运速率有差异,吸收后首先分布到血流丰富的组织器官,然后再分布到血流较少的组织器官。那些迅速与血液浓度达到平衡的部位（心、肝、脑、肺、肾等）被归并为中央室,随后达到平衡的部位（肌肉、皮肤、脂肪、骨髓等）归并为周边室。但两者的界限并不明确,药物能在中央室和周边室之间可逆性转运,药物的消除发生在中央室。

（四）药物消除动力学

当药物用量未超过机体最大消除能力时,则按恒定比例消除,称一级动力学;当药物用量超过机体最大消除能力时,机体只能按最大能力消除,即恒量消除,称零级动力学。按一

室模型,药物在体内随时间变化可用下列基本通式表达:

$$dC/dt = -K_eC^n$$

式中:C 为血药浓度,常用血浆药物浓度;K_e 为常数,t 为时间。当 $n=1$ 时为一级动力学,当 $n=0$ 时为零级动力学。

1. 一级消除动力学　是体内药物在单位时间内消除的药物百分率不变,也就是单位时间内消除的药物量与血浆药物浓度成正比,血浆药物浓度高,单位时间内消除的药物多,血浆药物浓度降低,单位时间内消除的药物也相应减少。一级动力学消除的药-时曲线在坐标图上作图时呈曲线,在半对数坐标图上则为直线,故一级动力学过程也称线性动力学过程,表达式为:

$$dC/dt = -K_eC$$
$$C_t = C_0 \times e^{-K_et}$$
$$\ln C_t = \ln C_0 - K_et$$

式中:K_e 为一级消除速率常数,C_t 为 t 时间的血药浓度,C_0 为零时血药浓度。

2. 零级消除动力学　是药物在体内以恒定的速率消除,即不论血浆药物浓度高低,单位时间内消除的药物量不变。因在半对数坐标图上的药-时曲线的下降部分呈曲线,故又称为非线性动力学。通常是由于药物在体内的消除能力达到饱和所致。表达式为:

$$dC/dt = -K_0$$
$$C_t = C_0 - K_0t$$

式中:K_0 为零级消除速率常数。

药物在体内过多时,机体只能以最大能力将体内药物消除,即按零级消除动力学消除,当血药浓度下降至最大消除能力以下时,则按一级消除动力学消除。如饮酒过量时,一般常人只能以每小时 10ml 乙醇恒速消除,当血药浓度下降后,才按一级消除动力学消除。

(五)消除半衰期

消除半衰期(elimination half-life time,$t_{1/2}$)是指血浆药物浓度下降一半所需要的时间。按一级动力学消除的药物其计算公式为:$t_{1/2} = 0.693/K_e$,其意义是:① $t_{1/2}$ 为一常数,不受药物初始浓度和给药剂量的影响,仅取决于 K_e 值大小;② 可根据 $t_{1/2}$ 确定给药间隔时间,一般说,$t_{1/2}$ 大,给药间隔时间长,反之则相反;③ 一次给药经 5 个 $t_{1/2}$,药物体内消除 96% 以上,即基本消除;④ 任何途径定时恒量反复多次给药,经 5 个 $t_{1/2}$,药物在体内可达到稳态血药浓度;⑤ 间隔一个 $t_{1/2}$ 给药时,首剂药量加倍(负荷量等于 2 倍维持量),以后用维持量,可在首次给药后迅速达到稳态浓度。

按零级动力学消除的药物,其 $t_{1/2}$ 计算公式为:$t_{1/2} = 0.5C_0/K_0$,表明零级动力学的 $t_{1/2}$ 和血浆药物初始浓度成正比,即给药剂量越大,$t_{1/2}$ 越长。

(六)清除率

清除率(clearance,CL)是指单位时间内能把多少容积血浆中的某药全部清除,单位为 ml/min,计算公式为:$CL = K_eV_d$。CL 反映机体消除药物能力的大小。按清除途径不同分肾清除率、肝清除率,血浆总清除率则是肾和肝清除率等的总和。

(七)多次给药的稳态血药浓度

临床治疗常需要连续给药以维持有效血药浓度。按照一级动力学消除的药物,其体内药量总是随着不断给药而逐步增多,直至从体内消除的药量和进入体内的药量相等时,体内药物总量不再增加而达到稳定状态,此时的血浆药物浓度称为稳态浓度。

1. 按 $t_{1/2}$ 给药　以恒定时间间隔 $t_{1/2}$ 给相同剂量的药物,约需 5 个 $t_{1/2}$ 达到血药稳态浓度(C_{ss}),此时给药速率与消除速率相等。到达 C_{ss} 时间不因给药速率加快而提前,它取决于药物的 $t_{1/2}$。静脉恒速滴注时血药浓度可以平稳地到达 C_{ss}。分次给药虽然平均血药浓度上升与静脉滴注相同,但实际上血药浓度上下波动。给药间隔时间越长,波动越大,其波动的峰值为峰浓度(C_{max}),谷值为谷浓度(C_{min}),两者之间相对距离为波动幅度。

2. 按负荷剂量给药　若需立即达到有效血药浓度,可采用负荷剂量。① 静脉滴注:将第一个 $t_{1/2}$ 内静脉滴注量的 1.44 倍在静脉滴注开始时推注即可立即达到 C_{ss}。② 在分次恒速给药达到 C_{ss} 时,每隔一个 $t_{1/2}$ 给药一次时,采用首剂加倍可使血药浓度迅速达到 C_{ss}。

理想的给药方案应该是使 C_{max} 略小于最小中毒血浆浓度(MTC),而 C_{min} 略大于最小有效血浆浓度(MEC),即血药浓度波动于 MTC 与 MEC 之间。

在零级动力学药物中,体内药量超过机体最大消除能力。如果连续恒速给药,给药速率＞消除速率,体内药量蓄积,血药浓度将无限增高,停药后消除时间也较长,超过 5 个 $t_{1/2}$,因为 $t_{1/2}=0.5C_0/K_0$,达到 C_0 越高,$t_{1/2}$ 越长。

临床用药可根据药动学参数如 V_d、CL、K_e、$t_{1/2}$ 及 AUC 等来计算剂量及设计给药方案,以达到并维持有效血药浓度。除了少数 $t_{1/2}$ 特长或特短的药物,或零级动力学药物外,一般可采用每一个半衰期给予半个有效量并将首次剂量加倍是有效、安全、快速的给药方法。

有些药物在体内转化为活性产物,则需注意此活性产物的药动学,如果活性产物的消除是药物消除的限速步骤的话,则应按该产物的药动学参数计算剂量及设计给药方案。

(赵建波)

第四章

影响药物效应的因素

药物在机体内产生的药理作用和效应受药物和机体的多种因素影响。同样剂量的某一药物在不同病人不一定都能达到相等的血药浓度,相等的血药浓度也不一定都能达到等同的药效。差异可能很大,甚至出现质的差异,即出现一般病人不会出现的异常危害性反应。这种随人而异的药物反应称为个体差异。产生个体差异的原因可以存在于药物产生效应的任何一个环节,包括药物剂型、药动学、药效学及临床病理等许多因素。在临床用药时,应熟悉各种因素对药物作用的影响,根据个体情况,选择合适的药物和剂量,做到用药个体化。

第一节　药物因素

一、药物剂型和给药途径

同一药物可有不同剂型适用于不同给药途径。不同给药途径药物的吸收速率不同,一般规律是静脉注射>(快于)吸入>肌肉注射>皮下注射>口服>经肛>贴皮。药物吸收快,到达作用部位的时间短,因而起效快,作用显著。近年来生物药学随着药动学的发展,为临床用药提供了许多新的剂型。缓释制剂利用无药理活性的基质或包衣阻止药物迅速溶出以达到比较稳定而持久的疗效。口服缓释片剂或胶囊每日一次可维持有效血药浓度一天。各种剂型不仅保证长期疗效,也大大方便了病人。

有的药物采用不同给药途径时,还会产生不同的作用和用途,如硫酸镁内服可以导泻和利胆,注射则产生止痉、镇静和颅内压降低的作用。

二、药物相互作用

药物相互作用是指一种药物由于用药前或用药同时应用另一种药物而产生效应的改变(药物-药物相互作用)。药物相互作用可导致一种或两种药物的效应增强或减弱。药物相互作用包括:

1. 药物效应动力学的相互作用　当一种药物改变组织对另一药物的敏感性或反应性时即可引起药效动力学的药物-药物相互作用,这些药物可能出现相反的(拮抗)或相加的药理效应。例如,噻嗪类利尿药的高血糖作用可能对抗胰岛素或口服降血糖药降低血葡萄糖的作用,合用时需要调整给药剂量。再如:同时并用两种中枢神经系统抑制药(如含乙醇饮料、抗焦虑药、抗精神病药或某些抗组胺药)可能引起相加作用,出现过度镇静和疲劳。

2. 药物代谢动力学的相互作用　药物相互作用主要是由于药物吸收、分布、代谢或排泄的变化,由此改变了药物在受体部位的有效量和持续时间,这样改变的仅是效应的大小及持续时间,而药理效应的类型不改变。例如,促进胃排空的药如甲氧氯普胺能加速药物吸收,抑制胃排空药如各种具有抗 M 胆碱作用药物能延缓药物吸收。对于那些与血浆蛋白结合率高的、分布容积小的、安全范围窄的及消除半衰期较长的药物易受其他药物置换与血浆蛋白结合而致作用加强,如香豆素类抗凝药及口服降血糖药易受阿司匹林等解热止痛药置换而分别产生出血及低血糖反应。肝药酶诱导药如苯巴比妥、利福平、苯妥英及香烟、酒等能增加在肝转化药物的消除而使药效减弱。肝药酶抑制药如异烟肼则相反。碱化尿液可加速酸性药物自肾排泄,减慢碱性药物自肾排泄。

第二节 机体因素

一、年龄

1. 小儿 特别是新生儿与早产儿,各种生理功能,包括自身调节功能尚未充分发育,与成年人有巨大差别,对药物的反应一般比较敏感。新生儿体液占体重比例较大;血浆蛋白总量较少,药物血浆蛋白结合率较低;肝肾功能尚未充分发育,药物清除率低,在半岁以内与成人相差很多;小儿的体力与智力都处于迅速发育阶段,易受药物影响等都应引起用药注意。例如,新生儿肝脏葡萄糖醛酸结合能力尚未发育,应用氯霉素或吗啡将分别导致灰婴综合征及呼吸抑制。

2. 老人 老人对药物的吸收变化不大,血浆蛋白量较低,体水较少、脂肪较多,故药物血浆蛋白结合率偏低,水溶性药物分布容积较小,而脂溶性药物分布容积较大。肝肾功能随年龄增长而自然衰退,故药物清除率逐年下降,各种药物血浆半衰期都有程度不同的延长,如自肾排泄的氨基糖苷类抗生素可延长 2 倍以上。在药效学方面,老人对许多药物反应特别敏感,例如中枢神经药物易致精神错乱,心血管药易致血压下降及心律失常等。

二、性别

除大白鼠外,一般动物对药物反应的性别差异不大。妇女月经期不宜服用强烈的泻药和抗凝药,以免盆腔充血月经增多。20 世纪 50 年代末期在西欧因孕妇服用反应停(沙利度胺,催眠镇静药)而生产了一万余例海豹畸形婴儿的悲惨结果引起了对孕妇用药的警惕。对于已知的致畸药物如锂盐、酒精、华法林、苯妥英及性激素等在妊娠初期(胎儿器官发育期)应严格禁用。在妊娠晚期及授乳期间还应考虑药物通过胎盘及乳汁对胎儿及婴儿发育的影响,因为胎盘及乳腺对药物都没有屏障作用。孕妇本身对药反应也有其特殊情况需要注意,例如抗癫痫药物产前宜适当增量,产前还应禁用阿司匹林及影响子宫肌肉收缩的药物。

三、遗传异常

遗传异常主要表现在对药物体内转化的异常,可分为快代谢型及慢代谢型,前者使药物快速灭活,后者使药物灭活较缓慢,因此影响药物血浆浓度及效应强弱久暂。如 6-磷酸葡萄糖脱氢酶(G6PD)缺乏者对伯氨喹、磺胺药、砜类等药物易发生溶血反应。

四、病理情况

同时存在的其他疾病会影响药物的疗效。肝肾功能不足时分别影响在肝转化及自肾排泄药物的清除率,可以适当延长给药间隔及(或)减少剂量加以解决。神经功能抑制时,如巴比妥类中毒时能耐受较大剂量中枢兴奋药而不致惊厥,惊厥时却能耐受较大剂量苯巴比妥。此外要注意患者有无潜在性疾病影响药物疗效,例如氯丙嗪诱发癫痫,非甾体抗炎药激活溃疡病,氢氯噻嗪加重糖尿病,抗 M 胆碱药诱发青光眼等。在抗菌治疗时,白细胞缺乏、未引流的脓疡、糖尿病等都会影响疗效。

五、心理因素

患者的精神状态与药物疗效关系密切,安慰剂是不具药理活性的剂型(如含乳糖或淀粉的片剂或含盐水的注射剂),对于头痛、心绞痛、手术后痛、感冒咳嗽、神经官能症等能获得30%～50%的疗效就是通过心理因素取得的。安慰剂对心理因素控制的自主神经系统功能影响较大,如血压、心率、胃分泌、呕吐、性功能等。安慰剂在病人信心不足时还会引起不良反应。安慰剂在新药临床研究时双盲对照中极其重要,可用以排除假阳性疗效或假阳性不良反应。安慰剂对任何病人都可能取得阳性效果,因此医生不可能单用安慰剂作出真病或假病(心理病)的鉴别诊断。医生的任何医疗活动,包括一言一行等服务态度都可能发挥安慰剂作用,要充分利用这一效应。但医生不应利用安慰剂去敷衍或欺骗病人,因为这样会延误疾病的诊治并可能破坏病人对医生的信心。

六、长期用药引起的机体反应性的变化

在连续用药一段时间后机体对药物的反应可能发生改变:

1. 致敏反应产生变态反应。

2. 快速耐受性　药物在短时间内反复应用数次后药效递减直至消失。例如,麻黄碱在静脉注射三四次后升压反应逐渐消失,临床用药两三天后对支气管哮喘就不再有效,这是由于其作用机制在于促进神经末梢释放儿茶酚胺,当释放耗竭时即不再有作用。

3. 耐受性　连续用药后机体对药物的反应强度递减,程度较快速耐受性轻也较慢,不良反应消失,增加剂量可保持药效不减。这种现象叫做耐受性。

4. 依赖性　有些药物在产生耐受性后如果停药,病人会发生主观和客观不适感觉,需要再次连续用药,称为依赖性。如果只是精神上需要连接用药,有主观上的不适感觉,而没有客观上的体征表现,称为精神依赖性。躯体依赖性是指长期用药患者对药物产生适应状态,中断用药将产生强烈的戒断症状,表现为精神和躯体方面一系列特有的生理功能紊乱症状。绝大多数依赖性药物同时兼有精神依赖性和躯体依赖性,久用可以成瘾。如吗啡、可卡因、印度大麻及其同类药都属于麻醉药品,是成瘾性精神药物。

5. 耐药性　病原体及肿瘤细胞等对化学治疗药物敏感性降低称为耐药性

(赵建波)

第五章

传出神经系统药理

传出神经系统包括自主神经系统和运动神经系统。自主神经系统分交感神经和副交感神经两部分。自主神经自中枢神经系统发出后，都要进入神经节，更换神经元，然后到达所支配的效应器，因此，自主神经有节前纤维和节后纤维之分。运动神经自中枢发出后，中途不更换神经元，直接到达效应器。

第一节　传出神经系统的递质和受体

当神经冲动到达神经末梢时，从神经末梢释放出递质，作用于次一级神经元或效应器的受体，通过受体-效应耦联机制，产生效应。传出神经系统药物的基本作用在于影响传出神经系统的递质和受体。

一、传出神经系统的递质

1921 年 Loewi 在两个离体蛙心灌注实验中观察到，刺激甲蛙心的迷走神经时，甲蛙心受到抑制，这时若将甲蛙心的灌注液注入乙蛙心，则乙蛙心也表现出抑制。这就说明，甲蛙心的迷走神经兴奋时，必定释放了一种物质，通过这种物质使乙蛙心受到抑制。后经 Dale 证明这种物质就是**乙酰胆碱**（acetylcholine，ACh），他们因此获得 1936 年诺贝尔奖。此后几十年中，相继发现神经节中的节前纤维末梢和运动神经末梢兴奋时，都能释放乙酰胆碱。1946 年经 von Euler 的研究和整理又肯定了交感神经节后纤维的递质是**去甲肾上腺素**（noradrenaline，NA；norepinephrine，NE）。由于 von Euler 等在这一方面作出的贡献，获得 1971 年诺贝尔奖。

1. 乙酰胆碱　主要在胆碱能神经末梢中，由胆碱和乙酰辅酶 A 在胆碱乙酰化酶的催化作用下合成。乙酰胆碱合成后即进入囊泡并与 ATP 和囊泡蛋白共同贮存于囊泡中。当神经冲动到达神经末梢时，以胞裂外排方式，释放到突触间隙，与突触后膜的胆碱受体结合，产生效应。乙酰胆碱作用的消除主要是被突触部位的胆碱酯酶水解，一般在释放后数毫秒之内即被此酶水解而失效。

2. 去甲肾上腺素　生物合成主要在去甲肾上腺素能神经末梢进行。酪氨酸是合成去甲肾上腺素的基本原料，在酪氨酸羟化酶的催化作用下合成**多巴**（dopa），再经多巴脱羧酶作用合成**多巴胺**（dopamine，DA），后者进入囊泡中，由多巴胺 β-羟化酶催化进一步合成去甲肾上腺素，并与 ATP 和嗜铬颗粒蛋白结合，贮存于囊泡中。在去甲肾上腺素的生物合成过程中，酪氨酸羟化酶是限速酶，当多巴胺或游离的去甲肾上腺素浓度增高时，对该酶有反馈性抑制作用；反之，当多巴胺或去甲肾上腺素浓度降低时，对该酶的抑制作用减弱，催化反应加速。

当神经冲动抵达神经末梢时,亦通过胞裂外排方式,把递质释放入突触间隙。去甲肾上腺素作用的消除主要由突触前膜将其再摄取入神经末梢内,这种摄取称为摄取1,是一种主动的转运机制,其摄取量为释放量的75%～95%,摄取入神经末梢的去甲肾上腺素尚可进一步被囊泡摄取贮存;部分未进入囊泡的去甲肾上腺素可被胞浆中线粒体膜上的**单胺氧化酶**(MAO)破坏。非神经组织如心肌、平滑肌等也能摄取去甲肾上腺素,称为摄取2,这种摄取之后,即被细胞内的**儿茶酚氧位甲基转移酶**(COMT)和 MAO 所破坏。此外,尚有小部分去甲肾上腺素从突触间隙扩散到血液,最后被肝、肾等组织中的 COMT 和 MAO 破坏失活。

二、传出神经系统的受体

传出神经系统的受体是根据能与之选择性结合的递质来命名的,主要有胆碱受体和肾上腺素受体。

(一)胆碱受体

能与乙酰胆碱结合的受体,称为胆碱受体,可分为两类。

1. 毒蕈碱型受体　此受体能被**毒蕈碱**(muscarine)激动,故称为毒蕈碱型受体(M 受体),主要位于节后胆碱能神经纤维所支配的效应器细胞膜上。M 受体还可分为 M_1、M_2 和 M_3 等亚型。M_1 受体主要分布于神经组织和腺体细胞;M_2 受体主要分布于心脏组织;M_3 受体主要分布于平滑肌和腺体细胞。哌仑西平能选择性阻断 M_1 受体,阿托品对 M_1、M_2 和 M_3 受体均能阻断。M 受体属 G-蛋白耦联受体。

2. 烟碱型受体　此受体能被**烟碱**(nicotine)所激动,故称为烟碱型受体(N 受体),主要分布在神经节细胞膜和骨骼肌细胞膜上,其中神经节细胞膜上的 N 受体为 N_1 受体,能被咪噻芬选择性阻断;骨骼肌细胞膜上的 N 受体为 N_2 受体,能被筒箭毒碱选择性阻断。N 受体是配体门控通道型受体。

(二)肾上腺素受体

能与去甲肾上腺素和肾上腺素结合的受体称为肾上腺素受体,属于 G-蛋白耦联受体。肾上腺素受体可分为 α 肾上腺素受体和 β 肾上腺素受体。

1. α 肾上腺素受体　简称 α 受体。α 受体以特异的激动剂和阻断剂又分为两种亚型,凡能被去氧肾上腺素或甲氧明激动,并为哌唑嗪阻断的 α 受体称为 α_1 受体,主要存在于血管、瞳孔开大肌、胃肠及膀胱括约肌等处;而被可乐定激动,并为育亨宾阻断的 α 受体称为 α_2 受体,主要存在于去甲肾上腺素能神经末梢突触前膜,也存在于血管等处的突触后膜。

2. β 肾上腺素受体　简称 β 受体。β 受体又可分为 β_1、β_2 和 β_3 三种亚型。β_1 受体主要分布于心脏组织中;β_2 受体主要分布于支气管、血管平滑肌细胞上。

第二节　传出神经的分类和功能

一、传出神经按递质分类

一般根据所释放递质的不同,将传出神经分为胆碱能神经和去甲肾上腺素能神经两大类。

1. 胆碱能神经 凡末梢能释放乙酰胆碱的神经纤维,称为胆碱能神经,包括:① 全部副交感神经的节后纤维;② 极少数交感神经节后纤维,如支配汗腺的分泌神经和骨骼肌的血管舒张神经;③ 全部交感神经和副交感神经的节前纤维;④ 运动神经。

2. 去甲肾上腺素能神经 凡末梢能释放去甲肾上腺素的神经纤维,称为去甲肾上腺素能神经。绝大部分交感神经节后纤维属于去甲肾上腺素能神经。

除上述两类神经外,在某些效应器组织还存在着其他神经,如肾及肠系膜血管的多巴胺能神经;肠和膀胱的嘌呤能神经及结肠的肽能神经等。

二、传出神经的生理功能

传出神经系统药物种类繁多,但它们的药理作用主要是通过影响上述两类神经的突触传递过程而产生的。因此,熟悉这两类神经的生理功能,对于学习和掌握传出神经系统药理是十分重要的。

机体多数器官都接受去甲肾上腺素能神经和胆碱能神经的双重支配。去甲肾上腺素能神经兴奋时,引起心脏兴奋、皮肤和黏膜血管收缩、支气管和胃肠壁平滑肌舒张、瞳孔扩大等效应。胆碱能神经兴奋时,节前纤维和节后纤维的功能有所不同,当节后纤维兴奋时,基本上表现与上述相反的效应;节前纤维兴奋时,可引起神经节兴奋和肾上腺髓质分泌增加,见表 6-5-1 所示。

表 6-5-1 传出神经系统的受体分布与效应

效 应 器		去甲肾上腺素能神经兴奋		胆碱能神经兴奋	
		受 体	效 应	受 体	效 应
心 脏	窦房结	β_1、β_2	心率加快	M_2	心率减慢
	传导系统	β_1、β_2	传导加快	M_2	传导减慢
	心肌	β_1、β_2	收缩力增强	M_2	收缩力减弱
血管平滑肌	皮肤、黏膜	α_1、α_2	收缩		
	腹腔内脏	α_1、β_2	收缩,舒张		
	骨骼肌	α、β_2	收缩,舒张	M_2	舒张
	冠状血管	α_1、α_2、β_2	收缩,舒张		
内脏平滑肌	支气管	β_2	舒张	M_3	收缩
	胃肠壁	α_1、α_2、β_1、β_2	舒张	M_3	收缩
	膀胱逼尿肌	β_2	舒张	M_2	收缩
	胃肠和膀胱括约肌	α_1	收缩	M_3	舒张
	胆囊与胆道	β_2	舒张	M	收缩
	子宫(妊娠)	α_1、β_2	收缩,舒张	M	未定
眼	瞳孔开大肌	α_1	收缩(扩瞳)		
	瞳孔括约肌			M_3	收缩(缩瞳)
	睫状肌	β_2	舒张(远视)	M_3	收缩(近视)

效 应 器		去甲肾上腺素能神经兴奋		胆碱能神经兴奋	
		受　体	效　应	受　体	效　应
汗　腺	汗　腺	α_1	局部分泌(手脚心)	M	分泌
代　谢	肝糖代谢	α_1、β_2	肝糖原分解及异生		
	脂肪代谢	β_3	脂肪分解		
肾上腺髓质				N_1	分泌
骨　骼　肌		β_2	收缩	N_2	收缩

　　在同一器官上,去甲肾上腺素能神经和胆碱能神经的作用大多是相互拮抗的,但在中枢神经系统的调节下,它们的功能既是对立的,又是统一的。近年来,受体水平的研究也发现,去甲肾上腺素能神经和胆碱能神经的功能并非截然分割,例如,某些去甲肾上腺素能神经和胆碱能神经的突触前膜兼有 α 受体和 M 受体,它们既受自身神经释放递质的反馈调节,也受其生理拮抗神经所释放递质的控制,从而互相调节和互相制约。

第三节　传出神经系统药物的作用机制和分类

一、传出神经系统药物的作用机制

(一) 直接作用于受体

　　许多传出神经系统药物能直接与受体结合。结合后可产生两种结果,一种是激动受体,产生与递质相似的作用,称为**激动药**(agonist);一种是阻断受体,妨碍递质与受体的结合,称为**阻断药**(blocker)或**拮抗药**(antagonist)。例如,胆碱受体激动药和胆碱受体阻断药。

(二) 影响递质

　　1. 影响递质的生物合成　密胆碱抑制乙酰胆碱生物合成,α-甲基酪氨酸抑制去甲肾上腺素生物合成,但两者目前无临床应用价值,仅作药理学研究的工具药。

　　2. 影响递质的释放　例如,麻黄碱可促进去甲肾上腺素的释放,氨甲酰胆碱能促进乙酰胆碱的释放,同时它们具有直接激动受体的作用。

　　3. 影响递质的生物转化　如乙酰胆碱主要被胆碱酯酶水解而失活,因此,抗胆碱酯酶药通过抑制胆碱酯酶而妨碍乙酰胆碱水解,使乙酰胆碱堆积,产生效应。

　　4. 影响递质的贮存　利血平主要抑制去甲肾上腺素能神经末梢囊泡对去甲肾上腺素的摄取,使囊泡内去甲肾上腺素减少乃至耗竭,从而发挥拮抗去甲肾上腺素能神经的作用。

二、传出神经系统药物的分类

　　传出神经系统药物按其作用性质及对不同受体的选择性进行分类,如表 6-5-2 所示。

表 6-5-2　传出神经系统药物的分类

拟　　似　　药	拮　　抗　　药
一、胆碱受体激动药	**一、胆碱受体阻断药**
1. M、N 受体激动药（卡巴胆碱）	1. M 受体阻断药
2. M 受体激动药（毛果芸香碱）	M_1、M_2、M_3 受体阻断药（阿托品）
3. N 受体激动药（烟碱）	M_1 受体阻断药（哌仑西平）
二、抗胆碱酯酶药（新斯的明）	2. N 受体阻断药
	N_1 受体阻断药（咪噻芬）
三、肾上腺素受体激动药	N_2 受体阻断药（筒箭毒碱）
1. α、β 受体激动药（肾上腺素）	**二、肾上腺素受体阻断药**
2. α 受体激动药	1. α 受体阻断药
$α_1$、$α_2$ 受体激动药（去甲肾上腺素）	$α_1$、$α_2$ 受体阻断药（酚妥拉明）
$α_1$ 受体激动药（去氧肾上腺素）	$α_1$ 受体阻断药（哌唑嗪）
$α_2$ 受体激动药（可乐定）	$α_2$ 受体阻断药（育亨宾）
3. β 受体激动药	2. β 受体阻断药
$β_1$、$β_2$ 受体激动药（异丙肾上腺素）	$β_1$、$β_2$ 受体阻断药（普奈洛尔）
$β_1$ 受体激动药（多巴酚丁胺）	$β_1$ 受体阻断药（醋丁洛尔）
$β_2$ 受体激动药（沙丁胺醇）	α、β 受体阻断药（拉贝洛尔）

（张丽慧）

第六章

胆碱受体激动药和抗胆碱酯酶药

胆碱受体激动药（cholinoceptor agonists）按作用机制不同,可分为直接激动胆碱受体药和间接激动胆碱受体药（抗胆碱酯酶药）两大类。前者能直接与胆碱受体结合,激动受体;后者则通过抑制胆碱酯酶,间接激动胆碱受体。

第一节 胆碱受体激动药

本类药物按其对不同胆碱受体的选择性,又可分为 3 类:① M、N 受体激动药,作用与乙酰胆碱相似,对 M 和 N 受体无选择性,副作用较多,如卡巴胆碱;② M 受体激动药,能选择性激动 M 受体,产生 M 样作用,如毛果芸香碱;③ N 受体激动药,以烟碱为代表,作用很复杂,既作用于 N_1 受体,也作用于 N_2 受体,此外尚可作用于中枢神经系统,而且具有小剂量激动、大剂量阻断 N 受体的双相作用,无临床应用价值。本节重点介绍 M 受体激动药。

毛 果 芸 香 碱

毛果芸香碱（pilocarpine,匹鲁卡品）,为从毛果芸香属植物中提取的生物碱,现已能人工合成。
【**药理作用**】
能直接激动 M 受体,产生 M 样作用,其中对眼和腺体的作用最明显。

1. 眼　滴眼后易透过角膜,作用温和而短暂,表现为缩瞳、降低眼内压和调节痉挛。

（1）缩瞳:由于激动瞳孔括约肌上的 M 受体,使瞳孔括约肌收缩,瞳孔缩小。

（2）降低眼内压:房水是由睫状体上皮细胞分泌,以血管渗出而产生,经瞳孔流入前房,到达虹膜角膜角间隙,经过小梁网流入巩膜静脉窦,最后进入血循环。毛果芸香碱通过缩瞳作用使虹膜向中心拉紧,虹膜根部变薄,虹膜角膜角间隙扩大,房水易于通过小梁网及巩膜静脉窦进入血循环,结果使眼内压下降。

（3）调节痉挛:眼睛的调节是指使晶状体聚焦,适于视近物的过程。调节主要取决于晶状体曲度的变化。毛果芸香碱能激动睫状肌环状纤维上的 M 受体,使睫状肌向瞳孔中心方向收缩,悬韧带松弛,晶状体变凸,屈光度增加,从而使近物在视网膜上聚焦,而远距离物体不能清晰地成像在视网膜上（图 6-6-1）,故视近物清楚,视远物模糊,这一作用称为调节痉挛。

2. 腺体　毛果芸香碱能激动腺体的 M 受体,使腺体分泌增加,其中以汗腺和唾液腺分泌增加最为明显。

【**临床应用**】

1. 青光眼　主要特征是眼内压增高,可引起头痛、视力减退等症状,严重时可致失明。

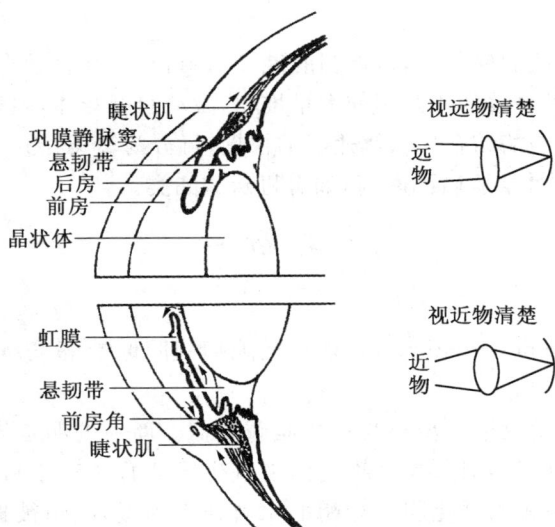

图 6-6-1　M 受体激动药和 M 受体阻断药对眼的作用

青光眼可分为闭角型与开角型两型,前者为急性或慢性充血性青光眼,患者虹膜角膜角狭窄,妨碍房水回流,使眼内压增高;后者为慢性单纯性青光眼,主要是因小梁网及巩膜静脉窦发生变性或硬化,阻碍了房水循环,引起眼内压升高。毛果芸香碱对闭角型青光眼疗效较好,用药后由于其缩瞳作用,使虹膜角膜角间隙扩大,眼内压迅速降低,从而缓解或消除青光眼的各种症状;对开角型青光眼也有一定疗效,可能是药物通过扩张巩膜静脉窦周围的小血管以及收缩睫状肌后,小梁网结构发生改变,导致眼内压降低。

2. 虹膜炎　本品与扩瞳药交替应用,使虹膜收缩与舒张交替,防止虹膜与晶状体粘连。

3. 胆碱受体阻断药中毒　全身用药尚可用作胆碱受体阻断药阿托品等中毒的抢救。

【不良反应】

副作用较小。滴眼时应压迫内眦以避免药液流入鼻腔吸收。药物吸收后的不良反应主要由 M 样作用所致,表现为流涎、多汗、腹泻、支气管痉挛和呼吸困难等,可用阿托品对抗。

第二节　抗胆碱酯酶药

体内的**胆碱酯酶**(cholinesterase)可分为真性胆碱酯酶和假性胆碱酯酶。真性胆碱酯酶也称乙酰胆碱酯酶,主要存在于胆碱能神经末梢突触间隙,也存在于胆碱能神经元和红细胞内,此酶对生理浓度的乙酰胆碱作用最强,特异性也较高,一般简称为胆碱酯酶。假性胆碱酯酶广泛存在于神经胶质细胞、血浆及肝肾组织中,对乙酰胆碱的特异性低,可水解其他胆碱酯类,如琥珀胆碱。

胆碱酯酶蛋白分子表面的活性中心有两个结合部位,即带负电荷的阴离子部位和酯解部位。胆碱酯酶水解乙酰胆碱的过程可分为三个步骤:① 乙酰胆碱分子中的季铵阳离子以静电引力与胆碱酯酶的阴离子部位结合,同时乙酰胆碱分子的羰基碳与胆碱酯酶酯解部位的丝氨酸羟基以共价键形式结合,形成乙酰胆碱和胆碱酯酶的复合物;② 乙酰胆碱与胆碱酯酶的复合物裂解成胆碱和乙酰化胆碱酯酶；③ 乙酰化胆碱酯酶迅速水解，分离出乙酸，胆碱酯酶恢复活性。

抗胆碱酯酶药和乙酰胆碱一样，也能与胆碱酯酶结合，但结合较牢固，水解较慢，使酶失去活性，胆碱能神经末梢释放的乙酰胆碱大量堆积，激动胆碱受体，表现 M 和 N 样作用。

抗胆碱酯酶药按其与酶结合后水解速度的快慢，可分为 2 类：① 易逆性抗胆碱酯酶药，如新斯的明等；② 难逆性抗胆碱酯酶药，如有机磷酸酯类。

新 斯 的 明

【药理作用】

新斯的明（neostigmine，prostigmine）能可逆地抑制胆碱酯酶，表现乙酰胆碱的 M 和 N 样作用。

新斯的明与胆碱酯酶的结合步骤与乙酰胆碱相似。新斯的明首先与胆碱酯酶结合，生成新斯的明与胆碱酯酶的复合物；复合物进而裂解生成 3-羟苯三甲铵和二甲胺基甲酰化胆碱酯酶，后者的水解速率较乙酰化胆碱酯酶的水解速率为慢，故酶被抑制的时间较长；二甲胺基甲酰化胆碱酯酶水解后，分离出二甲胺基甲酸，胆碱酯酶活性得以恢复。

新斯的明对心血管、腺体、眼和支气管平滑肌的作用较弱；对胃肠道和膀胱平滑肌的作用较强；对骨骼肌的兴奋作用最强，因为它除通过抑制胆碱酯酶而发挥作用外，还能直接激动骨骼肌运动终板上的 N_2 受体以及促进运动神经末梢释放乙酰胆碱。

【体内过程】

新斯的明为季铵类化合物，脂溶性低，口服吸收少而不规则。药物不易透过脑屏障，无明显中枢作用。滴眼时，也不易透过角膜进入前房，故对眼的作用较弱。

【临床应用】

1. 重症肌无力 目前认为这是一种神经肌肉接头传递功能减退的自身免疫性疾病，主要特征是骨骼肌发生进行性肌无力，表现为眼睑下垂，肢体无力，咀嚼和吞咽困难，严重者可致呼吸困难。新斯的明可改善肌无力症状。一般病例可采用口服给药，严重患者可皮下或肌内注射给药。

2. 手术后腹气胀和尿潴留 能兴奋胃肠道平滑肌及膀胱逼尿肌，促进排气和排尿。

3. 阵发性室上性心动过速 药物通过拟胆碱作用使心率减慢。

4. 非去极化型肌松药和阿托品过量时的解毒。

【不良反应】

过量可产生恶心、呕吐、腹痛、肌肉颤动和肌无力加重等，后者是由于药物严重抑制胆碱酯酶，使神经肌肉接头处有大量乙酰胆碱堆积，导致骨胳肌持久去极化而阻断神经冲动的正常传递。此时应停用新斯的明，用 M 受体阻断药阿托品和胆碱酯酶复活药对抗。

【禁忌证】

新斯的明禁用于机械性肠梗阻、尿路梗塞和支气管哮喘患者。

毒 扁 豆 碱

毒扁豆碱（physostigmine，eserine，依色林）是从非洲生产的毒扁豆种子中提取的生物碱，现已能人工合成。

【药动学】

毒扁豆碱为叔胺类化合物,滴眼后易透过角膜进入前房。口服及注射均易吸收,也易透过脑屏障。

【药理作用及临床应用】

1. 眼部作用 局部给药时其作用与毛果芸香碱相似,但较强而持久,能使瞳孔缩小,眼内压降低,对青光眼病人的作用尤为明显。又使睫状肌痉挛、调节于近视状态。主要局部用于治疗青光眼。由于药物的收缩睫状肌作用较强,常引起眼痛、头痛和视物模糊等。

2. 吸收作用 药物吸收后在外周可出现拟胆碱作用。对中枢神经系统,小剂量兴奋,大剂量抑制,中毒时可引起呼吸麻痹。由于其吸收作用选择性低,很少全身用药。

其他常用的易逆性抗胆碱酯酶药有:

吡斯的明(pyridostigmine),作用较新斯的明稍弱,但维持时间较长,用于治疗重症肌无力、手术后腹气胀和尿潴留。

依酚氯铵(edrophonium chloride,tensilon,腾喜龙),对神经肌肉接头选择性较高,作用快而短暂,适用于重症肌无力诊断、非去极化型肌松药过量中毒,副作用较小。

安贝氯铵(ambenonium chloride,酶抑宁),抗胆碱酯酶和兴奋骨骼肌作用都较新斯的明强,作用维持时间也较长,适用于重症肌无力、腹气胀等。

石杉碱甲(huperzine A),抗胆碱酯酶作用强度与新斯的明相似,但作用维持时间较长,治疗重症肌无力,疗效优于新斯的明。亦试用于阿茨海默病,有一定疗效。不良反应与新斯的明相似,但较轻。

(张丽慧)

第七章

胆碱受体阻断药

胆碱受体阻断药(cholinoceptor blockers, cholinoceptor blocking drugs)能与胆碱受体结合,本身不产生或极少产生拟胆碱作用,却能阻断乙酰胆碱或胆碱受体激动药与受体的结合,从而产生抗胆碱作用。按其对 M 和 N 受体选择性的不同,可分为 M 受体阻断药和 N 受体阻断药。

第一节 M 受体阻断药

一、阿托品和阿托品类生物碱

这类生物碱包括阿托品、东莨菪碱和山莨菪碱等,后者是我国学者于 1965 年首先从植物中提取,进而人工合成的。

阿 托 品

阿托品(atropine)是从茄科植物颠茄、曼陀罗等提取的生物碱。天然存在于植物的是左旋莨菪碱,在提取过程中,经化学处理得到稳定的消旋莨菪碱,即阿托品。

【药理作用】

阿托品的主要作用机制是阻断 M 受体,竞争性拮抗乙酰胆碱或胆碱受体激动药对 M 受体的激动作用。阿托品对 M 受体有相当高的选择性,但对各种 M 受体亚型的选择性则较低,对 M_1、M_2 和 M_3 受体都有阻断作用;在很大剂量时也能阻断神经节的 N_1 受体。阿托品的作用非常广泛,各器官对阿托品阻断作用的敏感性不同,随着剂量增加,可依次产生如下作用:

1. 腺体 阿托品通过阻断 M 受体抑制腺体分泌,以唾液腺和汗腺为敏感,引起口干和皮肤干燥,大剂量时可因抑制出汗而使体温显著升高。

泪腺和呼吸道腺体的分泌也大为减少。较大剂量还可抑制胃液分泌,但对胃酸分泌的影响较小,因胃酸分泌还受到体液等因素的调节。

2. 眼 表现为扩瞳、眼内压升高和调节麻痹(图 6-6-1)。

(1)扩瞳:阿托品阻断瞳孔括约肌上的 M 受体,松弛瞳孔括约肌,故使去甲肾上腺素能神经支配的瞳孔开大肌的功能占优势,使瞳孔扩大。

(2)眼内压升高:由于扩瞳,虹膜退向外缘,虹膜角膜角间隙变窄,阻碍房水回流,造成眼内压升高。

(3)调节麻痹:药物阻断睫状肌环状纤维上的 M 受体,使睫状肌松弛而退向外缘,因而使悬韧带拉紧,晶状体变扁平状态,屈光度降低,不能将近物清晰地成像于视网膜上,故看近物模糊不清,只适于看远物,这一作用称为调节麻痹。

3. 平滑肌　阿托品能松弛许多内脏平滑肌,但一般对正常活动的平滑肌影响较小,而对痉挛状态者则呈显著的松弛作用。它可抑制胃肠平滑肌的强烈痉挛,降低蠕动的幅度和频率;对膀胱逼尿肌也有解痉作用;对胆道、输尿管和支气管平滑肌的解痉作用较弱;对子宫平滑肌影响较小。阿托品对括约肌的作用取决于其机能状态,例如胃幽门括约肌痉挛时,阿托品具有松弛作用,但作用不恒定。

4. 心脏

(1) 对心率的影响:较大剂量(1~2mg)阿托品因阻断窦房结的 M_2 受体,解除迷走神经对心脏的抑制作用,而使心率加快,其加快的程度取决于迷走神经对心脏控制的张力高低,在迷走神经张力较高的青壮年,加快心率的作用较明显,而在幼儿及老年人,则影响很小。小剂量阿托品可使部分病人的心率短暂地减慢,这可能是阿托品阻断突触前膜 M_1 受体,从而减弱乙酰胆碱对递质释放的负反馈作用所致。

(2) 对传导的影响:阿托品能拮抗迷走神经过度兴奋所致的窦房及房室的传导阻滞。

5. 血管　大剂量阿托品可引起血管扩张,尤以皮肤血管扩张为明显,其机理未明,但与 M 受体阻断作用无关,可能是机体对阿托品所致体温升高的代偿性散热反应,也可能是阿托品的直接扩张血管作用。

6. 中枢神经系统　治疗量阿托品的中枢作用不明显;较大剂量时可兴奋延髓呼吸中枢;再增大剂量则兴奋大脑,出现烦躁不安、多言、幻觉等反应,严重时可有惊厥、昏迷和呼吸抑制。

【体内过程】

口服吸收迅速,1h 后血药浓度达峰值,作用维持 3~4h。肌内注射后 15~20min 血药浓度达峰值。吸收后药物广泛分布于全身组织,可透过脑屏障,亦能通过胎盘进入胎儿循环。约 80% 的药物经尿排出,其中 1/3 为原形药物,其余为通过水解和与葡萄糖醛酸结合的代谢产物。

【临床应用】

1. 解除平滑肌痉挛　适用于各种内脏绞痛,一般对胃肠绞痛及膀胱刺激症状疗效较好;对胆绞痛和肾绞痛疗效较差,故在治疗这两种绞痛时,常与吗啡类镇痛药合用。此外,利用阿托品松弛膀胱逼尿肌的作用,可治疗遗尿症。

2. 抑制腺体分泌　用于麻醉前给药,以抑制呼吸道腺体分泌,防止分泌物阻塞呼吸道及吸入性肺炎的发生,也可用于严重盗汗和流涎症。

3. 眼科应用　① 虹膜睫状体炎:阿托品使瞳孔括约肌和睫状肌松弛,活动减少,有利于炎症的消退;同时还可预防虹膜和晶状体的粘连。② 检查眼底:用阿托品扩瞳。但因其扩瞳作用可持续 1~2 周,调节麻痹作用也可维持 2~3d,视力恢复较慢,故临床常被作用较短的后马托品取代。③ 验光配眼镜:由于阿托品的作用持续时间过长,一般已被后马托品代替,仅在儿童验光时应用,因儿童的睫状肌调节机能较强,须用阿托品发挥充分的调节麻痹作用,以准确测定晶状体的屈光度。

4. 治疗缓慢型心律失常　阿托品可治疗因迷走神经过度兴奋所致窦性心动过缓、窦房传导阻滞和房室传导阻滞等缓慢型心律失常,还可用于治疗继发于窦房结功能低下而出现的室性异位节律。

5. 抗休克　大剂量阿托品用于多种感染性休克,能解除小血管痉挛,改善微循环。

6. 解救有机磷酸酯类中毒和某些毒蕈类中毒。

【不良反应】

由于阿托品作用广泛,故副作用较多,常见有口干、皮肤干燥、便秘、视力模糊、心悸、眩晕等。一般于停药后可逐渐消失,无需特殊处理。过量时,除上述症状加重外,还可出现呼吸加深加快、高热、谵妄、幻觉、惊厥等中毒反应。严重中毒可由中枢兴奋转入抑制,出现昏迷和呼吸麻痹等。

中毒解救:阿托品中毒可用 M 受体激动药毛果芸香碱或抗胆碱酯酶药毒扁豆碱、新斯的明对抗(当解救有机磷酸酯类中毒而用阿托品过量时,不能用抗胆碱酯酶药)。中枢兴奋症状明显时,可用地西泮或短效巴比妥类,但不可过量,以避免与阿托品的中枢抑制作用产生协同作用。

【禁忌证】

青光眼及前列腺肥大者禁用。老年人慎用。

山 莨 菪 碱

山莨菪碱(anisodamine)是从茄科植物唐古特莨菪中提出的生物碱。

本品解除内脏平滑肌痉挛和血管痉挛的作用与阿托品相似而稍弱,抑制唾液分泌和扩瞳作用仅为阿托品的 $1/20\sim1/10$。因其不易透过脑屏障,故很少中枢作用。与阿托品相比,山莨菪碱的副作用较少,毒性较低,而解痉作用的选择性相对较高。主要用于治疗感染性休克和内脏绞痛。青光眼患者禁用。

东 莨 菪 碱

东莨菪碱(scopolamine)是从茄科植物洋金花、莨菪和东莨菪中提取的一种左旋生物碱。

【药理作用】

东莨菪碱的外周作用与阿托品相似,但抑制腺体分泌、扩瞳和调节麻痹作用较强,对心血管作用则较弱。中枢作用与阿托品不同,以抑制为主,表现为镇静和催眠作用。此外,东莨菪碱还有防晕止吐作用,这可能与药物抑制前庭神经内耳功能或大脑皮层以及抑制胃肠蠕动有关。

【临床应用】

主要用于:① 麻醉前给药,因东莨菪碱不仅具有较强的抑制腺体分泌作用,还具有镇静作用,故较阿托品优越;② 晕动病;③ 震颤麻痹,与其中枢抗胆碱作用有关;④ 麻醉:本品为中药麻醉药物洋金花的主要成分,可代替洋金花作为中药麻醉剂;⑤ 有机磷酸酯类中毒。禁忌证同山莨菪碱。

二、阿托品的合成代用品

由于阿托品用于眼科作用维持时间过长,影响了正常视力的恢复,用于解痉时选择性不高,副作用较多,针对这些缺点,通过改变其化学结构,合成了许多代用品。

（一）扩瞳药

后 马 托 品

后马托品（homatropine）为短效 M 受体阻断药，其扩瞳和调节麻痹作用都较阿托品明显短暂，适用于一般眼科检查和验光。由于其调节麻痹作用较阿托品弱，在儿童尤为明显，故儿童验光仍需用阿托品。

（二）解痉药

丙 胺 太 林

丙胺太林（propantheline，普鲁本辛）为季铵类药物，口服吸收差，不易透过脑屏障，故很少产生中枢作用。对胃肠 M 受体选择性较高，治疗量时抑制胃肠平滑肌的作用较强而持久，同时可明显减少胃液分泌。用于胃十二指肠溃疡、胃肠痉挛和妊娠呕吐的治疗。

贝 那 替 秦

贝那替秦（benactyzine，胃复康）口服较易吸收。具有阿托品样解痉作用和抑制分泌作用，此外尚有安定作用。适用于兼有焦虑症的溃疡病、胃酸过多、肠蠕动亢进和膀胱刺激症状。

（三）抗消化性溃疡药

哌 仑 西 平

哌仑西平（pirenzepine）为 M_1 受体阻断药，选择性地抑制胃酸分泌，用于消化性溃疡的治疗。

第二节　N 受体阻断药

一、N_1 受体阻断药

N_1 受体阻断药能竞争性阻断神经节的 N_1 受体，故又称神经节阻断药。本类药物对交感神经节和副交感神经节都有阻断作用，其具体效应视两类神经对该器官的支配以何者占优势而定，例如交感神经对血管的支配占优势，用药后使血管扩张，血压下降；而胃肠、膀胱则以副交感神经的支配占优势，用药后常出现便秘和尿潴留等。

N_1 受体阻断药过去曾用于治疗高血压，但由于不良反应多而严重，现已少用。目前临床用作控制性降压药。

二、N_2 受体阻断药

N_2 受体阻断药，又称骨骼肌松弛药（简称肌松药），能选择性地与神经肌肉接头运动终板膜上的 N_2 受体结合，阻碍神经肌肉接头处神经冲动的正常传递，使骨骼肌松弛。根据作用方式和特点的不同,可分为去极化型肌松药和非去极化型肌松药两大类。

（一）去极化型肌松药

去极化型肌松药与运动终板膜上的 N_2 受体结合,产生与乙酰胆碱相似但较持久的去极化作用,使终板膜失去对乙酰胆碱的反应。去极化型肌松药的特点是:① 用药后常先出现短时间的肌束颤动,这是由于不同部位的骨骼肌在药物作用下去极化出现的时间先后不同所致;② 连续用药可产生快速耐受性;③ 抗胆碱酯酶药可增强此类药物的肌松作用,因此,过量不能用新斯的明解救;④ 治疗量无神经节阻断作用。

琥 珀 胆 碱

【药理作用】

琥珀胆碱(succinylcholine,scoline,司可林)的肌松作用快而短暂,一次静脉注射后,先出现短时间的肌束颤动,1min 即转为松弛,2min 作用最明显,5min 肌松作用消失。肌肉松弛的顺序从头颈部肌肉开始,逐渐涉及肩胛、腹部和四肢,最后累及呼吸肌。

【体内过程】

静脉注射后,琥珀胆碱迅速被血浆假性胆碱酯酶水解,1min 内血浆中药物总量的 90%已被水解,其余部分在肝脏被水解。水解分两步进行,首先分解成琥珀酰单胆碱,肌松作用明显减弱,然后再缓慢水解成琥珀酸和胆碱,肌松作用消失。仅有约 2% 的琥珀胆碱以原形从肾排泄。新斯的明抑制血浆假性胆碱酯酶可加强和延长琥珀胆碱的作用。

【临床应用】

本品静脉注射作用快而短暂,对喉肌麻痹力强,可使插管操作顺利进行,用于气管内插管、气管镜、食道镜检查;静脉滴注可达到长时间的肌松作用,便于在较浅的麻醉下进行外科手术,以减少麻醉药用量,保证手术安全。

【不良反应】

主要有:① 术后肌痛:这可能是琥珀胆碱引起的肌束颤动损伤了肌梭所致,一般 3～5d可自愈。②眼内压升高:药物使眼外肌短暂收缩,引起眼内压升高。③血钾升高:琥珀胆碱使肌肉持久去极化,大量 K^+ 从细胞内释放出来,致血钾升高。④呼吸肌麻痹:过量即引起呼吸肌麻痹,用时必须备有人工呼吸器。

【禁忌证】

青光眼和白内障晶体摘除术和遗传性血浆假性胆碱酯酶活性降低患者禁用。血钾较高者如烧伤、广泛软组织损伤、偏瘫和脑血管意外等患者禁用,以免产生高血钾性心跳骤停。严重肝功能不全、营养不良和电解质紊乱者慎用。

（二）非去极化型肌松药

非去极化型肌松药,又称竞争性肌松药,能与运动终板膜上的 N_2 受体结合,但不激动受体,仅竞争性阻断乙酰胆碱对 N_2 受体的作用,使骨骼肌松弛。

本类药物的特点是:① 肌松前无肌束颤动;② 吸入性全麻药(如乙醚)能增强此类药物的肌松作用,合用时应减少肌松药的用量;③ 抗胆碱酯酶药可对抗其肌松作用,故过量可用适量的新斯的明解救;④ 同类肌松药之间有相加作用。

筒 箭 毒 碱

筒箭毒碱(d-tubocurarine)是从南美洲生产的马钱子科及防己科植物中提取的生物碱,右旋体具有生物活性,是临床应用最早的典型非去极化型肌松药。但因来源有限,且有一定缺点,现已少用。

【药理作用及临床应用】

一次静脉注射筒箭毒碱后,3～4min 即产生肌松作用,5min 作用达高峰,维持 20～40min。肌肉松弛作用首先从头颈部小肌肉开始,然后波及颈部其他肌肉、四肢和躯干,继而因肋间肌松弛出现腹式呼吸,如剂量过大,可累及膈肌。临床用作外科麻醉的辅助用药。

【体内过程】

本品为季铵类化合物,口服难吸收,一般采用静脉注射法给药。筒箭毒碱作用的消失主要是由于药物在体内的再分布,故重复用药量应比初量小,以免蓄积中毒。大部分药物呈原形随尿排出。

【不良反应】

本品具有神经节阻断和释放组胺作用,可引起血压下降、心率减慢、支气管痉挛和唾液分泌增多等。大剂量引起呼吸肌麻痹时,可进行人工呼吸,并用新斯的明对抗。

【禁忌证】

筒箭毒碱禁用于重症肌无力、支气管哮喘和严重休克患者。

其他常用的非去极化型肌松药有:

泮库铵(pancuronium),是长效非去极化型肌松药,肌松作用较筒箭毒碱强 5 倍,作用维持时间较短或近似,治疗量无神经节阻断和促进组胺释放作用。

维库铵(vecuronium),肌松作用和泮库铵相似但稍强,持续时间为泮库铵的 1/3～1/2。

哌库铵(pipecuronium),为长效非去极化型肌松药,其强度为泮库铵的 1～1.5 倍,治疗量无心血管系统不良反应也不释放组胺。尤适用于心肌缺血性疾病和长时间手术。

米库铵(mivacurium,美维松),为短效非去极化型肌松药,进入体内后迅速被血浆胆碱酯酶水解而失效。静脉注射后 2min 起效,作用维持 15min。治疗量对心血管系统无影响,促进组胺释放作用较小。适用于停药后需迅速恢复肌张力病人的气管插管和维持肌松。

(张丽慧)

第八章

肾上腺素受体激动药

肾上腺素受体激动药(adrenoceptor agonists)能与肾上腺素受体结合,激动受体,产生与肾上腺素相似的作用。根据药物对不同肾上腺素受体的选择性,可将肾上腺素受体激动药分为 3 类:① α、β 受体激动药;② α 受体激动药;③ β 受体激动药。

第一节　α、β 受体激动药

肾　上　腺　素

肾上腺素(adrenaline,AD;epinephrine)是肾上腺髓质的主要激素。药用肾上腺素可从家畜肾上腺提取或人工合成。

【药理作用】

肾上腺素对 α 和 β 受体均有强大的激动作用。

1. 心脏　作用于心肌、窦房结和传导系统的 β_1 受体,使心肌收缩力增强,心率加快,传导加速,心排出量增加。同时肾上腺素又能舒张冠脉,改善心肌的血液供应。其不利的一面是药物提高心肌代谢,使心肌耗氧量增加,加上心肌兴奋性提高,如剂量过大或给药速度过快,可引起心律失常,甚至心室颤动。

2. 血管　可激动血管平滑肌上的 α 和 β_2 受体。各部位血管对肾上腺素的反应取决于受体分布的类型和密度。皮肤、黏膜和肾血管的 α 受体占优势,故呈显著的收缩反应;而骨骼肌血管的 β_2 受体占优势,故呈舒张反应。肾上腺素主要作用于小动脉和毛细血管前括约肌,因为这些小血管壁的肾上腺素受体密度高;静脉及大动脉的肾上腺素受体密度低,故作用较弱。

3. 血压　本品对血压的作用与剂量有关。治疗量的肾上腺素激动 β_1 受体,使心脏兴奋,心排出量增加,故收缩压升高;又因激动 β_2 受体,使骨骼肌血管舒张作用对血压的影响抵消或超过了皮肤黏膜血管收缩作用的影响,故舒张压不变或略下降,脉压增大。大剂量的肾上腺素,除强烈兴奋心脏外,还可使血管平滑肌的 α 受体兴奋占优势,外周阻力显著增高,使收缩压和舒张压均升高。此外,肾上腺素尚能作用于近肾小球细胞的 β_1 受体,促进肾素分泌。

4. 支气管　能激动 β_2 受体,舒张支气管平滑肌;并能抑制肥大细胞释放过敏性物质,如组胺等;还可激动 α 受体,使支气管黏膜血管收缩,降低毛细血管的通透性,有利于消除支气管黏膜充血水肿。

5. 其他　肾上腺素能促进糖原分解,降低外周组织对葡萄糖的利用,使血糖升高;并能激活三酰甘油酶加速脂肪分解,使血液中游离脂肪酸升高。由于能提高机体代谢,治疗量可使耗氧量升高 20%～30%。本品不易透过脑屏障,仅在较大剂量时才出现中枢兴奋作用。

【体内过程】

口服后在碱性肠液、肠黏膜和肝内破坏,吸收很少,不能达到有效血药浓度。皮下注射因能收缩血管,故吸收缓慢。肌内注射吸收较皮下注射快。在体内,肾上腺素很快被肝和其他组织的 COMT 和 MAO 代谢,代谢产物最终与葡萄糖醛酸或硫酸结合经肾排泄。皮下注射肾上腺素作用可维持 1h,肌内注射作用维持 30min。

【临床应用】

1. 心脏骤停 因溺水、麻醉或手术意外、药物中毒、急性传染病及心脏传导阻滞等所致的心脏骤停,可用肾上腺素作静脉注射或心室内注射,同时进行有效的心脏按摩、人工呼吸和纠正酸中毒。对电击引起的心脏骤停,使用肾上腺素配合电除颤器等进行抢救也能收到一定疗效。

2. 过敏反应 对于急性的、严重的过敏反应,除应用组胺受体阻断药和糖皮质激素外,肾上腺素是一个重要药物。本品除通过心血管作用外,尚有抑制肥大细胞释放组胺等过敏介质的机制参与。肾上腺素是治疗输液或青霉素等引起的过敏性休克的首选药物。由于药物兴奋心脏、收缩血管、舒张支气管等作用,可迅速缓解过敏性休克出现的心跳微弱、血压下降和支气管平滑肌痉挛引起呼吸困难等症状。

3. 支气管哮喘 对支气管哮喘急性发作疗效迅速而强大,但不持久。主要用于支气管哮喘急性发作的治疗。

4. 与局麻药配伍及局部止血 在局麻药液中加入肾上腺素,可使注射部位血管收缩,延缓局麻药的吸收,减少局麻药吸收中毒的可能性,并延长局麻药的作用时间。一般局麻药中肾上腺素的浓度为 1:250000,一次用药不超过 0.3mg。但在肢体远端部位如手指、足趾、耳部、阴茎等处手术时,局麻药中不加肾上腺素,以免引起局部组织坏死。

当鼻黏膜和齿龈出血时可将浸有 0.1%肾上腺素溶液的纱布填塞出血处。

【不良反应】

主要不良反应有心悸、烦躁和血压升高等,血压剧升有发生脑出血的危险。也能引起心律失常,甚至心室颤动,故应严格掌握剂量。

【禁忌证】

高血压、器质性心脏病、糖尿病和甲状腺功能亢进等患者禁用。老年人慎用。

多 巴 胺

多巴胺(dopamine,DA)是去甲肾上腺素生物合成的前体,药用的是人工合成品。

【药理作用】

1. 心脏 主要激动心脏 β_1 受体,还可促进去甲肾上腺素能神经释放去甲肾上腺素,从而使心肌收缩力增强,心排出量增加,但对心率的影响不明显。与肾上腺素比较,多巴胺增加心排出量作用较弱,较少引起心悸和心律失常。

2. 血管 主要激动血管的多巴胺受体(D_1 受体)和 α 受体。治疗量时可激动 D_1 受体,使肾和肠系膜血管扩张;激动 α 受体,使皮肤和黏膜等血管收缩。大剂量时,则以 α 受体的兴奋作用占优势,主要表现为血管收缩。

3. 血压 治疗量多巴胺能使收缩压升高,而舒张压无变化或稍升高,脉压增大,这可能是心排出量增加,而肾和肠系膜动脉阻力下降,其他血管阻力微升使总外周阻力变化不大的结果。大剂量给药除兴奋心脏外,主要表现为血管收缩,引起外周阻力增加,使收缩压、舒张压均升高。

4. 肾脏　治疗量多巴胺能使肾血管舒张,肾血流量及肾小球滤过率增加。此外,多巴胺还能直接作用于肾小管的多巴胺受体,抑制 Na^+ 的重吸收,产生排钠利尿作用。大剂量时,也作用于肾血管的 α 受体,使肾血管收缩。

【体内过程】

口服易在肠和肝中破坏而失效。一般用静脉滴注给药。在体内迅速经 MAO 和 COMT 的催化而代谢失效,故作用时间短暂。本品不易透过脑屏障。

【临床用途】

1. 抗休克　对于伴有心肌收缩力减弱、尿量减小而血容量已补足的休克疗效较好。
2. 急性肾衰竭　常与利尿药合用。

【不良反应】

剂量过大或静脉滴注速度过快可出现心动过速、心律失常和肾血管收缩引起肾功能下降等。

麻 黄 碱

麻黄碱(ephedrine)是从麻黄科植物麻黄中提取的生物碱,现已人工合成。两千年前,我国《神农本草经》即有其能发汗、止喘的记载。20 世纪 20 年代,对麻黄碱进行了系统的药理研究,引起各国医学界的重视,使之成为最早的肾上腺素受体激动药之一,至今尚应用不衰。

【药理作用】

麻黄碱兼有直接和间接两种作用,既直接作用于肾上腺素受体,又可促进去甲肾上腺素能神经释放去甲肾上腺素而发挥间接作用。近年研究发现,它对 α_1、α_2 和 β_1、β_2 受体都有激动作用。与肾上腺素比较,麻黄碱具有以下特点:① 兴奋心脏、收缩血管、升高血压和舒张支气管作用均较肾上腺素弱而持久;② 中枢兴奋作用较肾上腺素显著;③ 连续用药可发生快速耐受性,这可能由于其直接作用的受体饱和及间接作用的递质耗竭所致。

【体内过程】

口服易吸收,也易透过脑屏障。吸收后小部分在体内氧化脱氨,大部分以原形经肾排泄。由于药物消除缓慢,故作用较持久,一次给药可维持 3～6h。

【临床应用】

1. 某些低血压状态　如用于防治硬膜外和蛛网膜下腔麻醉所引起的低血压。
2. 鼻黏膜充血引起鼻塞　药物滴鼻可消除黏膜充血和肿胀。
3. 支气管哮喘　用于预防发作和轻症的治疗。
4. 荨麻疹和血管神经性水肿等过敏反应的皮肤黏膜症状。

【不良反应及禁忌证】

有时出现中枢兴奋所致的不安、失眠等,晚间服用宜加用镇静催眠药以防止失眠。禁忌证同肾上腺素。

第二节 α受体激动药

去甲肾上腺素

去甲肾上腺素（noradrenaline，NA；norepinephrine，NE）是去甲肾上腺素能神经末梢释放的递质，也可由肾上腺髓质少量分泌。药用去甲肾上腺素为人工合成品。

【药理作用】

为非选择性 α_1、α_2 受体激动药。与肾上腺素比较，其 α 作用比肾上腺素略弱，β_1 作用明显较弱，对 β_2 受体几乎无作用。

1. 血管　激动血管 α_1 受体，使小动脉和小静脉收缩，以皮肤黏膜血管收缩最为明显，其次为肾、脑、肝、肠系膜血管甚至骨骼肌血管。至于冠状动脉，则由于心脏兴奋和血压升高而呈舒张反应。

2. 心脏　激动心脏的 β_1 受体，使心肌收缩力增强，心率加快，传导加速，心排出量增加。在整体情况下，心率可由于血压升高而反射性减慢。大剂量去甲肾上腺素也能引起心律失常，但较肾上腺素少见。

3. 血压　小剂量静脉滴注时由于心脏兴奋，心排出量增加，故收缩压升高，此时由于血管收缩作用尚不十分剧烈，故舒张压升高不多而脉压增大。较大剂量时，除兴奋心脏外，因血管强烈收缩使外周阻力明显增高，故收缩压升高的同时舒张压也明显升高，脉压变小。

4. 其他　大剂量时引起血糖升高。对中枢作用较肾上腺素为弱。

【体内过程】

与肾上腺素相似，口服经肠液、肠黏膜和肝脏时被破坏而失效，皮下或肌内注射因局部血管收缩，故很少吸收，一般采用静脉滴注法给药。静脉给药后，药物很快自血中消失，较多地被摄取而分布到去甲肾上腺素能神经支配的心脏等脏器以及肾上腺髓质。本品不易透过脑屏障，故很少进入中枢。外源性的去甲肾上腺素主要在肝以及其他组织经 COMT 和 MAO 代谢，最后以代谢产物和少量原形从尿中排出。

【临床应用】

1. 休克和低血压　对于某些休克类型如早期神经源性休克以及药物中毒引起的低血压等，用去甲肾上腺素静脉滴注，使收缩压维持在 12kPa（90mmHg）左右，以保证心、脑和肾等重要器官的血液供应。抗休克治疗的原则是改善微循环和补充血容量，去甲肾上腺素的应用仅是暂时措施，应避免长时间或大剂量用药，造成微循环障碍。现有主张 α 受体阻断药酚妥拉明与去甲肾上腺素合用，以对抗去甲肾上腺素过分强烈的 α 作用，保留其 β 作用。

2. 上消化道出血　用本品适量稀释口服，可使食道或胃内血管收缩而产生止血效果。

【不良反应】

1. 局部组织缺血坏死　静脉滴注时间过长、浓度过高或药液漏出血管，都可引起局部缺血坏死，此时应更换注射部位，并用酚妥拉明或普鲁卡因作局部浸润注射，使血管扩张。

2. 急性肾衰竭　应用去甲肾上腺素过量或过久，可使肾血管剧烈收缩，引起急性肾衰竭，出现尿少、尿闭等现象，故用药期间尿量至少应保持在每小时 25ml 以上。

【禁忌证】

高血压、动脉硬化症和器质性心脏病患者禁用。

间 羟 胺

间羟胺（metaraminol，aramine，阿拉明）主要作用于 α 受体，对 $β_1$ 受体作用较弱，除直接作用外，尚可通过促进递质释放而发挥间接作用。

与去甲肾上腺素比较，间羟胺的主要特点是：① 收缩血管、升高血压作用较去甲肾上腺素弱而持久；② 对肾血管收缩作用也较弱，故较少引起尿少、尿闭等急性肾衰竭的症状；③ 有较弱的兴奋心脏作用，使心肌收缩力增强、休克患者的心排出量增加；④ 很少引起心悸和心律失常；⑤ 化学性质稳定，除静脉给药外，也可肌内注射。临床作为去甲肾上腺素的代用品用于各种休克早期或其他低血压状态。

去氧肾上腺素

去氧肾上腺素（phenylephrine，苯肾上腺素；neosynephrine，新福林）的主要作用是激动血管平滑肌的 $α_1$ 受体，使血管收缩、血压升高，由于血压升高，反射性地引起心率减慢，故可用于阵发性室上性心动过速和防治椎管内麻醉、全身麻醉以及药物所致的低血压。此外，药物尚能激动瞳孔开大肌的 $α_1$ 受体，产生扩瞳作用，与阿托品比较，其扩瞳作用弱，起效快而维持时间短，一般不引起眼内压升高（对 40 岁以上虹膜角膜角狭窄者仍要注意），不引起调节麻痹，主要在眼底检查时用作快速短效的扩瞳药。

甲 氧 明

甲氧明（methoxamine，甲氧胺）作用与去氧肾上腺素相似，主要收缩血管而升高血压，由于血压升高，反射性地使心率减慢。此外，本品尚能延长心肌不应期和减慢房室传导。适用于阵发性室上性心动过速，也可用于椎管内麻醉或全身麻醉等情况下的低血压。

第三节 β受体激动药

异丙肾上腺素

异丙肾上腺素（isoprenaline）系人工合成品，是经典的 $β_1$、$β_2$ 受体激动药。

【药理作用】

异丙肾上腺素对 $β_1$、$β_2$ 受体均有强大的激动作用。

1. 心脏　具有典型的 $β_1$ 受体激动作用，表现为心肌收缩力增强，心率加快，传导加速，心排出量增加。与肾上腺素比较，异丙肾上腺素加快心率、加速传导的作用较强，对窦房结的兴奋作用较强，也能引起心律失常，但较少产生心室颤动。

2. 血管和血压　可激动 $β_2$ 受体而舒张血管，主要是骨骼肌血管舒张，对冠脉也有舒张作用，对肾和肠系膜血管舒张作用较弱。由于兴奋心脏、舒张血管，使收缩压升高而舒张压下降，脉压增大。当舒张压明显下降时，冠状血管的灌注压下降，冠脉有效血流量不增加。

3. 支气管　激动 β_2 受体，松弛支气管平滑肌作用比肾上腺素略强，也有抑制组胺等过敏性物质释放的作用。

4. 其他　与肾上腺素比较，其升高血中游离脂肪酸的作用相似，而升高血糖作用较弱。能增加组织的耗氧量。不易透过脑屏障，故中枢作用不明显。

【体内过程】

口服易在肠道破坏而失效，舌下、气雾剂吸入给药吸收较快。吸收后主要在肝及其他组织中被 COMT 代谢。因其代谢速度较慢，故作用维持时间较肾上腺素和去甲肾上腺素长。

【临床应用】

1. 支气管哮喘　用于控制支气管哮喘急性发作，疗效快而强。

2. 房室传导阻滞　本品具有强大的加速房室传导作用，能有效对抗房室传导阻滞。治疗Ⅱ度房室传导阻滞，可采用舌下含化给药；对完全性房室传导阻滞，采用静脉滴注给药，需在 ECG 监视下，根据心率调整滴速。

3. 心脏骤停　适用于心室自身节律缓慢、高度房室传导阻滞或窦房结功能衰竭而并发的心脏骤停，常与去甲肾上腺素或间羟胺合用作心室内注射。

【不良反应】

常见心悸、低血压伴有头晕等。在支气管哮喘患者已具缺氧状态，如剂量过大，可致心肌耗氧量增加，易引起心脏反应。长期应用可产生耐受性，使疗效下降，此时盲目加大剂量，有可能产生严重心律失常甚至心室颤动。

【禁忌证】

冠心病、心肌炎和甲状腺功能亢进等患者禁用。

多 巴 酚 丁 胺

多巴酚丁胺（dobutamine）是选择性激动 β_1 受体，治疗量时可使心肌收缩力增强，心排出量增加，对心率影响不明显。临床主要用于治疗心脏手术后或心肌梗死并发心力衰竭。连续用药可产生快速耐受性。

（张丽慧）

第九章

肾上腺素受体阻断药

肾上腺素受体阻断药（adrenoceptor blockers，adrenoceptor blocking drugs）能阻断肾上腺素受体，从而拮抗去甲肾上腺素或肾上腺素受体激动药的作用。按其对 α 和 β 受体选择性不同，分为 α 受体阻断药和 β 受体阻断药两大类。

第一节　α 受体阻断药

α 受体阻断药能选择性地与 α 受体结合，其本身不产生或较少产生拟肾上腺素作用，却能妨碍去甲肾上腺素和肾上腺素受体激动药与 α 受体结合而发挥作用。它们能将肾上腺素的升压作用翻转为降压，这种现象称为**肾上腺素作用的翻转**（adrenaline reversal），这是因为 α 受体阻断药选择性地阻断了与血管收缩有关的 α 受体，但不影响与血管舒张有关的 β 受体，所以肾上腺素的血管收缩作用被取消，而血管舒张作用得以充分地表现出来。对于主要作用于血管 α 受体的去甲肾上腺素，α 受体阻断药仅能取消或减弱其升压效应，而无翻转作用。对于主要作用于 β 受体的异丙肾上腺素的降压作用则无影响。

一、α_1、α_2 受体阻断药

（一）短效类

该类药物与 α 受体结合较疏松，易于解离，为竞争性 α 受体阻断药，肾上腺素受体激动药能竞争性拮抗其阻断作用。该类药物包括酚妥拉明和妥拉唑啉。

酚　妥　拉　明

【药理作用】

酚妥拉明（phentolamine，regitine）的药理作用有：

1. 血管　静脉注射酚妥拉明，由于阻断血管平滑肌的 α 受体和直接舒张血管平滑肌作用，使血管舒张，血压下降，肺动脉压和外周阻力降低。

2. 心脏　酚妥拉明能兴奋心脏，使心肌收缩力增强，心率加快，心排出量增加。这一作用部分由血管舒张、血压下降反射性地引起，部分是阻断去甲肾上腺素能神经末梢突触前膜 α_2 受体，使去甲肾上腺素释放增加的结果。

3. 其他　有拟胆碱作用，使胃肠平滑肌兴奋；有组胺样作用，使胃酸分泌增加、皮肤潮红；此外尚有阻断 5-羟色胺受体的作用。

【体内过程】

可注射和口服给药，由于口服生物利用度低，效果仅为注射给药的 20%。药物在体内迅

速代谢和排泄,故作用维持时间较短。

【临床应用】

1. 外周血管痉挛性疾病 如雷诺病,也可用于血栓闭塞性脉管炎。

2. 静脉滴注去甲肾上腺素发生外漏 可用本品作局部浸润注射,以拮抗去甲肾上腺素的血管收缩作用,防止组织坏死。

3. 肾上腺嗜铬细胞瘤 用于防治手术时发生高血压危象。

4. 休克 在补充血容量的基础上,酚妥拉明使血管舒张,外周阻力下降,心排出量增加,从而改善内脏血液灌注和解除微循环障碍。有人主张本品与去甲肾上腺素合用于抗休克,目的是对抗去甲肾上腺素的 α 型收缩血管作用,保留其 β 型增强心肌收缩力的作用。

5. 难治性充血性心力衰竭 酚妥拉明能扩张血管,解除心力衰竭引起的小动脉和小静脉的反射性收缩,降低心脏前、后负荷,使左室舒张末期压和肺动脉压下降,心排出量增加,心力衰竭得以减轻。

【不良反应】

主要有:① 直立性低血压;② 心率加快、心律失常和心绞痛;③ 胃肠反应如腹痛、腹泻、呕吐等,可诱发或加剧溃疡病。冠心病、胃炎、胃十二指肠溃疡患者慎用。

妥 拉 唑 啉

妥拉唑啉(tolazoline,苄唑啉)的作用与酚妥拉明相似,但对 α 受体阻断作用较弱,而组胺样作用和拟胆碱作用较强。主要用于血管痉挛性疾病的治疗,局部浸润注射用以处理去甲肾上腺素静脉滴注时药液外漏。不良反应与酚妥拉明相同,发生率较高。

(二) 长效类

此类药物包括酚苄明和二苄明,它们与 α 受体形成牢固的共价键,阻断 α 受体作用强大而持久,即使加入高浓度的肾上腺素受体激动药也难与之竞争,达不到最大效应,所以也称非竞争性 α 受体阻断药。

酚 苄 明

【药理作用】

酚苄明(phenoxybenzamine,dibenzyline,苯苄胺)是典型的长效 α 受体阻断药,起效慢,作用强大而持久。药物能舒张血管,降低外周阻力。对于静卧的正常人,缓慢静脉注射治疗量酚苄明,降压作用较弱;但对血容量减少或直立的病人,因常伴有代偿性的交感神经兴奋引起血管收缩,注射本品可使血管明显扩张,血压显著下降。

【体内过程】

酚苄明刺激性强,故不作肌内或皮下注射,主要以静脉和口服给药,口服吸收少而不规则。由于本品的脂溶性高,大剂量用药可积蓄于脂肪组织中,然后缓慢释放,12h 排泄 50%,24h 排泄 80%,一周后尚有少量残存于体内。由于药物与受体结合牢固,加以排泄缓慢,一次用药,作用可持续 3~4d。

【临床应用】

用于外周血管痉挛性疾病,也可用于休克和嗜铬细胞瘤的治疗。

【不良反应】

常见有直立性低血压、心悸和鼻塞等；尚有胃肠刺激症状（如恶心、呕吐）和中枢神经系统抑制症状（如思睡、疲乏）等。

二、α₁ 受体阻断药

以**哌唑嗪**（prazosin）为代表，能选择性阻断 α₁ 受体，主要通过舒张小动脉及小静脉而发挥降压作用。同类药物有特拉唑嗪和布那唑嗪等。

三、α₂ 受体阻断药

以**育亨宾**（yohimbine）为代表，能选择性阻断 α₂ 受体，促进去甲肾上腺素释放，目前主要用作实验研究的工具药，也用于功能性阳痿的治疗。

第二节　β受体阻断药

β 受体阻断药能与 β 受体结合，竞争性地阻断去甲肾上腺素或肾上腺素受体激动药与 β 受体结合而发挥作用。β 受体阻断药根据对 β 受体亚型的选择性和内在拟交感活性不同，分为 3 类。

【药理作用】

1. β 受体阻断作用

（1）心血管系统：对心脏的作用是 β 受体阻断药的主要作用，药物阻断心脏 β₁ 受体，使心肌收缩力减弱，心率和传导减慢，心排出量减少，心肌耗氧量下降，这些作用都反映了心脏功能的减弱。

非选择性 β 受体阻断药如普萘洛尔能阻断 β₂ 受体，又因心功能抑制，反射性地兴奋交感神经引起血管收缩，外周阻力增加，除脑血管外，肝、肾和骨骼肌血管以及冠状血管等的血流量都有不同程度的减少。

（2）支气管平滑肌：阻断支气管平滑肌 β₂ 受体，使支气管平滑肌收缩，呼吸道阻力增加，这种作用在正常人表现较弱，但对支气管哮喘患者，可诱发或加重哮喘的急性发作。

（3）代谢：一般认为人类脂肪的分解主要与 β₁、β₃ 受体激动有关，而肝糖原的分解与 α 和 β₂ 受体有关。β 受体阻断药对正常人的脂肪和糖代谢影响较小，但可抑制交感神经兴奋所引起的脂肪分解，拮抗肾上腺素升高血糖的作用，延缓用胰岛素后血糖水平恢复正常的时间。

（4）其他：β 受体阻断药通过阻断近肾小球细胞的 β₁ 受体而抑制肾素分泌，这可能是其降血压作用的原因之一。

2. 内在拟交感活性　有些 β 受体阻断药与 β 受体结合后除能阻断受体外尚对 β 受体具有部分激动作用（partial agonistic action，PAA），称为**内在拟交感活性**（intrinsic sympathomimetic activity，ISA）。由于这种作用较弱，一般在整体动物常被其 β 受体阻断作用所掩盖，而在离体器官和利血平化的动物才可表现出来。内在拟交感活性较强的药物在临床应用时，其抑制心脏和收缩支气管的作用均较弱。

3. 膜稳定作用　有些 β 受体阻断药具有局部麻醉作用和奎尼丁样作用,这两种作用都是由于药物降低细胞膜对离子的通透性所致,故称为膜稳定作用。产生膜稳定作用的 β 受体阻断药的血药浓度比临床有效血药浓度要高出 50～100 倍,因此认为这一作用在治疗量时与其治疗作用的关系不大。

【体内过程】

β 受体阻断药的药动学特点与其脂溶性有关。脂溶性高的药物的特点是:① 口服吸收快而完全;② 主要在肝脏代谢,首过消除明显,口服生物利用度较低,当长期或大剂量给药时,肝脏代谢功能被饱和,其生物利用度可提高;③ 药物与血浆蛋白结合率高;④ 体内分布广,易于透过脑屏障;⑤ $t_{1/2}$ 较短;⑥ 口服吸收后血浆高峰浓度存在明显的个体差异。反之,脂溶性低的药物口服吸收较差;但肝脏代谢率低,首过消除少,生物利用度较高;与血浆蛋白结合率较低,体内分布不广,不易透过脑屏障;$t_{1/2}$ 较长;血药浓度个体差异小。

【临床用途】

1. 高血压　使高血压病人的血压下降,伴有心率减慢。

2. 心绞痛　药物对心绞痛有良好的疗效,可减少发作次数,提高运动试验耐受量,改善心脏功能。

3. 心律失常　β 受体阻断药对多种原因引起的室上性和室性心律失常均有效,尤其对交感神经兴奋、强心苷中毒引起的心律失常疗效较佳。

4. 心肌梗死　可降低复发和猝死率。

5. 甲状腺机能亢进　可降低甲亢病人的基础代谢率,减慢心率,控制激动不安等症状。对甲状腺危象可取得迅速控制症状之效。

6. 其他　β 受体阻断药尚适用于嗜铬细胞瘤、肥厚型心肌病、偏头痛、肌震颤、焦虑症及门静脉高压等疾病。噻吗洛尔滴眼能减少房水形成,降低眼内压,用于青光眼的治疗。

【不良反应】

一般反应有恶心、呕吐、头痛、失眠及抑郁等,偶见过敏反应,如皮疹、血小板减少等。较严重的不良反应有:

1. 心脏反应　有窦性心动过缓、传导阻滞等;可引起急性心力衰竭,常在治疗开始时发生,可能由于维持心脏正常功能的 β_1 受体突然被阻断之故。

2. 外周血管痉挛　由于心排出量减少(β_1 受体阻断)和外周血管收缩(β_2 受体阻断)所致。

3. 哮喘　药物阻断 β_2 受体,可增加呼吸道阻力,诱发支气管哮喘。

4. 反跳现象　普萘洛尔等无内在拟交感活性的 β 受体阻断药长期应用后突然停药,可使原有病症如心绞痛加剧,称为反跳现象,这是由于心血管交感神经阻断作用的骤然中止,心肌需氧量急剧增大,及长期应用 β 受体阻断药使 β 受体数量增加,对内源性儿茶酚胺的敏感性增高的结果。反跳现象多在停药后 12～72h 开始,持续数天。因此,长期应用 β 受体阻断药停药时必须逐渐减量,减药过程以 2 周为宜。

(张丽慧)

第十章

镇静催眠药

镇静催眠药是指对中枢神经系统具有选择性抑制，能够引起镇静催眠的药物。**镇静药**（sedatives）是指能缓和激动，消除躁动，恢复安静情绪的药物。**催眠药**（hypnotics）是指能促进和维持近似生理睡眠的药物。本类药物常具有抗焦虑作用。

过去广泛应用巴比妥类，由于其易产生耐药性及依赖性，长期应用时可产生慢性中毒，目前临床已较少应用。当前应用较广的是苯二氮䓬类及新型的催眠药如思诺思等。

第一节　苯二氮䓬类

苯二氮䓬类（benzodiazepines，BZ）药物目前常用的有地西泮（安定）、氟西泮（氟安定）、阿普唑仑、氯氮䓬、硝西泮、艾司唑仑、氯硝西泮、三唑仑、劳拉西泮及奥沙西泮等。

【体内过程】

多数 BZ 口服吸收较快，肌内注射吸收慢而不规则。血浆蛋白结合率较高，广泛分布于脑与其他组织，脂溶性高的 BZ 在体内分布快。多数经肝脏药酶代谢。评定药效及作用时间的时候，应同时注意母药及其活性代谢产物。有肝肠循环，连续用药易引起蓄积。

【药理作用】

1. 抗焦虑作用　小剂量能减轻或消除焦虑不安、精神紧张及恐惧，对各种原因引起的焦虑症有显著疗效。

2. 镇静催眠作用　中等剂量有明显的镇静催眠作用，可缩短睡眠潜伏期，减少觉醒次数和觉醒时间。与巴比妥类催眠药相比较，安定等 BZ 药物的优点是：① 治疗指数高，对呼吸影响小，大剂量不引起麻醉；② 对快动眼睡眠时相影响小，停药后反跳现象比巴比妥类轻；③ 嗜睡等副作用轻，耐受性和依赖性轻；④ 对肝药酶无诱导作用。目前已是临床最常用催眠药。

3. 抗惊厥和抗癫痫作用　有较强的抗掠厥作用，安定对癫痫大发作的疗效好，静注安定是治疗癫痫持续状态的首选药。

4. 中枢骨骼肌松弛作用　有较强的肌松作用和降低肌张力作用，但不影响正常活动。肌松弛作用是小剂量 BZ 可以抑制脑干网状结构下行激活系统对脊髓运动神经元的激活，大剂量增强脊髓突触前抑制，而不影响突触后抑制，从而抑制多突触反射。

5. 其他作用　BZ 可加强麻醉药、巴比妥类和酒精的抑制作用。

【临床应用】

1. 抗焦虑　适用于焦虑症、焦虑性抑郁、各种躯体疾病如脑血管病等疾病引起的焦虑状态等。

2. 治疗失眠　对各种原因引起的失眠有效，应用 BZ 治疗失眠需防止产生药物依赖，因此要间断用药或交替用药。

3. 抗惊厥及抗癫痫 可选用安定、硝基安定、阿普唑仑、氯硝安定等。癫痫大发作可立即静脉注射安定或肌注氯硝安定。

4. 麻醉前用药及心脏电击复律和内窥镜检查前用药 常用药为安定。

【作用机制】

中枢 BZ 受体分布与抑制性递质系统 γ-氨基丁酸(GABA)受体近似。GABA 受体既与氯离子通道偶联,又与 BZ 受体间存在功能联系。BZ 与突触后膜上的苯二氮䓬受体结合后,可改变 GABA 调控蛋白的构象,增强 GABA 与其受体的亲和力,激活 GABA 受体,使氯离子通道开放,增强 GABA 能神经的抑制效应。BZ 药物增强中枢 GABA 递质的抑制作用与其镇静、抗焦虑、催眠、抗惊厥及中枢性肌松作用密切相关。

【不良反应】

BZ 类药物毒性小,安全性大,很少由于用量过大引起死亡。

1. 神经系统 困倦、乏力、嗜睡、头晕、操作技能损害和降低学习新信息的能力。植物神经症状如口干、视物模糊等。大剂量可引起共济失调、发音不清、遗忘、意识障碍。

2. 呼吸循环系统 静脉给药可出现一过性呼吸抑制、低血压、血栓性静脉炎等。

3. 耐受性和依赖性 长期用药产生耐受性时,用量逐渐增加以维持疗效。产生依赖性时,不仅有精神依赖,也有躯体依赖,一旦停药即产生戒断症状,表现为恶心、腹泻、便秘、肌肉震颤、失眠、坐立不安、流鼻涕等,严重时可出现幻觉、心慌意乱、头痛甚至惊厥等。

4. 致畸 药物可通过胎盘,长期应用可引起畸胎,因此,孕妇应禁用。

5. 急性中毒 药物过量可致急性中毒,导致昏迷和呼吸循环抑制,可用苯二氮䓬类受体拮抗药氟马西尼治疗。

【常用制剂和用法】

常用苯二氮䓬类药物和用法,见表 6-10-1 所示。

表 6-10-1 常用苯二氮䓬类药物和用法

药 物	特 点	剂量和用法
地西泮(安定)	常用抗焦虑、镇静、催眠、抗惊厥、抗癫痫、麻醉前给药等	抗焦虑、镇静:2.5~5mg/次,3 次/d;癫痫持续状态:5~20mg/次,缓慢静注,再发作可反复应用
氯氮䓬(利眠宁)	作用似地西泮而较弱,用于焦虑、失眠与癫痫	抗焦虑、镇静:5~10mg/次,3 次/d;催眠:10~20mg/次,睡前服
氟西泮(氟安定)	催眠作用强而持久,缩短 REMS 轻,不易产生耐受性	胶囊剂催眠:15~30mg/次,睡前服
硝西泮	催眠、抗癫痫较佳	催眠:10~20 mg/次,睡前服;抗癫痫:5~10mg/次,3 次/d
氯硝西泮(氯硝基安定)	抗惊厥、抗癫痫较佳	催眠:1~2mg,睡前服;抗癫痫:1.5~10mg/d,分次服;严重失眠及兴奋时,可肌注 1~2mg,睡前
三唑仑(海洛神)	催眠作用强而短,宿醉反应少,依赖性较强	催眠:0.5~1.0mg/次,睡前服,形成依赖快,应短期用药
艾司唑仑(舒乐安定)	镇静、催眠、抗焦虑,宿醉反应少,常用于麻醉前给药	催眠:1~3mg/次,睡前服;抗癫痫:2~4mg/次,3 次/d
阿普唑仑(佳乐定、佳静安)	作用似地西泮,常用于焦虑性与惊恐性精神障碍	抗焦虑:0.4mg/次,3 次/d;催眠:0.8~1.2mg/次,睡前服

第二节　巴比妥类

巴比妥类为巴比妥酸的衍生物。巴比妥类药物作用的快慢、强弱、长短取决于脂溶性的大小。根据作用发生的快慢和维持时间的长短可分为长效、中效、短效、超短效四类，但临床口服时，其睡眠持续时间无明显差别。超短效的硫喷妥钠，静注后立即生效，临床应用作为静脉麻醉，而不作催眠药使用。常用巴比妥类的分类和作用时间，见表 6-10-2 所示。

表 6-10-2　常用巴比妥类的分类和作用时间

分　类	药　名	疗效出现时间	作用持续时间
长　效	巴比妥	0.5～1h	6～8h
	苯巴比妥	0.5～1h	6～8h
中　效	戊巴比妥	15～30min	3～6h
	异戊巴比妥	15～30min	3～6h
短　效	司可巴比妥	15 min	2～3h
超 短 效	硫喷妥钠	立即	0.25h

【体内过程】

口服或肌内注射均易吸收，迅速分布于全身。脂溶性高的药物进入脑组织的速度快，起效也快，但因迅速自脑组织转移到外周脂肪组织即再分布，故作用迅速消失，如硫喷妥钠。

脂溶性较高的药物（异戊巴比妥）主要经肝代谢，作用维持时间较短。而脂溶性较低的药物（苯巴比妥）主要经肾排泄，作用维持时间较长，用 $NaHCO_3$ 碱化尿液可促进其排泄。

【药理作用与临床应用】

随其用量的加大，对中枢神经系统抑制作用由浅入深相继发生镇静、催眠、抗惊厥和麻醉作用直至死亡。

1. 镇静　小剂量苯巴比妥（15～30mg/次，3 次/d）用于焦虑、紧张、甲亢、高血压、麻醉前给药及加强解热镇痛药作用等。

2. 催眠　可用司可巴比妥、异戊巴比妥等。苯巴比妥因醒后常有头昏、困倦等后遗作用而少用于催眠。

3. 抗惊厥　急救时可选作用快的异戊巴比妥钠、戊巴比妥钠、硫喷妥钠等；预防惊厥常选用作用较长的苯巴比妥钠 0.1g 肌注。

4. 抗癫痫　苯巴比妥对癫痫大发作及癫痫持续状态有较好疗效，对精神运动性发作较差，对癫痫小发作无效。对癫痫持续状态最好静脉给药，以迅速控制症状。

5. 麻醉　硫喷妥钠静脉麻醉，用于短小手术，或作为全身麻醉的诱导麻醉。

【作用机制】

巴比妥类药物选择性抑制脑干网状结构上行激活系统，从而使大脑皮层细胞兴奋性降低，进而中枢抑制进入睡眠。巴比妥类也有促进 GABA 能神经的抑制性效应，增强 GABA 的突触后抑制功能。

【不良反应】

1. 后遗效应　次晨头晕、乏力、困倦等。

2. 过敏反应　皮疹、药热、剥脱性皮炎等，以皮疹多见。

3. 耐受性、习惯性、成瘾性　久用可产生耐受性、习惯性、成瘾性，一旦停药可产生戒断反应，表现为失眠加重、兴奋躁动甚至惊厥。

4. 呼吸抑制　对呼吸有抑制作用。呼吸功能障碍者如肺气肿、颅脑创伤等忌用；肝、肾功能不全者慎用。

5. 急性中毒　过量使用可引起中毒，血压下降，降低呼吸频率、呼吸深度及通气量，严重时昏迷，呼吸衰竭是巴比妥类致死的主要原因。抢救措施：排除毒物、洗胃，给予盐类泻药，维持呼吸和血压，给利尿剂，可注射碳酸氢钠使尿碱化，促进毒物排出，必要时可输血或血液透析。

第三节　其他镇静催眠药

水 合 氯 醛

水合氯醛（chloral hydrate）的镇静、催眠、抗惊厥作用强、快、久，无后遗作用。对胃肠道刺激性较强，有溃疡者忌用；久服可产生耐受性和成瘾性。

思 诺 思

思诺思（stilnox，唑吡坦）可缩短入睡时间，减少中途觉醒次数，延长睡眠时间。常用于偶发性、暂时性及慢性失眠症。眩晕、嗜睡、乏力、恶心、头痛等较常见，而记忆障碍、恶梦、烦躁、腹泻及精神压抑等则少见。此药无耐受性、无滥用危险、无镇静作用，但不主张长期服用。

（赵建波）

第十一章

抗癫痫药和抗惊厥药

第一节　抗癫痫药

癫痫是一类慢性、反复性、突然发作性大脑功能失调，其特征为脑神经元突发性异常高频率放电并向周围扩散。由于异常放电神经元所在部位（病灶）和扩散范围不同，临床表现为不同的运动、感觉、意识、行为和植物神经功能紊乱的症状。癫痫按病因分为原发性和继发性两大类。

1. 原发性癫痫　又称真性或特发性癫痫。在这类患者的脑部并无可以解释症状的结构变化或代谢异常，而与遗传因素有密切的关系。

2. 继发性癫痫　又称症状癫痫，由于各种脑部病损和代谢障碍所致。

癫痫常见临床类型有：

1. 全身性发作　主要包括小发作（失神发作，以短暂意识丧失为特点）、大发作（强直-阵挛发作，以全身骨骼肌强直-阵挛性抽搐为特点），还有肌阵挛性发作等。

2. 部分性发作　主要包括单纯部分性发作（局限性发作）、复杂部分性发作（精神运动性发作）等。

癫痫发作无间歇期称为癫痫持续状态。

抗癫痫药的作用方式有：① 直接抑制病灶神经元过度放电；② 作用于病灶周围正常神经组织，以遏制异常放电的扩散。上述效应的基础可能是：① 加强脑内 GABA 介导的抑制作用；② 干扰 Na^+、Ca^{2+}、K^+ 等阳离子通道。

常用抗癫痫药介绍如下：

苯 妥 英 钠

苯妥英钠（phenytoin sodium）又名大仑丁，为二苯乙内酰脲的钠盐，为目前常用的有效药物之一。

【体内过程】

本品口服后吸收慢而不规则，血浆白蛋白结合率约 $85\% \sim 90\%$。此药主要在肝代谢，约 2% 以原形经肾排出，半衰期 $12 \sim 24h$，常规服药 $6 \sim 10d$，血浓度可达稳定水平，有效血浓度为 $10 \sim 20 \mu g/ml$。

【药理作用与临床应用】

1. 抗癫痫　此药的抗癫痫作用较苯巴比妥强，作用缓慢，口服药需 24h 始能达到治疗的作用。大发作疗效最好，可作为首选药；部分性发作次之，也可作为首选药；小发作无效禁用。静脉注射可治疗癫痫持续状态。

苯妥英钠通过稳定神经细胞膜,降低细胞膜对 Na^+ 和 Ca^{2+} 的通透性,抑制 Na^+ 和 Ca^{2+} 的内流,从而降低细胞膜的兴奋性,阻止癫痫病灶异常放电向周围正常脑组织扩散而起抗癫痫作用,但其不直接抑制病灶局部的高频放电。苯妥英钠小剂量即有抗癫痫作用,阻止惊厥症状发生。

2. 治疗中枢疼痛综合征 苯妥英钠对外周神经痛有效,临床用于治疗三叉神经痛、坐骨神经痛等,用药后疼痛减轻,此作用与其降低细胞膜兴奋性有关。

3. 抗心律失常

【不良反应】

1. 局部刺激反应 胃肠道反应表现为恶心、呕吐、食欲减退、胃痛等,饭后服药或以大量水送服可减轻反应;静脉注射可引起静脉炎。长期应用可发生齿龈增生,发生率约 20%,此反应与部分药物从唾液排出,刺激胶原组织增生有关。注意口腔卫生可减轻此反应,经常按摩齿龈,可避免齿龈增生。

2. 神经系统反应 较多见为头昏,血药浓度 $\geqslant 20\mu g/ml$ 时可引起毒性反应,包括眩晕、共济失调、眼球震颤、复视等。血药浓度在 $50\mu g/ml$ 以上出现严重昏睡甚至昏迷。

3. 对造血系统的影响 长期用药可能因影响叶酸吸收和代谢而致巨细胞性贫血,可用甲酰四氢叶酸防治。

4. 过敏反应 常见皮疹,还可见粒细胞缺乏、血小板减少、再生障碍性贫血。偶见肝损害。

5. 其他反应 长期用药可因加速维生素 D 代谢而致软骨病,服用维生素 D 可防治。因有致畸危险性,孕妇忌用。静脉注射时可发生中枢抑制、心血管反应包括房室传导阻滞等,而口服急性中毒则多为小脑和前庭系统症状。

苯 巴 比 妥

苯巴比妥(phenobarbital,鲁米那)至今仍以其起效快、疗效好、毒性小和廉价而广泛用于临床。

1. 作用特点 苯巴比妥能降低病灶细胞的兴奋性,从而抑制病灶放电,又能升高癫痫病灶周围正常细胞的兴奋阈值,从而抑制发作时异常放电的扩散。此药具有镇静、催眠和抗惊厥作用,是一种常用抗癫痫药。苯巴比妥对除失神小发作以外的各型癫痫,包括癫痫持续状态,都有效。但因其中枢抑制作用明显,都不作为首选药,仅癫痫持续状态时常用以静脉注射。但临床更倾向于用戊巴比妥钠静脉注射以控制癫痫持续状态。

2. 不良反应 常见的不良反应为镇静、嗜睡、眩晕和共济失调等。偶可发生巨幼细胞性贫血、白细胞减少和血小板减少。

扑 米 酮

扑米酮(primidone,扑痫酮,去氧苯巴比妥)在体内经肝代谢为苯巴比妥和苯乙基丙二酰胺,两者均有抗癫痫作用。一次给药后 $2\sim4h$ 血药浓度达高峰。半衰期药为 $(12\pm6)h$,血药浓度达到稳定状态的时间约需 $4\sim7d$。有效血浓度为 $10\mu g/ml$。主要用于强直阵挛性发作、单纯及复杂部分性发作。

乙 琥 胺

乙琥胺（ethosuximide）口服在胃肠道吸收完全，在血浆内与蛋白结合极少，10%～20%口服量以原形由尿排出，其余以代谢物形式排出。成人半衰期约为55h，儿童平均为30h。只对失神小发作有效。其疗效不及氯硝西泮，但副作用较少，至今仍是治疗小发作的常用药。本药对其他型癫痫无效。

卡 马 西 平

卡马西平（carbamazepine）口服吸收良好，约2～6h达血药峰浓度。血浆蛋白结合率为80%。在肝中代谢为有活性的环氧化物。血浆半衰期在用药之初平均为35h。卡马西平的作用机制与苯妥英钠相似，与苯妥英钠相比，本药抗癫痫作用较广谱。最适合治疗复杂部分性发作，也可用于对其他药无效的强直阵挛性发作及各种部分性发作。此外，对治疗三叉神经痛的效果良好。

丙 戊 酸 钠

丙戊酸钠（sodium valproate，癫痫灵）口服吸收良好，生物利用度在80%以上。对各种类型癫痫均有不同程度的疗效。最有效的是治疗原发性全身性癫痫。

苯 二 氮 䓬 类

苯二氮䓬类用于治疗癫痫的有地西泮、氯硝西泮、硝西泮、氟西泮、羟基安定等。

地 西 泮

地西泮（diazepam，安定）是控制癫痫持续状态的首选药之一。静脉注射见效快，安全性较大；但偶可引起呼吸抑制，宜缓慢注射（1mg/min），密切观察患者呼吸情况，做好应急准备。

硝 西 泮

硝西泮（nitriazepam，硝基安定）对肌阵挛性癫痫、不典型小发作和婴儿痉挛有较好疗效。其副作用为嗜睡、乏力、共济失调等

氯 硝 西 泮

氯硝西泮（clonazepam，氯硝安定）治疗癫痫小发作较安定为佳，对肌阵挛发作、失神发作尤佳，对部分性发作和强直阵挛性发作也有效。其脂溶性高，口服吸收快，易通过血脑屏障，服药后20～30min即发挥作用，1～2h血药浓度达高峰，持续6～8h。不良反应同安定。

第二节　抗惊厥药

惊厥为多种原因引起的中枢神经系统过度兴奋的一种临床症状，表现为全身骨骼肌强烈的不随意性收缩。引起惊厥的原因很多，常见的是脑或脑膜感染、小儿高热、中枢兴奋药

中毒、破伤风、子痫及癫痫。常用于抗掠厥药有前面介绍的苯巴比妥、水合氯醛和安定等外，硫酸镁注射给药也可用于抗惊厥。

硫　酸　镁

硫酸镁口服难吸收，常作为盐类泻药。肌肉注射或静脉注射可产生全身作用，如抗惊厥等。

【药理作用及临床应用】

1. 注射给药　具有松弛骨骼肌、降低血压、抑制中枢神经系统等作用，可有效地控制惊厥。常用于子痫及其他原因所致惊厥。

作用机制：Mg^{2+} 与 Ca^{2+} 化学性质相似，竞争性拮抗 Ca^{2+} 的作用，抑制神经化学传递和骨骼肌收缩，从而使肌肉松弛。同时，也作用于中枢神经系统，引起感觉和意识消失。

2. 口服给药　产生导泻、利胆。

【不良反应】

镁离子有中枢抑制作用，安全范围小，稍过量可抑制延髓呼吸及血管运动中枢，引起呼吸抑制，血压剧降，甚至呼吸停止而死亡。硫酸镁过量中毒，应立即进行人工呼吸，并缓慢静注氯化钙或葡萄糖酸钙以对抗之。肾功能不良者禁用。

（赵建波）

第十二章

抗精神失常药

精神失常是由多种原因引起的精神活动障碍的一类疾病,包括精神分裂症、躁狂症、抑郁症和焦虑症。治疗这些疾病的药物统称为抗精神失常药。临床应用于治疗精神失常的药物,目前分为抗精神病药、抗躁狂药、抗抑郁药及抗焦虑药四类。临床上常用的抗焦虑症药苯二氮䓬类已在第十章镇静催眠药章节中述及。

第一节 抗精神病药

抗精神病药主要用于治疗精神分裂症及其他精神失常的躁狂症状。根据化学结构可将常用抗精神病药分为吩噻嗪类、硫杂蒽类、丁酰苯类及其他药物。这些药物虽然化学结构不同,而药理作用及临床应用却相似。其主要治疗作用是能缓解精神疾病的阳性症状,如幻觉、妄想、思维概念紊乱、兴奋、躁动以及木僵等行为异常。对于阴性症状,如情感迟钝、淡漠、抽象思维障碍、社交时交谈困难、行为被动等,疗效较差。

以利培酮为代表的新型抗精神病药不仅对阳性症状有显著疗效,对阴性症状也有一定的疗效,而且影响认知功能较少,利培酮还可以改善认知功能,因此,新型抗精神病药已受到广泛的重视。

一、吩噻嗪类

氯 丙 嗪

氯丙嗪(chlorpromazine,冬眠灵)是吩噻嗪类药物的典型代表。

【体内过程】

口服或注射均易吸收,但吸收速率受剂型、胃内食物的影响,如同时服用胆碱受体阻断药,可显著延缓其吸收。口服氯丙嗪 2~4h 血浆药物浓度达峰值,肌注吸收迅速,其生物利用度比口服大 3~5 倍,但因刺激性强应深部注射。吸收后,约 90% 与血浆蛋白结合。氯丙嗪具有高亲脂性,易透过血脑屏障,脑组织中分布较广,脑内浓度可达血浆浓度的 10 倍。氯丙嗪主要经肝微粒体酶代谢,氯丙嗪及其代谢物主要经肾排泄。不同个体口服相同剂量氯丙嗪后,血浆药物浓度相差可达 10 倍以上,因此,临床用药应个体化。

【药理作用】

氯丙嗪主要对 DA 受体有阻断作用,另外也能阻断 α 受体和 M 受体等。因此,其药理作用广泛而复杂。

1. 中枢神经系统

(1)抗精神病作用:正常人口服治疗量氯丙嗪后,可出现安静、活动减少、感情淡漠和注意力下降、对周围事物不感兴趣、答话缓滞,而理智正常,在安静环境下易入睡,但易唤醒,醒后神态清楚,随后又易入睡。精神病患者用药后,可迅速控制兴奋、躁动等行为障碍,如继续用药,可使幻觉、妄想等思维障碍及精神运动兴奋等症状缓解、消失,患者情绪平稳,逐渐地恢复自知力。

目前认为精神分裂症的临床症状是由于脑内 DA 功能过强所致,且脑内 D_2 受体密度呈特异性地增高。中脑-边缘系统和中脑-皮层系统主要调控人类的精神活动,前者主要调控情绪反应,后者则主要参与认知、思想、感觉、理解和推理能力的调控。目前认为,精神分裂症主要与这两个 DA 系功能失调(亢进)密切相关。吩噻嗪类是 D_2 受体的强大拮抗剂,因此认为吩噻嗪类抗精神病的作用是通过阻断中脑-边缘系统及中脑-皮质通路中的 D_2 受体而发生的。

(2)镇吐作用:氯丙嗪有较强的镇吐作用,但是不能对抗前庭刺激引起的呕吐。小剂量氯丙嗪可抑制延脑区脑室底部的催吐化学感受器(CTZ),阻断 CTZ 的 DA 受体,大剂量可直接抑制呕吐中枢。氯丙嗪也可治疗顽固性呃逆。

(3)对体温调节的影响:氯丙嗪抑制下丘脑体温调节中枢,使体温调节失灵,因而机体体温随环境温度变化而升降,在低温环境中体温降低,而在高温环境中则体温升高。氯丙嗪的降温特点是不仅使发烧体温下降,也能使正常体温下降。

(4)加强中枢抑制药的作用:氯丙嗪可加强麻醉药、镇静催眠药、镇痛药及乙醇的作用。上述药物与氯丙嗪合用时,应适当减量,以免加深对中枢神经系统的抑制。

(5)对锥体外系的影响:长期大量应用氯丙嗪时,由于其阻断黑质-纹状体通路的 D_2 受体,导致胆碱能神经功能占优势,可出现锥体外系反应。

2. 植物神经系统

氯丙嗪具有明显的 α 受体阻断作用,可翻转肾上腺素的升压效应,同时还能抑制血管运动中枢,并有直接舒张血管平滑肌的作用,因而能扩张血管、降低血压。但由于连续用药可产生耐受性,且有较多副作用,故不适合用于高血压的治疗。血压降低可致反射性心动过速。氯丙嗪尚可阻断 M 胆碱受体,引起口干、便秘、视力模糊,但作用弱,无治疗意义。

3. 内分泌系统

氯丙嗪可阻断结节-漏斗通路的 D_2 受体,减少下丘脑释放催乳素抑制因子,因而使催乳素分泌增加,引起乳房肿大及泌乳。此外,能抑制促性腺释放激素的分泌,使卵泡刺激素和黄体生成素释放减少,引起排卵延迟;尚能抑制促皮质激素和生长激素的分泌。后一作用可试用于治疗巨人症。

【临床应用】

1. 精神分裂症 临床上主要应用氯丙嗪治疗各型精神分裂症,对急性患者疗效较好,但无根治作用,必须长期服用以维持疗效,减少复发。此外,也可用于治疗躁狂症及其他精神病伴有的兴奋、紧张及妄想等症状。

2. 呕吐和顽固性呃逆 临床用于治疗多种疾病引起的呕吐,如癌症、放射病及某些药物引起的呕吐。对顽固性呃逆也有显著疗效。对晕动症无效。

3. 低温麻醉与人工冬眠 临床上以物理降温配合氯丙嗪用于低温麻醉。如合用某些中枢抑制药(常与异丙嗪、哌替啶等组成冬眠合剂),可使患者处于深睡,体温、代谢及组织耗氧量均降低的状态,称为人工冬眠疗法。可用作严重感染,中毒性高热及甲状腺危象等病症的辅助治疗。有利于机体度过危险的缺氧缺能阶段,为进行其他有效的对因治疗争取时间。

【不良反应】

氯丙嗪安全范围大,但长期大量应用,不良反应较多。

1. 常见不良反应　中枢抑制症状(嗜睡、淡漠、无力等)、M 受体阻断症状(视力模糊、口干、无汗、便秘、眼压升高等)和 α 受体阻断症状(鼻塞、血压下降、体位性低血压及反射性心悸等)。

2. 锥体外系反应　可在服药后几小时出现,也可在数日之后或数周后发生,临床有以下几方面的症状:① 帕金森综合征:出现肌张力增高、面容呆板(面具脸)、动作迟缓、肌肉震颤、流涎等。② 急性肌张力障碍:为局部肌群的持续性痉挛,如斜颈、口眼歪斜、下颌不能闭合、伸舌和出怪相、眼球上翻凝视,严重时角弓反张、扭转性痉挛等。③ 静坐不能:病人坐立不安、手足无措、来回踱步或原地踏步、明显的烦躁不安、紧张焦虑等。以上三种症状可用胆碱受体阻断药安坦缓解之。④ 迟发性运动障碍:长期(通常用药 2 年以上)大量服用抗精神病药引起。主要表现为不自主、有节律的刻板运动,出现口-舌-颊三联症,如吸吮、舐舌、咀嚼等。应尽早发现,注意观察。不应立即停药,因为症状常在停药或减药时加重,要逐渐减药。应用胆碱受体阻断药反可使之加重。造成迟发性运动障碍的原因可能与氯丙嗪长期阻断突触后 DA 受体,使 DA 受体数目增加,即向上调节有关。

3. 惊厥与癫痫　多在用药不久时发生,特别在加药较快,用量较大时发生。注意护理,防止发生癫痫大发作。

4. 内分泌系统　长期用药还会引起内分泌系统紊乱,如乳腺增大、泌乳、月经停止、抑制儿童生长等。

5. 其他　有皮疹、接触性皮炎等过敏反应。一旦有肝损害出现黄疸、粒细胞减少,要立即停药,进行积极治疗。

6. 急性中毒　常由自杀或误服引起,成人一般死亡率不高。患者出现昏睡、血压下降至休克水平,并出现心肌损害,如心动过速、心电图异常(P-R 间期或 Q-T 间期延长,T 波低平或倒置),此时应立即对症治疗。如不能及时抢救,可发生呼吸、循环衰竭。

【禁忌证】

氯丙嗪能降低惊厥阈,可诱发癫痫,故有癫痫及惊厥史者禁用;严重的心、肝、肾疾病,急性感染性疾病或发热,血液病及造血功能不良,严重内分泌疾患,对氯丙嗪过敏者均应禁用。氯丙嗪能升高眼压,青光眼患者禁用。老人及孕妇应慎用。

奋乃静(perphenazine)、**氟奋乃静**(fluphenazine)及**三氟拉嗪**(trifluoperazine)是吩噻嗪类中的哌嗪衍生物,其共同特点是抗精神病作用强,锥体外系副作用也很显著,而镇静作用弱。其中以氟奋乃静和三氟拉嗪疗效较好,最为常用,而奋乃静疗效较差。**硫利达嗪**(thioridazine,甲硫达嗪)是吩噻嗪类的哌啶衍生物,此药镇静作用及锥体外系反应比氯丙嗪弱,广泛用于急、慢性精神分裂症、躁狂症、更年期精神病及老年患者,由于兼有抗焦虑和抗抑郁作用,所以也作为焦虑状态及抑郁状态的辅助药物使用。

二、硫杂蒽类

泰尔登(tardan)是本类药的代表,其特点为有较弱的抗抑郁作用。其调整情绪、控制焦虑抑郁的作用较氯丙嗪强,但抗幻觉妄想作用不如氯丙嗪。泰尔登适用于带有强迫状态或焦虑抑郁情绪的精神分裂症患者、焦虑性神经官能症以及更年期抑郁症。其不良反应较轻，锥体外系症状也较少。

三、丁酰苯类

氟哌啶醇（haloperidol）是第一个人工合成的丁酰苯类药物，是这类药物的典型代表。本药有良好的抗幻觉妄想、抗兴奋及抗躁狂作用。适用于精神分裂症、躁狂症和症状性精神障碍的兴奋及意识障碍的治疗。主要不良反应为锥体外系反应，发生率高、程度严重，对心血管及肝不良反应较轻，少数患者可引起情绪忧郁。

四、其他抗精神病药物

舒必利（sulpiride）适用于急、慢性精神分裂症，见效较快，锥体外系不良反应较轻，但大剂量时也可引起震颤、运动障碍及静坐不能。

五氟利多（penfluridol）是较好的口服长效抗精神分裂症药，一次用药疗效可维持一周。其有较强的抗精神病作用，亦可镇吐，镇静作用较弱，适用于急、慢性精神分裂症，尤其适用于慢性患者，对幻觉、妄想、退缩均有较好疗效。副作用以锥体外系反应最常见。

新型抗精神病药以利培酮为代表，还有氯氮平、奥氮平等。

利培酮（risperidone）能较强而均衡地拮抗 D_2 和 5-HT 受体。该药治疗精神分裂症阳性症状如幻觉、妄想、思维障碍等以及阴性症状均有效，尤其对初发的、以思维障碍为主要症状的精神分裂症见效快。由于其安全性和耐受性较高，而且可以改善认知功能，适用于长期维持治疗，巩固疗效。自 20 世纪 90 年代应用于临床以来，很快在全球推广应用，已成为治疗精神分裂症的一线药物。除治疗精神分裂症外，也适用于治疗强迫、抽动障碍以及某些脑器质性精神障碍，如痴呆合并的精神症状等。与传统抗精神病药相比，本药副反应少，程度较轻。

氯氮平（clozapine，氯扎平）属于苯二氮䓬类，为新型抗精神病药。对精神分裂症的疗效与氯丙嗪接近，但见效迅速，多在一周内见效。抗精神病作用强，对其他药无效的病例仍有效，也适用于慢性患者。氯氮平对应用传统抗精神病药物后疗效不佳，出现迟发性运动障碍的患者均适用。其特别的优点是锥体外系反应轻微而且是一过性的，主要不良反应有流涎、过度镇静、乏力、嗜睡、多汗、恶心、食欲不振、便秘、肥胖、发热、头昏、体位性低血压等。严重的不良反应是：癫痫发作、白细胞减少及粒细胞缺乏症。

第二节　抗躁狂症药

抗躁狂症药物是指治疗和预防躁狂发作有特异性疗效的一类药物，上述抗精神病药物也经常用来治疗躁狂症，此外一些抗癫痫药如卡马西平和丙戊酸钠抗躁狂也有效。典型的抗躁狂药为锂盐制剂。

碳　酸　锂

碳酸锂（lithium carbonate）是目前临床最常用的药物。

【体内过程】

碳酸锂胃肠道吸收很快,口服 30min 至 2h 达峰值。锂离子先分布于细胞外液,然后逐渐蓄积于细胞内。不与血浆蛋白结合,$t_{1/2}$ 约为 18～36h。通过血脑屏障较慢,因此疗效慢。锂从肾排泄达 95％,当病人患肾病时,由于肾小球滤过率下降或者缺钠(锂在近曲小管与 Na^+ 竞争重吸收),可导致锂排出减少,血锂浓度升高,可引起锂盐中毒。老年人,特别是肾功能不良者应慎用,或者减少用量。

【药理作用】

碳酸锂的药理作用与锂离子有关,治疗剂量时,对正常人的精神活动无影响,而对躁狂症状的患者有显著抗躁狂作用。锂可能通过抑制脑内 NA 的释放,促进对 NA 的再摄取,降低突触间隙 NA 浓度而产生作用。

【临床应用】

主要用于治疗躁狂发作,是首选药。碳酸锂还可用于治疗躁狂抑郁症,该病的特点是躁狂和抑郁的双相循环发生。维持治疗有预防复发的作用。

【不良反应】

锂盐不良反应较多,安全范围较窄,最适浓度为 0.8～1.5mmol/L 之间,超过 2mmol/L 即出现中毒症状。

1. 一般反应　① 可出现疲乏、无力及嗜睡等症状;② 常有恶心、呕吐、厌食、上腹部不适感或腹泻等;③ 常见心电图 T 波改变,是可逆性的,停药后可恢复正常;④ 长期用药可引起甲状腺功能低下,也有少数妇女发生甲状腺肿,停药后可恢复;⑤ 常见多尿、烦渴;⑥ 其他:锂盐可引起白细胞增高,停药后可恢复正常;还可引起脱发、皮疹,也可使牛皮癣加重。

2. 毒性反应　轻度的毒性症状包括恶心、呕吐、腹痛、腹泻和细微震颤。较严重的毒性反应涉及神经系统,包括精神紊乱、反射亢进、明显震颤、发音困难、惊厥、直至昏迷与死亡。由于锂盐中毒尚无特效解毒药物,而且治疗剂量也可能导致中毒,因此及时发现至关重要。锂中毒时应采取的主要措施是立即停药和促使过多的锂排出体外,主要可输氯化钠液加速锂排出。严重时应进行血透析治疗。

第三节　抗抑郁药

抗抑郁药是用于治疗情绪低落、精神忧郁的药物,多数抗抑郁药对焦虑不安、紧张、恐惧的焦虑状态以及强迫状态也有一定疗效。目前临床使用的抗抑郁药包括三环类、四环类抗抑郁药和其他类抗抑郁药。

一、三环类抗抑郁药

由于这些药物的分子结构中都有 2 个苯环和 1 个杂环,故统称为三环类抗抑郁症药。常用的有**米帕明**(imipramine,丙咪嗪)、**阿米替林**(amitriptyline)、**多塞平**(doxepin,多虑平)等。

【体内过程】

三环类抗抑郁药口服吸收快,迅速分布到肝、肾、心、肺及脑组织。药物有 90％与血浆蛋白结合,药物及其代谢产物主要由肾排出,少数由胆汁和粪便排出。三环类抗抑郁药半衰期长,$t_{1/2}$约 10～48h。个体差异大,不同的病人服用同等剂量药物时,稳态血浆药物浓度可相差 10～40 倍。

【药理作用】

1. 中枢神经系统　三环类抗抑郁药对抑郁症病人产生抗抑郁作用,并出现心情振奋现象,但起效慢,连用 2～3 周才见效,注射用药也不能加快,故不宜用于应急治疗。本类药物还有镇静作用,可同时治疗抑郁症病人的失眠。

药物的抗抑郁作用机理尚不明确。目前认为,丙咪嗪主要阻断 NA、5-HT 在神经末梢的再摄取,从而使突触间隙的递质浓度增高,促进突触传递功能而发挥抗抑郁作用。

2. 植物神经系统　阻断 M 胆碱受体的作用,表现为视力模糊、口干、便秘和尿潴留等。

3. 心血管系统　可降低血压,致心律失常,其中心动过速较常见。

【临床应用】

可治疗各种抑郁症,目前为首选药物。另外,对焦虑及惊恐发作、强迫状态、贪食症、儿童多动症及遗尿症等也有一定疗效。

【不良反应】

药物因增加 5-HT 和阻断 α 受体而影响睡眠和血压,因阻断 M 受体会引起口干、便秘、视力模糊,NA 增加和 M 受体的阻断可致心律失常,中枢和外周植物神经功能的失平衡也会诱发惊厥、性功能障碍和摄食、体重的改变等。

二、四环类抗抑郁药

马 普 替 林

马普替林(maprotiline)为四环结构,而药理作用与三环类相似,为 NA 摄取选择性抑制剂,很少有 5-HT 能作用,有强抗组胺和弱抗胆碱能作用。镇静作用较强,因抗胆碱能作用轻,对心脏毒性小,对老年人及心脏病者适用。其疗效与丙咪嗪相似,而不良反应轻。

三、其他类抗抑郁药

氟 西 汀

氟西汀(fluoxetine,百优解)为选择性 5-HT 再摄取抑制剂,适用于各种抑郁症,也适用于焦虑症、强迫症。药物疗效与三环类抗抑郁药大致相似,但其不良反应及安全性优于三环类,而且服法方便(一般每日给药一次即可),口服吸收良好。服用药物后偶有恶心呕吐、头痛头晕、乏力失眠、厌食、体重下降、震颤、惊厥、性欲降低等。此药不可与单胺氧化酶抑制剂(MAOI)合用,否则可产生激越、精神错乱、共济失调、发热、多汗等症状,最后可引起痉挛和昏迷,严重者可致死,应引起临床重视。

第四节　抗焦虑药

　　焦虑状态是一种精神、神经疾病的常见症状,表现为:焦虑不安、忧心忡忡、紧张害怕、担心不幸即将来临、心烦意乱、坐立不安、严重时来回走动甚至搓手顿足,可伴有肌肉紧张感及震颤等,常伴有如心悸、心动过速、气促、面部潮红或苍白、出冷汗、口干、恶心、腹痛、腹泻、尿频等症状,男性可有阳痿、早泄,女性可有月经紊乱等。焦虑症则是一种以急性焦虑反复发作的神经官能症。治疗焦虑状态和焦虑症的药是抗焦虑药,同时心理治疗也非常重要。

　　常用的抗焦虑药种类繁多,目前常用的药物有苯二氮䓬类以及抗抑郁药等。此外尚有新型环酮类丁螺环酮,其优点是无依赖性,无明显镇静作用,不影响患者的日常生活。

(赵建波)

第十三章

抗帕金森病药

帕金森病又称震颤麻痹,是一组锥体外系统的变性性疾病,多发生于中老年人,缓慢进展,临床上主要表现为静止性震颤、僵直、少动、姿势反射障碍及植物神经损伤如便秘等。

现认为帕金森病是因纹状体内缺乏多巴胺所致,主要病变在黑质-纹状体多巴胺能神经通路。黑质中多巴胺能神经元发出上行纤维到达纹状体(尾核及壳核),其末梢与尾-壳核神经元形成突触,以多巴胺为递质,对脊髓前角运动神经元起抑制作用。同时尾核中也有胆碱能神经元,与尾-壳核神经元所形成的突触以乙酰胆碱为递质,对脊髓前角运动神经元起兴奋作用。正常时两种递质处于平衡状态,共同调节运动机能。帕金森病患者因黑质有病变,多巴胺合成减少,使纹状体内多巴胺含量降低,造成黑质-纹状体通路多巴胺能神经功能减弱,而胆碱能神经功能相对占优势,因而产生震颤麻痹的张力增高症状。

治疗帕金森病的药物大体可分为两类,一类为增加脑内多巴胺含量及多巴胺受体激动剂,另一类是中枢抗胆碱药物。

老年性血管硬化、脑炎后遗症及长期服用抗精神病药等均可引起类似帕金森病的症状,称为帕金森综合征,其药物治疗与帕金森病相似。

第一节　中枢拟多巴胺类药

一、多巴胺前体药

左旋多巴

左旋多巴(levodopa)是 DA 的前体,现已人工合成。

【体内过程】

口服左旋多巴后,从小肠迅速吸收,空腹 1～3h 内血药浓度即达最高峰,然后广泛分布于各组织,半衰期个体差异很大。低蛋白食物或空腹服药促进吸收,吸收后通过肝时药物大部分被肝所含的多巴脱羧酶脱去羧基转化为多巴胺,也有相当部分在肠、心、肾中被脱羧生成多巴胺。而多巴胺又不易透过血脑屏障,因此进入中枢神经系统的左旋多巴不到用量的1%。在外周组织中形成大量多巴胺是造成不良反应的原因。左旋多巴自身无药理活性,但可通过血脑屏障,其药理效应系在进入中枢神经系统后经脱羧转化为多巴胺,以补充患者多巴胺的不足。

【药理作用和临床应用】

1. 治疗帕金森病及帕金森综合征　对前者疗效较后者为佳,本品是目前治疗帕金森病及其综合征的最有效药物之一。用左旋多巴治疗后,约 75% 的患者获得较好疗效。治疗初期疗效更显著。左旋多巴的作用特点是：① 对轻症及较年轻患者疗效较好，而重症及年老衰弱患者疗效差；② 对肌肉僵直及运动困难疗效较好，而对肌肉震颤症状疗效差，如长期用药及较大剂量对后者仍可见效；③ 作用较慢，常需用药 2～3 周才出现客观体征的改善，1～6 个月以上才获得最大疗效，但作用持久，且随用药时间延长而递增。近年来不少学者认为，左旋多巴药物虽不能控制帕金森病的病理改变，但可使病程进展缓慢，主张早期应用。

左旋多巴对其他原因引起的帕金森综合征也有效。但对吩噻嗪类等抗精神病药所引起的无效，因这些药有阻断中枢多巴胺受体的作用。

2. 治疗肝昏迷　肝昏迷发病学说中的伪递质学说认为，正常机体蛋白质代谢产物苯乙胺和酪胺都在肝内被氧化解毒。肝功能障碍时，血中苯乙胺和酪胺升高，在神经细胞内经 β-羟化酶分别生成伪递质，即苯乙醇胺和羟苯乙醇胺，它们取代了正常递质——去甲肾上腺素，妨碍神经功能。用左旋多巴能在脑内转变去甲肾上腺素，使正常神经活动得以恢复，患者可由昏迷转为苏醒。因不能改善肝功能，故作用只是暂时性的。

【不良反应】

左旋多巴的不良反应较多，药物剂量越大，服药时间越长，不良反应越大。

1. 胃肠道反应　治疗初期约 80％ 患者出现恶心、呕吐、食欲减退等。用量过大或加量过快更易引起，继续用药可以消失。偶见溃疡出血或穿孔。

2. 心血管反应　常见有体位性低血压，少见有心律失常、心绞痛、心肌梗死。

3. 中枢神经系统症状

（1）不自主异常运动：为长期用药所引起的不随意运动，多见于面部肌群，如张口、咬牙、伸舌、皱眉、头颈部扭动等。也可累及肢体或躯体肌群，偶见喘息样呼吸或过度呼吸。

（2）"开-关现象"：患者突然多动不安（开），而后又出现全身性或肌强直性运动不能（关），严重妨碍病人的正常活动。疗程延长，发生率也相应增加。此时宜适当减少左旋多巴的用量。

4. 精神障碍　出现失眠、焦虑、恶梦、狂躁、幻觉、妄想、抑郁等。需减量或停药。此反应可能与多巴胺作用于大脑边缘叶有关。

【药物相互作用】

1. 维生素 B_6 是多巴脱羧酶的辅基，可增强左旋多巴的外周副作用。

2. 抗精神病药能引起帕金森综合征，又能阻断中枢多巴胺受体，所以能对抗左旋多巴的作用。

二、左旋多巴增效药

（一）外周脱羧酶抑制药

为减少左旋多巴治疗中的副作用及减少左旋多巴用量，近年来合成了一些外周脱羧酶抑制剂，其目的是抑制左旋多巴外周脱羧作用，从而减少多巴胺在外周组织的生成，同时提高脑内多巴胺的浓度。这样，既能提高左旋多巴的疗效，又能减轻其外周的副作用，所以是左旋多巴的重要辅助药。

常用的增效剂有：

苄丝肼（benserazide），其与左旋多巴按 1∶4 混合制成片剂或胶囊，商品名称为美多巴，每片含苄丝肼 25mg、左旋多巴 100mg。

卡比多巴(carbidopa，α-甲基多巴)，其与左旋多巴按 1∶10 或 1∶4 混合成片剂，商品名称帕金宁，每片含卡比多巴 10mg、左旋多巴 100mg，或卡比多巴 25mg、左旋多巴 250mg。

（二）选择性单胺氧化酶 B 抑制药

司来吉兰能抑制脑内多巴胺分解而治疗帕金森病。与左旋多巴合用可减少左旋多巴的剂量和不良反应。

（三）儿茶酚-O-甲基转移酶（COMT）抑制药

药物通过抑制外周和中枢对左旋多巴的代谢来治疗本病。COMT 抑制剂有安托卡朋和托卡朋等。COMT 抑制剂可增强左旋多巴的抗帕金森病疗效。一般耐受性良好，用药方便。COMT 抑制剂加左旋多巴治疗晚期病人最有价值。

三、多巴胺能神经递质促释药

金 刚 烷 胺

金刚烷胺(amantadine)为抗病毒药，后临床发现对帕金森病有效。疗效不如左旋多巴，但优于抗胆碱药。作用快，维持时间短，与左旋多巴联合应用可起到协同作用，使左旋多巴较快达到最适治疗量，对不能耐受大剂量左旋多巴或疗效有波动者应用本品有效。其抗帕金森病的机制可能在于促使纹状体中残存的完整多巴胺能神经元释放多巴胺，并能抑制多巴胺的再摄取，且有直接激动多巴胺受体的作用及较弱的抗胆碱作用。长期用药后，常见下肢皮肤出现网状青斑，可能是由儿茶酚胺释放引起外周血管收缩所致。偶致惊厥，故癫痫患者禁用。每日剂量超过 300mg，可致失眠、精神不安及运动失调等。

四、多巴胺受体激动剂

溴 隐 亭

溴隐亭(bromocriptine)是一种半合成的麦角生物碱，口服大剂量对黑质-纹状体通路的多巴胺受体有较强的激动作用，其疗效与左旋多巴相似。本品可减轻帕金森病病人的运动不能、僵直和震颤。对左旋多巴有禁忌、不能耐受或疗效不佳者可使用。与左旋多巴合用治疗帕金森病取得较好疗效，能减少症状波动。用药应从小剂量开始，逐渐增量，直至最佳剂量。与左旋多巴共用时，应把左旋多巴通常剂量减去 1/3～1/2。此外，药物选择性激动垂体 D_2 受体，抑制催乳素和生长激素分泌，可用于治疗泌乳闭经综合征和肢端肥大症。不良反应可见恶心、呕吐、胃肠道出血、低血压、心悸、心律失常、不安、幻觉和复视等。上述反应是可逆的，减量、停药后可缓解。

第二节 中枢性抗胆碱药

本品具有外周及中枢抗胆碱作用，尤以中枢作用为强，可减低纹状体内乙酰胆碱系统的兴奋性，相应提高多巴胺的效应，以缓解症状，常用的药物有苯海索、丙环定、布地品等。

盐 酸 苯 海 索

　　盐酸苯海索(trihexyphenidyl,安坦)是最早开发的抗帕金森病药物,目前则为左旋多巴的辅助治疗剂,或与金刚烷胺联合应用于病情较轻或不能耐受左旋多巴的患者。本品主要在中枢对抗乙酰胆碱作用,降低胆碱能神经元的兴奋性功能,使骨骼肌张力下降,对强直效果明显,而对震颤效果较差,外周抗胆碱作用较弱(为阿托品的 1/10),对平滑肌解痉及抑制腺体分泌的作用较弱,副作用较轻。

(赵建波)

第十四章

麻醉性镇痛药

疼痛是很多疾病常见的一个症状,常同时伴有不愉快的情绪反应,剧烈疼痛可导致患者生理功能紊乱,如失眠、焦虑等,甚至可引起疼痛性休克,及时使用镇痛药对症治疗是很有必要的。**镇痛药**(analgesics)是一类作用于中枢神经系统缓解疼痛,同时不影响病人的神智和意识的药物。

最早使用的镇痛药是来自于罂粟蒴果浆汁的干燥物**阿片**(opium)。1806年德国药师 Serturnes 从阿片中提取、纯化,得到**吗啡**(morphine)。20世纪50年代前后合成了**哌替啶**(pethidine)、**美沙酮**(methadone)、**埃托啡**(etorphine)和**芬太尼**(fentanyl)等一系列具有吗啡样作用的强效镇痛药物。本类药镇痛作用强,但反复使用易成瘾,一旦停药会产生戒断症状,因此,这类药物又被称为**麻醉性镇痛药**(narcotic analgesics)。因目前临床应用的镇痛药主要涉及阿片类镇痛系统,故也称为**阿片类镇痛药**(opioid analgesics)。

第一节　药物分类和作用机制

一、分类

常用麻醉性镇痛药可分为天然阿片生物碱(如吗啡、可待因等)和人工合成镇痛药(如哌替啶、喷他佐辛、芬太尼等)两大类。

二、作用机制

生理情况下神经系统内有一镇痛系统,其核心为阿片受体。阿片受体兴奋可抑制疼痛。体内有甲硫氨酸-脑啡肽、亮氨酸-脑啡肽,还有 α、β、γ 内啡肽,它们可作用于痛觉传入神经纤维末梢上的阿片受体,减少该神经末梢释放递质,而抑制疼痛。

在体内已发现有四种阿片受体亚型,可引起不同的生物效应。μ 亚型兴奋出现呼吸抑制、欣快、成瘾;κ 亚型兴奋出现缩瞳、镇静;σ 亚型兴奋出现烦躁不安、幻觉;δ 亚型的作用尚不清楚。

本类药物能通过与中枢神经系统的阿片受体结合而产生镇痛效应。各种镇痛药与阿片受体的亲和力和它们的镇痛效力之间呈现高度相关性。吗啡类药物产生效应都是通过与不同部位阿片受体结合而发挥作用,见表6-14-1。

表 6-14-1　阿片受体亚型激动时效应及有关药物的作用比较

受体亚型	μ 受体	κ 受体	δ 受体	σ 受体
效　应	镇痛 （脊髓以上水平） 呼吸抑制 欣快感 成瘾	镇痛 （脊髓水平） 缩瞳 镇静 轻度呼吸抑制	调控受体活性	烦燥不安 幻觉、兴奋 呼吸和心率加快 血压升高
激动剂	吗啡 哌替啶等	喷他佐辛 丁丙诺啡	?	喷他佐辛

第二节　阿片生物碱类镇痛药

吗　　啡

吗啡（morphine）是阿片所含主要生物碱，含量药为 10%。吗啡是阿片类镇痛药的经典代表药，镇痛作用强大，抑制呼吸、镇静和欣快等中枢作用明显，长期用药易产生耐受性和依赖性。

【体内过程】

吗啡口服后易吸收，但首过消除效应强，生物利用度仅为 25%。皮下和肌肉注射吸收较好。血浆蛋白结合率约为 30%，可分布于全身各组织器官。吗啡较难通过血脑屏障，因此脑内浓度较低，但足以发挥中枢性药理作用。吗啡约 60%～70% 在体内经肝代谢消除，约 20% 以原形由肾排泄，少量随胆汁排出，吗啡血浆 $t_{1/2}$ 约为 2～3h。

【药理作用】

1. 中枢神经系统

（1）镇痛、镇静、欣快感：皮下注射小剂量吗啡 5～10mg 就可产生明显的镇痛作用，吗啡对各种疼痛均有效，对钝痛作用比锐痛显著。除镇痛外，同时也产生镇静并可引起病人的欣快感，消除由疼痛引起的焦虑和恐惧。一次给药镇痛作用可维持 4～5h，欣快感可使人陶醉在自我欢乐之中，这也是反复追求用药和引起成瘾的原因之一。其镇痛作用部位在大脑导水管周围灰质和脊髓胶质区。

（2）呼吸抑制：治疗剂量的吗啡使呼吸频率减慢，潮气量减小。明显降低呼吸中枢对 CO_2 的敏感性，也抑制脑桥呼吸调整中枢。呼吸抑制是吗啡急性中毒致死的主要原因。

（3）镇咳作用：吗啡抑制延脑咳嗽中枢产生很强的镇咳作用，由于易成瘾，临床极少采用。

（4）缩瞳作用：吗啡激动中脑动眼神经中枢部位的阿片受体，产生缩瞳作用，中毒剂量可使瞳孔缩小呈针尖大小，是吗啡中毒特征之一。

（5）催吐作用：吗啡兴奋延脑催吐化学感受器（CTZ），引起恶心呕吐，可用氯丙嗪对抗。

2. 心血管系统　治疗量无明显影响。大剂量吗啡可引起血压下降而致发生体位性低血压，还可引起颅内压增高。其机制是：① 对延脑血管运动中枢产生抑制作用，使外周血管扩张；② 还可因引起体内组胺释放而致血管扩张,血压明显降低；③ 对呼吸中枢有抑制作用,可致缺氧和血液内 CO_2 分压增高,导致脑血管扩张、颅压增高。

3. 内脏平滑肌

(1) 胃肠道平滑肌：吗啡可以止泻及引起便秘。治疗剂量吗啡能兴奋胃肠道平滑肌,提高胃肠道平滑肌和括约肌的张力,使蠕动减少和推动性节律收缩明显减弱,加上还能抑制消化液的分泌,结果造成食物在消化道内停留时间延长,食物消化慢,水分吸收多,因而引起大便干燥,同时吗啡抑制中枢神经系统的作用使便意迟钝而造成便秘。

(2) 胆道平滑肌：吗啡兴奋胆道 Oddis 括约肌,使胆道和胆囊内压增加,出现上腹不适甚至加重胆绞痛。

(3) 其他平滑肌：吗啡能提高输尿管平滑肌和膀胱括约肌张力,导致尿潴留；大剂量吗啡使支气管平滑肌收缩,加重支气管哮喘；并有拮抗催产素的作用,使产妇产程延长。

【临床应用】

1. 镇痛　吗啡对各种疼痛都有效,但因易成瘾,故仅用于其他镇痛药无效的严重创伤、烧伤等引起的急性锐痛,也可用于晚期癌症剧痛。对心肌梗死引起的剧痛,若血压正常,则可用吗啡止痛,同时还能使病人镇静、消除焦虑不安情绪和扩张外周血管,降低外周阻力,减轻心脏负担,有利于治疗。因吗啡对平滑肌有兴奋作用,用于内脏绞痛时,需和解痉药如阿托品合用。

2. 心源性哮喘　心源性哮喘系指急性左心衰竭引起的肺水肿,需综合性治疗,包括强心、利尿、扩张血管等。对心源性哮喘的治疗,除应用强心苷、氨茶碱和吸氧外,小剂量的吗啡(5mg)可产生良好效果。其机制是：① 吗啡抑制呼吸中枢可降低呼吸中枢对 CO_2 的敏感性,使呼吸频率变慢加深,缓解急促浅表的呼吸；② 吗啡扩张外周血管,降低外周阻力,从而减轻心脏负荷,有利于消除水肿；③ 对中枢的镇静作用,有利于消除患者焦虑情绪,减少耗氧。

3. 止泻　适用于急慢性消耗性腹泻,可减轻症状,一般选用阿片酊或复方樟脑酊。

【不良反应】

1. 一般反应　治疗量可引起恶心、呕吐、排尿困难、呼吸抑制和便秘、胆道压力升高甚至胆绞痛、直立性低血压(低血容量者易发生)等。

2. 耐受性和依赖性　吗啡易产生耐受性,表现为吗啡使用剂量逐渐增大和用药间隔时间缩短。治疗量每日 3 次,连续用药 1～2 周就可能产生成瘾,引起精神依赖和身体依赖,一旦停药会出现戒断症状,表现有烦躁不安、失眠、打呵欠、流涕、肌肉痛、震颤、盗汗、腹绞痛、呕吐、散瞳甚至虚脱等。成瘾后患者有明显强迫性觅药行为,危害极大。

3. 急性中毒　剂量过大可引起昏迷、呼吸高度抑制、瞳孔呈针尖大小、紫绀、血压下降、尿少及脊髓兴奋、腱反射亢进等,不及时抢救可死于呼吸麻痹。抢救措施为人工呼吸、适量给氧、加用呼吸兴奋药以及静脉注射阿片受体阻断药纳洛酮。

【禁忌证】

禁用于诊断未明的急性腹痛、分娩止痛、哺乳妇女和婴儿止痛。支气管哮喘、肺心病、颅内压增高、严重肝功能障碍等患者,禁用吗啡类药物。

可 待 因

可待因（codeine）为阿片所含生物碱之一，又称甲基吗啡，口服吸收率为 40%～70%，血浆蛋白结合率为 70%，因脂溶性高于吗啡，故更易进入中枢。本药经肝脏代谢，约 10% 脱甲基形成吗啡而发挥镇痛作用。其药理作用与吗啡相似，但比吗啡弱。其镇痛作用约为吗啡的 1/10～1/12，但镇咳作用为吗啡的 1/4，对呼吸中枢抑制也较轻，无明显的镇静作用。临床主要用于镇咳、镇痛，与阿司匹林合用可增强止痛效果。可待因为中枢性镇咳药，镇咳时不宜单用，否则会使痰更不易排出而引起胸闷感。可待因产生欣快感和成瘾性虽比吗啡弱，但久用也能成瘾。

第三节　人工合成镇痛药

吗啡等阿片类药物虽具有较强的镇痛作用，但因其成瘾性及其他不良反应限制了在临床上的应用。长期以来人们一直寻找安全有效、成瘾性较低的镇痛药，于是出现了如哌替啶、芬太尼、美沙酮、喷他佐辛等人工合成的吗啡代用品。

哌 替 啶

哌替啶（pethidine，杜冷丁）是目前临床最常用的人工合成镇痛药。

【体内过程】

口服易吸收，1～2h 血药浓度达峰值，皮下或肌肉注射后吸收更迅速，故临床最常用注射给药。因皮下注射有刺激性，多选肌肉注射，起效快，给药 10min 后出现镇静镇痛作用，1～2h 达高峰，维持 2～4h。主要经肝脏代谢成哌替啶酸和去甲哌替啶，后者有较强的中枢兴奋作用。药物经肝代谢后由肾排出。

【药理作用】

哌替啶也是通过与脑内阿片受体结合产生效应，其作用与吗啡相似，但较弱。

1. 中枢神经系统　哌替啶镇痛作用约为吗啡的 1/10，镇痛、镇静作用持续时间短，欣快作用较吗啡弱。治疗量对呼吸抑制作用较弱，可产生恶心、呕吐、眩晕，站立时眩晕更明显，此反应可能与药物增加前庭器官敏感性和扩张血管有关。无明显镇咳、缩瞳作用，因具有类阿托品样作用，反而引起瞳孔散大。药物依赖性发生较慢。

2. 心血管系统　与吗啡作用相同但较弱，扩张外周血管引起血压下降，剂量大时可引起体位性低血压，而脑血管扩张可使颅内压升高。

3. 平滑肌　作用较弱且短暂，不引起便秘，无止泻作用；增加胆道内压力弱，但用于内脏绞痛时仍需和解痉药合用。对妊娠后期的子宫正常收缩无影响，也无抗催产素作用，故可用于分娩止痛。

【临床应用】

1. 镇痛　临床用于治疗癌症剧痛和各种原因引起的疼痛及手术后内脏痛。作用虽比吗啡弱，但成瘾性也较轻，因此临床常选用。用于治疗胆绞痛和肾绞痛时需加用阿托品。新生儿对本药极敏感，故产妇临产前 2～4h 内不宜使用，避免发生新生儿呼吸抑制。因易成瘾，故对慢性钝痛不宜使用。

2. 心源性哮喘　可代替吗啡应用，但疗效并不比吗啡好。

3. 麻醉前给药　其镇静作用可消除患者手术前的紧张、恐惧情绪，减少麻醉药用量。

4. 人工冬眠　本品常与氯丙嗪、异丙嗪合用，组成冬眠合剂，用于人工冬眠疗法。对年老体弱者，婴幼儿和呼吸功能不良者，在应用冬眠合剂时，不宜联合哌替啶，以免呼吸抑制。

【不良反应】

哌替啶在治疗量时可引起恶心、呕吐、眩晕、心率过速和体位性低血压，反复用药易产生耐受性，连续用药两周可成瘾，故临床需控制使用。过量时明显抑制呼吸，并致震颤、肌肉抽搐和惊厥。上述中枢兴奋作用可能与其代谢物去甲哌替啶在体内蓄积有关。用纳络酮不能抗其惊厥症状，可选用巴比妥类药物对症治疗。禁忌证同吗啡。

芬 太 尼

芬太尼（fentanyl）为短效镇痛剂，作用较吗啡强 80～100 倍，也引起呼吸抑制、明显欣快和成瘾性，大剂量导致肌肉僵直。一次肌注 0.1mg（相当于吗啡治疗量的 1%），15 分钟后显效，维持 1～2h。临床可用于各种原因引起的剧痛。多与氟哌利合用作为神经松弛镇痛，帮助完成某些小手术或医疗检查，如烧伤换药、内窥镜检查等。与氧化亚氮或其他吸入麻醉剂合用，可增强麻醉效果。禁用于支气管哮喘、脑损伤或脑肿瘤引起的昏迷及 2 岁以下小儿。本品成瘾性较小。

美 沙 酮

美沙酮（methadone）为人工合成镇痛药，亦是阿片受体激动剂。其作用特点是口服给药镇痛作用较强，反复用药有明显的镇静、呼吸抑制、缩瞳、镇咳等作用与吗啡相似，对平滑肌有兴奋作用，可致便秘，但比吗啡弱。本药的欣快作用不如吗啡，成瘾性产生较慢，程度较轻。临床可用于各种剧痛，亦用于吗啡和海洛因的脱毒治疗。

喷 他 佐 辛

喷他佐辛（pentazocine，镇痛新）是阿片受体部分激动剂，本药镇痛的效价强度为吗啡的 1/3，效能比吗啡低，呼吸抑制的效价强度为吗啡的 1/2，且抑制作用不随剂量增加而增强。本药无明显欣快感和成瘾性，但对吗啡成瘾者本药有催瘾作用。大剂量（60～90mg）可致烦躁、焦虑、幻觉等精神症状。对心血管系统的影响也与吗啡不同，大剂量或静脉给药能升高血压、加快心率、增加左室舒张期末压和平均动脉压。本药可用于各种慢性剧痛。成瘾性很小是喷他佐辛的优点，目前已列入非麻醉药品，可不受控制使用。喷他佐辛可通过胎盘到达胎儿体内。本药主要在肝内代谢。其代谢速率个体差异大。

颅 痛 定

颅痛定（rotundine，罗痛定）为中草药元胡（延胡索）的生物碱之一，可从防己科植物金不换的根中提取，现已可人工合成。本药有镇静、安定、镇痛和中枢性肌肉松弛作用。其作用机制与阿片受体无关，也无明显成瘾性。镇痛作用比哌替啶弱，但比解热镇痛药作用强，对慢性持续性疼痛和内脏钝痛效果好，临床主要口服用于慢性持续性钝痛和内脏痛。不良反应偶见眩晕、恶心、乏力等。

第四节　阿片受体拮抗剂

纳　洛　酮

　　纳洛酮（naloxone）的化学结构与吗啡相似，与阿片受体的亲和力比吗啡和脑啡肽都强，但无内在活性。小剂量应用能迅速翻转阿片类药物的作用，解除呼吸抑制并使血压上升。对阿片类成瘾者应用纳洛酮后能立即出现戒断症状。

　　纳洛酮是临床上应用最广的阿片受体拮抗药，常用于如下情况：① 解救阿片类镇痛药急性中毒及它们引起的呼吸抑制等，并有催醒作用；② 拮抗全麻后麻醉性镇痛药的残余作用；③ 拮抗新生儿在母体受到麻醉性镇痛药影响所致的呼吸抑制；④ 还可利用其激发戒断症状的特性，对可疑的阿片药成瘾者作诊断。

（赵建波）

第十五章

解热镇痛药

解热镇痛药为一类具有解热、镇痛药理作用,同时还有显著抗炎、抗风湿作用的药物。因此,本类药物又称为**解热镇痛抗炎药**(antipyretic-analgesic and anti-inflammatory drugs)。它们在化学结构上虽属不同类别,但都可抑制体内**前列腺素**(prostaglandin,PG)的生物合成,目前认为这是它们共同作用的基础。鉴于其抗炎作用与糖皮质激素不同,故本类药物又称为**非甾体抗炎药**(non-steroidal anti-inflammatory drugs,NSAIDs)。

第一节　概　述

一、发热、疼痛、炎症风湿的发生机理

(一)发热

发热是机体的一种防御反应,而且热型也是诊断疾病的重要依据。但热度过高和持久发热消耗体力,引起头痛、失眠、谵妄、昏迷,小儿高热易发生惊厥,严重者可危及生命。

正常体温由丘脑下部控制,产热和散热为一动态平衡。当有异物时,病原体或其毒素(外致热原)引起白细胞释放内致热原,继而使**前列腺素类生物活性物质**(prostaglandins,PGs)产生增多,PGs使体温调节点升高,产热大于散热,体温升高。实验证明,全身组织的多种前列腺素都有致热作用,微量前列腺素注入动物脑室内,可引起发热,其中 PGE_2 致热作用最强;其他致热物质引起发热时,脑脊液中前列腺素样物质含量增高数倍。

(二)疼痛

疼痛是由致痛物质刺激神经末梢所致。体内与疼痛产生有关的物质有缓激肽、组胺、5-羟色胺、PGs、钾离子等。在组织损伤或发炎时,局部产生与释放某些致痛化学物质(也是致炎物质)如缓激肽等,同时产生与释放前列腺素。缓激肽作用于痛觉感受器引起疼痛;前列腺素则可使痛觉感受器对缓激肽等致痛物质的敏感性提高。因此,在炎症过程中,前列腺素的释放对炎性疼痛起到了放大作用,而 $PG(E_1$、E_2 及 $F_{2\alpha})$ 本身也有致痛作用。

(三)炎症

炎症一般表现为红、肿、热、痛。其病理变化为毛细血管扩张、渗出增加、白细胞在局部聚集、形成水肿。炎症的产生需要致炎介质。致炎介质有组胺、5-羟色胺、白三烯、缓激肽、PGs 等。将极微量(ng 水平)PGE_2 皮内或静脉或动脉内注射,均能引起炎症反应;而发炎组织(如类风湿性关节炎)中也有大量前列腺素存在;前列腺素与缓激肽等致炎物质有协同作用,缓激肽的某些作用似乎是通过刺激前列腺素的生成而实现的。可见,PGs 对炎症的产生也至关重要。

综上所述,发热、疼痛和炎症的产生均与 PGs 有关。

二、解热镇痛抗炎药的基本作用

尽管本类药物的化学结构有很大的差别,其作用机理相同,即抑制 PG 合成酶(环氧酶,COX),减少 PGs 的合成。因此,本类药物兼有以下药理作用:

1. 解热　本类药物对正常的体温无影响,可降低发热的体温。

2. 镇痛　镇痛作用部位主要在外周,因为是通过抑制 PG 合成酶,减少 PGs 的合成而起作用,故对由致痛化学物质所致疼痛有效,而对创伤及内脏平滑肌痉挛等直接刺激痛觉神经末梢引起的锐痛多无效,并且镇痛时对疼痛的情绪反应影响很小,没有欣快现象,对呼吸亦无抑制作用。镇痛作用不强,只适用于轻、中度疼痛,尤其是钝痛,如头痛、牙痛、关节痛、肌肉痛、月经痛等。

3. 抗炎抗风湿作用　此类药大多数可用于抗炎抗风湿等,但只能缓解症状,不能根治。

各种组织的细胞膜磷脂中的花生四烯酸在磷脂酶 A_2 的催化下从膜上游离出来,游离的花生四烯酸有两条代谢途径:一是经环氧酶(COX,PG 合成酶)催化生成各种前列腺素,如 PGI_2、TXA_2、PGD_2、PGE_2 和 PGF_2,这些物质参与多种生理和病理过程,如炎症、发热、血管和支气管平滑肌的舒缩;另一条代谢途径,通过脂氧酶作用生成白三烯类(LTs)。

研究发现 COX 有两种同工酶 COX-1 和 COX-2。COX-1 是生理结构酶,存在于血管、胃、肾等组织细胞中,与维持细胞的生理功能有关,如维持肾血流量,调节外周血管阻力及血小板聚集等功能,特别是在正常胃组织中 COX-1 的表达,构成重要的胃黏膜保护机制。COX-2 是诱导酶,其显著特点是无异常刺激时极少表达,炎性刺激和疼痛时表达增多。因此,认为 COX-2 主要与炎症反应中炎症介质 PGs 的生成等病理反应有关。

不同的解热镇痛抗炎药对 COX-1 和 COX-2 具有不同的选择性。一般认为,抑制 COX-2 可产生解热、镇痛、抗炎作用;而抑制 COX-1 则产生溃疡等胃肠道不良作用。从提高疗效、减少消化性溃疡等不良反应考虑,临床上应使用选择性 COX-2 抑制剂。但是,由于选择性 COX-2 抑制剂临床应用时间较短,COX-2 在正常的肾脏和脑组织中也有表达,且最近选择性 COX-2 抑制剂罗非昔布、伐地昔布更因心血管事件而撤出市场,因此,选择性 COX-2 抑制剂是否较非选择性抑制剂具有更优越的疗效与安全性还有待进一步观察。

三、解热镇痛抗炎药的分类

解热镇痛抗炎药按其化学结构可分为水杨酸类(水杨酸钠、乙酰水杨酸)、苯胺类(对乙酰氨基酚、非那西丁)、吡唑酮类(保泰松、羟基保泰松)及其他类(消炎痛等)。

第二节　常用解热镇痛抗炎药

一、水杨酸类

水杨酸类(salicylates)药物包括阿司匹林和**水杨酸钠**(sodium salicylate),是应用最早的 NSAIDs。

阿 司 匹 林

阿司匹林（aspirin，乙酰水杨酸）是本类药物中最常用的。

【体内过程】

口服阿司匹林后，小部分在胃、大部分在小肠吸收。在吸收过程中与吸收后，迅速被胃黏膜、血浆、红细胞及肝中的酯酶水解为水杨酸，以水杨酸盐的形式迅速分布至全身组织。水杨酸经肝代谢，其 $t_{1/2}$ 为 2～3h。肝脏对水杨酸的代谢有限，小剂量按一级动力学消除，大剂量（阿司匹林口服＞1g）时，按零级动力学消除，$t_{1/2}$ 延长，甚至可达 15～30h。阿司匹林代谢产物主要经肾排泄，也有小部分以水杨酸盐排出。尿液 pH 值的变化对水杨酸盐排泄量的影响很大，在碱性尿时可排出 85%，而在酸性尿时则仅 5%，因此服用 $NaHCO_3$ 碱化尿液可以大大加快其排泄速率。

【药理作用和临床应用】

1. **解热镇痛** 阿司匹林有较强的解热作用，能使发热者的体温降低到正常，而不影响正常者体温。其镇痛作用也较强，尤其是炎症性疼痛有明显疗效。临床上常与其他解热镇痛药配成复方，用于头痛、牙痛、肌肉痛、神经痛、痛经及感冒发热等。

2. **抗炎、抗风湿** 阿司匹林有明显的抗炎、抗风湿作用，可使急性风湿热患者于 24～48h 内退热，关节红、肿及剧痛缓解，血沉下降，患者主观感觉好转，因此常作诊断性用药和治疗。对类风湿性关节炎也可迅速镇痛，消退关节炎症，减轻关节损伤，目前仍是首选药。用于抗风湿最好用至最大耐受剂量，一般成人每日 3～5g，分 4 次于饭后服。

3. **抗血栓形成** 血栓素（TXA_2）是强大的血小板释放 ADP 及聚集的诱导剂，血小板聚集是血栓形成的重要环节。血小板内存在 PG 合成酶（环加氧酶）和 TXA_2 合成酶，能催化花生四烯酸形成 TXA_2。阿司匹林能使 PG 合成酶（环加氧酶）活性中心的丝氨酸乙酰化而失活，因而减少血小板中 TXA_2 的生成而抗血小板聚集及抗血栓形成。但在高浓度时，阿司匹林也能抑制血管壁中 PG 合成酶，减少了**前列环素**（prostacyclin，PGI_2）合成。PGI_2 是 TXA_2 的生理对抗剂，它的合成减少可能促进血栓形成。由于血小板中 PG 合成酶对阿司匹林的敏感性远较血管中 PG 合成酶为高，因而建议采用小剂量（每日口服 75mg）用于防止血栓形成。治疗缺血性心脏病，包括稳定型、不稳定型心绞痛及进展性心肌梗死患者能降低病死率及再梗死率。对一过性脑缺血发作者，服用小剂量乙酰水杨酸（30～50mg），可防止脑血栓形成。

【不良反应】

本药在短期应用一般解热镇痛剂量时不良反应较少，但在应用较大剂量（抗风湿治疗）和长期应用时，则有一定不良反应。

1. **胃肠道反应** 最为常见，表现为上腹不适、恶心、呕吐等。这是药物直接刺激胃黏膜，以及血浓度高时刺激延脑催吐化学感受区（CTZ）所致。较大剂量口服（抗风湿治疗）可引起胃溃疡及不易察觉的胃出血（无痛性出血）；原有溃疡病者症状加重。阿司匹林致溃疡可能与它直接刺激胃黏膜和抑制胃黏膜合成 PG 有关。饭后服药，将药片嚼碎，同服抗酸药如碳酸钙，或服用肠溶片可减轻或避免以上反应。胃溃疡患者禁用。

2. **凝血障碍** 一般剂量阿司匹林就可抑制血小板聚集，延长出血时间。大剂量或长期服用，还能抑制凝血酶原形成，延长凝血酶原时间，维生素 K 可以预防。严重肝损害、低凝血酶原血症、维生素 K 缺乏等均应避免服用阿司匹林。手术前一周应停用。

3. 过敏反应　少数病人可出现荨麻疹和血管神经性水肿等皮肤黏膜过敏反应。罕见过敏性休克和"阿司匹林哮喘"。据研究认为哮喘的发生不是以抗原-抗体反应为基础的过敏反应,而与它们抑制 PG 生物合成有关。因 PG 合成受阻,而由花生四烯酸生成的白三烯以及其他脂氧酶代谢产物增多,内源性支气管收缩物质居于优势,导致支气管痉挛,诱发哮喘,因此用肾上腺素治疗无效,而糖皮质素雾化吸入治疗有效。哮喘、鼻息肉及慢性荨麻疹患者禁用乙酰水杨酸。

4. 水杨酸反应　为本药剂量过大(5g/d)时出现的中毒反应,表现为头痛、头晕、耳鸣、视力障碍、出汗、精神恍惚、恶心、呕吐等,甚至出现惊厥和昏迷。应立即停药,静脉滴注碳酸氢钠碱化尿液,加速水杨酸盐自尿排泄。

5. 瑞夷(Reye)综合征　据报道,患病毒性感染伴有发热的儿童或青年服用阿司匹林后有发生严重肝功能不良合并脑病,虽少见,但可致死,宜慎用。

【药物相互作用】

本药与香豆素类抗凝药、磺酰脲类降糖药、苯巴比妥及糖皮质激素等合用,因从血浆蛋白结合部位置换后者,提高后者游离型血浓度,能增强上述药物的作用,如延长出血时间、低血糖反应、诱发溃疡等;本药因妨碍甲氨喋呤从肾小管分泌而增强其毒性,与呋塞米合用,可竞争肾小管分泌系统而使水杨酸排泄减少造成蓄积中毒。

二、苯胺类

对乙酰氨基酚(acetaminophen,扑热息痛)口服易吸收,绝大部分药物在肝脏与葡萄糖醛酸和硫酸结合为无活性代谢物,最后经肾排出,$t_{1/2}$ 为 2～4h。本药解热镇痛作用与阿司匹林相当,但抗炎作用极弱。因此,临床仅用于解热镇痛,但对乙酰氨基酚无明显胃肠刺激作用,对不宜使用阿司匹林的头痛发热病人,适用本药。

三、吡唑酮类

保泰松(phenylbutazone)和**羟基保泰松**(oxyphenbutazone)抗炎抗风湿作用强,而解热作用较弱。由于药物不良反应多、程度严重且发生率高,常见如胃肠反应、肝肾损害、过敏反应、血细胞减少或再生障碍性贫血、水钠潴留、干扰甲状腺功能等,临床现已少用。目前仅作为抗炎和抗风湿及急性痛风症的备选药物。

四、其他有机酸类

吲哚美辛(indomethacin,消炎痛)是最强的 PG 合成酶抑制剂之一,其抗炎、镇痛和解热作用强大。因不良反应多见而且严重,故仅用于其他药物不能耐受或疗效不显著的病例。目前临床主要用于关节炎、滑液囊炎、腱鞘炎、强直性脊椎炎、癌性发热及其他不易控制的发热等。

舒林酸(sulindac)作用与临床应用类似吲哚美辛。尽管其作用弱于吲哚美辛,但不良反应较少,且作用维持时间较长。

萘普生(naproxen)、**布洛芬**(ibuprofen)、**酮洛芬**(ketoprofen)均为丙酸类衍生物,为目前

临床应用较广的 NSAIDs。它们作用强大,抗炎作用突出,各药除效价存在差别外,其他药理学性质非常相似。胃肠反应发生率低于阿司匹林。临床主要用于风湿性关节炎、骨关节炎、强直性关节炎、急性肌腱炎、滑液囊炎等,也可用于痛经的治疗。少数患者有皮肤黏膜过敏、血小板减少、头痛、头晕及视力障碍等不良反应。

双氯芬酸(diclofenac)效价强度大于吲哚美辛,并能降低花生四烯酸的生物利用度,因此具有显著的抗炎镇痛和解热作用。临床也只作为风湿性关节炎、骨关节炎、强直性脊柱炎、肩周炎等的治疗的备选药物。本药不良反应发生率为 20%,主要为上腹不适、胃肠出血和穿孔、转氨酶升高、头晕及皮肤黏膜过敏反应,也可见体液潴留和水肿等。

五、选择性环氧酶-2 抑制剂

大量研究证明,传统的解热镇痛抗炎药为非选择性 COX 抑制剂,其治疗作用主要与 COX-2 抑制有关,而其常见不良反应,乃是由于抑制 COX-1 引起。为此,近来已经合成了多种选择性 COX-2 抑制剂如**美洛昔康**(meloxicam)、**尼美舒利**(nimesulide)、**塞来昔布**(celecoxib),临床用于治疗风湿性关节炎、骨关节炎及其他炎症性疼痛。初步显示出此类药物疗效确实、不良反应较轻且少等优点。但这类药物临床应用的远期疗效及不良反应有待进一步验证。

(赵建波)

第十六章

抗高血压药

高血压是常见的心血管疾病，世界各国人群高血压的患病率高达 $10\%\sim20\%$，可引起心、脑、肾等器官的严重并发症。1999 年世界卫生组织/国际高血压学会（WHO/ISH）规定未应用降压药者的血压 $\geqslant140/90mmHg(18.7/12.0kPa)$ 即可诊断为高血压。高血压患者中，绝大多数原因未明，称为原发性高血压；继发性高血压仅占约 $10\%\sim15\%$。

第一节　抗高血压药物分类

抗高血压药（antihypertensive drugs）能有效地控制血压，防止或减少心、脑、肾等器官并发症的发生，从而提高病人的生活质量，延长寿命。目前，抗高血压药物可根据其作用部位或机制，分为五类：

1. 利尿药

（1）中效类：如氢氯噻嗪等。

（2）高效类：如呋塞米、布美他尼、依他尼酸等。

（3）低效类：如氨苯蝶啶、螺内酯等。

2. 钙通道阻滞药

如硝苯地平、尼群地平、拉西地平、氨氯地平等。

3. 肾素-血管紧张素系统抑制药

（1）血管紧张素转换酶抑制药（ACEI）：如卡托普利、依那普利、赖诺普利等。

（2）AT_1 受体阻断药：如缬沙坦、氯沙坦、坎替沙坦、伊白沙坦等。

（3）肾素抑制药：如雷米克林。

4. 交感神经抑制药

（1）中枢降压药：如甲基多巴、可乐定等。

（2）神经节阻断药：如樟磺咪芬等。

（3）去甲肾上腺素能神经末梢阻滞药：如胍乙啶、利血平等。

（4）肾上腺素受体阻断药：

1）β 肾上腺素受体阻断药：如普萘洛尔、阿替洛尔等。

2）α 肾上腺素受体阻断药：如哌唑嗪、特拉唑嗪、多沙唑嗪等。

3）α、β 肾上腺素受体阻断药：如拉贝洛尔、卡维地洛等。

5. 血管扩张药

（1）扩张动脉药：如肼屈嗪、米诺地尔、二氮嗪等。

（2）扩张动脉和静脉药：如硝普钠。

第二节　常用抗高血压药物

一、利尿药

高血压治疗的最早措施之一是通过限制食物中的盐量来改变体内钠平衡。20 世纪 50 年代，口服噻嗪类利尿药物的问世，使通过药物来改变钠平衡的愿望得以实现，**利尿药**（diuretics）是治疗高血压病的基础药物，包括高效利尿药、中效利尿药和低效利尿药。高效利尿药中常用药物有**呋塞米**（furosemide，速尿）、**依他尼酸**（ethacrynic acid，利尿酸）和**布美他尼**（bumetanide）；中效利尿药有**氢氯噻嗪**（hydrochlorothiazide）和**氯噻嗪**（chlorothiazide）；低效利尿药有**氨苯蝶啶**（triamterene）、**螺内酯**（spironolactone，安体舒通），两者又称保钾利尿药。其中以噻嗪类中效利尿药最常用。各类利尿药单用即有降压作用，并可增强其他降压药的作用。

【药理作用】

噻嗪类利尿药降压作用温和、持久，长期用药无明显耐受性。大多数病人一般用药 2～4 周可以达到最大疗效。利尿药降低血压的确切机制尚不十分明确。用药初期，利尿药可减少细胞外液容量及心输出量。长期给药后虽然血容量和心输出量逐渐恢复至给药前水平，但外周血管阻力和血压仍持续降低，该作用并非直接作用，因为利尿药在体外对血管平滑肌无作用，在肾切除的病人及动物使用利尿药也不能发挥降压作用。目前认为利尿药长期降压作用可能因平滑肌细胞内 Na^+ 浓度降低，通过 $Na^+ - Ca^{2+}$ 交换机制，使细胞内 Ca^{2+} 减少，从而降低血管平滑肌细胞对缩血管物质的敏感性。

【临床应用】

噻嗪类利尿药可单用或与其他抗高血压药联合应用治疗各类高血压。单用特别适用于轻、中度高血压，对老年人高血压、单纯收缩期高血压和高血压合并心功能不全者降压效果较好。噻嗪类利尿药可降低高血压患者心、脑血管并发症如脑卒中和慢性心功能不全的发病率和死亡率，提高生活质量。临床试验表明，许多患者使用小至 12.5mg 的氢氯噻嗪即有降压作用，超过 25mg 降压作用并不一定增强，但不良反应发生率增加，因此建议单用氯噻嗪降压时的剂量不宜超过 25mg，若 25mg 仍不能有效地控制血压，则应合用或换用其他类型抗高血压药。长期大量使用噻嗪类可引起电解质、糖、脂质代谢改变。

保钾利尿药作用温和，螺内酯适用于低钾血症、高尿酸血症、糖耐量降低或原发性醛固酮过多症；氨苯碟啶与噻嗪类或髓袢利尿药合用，可增强疗效，并可对抗这些利尿药的排 K^+ 作用。肾功能不良者禁用保钾利尿药。

高效利尿药不作为轻、中度高血压的一线药，而用于高血压危象及伴有慢性肾功能不良的高血压患者，因其增加肾血流量，并有较强的排钠利尿作用。

二、钙通道阻滞药

钙通道阻滞药从化学结构上可将其分为二氢吡啶类和非二氢吡啶类。各类钙通道阻断药对心脏和血管的选择性不同，二氢吡啶类对血管平滑肌作用较强，作为抗高血压药常用的有硝苯地平、尼群地平和氨氯地平等。

硝 苯 地 平

【药理作用】

硝苯地平(nifedipine)降压作用快而强,作用于细胞膜 L-型钙通道,通过抑制钙离子从细胞外进入细胞内,从而使细胞内钙离子浓度降低,导致小动脉扩张,总外周血管阻力下降而降低血压。由于周围血管扩张,可引起交感神经活性反射性增高,使心率加快,心排血量增加,血浆肾素活性增高,但较直接扩血管药作用弱,加用 β 肾上腺素受体阻断药可避免这些作用并能增强降压效应。

【体内过程】

硝苯地平口服吸收且完全,10min 起效,30～40min 达最大效应,作用持续 3h。舌下给药 5～15min 产生明显降压作用。生物利用度 65%,$t_{1/2}$ 为 2.5h。药物主要在肝脏代谢,少量以原形从肾脏排出。

【临床应用】

硝苯地平临床用于治疗轻、中、重度高血压,尤以低肾素性高血压疗效较好;亦适用于合并有心绞痛或肾脏疾病、糖尿病、哮喘、高脂血症及恶性高血压患者。可单用或与利尿药、β肾上腺素受体阻断药和 ACEI 合用。目前多推荐使用缓释片剂,以减轻迅速降压造成的反射性交感活性增加。

【不良反应】

主要不良反应为血管过度扩张的症状,常见有头痛、眩晕、颜面潮红、心悸和水肿(系毛细血管扩张而非水钠潴留所致)等。

尼 群 地 平

尼群地平(nitrendipine)与硝苯地平比较,其降压作用起效较慢,维持时间较长,适用于各型高血压。每日口服 1～2 次。不良反应与硝苯地平相似,反射性心率加快等不良反应较少。肝功能不良者宜慎用或减量。药物可增加地高辛血药浓度。

氨 氯 地 平

氨氯地平(amlodipine)被称为第三代钙通道阻断药。氨氯地平作用与硝苯地平相似,但降压作用较硝苯地平缓和,持续时间较硝苯地平显著延长,$t_{1/2}$ 长达 40～50h。每日口服 1 次。不良反应有心悸、头痛、面红、水肿等。

三、肾素-血管紧张素系统抑制药

(一)血管紧张素转换酶抑制药(ACEI)

从 1981 年第一个口服有效的 ACEI 卡托普利被批准应用以来,已被批准上市的 ACEI 至少有 17 种。不同的 ACEI 有共同的药理学作用,目前已成为临床上治疗高血压的重要药物。

1. 药理作用及机制

(1)抑制血浆与组织中血管紧张素转换酶,减少血管紧张素Ⅱ的生成及由其产生的收缩血管、增加外周阻力、促心血管肥大增生等作用,有利于高血压与心血管重构的防治。

（2）抑制血浆与组织中血管紧张素转换酶，减弱血管紧张素Ⅱ的抗利尿作用和促进醛固酮释放作用，减少水钠潴留。

（3）抑制缓激肽降解，升高缓激肽水平，继而促进 NO 与前列环素（PGI_2）的生成。NO 与 PGI_2 都有舒张血管、降低血压、抗血小板聚集与抗心血管细胞肥大增生重构作用。

（4）保护血管内皮细胞与抗动脉粥样硬化作用：ACEI 有保护血管内皮细胞的作用，能逆转高血压、慢性心功能不全、动脉硬化与高血脂引起的内皮细胞功能损伤，恢复内皮细胞依赖性的血管舒张作用。多种 ACEI 在动物实验表现有抗动脉粥样硬化作用，同时降低血浆脂质过氧化，提示与抗氧化作用有关。

2. 临床应用　ACEI 适用于各型高血压的治疗，对高肾素型高血压病人效果好。轻中度高血压病人单用 ACEI 常可控制血压，加用利尿药可增效。ACEI 对心、肾、脑等器官有保护作用，且能减轻心肌肥厚，阻止或逆转心血管病理性重构，并增加胰岛素抵抗患者的胰岛素敏感性，对伴有心衰或糖尿病、肾病的高血压病人疗效好，可延缓病情发展，改善生活质量。

3. 不良反应　ACEI 主要的不良反应有：

（1）首剂低血压：以卡托普利为例，约 3.3% 的病人首次服用 5mg 后平均动脉压降低 30% 以上。

（2）咳嗽与支气管痉挛：无痰干咳是 ACEI 较常见的不良反应，是被迫停药的主要原因。偶尔有支气管痉挛性呼吸困难，可不伴有咳嗽。吸入色甘酸钠可以缓解。咳嗽与支气管痉挛的原因可能是 ACEI 使缓激肽和（或）前列腺素、P 物质在肺内蓄积的结果。依那普利与赖诺普利咳嗽的发生率比卡托普利高，而福辛普利则较低。

（3）高血钾：由于 ACEI 能减少血管紧张素Ⅱ生成，使依赖血管紧张素Ⅱ的醛固酮释放减少，因此血钾可以升高，在肾功能障碍的患者与同时服用保钾利尿药的病人更多见。不同的 ACEI 对血钾的影响大同小异。

（4）其他：有低血糖、肾功能损伤和血管神经性水肿等。含有—SH 基团的卡托普利可产生味觉障碍、皮疹与白细胞缺乏等与其他含—SH 基团的药物（如青霉胺）相似的反应。妊娠和哺乳妇女忌用。

卡 托 普 利

【药理作用】

卡托普利（captopril，巯甲丙脯酸）是第一个用于临床口服有效的含巯基 ACEI，具有直接抑制血管紧张素转换酶的作用。体外抑制血管紧张素转换酶的 IC_{50} 为 23～35nmol/L。其降压作用起效快，降压效果与患者的肾素-血管紧张素系统活动状态有关。因含有—SH 基团，有自由基清除作用，对与自由基有关的心血管损伤如心肌缺血再灌注损伤有防治作用。

【体内过程】

药物口服吸收快，口服后 30min 开始降压，给药后 1h 血药浓度达峰值。生物利用度为 75%，食物能影响其吸收，因此宜在进餐前 1h 服用。血浆蛋白结合率约为 30%。在体内分布较广，但分布至中枢神经系统及哺乳妇女乳汁中的浓度较低。$t_{1/2}$ 约 2h，在体内消除较快，其巯基在体内易被氧化而成为二硫化合物。约 40%～50% 的药物以原形从肾脏排出，其余部分则以其代谢物形式从肾脏排泄。

【临床应用】

卡托普利适用于各型高血压,目前为抗高血压治疗的基础药物之一。约 60%～70% 患者单用本品能使血压控制在理想水平,与利尿药和 β 肾上腺素受体阻断药合用对中、重度高血压疗效较好。本品尤其适用于合并糖尿病、左室肥厚、慢性心功能不全、急性心肌梗死的高血压患者,可明显改善生活质量且无耐受性。

【不良反应】

卡托普利毒性较小,病人对卡托普利的耐受良好。除咳嗽等不良反应外,因含—SH 基团,可有青霉胺样反应,如皮疹、嗜酸粒细胞增高、味觉异常或丧失,并可有中性粒细胞减少,多发生于用药时间较长、剂量较大或肾功能障碍者,应定期检查血象。卡托普利禁用于双侧肾动脉狭窄患者。

(二) AT_1 受体阻断药

血管紧张素 Ⅱ 受体分为 AT_1 和 AT_2 受体两个亚型。目前发现的血管紧张素 Ⅱ 受体阻断药主要为 AT_1 受体阻断药,可阻断由 AT_1 受体介导的作用,具有良好的降压作用。

氯 沙 坦

【药理作用】

氯沙坦(losartan)对 AT_1 受体有选择性阻断作用,对 AT_1 受体的亲和力比对 AT_2 受体的亲和力高约 20 000～30 000 倍。EXP 3174 是氯沙坦的活性代谢物,其阻断 AT_1 受体作用比氯沙坦强 10～40 倍。在肾性高血压大鼠或清醒自发性高血压大鼠,灌胃给药或静脉注射氯沙坦均有降压作用。

氯沙坦对肾脏血流动力学的影响与 ACEI 相似,能拮抗血管紧张素 Ⅱ 对肾脏入球小动脉与出球小动脉的收缩作用。在肾素活性增高的大鼠,氯沙坦增加肾血流量与肾小球滤过率,并减少近曲小管对水与 NaCl 的重吸收。氯沙坦对高血压、糖尿病合并肾功能不全患者也有保护作用。氯沙坦对肾脏有促进尿酸的排泄作用。氯沙坦长期降压作用还与降低左室心肌肥厚和血管壁增厚及改善血管的反应性有关。

【临床应用】

氯沙坦临床可用于轻、中度高血压治疗。临床试验证明氯沙坦能降低心血管疾病病死率。

【体内过程】

药物口服易吸收,首过消除明显,生物利用度为 33%,血药浓度达峰时间 0.25～2h。药物主要在肝脏代谢,大部分随胆汁排出,仅少量药物以原形随尿排泄。

【不良反应】

不良反应较少,少数患者用药后可出现眩晕。氯沙坦对血中脂质及葡萄糖含量均无影响,也不引起直立性低血压。药物应避免与盐钾或保钾利尿药合用。低血压及严重肾功能不全、肝病患者慎用。孕妇、哺乳妇女及肾动脉狭窄者禁用。

缬 沙 坦

【药理作用与临床应用】

缬沙坦(valsartan)选择性阻断 AT_1 受体。口服缬沙坦后 4～6h 获最大降压效果,降压作用可持续 24h,缬沙坦长期给药也能逆转左室肥厚和血管壁增厚。

缬沙坦可单用或与其他抗高血压药物合用治疗高血压。

【不良反应】

缬沙坦不良反应主要有头痛、头晕、疲乏等。低钠或血容量不足、肾动脉狭窄、严重肾功能不全、胆汁性肝硬化或胆道梗阻患者,服用缬沙坦有引起低血压的危险。用药期间应慎用保钾利尿药与补钾药。妊娠与哺乳妇女禁用。

四、肾上腺素受体阻断药

(一) β 肾上腺素受体阻断药

β 肾上腺素受体阻断药最初用于治疗心绞痛,临床应用中偶然发现该类药物能使高血压合并心绞痛患者的血压降低,随后的研究证实普萘洛尔和其他 β 肾上腺素受体阻断药均能有效地降低血压,而广泛用于各种高血压的治疗。不同的 β 肾上腺素受体阻断药在许多方面如脂溶性、对 β_1 受体的选择性、内在拟交感活性及膜稳定性等方面有所不同,但该类药物的抗高血压作用相当。β 肾上腺素受体阻断药长期应用一般不引起水钠潴留,亦无明显的耐受性。无内在拟交感活性的 β 肾上腺素受体阻断药可增加血浆甘油三酯浓度,降低 HDL-胆固醇,而有内在拟交感活性者对血脂无明显影响。

普 萘 洛 尔

【药理作用】

普萘洛尔(propranolol,心得安)是 β 肾上腺素受体阻断药的代表药物,为非选择性 β 受体阻断药,普萘洛尔对 β_1 和 β_2 受体具有相同的亲和力,无内在拟交感活性。药物降压作用机制可能与下列因素有关:

1. 普萘洛尔阻断心脏 β_1 受体,降低心输出量。

2. 药物阻断肾小球旁器 β_1 受体,抑制肾素分泌,从而抑制肾素-血管紧张素系统活性。

3. 普萘洛尔通过阻断中枢 β 受体,使外周交感神经系统活性下降。

4. 阻断外周去甲肾上腺素能神经末梢突触前膜 β_2 受体,抑制正反馈调节作用,减少去甲肾上腺素释放。

5. 增加前列环素的合成。

【体内过程】

普萘洛尔为高度亲脂性化合物,口服吸收完全,肝脏首关消除显著,生物利用度约为 25%,且个体差异较大。实际 $t_{1/2}$ 约为 4h,但降压作用持续时间较长,可每日给药 1~2 次。静脉给药可使心率减慢,心输出量减少,血压略降或不变,这是反射性交感神经兴奋,外周血管阻力增高的结果。

【临床应用】

普萘洛尔适用于各型高血压,与其他抗高血压药合用效果更明显。对伴有心输出量及肾素活性偏高的患者或伴有心绞痛、心律失常的高血压患者疗效较好。临床剂量个体差异大。

【不良反应】

药物可升高血浆甘油三酯水平,其机制尚不明确。高血压患者长期应用普萘洛尔等 β 肾上腺素受体阻断药骤然停药,可使血压和心率反跳性增高,因此长期应用 β 肾上腺素受体阻断药停药时必须逐渐减量(减药过程 10～14d)。普萘洛尔禁用于哮喘、病态窦房结综合征及房室传导阻滞患者。

(二) α_1 肾上腺素受体阻断药

本类药物有**哌唑嗪**(prazosin)、**特拉唑嗪**(terazosin)、**多沙唑嗪**(doxazosin)等。用于抗高血压治疗的 α 肾上腺素受体阻断药主要为具有 α_1 受体阻断作用而不影响 α_2 受体的药物。α_1 受体阻断药最大的优点是对代谢没有明显的不良影响,并对血脂代谢有良好作用。可用于各型高血压的治疗,对轻、中度高血压有明确疗效,与利尿药及 β 肾上腺素受体阻断药合用可增强其降压作用。

哌 唑 嗪

【药理作用与临床应用】

哌唑嗪(prazosin)能舒张小动脉和静脉,降压作用中等偏强。降压时,外周血管阻力降低,心输出量不变或略升,对肾血流量无明显影响。哌唑嗪选择性阻断外周 α_1 受体,竞争性抑制交感神经递质对血管平滑肌的作用,使血管扩张,血压下降。它对突触前膜 α_2 受体几无作用,故在血压下降的同时不增加交感神经递质释放,不增加心率和肾素活性。

哌唑嗪适用于中度高血压及并发肾功能障碍者。如与利尿药合用效果更明显。

【体内过程】

药物口服吸收好,但首关消除明显,生物利用度 60%～70%。服药后 1～3h 血药浓度达高峰,$t_{1/2}$ 为 2～3h,药物血浆蛋白结合率高。大部分经肝脏代谢,经胆汁排出,小部分以原形经肾脏排出体外。

【不良反应】

哌唑嗪一般不良反应为眩晕、乏力、口干、鼻塞等。部分病人首次用药后可出现体位性低血压、心悸、眩晕等,称为首剂现象,一般服用数次后这种首剂现象即可消失;若首剂减半量,并于睡前服用当可避免。

(三) α、β 肾上腺素受体阻断药

α、β 肾上腺素受体阻断药包括拉贝洛尔和卡维地洛。

拉贝洛尔(labetalol,柳胺苄心定)阻断 β_1 和 β_2 受体的作用强度相似,对 α_1 受体作用较弱,对 α_2 受体则无作用。本品适用于轻、中、重度高血压及高血压急症、妊娠期高血压、嗜铬细胞瘤、麻醉或手术时高血压。合用利尿药可增强其降压效果。大剂量可致直立性低血压,少数患者用药后可引起疲乏、眩晕、上腹部不适等症状。

卡维地洛(carvedilol)是 β 和 α_1 肾上腺素受体阻断药,其 α_1 受体和 β 受体阻断强度的比率是 1：10。卡维地洛口服首关消除显著,生物利用度 22%,药效维持可达 24h。不良反应与普萘洛尔相似,但不影响血脂代谢。用于治疗轻度及中度高血压或伴有肾功能不全、糖尿病的高血压患者。

第三节　其他经典抗高血压药物

一、中枢性降压药

中枢性降压药有可乐定、甲基多巴、莫索尼定和利美尼定等。以往认为可乐定的降压作用主要通过作用于孤束核 α_1 肾上腺素受体，近年发现其降压作用还与咪唑啉受体有关。而莫索尼定等主要作用于咪唑啉受体，甲基多巴则作用于孤束核 α_2 受体。

可　乐　定

【药理作用】

可乐定（clonidine）的降压作用中等偏强，抑制交感神经活性，降压时伴有心率减慢及心排出量减少。药物具有中枢镇静作用，并可抑制胃肠分泌及运动，对肾血流量和肾小球滤过率无明显影响。以往认为其降压机制主要是通过兴奋延髓背侧孤束核突触后膜的 α_2 受体。抑制交感神经中枢的传出冲动，使外周血管扩张，血压下降。近年研究表明，可乐定作用于延髓腹嘴端腹外侧区的咪唑啉受体（I_1 受体），可能与其降压作用有关。可乐定还可激动外周去甲肾上腺素能神经末梢突触前膜的 α_2 受体，通过负反馈作用，减少去甲肾上腺素的释放，也是其降压机制之一。大剂量的可乐定可兴奋外周血管平滑肌上的 α 受体，引起血管收缩，使降压作用减弱。

【体内过程】

可乐定口服易吸收，口服后 30min 起效，$2\sim4$h 作用达高峰。口服生物利用度为 $71\%\sim82\%$，蛋白结合率为 20%。药物脂溶性高，能透过血脑屏障。$t_{1/2}$ 为 $6\sim13$h。药物约 50% 以原形从尿中排出。

【临床应用】

可乐定临床适于治疗中度高血压，降压作用中等偏强。药物不影响肾血流量和肾小球滤过率，但能抑制胃肠道分泌和运动，故适用于肾性高血压或兼有消化性溃疡的高血压患者。可乐定与利尿药合用有协同作用，可用于重度高血压。口服也用于预防偏头痛或作为治疗吗啡类镇痛药成瘾者的戒毒药。其溶液剂点眼用于治疗开角型青光眼。

【不良反应】

常见的不良反应是口干和便秘。其他有嗜睡、抑郁、眩晕、血管性水肿、腮腺肿痛、恶心、心动过缓、食欲不振等。可乐定不宜用于高空作业或驾驶机动车辆的人员，以免因精力不集中、嗜睡而导致事故发生。突然停药可出现短时的交感神经兴奋现象，表现为心悸、出汗、血压突然升高等。这种停药反应可能与长期应用可乐定后，突触前膜的 α_2 受体的敏感性降低，负反馈作用减弱，突然停药而引起去甲肾上腺素大量释放，导致血压升高。出现停药反应时可恢复应用可乐定或用 α 肾上腺素受体阻断药酚妥拉明治疗。

二、血管平滑肌扩张药

(一)主要扩张小动脉药物

如肼屈嗪等,对容量血管无明显作用,由于小动脉扩张,外周阻力下降而降低血压;同时通过压力感受性反射,兴奋交感神经,出现心率加快,心肌收缩力加强,心排出量增加,从而部分对抗其降压效力;且有心悸、诱发心绞痛等不良反应,还反射性增加肾脏醛固酮分泌,导致水钠潴留,并可能增加高血压患者的心肌肥厚程度。

肼 屈 嗪

肼屈嗪(hydralazine,肼苯哒嗪)是在美国上市的第一批口服有效的抗高血压药物之一。

【药理作用】

药物直接作用于小动脉平滑肌,使血管扩张,血压下降。对舒张压的作用大于收缩压。对肾、脑血流量影响较小,但可反射性兴奋交感神经,引起心率加快,心输出量和心肌耗氧量增加,还可引起水钠潴溜。本药扩张血管的机制可能是干预血管平滑肌细胞的 Ca^{2+} 内流或胞内储存 Ca^{2+} 的释放。

【临床应用】

肼屈嗪适用于中度高血压的治疗。该药由于产生继发于增加心排血量和水钠潴溜的快速耐受性,一般不单独作为长期治疗高血压的药物。也由于可促发心肌缺血,老年人和有冠心病的高血压患者使用时应谨慎。与利尿药、β肾上腺素受体阻断药合用可增强疗效,减少不良反应。

【不良反应】

肼屈嗪常见不良反应有恶心、呕吐、头痛、头晕、乏力、心悸和外周神经炎等,也能引起代偿性水钠潴溜,偶有药热和皮疹等过敏反应。长期用药可引起全身性红斑狼疮样综合征。

(二)扩张小动脉和静脉药物

如硝普钠,由于也扩张静脉,使回心血量减少,因此不增加心排出量,但也反射性兴奋交感神经。

由于直接扩张血管平滑肌的药物不良反应较多,一般不单独用于治疗高血压,仅在利尿药、β肾上腺素受体阻断药或其他降压药无效时才加用该类药物。

硝 普 钠

虽然硝普钠(nitroprusside sodium)在 1895 年就已问世,而且在 1929 年就报道它在人体的降压作用,但其短期控制严重高血压的安全性和疗效在 20 世纪 50 年代中期才被证明。

【药理作用】

药物可直接松弛小动脉和静脉平滑肌,属硝基扩张血管药,在血管平滑肌内代谢产生一氧化氮(NO)。NO 可激活鸟苷酸环化酶,促进 cGMP 的形成,从而产生血管扩张作用。本品属于非选择性血管扩张药,很少影响局部血流分布。一般来说,不降低冠脉血流、不减少肾血流及肾小球滤过率,但增加血浆肾素活性。

【体内过程】

该药不稳定,在强碱性环境下或暴露在光下易于分解。药物的体内过程特点是口服不吸收,静脉滴注给药 30s 内起效,2min 达最大效应,停药 3min 血压回升。

【临床应用】

硝普钠适用于高血压危象的治疗和手术麻醉时的控制性低血压。也可用于高血压合并心衰或嗜铬细胞瘤发作引起的血压升高。

【不良反应】

硝普钠的短期不良反应是由于过度扩张血管所致。密切监视血压和使用变速输液泵,在大多数情况下可防止其过度的血流动力学反应。硝普钠静滴时可出现恶心、呕吐、精神不安、肌肉痉挛、头痛、皮疹、出汗、发热等。大剂量或连续使用(特别在肝肾功能损害的病人),可引起血浆氰化物或硫氰化物浓度升高而中毒,可导致甲状腺功能减退。用药时须严密监测血浆氰化物浓度。

（张丽慧）

第十七章

抗慢性心功能不全药

慢性心功能不全又称**充血性心力衰竭**（congestive heart failure，CHF），是各种病因引起的心脏疾病的终末阶段，指在适当的静脉回流下，心脏排出血量绝对或相对减少，不能满足全身组织器官代谢需要的一种病理状态。临床上以组织血液灌流不足及体循环和（或）肺循环淤血为主要特征。随着心血管系统疾病发病率的增高及人口趋于老龄化，慢性心功能不全的发病逐渐增多，致残率和病死率都较高。

第一节　抗慢性心功能不全药的分类

根据药物的药理作用及机制，抗慢性心功能不全药可分为以下几类：

1. 强心苷类　洋地黄毒苷、地高辛、毛花苷丙、毒毛花苷 K 等。
2. 利尿药　噻嗪类、呋塞米、螺内酯等。
3. 扩张血管药　哌唑嗪、硝酸甘油、肼屈嗪等。
4. 肾素-血管紧张素系统抑制药
（1）ACEI：卡托普利、依那普利、雷米普利等。
（2）AT$_1$ 受体阻断药：氯沙坦、缬沙坦、厄贝沙坦等。
5. β 肾上腺素受体阻断药　美托洛尔、卡维地洛等。
6. 其他抗慢性心功能不全药
（1）钙通道阻滞药：非洛地平、氨氯地平等。
（2）非强心苷类正性肌力药：包括 β 受体激动药（多巴胺、多巴酚丁胺和异布帕明）及磷酸二酯酶抑制药（米力农、维司力农）。

第二节　常用抗慢性心功能不全药

一、强心苷类

强心苷（cardiac glycosides）是一类具有强心作用的苷类化合物，常用的药物有**地高辛**（digoxin），**洋地黄毒苷**（digitoxin）、**毛花苷丙**（cedilanide）和**毒毛花苷 K**（strophanthin K）等。该类药物在临床上用于治疗慢性心功能不全及某些心律失常。

【药理作用及机制】

（一）对心脏的作用

1. 对心肌收缩力的作用　强心苷对心脏具有高度选择性，能显著加强衰竭心脏的收缩力,增加心输出量,从而解除心衰的症状,称为**正性肌力作用**(positive intropic action)。强心苷的正性肌力作用有以下特点:

(1) 强心苷提高心肌收缩张力和加快心肌纤维最大缩短速率,使心肌收缩有力而敏捷。

(2) 药物对正常人和慢性心功能不全患者的心脏都有正性肌力作用,但只增加慢性心功能不全患者的心搏出量。这是因为强心苷对正常人还有收缩血管提高外周阻力的作用,因此限制了心搏出量的增加;在慢性心功能不全患者,强心苷通过反射作用降低交感神经活性,减弱血管收缩作用,故心排出量增加。

(3) 强心苷增强衰竭心脏心肌收缩力的同时,不增加心肌耗氧量,甚至使心肌耗氧量有所降低。

强心苷正性肌力作用的机制:

强心苷可与心肌细胞膜上的强心苷受体 Na^+-K^+-ATP 酶结合并抑制其活性,进而使心肌细胞内 Ca^{2+} 增加。治疗量强心苷抑制 Na^+-K^+-ATP 酶活性约 20%,结果是细胞内 Na^+ 增多,而 K^+ 减少。当细胞内 Na^+ 增多后,又通过 Na^+-Ca^{2+} 交换机制使 Na^+ 内流减少、Ca^{2+} 外流减少,或使 Na^+ 外流增加、Ca^{2+} 内流增加,最终导致细胞内 Na^+ 减少,Ca^{2+} 增加,肌浆网摄取 Ca^{2+} 也增加,储存 Ca^{2+} 增多。另有研究证明,细胞内 Ca^{2+} 增加时,还可增强钙离子流,使动作电位 2 相内流的 Ca^{2+} 增多,此 Ca^{2+} 又能促使肌浆网释放出 Ca^{2+},即"以钙释钙"的过程。在强心苷作用下,心肌细胞内可利用的 Ca^{2+} 增加,心肌收缩力加强。

强心苷的正性肌力作用与 Na^+-K^+-ATP 酶的抑制作用间显示了一定的相关性。但当 Na^+-K^+-ATP 酶活性抑制大于 30% 时,可能出现毒性反应,当 Na^+-K^+-ATP 酶的抑制作用达到或超过 60%~80% 时,可产生明显的毒性反应。其特点是心肌细胞内的 Ca^{2+} 超载。此外,心肌细胞内明显低 K^+,使心肌细胞的自律性增高,产生各种心律失常。

2. 对心率的影响 治疗量强心苷对正常心率影响较小,但对心率加快的慢性心功能不全患者则可显著减慢心率,称为**负性频率作用**(negative chronotropic action)。这一作用继发于强心苷的正性肌力作用。慢性心功能不全由于反射性交感神经活性增强,使心率加快。强心苷使心输出量增加,敏化颈动脉窦、主动脉弓感受器,提高迷走神经兴奋性而使心率减慢。强心苷减慢心率的另一机制是增加心肌对迷走神经的敏感性,故强心苷过量所引起的心动过缓和传导阻滞可用阿托品对抗。

3. 对心肌电生理特性的影响 强心苷对心肌电生理特性的影响比较复杂。在心房,强心苷因兴奋迷走神经,促进 K^+ 外流,使心房肌细胞静息电位加大、提高 0 相除极速率而使心房的传导速率过快。强心苷缩短心房 ERP 是其治疗心房扑动的机制。此外,强心苷增强迷走神经活性,促进 K^+ 外流,因此可降低窦房结自律性,减少房室结 Ca^{2+} 内流而减慢房室传导。强心苷直接抑制 Na^+-K^+-ATP 酶,使细胞失钾,最大舒张电位减少而接近阈电位,使自律性提高;K^+ 外流减少使 ERP 缩短,故强心苷中毒时出现室性心动过速或室颤。

4. 对心电图的影响 治疗量强心苷对心肌电生理的影响反映在心电图上,表现为 T 波幅度变小,甚至倒置;S-T 段降低呈鱼钩状,这与动作电位 2 相缩短有关;P-R 间期延长,反应传导速率减慢;Q-T 间期缩短,说明浦肯野纤维和心室肌动作电位时程缩短;P-P 间期延长,反映心率减慢。中毒剂量可出现各种类型的心律失常。

(二) 对神经和内分泌系统的作用

治疗量强心苷对中枢神经系统无明显影响。中毒剂量的强心苷可兴奋延髓极后区催吐化学感受区而引起呕吐;还可兴奋交感神经中枢,明显增加交感神经冲动发放,引起快速型心律失常。强心苷的减慢心率和抑制房室传导作用与其兴奋脑干副交感神经中枢有关。此外,强心苷能促进心房利钠肽的分泌,恢复心房利钠肽受体的敏感性,从而可对抗肾素-血管紧张素系统而产生利尿作用。

(三)对血管和肾脏的作用

强心苷能直接收缩血管平滑肌,使外周阻力上升,这一作用与交感神经系统及心排血量的变化无关。但慢性心功能不全患者用药后,因交感神经活性降低作用超过直接收缩血管的效应,因此血管阻力下降、心排血量及组织灌流增加、动脉压不变或略升。

强心苷对慢性心功能不全患者有明显的利尿作用,主要是心功能改善后增加了肾血流量和肾小球的滤过功能。此外,强心苷可直接抑制肾小管 Na^+-K^+-ATP 酶,减少肾小管对 Na^+ 的重吸收,促进钠和水排出,发挥利尿作用。

【体内过程】

强心苷类药物化学结构相似,作用性质相同,但由于侧链的不同,导致它们药代动力学上的差异。洋地黄毒苷口服吸收好,主要经肝脏代谢,其代谢产物多数从肾脏排出,有 26% 进入肝肠循环,$t_{1/2}$ 长达 5~7d,属长效强心苷。中效类药物地高辛口服吸收比例波动大,可在 20%~80% 之间变动,生物利用度有明显差异,临床应用时应注意调整剂量。地高辛大部分以原形经肾脏排出,$t_{1/2}$ 为 33~36h,肾功能不良者应适当减量。毛花苷丙及毒毛花苷 K口服吸收甚少,需静脉用药,绝大部分以原形经肾脏排出,显效快,作用维持时间短,属短效强心苷类药物。

【临床应用】

临床上,强心苷主要用于治疗慢性心功能不全和某些心律失常。

1. 治疗慢性心功能不全　强心苷对多种原因所致的慢性心功能不全都有一定的疗效,但疗效可因情况不同而异。对伴有心房纤颤和心室率过快的慢性心功能不全疗效最好;对高血压、瓣膜病、先天性心脏病所导致的慢性心功能不全疗效较好;对肺源性心脏病、活动性心肌炎(如风湿活动期)或严重心肌损伤引起的慢性心功能不全疗效不佳,且容易发生中毒;对有机械性阻塞和能量代谢障碍的慢性心功能不全疗效差。

2. 治疗某些心律失常

(1)心房纤颤:心房纤颤的主要危害是心房过多的冲动下传至心室,引起心室率过快,导致严重循环障碍。强心苷主要通过抑制房室传导、增加房室结中隐匿性传导,减慢心室率、增加心排血量,但对多数病人并不能终止心房纤颤。

(2)心房扑动:与心房纤颤相比,心房扑动的冲动较强而规则,更易于传入心室,所以心室率快而难以控制。强心苷是治疗心房扑动最常用的药物,可缩短心房的有效不应期,使扑动变为颤动,强心苷在心房纤颤时更易增加房室结隐匿性传导而减慢心室率,同时有部分病例在转变为心房纤颤后停用强心苷可恢复窦性节律。这是因为停用强心苷后,终止其缩短心房不应期的作用,也就是使心房的有效不应期延长,可使折返冲动落入不应期而停止折返,有可能恢复窦性节律。

(3)阵发性室上性心动过速:强心苷可增强迷走神经功能,降低心房的兴奋性而终止阵发性室上性心动过速的发作。但必须注意,强心苷不能用于室性心动过速及强心苷中毒引起的室上性心动过速。

【不良反应】

强心苷安全范围小，一般治疗量已接近中毒剂量的 60％，而且生物利用度及对强心苷敏感性的个体差异较大，故易发生不同程度的毒性反应，特别是当低血钾、高血钙、低血镁、心肌缺氧、酸碱平衡失调、发热、心肌病理状态、高龄及合并用药等因素存在时更易发生。

1. 胃肠道反应　是最常见的早期中毒症状，可见厌食、恶心、呕吐及腹泻等。剧烈呕吐可导致失钾而加重强心苷中毒，此时可减量或停药，但应注意区别是否是强心苷用量不足、慢性心功能不全未被控制所引起。

2. 中枢神经系统反应　主要表现有眩晕、头痛、失眠、疲倦和谵妄等症状，可见视觉障碍，如黄视、绿视症及视物模糊等。视觉异常通常是强心苷中毒的先兆，停药的指征。

3. 心脏反应　可出现各种类型心律失常，是强心苷最严重的不良反应。① 快速型心律失常：强心苷中毒时室性早搏较早出现而常见，约占强心苷心脏毒性发生率的 1/3，属中毒先兆，停药指征。强心苷中毒也可见二联律、三联律及心动过速，甚至发生室颤。强心苷引起快速型心律失常的机制除因 Na^+-K^+-ATP 酶被高度抑制外，也与强心苷引起的迟后除极有关。据此，有人主张应用钙通道阻滞药治疗由强心苷中毒所引起的快速型心律失常。② 房室传导阻滞：强心苷中毒可引起各种程度的房室传导阻滞。强心苷引起的房室传导阻滞除与提高迷走神经兴奋性有关外，还与高度抑制 Na^+-K^+-ATP 酶有关。因为细胞失钾，静息膜电位变小（负值减少），使 0 相除极速率降低，故发生传导阻滞。③ 窦性心动过缓：强心苷可降低窦房结的自律性而发生窦性心动过缓，有时可使心率降至 60 次/min 以下。一般应作为停药的指征之一。

【强心苷中毒的防治】

强心苷中毒时首先应明确中毒先兆，及时停药。测定强心苷血药浓度有助于预防中毒的发生。强心苷中毒的治疗措施有：

1. 补钾　氯化钾是治疗由强心苷中毒所致的快速型心律失常的有效药物。钾离子能与强心苷竞争心肌细胞膜上的 Na^+-K^+-ATP 酶，减少强心苷与酶的结合，从而减轻或阻止毒性的发生和发展。钾与心肌的结合比强心苷与心肌的结合疏松，强心苷中毒后补钾只能阻止强心苷继续与心肌细胞的结合，而不能将已与心肌细胞结合的强心苷置换出来，故防止低血钾比治疗补钾更重要。补钾时不可过量，同时还要注意病人的肾功能情况，以防止高血钾的发生，对并发传导阻滞的强心苷中毒不能补钾盐，否则可致心脏停搏。

2. 快速型心律失常的治疗　对心律失常严重者还应使用苯妥英钠。苯妥英钠不仅有抗心律失常作用，还能与强心苷竞争 Na^+-K^+-ATP 酶，恢复该酶的活性，因而有解毒效应。利多卡因可用于治疗强心苷中毒所引起的室性心动过速和心室纤颤。

3. 缓慢型心律失常的治疗　对强心苷中毒所引起的心动过缓和房室传导阻滞等缓慢型心律失常，可用 M 受体阻断药阿托品治疗。

4. 地高辛抗体　目前国外应用地高辛抗体治疗严重危及生命的地高辛中毒已获得成功。地高辛抗体的 Fab 片断对强心苷有高度选择性和强大亲和力，能使强心苷自 Na^+-K^+-ATP 酶的结合中解离出来，对严重中毒有明显效果。

二、利尿药

【药理作用】

利尿药（diuretics）是治疗慢性心功能不全的重要药物。在慢性心功能不全时，体内的水钠潴留可加重慢性心功能不全，两者形成恶性循环。利尿药促进水、钠的排泄，减少血容量，降低心脏负荷，消除或缓解静脉淤血及其所引发的肺水肿和外周水肿，在心衰的治疗中起着重要的作用。对慢性心功能不全伴有水肿或有明显淤血者尤为适用。

【临床应用】

利尿药的选择取决于慢性心功能不全的病情。对轻度慢性心功能不全，单独应用**噻嗪类**（thiazides）利尿药效果良好；对中度慢性心功能不全，可口服袢利尿药或与噻嗪类和保钾利尿药合用；对严重慢性心功能不全、慢性心功能不全急性发作、急性肺水肿或全身浮肿者，噻嗪类药物常无效，宜静脉注射**呋塞米**（furosemide，速尿）。保钾利尿药作用较弱，多与其他利尿药如袢利尿药等合用，能有效拮抗肾素-血管紧张素系统激活所致的醛固酮水平升高，增强利尿效果及防止失钾，还可抑制胶原增生和防止纤维化。

【不良反应】

大剂量利尿药可减少有效循环血量，进而降低心排血量，故大量的利尿常可加重慢性心功能不全。大剂量利尿药尚可因减少血容量而导致反射性交感神经兴奋，减少肾血流量，加重组织器官灌流不足，加重肝肾功能障碍，导致慢性心功能不全恶化。利尿药引起的电解质平衡紊乱，尤其是排钾利尿药引起的低钾血症，是慢性心功能不全时诱发心律失常的常见原因之一，必要时应补充钾盐或合用保钾利尿药。长期大量应用利尿剂还可致糖代谢紊乱、高脂血症。因此目前推荐的利尿药使用方法为小剂量给药，同时合用小剂量地高辛、ACEI 及 β 肾上腺素受体阻断药。

三、扩血管药

近年来应用扩血管药物治疗慢性心功能不全已取得一定进展，某些扩血管药不仅能改善慢性心功能不全症状，而且能降低病死率，提高病人的生命质量。扩血管药治疗慢性心功能不全的机制为：

1. 扩张静脉　使静脉回心血量减少，降低心脏的前负荷，进而降低肺楔压、左心室舒张末压等，缓解肺部淤血症状。

2. 扩张小动脉　降低外周阻力，降低心脏的后负荷，增加心排出量，增加动脉供血，缓解组织缺血症状，并可弥补或抵消因小动脉扩张而可能发生的血压下降和冠状动脉供血不足等不利影响。

常用药物有 ACEI、钙通道阻滞药、α_1 受体阻断药、有机硝酸盐和直接扩张血管药等。

哌唑嗪（prazosin）是选择性的 α_1 受体阻断药，能扩张动、静脉，降低心脏前、后负荷，增加心输出量。

硝酸甘油（nitroglycerin）和**硝酸异山梨酯**（isosorbide dinitrate）的主要作用是扩张静脉，使静脉容量增加、右房压力降低，减轻淤血及呼吸困难，另外还能选择性舒张心外膜的冠状血管，在缺血性心肌病时增加冠脉血流而提高心室的收缩和舒张功能，解除慢性心功能不全症状,提高病人的运动耐力。但这类药物应用时易产生耐受性。

肼屈嗪(hydralazine)能扩张小动脉,降低心脏后负荷,增加心输出量,也较明显增加肾血流量。因能反射性激活交感神经及肾素-血管紧张素系统,故长期单独应用疗效难以持续。主要用于肾功能不全或对 ACEI 不能耐受的慢性心功能不全者。

硝普钠(nitroprusside sodium)能扩张小静脉和小动脉,降低心脏前、后负荷。作用快,静脉给药后 2~5min 见效,故可快速控制危急的慢性心功能不全。适用于需迅速降低血压和肺楔压的急性肺水肿、高血压危象等危重病例。

四、肾素-血管紧张素系统抑制药

ACEI 和 AT$_1$ 受体阻断药的应用是抗慢性心功能不全药物治疗的最重要进展之一。基础研究表明,ACEI 不仅能缓解慢性心功能不全的症状、提高生活质量、降低慢性心功能不全患者的病死率、改善预后,而且 ACEI 能逆转左室肥厚,防止心室的重构,提高心脏及血管的顺应性等。故这类药物在慢性心功能不全治疗中占有重要地位,现已广泛应用于临床。

（一）血管紧张素Ⅰ转化酶抑制药

临床常用于治疗慢性心功能不全的 ACEI 有**卡托普利**(captopril)、**依那普利**(enalapril)、**西拉普利**(cilazapril)、**贝那普利**(benazapril)、**培哚普利**(peridopril)、**雷米普利**(ramipril)及**福辛普利**(fosinopril)等,它们的作用基本相似。

【药理作用及机制】

1. 神经体液调节的影响

（1）抑制血管紧张素转化酶:ACEI 可抑制体循环及局部组织中的血管紧张素转化酶,减少血液及组织中血管紧张素Ⅱ含量,从而减弱血管紧张素Ⅱ的收缩血管等作用,使醛固酮释放减少,减轻水钠潴留;抑制缓激肽的降解,使血中缓激肽含量增加,后者可促进 NO 和 PGI$_2$ 生成,发挥扩血管、降负荷作用。

（2）抑制交感神经活性:血管紧张素Ⅱ通过作用于交感神经突触前膜血管紧张素 AT$_1$ 受体促进去甲肾上腺素释放,并可促进交感神经节的神经传递功;血管紧张素Ⅱ尚可作用于中枢神经系统的 AT$_1$ 受体,促进中枢交感神经的冲动传递,进一步加重心肌负荷及心肌损伤。ACEI 可通过其抗交感作用进一步改善心功能。

2. 对血流动力学的影响　ACEI 通过对上述神经、体液的调节作用,对血流动力学产生明显影响。ACEI 能降低全身血管阻力,使心输出量增加;扩张冠状动脉,改善心功能;降低肾血管阻力,改善肾功能和肾小球滤过率。

3. 抑制心肌肥厚及心室重构　慢性心功能不全是一种超负荷的心肌病,在发病早期就开始出现心肌肥厚和心室重构。血管紧张素Ⅱ是促进心肌细胞增生的主要因素。血管紧张素Ⅱ可收缩血管、增加心脏后负荷,并可直接刺激心肌导致心肌肥大、心肌及血管胶原含量增加、心肌间质成纤维细胞和血管壁细胞增生,发生心肌重构。重构的心肌纤维化、心室壁僵硬、顺应性降低,心肌舒张功能严重受损。严重的纤维化及肥厚的心肌缺血缺氧与坏死,最终导致心肌收缩功能下降。肾素-血管紧张素系统中醛固酮亦具有显著的促进心肌纤维化的作用。ACEI 即可减少血管紧张素Ⅱ及醛固酮的形成,因此能防止和逆转心肌肥厚及心室重构,改善心功能。

【临床应用】

ACEI 既能消除或缓解慢性心功能不全症状、提高运动耐力、改进生活质量，又能防止和逆转心肌肥厚、降低病死率。故现已广泛用于临床，常与利尿药、地高辛合用，作为治疗慢性心功能不全的基础药物。

（二）AT₁ 受体阻断药

常用的有**氯沙坦**（losartan）、**缬沙坦**（valsartan）及**厄贝沙坦**（irbesartan）。本类药物可直接阻断血管紧张素Ⅱ与其受体的结合。它们对血管紧张素转化酶途径产生的血管紧张素Ⅱ及对非血管紧张素转化酶途径如糜蛋白酶途径产生的血管紧张素Ⅱ都有拮抗作用；因拮抗血管紧张素Ⅱ的促生长作用，也能预防及逆转心血管重构。AT₁ 受体阻断药对慢性心功能不全的作用与 ACEI 相似，但不良反应较少，不易引起咳嗽、血管神经性水肿等。这可能与沙坦类药物不影响缓激肽代谢有关。与 ACEI 合用，可增强疗效。

五、β肾上腺素受体阻断药

自 1975 年 Wagstein 最先报道 β 肾上腺素受体阻断药对慢性心功能不全具有治疗作用以来，改变了以往对 β 受体阻断药具有心脏抑制作用，将其列为慢性心功能不全禁忌药的认识。大量临床试验证明，β 肾上腺素受体阻断药可以改善慢性心功能不全的症状，提高射血分数，改善患者的生活质量，降低死亡率。

【药理作用及机制】

β 受体阻断药抗慢性心功能不全的作用基础与下列因素有关：

1. 拮抗交感神经作用　　在慢性心功能不全患者，交感神经系统活性增高。β 肾上腺素受体阻断药通过阻断心脏 β 受体，拮抗交感神经对心脏的作用。β 受体阻断药通过减慢心率，延长心室充盈时间，改善心肌供氧；同时在慢性心功能不全进程中，交感神经系统激活使心肌细胞中的 β 受体下调，β 受体对正性肌力药物的反应减弱；β 受体阻断药可上调心肌 β 受体的数量，恢复其信号转导能力，改善 β 受体对儿茶酚胺的敏感性。

卡维地洛兼有阻断 α₁ 受体和抗氧化等作用。在各种 β 肾上腺素受体阻断药中**卡维地洛**（carvedilol）治疗效果较为显著，美国 FDA 已批准将卡维地洛作为正式的抗慢性心功能不全药物。β 受体阻断药与 ACEI 合用能进一步增加疗效。

2. 抑制肾素分泌　　β 受体阻断药可抑制肾素分泌，降低肾素-血管紧张素系统活性，减轻心脏前后负荷，减少心脏作功。

3. 抗心肌缺血及抗心律失常作用　　β 受体阻断药具有明显的抗心肌缺血及抗心律失常作用，后者也是其降低慢性心功能不全病死率和猝死的重要机制。

【临床应用】

β 受体阻断药主要用于心功能比较稳定的Ⅱ、Ⅲ级慢性心功能不全患者，基础病因为扩张型心肌病者尤为适宜，可阻止临床症状恶化、改善心功能、降低猝死及心律失常的发生率。应用时宜从小剂量开始，并与强心苷合并应用，以消除其负性肌力作用。

【注意事项】

应用 β 受体阻断药治疗慢性心功能不全时，应注意下列情况：

1. 一般心功能改善的平均奏效时间为 3 个月，心功能改善与治疗时间呈正相关。

2. β受体阻断药应用应从小剂量开始，逐渐增加至患者能够耐受又不加重病情的剂量，如开始时剂量偏大将导致病情的加重。

3. β受体阻断药应合用其他抗慢性心功能不全药，如利尿药、ACEI和地高辛，并以上述药物作为基础治疗措施。

4. 对严重心动过缓、严重左室功能减退、明显房室传导阻滞、低血压及支气管哮喘者慎用或禁用。

六、其他抗慢性心功能不全药

（一）β肾上腺素受体激动药

β肾上腺素受体参与维持正常心脏功能。但是，慢性心功能不全时交感神经处于激活状态，内源性儿茶酚胺的长期影响使β受体，尤其是β_1受体向下调节，β受体与Gs蛋白脱耦联，心肌细胞中Gs与Gi蛋白平衡失调，对儿茶酚胺类药物及β受体激动药的敏感性下降。在后期更是病情恶化的主要因素之一，且易引起心率加快和心律失常。因此，β受体激动药主要用于强心苷反应不佳或禁忌者，更适用于伴有心率减慢或传导阻滞的病人。

多巴胺（dopamine）小剂量时激动D_1、D_2受体，扩张肾、肠系膜及冠状血管，增加肾血流量和肾小球滤过率，促进排钠；稍大剂量激动β_1受体，并促使去甲肾上腺素释放，抑制其摄取，故能增加外周血管阻力、加强心肌收缩性、增加心输出量；大剂量时激动α受体，使血管收缩，心脏后负荷增高。故多巴胺多用于急性慢性心功能不全，常作静脉滴注。

多巴酚丁胺（dobutamine）主要激动心脏β_1受体，对β_2受体及α_1受体作用较弱，能明显增强心肌收缩性，降低血管阻力，增加心排血量。药物主要用于对强心苷反应不佳的严重左室功能不全和心肌梗死后心功能不全者，但血压明显下降者不宜使用。

（二）磷酸二酯酶抑制药

磷酸二酯酶Ⅲ（phosphodiesterase-Ⅲ，PDE-Ⅲ）抑制药通过抑制PDE-Ⅲ活性，减少cAMP灭活，使心肌细胞内cAMP含量增加而发挥正性肌力和血管舒张作用，使心排血量增加、心脏负荷降低、心肌耗氧量下降，缓解慢性心功能不全症状，属正性肌力扩血管药。主要用于慢性心功能不全时作短时间的支持疗法，尤其是对强心苷、利尿药及血管扩张药反应不佳的患者。这类药物是否能降低慢性心功能不全病人的病死率和延长其寿命，目前尚有争论。**氨力农**（amrinone，氨利酮）和**米力农**（milrinone）为双吡啶类衍生物。氨力农是最早应用的PDE-Ⅲ抑制剂，不良反应较严重，常见的有恶心、呕吐和心律失常，此外尚有血小板减少和肝损害。米力农为氨力农的替代品，抑制PDE-Ⅲ作用比氨力农强20倍，不良反应较少，但仍有室上性及室性心律失常、低血压、心绞痛样疼痛及头痛等，临床应用有报告其能增加病死率。现仅供短期静脉给药治疗严重慢性心功能不全。

（张丽慧）

第十八章

抗心绞痛药

心绞痛(angina pectoris)是冠状动脉粥样硬化性心脏病的常见症状,是由心肌急剧、暂时性缺血、缺氧所导致的心前区剧痛征候群。其基本矛盾是心肌氧供需平衡失调,心肌对氧的需求急剧增高而冠状动脉供血不足是导致心绞痛的病理生理机制。

第一节　心绞痛的临床分型

参照 WHO"缺血性心脏病的命名及诊断标准"的意见,将心绞痛分为以下三种类型:

一、劳累性心绞痛

主要由劳累、情绪激动或其他增加心肌耗氧量的因素所诱发。休息或舌下含用硝酸甘油后迅速消失。包括:稳定型心绞痛、初发型心绞痛、恶化型心绞痛。

二、自发性心绞痛

心绞痛的发生与心肌氧需求无明显关系,与冠状动脉血流贮备量减少有关。疼痛程度较重,时间较长,不易为含用硝酸甘油所缓解。包括:卧位型心绞痛、变异型心绞痛、急性冠状动脉功能不全、梗死后心绞痛。

三、混合性心绞痛

其特点是患者既在心肌需氧量增加时发生心绞痛,亦可在心肌需氧量无明显增加时发生心绞痛。冠状动脉狭窄使冠状动脉血流贮备量减少,而这一血流贮备量的减少又不固定,经常波动性地发生进一步减少所致。

临床常将初发型、恶化型和自发性心绞痛称为**不稳定型心绞痛**。

第二节　常用抗心绞痛药

一、硝酸酯类

本类药物包括硝酸甘油、硝酸异山梨酯、单硝酸异山梨酯和戊四硝酯等,均有硝酸多元酯结构,脂溶性高,分子中的—O—NO$_2$是发挥疗效的关键结构。本类药物中以硝酸甘油最常用。

硝 酸 甘 油

硝酸甘油(nitroglycerin)是硝酸酯类的代表药,用于治疗心绞痛已有 100 多年的历史,具有起效快、疗效肯定、使用方便、经济等优点,至今仍是防治心绞痛最常用的药物。

【药理作用】

硝酸甘油的基本作用是松弛平滑肌,尤其对血管平滑肌的作用最显著。硝酸甘油松弛平滑肌的作用机制是:硝酸甘油能进入平滑肌或血管内皮细胞,产生一氧化氮(NO)。NO通过激活**鸟苷酸环化酶**(guanylyl cyclase,GC),增加细胞内 cGMP 含量,进而激活 **cGMP 依赖性蛋白激酶**(cGMP dependent protein kinase),减少细胞内 Ca^{2+} 释放和细胞外 Ca^{2+} 内流,细胞内 Ca^{2+} 减少使肌球蛋白轻链去磷酸化而松弛血管平滑肌。硝酸甘油通过与**内源性血管内皮舒张因子**(endothelium derived relaxing factor,EDRF,即 NO)相同的作用机制松弛平滑肌而又不依赖于血管内皮细胞,因此在内皮有病变的血管仍可发挥作用。此外,硝酸甘油通过产生 NO 而抑制血小板聚集、黏附,也有利于冠心病的治疗。由于硝酸甘油扩张了体循环血管及冠状血管,因而具有如下作用:

1. 降低心肌耗氧量　最小有效量的硝酸甘油即可明显扩张静脉血管,特别是较大的静脉血管,从而减少回心血量,降低了心脏前负荷,使心腔容积缩小,心室内压力减小,心室壁张力降低,射血时间缩短,心肌耗氧量下降。稍大剂量的硝酸甘油也可显著舒张动脉血管,特别是较大的动脉血管。动脉血管的舒张降低心脏的射血阻力,从而降低左室内压和心室壁张力,降低心肌耗氧量。

2. 增加缺血区血液灌注　硝酸甘油选择性扩张较大的心外膜血管、输送血管及侧支血管,尤其在冠状动脉痉挛时更为明显,而对阻力血管的舒张作用较弱。当冠状动脉因粥样硬化或痉挛而发生狭窄时,缺血区的阻力血管已因缺氧、代谢产物堆积而处于舒张状态。这样,非缺血区阻力就比缺血区大,用药后血液将顺压力差从输送血管经侧支血管流向缺血区,从而增加缺血区的血液供应。

冠状动脉从心外膜呈直角分支,贯穿心室壁成网状分布于心内膜下。因此,内膜下血流易受心室壁张力及室内压力的影响。当心绞痛发作时,因心肌组织缺血缺氧、左室舒张末压增高,降低了心外膜血流与心内膜血流的压力差,因此,心内膜下区域缺血更为严重。硝酸甘油扩张静脉血管,减少回心血量,降低心室内压;扩张动脉血管,降低心室壁张力,从而增加心外膜向心内膜的有效灌注压,有利于血液从心外膜流向心内膜缺血区。

3. 保护缺血的心肌细胞　硝酸甘油释放 NO,促进内源性 PGI_2、降钙素基因相关肽等物质生成与释放,这些物质对心肌细胞具有直接保护作用。硝酸甘油不仅保护心肌,减轻缺血损伤,缩小心肌梗死范围,改善左室重构,还能增强人或动物缺血心肌的电稳定性,提高室颤阈,消除折返,改善房室传导,减少心肌缺血合并症。

【体内过程】

硝酸甘油口服时,由于肝脏首关效应强,生物利用度仅为 8%,故临床上不口服用药。因其脂溶性高,舌下含服极易通过口腔黏膜吸收,血药浓度很快达峰值,含服后 $1\sim2min$ 即可起效,疗效持续 $20\sim30min$,$t_{1/2}$ 为 $2\sim4min$。硝酸甘油也可经皮肤吸收,用 2% 硝酸甘油软膏或贴膜剂睡前涂抹在前臂皮肤或贴在胸部皮肤,有效浓度可持续较长时间。硝酸甘油在肝内经谷胱甘肽-有机硝酸酯还原酶降解,生成二硝酸代谢物和一硝酸代谢物,最后与葡萄糖醛酸结合由肾脏排出。二硝酸代谢物具有较弱的舒张血管作用,仅为硝酸甘油的 1/10。也有研究认为硝酸甘油在血管和肝外组织中代谢。

【临床应用】

硝酸甘油临床应用能迅速缓解各种类型心绞痛的发作,也预防心绞痛发作。对急性心肌梗死者,多静脉给药,不仅能降低心肌耗氧量、增加缺血区供血,还可抑制血小板聚集和黏附,从而缩小梗死范围。反复连续使用要限制用量,以免血压过度降低引起心、脑等重要器官灌注压过低,反而加重缺血。此外,由于硝酸甘油可降低心脏前、后负荷、因此也可用于慢性心功能不全的治疗。还可舒张肺血管、降低肺血管阻力、改善肺通气,用于急性呼吸衰竭及肺动脉高压的患者。

【不良反应】

主要不良反应是由其血管舒张作用所引起,如头、面、颈、皮肤血管扩张引起暂时性面颊部皮肤潮红,脑膜血管舒张引起搏动性头痛,眼内血管扩张则可升高眼内压等。大剂量可出现直立性低血压及晕厥。剂量过大可使血压过度下降,冠状动脉灌注压过低,并可反射性兴奋交感神经、增加心率、加强心肌收缩性,反而可使耗氧量增加而加重心绞痛发作。超大剂量时还可引起高铁血红蛋白血症。

硝酸甘油长期大剂量应用常可导致耐受现象,不同硝酸酯类药物之间存在交叉耐受性,停药 1~2 周后耐受性可消失。出现耐受性后,轻者必须增加用量,但又会加重不良反应,重者即使增加用量也无法达到满意疗效。其耐受机制可能与两种情况有关:① 是血管平滑肌细胞使硝酸甘油转化为 NO 发生障碍,有人称之为"血管耐受",可能在细胞内生成 NO 过程中需—SH,硝酸甘油使细胞内—SH 氧化,引起—SH 消耗所致;② 为非血管机制,可能与硝酸酯类使血管内压力迅速下降,机体通过代偿,增强交感活性,释放去甲肾上腺素,激活肾素-血管紧张素系统,使水钠潴留,血容量增加,血液稀释,红细胞比容降低。不同组织产生耐药性有差异,动脉比静脉更易产生耐药性。因此,应避免大剂量给药和连续给药。

【药物相互作用】

硝酸甘油与抗高血压药物合用,由于其扩张血管作用可使降压作用增强,易发生体位性低血压,合用时宜减量;与肝素同时应用可减弱肝素抗凝作用,合用时应增加肝素用量,而停用硝酸甘油时因肝素剂量过大,易致凝血障碍导致出血症状,故停用硝酸甘油时应减少肝素用量;与阿司匹林同时应用,可减少硝酸甘油在肝脏的消除,使硝酸甘油血药浓度升高;与乙酰半胱氨酸合用时,因其可提供巯基,能减缓硝酸甘油的耐受性产生。

硝酸异山梨酯

硝酸异山梨酯(isosorbide dinitrate,消心痛)的作用及机制与硝酸甘油相似,但起效较慢,作用弱而维持时间较长。本品经肝代谢生成异山梨醇-2-单硝酸酯和异山梨醇-5-单硝酸酯,仍具有扩张血管及抗心绞痛作用。此外,本品合适剂量范围个体差异较大,剂量大时易致头痛及低血压,缓释剂可减少不良反应。主要口服用于心绞痛的预防和心肌梗死后心衰的长期治疗。**单硝酸异山梨酯**(isosorbide mononitrate)的作用及应用与硝酸异山梨酯相似。

二、β 肾上腺素受体阻断药

β 肾上腺素受体阻断药于 20 世纪 60 年代开始用于心绞痛的治疗,是继硝酸酯类药物之后又一类治疗缺血性心脏病的药物,可使心绞痛病人心绞痛发作次数减少、改善缺血性心电图、增加患者运动耐量、降低心肌耗氧量、改善缺血区代谢、缩小心肌梗死范围,现已作为一线抗心绞痛药。

【药理作用】

1. 降低心肌耗氧量　心肌缺血者在心绞痛发作时,交感神经活性增高。心肌局部和血中儿茶酚胺含量均显著增加,激动 β 受体,使心肌收缩力增强、心率加快、血管收缩、左心室后负荷增加,从而使心肌耗氧量增加。同时因心率加快,心室舒张时间相对缩短,使冠脉血流量减少,因而加重心肌缺氧。β 受体阻断药通过阻断 β 受体使心肌收缩力减弱、心肌纤维缩短速度减慢、心率减慢及血压降低,可明显降低心肌耗氧量。但它抑制心肌收缩力可增加心室容积,同时因收缩力减弱心室射血时间延长,导致心肌耗氧增加,但总效应仍是减少心肌耗氧量。临床观察表明,普萘洛尔对心率减慢、舒张期延长和收缩力减弱明显的病人疗效最好。如用心房起搏方法加快心率,普萘洛尔就失去抗心绞痛作用,说明其抗心绞痛作用与减慢心率有关。

2. 改善心肌缺血区供血　本类药能降低心肌耗氧量,通过冠脉的自身调节作用,非缺血区的血管阻力增高,而缺血区的血管则由于缺氧呈代偿性扩张状态,促使血液流向已代偿性扩张的缺血区,增加缺血区血流量;其次,由于减慢心率,心舒张期相对延长,有利于血液从心外膜血管流向易缺血的心内膜区;此外,也可增加缺血区侧支循环,增加缺血区血液灌注量。

3. 改善心肌代谢　本类药物因阻断 β 受体,可抑制脂肪分解酶活性,减少心肌游离脂肪酸含量;改善心肌缺血区对葡萄糖的摄取和利用,改善糖代谢,减少耗氧;促进氧合血红蛋白结合氧的解离而增加组织供氧。

【临床应用】

β 受体阻断药是治疗心绞痛的有效药物,但对不同类型的心绞痛具有不同的作用。对于硝酸酯类不敏感或疗效差的稳定型心绞痛患者,疗效肯定。选择性和非选择性 β 受体阻断药对心绞痛的疗效差别不大,可减少心绞痛发作的次数和程度,提高运动耐量,改善生活质量。由于其具有减慢心率和降低血压的作用,特别适用于伴有心率快和高血压的心绞痛患者。与硝酸酯类药物合用可减少硝酸酯类药物的用量,从而减缓硝酸酯类耐受性的产生。变异型心绞痛不宜应用。因 β 受体阻断后使 α 受体作用占优势,易致冠脉痉挛,从而加重心肌缺血症状。

【不良反应】

1. 心脏不良反应　主要为心脏功能抑制,心率减慢,窦房结功能不全者可致心动过缓,房室传导阻滞,心功能不全者可加重心脏抑制,低血压者可使其症状加重。具有内在拟交感活性的 β 受体阻断药,对心功能影响较小,但过量也会导致心功能的严重抑制。心动过缓,低血压,严重心功能不全者禁用。

2. 可诱发和加重哮喘　特别是非选择性的 β 受体阻断药更为严重,选择性的 β_1 受体阻断药以及具有内在拟交感活性的药物相对安全,但较大剂量时仍有诱发哮喘的可能。哮喘或慢性阻塞性肺疾病患者禁用。

3. 停药反应　长期应用 β 受体阻断药由于受体向上调节,如果突然停药,可出现反跳现象,使心动过速、心绞痛加重,甚至出现室性心律失常、心肌梗死或猝死。故长期应用 β 受体阻断药,应逐渐减量停药。

【药物相互作用】

本类药物与维拉帕米合用,可加重对心脏的抑制作用及降压作用;与地高辛合用,可使心率明显减慢,而致心动过缓;吲哚美辛和水杨酸可减弱 β 受体阻断药的降压作用;西咪替丁使 β 受体阻断药在肝内代谢减少,半衰期延长;本类药物抑制胰高血糖素升高血糖的作用,可使胰岛素的降低血糖作用增强及延长,合用时可掩盖低血糖的症状,必须引起注意。

三、钙通道阻滞药

钙通道阻滞药是预防和治疗心绞痛的主要药物,可单独应用,也可和硝酸酯类或 β 肾上腺素受体阻断药合用。

【药理作用及机制】

钙通道阻滞药可阻滞钙通道,抑制 Ca^{2+} 内流。其抗心绞痛的作用及机制如下:

1. 降低心肌耗氧量 钙通道阻滞药通过:① 扩张血管,减轻心脏负荷;② 抑制心肌收缩力,心率减慢;③ 拮抗交感神经活性,减少心肌耗氧。

2. 改善心肌血液供应 ① 本类药物有扩张冠状动脉作用,特别是对处于痉挛状态的血管有显著的解痉作用,从而增加缺血区的血液灌注;② 药物还可促进侧支循环的开放,改善缺血区的供血和供氧。③不稳定型心绞痛与血小板黏附和聚集、冠状动脉血流减少有关,大多数急性心肌梗死也是由动脉粥样硬化斑块破裂,局部形成血栓突然阻塞冠状动脉所致。钙通道阻滞药阻滞 Ca^{2+} 内流,降低血小板内 Ca^{2+} 浓度,抑制血小板聚集。

3. 保护缺血心肌细胞 心肌缺血时,可增加细胞膜对 Ca^{2+} 的通透性,增加外钙内流或干扰细胞内 Ca^{2+} 向细胞外转运,使胞内 Ca^{2+} 积聚,特别是线粒体内 Ca^{2+} 超负荷,从而失去氧化磷酸化的能力,促使细胞死亡。钙通道阻滞药通过抑制外 Ca^{2+} 内流,减轻缺血心肌细胞的 Ca^{2+} 超负荷而保护心肌细胞,对急性心肌梗死者,能缩小梗死范围。

有报道,钙通道阻滞药还有促进血管内皮细胞产生及释放内源性 NO 的作用。

【临床应用】

钙通道阻滞药临床治疗心绞痛与 β 肾上腺素受体阻断药有许多相似之处,但有以下优点:① 钙通道阻滞药有强大的扩张冠状血管作用,用于冠状动脉痉挛所致的变异型心绞痛者最为有效;② 药物抑制心肌作用较弱,硝苯地平还具有较强的扩张外周血管,降低外周阻力作用,且血压下降后反射性地加强心肌收缩力而可部分抵消对心肌的抑制作用,因而较少诱发慢性心功能不全;③ 心肌缺血伴有外周血管痉挛性疾病患者禁用 β 受体阻断药,而钙通道阻滞药能扩张外周血管,故可用于伴有外周血管痉挛性疾病的心绞痛者。④钙通道阻滞药对支气管平滑肌不但无收缩作用,而且具有一定程度的扩张,故对伴有哮喘或阻塞性肺疾病患者更为适用。

硝 苯 地 平

硝苯地平(nifedipine)扩张冠状动脉和外周小动脉作用强,药物可解除冠脉痉挛,对变异型心绞痛效果好。因其降压作用很强,可反射性加快心率,增加心肌耗氧量,故其对稳定型心绞痛疗效不及普萘洛尔,两者合用可提高疗效,不良反应也相应减少。硝苯地平对房室传导无影响,因而对伴有房室传导阻滞的患者较安全。同时,硝苯地平本身对心肌的抑制作用较弱,而扩张血管作用较强,血压的降低可反射性地引起心肌收缩力加强,故本药一般不易诱发心衰。但应注意,其扩张外周血管的作用较强,在血压较低时,可使低血压进一步恶化,且本药可能因反射性心动过速而增加心肌梗死的发生。

维 拉 帕 米

维拉帕米(verapamil)可用于稳定型和不稳定型心绞痛。维拉帕米扩张冠脉血管作用也较强,但扩张外周血管作用弱于硝苯地平,较少引起低血压,抗心律失常作用明显,因此,特别适用于伴有心律失常的心绞痛患者。与β受体阻断药合用可明显抑制心肌收缩力和传导速度,应慎用。维拉帕米可提高地高辛的血药浓度,故洋地黄化患者,合用维拉帕米时易中毒,应慎用维拉帕米。

(张丽慧)

第十九章

抗心律失常药

心脏正常的泵血功能有赖于心肌节律性的舒张和收缩活动。心动节律和频率的异常改变称为**心律失常**(arrhythmias)，是一种常见的心脏疾病。临床上心律失常分为两类，即缓慢型心律失常和快速型心律失常。缓慢型心律失常包括窦性心动过缓、房室传导阻滞等，常用阿托品及异丙肾上腺素治疗，以提高心率，改善房室传导。快速型心律失常包括窦性心动过速、房性早搏、心房扑动、心房纤颤、阵发性室上性心动过速、室性早搏、阵发性室性心动过速和心室纤颤等，其发病机制和治疗较复杂，本章讲述的抗心律失常药主要是治疗快速型心律失常药物。

第一节　心律失常的电生理基础

心脏正常功能的维持有赖于其正常的电活动。在正常情况下，心脏窦房结可产生每分钟 60～100 次有节律的冲动，并通过心房快速地传导到达房室结。冲动在房室结传导时有一个延搁，然后，冲动沿着浦肯野纤维系统迅速传播到整个心室，使心室肌同步收缩，排出血液。冲动的产生和传导伴随着心肌细胞跨膜离子转运。

一、正常心肌的电生理特性

心肌在静息状态时，膜内电位负于膜外，约为 $-90mV$，处在极化状态。当心肌细胞兴奋时，膜电位发生改变，先后发生去极化与复极化而形成**动作电位**(action potential，AP)。

心肌细胞动作电位分以下 5 个时相(图 6-19-1)：

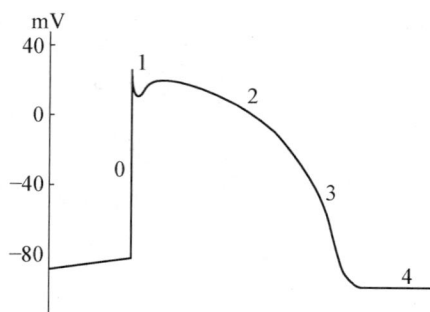

图 6-19-1　心肌细胞动作电位

0 相(快速去极期)　是 Na^+ 快速内流所致。上升最大速度与兴奋传导速度有关。

1 相(快速复极初期)　由 K^+(I_{To1}，I_{To2})短暂外流所致。

2 相(缓慢复极期)　由 Ca^{2+} 及少量 Na^+ 内流与 K^+ 外流所致，故此期膜电位维持在较稳定水平,形成平台。

3 相(快速复极末期) 由 K^+ 外流(I_{Kr},I_{Ks},I_{Kur},I_{K1})所致。

4 相(静息期) 在非自律细胞的膜电位维持在内负外正的极化状态;在自律细胞则由于 Na^+(快反应细胞)或 Ca^{2+}(慢反应细胞)缓慢内流,发生自发性舒张期去极。当达到阈电位时,将重新发生动作电流,引起再一次兴奋。

0 相至 3 相的时程合称为**动作电位时程**(action potential duration,APD)。

兴奋性:指心肌细胞受刺激后产生动作电位的能力,包括静息电位去极化到阈电位水平以及有关的离子通道激活两个环节。静息电位绝对值减小或阈电位水平下降均能提高心肌兴奋性。

自律性:指部分心肌细胞在没有外来刺激的条件下自动发生节律性兴奋的特性。自律性源于动作电位 4 相自动除极。当 4 相舒张期自动除极速率加快、阈电位水平下移或最大舒张电位水平上移时,膜电位与阈电位间的差距减小,膜自动除极到阈电位的时间缩短,自律性增高。快反应自律细胞(包括心房传导组织、房室束及浦肯野纤维)4 相自动除极主要由 Na^+ 内流引起。慢反应自律细胞(包括窦房结和房室结)4 相自动除极由 Ca^{2+} 内流所造成。

传导性:心肌细胞膜的任何部位产生的兴奋不但可以沿整个细胞膜扩布,而且可以通过细胞间通道传导到另一个心肌细胞,从而引起整个心脏的兴奋和收缩。心肌动作电位 0 相去极化速率是决定传导速度的重要因素,0 相上升速率愈快,动作电位振幅愈大,传导速度也愈快;反之,传导速度愈慢。

有效不应期:在复极过程中,只有当膜电位恢复到约 $-50 \sim -60\text{mV}$ 时,心肌细胞才对刺激产生可扩布的动作电位。从去极化开始到发生可扩布的兴奋这一段时间间隔即为**有效不应期**(effective refractory period,ERP),其时间长短一般与 APD 变化一致,但程度可有不同。

二、心律失常的发生机制

许多因素可诱发和加重心律失常,如心肌缺血缺氧,酸中毒或碱中毒,电解质平衡紊乱,儿茶酚胺类物质过度释放,精神紧张,药物中毒(洋地黄类药物、麻醉药和抗心律失常药等),心肌纤维受到过度牵拉以及心肌受损等。心律失常产生的机制是由于冲动形成异常和冲动传导异常或两者兼有所致。

（一）冲动形成异常

冲动形成异常分为自律性增高和触发活动两类:

1. 自律性增高 窦房结、房室结和浦肯野纤维都具有自律性。窦房结自律性最高,控制全心活动;而心房传导系统、房室结和浦肯野纤维虽为自律细胞,但自律性较低,为潜在起搏点。自律性增高可发生在正常产生自发性舒张期去极化的窦房结、房室结和浦肯野纤维。去甲肾上腺素能神经兴奋、低血钾或心肌细胞受到机械牵拉等均可加快 4 相的自动除极速率和增高自律性。

另外,非自律性心肌细胞,如心室肌细胞,在缺血缺氧条件下也会出现异常自律性。

当来自于增高的正常或异常自律区域的冲动进行传播并兴奋心脏其他部位时,就形成心律失常。

2. 后除极与触发活动　**后除极**(afterdepolarization)是指在一个动作电位中继 0 相去极化以后所发生的去极化,其频率较快,振幅较小,膜电位不稳定;一旦这种震荡性去极化引起可扩布的动作电位,就产生异常冲动发放,即所谓**触发活动**(triggered activity)。

根据后除极发生的时间不同,可将其分为早后除极和迟后除极:

(1) **早后除极**(early afterdepolarization,EAD):早后除极多发生在 2、3 相复极中,是一种发生在完全复极之前的后除极。复极化时间过长易于发生早后除极,在心率减慢时加重。最常见的形式是 Q-T 间期延长产生的尖端扭转型心律失常。

(2) **迟后除极**(delayed afterdepolarization,DAD):迟后除极是发生在动作电位完全或接近完全复极时的一种短暂的振荡性除极,主要由于细胞内 Ca^{2+} 超载而诱发 Na^+ 短暂内流所致。诱发迟后除极的因素有强心苷中毒、心肌缺血、细胞外高钙及低钾等。

(二) 冲动传导异常

冲动传导异常包括传导减慢、传导阻滞如房室结传导阻滞或束支传导阻滞。由于房室传导主要由迷走神经支配,因此,阿托品对部分房室传导阻滞有治疗作用。

另一种常见的传导异常是**折返**(reentry),指一个冲动沿着环型通路折回原处而反复运行的现象,折返是引发快速型心律失常的重要机制之一。产生折返激动必须具备几个条件:① 心肌组织在解剖学和生理学上存在环型传导通路;② 环路中有单向传导阻滞区存在,即向一个方向传导阻滞,但可沿相反方向传导(图 6-19-2);③ 邻近心肌组织 ERP 长短不一致。单次折返引起一次早搏,多次折返可引起阵发性心动过速、颤动或扑动。

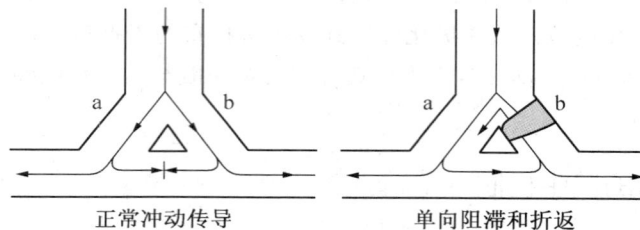

正常冲动传导　　　　　　单向阻滞和折返

图 6-19-2　浦肯野纤维末梢正常冲动传导、单向传导阻滞与折返形成机制

第二节　抗心律失常药的分类

抗心律失常药物分类方法有多种,如临床应用分类法、膜反应性分类法、Vaughan Williams 分类法等。1989 年 Vaughan Williams 根据药物对心肌电生理特性的影响将抗心律失常药物分为四类:

Ⅰ类:钠通道阻滞药,本类药物又分为三个亚类:

Ⅰa 类:以奎尼丁、普鲁卡因胺为代表;

Ⅰb 类:以利多卡因、苯妥英钠、美西律为代表;

Ⅰc 类:以普罗帕酮、氟卡尼为代表。

Ⅱ类:β 肾上腺素受体阻断药,代表药物为普萘洛尔。

Ⅲ类:延长动作电位时程药(钾通道阻滞药),代表药物为胺碘酮。

Ⅳ类:钙通道阻滞药,代表药物为维拉帕米。

第三节 常用抗心律失常药

Ⅰ类：钠通道阻滞药

（一）Ⅰa 类

Ⅰa 类：适度阻滞钠通道，降低 0 相上升速率，不同程度地抑制心肌细胞膜 K^+、Ca^{2+} 通透性，延长复极过程，且以延长有效不应期更显著。本类药物有膜稳定作用，表现出一定的局部麻醉作用。

奎 尼 丁

早在 18 世纪，曾用金鸡纳树皮来治疗"难控制的心悸"。**奎尼丁**（quinidine）为金鸡纳树皮所含生物碱，是奎宁的右旋体。奎宁在 18 和 19 世纪偶用于心律失常的治疗。20 世纪 20 年代，奎尼丁开始被广泛应用。

【**药理作用**】

奎尼丁低浓度（$1\mu mol/L$）时即可阻滞 I_{Na}、I_{kr}，较高浓度尚具有阻滞 I_{ks}、I_{kl}、I_{to} 及 $I_{Ca(L)}$ 作用。此外，本药还具有明显的抗胆碱作用和阻断外周血管 α 受体作用。其作用机制包括：

1. 降低自律性　奎尼丁阻滞钠通道，降低心房肌、心室肌和浦肯野纤维的自律性。对正常窦房结影响较小，但对病窦综合征者则明显降低自律性。

2. 减慢传导　奎尼丁能降低心房肌、心室肌和浦肯野纤维的 0 相上升速率，因而减慢传导速度。但其抗胆碱作用可加快房室结传导，应用奎尼丁治疗心房纤颤和心房扑动时，可出现心室率加快，故应用奎尼丁前可先用强心苷类药物，抑制房室结传导，以防止心室率过快。奎尼丁减慢传导作用尚能使单向传导阻滞转变为双向传导阻滞，消除折返激动引起的心律失常。

3. 延长有效不应期　奎尼丁抑制心房肌、心室肌和浦肯野纤维 3 相 K^+ 外流，延长 APD 和 ERP。心电图显示 Q-T 间期延长。该药的抗胆碱作用使延长 ERP 作用更明显。此外，该药还可减少 Ca^{2+} 内流，具有负性肌力作用。

【**体内过程**】

奎尼丁口服后几乎全部被胃肠道吸收，经 1～2h 血药浓度达高峰，生物利用度为 70%～80%。血浆蛋白结合率约为 80%，组织中药物浓度较血药浓度高 10～20 倍，心肌中药物浓度尤高。$t_{1/2}$ 为 5～7h。药物主要经过肝脏代谢，其羟化代谢物仍有药理活性，20% 以原形经尿液排出。

【**临床应用**】

奎尼丁为广谱抗心律失常药，临床适用于心房纤颤、心房扑动、室上性和室性心动过速的转复和预防，以及频发室上性和室性期前收缩的治疗。对心房纤颤、心房扑动目前虽多采用电转律法，但奎尼丁仍有应用价值，用于转律后防止复发。

【**不良反应**】

用药初期常见胃肠道反应，如恶心、呕吐、腹泻等。长期用药可出现"**金鸡纳反应**（chichonic reaction）"，表现为头痛、头晕、耳鸣、腹泻、恶心、视力模糊等症状。奎尼丁心脏毒性较为严重,中毒浓度可致房室及室内传导阻滞。应用奎尼丁的病人 $2\% \sim 8\%$ 可出现 Q-T 间期延长和尖端扭转型心动过速。奎尼丁的 α 受体阻断作用使血管扩张、心肌收缩力减弱、血压下降。奎尼丁抗胆碱作用可增加窦性频率,加快房室传导,治疗心房扑动时能加快心室率,因此应先给予钙通道阻滞药、β 肾上腺素受体阻断药或地高辛以减慢房室传导、降低心室率。奎尼丁晕厥的发生率约为 $1\% \sim 5\%$,发作时患者意识突然丧失,伴有惊厥,出现阵发性心动过速,甚至室颤而死。

【药物相互作用】

奎尼丁与地高辛合用,可使后者清除率降低而增加其血药浓度;药物与双香豆素、华法林合用,可竞争与血浆蛋白结合,使后者抗凝血作用增强;肝药酶诱导剂苯巴比妥能加速奎尼丁在肝中的代谢。

普 鲁 卡 因 胺

【药理作用】

普鲁卡因胺(procainamide)是局部麻醉药普鲁卡因的酰胺型化合物,50 年代起被用于心律失常的治疗。该药对心肌的直接作用与奎尼丁相似,但无明显阻断胆碱或 α 肾上腺素受体作用。普鲁卡因胺能降低自律性,减慢传导,延长大部分心脏组织的 APD 和 ERP。

【体内过程】

药物口服吸收迅速而完全,1h 血药浓度达高峰。肌内注射后 $0.5 \sim 1h$、静脉注射后仅 4min 血药浓度即达峰值。生物利用度约 80%,$t_{1/2}$ 为 $3 \sim 6h$。本药在肝代谢为仍具活性的 N-乙酰普鲁卡因胺(NAPA),NAPA 也具有抗心律失常作用,但其药理学特征与母药不同,它几乎没有 I 类药物的作用,而具有显著Ⅲ类药物(钾通道阻滞药)的作用。

【临床应用】

普鲁卡因胺主要用于治疗室性心律失常,静脉注射或静脉滴注用于抢救危急病例,但对于急性心肌梗死所致的持续室性心律失常,普鲁卡因胺不作首选。对室上性心律失常也有效。

【不良反应】

药物口服可有胃肠道反应;静脉给药可引起低血压。大剂量有心脏抑制作用。过敏反应较常见,如出现皮疹、药热、白细胞减少、肌痛等。中枢不良反应为幻觉、精神失常等。长期应用少数患者出现红斑狼疮综合征。用药时(口服或注射)要连续观察血压和心电图变化,肾功能不全时应减量。

(二) I b 类

I b 类:轻度阻滞钠通道,轻度降低 0 相上升速率,抑制 4 相 Na^+ 内流,降低自律性,促进 K^+ 外流,缩短动作电位复极过程,且以缩短动作电位时程更显著,相对延长有效不应期。本类药物有膜稳定和局部麻醉作用。

利 多 卡 因

利多卡因(lidocaine)为局部麻醉药,1939 年用于治疗心律失常,是目前治疗室性心律失常的首选药物。

【药理作用】

利多卡因抑制浦肯野纤维和心室肌细胞的钠内流,促进钾外流。该药对 $I_{k(ATP)}$ 通道也有明显抑制作用。其作用机制包括:

1. 降低自律性 利多卡因能减少动作电位 4 相除极斜率,提高兴奋阈值,降低自律性。

2. 对传导的影响 治疗浓度对浦肯野纤维的传导速度无明显影响,但在心肌缺血时可通过抑制 0 相 Na^+ 内流而明显减慢传导。对低血钾或心肌组织牵张而部分除极的浦肯野纤维,则因促进 3 相 K^+ 外流而加速传导,有利于消除折返。高浓度的利多卡因能明显抑制 0 相上升速率而减慢传导。

3. 相对延长有效不应期 利多卡因缩短浦肯野纤维及心室肌的 APD 和 ERP,且缩短 APD 更为明显,故相对延长 ERP。

【体内过程】

利多卡因口服后首关消除明显,生物利用度低,难以达到临床有效血药浓度,故需静脉注射给药。本药在血液中有约 70% 与血浆蛋白结合,体内分布广泛。利多卡因几乎全部在肝中代谢,$t_{1/2}$ 为 2h。

【临床应用】

利多卡因临床主要用于室性心律失常,如心脏手术、心导管术、急性心肌梗死或强心苷中毒所致的室性心动过速或心室纤颤。

【不良反应】

主要不良反应为中枢神经系统症状,肝功能不良病人静脉注射过快,可出现头昏、嗜睡或激动不安、感觉异常等。剂量过大可引起心率减慢、房室传导阻滞和低血压。Ⅱ、Ⅲ 度房室传导阻滞病人禁用。心衰、肝功能不全者长期滴注后可产生药物蓄积,儿童或老年人应适当减量。

苯 妥 英 钠

【药理作用】

苯妥英钠(phenytoin sodium)作用与利多卡因相似,抑制钠通道,降低部分除极的浦肯野纤维 4 相自发除极速率,降低其自律性。与强心苷竞争 Na^+-K^+-ATP 酶,抑制强心苷中毒所致的迟后除极。

【临床应用】

临床主要用于治疗室性心律失常,特别对强心苷中毒引起的室性心律失常有效,亦可用于心肌梗死、心脏手术、心导管术等所引发的室性心律失常,但疗效不如利多卡因。

【不良反应】

苯妥英钠快速静脉注射易引起低血压,高浓度可引起心动过缓。常见中枢不良反应有头昏、眩晕、震颤、共济失调等,严重者出现呼吸抑制。低血压时慎用,窦性心动过缓及 Ⅱ、Ⅲ 度房室传导阻滞者禁用。孕妇用药可致胎儿畸形,禁用。

(三)Ⅰc 类

Ⅰc 类:明显阻滞钠通道,抑制 4 相 Na^+ 内流,降低自律性;显著降低 0 相上升速率和幅度,对传导的抑制作用最明显。

普 罗 帕 酮

【药理作用】

普罗帕酮（propafenone,心律平）化学结构与普萘洛尔相似,具有弱的 β 肾上腺素受体阻断作用。普罗帕酮能减慢心房、心室和浦肯野纤维的传导,延长 APD 和 ERP,但对复极过程的影响弱于奎尼丁。药物口服吸收良好,2～3h 作用达高峰。

【临床应用】

普罗帕酮适用于室上性和室性期前收缩、室上性和室性心动过速、伴发心动过速和心房纤颤的预激综合征。

【不良反应】

普罗帕酮的消化道不良反应常见有恶心、呕吐、味觉改变等。心血管系统不良反应有房室传导阻滞、充血性心衰加重,还可引起直立性低血压,其减慢传导作用易致折返,引发心律失常。肝肾功能不全时应减量。心电图 QRS 延长超过 20％ 以上或 Q-T 间期明显延长者,宜减量或停药。本药一般不宜与其他抗心律失常药合用,以避免心脏抑制。

Ⅱ类：β 肾上腺素受体阻断药

用于抗心律失常的 β 肾上腺素受体阻断药主要有**普萘洛尔**（propranolol）、**美托洛尔**（metoprolol）、**阿替洛尔**（atenolol）、**纳多洛尔**（nadolol）、**醋丁洛尔**（acebutolol）、**噻吗洛尔**（timolol）、**阿普洛尔**（alprenolol）、**艾司洛尔**（esmolol）等。该类药物的 β 受体阻断作用及阻滞钠通道和缩短复极过程的作用是其抗心律失常的基本机制,表现为减慢 4 相舒张期除极速率而降低自律性,降低动作电位 0 相上升速率而减慢传导。

普 萘 洛 尔

【药理作用】

普萘洛尔（propranolol,心得安）能降低窦房结、心房传导系统及浦肯野纤维自律性,在运动及情绪激动时作用明显。本药能减少儿茶酚胺所致的迟后除极发生,减慢房室结传导,延长房室结有效不应期。

【体内过程】

药物口服吸收完全,肝脏首过效应强,生物利用度为 30％,口服后 2h 血药浓度达峰值,但个体差异大。血浆蛋白结合率达 93％。本药主要在肝脏代谢,$t_{1/2}$ 为 3～4h,肝功能受损时明显延长。90％ 以上经肾排泄。

【临床应用】

普萘洛尔主要用于室上性心律失常,对于交感神经兴奋性过高、甲状腺功能亢进及嗜铬细胞瘤等引起的窦性心动过速效果良好。与强心苷或钙通道阻滞药合用,控制心房扑动、心房纤颤及阵发性室上性心动过速时的室性频率过快效果较好。心肌梗死患者应用本品,可减少心律失常的发生,缩小心肌梗死范围,降低死亡率。普萘洛尔还可用于运动或情绪变动所引发的室性心律失常,减少肥厚型心肌病所致的心律失常。

【不良反应】

本药可致窦性心动过缓、房室传导阻滞,并可能诱发慢性心功能不全和哮喘、低血压、精神压抑、记忆力减退等。长期应用对脂质代谢和糖代谢有不良影响,故高脂血症、糖尿病患者应慎用。突然停药可产生反跳现象,使冠心病患者发生心绞痛加重或心肌梗死。

Ⅲ类:延长动作电位时程药

Ⅲ类抗心律失常药又称为**钾通道阻滞药**,可降低细胞膜 K^+ 电导,减少 K^+ 外流,从而延长动作电位时程和有效不应期,但对动作电位幅度和去极化速率影响很小。

胺 碘 酮

【药理作用】

胺碘酮(amiodarone,乙胺碘呋酮,胺律酮)对心脏多种离子通道均有抑制作用,如 I_{Na}、$I_{Ca(L)}$、I_K、I_{Kl}、I_{to} 等,降低窦房结、浦肯野纤维的自律性和传导性,明显延长 APD 和 ERP,延长 Q-T 间期和 QRS 波。此外,胺碘酮尚有非竞争性阻断 α、β 肾上腺素受体作用和扩张血管平滑肌作用,能扩张冠状动脉,增强冠脉流量,减少心肌耗氧量。

【体内过程】

胺碘酮口服和静脉注射给药均可。口服给药吸收缓慢,生物利用度约 40%。静脉注射 10min 起效,吸收后药物迅速分布到各组织器官中。本药主要在肝脏代谢,$t_{1/2}$ 长达数周,血浆蛋白结合率 95%,停药后作用可持续 4～6 周。

【临床应用】

本品为广谱抗心律失常药。治疗心房扑动、心房纤颤、室上性心动过速效果好,对预激综合征引起者疗效更佳,适用于传统药物治疗无效的室上性心律失常。对室性心动过速、室性早搏亦有效。

【不良反应】

常见心血管反应,如窦性心动过缓、房室传导阻滞及 Q-T 间期延长,偶见尖端扭转型室性心动过速。有房室传导阻滞及 Q-T 间期延长者禁用。胺碘酮长期应用可见角膜褐色微粒沉着,不影响视力,停药后微粒可逐渐消失。少数患者发生甲状腺功能亢进或减退及肝坏死。个别患者出现间质性肺炎或肺纤维化,长期应用必须定期检查肺功能,进行肺部 X 光检查和监测血清 T_3、T_4。

Ⅳ类:钙通道阻滞药

钙通道阻滞药通过阻滞 L-型钙通道,使钙电流减小。该类药物降低窦房结、房室结细胞的自律性,减慢房室结传导速率,延长房室结细胞膜钙通道复活时间,延长不应期。

维 拉 帕 米

【药理作用】

维拉帕米(verapamil,异搏定,戊脉胺)对激活态和失活态的 L-型钙通道均有抑制作用。对于 I_{Kr} 钾通道亦有抑制作用。作用机制包括:

1. 降低自律性　维拉帕米可降低窦房结自律性,降低缺血时心房、心室和浦肯野纤维的异常自律性,减少或取消后除极所引发的触发活动。

2. 减慢传导　减慢房室结传导性,此作用除可终止房室结折返外,尚能防止心房扑动、心房纤颤引起的心室率加快。

3. 延长有效不应期　维拉帕米延长窦房结、房室结的 ERP,大剂量应用时可延长浦肯野纤维的 APD 和 ERP。

【体内过程】

药物口服吸收迅速而完全。口服后 2～3h 血药浓度达峰值。由于首过效应大,生物利用率仅 10％～30％。维拉帕米在肝脏代谢,其代谢物去甲维拉帕米仍有活性,$t_{1/2}$ 为 3～7h。

【临床应用】

维拉帕米临床用于治疗室上性和房室结折返引起的心律失常效果好,为阵发性室上性心动过速首选药。对急性心肌梗死、心肌缺血及洋地黄中毒引起的室性早搏有效。

【不良反应】

常见不良反应有便秘、腹胀、腹泻、头痛、瘙痒等。静脉给药可引起血压降低、暂时窦性停搏。维拉帕米与 β 受体阻断药或奎尼丁合用可增加心脏毒性。老年人、肾功低下者慎用。Ⅱ、Ⅲ度房室传导阻滞、心功能不全、心源性休克患者禁用。

（张丽慧）

第二十章

抗动脉粥样硬化药

动脉粥样硬化（atherosclerosis）是动脉硬化性疾病的最常见类型,主要发生在主动脉、冠状动脉和脑动脉。目前,治疗动脉粥样硬化药物主要有调血脂药和其他抗动脉粥样硬化药。

第一节 调血脂药

一、HMG-CoA 还原酶抑制药

人体内的胆固醇约 2/3 由肝脏合成。HMG-CoA 还原酶是肝细胞合成胆固醇过程中的限速酶,能催化 HMG-CoA 生成甲羟戊酸,抑制 HMG-CoA 还原酶能阻碍内源性胆固醇的合成。他汀类药物有结构相似的活性作用部位,它们通过抑制 HMG-CoA 还原酶,有显著的降低胆固醇作用,且药物耐受性良好,作为一种新型降胆固醇药推广应用。

洛 伐 他 汀

【药理作用】

洛伐他汀（lovastatin,美降脂）是从红曲霉中提取的霉菌代谢产物,也是美国第一个上市的 HMG-CoA 还原酶抑制药。洛伐他汀由于抑制了肝细胞的胆固醇生物合成,使肝细胞内胆固醇含量减少。为了满足肝细胞合成胆汁酸的需要,通过自身调节机制,使肝细胞膜 LDL 受体数目增多,促使血浆中更多的 LDL 与受体结合,LDL 颗粒被吞饮,然后进入溶酶体而被水解,从而降低了血清总胆固醇和 LDL 水平。由于肝细胞总胆固醇减少,VLDL 的合成亦减少。此外,大剂量时还可降低血清甘油三酯和轻度增高的 HDL。洛伐他汀可抑制早期胆固醇的合成,故不会发生有毒性的固醇类物质积聚。

【体内过程】

洛伐他汀口服后 30% 被吸收并代谢为开环羟酸而具有药理活性。口服 2～4h 后血浆浓度达到峰值,血浆蛋白结合率 95%,2～3d 内达到稳态浓度,$t_{1/2}$ 为 3h。药物经肝细胞色素 P_{450} 酶系统代谢。83% 通过胆道经粪便排出,10% 以上经尿液排出。

【临床应用】

洛伐他汀用于治疗以胆固醇升高为主的高脂蛋白血症,尤其对伴有 LDL 升高患者,即杂合子家族性或非家族性Ⅱa 型高脂蛋白血症疗效较好。此外,尚可用于治疗Ⅱb、Ⅲ型、混合型和继发性高脂蛋白血症。血管成形术后再狭窄的发生与动脉粥样硬化病变有类似性,他汀类对再狭窄有一定预防效应。

【不良反应】

药物一般耐受性良好。短期(4～6月)或长期(2～5年)的临床试验证实,常见的不良反应为胃肠道反应、皮疹、头痛等。在用药期间应定期监测肝功能。活动性肝病、严重肝功能异常或对本药过敏者禁用,不宜用于孕妇或哺乳期妇女。

普 伐 他 汀

普伐他汀(Pravastatin,普拉固)是美伐他汀的衍生物,具有亲水性,常用其钠盐。普伐他汀口服吸收迅速,肝脏首过消除为 46%。1～1.5h 血药浓度达到峰值,血浆蛋白结合率为 43%～48%,$t_{1/2}$ 为 1.5～2h。普伐他汀主要通过胆汁排出,少部分以原形经肾排出。肝功能不全者血药浓度增加,因此严重肝功能不良者应避免使用本药。普伐他汀的亲水性质使它不易通过血脑屏障,其对中枢神经系统没有潜在的不良反应。与洛伐他汀和辛伐他汀比较,普伐他汀对肝脏具有高度选择性,主要抑制肝脏的胆固醇合成(>90%),而抑制非肝组织合成胆固醇的作用比辛伐他汀和洛伐他汀弱。

普伐他汀的适应证与其他他汀类相似。普伐他汀长期治疗药效稳定、安全。

二、胆汁酸螯合剂

胆汁酸螯合剂为碱性阴离子交换树脂,不溶于水。常用的药物有:**考来烯胺**(cholestyramine,消胆胺)和**考来替泊**(colestipol,降胆宁)。

【药理作用】

胆固醇在体内代谢的主要去路是在肝脏转化成胆汁酸经肠道排泄,但其中约 95% 被吸收形成肝肠循环,以满足机体消化脂类食物的需要。胆汁酸螯合剂作为阴离子交换树脂,主要作用机制是本身不被肠道吸收,在肠道内通过离子交换,与胆汁酸牢固结合成为不能被吸收的胆汁酸螯合物,因而阻断了体内胆汁酸的肝肠循环,促进胆汁酸从粪便排出,从而加速肝内总胆固醇下降。肝细胞通过反馈性上调机制,增加细胞膜 LDL 受体,从而加速血浆 LDL 分解代谢,进一步使血浆总胆固醇和 LDL 水平降低。

【临床应用】

胆汁酸螯合剂主要用于治疗以总胆固醇和 LDL-C 升高为主的家族性高胆固醇血症和原发性高胆固醇血症(Ⅱa 型高脂血症)。

【不良反应】

本类药物不良反应较多,常见有胃肠道不适、便秘等。树脂含异味而引起消化道不良反应,影响脂溶性维生素如 A、D、K 和镁、铁、锌以及叶酸的吸收,干扰脂肪的吸收,可引起脂肪泻、骨质疏松,增加出血的倾向,因而需要补充维生素和叶酸。

三、苯氧酸类

20 世纪 60 年代,**氯贝丁酯**(clofibrate)是最早应用于临床的苯氧酸类衍生物,但不良反应较多。20 世纪 80 年代开发的新苯氧酸类如**非诺贝特**(fenofibrate)、**苯扎贝特**(bezafibrate)、**吉非贝齐**(gemfibrozil)等。

非 诺 贝 特

【药理作用】

　　非诺贝特（fenofibrate，力平脂）是第二代苯氧酸类药物。非诺贝特抑制乙酰辅酶 A 羧化酶，降低肝脏脂肪酸的合成；诱导肝脏线粒体和过氧化物酶体中的 β 氧化酶系，促进长碳链脂肪酸的 β 氧化；抑制乙酰基甘油酰基转移酶，抑制非酯化脂肪酸的酯化作用，降低肝脏合成和分泌 VLDL；提高脂蛋白酯酶活力，促进 VLDL 分解代谢；另外还有降低血尿酸的作用。

【体内过程】

　　普通型非诺贝特口服吸收后在肠道或肝脏水解成活性代谢产物即非诺贝特酸起效，随餐服用可增加吸收，口服吸收率约 75％，服药 4h 后血药浓度达峰值，5d 后达到稳态血药浓度。$t_{1/2}$ 为 22h，血浆蛋白结合率高达 99％，在肝脏中与葡萄糖醛酸结合，24h 后 70％随尿液排出，25％以原形从粪便排泄。

【临床应用】

　　非诺贝特为血清甘油三酯增高为主的高脂血症首选药。对Ⅱa、Ⅱb 或Ⅳ型高脂血症以及较少见的Ⅰ或Ⅴ型高脂血症有较好的调脂作用。

【不良反应】

　　普通型和微粒型非诺贝特一般耐受性良好，常见不良反应为胃肠道不适，如便秘、消化不良、腹泻等；也可出现皮肤瘙痒、荨麻疹和红斑。约有 3.2％患者出现丙氨酸氨基转移酶（ALT）一过性增高，多数不伴有临床症状。不良反应常出现在治疗的第一年。个别因 ALT升高超过正常上限值 2～3 倍或伴有临床肝病症状而需要停止用药。

四、烟酸类

烟　　酸

【药理作用】

　　烟酸（nicotinic acid）属 B 族维生素之一，大剂量烟酸具有的调血脂作用与其维生素作用无关。烟酸调血脂的作用机制尚未完全阐明，可能为多途径共同作用的结果。研究表明烟酸直接抑制脂肪细胞的脂解作用，能引起血浆非酯化脂肪酸水平急剧降低，减少肝脏合成甘油三酯和 VLDL，在降低血清甘油三酯和 VLDL 的同时亦降低 LDL；apo AⅠ是 HDL 的主要载脂蛋白，烟酸可通过降低 apo AⅠ的代谢而使其浓度增加；抑制 TXA_2，增加 PGI_2 合成，可对抗血小板聚集和产生扩血管作用。

【体内过程】

　　药物口服吸收率 100％，30～60min 后血药浓度达峰值，$t_{1/2}$ 为 20～45min。在治疗剂量时主要以原形药从尿排出。

【临床应用】

　　烟酸为广谱调血脂药，除Ⅰ型外所有高脂蛋白血症均有效，可作为一线治疗药。它能有效降低血清总胆固醇、甘油三酯、LDL-C 水平，明显升高 HDL-C 水平。因此，它能降低所致动脉粥样硬化性质的脂蛋白水平。已经证明长期应用烟酸或烟酸加胆汁酸螯合剂有稳定和消退动脉粥样硬化的作用,可降低冠心病事件发生率和总病死率。

【不良反应】

最常见的不良反应为面红,服用吲哚美辛和阿司匹林可缓解。此外,有皮肤瘙痒、胃肠道不适症状如恶心、胀气并刺激胃酸增多,加重消化性溃疡症状。偶有肝功能损害(缓释剂多见)。因血尿酸增高可使原有痛风突然发作,也会使糖尿病恶化,因此,患有痛风、溃疡病和 2 型糖尿病者相对禁用,肾功能不全者慎用。

第二节 其他抗动脉粥样硬化药

一、抗氧化剂

普 罗 布 考

【药理作用】

普罗布考(probucol,丙丁酚)为疏水性抗氧化剂,抗氧化作用强,本身被氧化为普罗布考自由基,阻断脂质过氧化,减少脂质过氧化物的产生,减缓动脉粥样硬化病变的系列过程。同时普罗布考能抑制 HMG-CoA 还原酶,使胆固醇合成减少,并能通过受体及非受体途径增加 LDL 的清除,降低血浆 LDL-C 水平。通过提高胆固醇酯转运蛋白和 apo E 的血浆浓度,使 HDL 颗粒中胆固醇减少,HDL 颗粒变小,提高 HDL 数量和活性,增加 HDL 的转运效率,使胆固醇逆转运清除加快。

1. 抗氧化作用 能抑制氧化 LDL 的生成及其引起的系列病变过程,如内皮细胞损伤、单核细胞向内皮下游走、血管平滑肌细胞增殖及迁移等。

2. 调血脂作用 可使血浆总胆固醇和 LDL-C 下降;HDL-C 及 apo A I 同时明显下降,对血浆甘油三酯和 VLDL 一般无影响。若与他汀类或胆汁酸结合树脂配伍使用,可增强调血脂作用。

3. 对动脉粥样硬化病变的影响 长期应用可使冠心病发病率降低,使已形成的动脉粥样硬化病变停止发展或消退,黄色瘤明显缩小或消除。

【临床应用】

临床用于各型高胆固醇血症,包括纯合子和杂合子家族性高胆固醇血症。对继发于肾病综合征或糖尿病的 II 型脂蛋白血症也有效。

【不良反应】,

不良反应较少,以胃肠道反应为主,如腹泻、腹胀、腹痛、恶心等,偶有嗜酸性细胞增多、肝功能异常、高尿酸血症、高血糖、血小板减少、肌病、感觉异常等。用药期间注意心电图的变化,Q-T 延长者慎用,不宜与延长 Q-T 的药物合用。近期有心肌损伤者禁用。孕妇及小儿禁用。

二、多烯脂肪酸

多烯脂肪酸又称为多不饱和脂肪酸类,是碳链中含有两个以上双键的不饱和脂肪酸,有调血脂作用。根据不饱和键在脂肪酸链中开始出现位置的不同,分为 n-3 和 n-6 两类。

　　n-3 型多烯脂肪酸包括**二十碳五烯酸**（eicosapentaenoic acid，EPA）、**二十二碳六烯酸**（docosahexaenoic acid，DHA），主要来自海生动物的油脂。流行病学调查发现，格陵兰爱斯基摩人心血管病发生率低主要与食用海鱼等海生动物有关，后经证实这些动物的油脂中富含 n-3 多不饱和脂肪酸类，有调血脂及抗动脉粥样硬化的效应。

【药理作用】

　　二十碳五烯酸和二十二碳六烯酸的主要作用有：

　　1. 调血脂作用　　二十碳五烯酸和二十二碳六烯酸有明显的调血脂作用，降低甘油三酯及 VLDL 的作用较强，升高 HDL，明显加大 apo A I /apo A II 比值。二十二碳六烯酸能降低总胆固醇和 LDL-C，而二十碳五烯酸作用弱。二十碳五烯酸和二十二碳六烯酸的调血脂作用可能与抑制肝脏合成甘油三酯和 apo B，并提高脂蛋白酯酶活性，促进 VLDL 分解有关。

　　2. 非调血脂作用

　　（1）抗血小板聚集和改善血流动力学：药物取代花生四烯酸形成 TXA_3，减弱 TXA_2 促血小板聚集和收缩血管作用；在血管壁形成 PGI_3，PGI_3 仍有 PGI_2 的扩张血管和抗血小板聚集作用。所以呈现较强的抗血小板聚集、抗血栓形成和扩张血管的作用。此外，红细胞膜上的二十碳五烯酸和二十二碳六烯酸可增加红细胞的可塑性，改善微循环。

　　（2）抗血管平滑肌细胞增生：药物抑制血管平滑肌细胞的增殖和迁移。

　　（3）抗炎作用：二十碳五烯酸在白细胞可转化为五系白三烯的 LTB_5 等，减弱四系白三烯 LTB_4 的促白细胞向血管内皮黏附和趋化作用，并且二十碳五烯酸能使血中 IL-1β 和 TNF 浓度降低，抑制黏附分子的活性；二十碳五烯酸和二十二碳六烯酸对动脉粥样硬化早期的白细胞-内皮细胞炎性反应的多种细胞因子表达呈明显的抑制作用。

【临床应用】

　　二十碳五烯酸和二十二碳六烯酸适用于高甘油三酯型高脂血症。对心肌梗死患者的预后有明显改善。亦可用于糖尿病并发高脂血症等。若长期或大剂量应用，可使出血时间延长，免疫反应降低。

三、黏多糖和多糖类

　　低分子量肝素（low molecular weight heparin，LMWH）由肝素解聚而成。由于分子量低，生物利用度较高，抗凝血作用较弱，而抗血栓形成作用强。常用制剂有依诺肝素、替地肝素、弗希肝素等产品。主要用于不稳定性心绞痛、急性心肌梗死等。

　　天然类肝素（natural heparinoid）是存在于生物体内类似肝素结构的一类物质，如硫酸乙酰肝素、硫酸软骨素及冠心舒等。它们有抗凝血作用弱，抗血栓形成作用强和半衰期长的特点。冠心舒有调血脂、降低心肌耗氧量、抗血小板、保护血管内皮和阻滞动脉粥样硬化斑块形成等作用，用于心脑缺血性病症，最近又证明冠心舒具有与肝素相同强度的抑制血管平滑肌细胞增殖作用，而抗凝血作用仅为肝素的 1/47，且口服有效，表明天然类肝素可能是有较好前景的抗动脉粥样硬化药。

（张丽慧）

第二十一章

作用于血液及造血器官的药物

第一节 抗凝血药

抗凝血药(anticoagulants)是指能通过干扰凝血因子从而阻止血液凝固的药物。临床上主要用于治疗和预防血栓栓塞性疾病。常用的抗凝血药有肝素和香豆素类。

肝　素

肝素(heparin)存在于哺乳动物的许多脏器中,药用肝素自牛肺脏和猪肠系膜中提取。肝素是一种带有大量负电荷的硫酸化糖胺聚糖,具有极性,不易透过生物膜,口服无效。皮下注射吸收差,肌肉注射可致局部血肿,故一般采用静脉注射给药。

【药理作用与机制】

1. 抗凝作用　肝素在体内、体外均有迅速而强大的抗凝作用。静注 10min 内可明显延长血液凝固时间、凝血酶时间、凝血酶原时间,持续 3～4h。肝素的抗凝作用主要通过抗凝血酶Ⅲ(antithrombin Ⅲ,AT Ⅲ)。AT Ⅲ是凝血酶及因子Ⅻa、Ⅺa、Ⅸa、Ⅹa 等含丝氨酸残基蛋白酶的抑制剂。当带有负电荷的肝素与带有正电荷的 AT Ⅲ的赖氨酸残基形成可逆的复合物,使 AT Ⅲ发生构象的改变,更充分地暴露出其活性中心,使其迅速地与凝血因子结合,形成无活性的复合物,产生抗凝作用。

2. 其他作用　肝素可促进内皮细胞脂蛋白酯酶和三酰甘油酶释放入血,从而加速甘油三酯、极低密度脂蛋白和乳糜微粒的分解代谢,具有降血脂作用;肝素可抑制白细胞的黏附、游走产生抗炎作用;肝素还可抑制凝血酶,从而抑制血小板聚集等。

【临床应用】

1. 血栓栓塞性疾病　主要用于防治血栓的形成和栓塞,尤其适用于快速抗凝治疗。如静脉栓塞、无明显血流动力学改变的肺栓塞和外周动脉血栓形成等。

2. 弥散性血管内凝血(DIC)　用于各种原因引起的 DIC 早期,防止纤维蛋白原及其他凝血因子的消耗引起继发性出血。如脓毒血症、胎盘早期剥离、恶性肿瘤溶解等引起的DIC。

3. 防治心肌梗死、脑梗死、心血管手术及外周静脉术后血栓形成。

4. 体外抗凝　心导管检查、体外循环、血液透析等抗凝。

【不良反应】

主要的不良反应是易致自发性出血,表现为黏膜出血、关节腔积血和伤口出血、便血、呕血等。一般轻度出血停药可自行恢复,但严重出血需静脉缓慢注射**硫酸鱼精蛋白**(protamine sulfate)解救。其次有血小板减少症,偶有过敏反应,长期应用可引起脱发、骨质疏松等。

香 豆 素 类

香豆素类为口服抗凝血药,本类药物均有 4-羟基香豆素的基本结构。常用的有**华法林**(warfarin,苄丙酮香豆素)、**双香豆素**(dicoumarol)、**醋硝香豆素**(acenocoumarol,新抗凝)等。

【药理作用与机制】

香豆素类是维生素 K 的拮抗剂,只有体内的抗凝作用,体外无效。肝脏合成的凝血因子Ⅱ、Ⅶ、Ⅸ、Ⅹ的前体物质,必须在氢醌型维生素 K 存在的条件下,经羧化酶作用,才能使谷氨酸的残基 g 羧化而活化上述凝血因子。经过羧化反应,氢醌型维生素 K 转变为环氧化型维生素 K,后者可经环氧还原酶作用还原为氢醌,继续参与羧化反应。本类药物能抑制肝脏的维生素 K 环氧还原酶,阻止维生素 K 的环氧型向氢醌型的转变,从而阻碍维生素 K 的再利用,影响凝血因子Ⅱ、Ⅶ、Ⅸ、Ⅹ的活化,产生抗凝作用。

【临床应用】

与肝素相似,主要用于防治血栓栓塞性疾病,口服有效,作用时间长,但起效慢,不易控制。防治静脉栓塞和肺栓塞一般先用肝素后用香豆素类维持治疗。

【不良反应】

主要的不良反应是易致自发性出血,严重的可表现为颅内出血,应注意。可用维生素 K 对抗或输血。少数病人有皮肤和软组织坏死。

第二节　促凝血药

促凝血药又称**止血药**,是能加速血液凝固、抑制纤维蛋白溶解或降低毛细血管通透性,使血液凝固的一类药物。

维 生 素 K

【药理作用与机制】

维生素 K(vitamin K)作为羧化酶的辅酶参与肝脏合成凝血因子Ⅱ、Ⅶ、Ⅸ、Ⅹ。在羧化反应中,氢醌型维生素 K 转变为环氧化型维生素 K,后者在环氧还原酶的作用下还原为氢醌型,继续参与羧化反应。维生素 K 缺乏时,肝内仅能合成无凝血活性的凝血因子Ⅱ、Ⅶ、Ⅸ、Ⅹ的前体蛋白,从而造成凝血障碍,凝血酶原时间延长,皮肤黏膜出血等,此时给予维生素 K 可促使肝脏合成凝血酶原等活化因子,达到止血的目的。

【临床应用】

用于各种原因引起的维生素 K 缺乏所致的出血。如阻塞性黄疸、胆瘘、胆汁缺乏、早产儿和新生儿出血及长期应用广谱抗生素及磺胺类药物引起的维生素 K 缺乏症;口服抗凝药香豆素类和水杨酸类药物造成低凝血酶原血症等。

【不良反应】

维生素 K_1 静脉注射过快可产生颜面潮红、出汗、支气管痉挛、心动过速、血压骤降甚至休克。较大剂量维生素 K 可致新生儿溶血、高铁血红蛋白血症。对红细胞缺乏葡萄糖-6-磷酸脱氢酶特异体质病人也可诱发溶血性贫血。另外,维生素 K_3、K_4 口服易引起恶心、呕吐,应饭后服用。

氨甲苯酸和氨甲环酸

氨甲苯酸（P-aminomethylbenzoic acid，PAMBA）和**氨甲环酸**（tranexamic acid，AMCHA）两药为抗纤维蛋白溶解药，均能竞争性抑制纤溶酶原激活因子，使纤溶酶原不能转变为纤溶酶，从而抑制纤维蛋白的溶解，产生止血。临床主要用于纤维蛋白溶解所致的出血，如肺、肝、胰、前列腺、甲状腺及肾上腺等手术所致出血及产后出血、前列腺肥大出血、上消化道出血等。对其他非纤维蛋白溶解所致出血无效。

第三节　抗贫血药

贫血是指循环血液中红细胞数量或血红蛋白含量低于正常。根据病因及发病机制的不同，贫血可分为由缺铁所致的缺铁性贫血、由叶酸或维生素 B_{12} 缺乏所致的巨幼红细胞性贫血和骨髓造血功能低下所致的再生障碍性贫血。贫血的治疗采用对因及补充疗法。

铁　　剂

常用的有**硫酸亚铁**（ferrous sulfate）、**枸橼酸铁铵**（ferric ammonium citrate）和**右旋糖酐铁**（iron dextran）等。

【药理作用】

铁是血红蛋白、肌红蛋白、细胞色素系统、电子传递链主要的复合物、过氧化物酶及过氧化氢酶等的重要组成部分。因此，缺铁可导致贫血。口服铁剂以 Fe^{2+} 形式在十二指肠和空肠上部吸收。食物中的铁和枸橼酸铁铵、右旋糖酐铁等铁剂均为高价铁或有机铁，胃酸、食物中果糖、半胱氨酸和抗坏血酸等可使其还原成二价铁而促进吸收，合用维生素 C 虽然能促进铁剂的吸收，但不能使药理作用增强。胃酸缺乏和植物中的磷酸盐、草酸盐、鞣酸等物质可减少铁的吸收，抗酸药和能与铁结合的四环素等药物不利于铁的吸收。

【临床应用】

铁剂在临床上唯一的用途是用于各种原因（如慢性失血、吸收障碍、营养不良、需要量增加等）引起的缺铁性贫血。

叶　　酸

【药理作用】

叶酸（folic acid）广泛存在于动、植物食品中，少量由结肠细菌合成，但吸收极微，人体必须从食物中获得叶酸。食物中的叶酸和叶酸制剂进入体内后，作为一碳单位的传递体，传递一碳单位，参与体内的多种生化代谢，如参与嘌呤核苷酸、胸腺嘧啶脱氧核苷酸的合成，以及某些氨基酸的互变等，并与维生素 B_{12} 共同促进红细胞的生长和成熟。当叶酸缺乏时，上述代谢障碍，特别是胸腺嘧啶脱氧核苷酸的合成受阻，导致 DNA 合成障碍，细胞有丝分裂减少，由于对 RNA 和蛋白质合成的影响，使细胞 RNA/DNA 比率增高，出现巨幼红细胞性贫血。

【临床应用】

以叶酸为主，维生素 B_{12} 为辅，主要用于治疗各种巨幼红细胞性贫血。叶酸对抗药甲氨蝶呤、甲氧苄啶,因抑制二氢叶酸还原酶,四氢叶酸生成障碍,故需甲酰四氢叶酸钙治疗。对缺乏维生素 B_{12} 所致的恶性贫血,叶酸仅能纠正异常血象,而不能改善神经损害症状。

维生素 B_{12}

【药理作用】

维生素 B_{12}(vitamin B_{12})为细胞分裂和维持神经组织髓鞘完整所必需,主要参与下列代谢过程:① 参与叶酸循环:维生素 B_{12} 缺乏,四氢叶酸的循环利用发生障碍,导致叶酸缺乏,影响红细胞成熟,导致巨幼红细胞性贫血。② 维持髓鞘神经纤维功能:维生素 B_{12} 促进甲基丙二酸转变为琥珀酸,参与三羧酸循环,此过程关系到神经鞘膜脂蛋白的合成和髓鞘神经纤维功能的完整,维生素 B_{12} 缺乏引起髓鞘神经功能紊乱,出现神经症状。

【临床应用】

主要用于治疗缺乏维生素 B_{12} 引起的恶性贫血和巨幼红细胞性贫血,也可用于多发性神经炎、神经萎缩等。

(林晓霞)

第二十二章

抗组胺药

组胺是广泛分布于人体组织的自体活性物质,主要存在于肥大细胞和嗜碱性粒细胞的颗粒中。其本身无治疗用途,但组胺受体阻断剂却广泛用于临床。组胺受体有 H_1、H_2 和 H_3 三种亚型,临床上常分别用 H_1 受体阻断药和 H_2 受体阻断药治疗变态反应性疾病和消化性溃疡。H_3 受体阻断药尚处于临床试验阶段。

一、H_1 受体阻断药

目前已有三代抗组胺药。第一代 H_1 受体阻断药如**苯海拉明**(diphenhydramine)、**异丙嗪**(promethazine)等,具有安全、有效、价廉等优点,但有明显的中枢抑制和抗胆碱作用,常伴有嗜睡、口干等缺点。第二代药物如**西替利嗪**(cetirizine)、**阿司咪唑**(astemizole,息斯敏)、**特非那定**(terfenadine)、**氯雷他定**(luratadine)等,则无嗜睡作用,且大多长效。由于部分第二代药物长期使用时发现心脏毒性较多,故开发了第三代药物**非索非那定**(fexofenadine)等,它既具备第二代的特点,少有镇静作用,同时心脏毒性的发生率低。

【体内过程】

口服易吸收,大部分在肝内代谢,经肾脏排泄。口服后多数在 $15\sim30min$ 起效,一般持续 $4\sim6h$。第二代抗组胺药在体内消除慢,作用维持时间较长,如阿司咪唑排泄缓慢,且由于其去甲基代谢产物仍具有活性,存在肝肠循环,故其 $t_{1/2}$ 可长达 10d 以上。

【药理作用】

1. H_1 受体阻断作用 可完全对抗组胺引起的支气管、胃肠道平滑肌的痉挛性收缩;也能部分拮抗组胺引起的毛细血管通透性增加,但对血管扩张和血压降低等全身作用只能部分拮抗。

2. 中枢抑制作用 第一代药物因脂溶性高,多数可通过血脑屏障,阻断中枢的 H_1 受体,拮抗组胺介导的觉醒反应,产生镇静催眠作用。苯海拉明和异丙嗪作用最强。第二代药物阿司咪唑则无中枢抑制作用。

3. 抗炎作用 近年发现,西替利嗪、氯雷他定可抑制炎症反应细胞的游走,减少炎症介质的释放,减少白三烯的产生。

4. 其他作用 第一代药物苯海拉明等具有阿托品样抗胆碱作用,止吐和防晕作用较强。

【临床应用】

1. 变态反应性疾病 对荨麻疹、过敏性鼻炎等疗效较好,第二代为首选。对昆虫咬伤所致的皮肤瘙痒和水肿亦有良效。对药疹和接触性皮炎也有一定疗效。对支气管哮喘疗效差,对过敏性休克无效。

2. 防晕止吐 用于晕动病、放射病、药物等引起的呕吐。

3. 其他　异丙嗪可与氨茶碱配伍使用,以对抗其中枢兴奋、失眠的副作用,同时也对气道炎症起到一定的治疗效果。此外,异丙嗪还可与氯丙嗪、哌替啶组成冬眠合剂。

【不良反应】

有嗜睡、乏力、消化道反应等,驾驶员或高空作业者工作期间禁用。特非那定和阿司咪唑大剂量使用可致心律失常,甚至致死。临床上已逐渐用第三代药物非索非那定替代。

二、H₂受体阻断药

H₂R 阻断药如西咪替丁、法莫替丁等已广泛应用于临床,它们多可选择性地阻断 H_2R,不影响 H_1R。关于 H_2R 阻断药的作用及用途详见作用于消化系统的药物。

(胡　全)

第二十三章

作用于消化系统的药物

消化系统疾病的治疗药物种类很多,包括抗消化性溃疡药、助消化药、止吐药、泻药、止泻药、利胆药等,是临床常用药物之一,尤其是抗消化性溃疡药物应用更为广泛。

第一节　抗消化性溃疡药

消化性溃疡(pepticulcer)是一种常见病,发病率为 $10\%\sim12\%$。抗消化性溃疡药是一类能减轻溃疡病症状,促进溃疡愈合,防止和减少溃疡病复发或并发症的药物。消化性溃疡的发病机制尚未完全阐明,目前认为溃疡的发生是"攻击因子"如胃酸、**幽门螺杆菌**(*Helicobacter pylori*,Hp)感染等作用增强,"防御因子"如胃黏液、HCO_3^- 的分泌、胃黏膜受损等引起。抗消化性溃疡药物的主要作用是:① 降低胃液中胃酸浓度,减少胃蛋白酶的活性,从而减少"攻击因子"的作用;② 增强胃黏膜的保护功能,修复或增强胃的"防御因子"。常用的抗消化性溃疡药可分为以下几类:

1. 抗酸药　氧化镁、氢氧化铝等。

2. 抑制胃酸分泌药　① H_2 受体阻断药,如西米替丁、雷尼替丁等;② 胆碱受体阻断药,如哌仑西平等;③ H^+-K^+-ATP 酶抑制药,如奥美拉唑、兰索拉唑等;④ 胃泌素受体阻断药,如丙谷胺。

3. 增强胃黏膜屏障功能药　① 前列腺素衍生物,如米索前列醇;② 硫糖铝、胶体次枸橼酸铋等。

4. 抗幽门螺杆菌药　如阿莫西林、克拉霉素、甲硝唑等抗菌药。

一、抗酸药

抗酸药(antacids)是一类弱碱性化合物,口服后能直接中和胃酸,升高胃内容物的 pH 值,使胃蛋白酶的活性降低,从而缓解溃疡的症状。有些抗酸药物如氢氧化铝、三硅酸镁等还能形成胶状保护膜,覆盖于溃疡面和胃黏膜,起保护作用。抗酸药价廉易得,不良反应少,虽然新的抗消化性溃疡药不断被开发应用,本类药物仍然为常用药,主要用于胃及十二指肠溃疡的治疗。常用的抗酸药有:

1. **氢氧化铝**(aluminum hydroxide)　抗酸强度中等,起效缓慢,作用持久。作用后产生的氧化铝有收敛、止血和致便秘作用。长期服用可影响肠道对磷酸盐的吸收。

2. **碳酸钙**(calcium carbonate)　抗酸作用较强,起效快而持久。可产生 CO_2 气体,进入小肠的钙离子可促进胃泌素的分泌,引起反跳性胃酸分泌增加。

3. **氢氧化镁**(magnesium hydroxide)　抗酸作用强,起效较快,镁离子有导泻作用,少量吸收后经肾排出,如肾功能不良可引起血镁过高。

4. 碳酸氢钠（sodium bicarbonate）　作用强、起效快，但作用短暂。产气，口服后可被肠道吸收，导致碱血症和碱化尿液。

5. 三硅酸镁（magnesium trisilicate）　抗酸作用较弱，作用慢而持久。遇酸产生二氧化硅胶体，对胃黏膜和溃疡面有保护作用。

理想的抗酸药应是作用迅速持久、不吸收、不产气、不引起腹泻或便秘，对黏膜及溃疡面有保护收敛作用。单一药物很难达到这些要求，故常采用复方制剂，以增加疗效，减少不良反应。

二、抑制胃酸分泌药

（一）H_2 受体阻断药

H_2 受体阻断药是通过阻断胃壁细胞上的 H_2 受体抑制基础胃酸分泌和夜间胃酸分泌，对胃泌素受体及 M 受体引起的胃酸分泌也有抑制作用。H_2 受体阻断药主要用于消化性溃疡的治疗。常用的药物有西米替丁、雷尼替丁、法莫替丁、乙溴替丁等。

西 米 替 丁

【药理作用】

西米替丁（cimetidine）通过竞争性阻断壁细胞膜上的 H_2 受体而抑制胃酸分泌，能显著减少基础状态下和食物、组胺、五肽胃泌素等刺激后的胃酸分泌，同时也减少胃蛋白酶的分泌，对胃黏膜有保护作用。

【临床应用】

主要用于胃和十二指肠溃疡的治疗。对十二指肠溃疡的疗效优于胃溃疡，显著减轻病人的疼痛，明显促进溃疡面愈合。也可用于上消化道出血、反流性食道炎、胃泌素瘤及其他胃酸分泌过多症。

【不良反应】

不良反应发生率 $1\% \sim 5\%$，一般表现为头痛、头晕、乏力、腹泻、便秘、肌肉痛、皮疹、皮肤干燥、脱发。中枢神经系统反应可见嗜睡、焦虑、定向力障碍、幻觉。内分泌系统表现为抗雄性激素分泌，促催乳素分泌作用，出现精子数减少，性功能减退等。此外偶有心动过缓、肝肾功能损伤、白细胞减少等。

雷 尼 替 丁

雷尼替丁（ranitidine）为第二代 H_2 受体阻断药，对 H_2 受体的选择性较西米替丁高，临床较为常用。具有速效、强效、长效和安全的特点。作用和用途与西米替丁相似，抑制胃酸分泌作用较西米替丁强 $5 \sim 10$ 倍，口服吸收快，作用可维持 12h。对胃及十二指肠溃疡的远期疗效较高，且复发率较低。不良反应少而轻，中枢神经系统反应及抗激素作用罕见。

法 莫 替 丁

法莫替丁（famotidine）为第三代 H_2 受体阻断药，抑制胃酸作用较西米替丁强 20 倍，对消化系统的疗效更高而不良反应更少。

（二）H^+-K^+-ATP 酶抑制药（质子泵抑制药）

H^+-K^+-ATP 酶抑制药是新型抗消化性溃疡药,疗效确切,临床常用的有奥美拉唑、兰索拉唑、潘多拉唑等。

奥 美 拉 唑

【药理作用与机制】

H^+-K^+-ATP 酶位于壁细胞的管状囊泡和分泌管上,其功能是将 H^+ 从壁细胞内转移到胃内,将 K^+ 从胃内转移到细胞内。**奥美拉唑**（omeprazole）又名**洛赛克**（losec）,能选择性地浓集于壁细胞膜分泌小管系统,与壁细胞 H^+-K^+-ATP 酶不可逆结合并灭活该酶而抑制胃酸分泌,因而作用强而持久。由于本类药物抑制了胃酸分泌的最后环节,故对基础胃酸分泌和各种形式的应激性胃酸分泌均有显著抑制作用。此外,本类药物还有增加胃黏膜血流量和抑制幽门螺杆菌的作用。

【临床应用】

适用于胃及十二指肠溃疡,以及手术后溃疡、反流性食道炎、上消化道出血及胃泌素瘤。对消化性溃疡者,溃疡的愈合比 H_2 受体阻断药更有效。对幽门螺杆菌阳性患者,合用抗幽门螺杆菌药,可使细菌转阴率达 90％ 以上,明显降低复发率。

【不良反应】

不良反应短暂轻微,发生率低。不良反应主要有:① 恶心、呕吐、腹泻、腹痛等胃肠道反应;② 头晕、头痛、嗜睡、失眠等中枢神经系统反应;③ 偶有皮疹、外周神经炎、白细胞减少等。长期持续抑制胃酸分泌,可致胃内细菌滋长。

（三）M 胆碱受体阻断药

哌 仑 西 平

哌仑西平（pirenzepine,哌吡氮平）选择性阻断胃壁细胞的 M_1 受体,对基础胃酸分泌和五肽胃泌素、胰岛素引起的胃酸分泌均有较强的抑制作用,并减少胃蛋白酶分泌、保护胃黏膜。哌仑西平主要用于消化性溃疡的治疗,预防溃疡病出血。其疗效与 H_2 受体阻断药相似。对唾液腺、眼、心脏等部位 M 受体的亲和力低,作用较弱,故口干、散瞳、视力模糊、心动过速等不良反应较轻微。本品不易透过血脑屏障,几乎无中枢神经系统不良反应。

（四）胃泌素受体阻断药

丙 谷 胺

丙谷胺（proglumide,二丙谷酰胺）可竞争性阻断胃壁细胞上的胃泌素受体,减少胃泌素的分泌,进而抑制胃酸及胃蛋白酶的分泌,并具有保护胃黏膜和促进溃疡愈合作用。用于治疗消化性溃疡,也可用于胃炎和上消化道出血。但疗效不及 H_2 受体阻断药。不良反应轻微。

三、增强胃黏膜屏障功能的药物

胃黏膜屏障包括细胞屏障和黏液-HCO_3^- 盐屏障。细胞屏障由胃黏膜细胞顶部的细胞膜和细胞间的紧密连接组成,有抵抗胃酸和胃蛋白酶的作用。黏液-HCO_3^- 盐屏障由黏液和

HCO_3^-盐组成,覆盖于胃黏膜表面,对黏膜细胞起保护作用。增强胃黏膜屏障的药物,就是通过增强胃黏膜的细胞屏障、黏液-HCO_3^-盐屏障,或两者均增强而发挥抗溃疡的作用。

前列腺素衍生物

本类药物有**米索前列醇**(misoprostol)和**恩前列素**(enprostil)。两药口服均吸收良好,有抑制胃酸分泌作用,对基础胃酸分泌,组胺、五肽胃泌素等刺激引起的胃酸分泌均有抑制作用。在低于抑制胃酸分泌剂量时,能促进黏液和 HCO_3^- 盐分泌,增强黏液-HCO_3^-盐屏障,增强黏膜细胞对损伤因子的抵抗力,促进胃黏膜受损上皮细胞的重建和增殖,增强细胞屏障,还有增加胃黏黏膜血流量等抗溃疡病作用。临床主要用于消化性溃疡及急性胃黏膜出血,尤其对非甾体类抗炎药所致消化性溃疡和胃出血有特效。

硫 糖 铝

硫糖铝(sucralfate,胃疡宁)是蔗糖酯的碱性铝盐,在酸性环境下,可聚合成胶胨状,牢固地黏附于上皮细胞和溃疡的基底部,覆盖于溃疡面,抵御胃酸和消化酶的侵蚀,减少胃酸和胆汁酸对胃黏膜的损伤。可刺激局部前列腺素 E_2 的合成和释放,促进胃黏液和 HCO_3^- 盐的分泌,增强黏膜屏障作用,并可吸附表皮生长因子浓集于溃疡处,促进黏膜上皮细胞的更新,改善黏膜血流等。由于本品在酸性环境中发挥作用,因此不能与口服抗酸药合用。

胶体次枸橼酸铋

胶体次枸橼酸铋(colloidal bismuth subcitrate,枸橼酸铋钾)中和胃酸作用弱,能抑制胃蛋白酶活性。本药在胃内酸性环境下形成不溶性的氧化铋胶体,难以吸收,沉着于溃疡面或基底肉芽组织,形成保护屏障,抵御胃酸、胃蛋白酶、酸性食物对溃疡面的侵蚀和刺激。能与胃蛋白酶结合而使其失去活性,促进胃黏液分泌,抑制幽门螺杆菌,与抗菌药有协同作用。临床用于胃及十二指肠溃疡、幽门螺杆菌感染的慢性胃炎等。疗效与 H_2 受体阻断药相似,复发率低。

四、抗幽门螺杆菌药

幽门螺杆菌寄居于胃及十二指肠的黏液层和黏膜细胞间,对黏膜产生损伤作用,引发溃疡,据国外统计资料表明,十二指肠溃疡病患者的幽门螺杆菌阳性率约 $93\%\sim97\%$,胃溃疡病患者幽门螺杆菌阳性率为 70%,且幽门螺杆菌阳性与溃疡病的复发有关。消除幽门螺杆菌能提高消化性溃疡的治愈率,降低复发率至 6% 以下。临床用于抗幽门螺杆菌的药物有两类:① 抗菌药物,如抗生素类阿莫西林、克拉霉素、四环素等,合成抗菌药呋喃唑酮、甲硝唑等。② 抗溃疡病药,如铋制剂胶体次枸橼酸铋、H^+-K^+-ATP 酶抑制药奥美拉唑、硫糖铝等。单用抗幽门螺杆菌作用较弱,但与抗菌药合用,有协同效应。

第二节 消化功能调节药

胃肠道具有分泌、吸收和运动功能,如有功能异常或不平衡可引起胃肠道症状甚至可致疾病。消化功能调节药包括助消化药、止吐药与胃肠促动药、止泻药与吸附药、泻药等。

一、助消化药

助消化药多为消化液中成分或促进消化液分泌的药物,能促进食物消化,有利于增进食欲。主要用于消化系统分泌功能减弱或消化不良,起补充或替代治疗的作用。常用的药物有:

1. **胃蛋白酶**(pepsin)　常取自动物胃黏膜,在胃酸环境中能分解蛋白质和多肽。本品在酸性环境中活性增强,临床上多与稀盐酸同服,辅助治疗胃酸、消化酶分泌不足引起的消化不良和其他胃肠疾病。

2. **胰酶**(pancreatin)　取自动物的胰脏,含胰蛋白酶、胰脂肪酶、胰淀粉酶,用于消化不良、食欲不振、胰液分泌不足及肝、胆、胰腺疾病所致消化不良。

3. **乳酶生**(biofermin)　为干燥的活乳酸杆菌制剂。能分解糖类产生乳酸,提高肠内容物的酸性,抑制肠内腐败菌繁殖,减少发酵产气。可用于小儿消化不良、腹泻。不宜与抗菌药或吸附药同服,以免降低疗效。

二、止吐药和胃肠促动药

(一)止吐药

恶性肿瘤化学治疗、胃肠疾病、内耳眩晕症、晕动症及外科手术等可引起恶心、呕吐。呕吐是呕吐中枢调整的一种复杂过程,参与的受体有 5-HT_3 受体、多巴胺(D_2)受体、胆碱能 M_1 受体、H_1 受体等,它们的阻断药都有可能发挥止吐作用,如 H_1 受体阻断药苯海拉明、M_1 受体阻断药东莨菪碱、多巴胺(D_2)受体阻断药氯丙嗪、硫乙拉嗪、5-HT_3 受体阻断药昂丹司琼等。

(二)胃肠促动药

甲氧氯普按(metoclopramide)通过阻断中枢催吐化学感受区的多巴胺(D_2)受体发挥止吐作用;阻断胃肠多巴胺受体,增加胃肠运动,可引起从食管到近端小肠平滑肌运动,增加贲门括约肌张力,松弛幽门,加速胃的正向排空。临床用于治疗慢性功能性消化不良引起的胃肠运动障碍,如恶心、呕吐等症状。

多潘立酮(domperidone)属于多巴胺受体阻断药,不易通过血脑屏障,具有胃肠推动和止吐作用。它阻断胃肠 D_2 受体,加强胃肠蠕动,促进胃的排空,协调胃肠运动,防止食物反流。临床用于治疗各种轻度胃瘫,加速胃的排空,尤其用于治疗慢性食后消化不良、恶心、呕吐等。

(林晓霞)

第二十四章

作用于呼吸系统的药物

呼吸系统疾病包括呼吸道感染、支气管炎、支气管哮喘、慢性支气管炎及其并发的肺炎、阻塞性肺气肿和肺源性心脏病等。所用的治疗药物种类繁多，包括对因治疗的药物如抗菌药物、抗真菌药物、抗病毒药物、抗结核病药物、抗寄生虫病药物和抗肿瘤药物等；也包括对症治疗药物。呼吸系统疾病的常见症状是喘息、咳嗽、咳痰与呼吸衰竭等，**平喘药**（antiasthmatic drugs）、**镇咳药**（antitussives）、**祛痰药**（expectorants）是呼吸系统疾病对症治疗的常用药物。

第一节　平喘药

哮喘是一种以气道炎症和气道高反应性为特征的慢性呼吸道疾病。凡是能够缓解喘息症状的药物统称为平喘药，主要用于支气管哮喘或喘息性支气管炎的治疗。

哮喘发病原因多种，发病机制包括呼吸道壁炎症、支气管平滑肌痉挛性收缩、支气管黏膜充血水肿与呼吸道腺体分泌亢进等多个环节。哮喘的治疗，一方面要应用肾上腺素受体激动药、茶碱类、抗胆碱药等松弛支气管平滑肌，另一方面应用糖皮质激素和其他抗炎药物控制呼吸道炎症，以及用抗过敏平喘药来预防哮喘的发作。因此，常用的平喘药可分为三类：支气管扩张药、抗炎平喘药和抗过敏平喘药。

一、支气管扩张药

（一）肾上腺素受体激动药（adrenergic receptor agonists）

人的气道中 β 肾上腺素受体主要是 β_2 受体。β_2 受体广泛分布于气道的不同效应器细胞上，当药物与气道的 β_2 受体结合时，激活靶细胞膜上的腺苷酸环化酶，使细胞内 cAMP 的合成增加，再通过细胞内信号转导，最终使气道平滑肌松弛，并抑制肥大细胞与中性粒细胞释放炎症介质和过敏介质，增强气道纤毛运动，促进气道腺体分泌，降低血管通透性，减轻气道黏膜下水肿等，这些效应均有利于缓解或消除喘息。根据药物激动 β 受体的选择性不同，可分为非选择性 β 受体激动药和选择性 β_2 受体激动药。非选择性的 β 受体激动药以异丙肾上腺素、肾上腺素、麻黄碱为代表，其中异丙肾上腺素、肾上腺素均有强大的平喘作用，用于哮喘的急性发作，麻黄碱作用缓慢、温和，用于预防哮喘发作和轻症的治疗，但本类药物因其对 β_1 和 β_2 受体的激动作用无选择性，而 β_1 受体激动会引起心脏兴奋，严重时引起心律失常，甚至室颤而突然死亡，故临床上更常用选择性的 β_2 肾上腺素受体激动药。

β₂ 肾上腺素受体激动药

本类药物对支气管平滑肌 β₂ 受体选择性较高，对心脏的 β₁ 受体作用弱，对 α 受体几无作用，因此较少发生心血管系统不良反应，且作用稳定，维持时间长，可多途径给药。但剂量过大，仍可引起心悸、头晕，同时可激动骨骼肌 β₂ 受体引起手指震颤。

常用的选择性 β₂ 受体激动药有**沙丁胺醇**（salbutamol，舒喘灵）、**克伦特罗**（clenbuterol，氨哮素，克喘素）、**特布他林**（terbutaline，博利康尼，间羟舒喘灵）、**福莫特罗**（formoterol）、**沙美特罗**（salmeterol）、**班布特罗**（bambuterol）等。

（二）茶碱类（theophylline）

氨 茶 碱

【药理作用】

氨茶碱（aminophylline）有直接松弛支气管平滑肌的作用，对痉挛的呼吸道平滑肌作用更显著。其作用机制包括：

1. 抑制磷酸二酯酶（PDE）　可抑制 cAMP、cGMP 的分解，使细胞内 cAMP 水平增高，松弛支气管平滑肌。

2. 阻断腺苷受体　腺苷受体能使肥大细胞释放组胺和白三烯等引起呼吸道收缩，而茶碱在治疗浓度时阻断腺苷受体，可预防腺苷所致的哮喘患者的气道收缩作用。

3. 增加内源性儿茶酚胺的释放　茶碱可增加内源性儿茶酚胺的释放，但增高有限，不足以引起支气管的明显舒张。

4. 影响钙离子的转运　茶碱可能通过受体操纵的钙通道，影响细胞外钙离子的内流和细胞内质网贮存的钙离子的释放，也可影响磷脂酰肌醇代谢，从而产生支气管平滑肌的松弛作用。

近年来研究表明茶碱还有抗炎作用，通过抑制气道炎症，缓解哮喘急性期的症状；有免疫调节作用；还能增加膈肌的收缩力，减轻膈肌疲劳；促进纤毛运动，加速黏膜纤毛的清除速度，有助于哮喘急性发作时的治疗；强心利尿、增强心肌收缩力等作用。

【临床应用】

1. 支气管哮喘　口服用于慢性支气管哮喘的预防和治疗；静注用于重症哮喘或哮喘的持续状态。

2. 慢性阻塞性肺病　对病人的气促症状有明显改善作用。

3. 其他　可用于心性水肿及心源性哮喘的辅助治疗；与镇痛药合用治疗胆绞痛；对中枢型睡眠呼吸暂停综合征，茶碱可使通气功能增强，改善症状。

【不良反应】

茶碱的安全范围较窄，不良反应多见。因其碱性较强，局部刺激大，口服可致恶心、呕吐、胃痛等局部症状，餐后服可减轻；有烦躁不安、失眠等中枢兴奋症状，剂量过大可致头痛、头晕、谵妄、惊厥等，可用镇静催眠药对抗。

（三）M 胆碱受体阻断药

各种刺激引起内源性乙酰胆碱的释放是诱发哮喘的重要因素。阻断 M 胆碱受体对哮喘有一定疗效。阿托品、东莨菪碱、山莨菪碱等非选择性 M 胆碱受体阻断药对支气管的选择性低,起效慢,不良反应多,临床不用于哮喘治疗。目前用于哮喘治疗的是阿托品衍生物、异丙托溴铵和氧托溴铵。

异 丙 托 溴 铵

【药理作用】

异丙托溴铵(ipratropium bromide,异丙阿托品)是一种吸入性抗胆碱药物,对支气管平滑肌有一定选择性,有较强的支气管平滑肌松弛作用,对呼吸道腺体及心血管作用较弱。本药起效慢,故控制哮喘急性发作疗效差,适用于预防哮喘发作。

【临床应用】

主要用于喘息型慢性支气管炎及支气管哮喘。尤其适用于年龄较大、合并有心血管疾病、对糖皮质激素疗效差、不能耐受或禁用 β_2 肾上腺素受体激动药的哮喘患者。

【不良反应】

无明显全身不良反应,但大剂量应用可有口干、干咳等。

二、抗炎性平喘药

抗炎性平喘药通过抑制气道炎症,可达到长期防止哮喘发作的效果,已成为平喘药中的一线药物。糖皮质激素是目前治疗哮喘最有效的抗炎药物,是治疗哮喘持续状态或危重发作的重要抢救药物。

糖皮质激素治疗哮喘可全身用药,包括口服和注射,但因全身用药易引起较多的严重不良反应,因此局部气雾剂吸入给药的糖皮质激素是目前临床最常用的抗炎性平喘药。一方面充分发挥药物对气道的抗炎作用,另一方面又避免了全身性不良反应。常用药物有**丙酸氟替卡松**(fluticasone propionatee)、二丙酸倍氯米松、布地奈德等。

二丙酸倍氯米松

二丙酸倍氯米松(beclomethasone dipropionate)为地塞米松衍生物,局部抗炎作用比地塞米松强 500 倍,气雾剂吸入后,直接作用于呼吸道而发挥抗炎平喘作用,能取得满意疗效,且无全身不良反应。但本药起效较慢,不能用于急性发作的抢救。长期吸入,可发生口腔咽部白色念珠菌感染,故使用时宜多漱口。

布 地 奈 德

布地奈德(budesonide)为吸入型糖皮质激素,局部抗炎作用是二丙酸倍氯米松的 1.6～3 倍,代谢速率快 3～4 倍,故对肾上腺皮质的抑制作用小于二丙酸倍氯米松。临床可用大剂量气雾吸入治疗哮喘发作,症状控制后可逐渐减量,无效则全身用药或加用其他平喘药。

三、抗过敏平喘药

抗过敏平喘药的主要作用是阻止过敏介质的释放和轻度的抗炎作用。其平喘作用起效慢,不宜用于哮喘急性发作期的治疗,临床主要用于预防哮喘发作。常用药物包括色甘酸二钠、奈多罗米钠(nedocromil sodium)、酮替芬等。

色 甘 酸 二 钠

【药理作用与机制】

色甘酸二钠(disodium cromoglycate)无松弛支气管平滑肌的作用,无对抗组胺、白三烯等过敏介质的作用,也无糖皮质激素和肾上腺素样作用。但对由抗原诱发的早期哮喘反应和迟发哮喘反应均有抑制作用。作用机制包括:① 稳定肥大细胞膜,加速肥大细胞 Ca^{2+} 通道关闭,使 Ca^{2+} 内流受阻,从而阻止肥大细胞脱颗粒。② 抑制气道感觉神经末梢功能与气道神经源性炎症,抑制二氧化硫、缓激肽、冷空气、运动等引起的支气管痉挛。③ 减轻呼吸道高反应性。

【临床应用】

用于支气管哮喘的预防,对已发作的哮喘无效。也可用于治疗过敏性鼻炎、溃疡性结肠炎及其他胃肠道过敏性疾病。

【不良反应】

几无副作用,偶有呛咳、气急、甚至诱发哮喘,与少量肾上腺素合用可预防。

酮 替 芬

酮替芬(ketotifen)除了有类似色甘酸二钠的作用外,还有强大的 H_1 受体阻断作用、抗5-HT 及抑制磷酸二酯酶作用,用于预防各型支气管哮喘的发作,对儿童哮喘的疗效优于成人。对糖皮质激素依赖的哮喘患者,可减少糖皮质激素的用量。也可用于过敏性鼻炎、慢性荨麻疹及食物过敏等治疗。

第二节　镇咳药

咳嗽是呼吸系统疾病的主要症状之一,是机体一种防御性反射,具有促进呼吸道痰液和异物的排出,保持呼吸道清洁与通畅的作用。在应用镇咳药前,要寻找咳嗽的原因,进行对因治疗,对于一般轻度咳嗽不需用镇咳药。对剧烈无痰干咳,不仅给病人带来痛苦,而且影响病人睡眠和休息,为了避免剧烈咳嗽引起并发症,应采用镇咳药治疗,同时配合病因治疗,如上呼吸道细菌性感染引起的咳嗽,首先要用抗菌药物控制感染。对有痰的咳嗽,应与祛痰药合用,以避免痰液淤积阻塞呼吸道。

常用的镇咳药根据其作用机制不同可分为两类:① 中枢性镇咳药,如可待因、右美沙芬等;② 外周性镇咳药,如苯佐那酯等。

一、中枢性镇咳药

可 待 因

可待因(codeine,甲基吗啡)为阿片类生物碱,对延髓咳嗽中枢有选择性抑制作用,作用与吗啡相似但较弱。镇咳作用强而迅速,并有镇痛作用。与吗啡相比,镇咳剂量不抑制呼吸,成瘾性、耐受性、引起便秘等作用均弱于吗啡。目前在筛选镇咳新药时,常以可待因作为标准镇咳药进行评价。临床上用于各种原因引起的剧烈干咳,对胸膜炎干咳伴胸痛者尤其适用。偶有恶心、呕吐、便秘等,大剂量明显抑制呼吸中枢,长期用药可产生耐药性及依赖性。对多黏痰者易造成气道阻塞及继发感染,不宜应用。

右 美 沙 芬

右美沙芬(dextromethorphan,右甲吗南)为合成的吗啡衍生物,中枢镇咳作用与可待因相似或略强,起效快,无镇痛作用,治疗量对呼吸中枢无抑制作用,亦无依赖性和耐受性,是目前临床上应用最广泛的镇咳药。主要用于干咳,适用于上呼吸道感染、急慢性支气管炎、支气管哮喘及肺结核所致咳嗽,常与抗组胺药合用。安全范围大,偶有头晕、轻度嗜睡、口干、恶心、呕吐等。

喷 托 维 林

喷托维林(pentoxyverine,咳必清)是人工合成的非成瘾性中枢镇咳药,镇咳作用弱于可待因,有抑制咳嗽中枢作用,还有阿托品样作用和局麻作用,能松弛支气管平滑肌。适用于上呼吸道感染引起的干咳、阵咳和小儿百日咳等。偶有轻度头晕、恶心、口干、便秘等。

二、外周性镇咳药

苯 丙 哌 林

苯丙哌林(benproperine,咳快好)兼有外周和中枢镇咳作用,比可待因强 2~4 倍,无成瘾性。能抑制肺及胸膜的牵张感受器,阻断肺迷走神经反射,且有平滑肌解痉作用;亦能直接抑制咳嗽中枢而镇咳。适用于各种原因引起的刺激性干咳。有轻度口干、头晕、胃部烧灼感和皮疹。

苯 佐 那 酯

苯佐那酯(benzonatate,退嗽)为局麻药丁卡因的衍生物,有较强的局麻作用,能选择性抑制肺牵张感受器及感觉神经末梢,阻止咳嗽冲动的传导而止咳。用于干咳和阵咳。有轻度头晕、嗜睡、鼻塞等。

第三节　祛痰药

祛痰药是能使痰液变稀或黏滞性降低而易于咳出的药物。祛痰药促进呼吸道内积痰排出,减少对呼吸道黏膜的刺激,间接起到镇咳和平喘的作用。按作用机制不同,祛痰药可分为两类:① 黏痰分泌促进药,如氯化铵、碘化钾、桔梗、远志等。② 黏痰溶解药,如乙酰半胱氨酸、溴己新等。

一、黏痰分泌促进药

氯 化 铵

氯化铵（ammonium chloride）可刺激胃黏膜，引起恶心，反射性增加呼吸道腺体分泌，使痰液变稀易于咳出。常与其他药物配成复方制剂。用于急慢性呼吸道炎症而致的痰多不易咳出的患者。氯化铵吸收后可使体液及尿液呈酸性，可用于酸化尿液及酸化某些碱血症。空腹或大剂量使用可引起恶心呕吐，宜餐后服。

二、黏痰溶解药

乙酰半胱氨酸

乙酰半胱氨酸（acetylcysteine，痰易净）能使连接蛋白肽链的二硫键断裂，变成小分子肽链，从而降低痰的黏滞性，使痰易于咳出。临床采用雾化吸入，用于大量黏痰阻塞气道而咳出困难者。紧急时可气管内滴入或注入，并及时吸引排痰，防止稀释的痰液阻塞气道。本品不宜与青霉素类、头孢菌素类和四环素类抗生素混合使用，以免降低抗菌活性。

（林晓霞）

第二十五章

肾上腺皮质激素类药物

肾上腺皮质分泌和生成类固醇激素,分别是**盐皮质激素**(mineralocorticoids)、**糖皮质激素**(glucocorticoids)和**性激素**(sex hormones)。垂体释放的促肾上腺皮质激素(corticotrophin,ACTH)调节肾上腺皮质激素的分泌,而 ACTH 的分泌受昼夜节律的影响。临床常用的皮质激素主要是糖皮质激素。

肾上腺皮质激素属甾体类化合物,其基本结构为甾核。

第一节　糖皮质激素

常用的糖皮质激素类药物有**氢化可的松**(hydrocortisone)、**可的松**(cortisone)、**泼尼松**(prednisone)、**地塞米松**(dexamethasone)等。生理情况下所分泌的皮质激素具有典型的时间节律性,午夜时分泌量最低(50μg/L),清晨分泌量最高(>200μg/L),主要影响正常物质代谢过程。应激状态下,糖皮质激素分泌量激增,可达平时的 10 倍左右,通过允许作用等,使机体能适应内外环境变化所产生的强烈刺激。药理剂量时,糖皮质激素除影响物质代谢外,还有抗炎、免疫抑制、抗毒素和抗休克等广泛的药理活性。

【体内过程】

糖皮质激素脂溶性大,口服、注射均可吸收。口服氢化可的松的 t_{max} 为 1~2h,一次给药作用持续 8~12h。氢化可的松进入血液后约 90% 与血浆蛋白结合,其中约 80% 与皮质激素转运蛋白(CBG)结合,10% 与白蛋白结合,CBG 在肝中合成,雌激素对合成具有促进作用。肝、肾病时 CBG 减少,游离型激素增多。

糖皮质激素在肝脏中代谢转化,与葡萄糖醛酸或硫酸结合,由尿中排出。可的松与泼尼松等生成氢化可的松和**泼尼松龙**(prednisolone)才有活性,因此严重肝病患者只宜用氢化可的松或泼尼松龙。

【生理作用】

1. 糖代谢　糖皮质激素能增加肝糖原、肌糖原含量和升高血糖。其原因是促进糖原异生,减慢葡萄糖分解为 CO_2 的氧化过程,减少外周组织对葡萄糖的摄取和利用。

2. 蛋白质代谢　糖皮质激素能加速胸腺、淋巴腺、肌肉、骨等组织蛋白质分解代谢,造成负氮平衡;大剂量糖皮质激素还能抑制蛋白质合成。表现为胸腺萎缩,成骨细胞活力减退,骨质形成障碍等。

3. 脂肪代谢　促进脂肪分解和导致脂肪重新分布。大剂量长期使用可使血中游离脂肪酸、胆固醇升高,激活四肢皮下的脂酶,分解皮下脂肪并重新分布,形成向心性肥胖。

4. 水和电解质代谢　有较弱的盐皮质激素样作用,可保钠排钾。长期用药可引起高血压与水肿。还可促进尿钙排泄,造成骨质脱钙。

5. 对循环系统的影响　对维持正常血压起重要作用,与增加血管对儿茶酚胺的敏感性,抑制有舒血管作用的前列腺素合成等作用有关。

【允许作用】

糖皮质激素对有些组织细胞虽无直接效应,但可给其他激素发挥作用创造有利条件,称为**允许作用**(permissive action)。例如,糖皮质激素可增强儿茶酚胺的血管收缩作用和胰高血糖素的血糖升高作用。

【药理作用】

1. 抗炎作用　糖皮质激素具有强大的抗炎作用,能抑制物理性、化学性、免疫性、感染性及无菌性炎症。缓解炎症初期红、肿、热、痛等症状,在炎症后期,糖皮质激素可抑制肉芽组织增生,防止粘连及瘢痕形成,减轻后遗症。但须注意,炎症反应是机体的一种防御性反应,炎症后期的反应更是组织修复的重要过程。因此,糖皮质激素若使用不当可致感染扩散、伤口愈合延迟。

糖皮质激素抗炎作用的基本机制是与胞浆中的糖皮质激素受体(GR)结合,迅速进入胞核,进而影响参与炎症的一些基因转录,相应地引起转录增加或减少,产生抗炎作用。

(1)抑制炎性细胞因子及黏附分子:糖皮质激素不仅能抑制多种炎性细胞因子如白介素、TNF-α、干扰素等的合成与释放,且可直接抑制黏附分子如 E-选择素及 ICAM-1 的表达。此外,还影响细胞因子及黏附分子生物效应的发挥。

(2)抑制磷脂酶 A_2 的活性:影响花生四烯酸代谢,使炎症介质 PGE_2、PGI_2 和白三烯类(LTA_4,LTB_4,LTC_4 和 LTD_4)等减少,使这些介质的致炎、血管扩张、渗出和白细胞趋化作用受抑制。

(3)抑制一氧化氮(NO)的生成:抑制诱导型 NO 合酶的表达,减少炎症部位相关介质的产生,发挥抗炎作用。

(4)降低炎症的血管反应:增加血管张力,降低血管通透性,拮抗组胺等炎性介质对血管的舒张作用,减轻局部充血。

(5)抑制肉芽组织形成:抑制成纤维细胞 DNA 合成和毛细血管增生,阻碍胶原沉积,抑制肉芽组织形成。

(6)对炎细胞凋亡的影响:研究表明糖皮质激素诱导的细胞凋亡可被 GR 拮抗药 Ru38486 所阻断,可能是糖皮质激素与其受体结合后,介导基因转录变化,激活特异性核酸内切酶而导致细胞凋亡。

2. 免疫抑制作用　糖皮质激素对免疫系统有多方面的抑制作用,治疗量能抑制细胞免疫,大剂量可抑制体液免疫。糖皮质激素可抑制淋巴细胞增殖与分泌,减少抗体的生成,减少抗原抗体反应引起的攻击性物质的释放。

3. 抗内毒素作用　虽然对细菌外毒素无作用,但有强大的抗细菌内毒素作用。稳定溶酶体膜,减少内源性致热原的释放,抑制体温中枢对致热原的反应,有良好的退热作用并缓解毒血症状。但是在发热诊断未明前,不可滥用,以免掩盖症状使诊断发生困难。

4. 抗休克作用　常用于严重休克,特别是感染中毒性休克的治疗。这是抗炎、免疫抑制及抗内毒素作用综合的结果,其机制还可能是:① 抑制肾上腺素、加压素、5-HT 等递质的缩血管作用,改善微循环;② 稳定溶酶体膜,减少心肌抑制因子的释放;③ 加强心脏收缩力,使心输出量增加。

5. 血液与造血系统 糖皮质激素能刺激骨髓造血功能,增加红细胞和血红蛋白的生成,使血小板和纤维蛋白原增加。使中性白细胞数增多,但却降低其游走、吞噬的功能。糖皮质激素还可使血液中淋巴细胞、嗜酸性和嗜碱性粒细胞减少。

6. 中枢神经系统 减少脑内抑制性神经递质 GABA 的含量,造成中枢的兴奋,可引起欣快、激动、失眠等,偶可诱发精神失常,也能降低大脑的电兴奋阈,促使癫痫发作。

7. 骨骼 长期大量应用本类药物时可出现骨质疏松,特别是脊椎骨,故可有腰背痛,甚至发生压缩性骨折。其机制可能是糖皮质激素抑制成骨细胞的活力,使骨质形成发生障碍。

8. 消化系统 糖皮质激素促进胃酸、胃蛋白酶的分泌,长期大量使用可诱发或加重溃疡。

【临床应用】

1. 替代疗法 用于急、慢性肾上腺皮质功能减退症。

2. 严重感染

(1)严重急性感染:主要用于中毒性感染或同时伴有休克者,如中毒性菌痢、暴发型流行性脑膜炎、中毒性肺炎、败血症等,在应用有效抗菌药物治疗感染的同时,可用糖皮质激素减轻中毒反应,使患者度过危险期。病毒性感染一般不用激素,以免因用后机体防御能力减低而使感染扩散而加剧,如带状疱疹、水痘使用激素反而加重病情。但可用于严重传染性肝炎和乙型脑炎等,有缓解症状的作用。

(2)治疗炎症及防止某些炎症的后遗症:如结核性脑膜炎、胸膜炎、心包炎、损伤性关节炎、睾丸炎、烧伤后瘢痕挛缩以及眼科疾病如虹膜炎、角膜炎、视神经炎等,早期应用糖皮质激素可减轻炎症和瘢痕造成的严重损害,防止后遗症的发生。有角膜溃疡者禁用。

3. 自身免疫性疾病、器官移植排斥反应和过敏性疾病

(1)自身免疫性疾病:利用激素的免疫抑制作用,可用于严重风湿热、风湿性心肌炎、风湿性及类风湿性关节炎、系统性红斑狼疮、重症肌无力和肾病综合征等,应用糖皮质激素后可缓解症状,但不宜单用。对多发性皮肌炎,糖皮质激素为首选药。

(2)过敏性疾病:如荨麻疹、血管神经性水肿、严重的输血输液反应、支气管哮喘和过敏性休克等。应以肾上腺素受体激动药和抗组胺药物治疗为主,无效时可应用本类激素作辅助治疗,目的是抑制抗原抗体反应所引起的组织损害和炎症过程。

(3)器官移植排斥反应:预防异体器官移植手术后所产生的免疫性排斥反应,保证移植器官安全存活。对已发生的排斥反应,治疗时可采用大剂量氢化可的松静脉滴注。若与环孢霉素 A 等免疫抑制剂合用,疗效更好,并可减少两药的剂量。

4. 抗休克治疗 此类药物对各种休克都会产生有利的作用,主要用于感染中毒性休克。在有效的抗菌药物治疗下,可及早、短时间突击使用大剂量糖皮质激素,待微循环改善、脱离休克状态时停用。对过敏性休克,糖皮质激素为次选药,可与首选药肾上腺素合用。

5. 血液病 多用于治疗儿童急性淋巴细胞性白血病,目前采取与抗肿瘤药物联合的多药并用方案;但对急性非淋巴细胞性白血病的疗效较差。此外,还可用于再生障碍性贫血、粒细胞减少症、血小板减少症和过敏性紫癜等的治疗。

6. 局部应用 对湿疹、接触性皮炎、牛皮癣等局部应用有效,多采用氢化可的松、氟轻松等软膏、霜剂或洗剂局部用药。当肌肉韧带或关节劳损时,可将醋酸氢化可的松混悬液加入 1‰普鲁卡因注射液肌内注射或直接关节腔内注射。剥脱性皮炎等严重病例需配合全身用药。

【不良反应】

1. 长期大剂量应用引起的不良反应

(1) 类肾上腺皮质功能亢进综合征：表现为肌肉萎缩、皮肤变薄、向心性肥胖、多毛、高血压、低血钾、糖尿等，停药后症状可自行消失。必要时可加用抗高血压药、抗糖尿病药治疗，并采用低盐、低糖、高蛋白饮食及加用氯化钾等措施。

(2) 诱发或加重感染：这主要是因为糖皮质激素不能对造成感染的病原体产生杀灭作用，长期应用可诱发感染或使体内潜在病灶扩散。故治疗肺结核、淋巴结核、脑膜结核、腹膜结核时，应合用抗结核药。

(3) 激素性溃疡病：因可刺激胃酸、胃蛋白酶的分泌并抑制胃黏液分泌，造成甾体激素性溃疡，出血、穿孔率很高。

(4) 心血管系统并发症：长期应用，由于钠、水潴留和血脂升高可引起高血压、动脉粥样硬化、血管栓塞等。

(5) 骨质疏松、肌肉萎缩、伤口愈合迟缓等：与糖皮质激素促蛋白质分解、抑制其合成及增加钙、磷排泄有关。由于抑制生长激素的分泌，还可影响生长发育。

(6) 其他：诱发癫痫、精神失常、青光眼等。

2. 停药反应

(1) 医源性肾上腺皮质功能不全：长期应用，由于负反馈调节作用，可抑制垂体-肾上腺皮质轴致肾上腺皮质萎缩。减量过快或突然停药，特别是当遇到感染、创伤、手术等严重应激情况时，可引起肾上腺皮质功能不全或危象，表现为恶心、呕吐、低血压和休克等，需及时抢救。为减轻这种负反馈抑制作用，可采取隔日疗法。停药须逐步减量，不可骤然停药，停用糖皮质激素后连续应用 ACTH 7d 左右；在停药 1 年内如遇应激情况（如感染或手术等），应及时给予足量的糖皮质激素。

(2) 反跳现象：症状控制后，突然停药或减量过快而致原病复发或恶化即反跳现象。常需加大剂量再行治疗，待症状缓解后再缓慢减量、停药。

【禁忌证】

严重的精神病和癫痫，活动性消化性溃疡病，新近胃肠吻合术，骨折，创伤修复期，角膜溃疡，肾上腺皮质功能亢进症，严重高血压，糖尿病，孕妇，抗菌药物不能控制的病毒、真菌感染等。

【用法与疗程】

1. 大剂量冲击疗法　适用于急性、重度、危及生命的疾病的抢救，常用氢化可的松静脉给药，首剂 200～300mg，一日量可超过 1g，以后逐渐减量，疗程 3～5d。大剂量应用时宜并用氢氧化铝凝胶等以防止急性消化道出血。

2. 一般剂量长期疗法　多用于结缔组织病、肾病综合征、恶性淋巴瘤等。常用泼尼松口服，开始用 10～20mg，一日 3 次，获得临床疗效后，逐渐减量，每 3～5d 减量 1 次，每次按 20% 左右递减，直到最小有效维持量。

3. 隔日疗法　糖皮质激素的分泌具有昼夜节律性，每日上午 8～10 时为分泌高峰，随后逐渐下降，午夜 12 时为低潮，这是由 ACTH 昼夜节律所引起。临床用药可随这种节律进行，即长期疗法中对某些慢性病采用每隔一日，早晨 7～8 时给药 1 次，此时，正值激素正常分泌高峰，对肾上腺皮质功能的抑制较小。此法应当用中效的泼尼松、泼尼松龙，而不用长效的糖皮质激素。

4. 小剂量替代疗法 适用于治疗急、慢性肾上腺皮质功能不全症（包括肾上腺危象、艾迪生病）、脑垂体前叶（腺垂体）功能减退及肾上腺次全切除术后。一般维持量，可的松每日12.5～25mg 或氢化可的松每日 10～20mg。

第二节 盐皮质激素

盐皮质激素主要有**醛固酮**（aldosterone）和**去氧皮质酮**（desoxycorticosterone）两种，它们对维持机体正常的水、电解质代谢起着重要作用。醛固酮主要作用于肾脏的远曲小管，促进 Na^+、Cl^- 的重吸收和 K^+、H^+ 的排出。去氧皮质酮潴钠作用只有醛固酮的 $1\%～3\%$，但远较氢化可的松大。临床常与氢化可的松等合用作为替代疗法，治疗艾迪生病，补充盐皮质激素分泌的不足。替代疗法的同时，每日需补充食盐 6～10g。长期过量使用易引起水钠潴留、高血压、心脏扩大和低血钾等。

第三节 促皮质素

促皮质素（ACTH）由垂体前叶嗜碱细胞合成分泌，是一种由 39 个氨基酸组成的多肽，它的合成和分泌受到下丘脑促皮质素释放激素（CRH）的调节，对维持机体肾上腺正常形态和功能具有重要作用。它刺激肾上腺皮质分泌糖皮质激素、盐皮质激素和雄激素。其功效的产生需依赖肾上腺皮质功能完好，靠间接发挥作用，故不易预测，显效较慢，不宜用于急救。

ACTH 口服后在胃内被胃蛋白酶破坏而失效，只能注射应用。血浆 $t_{1/2}$ 约为 15min。一般在 ACTH 给药后 2h 肾上腺皮质才开始分泌氢化可的松。临床上可将此效应用于诊断脑垂体前叶-肾上腺皮质功能水平及长期使用糖皮质激素停药前后的皮质功能水平。此外，可促进肾上腺皮质功能的恢复，防止因停药而发生皮质功能不全。

（胡　全）

第二十六章

甲状腺激素及抗甲状腺药

甲状腺激素主要有**甲状腺素**（thyroxine，T_4）和**三碘甲状腺原氨酸**（triiodothyronine，T_3），是维持机体正常代谢和生长发育所必需的激素，其分泌过少或过多均可引起疾病。需分别应用甲状腺激素制剂和抗甲状腺药物治疗。

第一节　甲状腺激素

【生物合成、贮存、分泌与调节】

T_4、T_3 在体内的合成与贮存是在甲状腺球蛋白（TG）上进行的，过程为：① 甲状腺细胞通过碘泵主动摄取血中的碘化物。② 碘化物在过氧化物酶作用下被氧化成活性碘，活性碘与 TG 结合，生成一碘酪氨酸（T_1）和二碘酪氨酸（T_2）。③ 在过氧化物酶作用下，两分子 T_2 耦联成 T_4，一分子 T_1 和一分子 T_2 耦联成 T_3。T_4 和 T_3 仍在 TG 分子上，贮存在腺泡内胶质中。④ 在蛋白水解酶作用下，TG 分解并释放出 T_4、T_3 进入血液。

垂体分泌的 TSH，促进甲状腺激素合成和分泌，而 TSH 的分泌又受下丘脑分泌的 TRH 的调节。血中的 T_4 和 T_3 对 TSH 和 TRH 可产生负反馈调节作用。另外，雌激素可使 TG 升高，T_4、T_3 浓度升高，口服避孕药也能使 T_4 增加。

【体内过程】

口服易吸收，严重黏液性水肿时口服吸收不良，须肠外给药。两者血浆蛋白结合率均在 99％ 以上。血浆中 T_4 游离型占 0.03％，T_3 占 0.2％～0.5％。T_3 作用快而强，维持时间短，$t_{1/2}$ 为 2d；T_4 则作用慢而弱，维持时间较长，$t_{1/2}$ 为 5d。甲状腺激素主要在肝、肾线粒体内脱碘，并与葡萄糖醛酸或硫酸结合而经肾排泄。可通过胎盘和进入乳汁，妊娠期和哺乳期慎用。

【药理作用】

甲状腺激素的作用是通过分布在细胞膜、线粒体、核内的受体介导的，主要与核内 T_3 受体结合后启动基因转录，影响蛋白质表达。

1. 维持正常生长发育　能促进蛋白质合成及骨骼、中枢神经系统的生长发育。若激素分泌不足则造成智力低下，身材矮小的呆小病。新生儿呼吸窘迫综合征也与 T_3、T_4 不足有关。成人甲状腺功能不全可致黏液性水肿。

2. 促进代谢和产热　能促进物质氧化，增加耗氧，提高基础代谢率，使产热增多。

3. 神经系统　可提高机体对儿茶酚胺的敏感性，甲亢病人易出现神经过敏、急躁、震颤、心率加快、心排出量增加及血压增高等现象。

【临床应用】

主要用于甲状腺功能低下的替代疗法。

1. 呆小病　尽早治疗,则发育仍可正常,应终身治疗。

2. 黏液性水肿　给予甲状腺素片从小剂量开始,逐渐增至足量。剂量不宜过大,以防过量诱发或加重心脏病变;伴昏迷者必须立即注射大量 T_3 或 T_4,清醒后改为口服;垂体功能低下者宜先用皮质激素。

3. 单纯性甲状腺肿　缺碘者应补碘,无明显原因者可给予适量甲状腺激素,以补充内源性激素的不足,并可抑制 TSH 过多分泌,缓解腺体代偿性增生肥大。

【不良反应】

过量时可引起心悸、手震颤、多汗、失眠等甲亢症状,在老人和心脏病患者可发生心绞痛、心力衰竭、肌肉震颤或痉挛。宜用 β 受体阻断药对抗并停药。香豆素类、苯妥英钠和阿司匹林等能与 T_3、T_4 竞争血浆蛋白结合部位,引起不良反应,应避免合用。

第二节　抗甲状腺药

抗甲状腺药主要通过干扰甲状腺激素的合成与释放而起作用,常用的药物有硫脲类、碘和碘化物、放射性碘和 β 受体阻断药等四类。另外,钙通道阻滞药也可辅助用以控制甲状腺毒症。

一、硫脲类

硫脲类是最常用的抗甲状腺药,可分为两类:① 硫氧嘧啶类,如**甲硫氧嘧啶**(methyl-thiouracil)和**丙硫氧嘧啶**(propylthiouracil);② 咪唑类,包括**甲巯咪唑**(thiamazole,他巴唑)和**卡比马唑**(carbimazole,甲亢平)。

【体内过程】

硫氧嘧啶口服生物利用度约 80%。血浆蛋白结合率约 75%,分布广,以甲状腺浓集较多。主要在肝脏代谢,$t_{1/2}$ 为 2h。甲巯咪唑作用较慢而持久,卡比马唑需在体内转化成甲巯咪唑而发挥作用,作用更慢,不宜用于甲状腺危象。

【药理作用】

1. 抑制甲状腺激素的合成　被过氧化物酶氧化间接抑制甲状腺激素的生物合成。它对已合成的甲状腺激素无效,须待体内已合成的激素被消耗后才能生效。症状减轻在用药 2~3 周后,基础代谢率恢复正常需 1~2 个月。

2. 减少 T_4 转化为 T_3　丙硫氧嘧啶迅速控制血清中生物活性较强的 T_3 水平,故在重症甲亢、甲亢危象时该药可列为首选。

3. 免疫抑制作用　能轻度抑制免疫球蛋白的生成,并可使抑制性 T 淋巴细胞功能恢复正常。

【临床应用】

1. 甲亢的内科治疗　适用于轻症和不宜手术或放射性碘治疗者。开始剂量为 300~450mg/d,当基础代谢率接近正常时,药量即可递减至维持量 50~100mg/d,疗程 1~2 年。遇有感染或其他应激时酌加剂量。内科治疗可使 40%~70% 病人痊愈。

2. 甲状腺手术前准备　术前用硫脲类药物,使甲状腺功能恢复或接近正常,可减少麻醉和术后并发症及甲状腺危象。由于用硫脲类后甲状腺组织脆而充血,不利于手术进行,术前两周应加服大剂量碘。

3. 甲状腺危象的治疗　主要给大剂量碘剂以抑制甲状腺激素释放，用 2 倍治疗量的丙硫氧嘧啶阻止新的甲状腺激素合成，并抑制 T_4 转变为 T_3。

【不良反应】

常见的不良反应有瘙痒、药疹等过敏反应和消化道反应。最严重不良反应是粒细胞缺乏症，发生率为 $0.3\%\sim0.6\%$，应定期检查血象，发生咽痛、发热等反应时应立即停药，可恢复正常。罕见黄疸性肝炎、间质性肺炎、肾炎。长期用药致甲状腺功能减退、甲状腺肿。

磺胺类、对氨苯甲酸、保泰松、巴比妥类、酚妥拉明、磺酰脲类、维生素 B_{12} 等药物都能不同程度地抑制甲状腺功能，合用时须注意。

二、碘及碘化物

常用复方碘溶液又称卢戈液（含碘 5%，碘化钾 10%）、碘化钾和碘化钠。

【药理作用】

不同剂量的碘化物对甲状腺功能可产生不同程度的作用。

小剂量的碘是合成甲状腺激素的原料，可防治单纯性甲状腺肿。

大剂量碘有抗甲状腺作用：① 主要是抑制甲状腺激素的释放，可能是抑制 TG 对蛋白水解酶的敏感性，T_3、T_4 不能和 TG 解离所致；② 抑制甲状腺激素的合成。作用快而强，用药 $1\sim2d$ 起效，$10\sim15d$ 达最大效应。若继续用药，碘摄取反而受抑，失去抑制激素合成的作用，故碘化物不能单独用于甲亢的长期内科治疗。

【临床应用】

1. 单纯性甲状腺肿

2. 大剂量碘的应用　① 甲亢的术前准备，先用硫脲类控制症状，再在术前 2 周给予复方碘溶液，大剂量碘能使腺体缩小变硬，以利手术进行及减少出血；② 甲状腺危象的治疗，可将碘化物加到 10% 葡萄糖溶液中静脉滴注，也可服用复方碘溶液，需同时配合服用硫脲类药物。

【不良反应】

1. 急性反应　于用药后立即或几小时后发生血管神经性水肿，甚至喉头水肿，可致窒息。

2. 慢性碘中毒　表现为口腔及咽喉部烧灼感、流涎、金属味、眼刺激症状等。

3. 诱发甲状腺功能紊乱　长期服用碘化物可诱发甲亢。碘能进入乳汁和通过胎盘引起新生儿甲状腺功能异常或甲状腺肿，孕妇和哺乳妇女应慎用。

4. 高钾血症　表现为神志模糊、心律失常、手足刺痛等。

三、放射性碘

^{131}I 的 $t_{1/2}$ 为 8d，用药后两个月可消除放射性 99% 以上，作用时间较适中。

【药理作用】

^{131}I 经甲状腺摄取浓集，在腺泡中放出 β 射线和 γ 射线。其中 99% 为 β 射线，可破坏甲状腺实质。β 射线在组织内射程仅约 2mm，辐射损伤主要限于甲状腺内增生的细胞，很少波

及周围其他组织,因此其作用类似于手术切除部分甲状腺。此外,^{131}I 产生 1‰γ 射线,其射程远,可在体外测量,故可用于测定甲状腺摄碘功能。

【临床应用】

1. 甲亢治疗 ^{131}I 适用于不宜手术或手术后复发及硫脲类无效或过敏者。具有简便、安全、疗效明显等优点。但作用缓慢,一般用药 1 个月见效,3～4 个月后甲状腺功能恢复正常。另外可用于甲状腺癌,控制其发展。

2. 甲状腺摄碘功能检测 小剂量^{131}I 可用于检测甲状腺功能状态。甲亢时 3h 摄碘率大于 30％～50％,24h 大于 45％～50％,摄碘高峰时间前移;而甲状腺功能减退时,摄碘率低,摄碘率在 15％以下。

【不良反应】

本品剂量一般按估计的甲状腺重量和最高摄碘率计算,不易准确掌握,若剂量过大易致甲状腺功能低下。20 岁以下病人、妊娠或哺乳期妇女、白细胞减少者、甲状腺危象、重症浸润性突眼症、严重肝肾功能不全者禁用。

四、β受体阻断药及其他药物

β受体阻断药如普萘洛尔、烯丙洛尔、阿替洛尔和美托洛尔等,也可作为控制甲亢症状、甲亢术前准备及甲状腺危象时有价值的辅助治疗药物,适用于不宜用硫脲类药、不宜手术及^{131}I 治疗的甲亢患者。

β受体阻断药的治疗作用与其阻断β受体,抑制交感神经系统的活性有关:① 阻断心脏$β_1$受体,降低心率,减慢房室传导速度;② 阻断中枢β受体,减轻焦虑症状;③ 阻断外周去甲肾上腺素能神经末梢突触前的$β_2$受体,使去甲肾上腺素释放减少,对抗儿茶酚胺的作用。此外,也能减少甲状腺激素的分泌而改善甲亢的症状。减少 T_4 转化成 T_3,因 T_3 是主要的外周激素,这一作用有助于控制甲亢。通常选用无内在拟交感活性的药物。

β受体阻断药迅速而有效地减轻甲亢患者焦虑、震颤、窦性心动过速等症状;甲状腺术前 2 周应用大量β受体阻断药,可避免甲状腺充血,缩短手术时间,利于手术进行;对因故需紧急手术(甲状腺或其他手术)者,也可用β受体阻断药保护病人;静注能帮助甲状腺危象病人渡过危险期。本品单用时效果有限,常与硫脲类药物合用,提高疗效。

胍乙啶:作为滴眼剂用于解除抗甲状腺药物不能缓解的甲亢突眼症状。通过松弛交感神经支配的眼睑平滑肌,使眼睑恢复正常位置。

(胡 全)

第二十七章

胰岛素及口服降血糖药

糖尿病是由于胰岛素分泌绝对或相对不足引起的代谢紊乱性疾病,可分为 1 型,即**胰岛素依赖性糖尿病**(insulin-dependent diabetes mellitus,IDDM)及 2 型,即**非胰岛素依赖性糖尿病**(non-insulin-dependent diabetes mellitus,NIDDM)两型。在数量急剧增加的糖尿病患者中,NIDDM 至少占患者总数的 90% 以上。

IDDM 是胰岛素分泌的绝对不足,其常规治疗是定期注射普通胰岛素。NIDDM 则是胰岛素分泌的相对不足,20%～30% 患者需用胰岛素,大多数用口服降糖药,包括磺酰脲类、双胍类、α-葡萄糖苷酶抑制药,近年胰岛素增敏药及餐时血糖调节药等新型药物的上市,为 NIDDM 的治疗提供了崭新的用药选择。

第一节　胰岛素

胰岛素(insulin)是一种由胰岛 B 细胞分泌的酸性蛋白质,药用胰岛素多从猪、牛胰腺提取。异种蛋白质作为抗原,可引起过敏反应。目前可通过 DNA 重组技术或半合成法人工合成胰岛素。胰岛素制剂可分为速效、中效、长效及单组分胰岛素。中、长效制剂加入了碱性蛋白质和锌,溶解度降低,稳定性增加。

【体内过程】

口服易被消化酶所破坏,需注射给药。皮下注射吸收快。$t_{1/2}$ 约 10min,但作用可维持数小时。胰岛素主要在肝、肾灭活,10% 以原形自尿液排出。因此,严重肝肾功能不良能影响其灭活。

【药理作用】

胰岛素属多肽类激素,分子较大,一般认为它不易进入靶细胞而只作用于膜受体,通过第二信使而产生生物效应。

1. **糖代谢**　加速葡萄糖的氧化和酵解,促进糖原的合成和贮存,并抑制糖原分解和异生而降低血糖。

2. **脂肪代谢**　促进脂肪合成,减少游离脂肪酸和酮体的生成,增加脂肪酸和葡萄糖的转运,使其利用增加。

3. **蛋白质代谢**　增加氨基酸的转运和蛋白质的合成,抑制蛋白质的分解,与生长激素有协同作用。

4. **钾离子转运**　促进钾离子内流,使细胞内钾离子浓度增加。

【临床应用】

1. **糖尿病**　治疗胰岛素缺乏的各型糖尿病。主要用于:① IDDM;② NIDDM 经饮食控制或口服降血糖药不能控制者;③ 发生各种急性或严重并发症的糖尿病,如酮症酸中毒及高渗性糖尿病昏迷。高渗性糖尿病昏迷应注意不宜贸然使用大剂量胰岛素，以免血糖下降太快，细胞外液中水分向高渗的细胞内转移，导致或加重脑水肿；④ 糖尿病合并高热、感染、妊娠、创伤以及手术等情况时。

2. 细胞内缺钾者　胰岛素与葡萄糖同用可促使钾内流，用于心肌梗死早期，可防治心律失常，降低死亡率。

【不良反应】

1. 低血糖　是最常见的不良反应，表现为交感神经兴奋引起的饥饿感、出汗、心率加快、焦虑、震颤等症状，严重者可引起昏迷、休克及脑损伤，甚至死亡。β-受体阻断药可掩盖心率加快的早期症状，应避免合用。对低血糖症应教会病人熟知反应，轻者饮用糖水或摄食，严重者立即静脉注射 50% 葡萄糖。必须在糖尿病患者中鉴别低血糖昏迷和酮症酸中毒性昏迷及非酮症性糖尿病昏迷。此外，应注意某些老年患者，往往缺乏典型的低血糖症状，发生低血糖后迅速表现为昏迷，称之为"无警觉性低血糖昏迷"。

2. 过敏反应　较多见，一般反应轻微，偶可引起过敏性休克。

3. 胰岛素抵抗（耐受性）　服用超过常用量的胰岛素后，病人未出现明显的低血糖反应，称之为"胰岛素耐受"。急性耐受性多因并发感染、创伤、手术等应激状态所致，此时血中抗胰岛素的物质增多。需正确处理诱因，短时增加胰岛素剂量达数千单位。慢性耐受性产生原因复杂，可能是产生了抗胰岛素受体抗体或胰岛素受体数目减少，可换用其他动物胰岛素或高纯度胰岛素，并调整剂量。

4. 脂肪萎缩　见于注射部位，女性多于男性，应变换注射部位。

第二节　口服降血糖药

目前常用口服降血糖药包括：磺酰脲类、双胍类、α-葡萄糖苷酶抑制药、胰岛素增敏药及餐时血糖调节药。

一、磺酰脲类

甲苯磺丁脲（tolbutamide，D_{860}）、**氯磺丙脲**（chlorpropamide）属第一代磺酰脲类降糖药；新型的磺酰脲类药物有第二代的**格列本脲**（glibenclamide）、**格列吡嗪**（glipizide）及**格列美脲**（glimepiride）等，作用可增加数十至上百倍；第三代代表药有**格列齐特**（gliclazide，达美康）。

【体内过程】

口服吸收迅速而完全，血浆蛋白结合率高，多数药物在肝内氧化，经肾脏排出。甲苯磺丁脲作用较弱，维持时间亦较短。氯磺丙脲 $t_{1/2}$ 长约 36h，且排泄缓慢，每天只须给药一次。格列本脲作用可维持 24h，每天用药 1～2 次。格列齐特 $t_{1/2}$ 约为 10h，95% 在肝内代谢，5% 以原形自尿排泄。磺酰脲类通过胎盘可致新生儿严重的低血糖。

【药理作用】

1. 降血糖作用　其机制主要是刺激胰岛 B 细胞释放胰岛素。可降低正常人及胰岛功能尚存的病人血糖，但对胰岛功能丧失者则无效。此外，还可通过降低胰岛素代谢，增强靶细胞对胰岛素的敏感性，增加靶细胞膜上胰岛素受体的数目和亲和力等，进而增强胰岛素的作用。

2. 对水排泄的影响　格列本脲、氯磺丙脲有抗利尿作用,这是促进 ADH 分泌和增强其作用的结果。

3. 影响凝血功能　格列齐特可使血小板黏附力减弱,刺激纤溶酶原的合成,恢复纤溶活性,此作用可防治糖尿病患者微血管并发症,防止血管栓塞。

【临床应用】

1. 用于胰岛功能尚存的 2 型糖尿病且单用饮食控制无效者。

2. 尿崩症,只用氯磺丙脲,可明显减少尿量。

【不良反应】

常见不良反应为胃肠道症状,也可致肝损害和胆汁淤积性黄疸,尤以氯磺丙脲多见。少数病人有白细胞、血小板减少,因此需定期检查肝功能和血象。氯磺丙脲、格列本脲可引起持久性的低血糖症,常因药物过量所致,处理不当可引起死亡或不可逆性脑损伤。老年人及肝、肾功能不良者发生率高,而新型磺酰脲类降糖药较少引起低血糖。大剂量氯磺丙脲还可引起精神错乱、嗜睡等中枢神经系统症状。

【药物相互作用】

由于磺酰脲类血浆蛋白结合率高,与保泰松、水杨酸钠、吲哚美辛、青霉素、双香豆素、咪康唑等发生竞争,可引起低血糖反应;另一方面,氯丙嗪、糖皮质激素、噻嗪类利尿药、口服避孕药则可降低磺酰脲类的降血糖作用。

二、双胍类

国内常用的有**甲福明**(metformin,二甲双胍)、**苯乙福明**(phenformin,苯乙双胍)。因可致乳酸性酸中毒,美国和欧洲国家已将苯乙福明从市场上撤出。

【体内过程】

甲福明口服易吸收,$t_{1/2}$ 约 2h,不与血浆蛋白结合,几乎全部以原形从尿中排出。

【作用和用途】

明显降低患者血糖水平,但对正常人血糖无影响。其作用机制可能是增加骨骼肌和周围组织中糖的无氧酵解,降低葡萄糖在肠的吸收及糖原异生,抑制胰高血糖素释放等。主要用于轻、中度 2 型糖尿病患者,尤适用于肥胖及单用饮食控制无效者。

【不良反应】

常见食欲下降、恶心、腹部不适、腹泻等,长期应用可引起维生素 B_{12} 缺乏。危及生命的不良反应是乳酸血症、酮血症,宜严格控制其应用。发生率较磺酰脲类为高。

三、α-葡萄糖苷酶抑制药

阿卡波糖(acarbose)、**伏格列波糖**(voglibose)是一类新型口服降血糖药,已用于临床,其降血糖的机制是:在小肠上皮刷状缘与糖类竞争 α-葡萄糖苷酶,从而减慢糖类水解及产生葡萄糖的速度并延缓葡萄糖的吸收。降低病人的餐后血糖。本品对乳糖酶无作用,乳糖的消化吸收不受影响。主要用于轻、中度 2 型糖尿病患者。通常与磺酰脲类或胰岛素合用。主要副作用为胃肠道反应。服药期间应增加饮食中糖类的比例,并限制单糖的摄入量,以提高药物的疗效。

四、胰岛素增敏药

罗格列酮(rosiglitazone)、**吡格列酮**(pioglitazone)、**曲格列酮**(troglitazone)等属于此类药物,能改善 B 细胞功能,显著改善胰岛素抵抗及相关代谢紊乱,对 2 型糖尿病及其心血管并发症均有明显疗效。曲格列酮因严重的肝毒性已撤出临床。

【药理作用】

竞争性激活过氧化物酶增殖体受体 γ(PPAR$_\gamma$),调节胰岛素反应性基因的转录,控制葡萄糖生成、转运和利用,经过细胞内一系列过程,最终表现为胰岛素增敏。

1. 改善胰岛素抵抗 罗格列酮治疗 2 型糖尿病,可降低骨骼肌、脂肪组织和肝脏的胰岛素抵抗。与磺酰脲类或双胍类联合治疗也可显著降低胰岛素抵抗,并使胰岛 B 细胞功能改善。

2. 降血糖作用 增强组织摄取和氧化葡萄糖,增加糖原合成,减少糖原分解,明显降低患者空腹血糖、餐后血糖、血浆胰岛素水平。

3. 纠正脂质代谢紊乱 罗格列酮能显著降低 2 型糖尿病患者甘油三酯,增加 HDL 的水平。

4. 防治血管并发症 可抑制血小板聚集、炎症反应和内皮细胞的增生,抗动脉粥样硬化。

5. 改善胰岛 B 细胞功能 降低血糖和血浆游离脂肪酸,减轻对胰腺的"糖毒性"和"脂毒性"作用,对 B 细胞功能产生保护作用。

【临床应用】

主要用于治疗 2 型糖尿病,尤其对胰岛素耐受者。

【不良反应】

主要有嗜睡、水肿、头痛、消化道症状等。活动性肝病患者和心脏病患者忌用。应用时定期检查肝功能。

五、其他类

瑞格列奈(repaglinide)是与磺酰脲类结构不同的促胰岛素分泌药,最大优点是可以模仿胰岛素的生理性分泌,调节餐时血糖。其作用机制可能是通过关闭 ATP 依赖性钾离子通道刺激胰岛素分泌。低血糖较磺酰脲类药物少见。口服给药后迅速经胃肠道吸收入血,15min起效,1h 内达峰值,$t_{1/2}$ 约 1h,经肝代谢,90%经胆汁排泄,10%经肾排出。

该药主要适用于 2 型糖尿病患者,老年糖尿病患者也可服用,且适用于糖尿病肾病者。因其结构中不含硫,故对磺酰脲类药物过敏者仍可使用。

那格列奈(nateglinide)为 D-苯丙氨酸衍生物,作用与瑞格列奈相似,餐前 1~10min 服药。肝肾功能不全需减量或慎用。

(胡 全)

第二十八章

抗菌药物概论

一、抗菌药物的基本概念

1. **抗菌药**（antibacterial drugs） 是指能抑制或杀灭细菌，用于预防或治疗细菌感染性疾病的药物。抗菌药包括抗生素及人工合成抗菌药。仅有抑制微生物生长繁殖而无杀灭作用的药物又称抑菌药；不仅能抑制微生物生长繁殖，而且具有杀灭作用的药物称为杀菌药。

2. **抗生素**（antibiotics） 是指由微生物（细菌、真菌等）产生的，在低浓度时能抑制或杀灭其他病原微生物的药物。抗生素包括天然抗生素和人工半合成抗生素两类，前者由微生物合成，后者是对天然抗生素进行结构改造后获得的半合成产品。

3. **抗菌谱**（antibacterial spectrum） 即抗菌药物的抗菌范围。抗菌范围较小的称窄谱抗菌药，抗菌范围广的药物称广谱抗菌药。

4. **抗菌药物后效应**（postantibiotic effect） 撤药后仍然持续存在的抗微生物效应，通常以时间（小时）表示。

5. **化学治疗**（chemotherapy） 针对病原体（包括肿瘤细胞）所致疾病的药物治疗统称为化学治疗，简称化疗。

6. **耐药性**（resistance） 又称抗药性，一般是指病原体与药物多次接触后，病原体对药物的敏感性降低甚至消失。

二、抗菌药物的作用机制

微生物生长繁殖有赖于其结构完整和代谢功能正常。抗菌药物主要通过选择性抑制其结构合成或代谢过程的某个或某些环节产生作用。

（一）抑制细菌细胞壁合成

细胞壁对于细菌的正常生长是必需的，具有保护和维持细菌正常形态、抗御菌体内强大渗透压的功能。细胞壁主要由肽聚糖构成，经高度交叉连接成格子状结构。细菌合成肽聚糖涉及约 30 种细菌酶。β-内酰胺类抗生素通过抑制转肽酶的转肽作用，阻碍了细胞壁基础成分——肽聚糖的合成，导致细菌细胞壁缺损，由于菌体内的高渗透压使环境中水分不断渗入菌体，致使菌体膨胀、变形，并在自溶酶影响下，细菌破裂溶解而死亡。哺乳动物真核细胞无细胞壁，故不受影响。

（二）影响胞浆膜的通透性

细菌胞浆膜具有渗透屏障、生物合成和运输物质等功能。多粘菌素类抗生素能选择性地与细菌胞浆膜中的磷脂结合。制霉菌素和两性霉素 B 等多烯类抗生素能选择性与真菌胞浆膜中的麦角固醇结合，形成"微孔"或"通道"。氨基糖苷类通过离子吸附作用等，菌体胞浆膜受损后通透性增加,导致菌体内的蛋白质、核苷酸、氨基酸、糖和盐类等重要营养成分外漏,从而使病原菌死亡。

(三)抑制细菌蛋白质合成

细菌的核糖体为 70S,由 30S 和 50S 亚基组成。氯霉素、林可霉素类和大环内酯类抗生素作用于 50S 亚基,四环素类和氨基糖苷类抗生素作用于 30S 亚基,抑制菌体蛋白质的合成,产生抑菌或杀菌作用。哺乳动物的核糖体为 80S,由 40S 和 60S 亚基组成,上述药物在常用剂量下对宿主细胞的蛋白质合成无明显毒性作用。

(四)抑制核酸代谢

喹诺酮类抗菌药物能抑制 DNA 回旋酶,干扰细菌 DNA 的复制而产生杀菌作用。利福平特异性抑制敏感菌依赖于 DNA 的 RNA 多聚酶而杀灭细菌。

(五)抗叶酸代谢

对磺胺类药物敏感的细菌不能利用环境中的叶酸,而必须自身合成叶酸进行代谢。磺胺类与甲氧苄啶可分别抑制二氢叶酸合成酶与二氢叶酸还原酶,影响四氢叶酸形成,导致核酸合成障碍,细菌生长繁殖受到抑制。

三、细菌的耐药性

耐药性是自然界微生物间普遍存在的抗生现象的特殊表现形式。耐药性可分为固有耐药性和获得耐药性。固有耐药性是染色体介导的、代代相传的天然耐药性。获得耐药性多由质粒介导、也可由染色体介导,使用抗菌药是形成获得耐药性的重要原因之一。近年来由于抗菌药的滥用,多重耐药菌株已非常普遍。耐药性产生主要有以下几种方式。

1. 产生灭活酶 灭活酶有两种:一种为水解酶,如 β-内酰胺酶,它通过与 β-内酰胺环上的羰基共价结合,使 β-内酰胺类抗生素开环失活。这是细菌对 β-内酰胺类抗生素产生耐药的主要原因。另一种为钝化酶,又称合成酶,如乙酰化酶,可改变氨基糖苷类抗菌药的结构,使其失去抗菌活性。

2. 改变细菌胞浆膜通透性 细菌可通过多种方式阻止抗菌药物透过胞浆膜进入菌体内,如绿脓杆菌可改变胞壁、胞膜非特异性的功能,使广谱青霉素类、头孢菌素类抗生素产生耐药。

3. 细菌体内靶位结构改变 利福霉素类耐药菌株其抗生素作用靶位 RNA 多聚酶的 β 亚基结构发生改变,使其不能与药物结合;链霉素耐药菌株,其核蛋白体 30S 亚基上的链霉素受体 P_{10} 蛋白发生构型改变。某些肺炎球菌、淋球菌和金葡菌也可改变靶位蛋白(青霉素结合蛋白)结构而减弱与 β-内酰胺类抗生素的亲和力。

4. 改变代谢途径 对磺胺药耐药的菌株,可直接利用外源性叶酸或产生较多的磺胺药拮抗物对氨苯甲酸而耐药。

5. 加强**主动流出系统**(active efflux system) 细菌通过增强主动流出系统把已进入菌体的药物泵出菌体外,使药物在菌体内的浓度降低。如金葡菌对大环内酯类耐药。

四、合理应用抗菌药物的基本原则

抗菌药物是临床治疗的重要手段。合理应用抗菌药物就是指在全面了解机体、病原微生物和药物三者基本情况与相互联系的基础上,充分调动机体的防御机能,安全有效地应用抗菌药的同时,尽量减少药物的不良反应与细菌耐药性的产生,防止人体菌群失调。在临床应用中,要注意以下基本原则:

1. 严格根据致病菌和药物的特点选用抗菌药　要合理使用抗菌药物,首先必须确定病原菌,然后进行体外药敏试验,必要时还需测定联合药敏试验。对不明原因发热或病毒性感染不滥用抗菌药物。

2. 治疗方案个体化　合理使用抗菌药物的原则是"安全有效",应根据病人的性别、年龄、生理、病理等情况制定用药方案,使所选药物及其给药途径、剂量、疗程与病情相适应。注意特殊人群如新生儿、老年人、妊娠及哺乳期妇女、肝肾功能不正常者、营养不良者、免疫功能低下者的选用药物品种、剂量、疗程的特殊性。

3. 尽量避免局部用药　局部应用易致过敏反应和耐药菌产生。因此,局部应用只限于少数情况,如皮肤表层、口腔、阴道等局部感染者。

4. 防止二重感染　二重感染是指长期应用广谱抗菌药,使敏感菌受到抑制,而不敏感菌乘机大量繁殖,造成新的感染。临床上主要以继发真菌感染和耐药菌感染最常见,给治疗带来困难。因此,抗菌药应首选对敏感菌有高度选择性的窄谱抗菌药,对混合感染需用广谱抗菌药时,应注意疗程并采取相应的预防措施。

5. 注意联合用药的指征　联合用药需有明确指征,且一般用二联即可,三联、四联会增加不良反应。① 病原未查明的严重感染;② 单一抗菌药物不能控制的严重感染或混合感染;③ 较长期用药细菌有产生耐药可能者;④ 联合用药使毒性较大药物的剂量得以减少。

6. 严格控制预防用药　抗菌药物预防性应用必须充分权衡感染发生的可能性、药物预防的效果、耐药菌的产生、二重感染、不良反应等各种因素后再决定是否采用。

7. 树立综合治疗观念　为增强抗菌效应,必需进行综合治疗。如提高机体防御功能、有局部病灶的进行必要的外科引流或手术等。

（李春莺）

第二十九章

抗生素

第一节　β-内酰胺类抗生素

β-内酰胺类抗生素（β-lactam antibiotics,β-LAs）系指化学结构中含有 β-内酰胺环的一类抗生素,包括青霉素类、头孢菌素类、非典型 β-内酰胺类等。此类抗生素具有抗菌活性强、抗菌范围广、毒性低、临床疗效好等优点,且品种多,颇受临床重视。

一、青霉素类抗生素

青霉素类抗生素均含有 6-氨基青霉烷酸（6-APA）母核,为抗菌活性必需部分。据来源不同,可分为天然青霉素和人工半合成青霉素两大类。为繁殖期杀菌药,对人体毒性小,可致过敏反应,本类药品间有交叉过敏反应。

（一）天然青霉素

青霉素（penicillin）是从青霉菌培养液中提取的有机酸。其中青霉素 G 具有性质稳定、作用较强、产量高、毒性低、价格低廉等优点,迄今仍是治疗敏感菌所致各种感染的首选药。但是天然青霉素存在不耐酸、不耐青霉素酶、抗菌谱窄等缺点。

青霉素 G

青霉素 G（penicillin G）是青霉菌培养液中提取的 5 种青霉素（X、F、G、K、双 H）之一,因其化学性质相对较稳定、产量高、抗菌作用强、毒性低等,故常用。青霉素为一有机酸,常用其钠盐或钾盐,其干燥粉末在室温中保存数年仍有抗菌活性。易溶于水,但水溶液极不稳定,易被酸、碱、醇、氧化剂、金属离子分解破坏,且不耐热,在室温中放置 24h 大部分降解失效,同时生成具有抗原性的降解产物,故应现用现配。本药剂量用国际单位 U 表示,其他青霉素均以 mg 为剂量单位。

【体内过程】

青霉素 G 口服易被胃酸及消化酶破坏,吸收少且不规则,故不宜口服。肌内注射吸收迅速且完全,t_{max} 约 0.5 ～1.0h。因该药脂溶性低难以进入细胞内,主要分布于细胞外液。能广泛分布于全身各部位,肝、胆、肾、肠道、精液、关节液及淋巴液中均有大量分布,房水和脑脊液中含量较低,但炎症时药物较易进入,可达有效浓度。药物几乎全部以原形迅速经尿排泄,约 10％经肾小球滤过排出,90％经肾小管分泌排出,$t_{1/2}$ 约 0.5 ～1.0h。当肾功能受损时,$t_{1/2}$ 相应延长。

青霉素 G 是短效制剂。为了延长青霉素 G 的作用时间,可采用难溶制剂**普鲁卡因青霉**

素(procacaine benzylpenicillin,双效西林)和**苄星青霉素**(benzathine benzylpenicillin;bicil-lin,长效西林),肌内注射后在注射部位缓慢溶解吸收。前者一次注射 80 万 U,可维持 24h;后者一次注射 120 万 U,可维持 15d。这两种制剂的血药浓度均很低,不适用于急性或重症感染,仅用于轻症患者或用于预防感染。

【抗菌作用】

青霉素 G 的抗菌活性很强,低浓度抑菌,较高浓度即可杀菌。对下列细菌有高度抗菌活性:① 大多数 G^+ 球菌,如溶血性链球菌、草绿色链球菌、肺炎球菌、不耐药的金黄色葡萄球菌和表皮葡萄球菌等。② G^+ 杆菌,如白喉杆菌、炭疽杆菌及革兰阳性厌氧杆菌,如产气荚膜杆菌、破伤风杆菌等;③ G^- 球菌,如脑膜炎奈瑟菌、不耐药的淋病奈瑟菌等;④ 螺旋体,如梅毒螺旋体、钩端螺旋体及放线菌等。

青霉素抗菌作用特点:① 对 G^+ 菌作用强,对 G^- 菌作用弱。因 G^- 菌细胞壁含粘肽少(<10%),胞浆渗透压也较低,外层又具有青霉素不易透过的大量脂蛋白,故对青霉素敏感性低。② 对繁殖期细菌有作用,对静止期细菌无作用。青霉素只抑制细菌细胞壁合成,并不破坏已形成的细胞壁。③ 对敏感菌有杀灭作用,对哺乳类动物无损伤作用。青霉素类的抗菌作用机制主要是通过抑制细菌细胞壁的合成,哺乳类动物无细胞壁,不受 β-内酰胺类药物的影响,因而本类药对人和其他动物毒性很低。

【临床应用】

主要用于敏感的 G^+ 球菌和杆菌、G^- 球菌、螺旋体所致感染的首选药,如溶血性链球菌引起的咽炎、扁桃体炎、猩红热、蜂窝组织炎、败血症等;草绿色链球菌引起的心内膜炎;肺炎球菌所致的大叶性肺炎、中耳炎等;脑膜炎球菌引起的流行性脑脊髓膜炎;还可作为放线菌病、钩端螺旋体病、梅毒、回归热等及预防感染性心内膜炎发生的首选药。破伤风、白喉病人应用青霉素时应与相应的抗毒素合用。

【不良反应】

青霉素毒性很低,最常见的不良反应是过敏反应。

1. 过敏反应　在各种药物中居首位,发生率约为 1%～10%。各种类型的变态反应都可出现,以皮肤过敏(药疹、荨麻疹等)和血清病型反应较多见,但多不严重,停药后可消失。最严重的是过敏性休克,后者在抗生素中发生率最高,发生率占用药人数的 0.4～1.0/万,发生迅猛,如抢救不及时可因呼吸衰竭、循环衰竭和中枢抑制而死亡,死亡率可达 0.1/万。

主要防治措施是:① 严格掌握适应证,避免滥用和局部用药;② 仔细询问过敏史,尤其是病人易忽略的胸闷、瘙痒、面部发麻、发热等症状,对青霉素过敏者禁用;③ 避免在饥饿时注射青霉素;④ 不在没有急救药物(如肾上腺素)和抢救设备的条件下使用;⑤ 初次使用或用药间隔 3d 以上或换批号者必须做皮肤过敏试验,反应阳性者禁用;⑥ 注射液需现用现配;⑦ 病人每次用药后需观察 30min,无反应者方可离去;⑧ 一旦发生过敏性休克,除一般急救措施外,应立即皮下或肌内注射肾上腺素 0.5～1.0mg,严重者应稀释后缓慢静注或滴注,必要时加入糖皮质激素和抗组胺药。

2. 赫氏反应　应用青霉素 G 治疗梅毒、钩端螺旋体或炭疽等感染时可有症状加剧现象,表现为全身不适、寒战、发热、咽痛、肌痛、心跳加快等症状,可能是大量病原体被杀死后释放的物质所引起。

3. 其他不良反应　肌内注射青霉素 G 可产生局部疼痛、红肿或硬结。大剂量青霉素钾盐或钠盐静注,易引起水、电解质紊乱,特别是对于肾功能下降的患者可引起高钾血症或高钠血症,甚至引起心脏抑制。剂量过大或静脉给药过快可对大脑皮层产生直接刺激作用。鞘内注射可引起脑膜或神经刺激症状。

【药物相互作用】

丙磺舒、乙酰水杨酸、保泰松可竞争性抑制 β-内酰胺类抗生素从肾小管的分泌,减少或延缓其排泄,增强其抗菌作用并延长其作用时间。磺胺类、大环内酯类、四环素类、氯霉素类等抑菌药与 β-内酰胺类抗生素合用可产生拮抗作用,应尽量避免此类联合用药。氨基酸营养液可增强 β-内酰胺类抗生素的抗原性,属配伍禁忌。

(二)半合成青霉素

在青霉素母核 6-APA 引入不同侧链,分别得到了具有耐酸、耐酶、广谱、抗铜绿假单胞菌、抗 G⁻ 菌等特性的半合成青霉素,这些药物弥补了青霉素 G 的不足,但与青霉素间有交叉过敏反应,用药前需做皮试。各类半合成青霉素特点介绍如下:

1. 耐酸青霉素　**青霉素** V(penicillin V,苯氧甲青霉素)和**非奈西林**(phenethicillin,苯乙氧青霉素)。抗菌谱与青霉素 G 相同,抗菌活性不及青霉素 G,耐酸、口服吸收好,但不耐酶,不宜用于严重感染。

2. 耐酶青霉素　除甲氧西林对酸不稳定外,其余均耐酸、可口服,耐酶,对耐药的金黄色葡萄球菌敏感。常用的药物有:**苯唑西林**(oxacillin)、**氯唑西林**(cloxacillin)、**双氯西林**(dicloxacillin)与**氟氯西林**(flucloxacillin)。它们对革兰阳性菌的作用不如青霉素 G,主要用于耐青霉素 G 的金黄色葡萄球菌感染,以双氯西林和氟氯西林作用较强。

3. 广谱青霉素　**氨苄西林**(ampicillin)、**阿莫西林**(amoxycillin)、**匹氨西林**(pivampicillin)等,对革兰阳性及阴性菌都有杀灭作用,其中对 G⁻ 杆菌有较强的作用,并具有耐酸可口服,体内分布广,胆汁、尿中浓度高等特点。临床主要用于敏感菌所致的呼吸道、胆道、泌尿道感染等,也可用于伤寒、副伤寒的治疗。与青霉素有交叉过敏反应,且皮疹发生率较高。

此外,阿莫西林对幽门螺旋杆菌的杀菌作用强,常与奥美拉唑、甲硝唑等药物合用于消化性溃疡。

4. 抗铜绿假单胞菌的广谱青霉素　**羧苄西林**(carbenicillin)、**磺苄西林**(sulbenicillin)、**替卡西林**(ticarcillin)、**呋苄西林**(furbenicillin)、**阿洛西林**(azlocillin)等。

抗菌谱与氨苄西林相似。特点是对铜绿假单胞菌及变形杆菌作用较强。不耐酸,不耐酶,适用于烧伤继发铜绿假单胞菌感染的治疗,也可用于大肠杆菌、变形杆菌引起的各种感染。单用时细菌易产生耐药性,常与庆大霉素合用,但不能将两者置于同一容器中,以防相互作用导致药效降低。

5. 抗 G⁻ 杆菌的青霉素类　**美西林**(mecillinam)和**替莫西林**(temocillin)等。本类药为抑菌药。美西林只作用于部分肠道 G⁻ 杆菌,替莫西林对大部分 G⁻ 杆菌有效。对铜绿假单胞菌无效。主要用于 G⁻ 杆菌感染的治疗,如尿路感染、胆道、肠道感染等。不良反应主要为胃肠道反应和一般过敏反应。

二、头孢菌素类抗生素

头孢菌素类抗生素是以头孢菌素的母核 7-氨基头孢烷酸(7-ACA)接上不同的侧链制成

的一系列半合成抗生素。头孢菌素类为杀菌剂,抗菌机制与青霉素相似,通过与细胞膜上另一种 PBPs 结合而杀菌。本类抗生素具有抗菌谱广、杀菌力强、对胃酸及 β-内酰胺酶稳定、过敏反应比青霉素少等优点。根据其抗菌作用特点及临床应用不同,可分为四代头孢菌素。

第一代头孢菌素类:供注射用的有**头孢噻吩**(cefalothin,先锋霉素Ⅰ)、**头孢唑啉**(cefazolin,先锋霉素Ⅴ)、**头孢匹林**(cefapirin,先锋霉素Ⅷ)等。供口服用的有**头孢氨苄**(cefalexin,先锋霉素Ⅳ)、**头孢羟氨苄**(cefadroxil)等。

供口服和注射用的有**头孢拉定**(cefradine,先锋霉素Ⅵ)。

第二代头孢菌素类:供注射用的有**头孢呋新**(cefuroxime)、**头孢孟多**(cefamandole)、**头孢替安**(cefotiam)、**头孢尼西**(cefonicid)等。供口服用的有**头孢克洛**(cefaclor)、**头孢呋新酯**(cefuroxime axetil)等。

第三代头孢菌素类:供注射用的有**头孢他定**(ceftazidime)、**头孢哌酮**(cefoperazone)、**头孢曲松**(ceftriaxone)、**头孢噻肟**(cefotaxime)、**头孢唑肟**(ceftizoxime)等。供口服用的有**头孢克肟**(cefixime)、**头孢地尼**(cefdinir)、**头孢布烯**(ceftibuten)等

第四代头孢菌素类:供注射用的有**头孢匹罗**(cefpirome)、**头孢吡肟**(cefepime)、**头孢利定**(cefelidin)等。

【体内过程】

凡能口服的头孢菌素类药物均耐酸,胃肠吸收好,其他均需注射给药。吸收后,能透入各组织中,且易透过胎盘,在滑囊液、心包积液中可获较高浓度。第三代头孢菌素多能分布至前列腺、眼房水和胆汁中,可透过血脑屏障,在脑脊液中达到有效浓度。头孢菌素类一般经肾排泄,尿中浓度较高,丙磺舒也可减慢其排泄速度。头孢哌酮、头孢曲松则主要经肝胆系统排泄。多数头孢菌素的 $t_{1/2}$ 较短(0.5~2.0h),但第三代中头孢曲松的 $t_{1/2}$ 可达 8h,第四代头孢菌素的 $t_{1/2}$ 趋向延长。

【药理作用及临床应用】

头孢菌素类为杀菌药,抗菌原理与青霉素相同。细菌对头孢菌素可产生耐药性,并与青霉素类间有部分交叉耐药。

第一代头孢菌素对 G^+ 菌抗菌作用强于第二、三代,对 G^- 菌作用不及第二代、更不及第三代;对青霉素酶稳定,但对 G^- 杆菌产生的 β-内酰胺酶不稳定;某些品种对肾脏有一定毒性;对铜绿假单胞菌、耐药肠杆菌和厌氧菌无效。主要用于耐青霉素的金黄色葡萄球菌及敏感菌引起的呼吸道感染和尿路感染、皮肤及软组织感染、败血症等。

第二代头孢菌素对 G^+ 菌作用与第一代头孢菌素相仿或略差,对多数 G^- 菌作用明显增强,部分对厌氧菌有高效,但对铜绿假单胞菌无效;对多种 β-内酰胺酶比较稳定;对肾脏的毒性较第一代有所降低。主要用于敏感菌引起的肺炎、胆道感染、尿路感染、腹膜炎、菌血症等。

第三代头孢菌素对 G^+ 菌的作用不及第一、二代头孢菌素,对 G^- 菌包括铜绿假单胞菌及厌氧菌均有较强的作用;对 β-内酰胺酶有较高稳定性;对肾脏基本无毒性。主要用于耐药菌株引起的泌尿道、胆道感染、各种严重感染如肺部感染、腹膜炎及菌血症等。

第四代头孢菌素抗菌谱广、疗效高,对 G^+ 和 G^- 菌均有较强作用;对 β-内酰胺酶的稳定性最高;对肾脏无毒性。主要用于治疗对第三代头孢菌素耐药的细菌感染。

【不良反应】

1. 过敏反应　多为皮疹和荨麻疹,过敏性休克罕见,与青霉素有交叉过敏现象,青霉素

过敏者约有 5%～10%对头孢菌素类发生过敏。

2. 局部刺激 口服可致胃肠反应；静脉给药可发生静脉炎。

3. 其他 第一代的头孢噻吩、头孢噻啶和头孢氨苄大剂量时可出现肾脏毒性；第三代头孢菌素偶见二重感染。头孢孟多、头孢哌酮高剂量可出现低凝血酶原血症或血小板减少而导致严重出血。大剂量使用头孢菌素可发生头痛、头晕及可逆性中毒性精神病等中枢神经系统反应。

【药物相互作用】

头孢菌素类与其他有肾毒性的药物如氨基糖苷类、强效利尿药等合用可加重肾损害。与乙醇同时应用可产生"醉酒样"反应，故本类药物在治疗期间或停药 3d 内应忌酒。

三、其他 β-内酰胺类抗生素

本类药包括碳青霉烯类、头霉素类、氧头孢烯、单环 β-内酰胺类

（一）碳青霉烯类

碳青霉烯类（carbopenems）是迄今已知的抗菌药物中抗菌谱最广、抗菌活性最强的一类抗生素。包括**亚胺培南**（imipenem，亚胺硫霉素）、**美罗培南**（meropenem）。具有广谱、强效、耐酶、抑酶等特点。临床主要用于 G^+ 和 G^- 需氧菌和厌氧菌，以及耐甲氧西林金黄色葡萄球菌（MRSA）所致的各种严重感染。常见不良反应为恶心、呕吐、腹泻等消化道症状，剂量较大时可致惊厥、意识障碍等严重中枢神经系统反应及肾损害等。

（二）头霉素类

头霉素类（cephamycins）化学结构与头孢菌素相似，因在 7-ACA 的 C_7 上增加了一个甲氧基，使其对 β-内酰胺酶的稳定性较头孢菌素强。有 A、B、C 三型，C 型抗菌作用最强。目前临床应用的为**头孢西丁**（cefoxitin），抗菌谱广，对 G^+ 和 G^- 菌均有较强的杀菌作用，抗菌活性与第二代头孢菌素相同，对厌氧菌包括脆弱拟杆菌有良好作用，适用于治疗由需氧与厌氧菌引起的盆腔、腹腔及妇科的混合感染。常见不良反应有皮疹、静脉炎、蛋白尿、嗜酸性粒细胞增多等。本类中还有**头孢美唑**（cefmetazole）、**头孢替坦**（cefotetan）等。

（三）氧头孢烯类

氧头孢烯类代表药为**拉氧头孢**（latamoxef），具有与第三代头孢菌素相似的抗菌谱和抗菌作用强的特点。对 β-内酰胺酶极稳定。脑脊液中含量高，血药浓度维持较久。临床主要用于治疗呼吸道、泌尿道、妇科、胆道感染及脑膜炎、败血症等。不良反应以皮疹多见，偶见凝血酶原减少或血小板功能障碍而致出血。本类中还有**氟氧头孢**（flomoxef）。

（四）单环 β-内酰胺类

氨曲南（aztreonam）对需氧 G^- 菌特别是铜绿假单胞菌具有强大的抗菌作用，对 G^+ 菌、厌氧菌作用弱，并具有耐酶、低毒、体内分布广、与青霉素无交叉过敏等特点，主要用于青霉素过敏患者，或常作为氨基糖苷类的替代品用于大肠埃希菌、克雷伯菌属和铜绿假单胞菌等引起的各种感染。

第二节　大环内酯类、林可霉素类及糖肽类抗生素

一、大环内酯类抗生素

大环内酯类(macrolides)抗生素是一组含有大脂肪族内酯环特征性结构且抗菌作用相近的弱碱性抗生素,主要包括 14、15 和 16 元环大环内酯类。**红霉素**(erythromycin)、**甲红霉素**(clarithromycin)、**罗红霉素**(roxithromycin)、**地红霉素**(dirithromycin)等为 14 元环大环内酯类,**阿奇霉素**(azithromycin)为 15 元环大环内酯类,**麦迪霉素**(medecamycin)、**麦白霉素**(meleumycin)、**吉他霉素**(kitasamycin)、**乙酰螺旋霉素**(acetylspiramycin)等为 16 元环大环内酯类。

红霉素为大环内酯类代表药,于 1952 年用于临床治疗,其疗效肯定,无严重不良反应,常用作需氧革兰阳性菌、革兰阴性球菌和厌氧球菌等感染的首选药物以及对 β-内酰胺类抗生素过敏患者的替代品。由于它对酸不稳定,局限了其在临床上的应用。自 20 世纪 70 年代起又陆续发展了第二代半合成大环内酯类抗生素,最具代表性的是甲红霉素和阿奇霉素。它们不仅具有与红霉素相同的特点,还具有良好抗菌后效应,现已广泛用于呼吸道感染的治疗。

（一）大环内酯类抗生素的共性

【抗菌作用与机制】

大环内酯类抗菌谱较窄,主要对大多数 G^+ 菌、厌氧球菌和包括奈瑟菌、嗜血杆菌和白喉杆菌在内的部分 G^- 菌有强大抗菌活性,对嗜肺军团菌、弯曲菌、支原体、衣原体、弓形虫、非典型分枝杆菌等病原体也具有良好作用。对产生 β-内酰胺酶的葡萄球菌和耐甲氧西林的金葡菌(MRSA)也有一定抗菌活性。在碱性环境中抗菌活性较强,治疗尿路感染常需碱化尿液。大环内酯类通常为抑菌剂,高浓度时为杀菌剂。

大环内酯类能不可逆地结合到细菌核糖体 50S 亚基上,通过阻断转肽作用和 mRNA 位移,选择性抑制细菌蛋白质的合成。它们在细菌核糖体 50S 亚基上的结合点与林可霉素、克林霉素和氯霉素相同或相近,故当与这些药合用时可能发生拮抗作用,也易使细菌产生耐药性。由于细菌核糖体为 70S,由 50S 和 30S 亚基构成,而哺乳动物核糖体为 80S,由 60S 和 40S 亚基构成,因此,对哺乳动物核糖体几无影响。

【体内过程】

1. 吸收　红霉素不耐酸,口服吸收少,故临床一般服用其肠衣片或酯化物,其他各种红霉素制剂均能口服吸收,但肠溶型药物生物利用度较差。新大环内酯类因结构上的修饰,不易被胃酸破坏,生物利用度提高,使血药浓度和组织细胞内药物浓度均增加。食物干扰红霉素和阿奇霉素的吸收,但能增加克拉霉素的吸收。

2. 分布　大环内酯类能广泛分布到除脑脊液以外的各种体液和组织。红霉素是少数能扩散进入前列腺并聚集在巨噬细胞和肝脏的药物之一,炎症可促进红霉素的组织渗透。阿奇霉素的血浆浓度较低,主要集中在中性粒细胞、巨噬细胞、肺、痰、皮下组织、胆汁和前列腺等。

3. 代谢　红霉素主要在肝脏代谢,并能通过与细胞色素 P450 系统相互反应而抑制许多药物的氧化。克拉霉素被氧化成仍具有抗菌活性的 14-羟基克拉霉素。阿奇霉素不在肝内代谢。

4. 排泄　红霉素和阿奇霉素主要以活性形式聚集和分泌在胆汁中,部分药物经肝肠循环被重吸收。克拉霉素及其代谢产物经肾排泄,肾功能不良患者应适当调整用药剂量。

【耐药性】

细菌对大环内酯类耐药性日益严重。大环内酯类间存在交叉耐药性,对红霉素耐药菌株也对甲红霉素、阿奇霉素耐药。其耐药机制是：① 靶位改变：这是细菌对大环内酯类耐药的主要机制,已成为局限第二代大环内酯类临床应用的主要问题；② 灭活酶的产生：通过水解内酯键打开内酯环使药物失效；③ 主动外排系统参与：这是化脓性链球菌和肺炎球菌对大环内酯类产生耐药的重要机制,可能是耐药基因编码的具有能量依赖性主动外排功能的蛋白质将大环内酯类外排,使耐药菌内的药物浓度明显低于敏感菌。

【药物相互作用】

大环内酯类竞争性抑制卡马西平代谢,后者又通过肝脏微粒体氧化酶降低大环内酯类效用。大环内酯类可促进环孢霉素的吸收并干扰其代谢,使其血药浓度明显升高,出现腹痛、高血压、肝功能障碍。大环内酯类与茶碱同服,能使茶碱清除率下降约 25%,$t_{1/2}$ 延长 15%～16%,用药 2～3d 后出现心悸、兴奋、心动过速、血压下降。与阿司咪唑等 H_1 受体阻断药合用,可引起心律失常。与抗凝血药华法林合用可延长凝血时间。大环内酯类可清除肠道能灭活地高辛的菌群,导致地高辛肠肝循环,体内存留时间延长。

(二)常用大环内酯类抗生素

红　霉　素

红霉素(erythromycin)临床上一般采用肠衣片或酯化物。对革兰阳性、阴性细菌,如金黄色葡萄球菌、链球菌、脑膜炎奈瑟菌、淋病奈瑟菌、流感杆菌、百日咳鲍特菌、布鲁斯菌及军团菌均有强大的抑制作用。对某些螺旋体、肺炎支原体及螺杆菌也有抑制作用,但抗菌效力不及青霉素。常用于耐青霉素的金葡菌感染和对青霉素过敏者；为军团菌病、支原体肺炎的首选药物；也用于厌氧菌引起的口腔感染和非典型病原体所致的泌尿生殖系统感染。不良反应主要是胃肠道反应。少数可发生肝损害,表现为转氨酶升高、肝肿大及胆汁郁积性黄疸等,一般停药后数日可恢复。个别病人可有药热、耳鸣、暂时性耳聋等。静脉滴注其乳糖酸盐可引起血栓性静脉炎。

乙酰螺旋霉素

乙酰螺旋霉素(acetylspiramycin)抗菌谱和其他大环内酯类抗生素相似,但其抗菌活性较弱。本品耐酸,口服吸收后,脱乙酰基转为螺旋霉素,体外抗菌作用低于红霉素,但其体内作用较强,组织浓度较高,维持时间也较长。主要用于防治革兰阳性菌引起的呼吸道和软组织感染。

吉　他　霉　素

吉他霉素(kitasamycin)体内过程与红霉素相似,临床应用与红霉素相同,优点是对大多数耐红霉素或耐青霉素的金葡菌仍有效,还可用于治疗百日咳、白喉、猩红热、胆道感染及支原体肺炎等,不良反应较少。

麦迪霉素与麦白霉素

麦迪霉素(medecamycin)与**麦白霉素**(meleumycin)抗菌性能与红霉素相似或稍弱。口服吸收后分布于各组织,以肝、肺、脾、肾较高,胆汁浓度也高。不能透过正常脑膜。主要在体内代谢,仅少量经尿排出。主要作为红霉素替代品应用于敏感菌所致的咽部、呼吸道、皮肤和软组织、胆道等部位感染。

米欧卡霉素

米欧卡霉素(miocamycin)为麦迪霉素的二醋酸酯,口服吸收较麦迪霉素好,血药浓度高,作用时间长,且味不苦,适合于儿童使用。

克拉霉素

克拉霉素(clarithromycin,甲红霉素)抗菌活性为大环内酯类抗生素中最强者,对胃酸稳定,口服吸收迅速而完全,且不受进食影响,分布广泛且组织中的浓度明显高于血中浓度,不良反应发生率较红霉素低,但首关消除明显。主要用于呼吸道、皮肤软组织感染等。

交沙霉素

交沙霉素(jossamycin)抗菌谱、抗菌作用与红霉素相同,对革兰阳性菌和厌氧菌具有较好抗菌作用;对部分耐红霉素的金葡菌仍有效。体内分布较广,在痰、胆汁和组织中浓度较高,不能透过正常血脑屏障。适应证同麦迪霉素,胃肠反应小。

阿奇霉素

阿奇霉素(azithromycin)是近年用于临床的大环内酯类新品种,具有良好的药动学特性。抗菌谱比红霉素广,对革兰阴性菌具有强大的抗菌活性,对肺炎支原体为大环内酯类中作用最强者。口服吸收好、组织中浓度高、半衰期长。不良反应轻,主要用于呼吸道、尿道感染,也适用于沙眼衣原体所致的感染。

二、林可霉素类

林可霉素类抗生素包括**林可霉素**(lincomycin,洁霉素)和**克林霉素**(clindamycin,氯林可霉素,氯洁霉素),两者具有相同的抗菌谱,因克林霉素抗菌作用更强、口服吸收好且毒性较小,故临床较为常用。

【抗菌作用及机制】

本品为窄谱抗菌药。对金葡菌(包括耐青霉素者)、溶血性链球菌、草绿色链球菌、肺炎球菌及大多数厌氧菌都有良好抗菌作用。对多数革兰阴性菌作用弱或无效。两药的抗菌机制相同,能与敏感菌核糖体50S亚基不可逆性结合,抑制肽酰基转移酶,使蛋白质合成受阻。林可霉素能与红霉素和氯霉素互相竞争结合部位而呈拮抗作用,故不宜合用。

【体内过程】

克林霉素较林可霉素口服吸收迅速而完全,且不受食物影响。两药血浆蛋白结合率高达 90% 以上。分布广泛,两药都能渗入骨及其他组织,可透过胎盘和进入乳汁,但不透过血脑屏障。药物主要在肝脏代谢灭活,经肾排泄。

【临床应用】

主要用于急、慢性敏感菌引起的呼吸道、骨及软组织、胆道感染及败血症、心内膜炎等;治疗厌氧菌引起的口腔、腹腔和妇科感染;对金黄色葡萄球菌引起的骨髓炎为首选药。此外,对弓形虫病和衣原体感染也有较好疗效。

【不良反应】

常见胃肠道反应,口服给药比注射给药多见,一般反应轻微,表现为恶心、呕吐、腹泻等,林可霉素比克林霉素发生率高。但也可出现严重的假膜性肠炎,临床表现为发热、腹胀、腹痛、腹泻等,应及时停药并对症治疗,口服万古霉素或甲硝唑通常可有效控制此严重反应。偶见皮疹、骨髓抑制与肝毒性反应。

三、糖肽类抗生素

糖肽类抗生素包括**万古霉素**(vancomycin)、**去甲万古霉素**(demethylvancomycin)和**替考拉宁**(teicoplanin)。

【药理作用与机制】

本类药仅对革兰阳性菌特别是革兰阳性球菌有强大杀菌作用,包括敏感葡萄球菌及MRSA 和 MRSE。去甲万古霉素和替考拉宁对大多数金黄色葡萄球菌的作用强于万古霉素。抗菌机制为阻碍细菌细胞壁合成,造成细胞壁缺损而杀灭细菌,尤其对正在分裂增殖的细菌呈现快速杀菌作用。细菌对本品不易产生耐药性,且与其他抗生素无交叉耐药性。

【体内过程】

口服难吸收,肌内注射可致局部剧痛和组织坏死,只能静脉给药。药物广泛分布于各组织,在体内很少代谢,主要经肾排泄。

【临床应用】

主要用于革兰阳性菌的严重感染,特别是 MRSA、MRSE 和肠球菌属所致感染,如败血症、心内膜炎、骨髓炎、呼吸道感染等。口服给药用于治疗假膜性肠炎和消化道感染。也可用于治疗对青霉素类和头孢菌素类过敏患者的严重葡萄球菌感染。

【不良反应】

本类药物毒性大,主要有耳毒性、肾毒性,严重者可致耳鸣、听力减退甚至耳聋及肾功能衰竭。偶可引起斑块皮疹和过敏性休克。快速静注万古霉素时,出现极度皮肤潮红、红斑、荨麻疹、心动过速和低血压等特征性症状,称为"红人综合征"(red man syndrome)。口服可引起恶心、呕吐。静脉注射时偶见血栓性静脉炎。

第三节　氨基糖苷类抗生素

氨基糖苷类(aminoglycosides)抗生素因其分子结构中含有氨基醇环和氨基糖分子,并由配糖键连接成苷而得名。包括两大类:一类是来自链霉菌的链霉素、卡那霉素、妥布霉素、新霉素等和来自小单孢菌的庆大霉素、西索米星、小诺霉素等天然氨基糖苷类;另一类是人工半合成品,如阿米卡星、奈替米星、依替米星、异帕米星等半合成氨基糖苷类。

氨基糖苷类是一类有机碱,制剂为硫酸盐。本类药物除链霉素水溶液性质不稳定外,其他药物水溶液性质均稳定。

一、氨基糖苷类抗生素的共性

【抗菌作用与机制】

本类药为静止期杀菌剂。抗菌谱基本相同,对各种需氧 G^- 杆菌包括大肠埃希菌、铜绿假单胞菌、变形杆菌属、克雷伯菌属、肠杆菌属、志贺菌属和枸橼酸杆菌属具有强大抗菌活性;对沙雷菌属、沙门菌属、产碱杆菌属、不动杆菌属和嗜血杆菌属也有一定抗菌作用;对 MRSA 和 MRSE 也有较好抗菌活性;对淋球奈瑟菌、脑膜炎奈瑟菌等 G^- 球菌作用较差;对各组链球菌作用微弱,对肠球菌和厌氧菌不敏感。其中妥布霉素对铜绿假单胞菌作用最强,链霉素、卡那霉素对结核分枝杆菌有效。本类药物抗 G^- 杆菌活性强于青霉素类和头孢菌素类。

氨基糖苷类能不可逆地结合到细菌体内的核糖体,作用于蛋白合成多个环节,抑制细菌蛋白质合成,并破坏细菌细胞膜的完整性而呈杀菌作用,且对静止期细菌也有较强作用。其杀菌特点如下:① 杀菌速率和杀菌持续时间与浓度呈正相关,即浓度愈高,杀菌速率愈快,杀菌时间也愈长;② 仅对需氧菌有效,且对需氧 G^- 杆菌的抗菌活性显著强于其他类药物;③ PAE 长,且 PAE 持续时间与浓度呈正相关;④ 具有初次接触效应(first exposure effect,FEE),即细菌首次接触氨基糖苷类时,能被迅速杀死,当未被杀死的细菌再次或多次接触同种抗生素时,其杀菌作用明显降低;⑤ 在碱性环境中抗菌作用增强。

【体内过程】

1. 吸收　氨基糖苷类抗生素的极性和解离度均较大,口服不易吸收。一般多采用肌内注射,吸收迅速而完全,达峰时间约为 $0.5 \sim 2.0h$。通常不主张静脉注射给药,以免血药浓度过高而导致不良反应。

2. 分布　氨基糖苷类抗生素的血浆蛋白结合率都较低,多数在 10% 以下。穿透力很弱,主要分布于细胞外液,在肾皮质以及内耳内、外淋巴液中的浓度较高,且在内耳外淋巴液中浓度下降很慢,这可以解释它们的肾脏毒性和耳毒性。可透过胎盘屏障并聚集在胎儿血浆和羊水,但不能渗入机体细胞内,也不能透过血脑屏障,甚至脑膜发炎时也难以在脑脊液达到有效浓度。

3. 代谢与排泄　氨基糖苷类在宿主体内并不代谢。所有药物主要经肾小球滤过,除奈替米星外,也都不在肾小管重吸收,因而可迅速排泄到尿中,其肾清除率等于肌酐清除率。$t_{1/2}$ 约为 $2 \sim 3h$,肾脏衰竭病人可延长 $20 \sim 30$ 倍以上而致药物蓄积。

【临床应用】

氨基糖苷类主要用于敏感需氧 G^- 杆菌所致的全身感染,如脑膜炎、呼吸道感染、泌尿道感染、皮肤软组织感染、胃肠道感染、骨关节感染及烧伤与创伤感染等。对 G^- 杆菌引起的严重感染,单独应用可能失败,需联合使用其他对 G^- 杆菌具有强大抗菌活性的抗菌药,如广谱半合成青霉素、第三代头孢菌素及氟喹诺酮类药等。也可利用本类药物口服难吸收的特点,治疗消化道感染及肠道手术前准备等。

【不良反应】

1. 耳毒性　包括:① 前庭功能损害,表现为眩晕、恶心、呕吐、眼球震颤和平衡障碍,以链霉素和庆大霉素多见；② 耳蜗功能损害，多见于卡那霉素和阿米卡星，表现为耳鸣、听力减退，严重者导致耳聋，其原因与内耳淋巴液中药物浓度过高，使毛细胞的功能受损有关。

2. 肾毒性　本类药物是诱发药源性肾衰的最常见因素。原因在于药物对肾组织具有极高的亲和力，经肾脏排泄时会大量积聚在肾皮质，导致近曲小管上皮细胞受损甚至出现急性坏死。临床表现为蛋白尿、管型尿、血尿，严重者可发生氮质血症及肾衰。氨基糖苷类的肾毒性发生率依次为新霉素＞卡那霉素＞庆大霉素＞妥布霉素＞阿米卡星＞奈替米星＞链霉素。为防止和减少肾毒性的发生，临床应用时应定期检查肾功能，出现蛋白尿、管型尿等现象时立即停药。有条件的应该进行血药浓度监测。

3. 神经肌肉麻痹　与给药剂量及给药途径有关。常见于大剂量腹膜内或胸膜内应用后，偶见于肌内或静脉注射后。可能是由于药物与 Ca^{2+} 络合或与 Ca^{2+} 竞争，导致神经末梢乙酰胆碱释放减少及突触后膜对乙酰胆碱的敏感性降低，使神经肌肉接头处传递阻断，引起心肌抑制、血压下降、肢体瘫痪和呼吸衰竭。一旦出现应立即静脉注射钙剂和新斯的明进行抢救。引起神经肌肉麻痹按严重程度顺序依次为新霉素＞链霉素＞卡那霉素＞阿米卡星＞庆大霉素＞妥布霉素。

4. 过敏反应　皮疹、发热、血管神经性水肿等常见，局部使用新霉素可引起接触性皮炎。偶见过敏性休克，以链霉素发生率为最高，防治措施同青霉素，此外应加用钙剂。

【耐药性】

耐药性产生机制是：① 细菌产生了钝化酶，包括乙酰化酶、腺苷化酶和磷酸化酶，可分别将乙酰基、腺苷、磷酸连接到氨基糖苷类抗生素的氨基或羟基上，使药物不能与核糖体结合而失效。这是细菌对氨基糖苷类产生耐药性的主要机制。不同类型的钝化酶可灭活不同的氨基糖苷类抗生素，其中有的酶对底物抗生素有特异性，在氨基糖苷类抗生素之间可能不存在交叉耐药性，但有的酶能灭活多种氨基糖苷类，那么这些氨基糖苷类之间可能存在交叉耐药性。② 膜通透性的改变，是由于外膜膜孔蛋白结构的改变，降低了对氨基糖苷类抗生素的通透性。③ 靶位的修饰，基因突变使细菌核糖体 30S 亚基靶蛋白上的 S_{12} 蛋白质中一个氨基酸被替代（链霉素特有），导致对链霉素的亲和力降低。

二、常用氨基糖苷类抗生素的药理特点及应用

链　霉　素

链霉素（streptomycin）是 1944 年从链霉菌培养液中分离获得并用于临床的第一个氨基糖苷类抗生素，也是第一个用于治疗结核病并且至今仍在使用的抗结核药物。链霉素口服吸收极少，肌内注射吸收快，血浆蛋白结合率为 35％。容易渗入胸腔、腹腔、结核性脓腔和干酪化脓腔，并达有效浓度。90％经肾小球滤过排出体外。对铜绿假单胞菌和其他 G^- 杆菌的抗菌活性在氨基糖苷类抗生素中为最低。对鼠疫杆菌和抗酸杆菌很敏感，为治疗鼠疫病和兔热病的首选药，特别是与四环素联合用药已成为目前治疗鼠疫的最有效手段。也用于治疗结核病。与青霉素合用治疗溶血性链球菌、草绿色链球菌及肠球菌等引起的心内膜炎。容易发生过敏反应，甚至引起过敏性休克，通常在注射 10min 内出现，死亡率较青霉素高。耳毒性常见，严重者可致永久性耳聋。对肾脏的毒性为本类中最轻者，但肾功能不全者仍应慎用。

庆 大 霉 素

庆大霉素(gentamicin)从小单孢菌的培养液中分离获得。抗菌谱广,对多种 G^+ 及 G^- 菌有良好的抗菌作用,对 G^- 杆菌尤其对沙雷菌属作用更强,对耐药金葡菌有效。体内过程与链霉素相似。主要用于 G^- 杆菌所致的泌尿道、胆道感染、腹膜感染及烧伤、外伤并发的感染等;与青霉素或其他抗生素合用,治疗肺炎链球菌、铜绿假单胞菌、葡萄球菌引起的严重感染;口服可用于肠道感染或肠道术前准备;还可用于皮肤、黏膜感染和眼、耳、鼻部感染等。庆大霉素的主要不良反应是耳毒性和肾毒性。耳毒性多在用药 $1\sim2$ 周内发生,也可在停药数周后才出现。

卡 那 霉 素

卡那霉素(kanamycin)是从链霉菌培养液中分离获得的抗生素,有 A、B、C 三种成分,以 A 组成分为主。口服吸收极差,肌内注射容易吸收。主要分布在细胞外液,在胸腔液和腹腔液中浓度较高。对多种 G^- 菌和结核杆菌有效,曾被广泛用于各种肠道 G^- 杆菌感染,但因不良反应较重,从 20 世纪 70 年代起已逐渐被庆大霉素和妥布霉素等取代。目前仅与其他抗结核病药物合用,治疗对第一线抗结核病药产生耐药性的结核病患者。也可口服用于肝昏迷或肠道术前准备的患者。最严重的不良反应是耳毒性,主要为耳蜗神经损伤,其次为肾毒性。口服时可引起胃肠道反应。

妥 布 霉 素

妥布霉素(tobramycin)从链霉菌培养液中分离获得,或由卡那霉素 B 脱氧获得。对克雷伯菌属、肠杆菌属、变形杆菌属及铜绿假单胞菌的抗菌活性较庆大霉素强,且对耐庆大霉素菌株仍有效,但对其他 G^- 杆菌的抗菌活性不如庆大霉素,在 G^+ 菌中仅对葡萄球菌有效。体内过程与庆大霉素相似。主要与青霉素类和头孢菌素类合用治疗铜绿假单胞菌所致各种感染。不良反应主要表现为耳毒性和肾毒性,均较庆大霉素轻。

阿 米 卡 星

阿米卡星(amikacin,丁胺卡那霉素)是卡那霉素 A 的半合成衍生物。其抗菌谱在本类药物中最广,对 G^- 杆菌和金黄色葡萄球菌均有较强的抗菌活性,对敏感菌的作用与卡那霉素相似或略强,但较庆大霉素弱。最突出优点是对许多肠道 G^- 杆菌和铜绿假单胞菌所产生的能灭活其他氨基糖苷类的多种钝化酶稳定。体内过程与庆大霉素相似,但排泄较庆大霉素快,在给药后 24h 内约 98% 的药物以原形经尿中排出。主要用于上述敏感菌所致的感染,特别是对其他常用氨基糖苷类产生耐药性的耐药菌株引起的感染。与 β-内酰胺类合用可获协同作用。不良反应主要表现为耳毒性和肾毒性,其耳毒性发生率高于庆大霉素,而肾毒性较庆大霉素低。

奈 替 米 星

奈替米星(netilmicin)抗菌谱广,对铜绿假单胞菌、克雷伯菌属、肠杆菌属、变形杆菌属、沙门菌属及多种 G^+ 球菌具有强大的抗菌活性,对 G^+ 球菌的作用强于其他氨基糖苷类抗生素。耐酶性极强,对耐药金葡菌及对其他常用氨基糖苷类耐药的菌株仍有效。体内过程类似于庆大霉素。主要用于治疗各种敏感菌引起的严重感染;也可与β-内酰胺类合用治疗儿童或成人粒细胞减少伴发热的患者及病因未明的发热患者。本药的耳毒性和肾毒性发生率较低,损伤程度较轻。

第四节　四环素类与氯霉素

四环素类与氯霉素为广谱抗生素,对 G^+、G^- 菌、立克次体、支原体、衣原体具有较强的抑制作用。

一、四环素类

四环素类是一组带有共轭双键 4 元稠合环结构的抗生素,为酸、碱两性物质,在酸性溶液中较稳定,可分为天然品与半合成品两类。天然品有金霉素、土霉素、四环素和地美环素(去甲金霉素)等,是从链霉菌属发酵获得;半合成品有多西环素(强力霉素)、美他环素(甲烯土霉素)和米诺环素(二甲胺四环素)等。半合成品的抗菌活性普遍优于天然品,而且还具有口服吸收好、$t_{1/2}$ 长、耐药菌株少、不良反应轻等优点。

(一)四环素类的共性

【抗菌作用与机制】

四环素类为快速抑菌药,高浓度时对某些细菌呈杀菌作用。其抗菌谱包括常见的 G^+、G^- 需氧菌和厌氧菌、立克次体、螺旋体、支原体、衣原体及某些原虫等。抗菌机制是特异性与敏感菌核糖体 30S 亚基结合,阻止肽链的延长,从而抑制蛋白质合成。

【体内过程】

1. 吸收　四环素类口服能吸收,但各品种吸收率差别较大,金霉素最低,四环素、土霉素和地美环素居中,多西环素和米诺环素最高,分别达 93% 和 100%。与食物或某些药物同服则减少药物的吸收,与钙、铁、铝、镁等离子形成不吸收的络合物。

2. 分布　本类药物组织分布广泛,主要集中在肝、肾、脾、皮肤、牙齿和骨骼等钙化组织及含钙量高的肿瘤(胃癌);也能渗入多种体液中;易进入细胞内;能透过胎盘屏障并集中在胎儿骨骼和牙齿。除米诺环素外在脑脊液均难达到有效治疗浓度。

3. 代谢和排泄　四环素类部分在肝脏代谢,绝大多数存在肝肠循环。经肾小球滤过排入尿中。但多西环素 90% 以代谢产物或螯合物经胆汁排入粪便,对肠道菌影响很小。

【临床应用】

四环素类可用于治疗多种感染性疾病,尤其适用于由立克次体、支原体和衣原体引起的感染性疾病。

【不良反应】

1. 局部刺激症状　口服后可引起恶心、呕吐、上腹不适、腹胀、腹泻等症状。长期静脉滴注可引起血栓性静脉炎。

2. 二重感染　正常人的口腔、鼻咽、肠道等都有微生物寄生,菌群间维持平衡的共生状态。长期应用广谱抗生素后,敏感菌株生长受到抑制,而不敏感菌株趁机在体内大量繁殖,造成新的感染,即为二重感染,又称菌群交替症。多见于体质衰弱、抵抗力低下的患者。

3. 影响骨、牙的生长　可使牙齿黄染及釉质发育不全,并可抑制婴幼儿骨质生成和骨骼生长。故孕妇及 8 岁以内儿童禁用。

4. 其他　长期大量口服或静脉给药(每日超过 1～2g)可造成严重肝损害,还可引起光敏反应等。

(二)四环素类常用药物的药理特点及应用

四　环　素

四环素(tetracyline,阿克罗霉素)为抑菌药,抗菌谱广,但对 G^+ 菌抑制作用不如青霉素类和头孢菌素类,对 G^- 菌作用不如氨基糖苷类。对肺炎支原体、立克次体作用突出,还能间接抑制阿米巴原虫。主要用于立克次体感染(斑疹伤寒、Q 热、恙虫病等)。

多　西　环　素

多西环素(doxycycline,强力霉素)是常用的半合成四环素类。抗菌谱和四环素相同,具有强效、速效、长效的抗菌特点;与四环素无交叉耐药性,穿透性强,体内分布广。主要用于敏感菌所致的呼吸道感染、泌尿道、胆道及对四环素耐药的金葡菌感染。常见不良反应有胃肠反应。

米　诺　环　素

米诺环素(minocycline,二甲胺四环素)是本类药物中抗菌活性最强的半合成四环素。抗菌谱与四环素相近。对 G^+ 菌包括耐四环素的金黄色葡萄球菌、链球菌等和 G^- 菌中的淋病奈瑟菌均有很强的作用;对 G^- 杆菌的作用一般较弱;本品对沙眼衣原体和溶脲支原体亦有较好的抑制作用。临床用于尿路、胃肠道、呼吸道、骨髓炎等感染。典型不良反应为前庭功能改变,引起眩晕、耳鸣、恶心、呕吐和共济失调等。

二、氯霉素

氯霉素是委内瑞拉链丝菌产生的抗生素,目前临床使用的是人工合成的左旋体。

【药理作用与机制】

为快速抑菌药,抗菌谱广,对 G^+、G^- 菌、立克次体、支原体、衣原体均有抑制作用,其中对 G^- 杆菌作用较强,特别是对伤寒、副伤寒杆菌作用突出,在高浓度时有杀菌作用。抗菌机制是:与敏感菌核糖体 50S 亚基结合,阻止肽链延伸,使蛋白质合成受阻。

【体内过程】

口服吸收快而完全,广泛分布于各组织和体液中,脑脊液中浓度较其他抗生素均高。主要在肝脏与葡萄糖醛酸结合而失效,少部分原形药物由尿中排泄,能达到有效抗菌浓度。

【临床应用】

为治疗伤寒、副伤寒的首选药。也可用于治疗其他药物治疗无效的 G^- 杆菌性脑膜炎。此外,外用治疗敏感菌所致的结膜炎、沙眼等。

【不良反应】

1. 抑制骨髓造血机能 ① 可逆性各类血细胞减少,表现为白细胞、血小板减少,并伴贫血,这一反应与剂量和疗程有关。一旦发现,应及时停药,可以恢复。② 再生障碍性贫血,虽然少见,但死亡率高。此反应属于变态反应,与剂量、疗程无直接关系。

2. 灰婴综合征 新生儿、早产儿应用大剂量氯霉素引起的急性中毒性反应,表现为腹胀、吐奶、呼吸不规则、循环衰竭、面色灰紫,故称灰婴综合征。

3. 其他 可致胃肠反应和二重感染;少数患者可出现皮疹及血管神经性水肿等过敏反应,但都比较轻微。

(李春莺)

第三十章

人工合成抗菌药

第一节　喹诺酮类药

喹诺酮类(quinolones)药物是一类化学结构中含有 4-喹诺酮母核的人工合成抗菌药,近年来发展非常迅速,按抗菌谱、抗菌活性及药物代谢动力学等方面的差异,可将此类药物分为四代:第一代代表药是 1962 年研制的萘啶酸,其抗菌谱窄、口服吸收差,现已淘汰;第二代代表药是 1973 年合成的吡哌酸;第三代为 20 世纪 80 年代研制的氟喹诺酮类,包括**诺氟沙星**(norfloxacin)、**环丙沙星**(ciprofloxacin)、**氧氟沙星**(ofloxacin)、**左氧氟沙星**(levofloxacin)、**洛美沙星**(lomefloxacin)等。第四代为 20 世纪 90 年代后期以来新研制的最新氟喹诺酮类,包括**莫西沙星**(moxifloxacin)、**吉米沙星**(gemifloxacin)等。

一、喹诺酮类药物的共性

【抗菌作用与机制】

喹诺酮类为杀菌药,具有较长 PAE。吡哌酸对大多数 G^- 菌有效。第三代喹诺酮类属于广谱抗菌药,对 G^+ 球菌、G^- 菌都有效,且具有使用方便、抗菌力强等特点,某些品种对衣原体、支原体、军团菌及结核杆菌等有效。第四代喹诺酮类抗菌谱进一步扩大,对部分厌氧菌、G^+ 菌和铜绿假单孢菌的抗菌活性明显提高。喹诺酮类药物的抗菌机制主要是通过抑制细菌 DNA 回旋酶,阻碍 DNA 的合成而导致细菌死亡。

【体内过程】

氟喹诺酮类口服吸收良好,但因药物可螯合二价和三价阳离子,故与富含 Fe^{2+}、Ca^{2+}、Mg^{2+} 等离子的食物同服会影响药物的吸收。与血浆蛋白结合率均较低,在组织和体液分布广泛,在肺、肝、肾、膀胱、前列腺、卵巢、输卵管和子宫内膜的药物浓度高于血药浓度。环丙沙星、氧氟沙星和培氟沙星可通过正常或炎症脑膜进入脑脊液并达到有效浓度。左氧氟沙星穿透力强,可进入细胞内达到有效浓度。多数药物主要以原形经肾脏排泄。$t_{1/2}$ 较长,为 3～7h。

【临床应用】

目前临床主要使用抗菌活性强、毒性低的氟喹诺酮类产品治疗各种敏感菌引起的泌尿生殖道感染、呼吸道感染、胃肠道感染、骨关节感染及皮肤软组织感染等。此外,也可用于治疗沙眼衣原体、支原体引起的传播性疾病。

【不良反应】

喹诺酮类药物的主要不良反应有:

1. **胃肠反应**　常见的有胃部不适、恶心、呕吐、消化不良、腹泻等。

2. 中枢神经系统反应 一般表现为失眠、头痛、眩晕等。严重者可出现精神异常、抽搐、惊厥等。

3. 过敏反应 可出现血管神经性水肿、皮肤瘙痒、皮疹等过敏症状,严重者皮肤脱落糜烂。个别出现光敏性皮炎。以洛美沙星最为多见。

4. 软骨损伤 对多种幼龄动物负重关节的软骨有损伤作用,临床发现儿童用药后可出现关节痛和关节水肿。其他反应还包括肝肾功能异常、跟腱炎、心脏毒性和眼毒性等,停药后可恢复。

【耐药性】

随着该类药物在临床的广泛使用,耐药菌株在不断增加。耐药机制与细菌 DNA 回旋酶的改变、细菌细胞膜通透性改变,使药物在菌体内蓄积减少有关。与其他抗菌药无交叉耐药性。

【药物相互作用】

氟喹诺酮类能抑制茶碱类、华法林、咖啡因在肝脏的代谢,同服时应注意;H_2 受体阻断药及 Mg^{2+}、Al^{3+}、Ca^{2+}、Fe^{2+} 等可降低其生物利用度,应避免同服;与非甾体抗炎药合用可致中枢兴奋、惊厥发生率增高。

二、常用喹诺酮类药的特点及应用

诺 氟 沙 星

诺氟沙星(norfloxacin,氟哌酸)是第一个氟喹诺酮类药,抗菌谱较广,抗菌作用较强,对革兰阳性和阴性菌包括铜绿假单胞菌均有良好抗菌活性。吸收易受食物影响,生物利用度仅为 $35\%\sim45\%$,故血药浓度较低,主要用于尿路及肠道感染。

环 丙 沙 星

环丙沙星(ciprofloxacin,环丙氟哌酸)为目前临床常用喹诺酮类中抗菌活性最强者。抗菌谱广,对耐药铜绿假单胞菌、流感嗜血杆菌、肠球菌、金葡菌、肺炎链球菌、军团菌、淋病奈瑟菌的抗菌活性高于其他药物,对氨基糖苷类和第三代头孢菌素耐药菌株对本品敏感。主要用于对其他抗菌药耐药的 G^- 杆菌所致的呼吸道、泌尿生殖道、消化道、骨与关节和皮肤软组织感染等。

氧 氟 沙 星

氧氟沙星(ofloxacin,氟嗪酸)抗菌活性强,除保留环丙沙星的抗菌特点和良好的抗耐药菌特性外,对结核分枝杆菌、沙眼衣原体、部分厌氧菌有效。体内分布广泛,尤其在胆汁中浓度较高。临床主要用于敏感菌引起的呼吸道、泌尿生殖道、胆道感染,也可用于盆腔感染和皮肤软组织感染等。与其他抗结核药无交叉耐药性,可作为治疗结核的二线药。

洛 美 沙 星

洛美沙星(lomefloxacin)是二氟喹诺酮类口服抗菌药。抗菌谱广,体内抗菌活性比诺氟沙星与氧氟沙星强,但不及氟罗沙星。尿中原形药物排出量大。对衣原体、支原体、结核分枝杆菌等也有效。临床主要用于治疗敏感菌引起的呼吸道、泌尿道、消化道、皮肤、软组织和骨组织感染等。

<h2 style="text-align:center">莫 西 沙 星</h2>

莫西沙星（moxifloxacin）是第四代氟喹诺酮类。本品抗菌谱广，对多数 G^+ 菌、G^- 菌、厌氧菌、结核分枝杆菌、衣原体、支原体均具有较强抗菌活性。临床主要用于上述敏感菌引起的急、慢性上呼吸道感染，也可用于泌尿生殖系统和皮肤软组织感染等。其不良反应发生率低。

第二节 磺胺类抗菌药物

磺胺类合成抗菌药物是最早用于全身性细菌感染的抗菌药。

一、磺胺类抗菌药物的共性

磺胺类药物分为三类，即用于全身性感染的肠道易吸收类如磺胺嘧啶、用于肠道感染的肠道难吸收类如柳氮磺胺吡啶以及外用磺胺类如磺胺嘧啶银。

【抗菌作用与机制】

磺胺类药物抗菌谱较广，对多种革兰阳性菌和革兰阴性菌具有较强抑制作用。其中最敏感的有溶血性链球菌、肺炎球菌、脑膜炎奈瑟菌、淋病奈瑟菌、鼠疫耶氏菌和诺卡菌属等；其次是志贺菌属、大肠埃希菌、布鲁菌属、变形杆菌属和沙门菌属等。此外，对沙眼衣原体、疟原虫和弓形虫滋养体等也有抑制作用。

磺胺类基本结构与细菌合成叶酸的原料 PABA 相似，可与 PABA 竞争二氢叶酸合成酶，妨碍二氢叶酸的合成，最终影响细菌核酸和蛋白质的合成，抑制了细菌的生长繁殖。

【耐药性】

细菌对磺胺类药物易产生耐药性，尤其在用量不足时更易发生。磺胺类药物之间有交叉耐药性。

【体内过程】

用于全身感染的磺胺类药物口服易吸收，体内分布广泛。能透过血脑屏障和胎盘屏障，也能进入乳汁。主要在肝脏代谢为无活性的乙酰化物，也可与葡萄糖醛酸结合。主要经肾排泄。肠道难吸收类药物必须在肠腔内水解，使对位氨基游离后才有抗菌活性。

【临床应用】

1. 全身性感染　口服易吸收磺胺类药物主要用于流行性脑脊髓膜炎、敏感菌引起的呼吸道感染、尿路感染、伤寒、疟疾等，与 TMP 合用疗效增强。

2. 肠道感染　口服难吸收磺胺类药物用于肠道感染或肠道手术前消毒。

3. 烧伤和创伤感染　外用磺胺类适用于烧伤和创伤后的感染。

【不良反应】

1. 泌尿系统损害　磺胺类药物及其乙酰化代谢产物在尿中溶解度低，特别在酸性尿液中易析出结晶损伤肾小管，可引起结晶尿、血尿、管型尿、甚至尿闭等。多饮水和同服碳酸氢钠，可降低药物浓度和促进药物的离子化而防止结晶形成。

2. 过敏反应　常见皮疹、药热、血管神经性水肿。偶见多形性红斑、剥脱性皮炎,严重者可致死。本类药有交叉过敏反应,有过敏史者禁用。

3. 血液系统反应　可引起粒细胞减少、血小板减少甚至发生再生障碍性贫血,对葡萄糖-6-磷酸脱氢酶缺乏者可致溶血性贫血。

4. 神经系统反应　少数患者出现头晕、头痛、乏力、萎靡、失眠等。

5. 其他　口服可引起恶心、呕吐、食欲减退等。还可致黄疸、肝损害甚至发生急性肝坏死。

二、磺胺类常用药物的特点及临床应用

磺胺异噁唑

磺胺异噁唑(sulfafurazole,SIZ,菌得清)是短效磺胺药,$t_{1/2}$ 为 5～8h,乙酰化率较低。尿中浓度最高,在尿中不易析出结晶。适用于治疗尿路感染。胃肠反应多见。

磺胺嘧啶

磺胺嘧啶(sulfadiazine,SD)属中效磺胺药,$t_{1/2}$ 为 17h,口服易吸收,抗菌力强,易透过血脑屏障。尿中易析出结晶。是防治流行性脑脊髓膜炎的首选药物,也可用于治疗诺卡菌病。

磺胺甲噁唑

磺胺甲噁唑(sulfamethoxazole,SMZ,新诺明)属中效磺胺药,$t_{1/2}$ 为 10～12h。抗菌作用与 SIZ 相似。脑脊液浓度不及 SD,尿中浓度虽低于 SIZ 但与 SD 接近。适用于治疗泌尿道、呼吸道感染和流行性脑膜炎等。常与甲氧苄啶合用,协同抗菌,扩大适应证。

柳氮磺吡啶

柳氮磺吡啶(sulfasalazine,SASP)具有抗菌、抗炎和免疫抑制作用。适于治疗溃疡性结肠炎、结段性回肠炎等。可影响精子活力而致不育。

第三节　其他合成抗菌药

一、甲氧苄啶

甲氧苄啶

甲氧苄啶(trimethoprim,TMP)又称磺胺增效剂,抗菌作用较强,单独使用易产生耐药性。

【抗菌作用与机制】

属广谱抗菌药。通过抑制细菌二氢叶酸还原酶,阻止四氢叶酸合成而影响核酸的合成。与磺胺类合用能双重阻断细菌叶酸代谢,变抑菌为杀菌。此外,TMP 还可增强多种抗生素

（如四环素、庆大霉素等）的抗菌作用。TMP 与 SMZ 的 $t_{1/2}$ 相近，两药以 1∶5 比例制成的复方制剂即为复方新诺明。

【临床应用】

常与 SMZ 或 SD 合用治疗呼吸道、泌尿道及胃肠道感染等。

【不良反应】

偶有恶心、呕吐、皮疹等，某些敏感患者可引起叶酸缺乏症。

二、硝基呋喃类

硝基呋喃类是一类干扰微生物糖代谢的杀菌药物。抗菌谱广，在酸性环境中抗菌活性增强，不易产生耐药性。

呋 喃 妥 因

【抗菌作用与临床应用】

呋喃妥因（nitrofurantoin，呋喃坦啶）对多数 G^+ 和 G^- 菌具有杀菌作用。口服吸收快，在体内迅速被代谢，血药浓度低而尿中浓度高。主要用于大肠埃希菌、肠球菌和葡萄球菌等引起的泌尿道感染，如肾盂肾炎、膀胱炎、前列腺炎、尿道炎等。

【不良反应】

常见恶心、呕吐、腹泻等消化道反应。用量过大可引起周围神经炎及中毒性精神症状。

呋 喃 唑 酮

呋喃唑酮（furazolidone，痢特灵）口服吸收少，肠内浓度高，抗菌谱与呋喃妥因相似，临床主要用于肠炎、菌痢、霍乱等肠道感染性疾病。

不良反应同呋喃妥因。

（李春莺）

第三十一章

抗结核病药

结核病是由结核分枝杆菌感染引起的一种慢性传染病,结核病的合理治疗是控制疾病发展、复发及避免结核杆菌耐药的关键。目前用于临床的抗结核病药种类很多,通常把疗效高、不良反应较少、患者较易耐受的药物称为第一线抗结核病药,如异烟肼、利福平、乙胺丁醇、吡嗪酰胺、链霉素等;而将毒性较大、疗效较低的药物称为第二线抗结核病药,如对氨基水杨酸、氨硫脲、乙硫异烟胺、卡那霉素、环丝氨酸、卷曲霉素等。

第一节　第一线抗结核病药

异　烟　肼

异烟肼(isoniazid,INH)又名雷米封(rimifon),是治疗结核病的主要药物。性质稳定,易溶于水。具有高效、低毒、口服方便、价廉等优点。

【抗菌作用及机制】

对结核分枝杆菌有高度选择性抗菌作用,对其他细菌无效。作用强度与病灶部位的药物浓度有关,低浓度为抑菌作用,高浓度为杀菌作用。对繁殖期结核杆菌有强大杀灭作用,而对静止期结核杆菌仅有抑菌作用。

异烟肼可能是通过抑制结核杆菌分枝菌酸的生物合成,使结核杆菌细胞壁合成受阻导致细菌失去耐酸性和增殖力而死亡。

【体内过程】

口服吸收快而完全,1～2h后血药浓度达高峰。广泛分布于全身组织和体液中,脑膜炎时,脑脊液中的浓度可与血浆浓度相近。穿透力强,可渗入关节腔、胸、腹水以及纤维化或干酪化的结核病灶中,也易透入细胞内,作用于已被吞噬的结核杆菌。异烟肼大部分在肝脏代谢为乙酰异烟肼、异烟酸等,最后与少量原形药一起由肾排出。异烟肼乙酰化的速度有明显的人种和个体差异,分为快代谢和慢代谢型,前者尿中乙酰化异烟肼较多,后者尿中游离异烟肼较多。在我国以快代谢型者多见,约为49.3%。快、慢代谢型的 $t_{1/2}$ 分别为0.5～1.5h与2～3h。

【临床应用】

是各种类型结核病的首选药物,除早期轻症肺结核或预防应用可单独使用外,均宜与其他第一线药联合应用。对急性粟粒性结核和结核性脑膜炎应增大剂量,必要时采用静脉滴注。

【不良反应】

常见不良反应有周围神经炎,表现为手、脚麻木,肌肉震颤和步态不稳等。大剂量可出现头痛、头晕、兴奋和视神经炎,严重时导致中毒性脑病或中毒性精神病。此作用与异烟肼妨碍维生素 B_6 的利用导致 GABA 生成减少有关。长期使用可致肝脏毒性,多见于快乙酰化型。尚可引起皮疹、发烧、胃肠反应、粒细胞减少、血小板减少和溶血性贫血等。

利 福 平

利福平(rifampicin)又名甲哌力复霉素,简称 RFP,是人工半合成的利福霉素类衍生物,为橘红色结晶性粉末,具有广谱、高效、低毒、口服方便等优点。

【抗菌作用与机制】

抗菌谱广,对结核分枝杆菌、麻风杆菌、多种 G^+ 和 G^- 球菌有很强的抗菌作用,对某些病毒和沙眼衣原体也有抑制作用。对静止期和繁殖期的细菌都有效。抗结核作用与 INH 相近,而较链霉素强,低浓度时抑菌,高浓度时杀菌。单独使用时结核杆菌易产生耐药性,如与其他抗结核药合用可产生协同作用,并能延缓抗药性的产生。利福平的抗菌机制是特异性地抑制细菌 DNA 依赖性 RNA 多聚酶,阻碍 mRNA 合成,对动物细胞的 RNA 多聚酶无影响。

【体内过程】

口服容易吸收,但食物及对氨基水杨酸可减少和延缓其吸收。吸收后分布于全身各组织,穿透力强,能进入细胞、结核空洞、痰液及胎儿体内。脑膜炎时脑脊液中药物浓度增加。主要在肝内代谢成抗菌作用较弱的去乙酰基利福平。主要从胆汁排泄,存在肝肠循环。由于药物及代谢物呈橘红色,加之分布广泛,可使患者的尿、粪、泪液、痰等均呈橘红色。利福平可诱导肝药酶,加快自身及其他药物的代谢。

【临床应用】

与其他抗结核病药合用治疗各种结核病。也可治疗麻风病和耐药金葡菌及其他敏感细菌所致的感染。此外,局部用药可用于沙眼、急性结膜炎和病毒性角膜炎的治疗。

【不良反应】

常见恶心、呕吐、腹痛、腹泻等胃肠道刺激症状。少数病人可出现黄疸、肝肿大、肝功能减退等,有慢性肝病、酒精中毒或与异烟肼合用时较易发生。大剂量间隔使用时可出现皮疹、药热、血小板和白细胞减少等。动物实验有致畸作用。

利福喷汀与利福定

利福喷汀(rifapentine)和利福定(rifandine)均为利福霉素衍生物。它们的抗菌谱和利福平相同,抗菌效力分别比利福平强 8 倍与 3 倍以上,与其他抗结核药,如异烟肼、乙胺丁醇等有协同抗菌作用。此外,它们对革兰阳性与阴性菌也有强大的抗菌活性。利福喷汀(微晶)与利福定的 $t_{1/2}$ 分别为 30h 与 5h。

乙 胺 丁 醇

【抗菌作用与临床应用】

乙胺丁醇(ethambutol)对结核杆菌具有较强的抗菌作用,对其他细菌无效。过去被列为抑菌药,近年发现其对细胞内、外结核杆菌有较强杀菌作用。对异烟肼或链霉素耐药的结核杆菌本药仍有效。抗菌机制可能是与二价金属离子如 Mg^{2+} 结合,干扰菌体 RNA 的合成。单用可产生耐药性,但较缓慢。与其他抗结核药无交叉耐药性。常与异烟肼或利福平等合用治疗各种结核病,特别适用于经异烟肼和链霉素治疗无效的病人。

【体内过程】

口服吸收良好,广泛分布于全身组织与体液,但在脑脊液中浓度较低。大部分以原形经肾排泄,肾功能不全时可致蓄积中毒。

【不良反应】

常用量较少见。大剂量连续使用时产生的严重毒性反应是视神经炎,出现视力模糊、视野缩小、红绿色盲等症状;尚可见胃肠反应,偶见过敏反应、肝功能损害、周围神经炎及精神症状等。

链 霉 素

链霉素(streptomycin)是第一个有效的抗结核病药,在体内对结核杆菌有较强的抑制作用。不易透过血脑屏障和细胞膜,也不易透入纤维化、干酪化及厚壁空洞病灶。长期单独用药易产生耐药性。临床适用于结核急性期的治疗。与其他抗结核病药联合应用,可减少用量,降低毒性,并延缓耐药性的产生。

吡 嗪 酰 胺

吡嗪酰胺(pyrazinamide)仅对结核分枝杆菌有效,抗菌活性不及异烟肼、利福平和链霉素,但强于对氨基水杨酸。在酸性环境中抗菌作用增强,故能有效杀灭细胞内结核杆菌。结核杆菌对吡嗪酰胺易产生耐药性,但与其他抗结核药无交叉耐药。口服迅速吸收,分布于各组织与体液,经肝代谢为吡嗪酸,主要经肾排泄。与异烟肼和利福平合用有协同作用,是联合用药的重要成分。长期、大量使用时可发生严重肝毒性。

第二节 第二线抗结核病药

对氨基水杨酸钠

对氨基水杨酸钠(para-aminosalicylic acid,PAS)仅对细胞外的结核杆菌有抑菌作用,抗菌机制可能与抑制结核杆菌叶酸代谢和分枝杆菌素合成有关。口服吸收快而完全,广泛分布于全身组织与体液,但不易透入脑脊液。主要在肝脏乙酰化代谢,在酸性尿液中可析出结晶引起肾损害。耐药性产生缓慢,常与其他抗结核病药合用,以延缓耐药性产生。常见不良反应为胃肠道反应和过敏反应,偶有肝损害。

第三节 结核病的临床用药原则

为了保证疗效,延缓耐药性的产生,结核病化疗必须遵循以下原则:

1. 早期用药 早期结核杆菌生长代谢旺盛,对药物敏感;同时结核病灶以渗出为主,血液循环无明显破坏,药物易于渗入病灶内,因而疗效较好。相反,慢性病灶如纤维化、干酪化等则疗效较差。

2. 联合用药　联合用药可提高疗效、降低毒性、延缓耐药性,并可交叉消灭对其他药物耐药的菌株。可根据病情及抗结核药的作用特点将两种或两种以上药物联合使用。

3. 适量用药　是指用药剂量要适当。药量不足,组织内药物有效浓度低,疗效差而且易诱发细菌产生耐药性,使治疗失败。药物剂量过大易产生严重不良反应而使治疗难以进行。

4. 规律用药　结核病是一种慢性并且容易复发的疾病。坚持有规律、长期用药,才能防止耐药性产生及结核病的复发。治疗过程中随意改变药物剂量和药物品种甚至过早停药,就会导致治疗失败。

（李春莺）

第三十二章

抗真菌药与抗病毒药

第一节 抗真菌药

抗真菌药物(antifungal agents)具有抑制或杀灭真菌生长繁殖的作用。按化学结构的不同可分为：① 抗生素类抗真菌药物,如两性霉素 B、灰黄霉素、制霉菌素；② 唑类抗真菌药,如酮康唑、克霉唑、氟康唑等；③ 丙烯胺类抗真菌药物,如特比萘芬；④ 嘧啶类抗真菌药物,如氟胞嘧啶等。

一、抗生素类抗真菌药物

两性霉素 B

两性霉素 B(amphotericin B)属多烯类抗生素,来源于链丝菌。国产庐山霉素与本药是同一物质。

【抗菌作用与机制】

两性霉素 B 为广谱抗真菌药,几乎对所有真菌均有抗菌活性。对新型隐球菌、白色念珠菌、皮炎芽生菌及组织胞浆菌属等有强大抑制作用,高浓度有杀菌作用。抗菌机制为：选择性与真菌细胞膜中的麦角固醇相结合形成孔道,从而增加了膜的通透性,引起细胞内重要物质外漏导致真菌停止生长,最终死亡。细菌的细胞膜不含固醇类物质,故本品对细菌无效。

【体内过程】

口服、肌内注射均难吸收,缓慢静脉滴注给药。血浆蛋白结合率为 $90\% \sim 95\%$ 。在肝、脾分布最高,其次是肺、肾。不易透过血脑屏障。一次静脉滴注,有效浓度可维持 24h 以上。主要在肝脏代谢,排泄缓慢,停药 2 周后仍可从尿中检出。

【临床应用】

主要用于治疗全身性深部真菌感染。治疗真菌性脑膜炎时,需加用小剂量鞘内注射。本品口服可用于肠道真菌感染,滴眼液可用于治疗真菌性角膜溃疡。

【不良反应】

最常见的是滴注开始或滴注后数小时可发生寒战、高热、头痛、恶心和呕吐等毒性反应。最严重的不良反应是肾脏损害,严重者可致肾功能衰竭。此外,尚可见低血钾、白细胞减少、血小板减少、急性黄疸、肝功能障碍等。静脉滴注过快时可发生惊厥和心律失常。

灰 黄 霉 素

灰黄霉素(griseofulvin)为非多烯类抗真菌药。对各种皮肤真菌(表皮癣菌属、小孢子癣菌属和毛癣菌属)有抑制或杀灭作用,对深部真菌和细菌无效。本品口服吸收较少,微粒制剂或油脂食物能促进吸收。分布广泛,能渗入并贮存在皮肤角质层和新生的毛发、指(趾)甲角质部分。大部分在肝脏代谢。$t_{1/2}$ 为 24h。主要用于治疗各种皮肤癣菌引起的头癣、体癣、甲癣等。不良反应较多见,主要有消化道反应、中枢抑制、肝脏损害、血细胞减少和过敏反应等。动物实验有致畸和致癌作用。

二、唑类抗真菌药

唑类抗真菌药可分为咪唑类和三唑类。咪唑类包括酮康唑、咪康唑等,三唑类包括氟康唑和伏立康唑等。

酮 康 唑

【抗菌作用与机制】

酮康唑(ketoconazole)为第一个广谱口服抗真菌药,对念珠菌和表浅癣菌有强大抗菌作用。能与敏感真菌细胞膜上的甾醇结合,使膜通透性增加,营养物外漏,导致真菌的生长受到抑制。

【体内过程】

本品吸收时个体差异较大,且溶解和吸收需要足够胃酸,因此,食物、抗酸药及抑制胃酸分泌的药物会影响其吸收。在体内分布广泛,但难以透过血脑屏障。主要在肝脏代谢失活后随胆汁进入肠道排泄。

【临床应用】

用于治疗各种浅表和深部真菌感染,包括灰黄霉素治疗无效或对灰黄霉素过敏或难以耐受的患者。

【不良反应】

最常见的是胃肠道反应及中枢抑制等;最严重的是肝脏毒性,偶可致肝坏死。极少数可发生男性乳房发育。动物实验有致畸作用。

咪 康 唑

咪康唑(miconazole)为广谱抗真菌药。口服吸收差。静脉给药用于治疗多种深部真菌病,尤其在两性霉素 B 不能耐受时作为替代药;局部用药治疗皮肤黏膜真菌感染,疗效优于克霉唑和制霉菌素。静脉给药可致血栓性静脉炎、畏寒发热、心律不齐等,口服给药可致恶心、呕吐等消化道症状和过敏反应。

氟 康 唑

氟康唑(fluconazole)为三唑类广谱抗真菌药。抗菌谱与酮康唑相似,体外抗真菌作用不及酮康唑,但其体内抗真菌作用比酮康唑强 10～20 倍。口服吸收好,生物利用度达 90%。血浆蛋白结合率低,体内分布广泛,可透过血脑屏障。体内代谢甚少,约 80% 以原形由尿排出,$t_{1/2}$ 约 30h。主要用于念珠菌病与隐球菌病。毒性较低,常见不良反应为消化系统反应和皮疹。本品可能导致胎儿缺陷。

三、丙烯胺类抗真菌药物

丙烯胺类抗真菌药物包括特比萘芬和萘替芬,为可逆性角鲨烯环氧化酶的抑制剂,通过抑制该酶的活性而影响真菌麦角固醇的合成,发挥抑菌或杀菌作用。

特 比 萘 芬

特比萘芬(terbinafine)对各种浅部真菌具有良好的抗菌活性,体外抗菌活性比酮康唑强20～30倍,对酵母菌和白色念珠菌仅有抑菌作用。口服吸收好,分布广泛,在毛囊、毛发、皮肤和甲板等处长时间维持较高浓度。主要在肝脏代谢,经肾脏排泄。主要用于治疗甲癣、皮肤真菌病和其他真菌的浅表感染或全身感染。不良反应轻微,常见胃肠道反应。

四、嘧啶类抗真菌药物

氟 胞 嘧 啶

氟胞嘧啶(flucytosine)是人工合成的抗真菌药。对隐球菌属、念珠菌属等具有较高的抗菌活性,对着色真菌、少数曲霉菌属有一定抗菌活性,对其他真菌作用较差。本品为抑菌剂,高浓度时具有杀菌作用。作用机制在于药物通过真菌细胞的渗透系统进入细胞内后转换为具有抗代谢作用的氟尿嘧啶,从而阻断真菌核酸和蛋白质的合成。本品口服吸收良好,与血浆蛋白结合率低,分布广泛,可透过血脑屏障。主要用于念珠菌和隐球菌感染,单用易产生耐药性,可与两性霉素 B 合用。不良反应有胃肠道反应、一过性转氨酶升高、碱性磷酸酶升高等。此外,本药尚有骨髓抑制作用及致畸性。

第二节　抗病毒药

病毒包括 DNA 及 RNA 病毒,是一种胞内寄生物,必须依赖宿主细胞代谢系统才能进行增殖。近几十年来,医学分子病毒学及生物工程技术的迅速发展,加深了人类对病毒复制过程的了解,同时也极大地促进了抗病毒药物的研制与开发。

一、抗流感病毒的药物

流感病毒属 RNA 病毒,有甲型和乙型之分。抗流感病毒药物主要有金刚烷胺和金刚乙胺。

金 刚 烷 胺

金刚烷胺(amantadine)能特异性地抑制甲型流感病毒,主要作用于病毒复制的早期,干扰病毒的吸附、穿入与脱壳过程。此外,本药还有抗震颤麻痹作用。口服易吸收,在体内分布广泛,易透过血脑屏障。几乎不被代谢,主要以原形自尿排出,$t_{1/2}$ 约 12～17h。主要用于甲型流感的防治和帕金森病(震颤麻痹)的治疗。不良反应主要有厌食、恶心、头痛、眩晕、失眠、共济失调等。

金 刚 乙 胺

金刚乙胺（rimantadine）口服易吸收，不易透过血脑屏障，主要在肝脏代谢为无活性产物。临床用于甲型流感的防治。可引起消化道不良反应。

二、抗疱疹病毒的药物

疱疹病毒最常见为单纯性疱疹病毒（HSV）、水痘-带状疱疹病毒（VZV）和巨细胞病毒（CMV），均为 DNA 病毒。

碘 苷

碘苷（idoxuridine）又名疱疹净，为碘化胸苷嘧啶衍生物，可抑制单纯性疱疹病毒和水痘-带状疱疹病毒，对 RNA 病毒无效。作用机制可能是碘苷在体内转化后掺入病毒 DNA 中，导致其编码错误，使病毒复制受到抑制。本品全身应用毒性较大，目前临床仅限于局部用药，治疗疱疹病毒性浅层角膜炎及单纯疱疹病毒和水痘病毒引起的皮肤感染。可致用药局部出现痛、痒、水肿等。

阿 糖 腺 苷

阿糖腺苷（vidarabine，Ara～A）为核苷类抗病毒药，具有广谱抗病毒作用，能抑制疱疹病毒、水痘-带状疱疹病毒和巨细胞病毒及乙型肝炎病毒和某些 RNA 病毒。本品进入体内后易被腺苷脱氨酶迅速降解成低活性代谢物，主要经肾排泄。临床用于治疗 HSV 引起的感染、免疫缺陷合并带状疱疹感染及乙型病毒性肝炎等。静滴可出现消化道反应、共济失调及血栓性静脉炎等，剂量过大可致骨髓抑制，动物实验有致畸作用。

阿 昔 洛 韦

阿昔洛韦（aciclovir，无环鸟苷）抗 HSV 活性明显强于碘苷和 Ara～A，对乙型肝炎病毒有一定作用，对 CMV 和 RNA 病毒无效。本品口服吸收差，与血浆蛋白结合率低，易透过生物膜，易进入眼、胎盘和乳汁中。是疱疹病毒所致各种感染的首选药；也可与免疫调节剂合用治疗乙型肝炎。最常见不良反应为胃肠道反应、偶有头痛和斑疹等。

三、抗肝炎病毒的药物

临床常见肝炎病毒为甲、乙、丙三型，其中甲型和丙型为 RNA 病毒，乙型为 DNA 病毒。

利 巴 韦 林

利巴韦林（ribavirin）又名病毒唑，抗病毒谱较广，通过抑制病毒核苷酸的合成，进而影响病毒 DNA 和 RNA 的合成，对多种 DNA 和 RNA 病毒都有效。治疗呼吸道合胞病毒肺炎和支气管炎效果最佳。也可用于急性甲型和丙型病毒性肝炎的治疗。部分病人可有口干、头痛、腹泻、白细胞减少等不良反应。动物实验有致畸作用。

干 扰 素

干扰素（interferon）是宿主细胞在感染病毒时通过抗病毒应答反应产生的一组糖蛋白。干扰素通过抑制病毒复制和调节机体免疫功能，发挥强大的抗病毒作用，是迄今为止治疗慢性乙肝的首选抗病毒药物。此外，对丙型病毒性肝炎及其他病毒感染也有效。常见不良反应为头痛、肌痛、倦怠等，大剂量可致共济失调、精神失常等。

四、抗人类免疫缺陷病毒的药物

人类免疫缺陷病毒（human immunodeficiency virus，HIV）是一种反转录病毒，有HIV-1和HIV-2两型。目前抗HIV药主要通过抑制反转录酶或HIV蛋白酶发挥作用。

齐 多 夫 定

齐多夫定（zidovudine，ZDV）为反转录酶抑制剂，是第一个上市的抗HIV药，对HIV-1和HIV-2感染都有效。ZDV经宿主细胞胸苷酸激酶磷酸化成为活性三磷酸代谢物，竞争性抑制反转录酶，导致病毒DNA合成终止。本药口服吸收快，可分布到大多数组织和体液中，在肝脏进行代谢。临床用于治疗**艾滋病**（acquired immunodeficiency syndrome，AIDS）及重症艾滋病相关征候群。不良反应主要为骨髓抑制、贫血或中性粒细胞减少；也可引起胃部不适、头痛等。

沙 奎 那 韦

沙奎那韦（saquinavir）是第一个获得批准的蛋白酶抑制剂。主要通过抑制病毒蛋白酶的活性，导致病毒前体蛋白裂解受阻，感染性成熟颗粒形成障碍而产生抗病毒作用。本药口服吸收率非常低，在肝脏快速分解代谢。与ZDV等药物合用可减慢AIDS的临床发展。不良反应主要为胃肠道反应及对肝功能的影响。

利 托 那 韦

利托那韦（ritonavir）除抑制病毒蛋白酶的活性外，还可抑制机体肝脏内两条重要的药物代谢途径，从而增加抗反转录药物在血清中的浓度。

（李春莺）

第三十三章

抗恶性肿瘤药物

恶性肿瘤常称癌症,是一组严重威胁人类健康的常见病、多发病。由于其病因、发病机制等尚未完全阐明,防治效果不甚理想。目前主要采取手术治疗、放射性治疗、化学治疗、免疫治疗和基因治疗等相结合的综合治疗。抗恶性肿瘤药物(antineoplastic drugs)在肿瘤治疗中占有重要地位。

第一节 抗恶性肿瘤药的分类

目前临床常用的抗恶性肿瘤药绝大多数属于针对肿瘤细胞的直接杀伤肿瘤细胞的细胞毒类药物,并根据药物化学结构和来源、药物作用的生化机制和药物作用的周期或时相特异性进行分类。

(一)根据药物化学结构和来源

1. 烷化剂 氮芥类、乙烯亚胺类、亚硝脲类、甲烷磺酸酯类等。

2. 抗代谢物 叶酸、嘧啶、嘌呤类似物等。

3. 抗肿瘤抗生素 蒽环类抗生素、丝裂霉素、博莱霉素类、放线菌素类等。

4. 抗肿瘤植物药 长春碱类、喜树碱类、紫杉醇类、三尖杉生物碱类、鬼臼毒素衍生物等。

5. 激素 肾上腺皮质激素、雌激素、雄激素等激素及其拮抗药。

6. 其他类 铂类配合物和酶等。

(二)根据抗肿瘤作用的生化机制

1. 干扰核酸生物合成的药物 甲氨蝶呤、氟尿嘧啶、巯嘌呤等。

2. 直接影响 DNA 结构与功能的药物 氮芥、环磷酰胺、白消安、丝裂霉素、博莱霉素类、喜树碱类、鬼臼毒素衍生物等。

3. 干扰转录过程和阻止 RNA 合成的药物 放线菌素类、多柔比星、柔红霉素等。

4. 干扰蛋白质合成与功能的药物 长春碱类、紫杉醇类、三尖杉生物碱类等。

5. 影响激素平衡的药物 肾上腺皮质激素、雌激素、雄激素、甲羟孕酮酯、他莫昔芬等。

(三)根据药物作用的周期或时相特异性

1. 细胞周期非特异性药物 烷化剂、抗肿瘤抗生素、铂类配合物等。

2. 细胞周期特异性药物 抗代谢药物、长春碱类药物等。

第二节 常用抗恶性肿瘤药物

一、干扰核酸生物合成的药物

药物分别在不同环节阻止 DNA 的生物合成,属于抗代谢药。它们的化学结构和核酸代谢的必需物质如叶酸、嘌呤、嘧啶等相似,可通过特异性干扰核酸的代谢,阻止细胞的分裂和繁殖。此类药物主要作用于 S 期细胞,属于周期特异性药物。

甲 氨 蝶 呤

甲氨蝶呤(methotrexate)为二氢叶酸还原酶抑制药,其化学结构与叶酸相似,对二氢叶酸还原酶有强大而持久的抑制作用,阻断二氢叶酸还原成四氢叶酸,致使脱氧胸苷酸合成受阻,DNA 合成障碍,故能干扰 RNA 和蛋白质的合成。

临床上用于治疗儿童急性白血病和绒毛膜上皮癌。鞘内注射可用于中枢神经系统白血病的预防和缓解症状。不良反应包括消化系统反应,如口腔炎、胃炎、腹泻、便血;骨髓抑制最为突出,可致白细胞、血小板减少,严重可有全血下降。长期大量用药可致肝肾损害,妊娠早期应用可致畸胎、死胎。

氟 尿 嘧 啶

氟尿嘧啶(fluorouracil,5-FU)为胸苷酸合成酶抑制药,其化学结构与尿嘧啶相似,在细胞内转变为 5-氟尿嘧啶脱氧核苷酸(5F-dUMP),而抑制脱氧胸苷酸合成酶,阻止脱氧尿苷酸(dUMP)甲基化转变为脱氧胸苷酸(dTMP),从而影响 DNA 的合成。此外,5-FU 在体内可转变为 5-氟尿嘧啶核苷,以伪代谢产物形式掺入 RNA 中干扰蛋白质的合成。可杀灭 S 期细胞,对其他各期细胞也有作用。

临床上主要对消化系统癌(食道癌、胃癌、肠癌、胰腺癌、肝癌)和乳腺癌疗效好,对卵巢癌、宫颈癌、绒毛膜上皮癌、膀胱癌也有效。由于本品口服吸收不规则,需采用静脉注射,吸收后分布于全身血液,肝脏和肿瘤组织中浓度较高,主要在肝中代谢。对骨髓和消化道毒性较大,出现血性腹泻应立即停药。

巯 嘌 呤

巯嘌呤(mercaptopurine,6-MP)为嘌呤核苷酸互变抑制药,在体内转变为硫代肌苷酸(TIMP)后,阻止肌苷酸转变为腺核苷酸及鸟核苷酸,干扰嘌呤代谢,阻碍核酸合成,对 S 期细胞作用最为显著,对 G_1 期有延缓作用。主要用于儿童急性淋巴细胞白血病和绒毛膜上皮癌。不良反应主要是胃肠道反应和骨髓抑制,少数患者有肝损害。

羟 基 脲

羟基脲(hydroxycarbamide,HU)为核苷酸还原酶抑制药,阻止胞苷酸还原为脱氧胞苷酸,从而抑制 DNA 的合成,对 S 期细胞有选择性杀伤作用。用药后可使肿瘤细胞集中在 G_1 期,然后采用对 G_1 期敏感的放疗或化疗药物,可提高疗效,故常用作同步化疗药。对治疗慢性粒细胞白血病有显著疗效,对黑色素瘤有暂时缓解作用。主要毒性反应是骨髓抑制,并有轻度的消化道反应。可致畸,孕妇禁用。

阿 糖 胞 苷

阿糖胞苷(cytarabine,Ara-C)为 DNA 多聚酶抑制药,在体内经脱氧胞苷激酶作用,磷酸化为二或三磷酸阿糖胞苷,通过与三磷酸脱氧胞苷竞争,从而抑制 DNA 多聚酶的活性,阻止 DNA 的合成,也可掺入到 DNA 中,干扰 DNA 的复制,使细胞死亡。主要作用于 S 期,对 G_1 期有延缓作用。阿糖胞苷还有强大的免疫抑制作用,对多种病毒也有抑制作用。临床主要用于治疗成人急性粒细胞白血病或单核细胞白血病。主要不良反应是骨髓抑制和胃肠道反应。

二、直接影响 DNA 结构与功能的药物

(一) 烷化剂

烷化剂(alkylating agents)是一类高度活泼的化合物,它们具有一个或二个烷基,分别称为单功能或双功能烷化剂,其烷基易与细胞中的 DNA、RNA 或蛋白质中的亲核基因起烷化作用,形成交叉联结或脱嘌呤作用,使 DNA 链断裂,或在 DNA 复制时出现碱基错配,导致 DNA 结构和功能损害,甚至细胞死亡。烷化剂属于周期非特异性药物。

氮 芥

氮芥(chlormethine,nitrogen mustard,HN_2)是最早用于恶性肿瘤治疗的药物,属双功能烷化剂。作用迅速但维持时间短。目前主要用于霍奇金病、非霍奇金淋巴细胞瘤等的治疗。由于其高效、速效的特点,尤其适用于纵隔压迫症明显的恶性淋巴瘤病人。氮芥选择性低,对骨髓抑制持久,现已少用。

环 磷 酰 胺

环磷酰胺(cyclophosphamide,CTX)为氮芥与磷酸胺基结合而成的化合物。本身无抗肿瘤作用,经肝代谢生成醛磷酰胺,再在肿瘤细胞内分解出磷酰胺氮芥才与 DNA 起烷化反应,与 DNA 发生交叉交联,破坏 DNA 的结构与功能,抑制肿瘤细胞的分裂增殖。其抗瘤谱广,为目前广泛应用的烷化剂。对恶性淋巴瘤、急性淋巴细胞白血病、儿童神经细胞瘤疗效较好,对多发性骨髓瘤、肺癌、乳腺癌、卵巢癌等也有一定疗效。常见的不良反应有骨髓抑制、脱发及胃肠道反应等。

(二) 破坏 DNA 的铂类配合物

顺铂、卡铂

顺铂(cisplatin)为二价铂与两个氯原子和两个氨基结合成的金属配合物。进入体内后,先将所含的氯解离,然后与 DNA 链上的碱基形成交叉联结,从而破坏 DNA 的结构和功能。顺铂属于细胞周期非特异性药物。具有抗瘤谱广、对乏氧肿瘤细胞有效的特点。对非精原细胞性睾丸瘤最有效,对头颈部鳞片细胞癌、卵巢癌、膀胱癌、前列腺癌、淋巴肉瘤及肺癌有较好疗效。主要不良反应有消化道反应、骨髓抑制、周围神经炎、耳毒性等。

卡铂(carboplatin)为第二代铂类配合物,抗肿瘤作用与顺铂相似,但毒性小,主要用于小细胞肺癌、头颈部肿瘤、睾丸癌、卵巢癌等。主要不良反应为骨髓抑制。

（三）破坏DNA的抗生素

丝 裂 霉 素

丝裂霉素(mitomycin C,MMC)其化学结构中有乙撑亚胺及氨甲酰酯基团,具有烷化作用,能与DNA双链交叉联结,可抑制DNA复制,也能使部分DNA链断裂。属细胞周期非特异性药物。抗瘤谱广,用于胃癌、肺癌、乳腺癌、慢性粒细胞性白血病、恶性淋巴瘤等。不良反应主要为明显而持久的骨髓抑制,其次为消化道反应。

博 莱 霉 素

博莱霉素(bleomycin,BLM)为含多种糖肽的复合抗生素。能与铜或铁离子络合,使氧分子转化成氧自由基,从而使DNA单链断裂,阻止DNA的复制,干扰细胞分裂繁殖。属细胞周期非特异性药物,但对G_2期细胞作用较强。主要用于鳞片上皮癌(头、颈、口腔、食道、阴茎、外阴、宫颈等)。本药对骨髓抑制轻,肺毒性最为严重,其他还有发热、脱发等不良反应。

（四）拓扑异构酶抑制剂

喜 树 碱 类

喜树碱(camptothecine,CPT)是从我国特有的植物喜树中提取的一种生物碱,羟基喜树碱(hydroxycamptothecine,10-OH-CPT)为喜树碱羟基衍生物,通过抑制DNA拓扑异构酶Ⅰ,破坏DNA结构,妨碍DNA合成。属细胞周期非特异性药物,对S期细胞有明显的抑制作用,对G_1和G_2期细胞也有影响,对G_0期细胞无作用。临床上主要用于肝癌、头颈部肿瘤及白血病的治疗。主要不良反应是骨髓抑制,胃肠反应及泌尿道刺激症状。

鬼 臼 毒 素 衍 生 物

依托泊苷(etoposide)和**替尼泊苷**(teniposide)为植物西藏鬼臼的有效成分鬼臼毒素的半合成衍生物。鬼臼毒素能与微管蛋白结合,使有丝分裂停止于中期,抑制肿瘤生长。其半合成品则主要作用于DNA拓扑异构酶Ⅱ,使DNA断裂和细胞死亡。属细胞周期非特异性药物,主要作用于S期和G_2期细胞,临床用于治疗肺癌及睾丸肿瘤,有良好疗效。不良反应有骨髓抑制和胃肠道反应。

三、干扰转录过程和阻止RNA合成的药物

放 线 菌 素

放线菌素D(dactinomycin)为多肽类抗恶性肿瘤抗生素,能嵌入到DNA双螺旋中相邻的鸟嘌呤和胞嘧啶(G-C)碱基之间,与DNA结合成复合体,阻碍RNA多聚酶的功能,阻止RNA特别是mRNA的合成,属细胞周期非特异性药物,但对G_1期作用较强,且可阻止G_1期向S期转变。抗瘤谱窄,对恶性葡萄胎、绒毛膜上皮癌、霍奇金病、恶性淋巴瘤、肾母细胞

瘤、神经母细胞瘤等疗效较好。与放疗联合应用,可提高肿瘤对放射线的敏感性。常见不良反应有消化道反应,骨髓抑制先呈血小板减少,后出现全血细胞减少。

多柔比星

多柔比星(doxorubicin)为蒽环类抗生素,能嵌入 DNA 碱基对之间,并紧密结合到 DNA上,阻止 RNA 的转录过程,抑制 RNA 合成,也能抑制 DNA 复制。属细胞周期非特异性药物,S 期细胞对它更为敏感。抗瘤谱广,疗效高,主要用于对常用抗恶性肿瘤耐药的急性淋巴细胞白血病或粒细胞白血病、恶性淋巴肉瘤、乳腺癌、卵巢癌、肺癌等。最严重的毒性反应为可引起心肌退行性病变和心肌间质水肿,还有骨髓抑制和消化道反应等。

四、抑制蛋白质合成和功能的药物

长春碱类

长春碱类为夹竹桃科植物长春花中的生物碱。为微管蛋白活性抑制药,其与微管蛋白结合,抑制微管聚合,从而使纺锤丝不能形成,细胞有丝分裂停止于中期。属细胞周期特异性药物,作用于 M 期细胞。主要用于治疗急性白血病,恶性淋巴瘤及绒毛膜上皮癌等。毒性反应包括骨髓抑制、神经毒性、消化道反应等。

三尖杉生物碱类

三尖杉酯碱(harringtonine)和**高三尖杉酯碱**(homoharringtonine)是从三尖杉属植物中提取的生物碱,为干扰核蛋白体功能的药物。可抑制蛋白质合成的起始阶段,使核糖体分解,释出新生肽链,但对 mRNA 或 tRNA 与核蛋白体的结合无抑制作用。属细胞周期非特异性药物,对 S 期细胞作用明显。主要用于急性粒细胞白血病。

L-门冬酰胺酶

L-门冬酰胺酶(L-asparaginase)是重要的氨基酸,作用机制是影响氨基酸的供应,可将血清门冬酰胺水解而使肿瘤细胞缺乏门冬酰胺供应,生长受抑制。而正常细胞能合成门冬酰胺,受影响较小。主要用于急性淋巴细胞白血病。

五、调节体内激素平衡的药物

某些肿瘤如乳腺癌、前列腺癌、甲状腺癌、宫颈癌、卵巢癌、睾丸癌均与相应的激素失调有关。可应用某些激素或其拮抗药来改变激素平衡失调状态,以抑制肿瘤的生长。本药不抑制骨髓,但激素作用广泛,滥用也会带来危害。

雌激素类

己烯雌酚(diethylstilbestrol)可通过抑制下丘脑及脑垂体,减少脑垂体促间质细胞激素(ICSH)的分泌,从而减少睾丸间质细胞和肾上腺皮质分泌雄激素,也可直接对抗雄激素促进前列腺癌组织生长发育的作用,故对前列腺癌有效。

雄 激 素 类

二甲基睾丸酮(methyltestosterone)和**丙酸睾丸酮**(testosterone propionate),可抑制脑垂体前叶分泌促卵泡激素,使卵巢分泌雌激素减少,并可对抗雌激素,对晚期乳腺癌,尤其是骨转移者疗效较佳。

糖 皮 质 激 素 类

泼尼松(prednisone)和**泼尼松龙**(prednisolone)等,糖皮质激素能抑制淋巴组织,使淋巴细胞溶解。对急性淋巴细胞白血病及恶性淋巴瘤疗效较好,作用快,但不持久,易产生耐药性。也可用于慢性淋巴细胞白血病,但因有免疫抑制作用,易引起感染和肿瘤扩散,应与抗菌药和抗肿瘤药合用。

第三节 抗恶性肿瘤药的联合应用

目前常用的抗恶性肿瘤药物选择性差,疗效还不满意,毒性较大,且容易产生耐药性。为了提高疗效,降低毒性,延缓耐药性的产生,临床上根据药物特性和肿瘤类型设计联合化疗方案。联合应用一般原则如下:

1. 从细胞增殖动力学考虑 增长缓慢的实体瘤,G_0 期细胞较多,可先用细胞周期非特异性药物杀灭增殖期及部分 G_0 期细胞,使瘤体缩小而驱动 G_0 期细胞进入增殖周期,再用细胞周期特异性药物杀灭之。对增长快的肿瘤如急性白血病,则先用细胞周期特异性药物来杀灭 S 期或 M 期细胞,再用细胞周期非特异性药物杀灭其他各期细胞。也可采用同步化作用,先用细胞周期特异性药物,将肿瘤细胞阻滞于某一时相(如 G_0 期),待药物作用消失后,肿瘤细胞同步进入下一时相,再用作用于后一时相的药物杀灭。

2. 从药物的作用机制考虑 联合应用作用于不同生化环节的抗恶性肿瘤药物,可提高疗效。两种以上药物可以作用于同一代谢途径的不同环节,或同一代谢的不同途径。

3. 从药物毒性考虑 联合应用的药物要减少毒性的重叠或降低药物的毒性。如多数抗恶性肿瘤药物均有骨髓抑制作用,而激素类、博莱霉素等无明显抑制骨髓的作用,联合应用可提高疗效,减少骨髓抑制毒性的发生。

4. 从药物的抗瘤谱考虑 消化道癌宜用氟胞嘧啶、环磷酰胺等,鳞癌宜用博莱霉素,肉瘤宜选环磷酰胺等。

(林晓霞)

图书在版编目（CIP）数据

基础医学概论. 下 / 田菊霞主编. —杭州：浙江大学
出版社，2007.2（2023.8 重印）
面向 21 世纪高等医药院校精品课程教材
ISBN 978-7-308-05121-7

Ⅰ. 基… Ⅱ. 田… Ⅲ. 基础医学－医学院校－
教材 Ⅳ. R3

中国版本图书馆 CIP 数据核字（2007）第 003056 号

基础医学概论（上、下）

田菊霞 主编

丛书策划	阮海潮（ruanhc@zju.edu.cn）
责任编辑	阮海潮
出版发行	浙江大学出版社
	（杭州市天目山路 148 号 邮政编码 310007）
	（网址：http://www.zjupress.com）
排 版	杭州大漠照排印刷有限公司
印 刷	杭州高腾印务有限公司
开 本	787mm×1092mm 1/16
印 张	55.5
字 数	1385 千
版 印 次	2007 年 2 月第 1 版 2023 年 8 月第 12 次印刷
书 号	ISBN 978-7-308-05121-7
定 价	109.00 元（上、下册）